主编
李小荣

黄宫绣
医学文集

中国健康传媒集团
中国医药科技出版社

内 容 提 要

本书是对清代著名中医药学家黄宫绣及其传世著作的系统整理，分两部分。第一部分整理、展示了黄宫绣5本传世著作即《本草求真》《本草求真主治》《脉理求真》《太史医案初编》《诫子八则》。第二部分是对黄宫绣及其著作的相关文史研究，包括黄宫绣及其著作的文史记载、历代对黄宫绣的研究、黄宫绣著作的研究与考查、黄宫绣医学研究论文题录。本书具有极高的中医学术研究、临床交流价值、示范教学价值以及详实细致的文史价值。适宜临床中医师及中医爱好者参考、阅读。

图书在版编目（CIP）数据

黄宫绣医学文集 / 李小荣主编 . — 北京：中国医药科技出版社，2019.6
ISBN 978–7–5214–1167–6

Ⅰ . ①黄…　Ⅱ . ①李…　Ⅲ . ①中医学—文集　Ⅳ . ① R2–53

中国版本图书馆 CIP 数据核字（2019）第 077443 号

美术编辑　　陈君杞
版式设计　　也　在

出版　**中国健康传媒集团**｜中国医药科技出版社
地址　北京市海淀区文慧园北路甲 22 号
邮编　100082
电话　发行：010 – 62227427　　邮购：010 – 62236938
网址　www.cmstp.com
规格　787 × 1092mm $\frac{1}{16}$
印张　34 $\frac{1}{2}$
字数　670 千字
版次　2019 年 6 月第 1 版
印次　2019 年 6 月第 1 次印刷
印刷　三河市万龙印装有限公司
经销　全国各地新华书店
书号　ISBN 978–7–5214–1167–6
定价　**136.00 元**

获取新书信息、投稿、为图书纠错，请扫码联系我们。

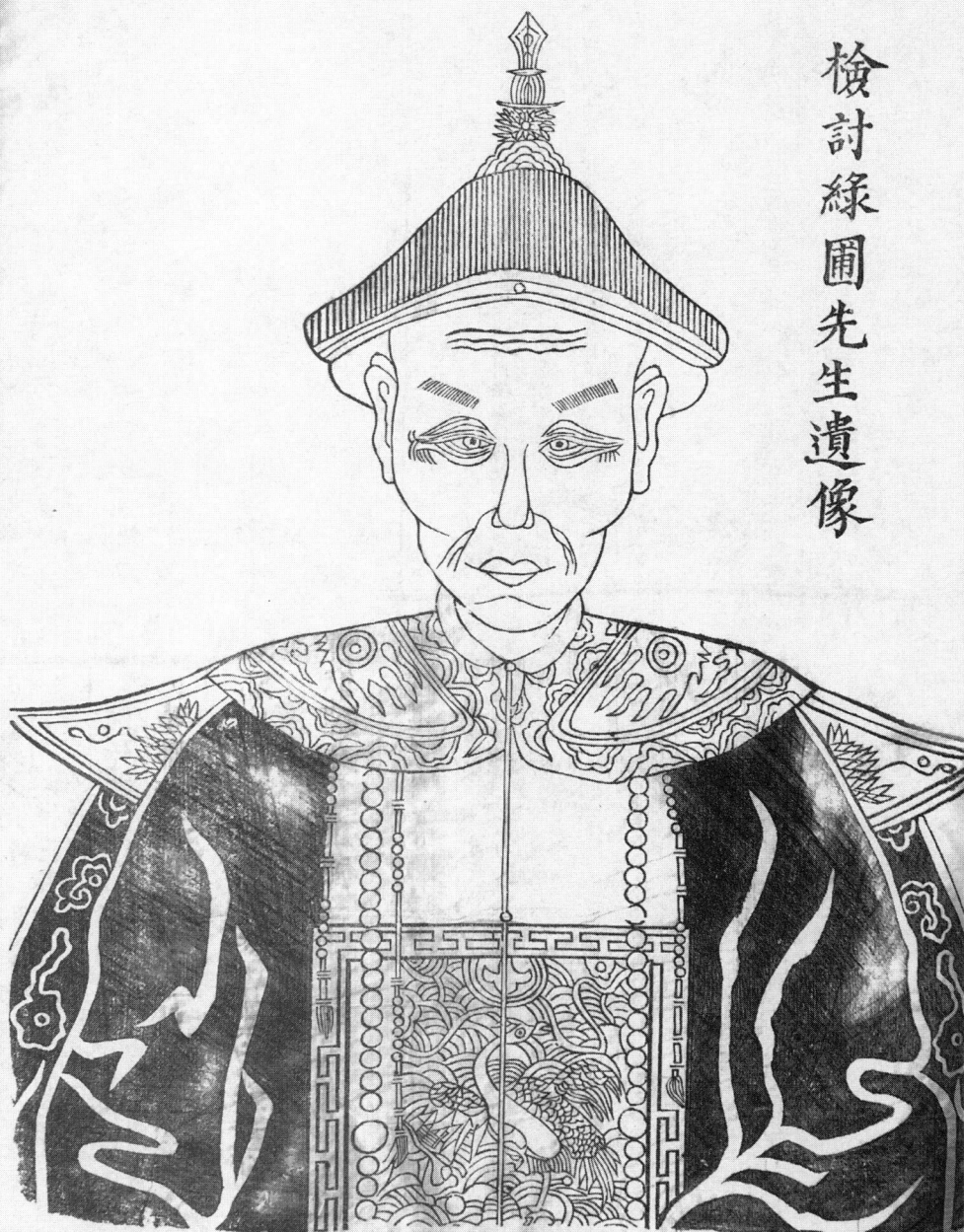

▲ 图 1　黄宫绣画像（出自光绪戊申《君陵黄氏七修族谱》）

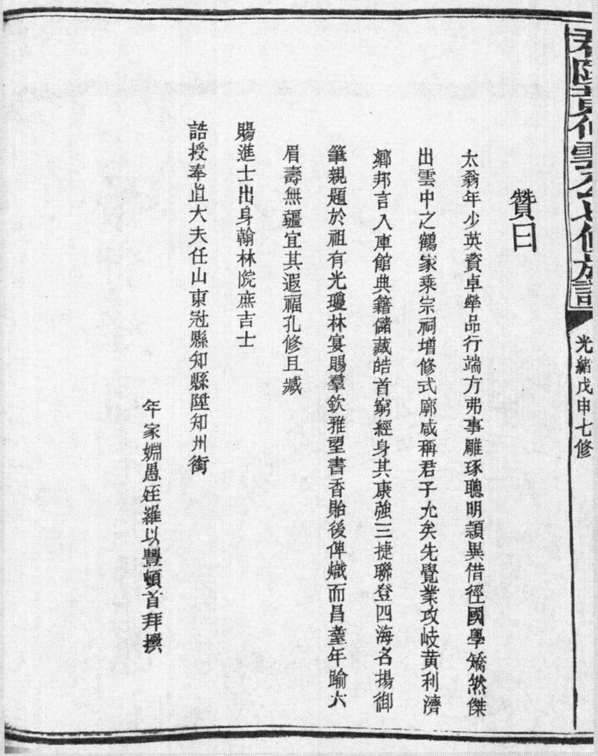

赞曰

太翁年少英资卓学品行端方弗事雕琢聪明颖异借径国学笃然杰
出云中之鹤家乘宗祠增修式廓咸称君子尤矢先觉业攻岐黄利济
乡邦言入库馆典籍储藏皓首穷经身其康强三捷联登四海各扬御
笔亲题於祖有光琼林宴赐銮钦雅望书香贻後俾炽而昌耄年逾六
眉寿无疆宜其退福孔修且臧

赐进士出身翰林院庶吉士

诰授奉直大夫任山东兖县知县历知州衔

年家姻愚侄罗以丰顿首拜撰

▲ 图2　黄宫绣赞（出自光绪戊申《君陵黄氏七修族谱》）

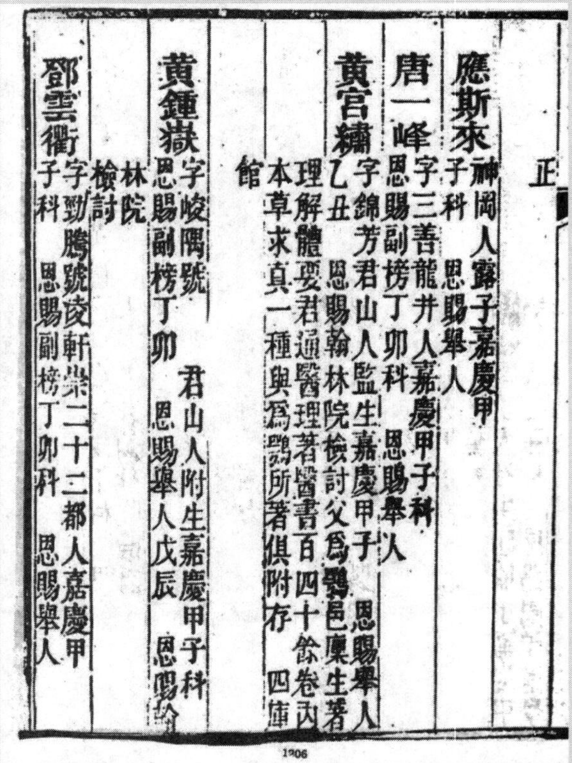

正

应斯来　字神阁人　露子嘉庆甲子科　恩赐举人

唐一峰　字三善　龙井人嘉庆甲子科　恩赐副榜丁卯科　恩赐举人

黄宫绣　字锦芳　君山人监生嘉庆甲子科　恩赐翰林院检讨嘉庆甲子科　恩赐举人　本草求真一种与父为鹗所著理解体要俱附存四库

黄钟岳　字峻嶺号岚轩崇二十二都人嘉庆甲子科　恩赐副榜丁卯科　恩赐举人戊辰　恩赐举人

邓云衢　字勁腾号茂轩崇二十二都人　恩赐副榜丁卯科　检讨林院　子科

▲ 图3　同治十年版《宜黄县志·选举》

同治十年《宜黄县志·选举》：黄宫绣，字锦芳，君山人。监生，嘉庆甲子恩赐举人，乙丑恩赐翰林院检讨。父为鹗，邑廪生，著《理解体要》。黄宫绣通医理，著医书百四十余卷，内《本草求真》一种，与父亲黄为鹗所著《理解提要》俱存四库馆。

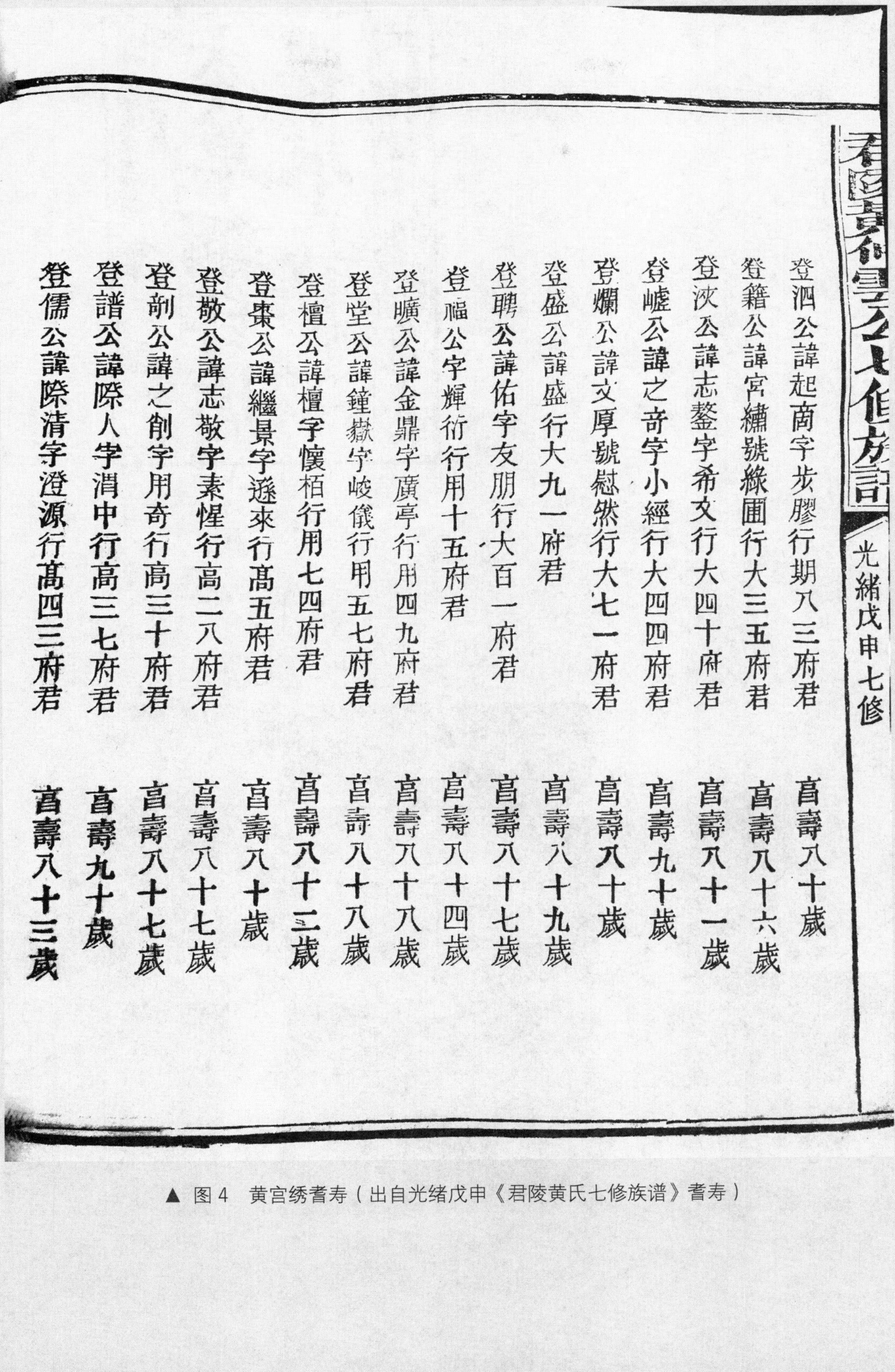

君陵黄氏七修族譜　光緒戊申七修

登泗公諱起商字步膠行期八三府君　耆壽八十歲

登籍公諱宮繡號絲圃行大三五府君　耆壽八十六歲

登浹公諱志鍪字希文行大四十府君　耆壽八十一歲

登嶦公諱之奇字小經行大四四府君　耆壽九十歲

登爛公諱文厚號慰然行大七一府君　耆壽八十歲

登盛公諱盛行大九一府君　耆壽八十九歲

登聘公諱佑字友朋行大百一府君　耆壽八十七歲

登福公字輝衍行用十五府君　耆壽八十四歲

登曠公諱金鼎字廣亭行用四九府君　耆壽八十八歲

登堂公諱鐘嶽字峻儀行用五七府君　耆壽八十八歲

登檀公諱檀字懷栢行用七四府君　耆壽八十二歲

登棗公諱繼景字遜來行高五府君　耆壽八十歲

登敬公諱志敬字素惺行高二八府君　耆壽八十七歲

登剞公諱之創字用奇行高三十府君　耆壽八十七歲

登譜公諱際人字渭中行高三七府君　耆壽九十歲

登儒公諱際清字澄源行高四三府君　耆壽八十三歲

▲ 图 4　黄宫绣耆寿（出自光绪戊申《君陵黄氏七修族谱》耆寿）

本草求真　上諭

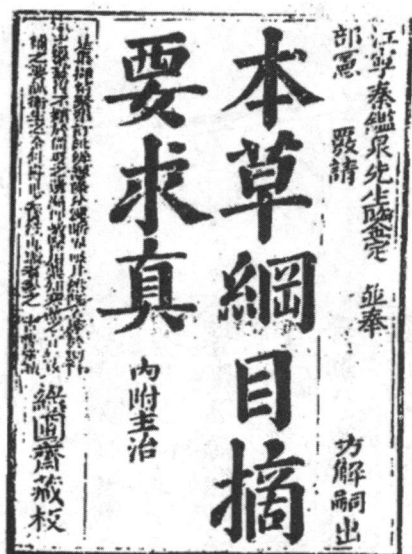

本草綱目摘要求真　內附圭治

▲ 图5　绿圃斋《本草纲目摘要求真》，内附《圭治》

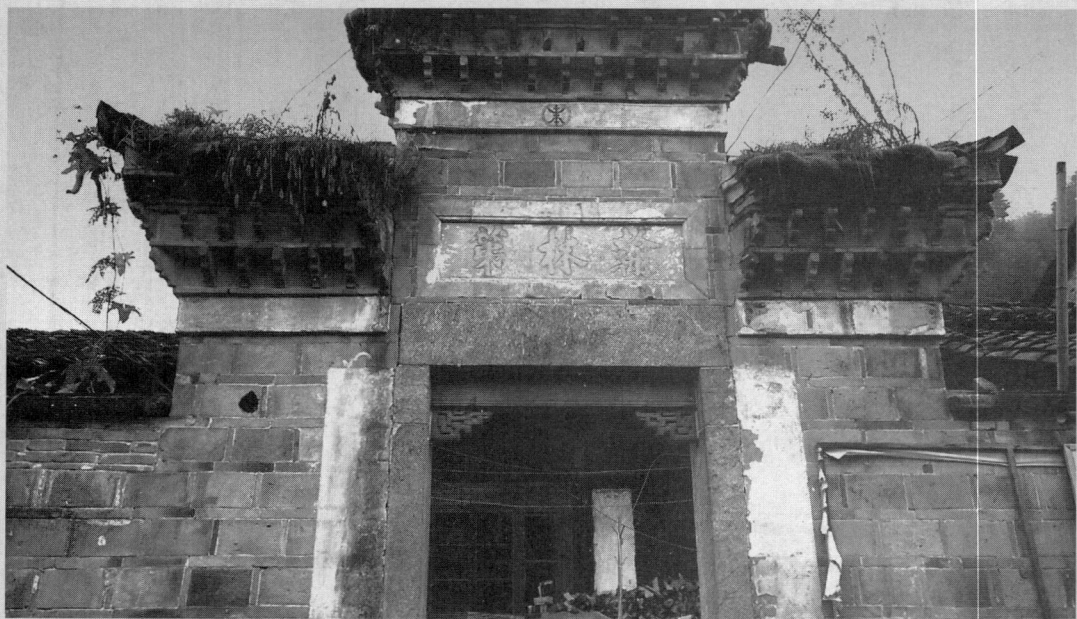

▲ 图6　黄宫绣故居（翰林第）

谢　序

　　清代宜黄籍黄宫绣，位列江西古代十大名医，其广博精深的中医药学术成就，在国际上具有重要的学术地位和广泛的影响，尤其是对日本、韩国、朝鲜和越南等东南亚诸国影响更为深远。对黄宫绣这位杰出医家及其著作的研究，后世不乏其人。今有"宜黄黄宫绣中医研究会"李小荣先生等热心学者，在政府领导和有关部门的大力支持下，殚精竭虑，深入挖掘、系统整理、全面探讨黄宫绣中医药的学术成果，集腋成裘，编辑出版，为丰富临川文化和盱江医学内涵，传承黄宫绣大医思想和精湛医术，造福人类健康，推动中医药文化研究交流，促进宜黄中医药事业快速健康发展，做了一件十分有意义的好事、实事，令人赞叹！

　　这次挖掘、整理工作，编委们对黄宫绣传世的《本草求真》《脉理求真》《太史医案初编》多个版本，进行了详细的互参校刊，尤其是根据宜黄当地的方言、口语，进行了校对、注释，并进行了重新编排。在文史研究方面，编委们通过详细考察、走访调研，对书中流传的一些舛误进行了修改订正。例如，黄宫绣的生卒年份，学界一直众说纷纭，辗转误抄，编委们经过深入研究，确证黄宫绣生于清康熙五十九年（1720年），卒于嘉庆十年（1805年），享年86岁，这无疑是黄宫绣研究史上的一项重要发现和重大成果！

　　黄宫绣对中国医药学最重要的贡献，是他在清乾隆三十四年（1769年）钦批刊行的《本草求真》与《脉理求真》。《本草求真》于乾隆三十七年(1772年)收藏于国家《四库全书》图书馆。黄宫绣主张诊病必先明脉理，治病必先识药性，注重实践，探求真理，其务求实际的严谨治学态度，是传统中医药学术领域的一缕清风，给人清新与警醒，从而在中医药发展史上取得了卓越的成就，并奠定了崇高的学术地位。本草学中最具代表性的分类法有《神农本草经》的"三品"（上、中、下）道医分类法和《本草纲目》的草木鱼虫鳞介博物分类法等，从临床实践角度看，都不如黄宫绣的本草功效纲目分类法，这种分类法因为紧贴临床、切合实用，被后世沿用通行，并得到国际的认可和效仿，成为现代中药学分类方法的鼻祖。黄宫绣对药物的临床炮制研究，特色鲜明、贴近临床，对建昌帮中药炮制乃至全国的传统中药炮制，都产生了积极而深远的影响。黄宫绣对食物本草的研究、对奇经八脉的诊疗探索，都为后世医家所尊崇。

　　黄宫绣的求真务实的精神，值得我们敬仰和弘扬，对黄宫绣及其医学著作和学术思想的挖掘、传承、应用和发扬，是我们这代盱江医学研究工作者的重大课题和历史使命！是为序。

江西中医药大学教授
盱江医学研究会副会长　　谢强

己亥年季春于豫章

整理说明

　　黄宫绣对中国医药学最重要的贡献，是他在清乾隆三十四年（1769 年）钦批刊行的《脉理求真》与《本草求真》。《本草求真》于乾隆三十七年 (1772 年) 储于四库馆。至清嘉庆八年 (1803 年)，黄宫绣声望誉及京都，深得嘉庆 (颙琰) 皇帝的赞许，赐其为举人，次年 (1804 年) 钦赐"医学翰林"，并赐"医学翰林"横匾一块，悬于黄氏故居厅堂门前。

　　黄宫绣（公元 1720~1805 年），字锦芳，号绿圃，江西省宜黄县棠阴君山人，宜黄属古临川郡。黄氏生于清康熙五十九年 (1720 年)，卒于嘉庆十年（1805 年)。其父讳为鹗，邑廪生，系当时名儒，著有《理解体要》两卷。黄宫绣出身儒家，天资聪敏，幼承庭训，"向习举业"，"进太学"，熟读四书五经，誉为"绝人之资"。凭其才学，进取功名，并非难事。然宫绣不喜仕途，却好研医学，为的是不使"千万人之死生系一人之工拙"，以拯救民众之疾苦。乃放弃科场考试，专心致志钻研医学，立志要成为有真才实学的医药学家，为此而博览群书，刻苦攻读，远自轩岐，近至明清名家，无不究览。"于医研究有素，能阐真摘要，订伪辨讹"，威望日高，声誉遍及赣闽湖苏，成为清代一位著名的医学家。黄宫绣于嘉庆九年 (1804 年) 钦赐举人；嘉庆十年 (1805 年) 赐进士出身，钦授"翰林院检讨"。黄宫绣精通医理，勤于著述，是清代著名医学家。与陈自明、崔嘉彦、严用和、危亦林、龚廷贤、李梴、龚居中、喻昌、谢星焕并列为江西古代十大名医。黄氏临证之余，根据古典医籍，参以历代名医学说，结合自己临床经验，纂辑、编著、撰写有医书一百四十余卷，现国内出版或馆藏有《本草求真》《脉理求真》及《锦芳太史医案初编》。其中《本草求真》《脉理求真》影响最大，而又以《本草求真》流传最广。

一、学术贡献

　　黄宫绣出身书香世家，天资聪敏，对医药之学情有独钟。他搜罗医书，潜心钻研，凡有"一义未明确，一意未达，无不搜剔靡尽，牵引混杂，概为删除……"断不随声附和，主张诊病必先明脉理，治病必先识药性，尤应注重实践，探求真理。他治学严谨，讲求实际，平生为众多患者治疗疑难病症，均卓有成效。他既不泥古薄今，也不厚今废古，惟求理与病符，药与病对。虽精研脉学，仍主张四诊合参，反对单凭脉断病。在中医学中取得了非凡的成就，在国际上具有一定的学术地位，在其广博的中医药学术成就中，具有以下鲜明的特色。

1. 实用中药分类，现代分类鼻祖

黄宫绣的《本草求真》是第一部中药功效分类比较完善的临床中药学专著。本草学中最具代表性的分类法有历代四大经典之一《神农本草经》的上、中、下三品道医分类法与明代李时珍《本草纲目》的草木鱼虫鳞介博物分类法，从临床角度看都不如黄宫绣的本草功效分类法，他的《本草求真》首创补剂（再分温中、平补、补火、温肾等）、收涩、散剂、泻剂、血剂、杂剂、食物分类法，这种分类法贴合临床、贴合效用，为后世沿用通行并得到国际的认可和效仿，成为现代中药学的主流分类法。

2. 首创立体索引，目录查阅便捷

《本草求真》为着读者查阅方便，首创立体索引目录法，首先按药物作用性质相近而归类编排纲目，将440种药物按照治疗作用，分为"补剂""收涩剂""散剂""泻剂""血剂""杂剂""食物"等七大类，每一类中又分若干子目。例如泻剂分为渗湿、泻湿、泻水、降痰、泻热、泻火、下气、平泻等八项。再把药物按照全书排列的次序，标以自然号码。每一类的前言为该类中药的概述。例如补剂药的子目第一项温中药，先把"温中"的概念、功效、注意事项作了系统的论述，然后再分述温中的12味药。其余各类编排类同。书末的目次按博物基原分类编排，并且在每味药物后仍然注有次序自然号码，与前面标的自然号码相同，从而"俾气味既得依类而处，而形质亦得分类合观"，这种创新性索引形式，便利查找，也方便读者对药物性能、主治、功用等进行分析和比较。

3. 药物功效分类，再次网格细化

在《本草求真》中，黄宫绣注意从脏腑核心和六淫病因的角度将药物功效进行分类，便于学习掌握和临床应用。《本草求真》专列"脏腑病证主药"和"六淫病证主药"主治篇，提出根据病因、病位、病机的差异化选择。这种网格式的中药研究梳理方式，对临床上根据不同的病理变化选方加减用药具有一定的指导作用。

4. 细析功效异同，准确鉴别使用

《本草求真》《本草从新》《本草备要》是清代最有影响的三本本草专著，一

般本草书分论多而合论少，而黄宫绣论药，对性用易混淆者，通过详析细辨，力求深蕴，凡遇功效相似者，先于篇首共同阐发其特点，再于各论中进行鉴别。《本草求真》浓墨重笔地介绍功效类似的中药鉴别使用，具有极高的教学价值、学术价值和实用价值。而这也是《本草求真》成为广州中医药大学恢复研究生考试以来必修的本草专著之一的重要原因。

5. 整理前贤经验，唯以求真务实

黄宫绣非常重视前人的药物经验，收集张洁古、朱丹溪、李东垣、李时珍、张景岳等人的精彩论述，然对于前贤之言，黄氏也不盲目崇拜，行文夹叙夹议，案理并举。黄宫绣表述直接，说理反对以"隔一隔二"虚空附会，"惟求理与病符、药与病对"，一切以临床实际为出发和归旨。

6. 推崇道地药材，重视药材质量

药材正宗是每一个临床中医师的愿望，强调道地药材的优先使用是历代临床中医师的共识。黄宫绣为一代中医药大家，不仅对医有精深的研究，对中药材及饮片，也有细致的研究和丰富的经验。对于药物的产地来源、药材真伪非常重视，黄宫绣每于药后论及产地，从形状上辨别药材品质，揭示伪品，点明真伪药材的甄别方法等也不吝笔墨，药材的真伪鉴别也成为书中的特色。

7. 细列药物炮制，贴切临床实处

黄宫绣临床十分重视对药物的炮制，中药炮制特色鲜明，贴合临床，在以炮制闻名于世的江西建昌帮中药炮制里，如黄连的炮制方法有4种，而黄宫绣的《本草求真》中记载了"生用、醋炒、猪胆汁炒、酒炒、姜汁炒、盐水炒、童便炒、黄土炒、吴茱萸炒、干漆水炒、人乳炒"等十一种黄连炮制，对建昌帮乃至我国的中药炮制有着积极而深远的影响。

8. 普及药食同源，凸显食物本草

在众多的本草书籍中，常详于药物而略于食物，而在中医医生看来，几乎所有食物均可作为药物用来疗病养生。《本草求真》单设"食物类"80种的食物，在其他六大类药物中还收载了很多的食物基原的本草药物，并述其宜忌，洽接体质，并因此能广为流传，深受广大临床医家与大众的欢迎。

9. 认病先明脉理，治病须重胃气

《脉理求真》紧密联系临床叙述脉理，并对脉诊中的一些问题作了简明的阐析，提出"认病必先明脉理，治病必须重胃气"的临床学术见解。为了鉴别各种脉象，采用"对待""类比""纲目"等方法将脉象进行归类，以便于学者掌握。

为了减少临近部候的影响，黄宫绣采用的是单指切脉法，提出持脉之道，贵乎活泼。临床诊病，四诊合参。

10. 探讨奇经八脉、诊治独树一帜

奇脉在生理情况下不显现，奇经八脉发生病变以后在两手寸口部位可出现的一些脉象。黄宫绣提出："凡此八脉，每遇五痫七疝、项背强、发歇不时、内外无定之症，刚劲不伦、殊异寻常之脉，当于奇经中求之"。"奇经之病，必求奇经之穴以治之"。从而采用针药诊治。黄宫绣对奇经八脉的探索，为后世诊治神经内科的一些疑难病症提供了借鉴。

黄宫绣的著作对东南亚以及世界有着较大的影响，尤其是对邻国日本、韩国、朝鲜以及越南影响很大，《本草求真》《脉理求真》自清代以来在日本已出版多次。总之，黄宫绣的学术观点和成就是多方面的，其求真务实的精神，值得我们中医人永远敬仰和学习，对黄宫绣及其著作的搜集、整理、传承、挖掘、研究、应用、发扬，是我们这代中医人的使命，也将是我们人类的绵绵福祉。

二、底本、校本的选择

（1）《本草求真》以清乾隆三十九年文奎堂刻本为底本，以光绪四年荆郡务本堂刻本（简称务本）为主校本，以广益书局石印本《图注本草纲目求真》（简称石印本）为他校本。

（2）《脉理求真》以清乾隆三十九年绿圃斋刻本为底本，以 1959 年人民卫生出版社刊行本为校本。

（3）《太史医案初编》只有一个版本，即嘉庆四年黄氏家刻本。

三、重新编排整理说明

（1）《本草求真》原附草药图，且有名为《图注本草纲目摘要求真》的版本流行，考虑到这些药图多从《本草纲目》和《本草汇言》两书中转绘而来，且黄宫绣《本草求真》原始手书中附有草药图的可能性极小，推测可能是书商所为，再者从附图的使用价值出发，本次整理未予收录。

（2）关于《太史医案初编》中黄宫绣自序名称为"锦芳医案求真自序"的说明，黄宫绣年近八旬时，有整理出版医案系列的打算，初步整理有 600 余案，先选其中 161 案辑成初编，之后再辑编刊刻医案的第二辑、第三辑。故有《锦芳医案求真》《太史医案初编》之名，可惜第二辑、第三辑未见流传。

（3）《本草求真主治》原附入《本草求真》，曾经有单行本的刻印刊行，《诫子八则》原附于《太史医案初编》后，为了更醒目地了解和研究黄宫绣著作，

此次整理均单列独立成篇。

四、校注处理方式

（1）全书文字繁体竖排，改为简体横排，加现代标点。

（2）因书改横排，原书表示前后文义的方位词"右"径改为"上"。

（3）底本中确系明显之错字、讹字、俗字、异体字、古今字，或笔画小误者，均予径改，不出注。

（4）如系底本错讹脱衍，则据校本或中医经典著作或文义订正，并出注说明。

（5）底本与校本有异，但文义均通者，不出注，悉从底本。

（6）难于肯定何者为是者，保持原貌。

（7）凡属通假字，原文不动。

（8）宜黄本地的习惯语、口语，容易引发误解者，给予出注说明。

（9）药物名称按现代通用之法律正，如"山查"改为"山楂"，"砵砂"改为"朱砂"，"连乔"改为"连翘"，"铃羊"改为"羚羊角"，"牛旁子"改为"牛蒡子"，"射香"改为"麝香"，"瓜娄"改为"瓜蒌"，"川山甲"改为"穿山甲"，"兔丝子"改为"菟丝子"，等等，不出注。书中如术、芪等单字药名，为保留著作原貌，不作改动。

由于整理者水平和现有资料有限，书中有很多的不足之处，敬请广大读者指正，以便及时改正。

整理者

2019 年 3 月

黄宫绣
医学传世著作

《本草求真》

《本草求真主治》

《脉理求真》

《太史医案初编》

《诫子八则》

本草求真

清·黄宫绣 著

凡例

——本草一书，首宜分其形质气味，次宜辨其经络脏腑，终宜表其证治功能。历观诸书，无不备载。然理道不明，意义不疏，徒将治效彰著，浅学医士，其奚辨焉？况有补不实指，泻不直说，或以隔一隔二以为附会，反借巧说以为虚喝，义虽可通，意难即悟。兹从往昔诸书，细加考订。其有一义未明，一意未达，无不搜剔靡尽；牵引混说，概为删除，俾令真处悉见，断不随声附和，语作影响，以致眩人耳目也。

——药品补泻，或阴或阳，或气或血，或燥或润，原自有别，遍绎诸书，无有实载。如白术味苦性燥，是能入脾补气；山药味甘气平，是能入脾补阴；人参、黄芪味甘性温，是能入肺而补气；葳蕤、蜂蜜甘平甘温，是能入肺而补阴；龙眼甘温，是能入心而补气；当归、柏子仁辛甘温润，是能入心而补血；山茱萸、杜仲辛温酸温，是能入肝而补气；首乌、阿胶甘平微温，是能入肝而补血。至附、桂辛热，则能入肾以补阳；熟地、枸杞甘润甘温，是能入肾以补阴。补剂如斯，泻剂亦然，而书仅以补泻混指。是集论补论泻，俱以阴阳气血分辨，概不敢以影响浑混等语塞责，庶使开卷了了，无有错误。

——本草药性，最宜就实讲明，不可一毫牵引。如书既言桑白皮入肺泻火，是明于气无补，而又混引益气之说以相淆；枳壳、枳实本为下气最峻之味，而书又引益气明目之说以为质；桔梗本属升气之品，而书又广其义曰降；赤小豆本非大热之味，而书又别其义曰燥；紫石英、白石英之甘与温，本非最湿之品，而书又反其词曰湿。此惟上哲之士，始可以悟其蕴，若使粗工褊浅，又曷克以明其义乎？是集凡有义蕴难明之处，逐一详解，不令稍有含混。

——经络脏腑，他书亦有载，系某药主入某经，某药兼入某经，然众书繁杂，持论不一。如知母味辛而苦，沉中有浮，降中有升，本能清肺以宁肾，而书偏置润肺不语，止言于水有滋，牵强混引，殊多不解。是篇凡有类此不明，无不从实发挥。庶主辅攸分，而经腑与脏之药自不致误。

——是集论症、论治、论效，总以药之气味形质四字推勘而出，则药之见施于病者，既有其因，药之见施于病而即有效者，又有其故。如刘寄奴之能破瘀通经行血，又治金疮使血顿止，一通一涩，似不相合，他书止载治效，无有诠释，使人自悟。是篇凡其药有类是，无不按实考明，尽情阐发，俾令后学始有津涯。

——药多有形质相同，气味相等，若使各为注释而不比类合观，则疑似莫辨。如诃子、粟壳共为涩药之类，白蔻、砂仁共为燥胃之类，猪苓、泽泻共为利湿之类，羌活、独活共为驱风之类，大戟、甘遂共为泻水之类，枳壳、枳实共为破气之类，附子、肉桂共为补火之类，地黄、枸杞共为滋水之类，牛黄、贝母共为清热祛痰之类，乳香、没药共为行血破血之类，人参、黄芪共为补肺补气之类。本草分论虽多，而合论则少。是篇尚论药味，凡有气味相同，无不先于篇首合同阐发，再于各味之中，又取相类以为分别。庶使毫厘千里，无有差谬。

——药有宜有忌，宜者可用，而忌者不可用也。有其宜之当用，即有其忌之不可用。是篇既于药品之宜反复申明，复于药性之忌多为诰诫①，俾其喜忌并知，而无临症歧亡之弊矣。

——本草药味，他氏多以草木昆虫金石类为编次，以便披阅。然形质虽同，而气味不就一处，合编，则诸药诸性，又已分散各部而不可以共束矣。是编开列药品，总以气味相类共为一处。如补火等药，则以补火为类。滋水等药，则以滋水为类。间有一味而兼数治数性者，则不得不就一处以为品列，不必彼此重见，是亦限于编次之一道也。再于分别气味之下，又注是草是木是金是石，以为类次。俾气味既得依类而处，而形质亦得分类合观。庶泾渭攸分，而学者自无亡津之叹。

——本草《本经》，出自神农，其理自属不易，然考论中所载药性，多有安五脏、定神志，并延年益寿、身轻黑发，及桑白皮、紫草补中益

———————————
① 诰诫：务本作"注释"。

气等说。按此语多肤廓，不无可疑。且考神农尝草，流传至今，是时文字未开，当有识识相因，不尔何由得闻。所详药出郡县，多有后汉地名，故寇宗奭、陶通明、掌禹锡皆谓是书考之于汉，已有不能断自何代所作。《淮南子》虽言神农尝百草以和药，亦无本草之名。至称桐雷本此载在简编，应与《素问》同类。何以后人多为更饰，故有疑为他氏所著，厥后代为损益，其真愈失，而其论愈讹。无怪李氏濒湖纂集本草，仅以《本经》主治冠列诸首，而不力为著解，且有疑其经论未确，留此以为存羊之意，非故厚今薄古，实以语多肤廓，故不敢以疑信相参之书，等于《素问》，同作千古俎豆观也。惟有长洲路玉极力尊崇，而其中多有强为纽合之心，仍非尊崇本意。故余尚论药性，每从实处追求，既不泥古以薄今，复不厚今以废古，惟求理与病符，药与病对，俾炎帝救世之真心，默与余论相合，而不失其尊崇之意。是亦余心之素望也矣！

　　——他书皆有圈点勾勒，取其易于披阅，然满纸细圈，稠密不空，余素不尚，且此非属文艺，仅求意义通达，不蔓不支，便惬余志，故集止就第一要处以为圈饰，余则或点或某，以为甄别。

目 录

绣按：是书编次，悉以药性气味类载，如补火则以补火之药一类，滋水则以滋水之药一类，散寒则以散寒之药一类，泻热则以泻热之药一类，以便披阅。但人药性不明，或以仓卒之会，药次有难稽查，仍照古式分以草、木、金石、鸟兽，另立篇目附于卷末，并于各药之下，注立先后号次，以便照号检对。

卷 一

卷 二

卷　三

卷　四

卷 五

卷　六

卷　七

卷 八

卷　九

卷 十

卷　一

补　剂

温中　平补　补火　滋水　温肾

温　中

人身一小天地耳。天地不外阴阳五行，以为健顺；人身不外水火气血，以为长养。盖人禀赋无偏，则水以附火，火以生水，水火既足，则气血得资，而无亏缺不平之憾矣。惟其禀有不同，赋有各异，则或水衰而致血有所亏。火衰而致气有所歉，故必假以培补，俾偏者不偏，而气血水火自尔安养而无病矣。第其病有浅深，症有轻重，则于补剂之中，又当分其气味以求，庶于临症免惑。如补之有宜于先天真火者，其药必燥必烈，是为补火之味；补有宜于先天真水者，其药必滋必润，是为滋水之味；补有宜于水火之中而不敢用偏胜之味者，其药必温必润，是为温肾之味；补有宜于气血之中而不敢用一偏之药者，其药必甘必温，是为温中之味；补有宜于气血之中而不敢用过补之药者，其药必平必淡，是为平补之味。合是诸补以分，则于补剂之义已得其概，又何必过为分别云。又按，万物惟温则生，故补以温为正也。万物以土为母，甘属土，故补又以甘为贵也。土亏则物无所载，故补脾气之缺陷无有过于白术，补肝气之虚损无有过于鸡肉，补肺气之痿弱无有过于参、芪，补心血之缺欠无有过于当归。是皆得味之甘而不失其补味之正也。其次补脾之味，则有如牛肉、大枣、饴糖、蜂蜜、龙眼、荔枝、鲫鱼，皆属甘温，气虽较与白术稍纯，然蜂蜜、饴糖则兼补肺而润燥，龙眼则兼补心以安神，荔枝则兼补营以益血，惟有牛肉则能补脾以固中，大枣则能补脾以助胃，鲫鱼则能补土以制水也。且绣尝即补脾以思，其土之卑监而不平者，不得不借白术以为培补。若使土干而燥，能无滋而润乎？是有宜于山药、人乳、黄精、猪肉之属是也。土湿而凝，能无燥而爽乎？是有宜于白蔻、砂仁之属是也。土润而滑，能无涩而固乎？是有宜于莲子、芡实、肉蔻之属是也。土郁而结，能无疏而醒乎？是有宜于木香、甘松、藿香、菖蒲、胡荽、大蒜之属是也。土浸而倾，能无渗而利乎？是有宜于茯苓、扁豆、山药、鲫鱼之属是也。土郁而蒸，能无清而利乎？是有宜于薏苡仁、木瓜、白鲜皮、蚯蚓、紫贝、皂白、二矾、商陆、郁李之属是也。土寒而冻，能无温而散乎？是有宜于干姜、附子之属是也。土敦而阜，能无通而泄乎？是有宜于硝黄、枳实之属是也。土崩而解，能无升而举乎？是有宜于参、芪、甘草之属是也。凡此皆属补脾之味，然终不若甘温补脾之为正耳。

人参— 山草

人参专入肺，兼入脾。性禀中和，不寒不燥，形状似人，气冠群草，能回肺中元气于垂绝之乡，冯楚瞻曰：人参能回阳气于垂绝，却虚邪于俄顷。功与天地并行不悖。是犹圣帝御世，抚育万民，参赞化育，功与天地并立为参。此参之义所由起，而参之名所由立也。李时珍曰：人蓡年深，浸渐长成者，根如人形，有神，故谓之人蓡神草。蓡字从浸，亦浸渐之义。蓡即浸字。从世因字文繁，遂以参星字代，从简便尔。绣按：其说亦是。第世畏乎其参者，每以参为助火助气。凡遇伤寒发热及劳役内伤发热等症，发热内伤外感皆有。惟察脉见浮数有力为外热，沉大有力为内热。脉而沉细有力为实，脉而浮大无力为虚。热而脉盛为伤热为实，热而脉虚为伤暑为虚。热而能言有力为实，热而懒言无力者为虚。热而口干酷饮冷水者属实，热而口干微饮汤者属虚。热而久按益热，是里热彻表为实；热而

久按不热，是里阳浮表为虚。热而火烙，时常不减，头足身体一样为实；热而乍作乍止，头热不烙，足冷为虚。热而无汗，二便闭塞为实；热而有汗，二便通调为虚。热而见有里证为里热，热而见有表证为表热。热而时当秋冬，收敛闭藏多实；热而时当春夏，升发浮散多虚。畏之不啻鸩毒，以为内既发热，复以助火助热之药入而投之，不更使热益甚乎？讵知参以补虚，非以填实。其在外感，正气坚强，参与芪、术、附、桂同投，诚为助火弥炽。若使元气素虚，邪匿不出，正宜用参领佐。如古参苏饮、败毒散、小柴胡汤、白虎加人参汤、石膏竹叶汤、黄龙汤，皆用人参内入，领邪外出。喻嘉言曰：伤寒宜用人参，其辨不可不明。盖人受外感之邪，必先汗以驱之，惟元气壮者，外邪始乘药势以出。若素弱之人，药虽外行，气从中馁，轻者半出不出，重者反随元气缩入，发热无休矣。所以体虚之人，必用人参三五七分入表药中，少助元气以为驱邪之主，使邪气得药一涌而出，全非补养衰弱之意也。矧有并非外感，止因劳役发热，而可置参而不用乎？夫参之所以能益人者，以其力能补虚耳。果其虚而短气，虚而泄泻，虚而惊恐，虚而倦怠，虚而自汗，虚而眩运，虚而饱闷食滞等症，固当用参填补。即使虚而嗽血，虚而淋闭，虚而下血失血，与夫虚而喘满烦躁口渴便结等症，又何可不以虚治而不用以参乎？（补肺气以生阴。）况书有云：参同升麻则可以泻肺火，同茯苓则可以泻肾火，同麦冬则可以生脉，同黄芪、甘草则可以退热出元素。是参更为泻火之剂，则参曷为不用？惟在"虚实"二字，早于平昔分辨明确，则用自不见误耳治病要着！洁古谓

其喘嗽不用，以其痰实气壅之故。若使肾虚气短喘促，岂能禁而不用乎？仲景谓其肺寒而嗽勿用，以其寒束热邪，壅滞在肺之故。若使自汗恶寒而嗽，岂能禁而不用乎？东坦谓其久病郁热在肺勿用，以其火郁于内不宜用补之故。若使肺虚火旺，气短汗出，忌能禁而不用乎？丹溪谓其诸痛不宜骤用，以其邪气方锐不可用补之故。若使里虚吐利及久病胃弱，与虚痛喜按之类，岂可禁而不用乎？节斋谓其阴虚火旺吐血勿用，以其血虚火亢之故。若使自汗气短，肢寒脉虚，岂可禁而不用乎？夫"虚实"二字，最宜相较。言闻曰：凡人面白、面黄、面青、黧悴者，皆脾、肺、肾气不足，可用也。面赤、面黑者，气壮神强，不可用也。脉之浮而芤濡虚大迟缓无力，沉而迟涩溺细结代无力者，皆虚而不足，可用也。若弦长紧实滑数有力者，皆火郁内实，不可用也。果其气衰火熄，则参虽同附、桂可投。如其火旺气促，则参即同知、柏切忌。至于阴气稍虚，阳气更弱，阴不受火熏蒸者，则可用参为君。阴气稍衰，阳气更弱，而火稍见其盛者，则可用参为佐。盖阳有生阴之功，阴无益阳之理。参虽号为补阳助气，而亦可以滋阴生血耳。是以古人补血用四物，而必兼参同用者，义实基此。杲曰：古人血脱者益气，盖血不自生，须得生阳气之药乃生，阳生则阴长，血乃旺也。若单用补血药，血无由而生矣。《素问》言无阳则阴无以生，无阴则阳无以化，故补气须用人参，血虚者亦须用之。非若黄芪性禀纯阳，阴气绝少，而于火盛血燥不宜。沙参甘淡性寒，功专泻肺，而补绝少。玄参苦咸寒滑，色黑入肾，止治肾经无根之火攻于咽喉，不能于

气有益。葳蕤甘平，虽能补中益气，而质润味淡，止能润肺止嗽，兼治风湿，仍非肺分气药耳。故书载参益土生金，明目开心，益智，添精助神，定惊止悸，正气得补，邪火自退。解渴除烦，气补则火不浮而烦自除，气补则津上升而渴自止。通经生脉，气补则血随气以行，而脉自至。破积消痰。气运则食自化而积可破，气旺则水可利而痰自消。发热自汗，气补而阳得固。多梦纷纭，气补而神克聚。呕哕反胃，虚咳喘促，气补而肺与胃克安。久病滑泄，气补而清得上升。淋沥胀满，气补而浊得下降。中暑中风，气补而邪得外解。一切气虚血损之症，气补而血得内固。皆所必用。至云参畏灵脂，而亦有参同用以治月闭，是畏而不畏也。参恶皂荚，而亦有参同用以名交泰丸，是恶而不恶也。参反藜芦，而亦有参同用以取涌越，是盖借此以激其怒，虽反而不反也。然非深于医者，不能以知其奥耳。出言闻氏。但参本温，积温亦能成热，故阴虚火亢咳嗽喘逆者为切忌焉。参以黄润紧实似人者佳。上党虽为参产道地，然民久置不采，时珍曰：上党今潞州也。民以人参为地方害，不复采取。今所用者，皆是辽参。今有所云党参者，皆是假物。时珍曰：伪者皆以沙参、荠苨、桔梗采根造作乱之。沙参体虚无心而味淡。荠苨体虚无心。桔梗体坚有心而味苦。人参体实而味甘，微带苦。其次百济所出，力薄上党。又其次高丽辽东所出，力薄百济。用皆忌铁。久留经年，须用淋过灶灰晒干，及或炒米同参纳入瓷器收藏。参须性主下泄，与紫菀、当归之尾破血意义相同。滑脱则忌。参芦功主上涌，气虚火炎亦忌。但体虚痰壅，用之可代瓜蒂。山西

太行新出党参，其性止能清肺，并无补益，与于久经封禁真正之党参绝不相同。另有义详党参论内，所当并考参观。

黄芪二 　山草

黄芪专入肺，兼入脾。味甘性温，质轻皮黄肉白，故能入肺补气，入表实卫，为补气诸药之最，是以有耆之称。且著其功曰：生用则能固表，无汗能发，有汗能收。是明指其表实则邪可逐。（补肺气，实腠理。）故见无汗能发，表固则气不外泄，故见有汗能止耳。又著其功曰：熟则生血生肌，排脓内托。是盖指其气足，则血与肉皆生，毒化脓成，而为疮疡圣药矣。至于痘疮不起，阳虚无热。机曰：保元汤用黄芪，原出东垣治慢惊土衰火旺之法，今借此加减治痘，以其内固营血，外护卫气，滋助阴阳，作为脓水。其证虽异，其理则同，故去白芍加生姜，改名曰保元汤。炙黄芪三钱，人参二钱，炙甘草一钱，生姜一片，水煎服之。书言于芪最宜，皆是取其质轻达表，功专实卫。色黄入脾，色白入肺，而能升气于表。又言力能补肾，以治崩带淋浊。是盖取其补中升气，则肾受荫，而崩带淋浊自止。然与人参比较，则参气味甘平，阳兼有阴；芪则秉性纯阳，而阴气绝少。盖一宜于中虚，而泄泻痞满倦怠可除。一更宜于表虚，而自汗亡阳溃疡不起可治。且一宜于水亏而气不得宣发。一更宜于火衰而气不得上达之为异耳。黄芪，书言性畏防风，其功益大，盖谓能以助芪达表，相畏而更相使，是以如斯。若使阳盛阴虚，上焦热甚，下焦虚寒，肝气不和，肺脉洪大

者，则并戒其勿用矣。出山西黎城①。大而肥润箭直良，瘦小色黑坚硬不软者，服之令人胸满。震亨曰：宜服三拗汤以泻。茯苓为使，恶龟甲、白鲜皮，反藜芦，畏五灵脂、防风。血虚肺燥，捶扁蜜炙。发表生用。气虚肺寒，酒炒。肾虚气薄，盐汤蒸润，切片用。

当归三 　芳草

当归专入心，辛甘温润。诸书载为入心生血上品，缘脉为血府。诸脉皆属于心，心无血养，则脉不通。血无气附，则血滞而不行。当归气味辛甘，既不虑其过散，复不虑其过缓，得其温中之润，阴中之阳，故能通心而血生，号为血中气药。故凡一切血证阴虚，阳无所附，而见血枯、血燥、血闭、血脱等症，则当用此主治。按：当归头则止血上行，身则养血中守，尾则破血下流，全则活血不走出东垣。古方合白芍、芎劳、地黄同用，名为四物汤总剂。盖谓得芎以为长养生发之机，地黄以为滋补化源之自，白芍以为救阴敛阳之本，则血始能以生。张景岳曰：治血之剂，古人多以四物为主，然亦有宜与不宜者。盖补血行血无如当归，但当归之性动而滑，凡因火动血者忌之。因火而嗽、因湿而滑者，皆忌之。行血散血，无如川芎，然川芎之性升而散，凡火带血上者忌之。气虚多汗、火不归元者，皆忌之。生血凉血，无如生地。敛血清血，无如芍药。然二物皆凉，凡阳虚者非宜也。脾弱者非宜也。脉弱身凉、多呕便溏者，皆非宜也。故凡用四物以

①　城：原作"民"，据文义改。

治血者，不可不察。若血虚而气不固，则当佐以人参黄芪。血热佐以条芩栀连。血积佐以大黄牵牛。与夫营虚而表不解，则当佐以柴葛麻桂。卫热则表不敛，则当佐以大黄。随其病之所向，以为出入加减。要使血滞能通，血虚能补，血枯能润，血乱能抚，俾血与气附，气与血固，而不致散乱而无所归耳。书命其名曰归，即是此意。是以气逆而见咳逆上气[①]者，则当用此以和血，血和而气则降矣。寒郁而见疟痢腰腹头痛者，则当用此以散寒，寒散而血则和矣。血虚而见风痉无汗者，则当用此以养血，血养而风则散矣。他如疮疡痈疽而见痛苦异常，肌肉失养而见皮肤不润，并冲脉为病而见气逆里急，带脉为病而见腹痛腰如坐水，冲脉起于肾下，出于气街，侠脐上行至胸中，渗诸阳，灌诸精，下行入足，灌诸络，为十二经脉之海，主血。带脉横围于腰，如束带，总约诸脉。亦何莫不因血虚，气无所附之意。得此则排脓痛止，痛消毒去，肤泽皮润，而无枯槁不荣之患矣。然此味辛则散，气虚火盛者切忌。味甘则壅，脾胃虚寒者则忌，体润性滑，大肠泄泻者则忌，不可不熟晰而明辨耳。至书既言当归入心，而又曰入肝入脾，无非因其血补，而肝与脾皆有统藏之意脾统血，肝藏血。秦产秦州汶州所出头圆尾多，色紫气香肥润，名马尾当归，其性力柔善补。川产尾粗坚枯，名镵头当归，其性力刚善攻，只宜发散。收贮晒干，乘热纸封瓮内。宜用酒洗。畏菖蒲、海藻、生姜，恶湿面。

[①] 气：原作"间"，据文义改。

白术四　　山草

白术专入脾。缘何专补脾气？盖以脾苦湿，急食苦以燥之。脾欲缓，急食甘以缓之《内经》。白术味苦而甘，既能燥湿实脾，复能缓脾生津。湿燥则脾实，脾缓则津生。且其性最温，服则能以健食消谷，为脾脏补气第一要药也。五脏各有阴阳，白术专补脾阳，故曰补气。书言无汗能发，有汗能收，通溺止泄，消痰治肿，止热化癖，安胎胎气系于脾，脾虚则蒂无所附，故易落。止呕。声物俱有为呕，有物无声为吐，东垣云：生姜、半夏皆可以治表实气壅。若虚呕谷气不行，当以参术补胃，推扬谷气而已。功效甚多，总因脾湿则汗不止，脾健则汗易发。（补脾气燥脾湿。）凡水湿诸邪，靡不因其脾健而自除。吐泻及胎不安，胃之上口为贲门，水谷于此而入。胃之下口为幽门，水谷之滓秽自此而入小肠。又自小肠下一十六曲，水谷始下小肠下口阑门，水谷自此泌别。凡秽为浊，入于大肠。水之清，入于膀胱。如水谷不分，清浊不别，则皆入于大肠而成。李士材云：脾土强者，自能胜湿，无湿则不泄，湿多成于五泄。若土虚不能制湿，则风寒与热，皆得干而为病。亦靡不因其脾健而悉平矣。故同枳实则能治痞，同黄芩则能安胎，同泽泻则能利水，同干姜、桂心则能消饮祛癖，同地黄为丸则能以治血泻萎黄，同半夏、丁香、姜汁则可以治小儿久泻，同牡蛎、石斛、麦麸则可以治脾虚盗汗。然血燥无湿。肾间动气筑筑，燥渴便闭者忌服。谓其燥肾闭气，则其气益筑。刘涓子云：痈疽忌白术，以其燥肾而闭气，故反生脓作痛也。凡脏皆属阴。世人但知白术能健脾，宁知脾虚而无湿邪者，用之反燥脾家津液，是损脾阴也，何补之有？此最易误，故特表而出之。又寒湿过甚，水满中宫者亦忌。谓其水气未决，苦不胜水，甘徒滋壅，必待肾阳培[①]补，水气渐消。肾气安位，术始可投。犹洪水冲堤，必待水退，方可培土御水。此又不得不稍变换于其中也。凡土亏水泛，必俟水势稍退，方进理中等药。盖补脾之药不一，白术专补脾阳。仲淳曰：白术禀纯阳之土气，除邪之功胜，而益阴之效亏，故病属阴虚、血少精不足、内热骨蒸、口干唇燥、咳嗽吐痰、吐血、鼻衄、齿衄、便秘滞下者，法咸忌之。生则较熟性更鲜补不滞腻，能治风寒湿痹，及散腰脐间血，并冲脉为病逆气里急之功。非若山药止补脾脏之阴，甘草止缓脾中之气，而不散于上下。俾血可生，燥证全无。苍术气味过烈，散多于补。人参一味冲和，燥气悉化，补脾而更补肺，所当分别而异视者也。出浙江於潜地者为於潜术，最佳。米泔浸借谷气和脾，壁土拌炒借土气助脾。入清燥药，蜜水炒借润制燥。入滋阴药，人乳拌用。借乳入血制燥。入清胀药，麸皮拌炒用借麸皮入中。

龙眼五　　夷果

龙眼专入心脾。气味甘温，多有似于大枣，但此甘味更重，润气尤多，于补气之中温则补气。又更存有补血之力润则补血。故书载能益脾长智脾益则智长，养心保

血血保则心养，为心脾要药。（补心脾气血。）是以心思劳伤而见健忘怔忡惊悸，暨肠风下血，便血症不一端，然大要血清而色鲜，另作一派。溅出远射，四散如筛，其腹不痛，是为肠风无疑。便血而见腹痛，则为热毒下注，不痛则为湿毒下注，痛而喜手谨按，则为寒毒下注。并血而见鲜红为热瘀，淡为寒瘀，晦为积，鲜紫为燥为结，血如鸡肝烂肉绞痛为蛊。与夫症见面色萎黄，大便不实，声短气息，恶心呕吐，六脉沉迟浮大无力为虚。神气不爽，脉数能食，肠红下泄，腹痛便秘为实，而究不越气失所统，阴不随阳，而血自不归附耳。俱可用此为治。盖血虽属心生，而亦赖脾以统。思虑而气既耗，则非甘者不能以补。思虑而神更损，则非润者不能以济。龙眼甘润兼有，既能补脾固气，复能保血不耗，则神气自尔长养，而无惊悸健忘之疾矣。按：古归脾汤有用龙眼肉以治心脾损伤，义实基此。非若大枣力专补脾。气味虽甘，其性稍燥，而无甘润和柔，以至于极之妙也。至书有言，久服令人轻身不老，百邪俱辟，止是神智长养之谓。蛊毒可除，三虫可杀，止是气血充足而蛊不食之谓。但此味甘体润，凡中满气壅，肠滑泄利，为大忌耳。桂产者佳，粤东者性热，不堪入药。

大枣六　　五果

大枣专入脾胃。味甘气温，色赤肉润，为补脾胃要药。经曰：里不足者，以甘补之。形不足者，温之以气。大枣甘能补中，温能益气。脾胃既补，则十二经脉自通，九窍利九窍，口、耳、鼻、目、前后二

---

① 培：原作"倍"，据下文小字之义改。

阴，四肢和也。（补脾胃中气血。）正气足则神自安，故凡心腹邪气心下悬急者，得此则调。得补则气力强，肠胃清，身中不足及病见肠澼者，用此则安。甘能解毒，故于百药中，得甘则协。且于补药中风寒发散，内用为向导，则能于脾助其升发之气。仲景治奔豚，用大枣滋土以平肾，治水饮胁痛，用十枣益土以胜水。不似白术性燥不润，专于脾气则补，山药性平不燥，专于脾阴有益之为异耳。但多食损齿，齿属肾，土燥克水。及气实中满切忌。甘令中满，大建中汤减饴枣，与甘草同例。北产肥润者良，金华南枣亦佳。杀乌附，忌葱鱼同食。

荔枝七　夷果

荔枝专入肝脾。味甘而酸，气温，故能入脾助气甘入脾，入肝益血养营酸入肝。（入脾助气，入肝益血养营。）然于血虚火衰则宜，若使病非虚弱，及素火盛服之，反致助火发热，而有衄血齿痛之病矣。李时珍曰：荔枝气味纯阳，其性畏热，鲜者食多即龈肿、口痛或衄血也。病齿匿及火病人忌之。《开宝本草》言其性平，苏氏谓多食无伤，皆谬说也。按《物类相感志》云：食荔枝多则醉，以壳浸水饮之即解。此即食物不消以本物消之之意。（荔枝核。）至核味甘气温，专入肝肾，散滞辟寒。双核形似睾丸，尤治癞疝卵肿，以其形类相似有感而通之义也。治疝气如斗，用荔枝炒黑与茴香、青皮各炒为末，用酒送下。痘疮不起，用壳煎汤以服。（荔枝壳。）盖取壳性温补内托之意。然要皆属性燥，用当酌症所宜，非若龙眼性主温和而资益甚多也。出建产者良。

饴糖八　造酿

饴糖专入脾肺。气味甘温。据书言能补脾润肺，化痰止嗽，并仲景建中汤用此以为补中缓脾。盖以米麦本属脾胃之谷，而饴糖即属谷麦所造。凡脾虚而肺不润者，用此气味甘缓以补脾气之不足。成无己曰：脾欲缓，急食甘以缓之，胶饴之甘，以缓之也。兼因甘润以制肺燥之有余。是以脾虚而痰不化，固可用此以除痰。脾虚而嗽不止，固可用此以除嗽。即中虚而邪不解，亦得用此以发表。中虚而烦渴时见，亦得用此以除烦止渴。寒食大麦一升，水七升，煎五升，入赤饴二合，渴即饮之。（温脾润肺。）他如草乌毒中，其性横烈，固可用此以为甘缓。芒刺误吞，痛楚异常，更可用此以为柔软。然糖经炼成，湿而且热。其在气虚痰盛，中虚火发，固可用此温除。若使中满气逆，实火实痰，非惟治痰，且更动痰，非惟治火，且更生火。震亨曰：饴糖属土而成于火，火发湿中之热。冠氏谓其动风，言末而遗本矣。至于小儿多食，尤易损齿生虫，虫喜甘，齿属肾，土补而水克。不可不慎。牵白①者不入药。

鸡肉九　原禽

鸡肉专入肝，补虚温中，载之《本

---

① 牵白：牵白之义，宜黄当地每年冬季制作饴糖为传统习俗，"牵"为口语，饴糖制作的后期工序中，膏状黄褐色糖稀经过手工频繁牵拉，使之充分暴露与空气氧化后，逐渐变为白色固态的饴糖。

经》，不为不是。然鸡属巽而动风，巽生风。外应乎木，内通乎肝。得阳气之最早，故先寅而鸣。宗奭曰：鸡鸣于五更，日至巽位，感动其气然也。鸣必鼓翅，火动风生之象。时珍曰：《礼记》云：天产作阳，地产作阴。鸡卵生而地产，羽不能飞，虽为阳精，实属风木，是阳中之阴也。故能生热动风，风火相煽，乃成中风。风火易动而易散，人之阳事不力者不宜食鸡。是以昔人有利妇人不利男子之说。而东南之人肝气易动，则生火生痰，病邪得之，为有助也。故阴虚火盛者不宜食鸡，食则风火益助矣；脾胃虚弱者不宜食鸡，食则肝邪益甚，而脾益败矣。昧者不察，既犯阴虚火动、脾虚不食两症，又不撙节口腹，反执补虚温中之说，殊为可惜。（补肝火，动肝风。）至于妇人小产胎动，尤不宜食。食则并，气益动而血益损，脾益虚而胎益坠。惟有乌骨一鸡，别是一种。（乌骨鸡。）独得水木之精，性专走肝肾血分，补血益阴，为补虚除痨、祛热、生津止渴及下痢噤口、带下崩中要药。时珍曰：乌色属水，牝象属阴，故乌雌所治皆血分之病，各从其类也。如古方有用乌骨鸡丸以治妇人百病。取其补虚益阴。鬼击卒死用热血以涂心下即苏。《肘后》用乌鸡冠血，沥口中令咽，仍破此鸡拓心下，冷乃弃之道边妙。鸡冠位处至高，精华所聚。凡年久雄鸡色赤，尤为阳气充盛，故可刺血以治中恶惊悸，阴不胜阳。及或中风口眼㖞斜，用血涂其颊上即正。咸能走血透肌，故主之。鸡血和酒调服，可以使痘即发，封口毒疮，可用血涂即散。风势善行，以毒攻毒。中蜈蚣毒舌胀出口，可用冠血浸舌并咽即消，取其物性之有

畏恶而得制伏。其效甚众。至于雄鸡肝，味甘微苦而温，何书载治阴痿不起，《千金方》用鸡肝三具，并菟丝子一斤为末，雀卵和丸，如小豆大，每服五六十丸，酒下。及小儿疳积，眼目不明，并肝经实热虚热，实热用雄鸡软肝，并胡黄连、白芙蓉花、肉豆蔻为末，化服。虚热用鸡肝同明雄黄、桑白皮、鸡内金为末，酒蒸，去药食。皆以取其肝以入肝，气类相感之意。鸡屎白性寒不温，用之以治鼓胀，《普济方》云：治鼓胀旦食不能暮食，由脾虚不能制水，水反胜土，水谷不运，气不宣流，故令中满。其脉沉实而滑，宜鸡矢醴主之。何大英云：诸腹胀大，皆属于热，精气不得渗入膀胱，别走于脐，溢于皮里膜外，故成胀满，小便短涩。鸡矢性寒，利小便，诚万金不传之宝也。用腊月干鸡矢白半斤，袋盛，以酒醅一斗，渍七日，温服三杯，日三。或为末服二钱亦可。石淋，《古今录验》用鸡矢白日中半干，炒香为末，以酸浆饮服方寸匕，日二次，当下石出。癥痕，《外台》以猪脂三升，饲乌鸡一只，三日取矢，同白芷、当归各一两，煎十沸，去渣，入鹰矢白半两调敷。风痹，《千金方》用腊月乌鸡矢一升，炒黄为末，绢袋盛渍三升酒中，频频温服令醉。亦以取其消导利湿、清热除风之义。惟鸡子性禀生化最初之气，兼清浊而为体。味甘气寒，性专除热疗火，为风热痫痉及伤寒少阴咽痛必用之药。卵清微寒，性专治热解毒。为目痛赤痛、烦满咳逆、小儿下泄、妇人难产胞衣不出、痈疽敷肿必用之药。卵黄微温，性专利产安胎，但多食则滞。鼎曰：勿多食，令人腹中有声，动风气，和葱蒜食之气短，同韭子食成风痛，共鳖肉食损人，共獭肉食成遁尸，同兔肉食成泄痢。妊妇以鸡子鲤鱼同食，令儿生疮；同糯米食，令儿生

虫。他如卵壳研末，磨障除翳，及或敷下疳疮。盖以取其蜕脱之义。伤寒劳复，用此熬令黄黑为末，热汤调服，亦以取其风性发散之意。肫内黄皮，性专清谷除热，止烦通溺，并卵中白皮，能散久咳结气，皆以取其性气上行下入之妙。然要鸡中具有温性，则能动火助风；具有寒性，则能清热利湿；具有平性，则能益阴秘阳。用鸡而在于肝，则可以通肝以治疳。用鸡而在于肫于屎，则可入腑以消食。用鸡而在于抱出皮壳，则可入目以磨翳。而仍不越乎巽木风动以为之主，故能直入厥阴而不歧耳。凡血虚筋挛，及阴虚火起骨蒸，服此大忌。诸鸡惟乌骨乌肉白毛最良。

牛肉一〇 畜

牛肉专入脾，本属土。若属黄牛，色犹得正。治能补土固中，土[①]居中。益气止渴。气益则津生渴止。（补脾固中。）功与黄芪无异，故三疟久病，日服黄牛汤，能令日渐轻强而无肿胀之病，其效可知，即丹溪倒仓法。治停痰积血，胶聚于肠胃回肠曲折之处，发为瘫痪、痨瘵、蛊胀、膈噎，非丸散所能及者，用此因泻为补，借补为泻，踵其曲折，如洪水泛涨，陈朽顺流而下，沉疴悉去，大有再造之功。中年后行一二次，亦却疾养寿之一助。朱震亨《倒仓论》曰：肠胃为积谷之室，故谓之仓，倒者推陈以致新也。胃属土，受物而不能自运，七情五味有伤中官，停痰积血，互相纠缠，发为瘫痪，为痨瘵，为蛊胀，成形成质，为巢为白，以

---

① 土：原作"上"，据石印本改。

生百病，而中官怨和，自非丸散所能去也。此方出自西域异人。其法：用黄肥牡牛肉二十斤，长流水煮成糜，去滓，滤取液，再熬成琥珀色，取之。每饮一盅，随饮至数十盅。寒月温饮。病在上则令吐，在下则令利，在中则令吐而利，在人活变。吐利后渴，即服其小便一二碗，亦可荡涤余垢。睡二日，乃食淡粥，养半月，即精神强健，沉疴悉去也。须断房事半年、牛肉五年而安。此为补中之剂，非若汗吐下药能以伤人，亦奇方也。但病非肠胃者不得遽行是法。牛有黄牛、水牛之分，故黄牛性温，而水牛性平。白水牛可治反胃吐食、肠结不通。牛乳味甘微寒，亦治脾胃枯槁、噎膈反胃。噎膈形类甚多，然大要皆属精枯泽竭，气逆上攻所致，故食不能入喉入膈而自下也。且入脏腑亏损，津竭气逆，浑身痰窒，用以辛香燥膈劫痰，未尝不快。然旋劫旋生，旋燥旋阻，痰愈且盛，津液见枯，清道厌会，无不阻塞，虽水与饮类可以入喉不逆，而坚硬食物每至厌会即返，曰噎。至膈阻绝吐出曰膈。况肾主五液二便，与膀胱一表一里，肾水既槁，阳火偏胜，煎熬津液，三阳热结，前后闭塞。口既不通，必反于上，直犯清道，上冲吸门咽喉，所食多噎不下。故经有言三阳结谓之膈。朱震亨曰：反胃噎膈，大便燥结，宜牛乳、羊乳时时咽之，兼服四物汤为上策。不可服人乳。人乳有五味之毒、七情之火也。牛肉病独肝黑身白头者切忌，同猪肉食则生寸白虫。

鲫鱼一一 鱼

鲫鱼专入脾、胃、大肠。气味甘温。诸鱼性多属火，惟鲫鱼则性属土，土能制水，故书载有和胃实肠行水之功。凡肠风

下血，膈气吐食，俱可用此投治。（补土制水消肿。）且性与厚朴反，朴则泄气，鲫则益气也。至于生捣，可涂痰核乳痛坚肿；以猪油煎灰服，可治肠痈；合赤小豆煮汁食，则消水肿；炙油则治妇人阴疮。同白矾烧研，则治肠痈血痢；入绿矾泥固煅，则治反胃吐食；与胡蒜煨，则治膈气痞满，皆以借其制水之意。（鲫鱼鳞）但煅不可去鳞，以鳞有止血之功也。乌背者味美。忌麦冬、芥菜、砂糖、猪肝。

蜂蜜一二　卵生

蜜专入脾、肺，兼入肠、胃。本花木精英，春生露气嘘得酿而成。生则性凉清热，熟则性温补中，为至纯至粹之味。凡人五脏不足，燥结不解，营卫不调，三焦失职，心腹急痛，肌肉疮疡，咳嗽热痢，眼目眩花，形色枯槁，无不借其润色以投。如仲景治阳明燥结大便不解，用蜜煎导，乘热纳入谷道。取其能通结燥而不伤脾胃也。滋补药俱用白蜜为丸，取其和胃润肺也。（蜂白蜜和胃润肺通结。）至于赤蜜食之使人心烦，以其味酸者，故惟降火药用之。白蜜虽补脾肺，然性凉质润，若脾气不实，肾气虚滑，及湿热痰滞，胸痞不宽者，咸须忌之。（性凉降火。）白如膏者良。李时珍曰：凡试蜜以烧红火箸插入，提出起气是真，起烟是伪。用银石器，每蜜一斤，入水四两，桑火慢熬，掠去浮沫，至滴水成珠用。忌葱、鲜莴苣同食。蜂房味甘咸辛，气平有毒，为清热软坚散结要药。是以惊痫蛊毒、痈疽瘰疬、痔痢风毒等症，得此则除。时珍曰：蜂露房阳明药也。

外科、齿科及他病用之者，亦皆取其以毒攻毒杀虫之功耳。以其辛能散结，苦能泄热，咸能软坚，且取其气类相从，以毒攻毒之义也。（蜂房清热软坚散结，解肠胃毒。）有同乱发蛇皮三物合烧灰酒服，治恶疮附骨痈根在脏腑，历节肿出、疔肿、恶脉诸毒者。又以煎水漱齿，止风虫疼痛，洗乳痛蜂疗恶疮者，皆以取其攻毒散邪杀虫之意，并得阴露之寒及蜕脱之义耳。但痈疽溃后禁用。去外粗皮，酒净炒用。

平 补

精不足而以重味投补，是亏已在于精，而补不当用以平剂矣。气不足而以轻清投补，是亏已在于气，而补亦不当以平剂矣。惟于补气而于血有损，补血而于气有窒，补上而于下有碍，补下而于上有亏，其症似虚非虚，似实非实，则不得不择甘润和平之剂以进。如葳蕤、人乳，是补肺阴之至平者也；山药、黄精、羊肉、猪肉、甘草，是补脾阴之至平者也；柏子、合欢皮、阿胶，是补心阴之至平者也；冬青子、桑寄生、桑螵蛸、狗脊，是补肝肾阴之至平者也；燕窝、鸽肉、鸭肉，是补精气之至平者也。但阿胶、人乳，则令肝肾与肺而皆润；合欢则令脾阴五脏而皆安；山药则令肺肾而俱固；桑螵蛸则能利水以交心。至于仓米、扁豆，一能养胃以除烦，一能舒脾以利脾，皆为轻平最和之味。余则兼苦兼辛兼淡，平虽不失，而气味夹杂，未可概作平补论耳。

葳蕤—三　　山草

葳蕤专入肺，兼入肝、脾、肾。名玉竹，味甘性平，质润。据书载能补肺阴，及入肝脾肾以祛风湿，与人参、地黄，称为补剂上品。（补肺阴止嗽，兼祛风湿。）如《本经》所论，以治中风暴热等病。《别录》所论，以治心腹结气，虚热腰痛，茎中寒，目痛眦烂泪出。甄权所论，以治内虚不足，去虚痨客热，头痛不安。《千金》以治风温，自汗身重，语言难出。时珍以治寒疟痁疟不足，皆以葳蕤为主。并云可以当参，其说未尝不是，但此气平力薄，既与人参力厚不若，复与地黄味浓不合，即使用至斤许，未有奇功。较之人参之补元、地黄之滋阴不啻天渊矣。矧可用此当参以挽垂绝之倾乎？况书载云祛风除湿，不无疏泄于补，更云不及，曷云可称上剂耶？肥白者良，似黄精而差小。黄白多须，竹刀刮去皮节。发散用生，补剂用蜜水拌。饭上蒸熟用。

黄精—四　　山草

黄精专入脾，兼入肺、肾。书极称羡，谓其气平味甘。治能补中益五脏，补脾胃，润心肺，填精髓，助筋骨，除风湿，下三虫[①]，且得坤土之精粹。久服不饥，其言极是。时珍曰：黄精受戊己[②]之淳气，故为真黄宫之胜品。土者万物之母，土得其养，则水

火既济，木金交合，而诸邪自去，百病不生矣。但其所述逃婢事，云其服此能飞，不无可疑。究其黄精气味，止是入脾补阴。（补脾阴。）若使挟有痰湿，则食反更助痰，况此未经火煅，食则喉舌皆痹，何至服能成仙？若使事果属实，则人参更得天地中和之粹，又曷云不克成仙耶？细绎是情，殊觉荒谬，因并记之。根紫花黄，叶如竹叶者是，俗名山生姜。九蒸九晒用。

甘草—五　　山草

甘草专入脾。味甘性平，质中，外赤肉黄。生寒熟热。昔人言其有火能泻，是因火性急迫，用此甘味以缓火势，且取生用性寒，以泻焚烁害耳。至书有云，炙用补脾，是能缓其中气不足，调和诸药不争。（缓中气不足。）王好古曰：五味之用，苦泄，辛散，酸收，咸敛，甘上行而发，而《本草》言甘草下气，何也？盖味甘主中，有升降浮沉，可上可下，可外可内，有和有缓，有补有泄，居中之道尽矣。张仲景附子理中汤用甘草，恐其僭上也；调胃承气汤用甘草，恐其速下也，皆缓之之意。小柴胡汤有柴胡、黄芩之寒，人参、半夏之温，而用甘草者，则有调和之意。建中汤用甘草，以补中而缓脾急。封髓丹[③]用甘草，以缓肾急而生元气也。乃甘补之意也。故入和剂则补益，入凉剂则泻热，入汗剂则解肌，入峻剂则缓正气，入润剂则养血，并能解诸药毒，颂曰：按孙思邈《千金方》论云：甘草解百药毒，如汤沃雪。有中乌头、巴豆毒，甘草入腹即定，验如反掌。方称大豆汁解百药毒，予每

---

① 虫：原作"蛊"，据《本草纲目》卷十二本药文改。

② 己：原作"巳"，据《本草纲目》卷十二本药文改。

---

③ 封髓丹：原作"凤髓丹"，据文义改。

试之不效，加入甘草为甘豆汤，其验乃奇也。及儿胎毒，以致尊为国老。然使脾胃虚寒，及或挟有水气胀满等症，服此最属不宜。未可云其补脾，而凡脾胃虚寒，皆可得而服也。若使满属虚致，则甘又能泻满，不可不知。王好古曰：甘者令人中满，中满者勿食甘。甘缓而壅气，非中满所宜也。凡不满而用炙甘草，为之补，若中满而用生甘草，为之泻。能引甘药直至满所，甘味入脾，归其所喜，此升降浮沉之理也。经云：以甘补之，以甘泻之，以甘缓之是矣。梢止茎中涩痛（甘草梢）气行于下，节消痈疽焮肿及除胸热（甘草节）节行节处，功各有宜。但用宜取大而且结。至书所载甘反大戟、芫花、甘遂，又云亦有并用不悖，惟深达精微者始可知之。好古治痰癖，有用十枣汤加甘草；东垣治结核，与海藻同用；丹溪治瘰疬莲心饮，与芫花同用，皆以反其下势之锐。

桑寄生—一六　　　寓木

桑寄生专入肝、肾。感桑精气而生，味苦而甘，性平而和，不寒不热，号为补肾补血要剂。缘肾主骨发，主血。苦入肾，肾得补则筋骨有力，不致痿痹而酸痛矣。甘补血，血得补则发受其灌荫，而不枯脱落矣。故凡内而腰痛、筋骨笃疾、胎堕，外而金疮肌肤风湿，何一不借此以为主治乎。第出桑树生者真，须自采，或连桑叶者乃可用。和茎叶细锉阴干，忌火。服则其效如神。若杂树所出，性气不同，恐反有害。（补肝肾，除风湿，强筋骨。）

柏子仁—一七　　　香木

柏子仁专入心。辛甘平润。考书俱言四脏皆补，究之止属心药耳。盖香虽能补脾，而实可以通窍而入心。润虽可以补肝而益肾，而实可以宁神而定智。甘虽足以和胃而固中，而实足以益血而神守。（养心血。）是以风湿可除，惊痫可疗，邪魅可辟，皮肤可泽，惟见神恬气适，耳聪目明，而无枯槁燥塞之患矣。然性多润滑，凡仁皆润。阴寒泄泻者切忌。气多香泄，体虚火盛者亦忌。若云不饥不老、延年轻身，虽出经典，仍当活视，毋为书执。蒸熟暴干自裂，入药炒研去油用。畏菊花。

冬青子—一八　　　灌木

冬青专入肝肾。女贞、枸骨，载之本草，已属不同。如冬青即今俗呼冻青树者，女贞即今俗呼蜡树者，枸骨即今俗呼猫儿刺者。冬青、女贞，花繁子盛，累累满树。冬月鹳[①]鸲喜食。木肌皆白，叶厚而柔长，绿色，面青背淡，形色相似。但女贞则叶长四五寸，子黑色。冬青则叶微团，子红色之为异耳。今人不知女贞属蜡树，仅以女贞茂盛呼为冬青，致令两物同名。枸骨树若女贞肌白叶长，青翠而厚，叶有五刺，子若冬青绯红，以致混将是物亦列女贞项下。究之三物合论。在冬青苦甘而凉，诸书虽言补肝强筋、补肾健

---

① 鹳：原作"鹳"，据《本草纲目》"女贞"条"集解"改。

骨，（冬青子补肝强筋、补肾健骨。）《简集方》冬至日取冻青树子，盐酒浸一夜，九蒸九晒，瓶收，每日空心酒吞七十粒，卧时再服。而补仍兼有清。女贞气味苦平，按书称为补虚上品，可以滋水黑发。如古方之用旱莲草、桑椹子同入以治虚损。然亦须审脾气坚厚，稍涉虚寒，必致作泄。（女贞子补肾水滑肠胃。）枸骨味苦平，按书有言能补腰膝及治痨伤失血，用枸骨数斤，去刺，入红枣二三斤，熬膏蜜收。亦是补水培精之味，但性多阴不燥，用以阴虚则宜，而于阳虚有碍。（枸骨子补腰膝理失血。）枝叶可以淋汁煎膏以涂白癜风。脂亦可以为黐粘雀。三药气味不同，至就其子红黑以推，大约色红则能入肝补血，色黑则能入肾滋水。色红则能入血理血，故于失血血瘀有效。色黑则能补精化血，故于乌须黑发有功。然色红而润，其性阴，兼有阳。色黑而润，其性纯阴不杂。故书有言女贞补中安脏，而又议其阴寒至极。凡此似同而异，在人平昔细为考核，免至临岐亡羊耳！冬日采佳，酒浸蒸润晒干用。

合欢皮一九　　乔木

合欢专入脾，兼入心。因何命名，谓其服之脏腑安养，令人欢欣怡悦，故欢名。第此味甘气平，服之虽能入脾补阴。朱震亨曰：合欢属土，补阴之功，长肌肉，续筋骨，概可见矣。入心缓气，而令五脏安和，神气自畅。（补脾阴，缓心气。）及单用煎汤而治肺痈唾浊，韦宙独行方。合阿胶煎汤而治肺痿吐血，皆验。与白蜡熬膏，而为长肉生肌续筋接骨之药，然气缓力微，用之非止

钱许可以奏效，故必重用久服，方有补益怡悦心志之效矣。若使急病而求治即欢悦，其能之乎？合欢即合昏木，植于庭除，干似梧桐，枝甚柔弱，叶似皂角，极细繁密，叶则夜合者是。去粗皮，炒用。

陈仓米二〇　　造酿

陈仓米专入胃，兼入心、脾。即米多年陈积于仓而未用者也。时珍曰：廪米北人多用粟，南人多用粳及籼，并水浸蒸晒为之，亦有火烧过治成者，入仓陈久，皆气过色变，故古人谓之红粟红腐，陈陈相因也。凡米存积未久，则性仍旧未革，煮汁则胶黏不爽，食亦壅滞不消。至于热病将愈，胃气未复，犹忌食物恋膈。热与食郁，而烦以生，必得冲淡甘平以为调剂，则胃乃适。陈米津液既枯，气味亦变，服此正能养胃除湿祛烦。（养胃除烦。）是以古人载此，既有煮汁养胃之功，复有祛湿除烦之力。一切恶疮百药不效者，用此作饭成团，火煅存性，麻油腻粉调敷。可知冲淡和平，力虽稍逊，而功则大未可忽也。若以无病之时而用此，日为饱饭，则又未见其有克合者矣。

山药二一　　柔滑

山药专入脾，兼入肺、肾。本属食物。古人用入汤剂，谓其补脾益气，气益由于阴补，非正说也。除热。然究色白入肺，味甘入脾，气虽温而却平，为补脾肺之阴。（补脾阴。）时珍曰：按吴绶云：山药入手足太阴二经，补其不足，清其虚热。是以能润皮毛，长肌肉，与面同食不能益人。诜曰：

惟和面作怀饦① 则动气，为不能制面毒也。不似黄芪性温能补肺阳，白术苦燥能补脾阳也。且其性涩，汪昂曰：性涩故治遗精泄泻，而诸家俱未言涩。能治遗精不禁。味甘兼咸，又能益肾强阴，故六味地黄丸用此以佐地黄，然性虽阴而滞不甚，故能渗湿以止泄泻。生捣敷痈疮，消肿硬，亦是补阴退热之意。至云补阳消肿，补气除滞，理虽可通，语涉牵混，似非正说。至入汤剂以治火虚危症，难图近功，必多用之方愈，以其秉性和缓故耳。入滋阴药中宜生用，入补脾内宜炒黄用。怀产色白而坚者良，建产虽白不佳。

扁豆二二　　藊豆

扁豆专入脾。如何补脾，盖缘脾喜甘，扁豆得味之甘，故能于脾而有益也。脾得香而能舒，扁豆禀气芬芳，故能于脾而克舒也。脾苦湿而喜燥，扁豆得性之温，故能于脾而克燥也。(补脾除湿。)脾土既实，则水道自通，三焦不混，而太阴暑湿之邪指太阴暑湿言自尔克消，安能复藏于脾而有渴泻之病乎？但多食壅滞，凡仁皆滞。不可不知。子粗圆色白者佳，入药连皮炒研用，亦有浸去皮及生用者。

鸭肉二三　　水禽

鸭肉专入脾、胃，兼入肺、肾。气味甘温，逼火而生，嗳水而长。未出卵时，先

---

① 怀饦：原作“不饱”，据《本草纲目》卷二十七“薯蓣”条改。

得火气，故不惮冰雪，偏喜淫雨，而尾膵膪浊最甚，故群雌一被其气，皆得化生之机，不待鹢尾之遍也。温中补虚，扶阳利水，时珍曰：鸭水禽也。治水利小便，宜用青头雄鸭，取水木发生之象。是其本性。此主性温者而言也。有言其性微冷，能入肺肾血分，滋阴补虚，除痨止嗽化痰，利水消肿为要。(补虚除痨，逐痰利水。)葛可久治久虚发热咳嗽，吐痰咳血，火乘金位者，用黑嘴白鸭一只，取血入温酒，量饮，使直入肺经，以酒补之。将鸭干拔去毛，胁下开窍，去肠拭净，入大枣肉二升，参苓平胃散末一升，缚定，用沙瓮一个，置鸭在内，以炭火慢煨，将陈酒一瓶，作三次入之，酒干为度，取起食鸭及枣，频作取愈。服之阴虚亦不见燥，阳虚亦不见冷，非其性平，乌能若是乎。但雌则微温而雄则微冷，不可不辨。若黑骨白毛者，为虚痨圣药，亦金水相生之义耳。老者良。血（鸭血）解金银丹石砒霜百毒，及中恶溺死者。卵（鸭卵）甘咸微寒，能滋阴，除心腹膈热，炒盐藏食佳。

鸽肉二四　　原禽

鸽肉专入肺肾。味咸气平，性禀金水，故能入肾入肺，为久患虚羸要药。凡人肺肾受伤，多缘精亏气弱。精愈损者，则气益祛。气愈祛者，则精益虚。精无气不行，气无精不附。服此味咸温平，则精既见其有补，而气益见其有益也。此为甘平温咸之品，其性不凉不燥，故于治虚之外，更能兼理疮疥嘉谟。(补精益气，兼除疮疥。)凡一切皮肤恶疮，及瘰疬痰疬疡风等证，煮熟酒服，无不咸宜。并辟诸般药毒，诚

虚痨患疥之良剂，补精与气之要药也。但鸽形色甚多，时珍曰：鸽性淫而易合，故名。惟白者最良。卵（鸽卵）能预解痘毒。用白鸽卵一对，入竹筒封置厕中半月，以卵和辰砂三钱，丸绿豆大，每服三十丸，三豆饮下，毒从大小便出也。屎（鸽屎）亦能杀痨虫，虚痨家咸多畜之。

阿胶 二五　　畜

阿胶专入肝，兼入肺、肾、心。味甘气平，质润，专入肝经养血。何书又言除风化痰？盖以血因热燥，则风自生。阿胶得阿井纯阴之济水，又得纯黑补阴之驴皮。宗奭曰：驴皮煎胶，取其发散皮肤之外也。用乌者取乌色属水，以制热则生风之义。如乌卵乌鸡之类皆然。气味俱阴，既入肝经养血，复入肾经滋水。水补则热自制，故风自尔不生。藏器曰：诸胶皆主风，止泄补虚，而驴皮主风为最。又胶润而不燥，胶性既能润肺，复能趋下降浊，使痰不至上逆耳。（入肝补血，通润心肺与肾。）至于痔漏肠[①]风、衄血血淋下痢、病因热成。暨经枯崩带、胎动痈肿，治克有效。亦是因血枯燥，伏热而生，故能得滋而解。此为血分养血润燥，养肺除热要剂。不似首乌功专入肝，补血祛风，乌须黑发，而于肺经润燥定喘则未及。鹿胶性专温督与冲，以益其血，而于肺经清热止嗽则未有。龟胶力补至阴，通达于任，退热除蒸，而于阴中之阳未克有补。古人云：阿胶养神，人

参益气，正谓此也。以黑光带绿，至夏不软者良。削炒成珠，或面炒、蛤粉炒去痰、蒲黄炒止血，或酒化水化为用。以山药为使，恶大黄。牛胶功与阿胶相似（牛胶），陈自明云：补虚用牛皮胶，去风用驴皮胶。时珍曰：阿胶难得，真牛皮胶亦可权用。其性味皆平补，宜于虚热。若鹿角胶则性味热补，非虚热者所宜，不可不详辨也。治能养血祛风，然总不如阿胶养血治风之为最耳。

羊肉 二六　　畜

羊肉专入脾。气味甘温。东垣载能补形，此一句已尽羊肉大概矣。复于《十剂方》中又云，补可去弱，人参羊肉之属。是明指参补气，而补形端在羊肉，又何疑哉？夫气属阳，血属阴。体轻而燥者属阳，体重而润者属阴。羊肉气味虽温，然体润肉肥，其于肌肤血液则易及。李杲曰：凡味同羊肉者，皆补血虚。若使泥于书载壮阳补气健力等说，及以阳生阴长之理，牵引混指，其何以清眉目而别治用哉？况据书载，羊肝羊胆皆指属寒，而能明目以祛翳。时珍曰：肝开窍于目，胆汁减则目暗。目者肝之外候，胆之精华也。故诸胆皆治目病。腊月取羊羯胆十余枚，以蜜装满，纸套笼住，悬檐下，待霜出扫下，点之神效。名二百味草花膏，以羊食百草，蜂采百花也。羊骨则止补骨，烧灰擦牙则止固肾。羊精羊胰则止润肤泽肌，羊血则止解砒霜诸毒。《外台》云：凡服丹石人，忌食羊血十年，一食前功尽亡。此物能制丹砂、水银、轻粉、生银、硼砂、砒霜、硫黄、乳石、钟乳、空青、曾青、云母石、阳起石、孔公孽等毒。羊乳则止润燥消渴，羊须

---

① 肠：原作"疡"，据《本草纲目》卷五十"阿胶"条改。

则止敷痔疗疮，而于气血未有补。（羊精、羊胰、羊血、羊乳、羊须。）岂有羊肉一味，功专入肺补气，而于形血精液，竟不补及者乎？但其气薄于血，则虽口服甘肥而血不生；血薄于气，则虽口服参芪而气不长，于此不可不知。反半夏、菖蒲，忌铜器。同荞麦、豆酱食，发痼疾。同醋食，伤人心。

燕窝 二七　　原禽

燕窝专入肺、脾、肾。书中称为食物上品，及为补虚除痨之用。考之本草不收，方书罕用。盖谓此物由于鸟衔海粉作窝，悬于石崖，得阳和风日之气而成者也。海粉本属寒咸，得鸟衔于风高之处而为甘平，洵可入肺生气肺处至高之处，入肾滋水咸入肾，入胃补中甘入脾胃。（补胃润肺滋肾。）俾其补不致燥，润不致滞，而为药中至平至美之味者也。是以虚痨药石难进，咳吐红痰，每兼冰糖煮食。用此往往独获效。义由于，然使火势急迫，则又当用至阴重剂以为拯救，不可恃此轻淡以为扶衰救命之本，而致萎靡自失耳。

虫蜡 二八　　卵生

蜡专入肝、脾。本有二，一出于蜂蜜之滓而成，即蜜凝结之粗者也。其蜡有黄有白；一出于树之蜡，其蜡由木之虫而得，故又名虫白蜡。白蜡有二。二者气味不同，性亦微别。如蜜蜡味淡性平，其蜡本由蜜成，蜜本润物，则蜡亦润，故能主润脏腑经络，而有绝续补伤生肌之妙。（蜜蜡入胃绝痢，入肝活血。）甄权治孕妇胎动下血欲死，以鸡子大一枚煎三五沸，投美酒半升立瘥。蜡止存蜜粗粕，其性最涩，故又能止泻绝痢。仲景治痢有调气饮。《千金》治痢有胶蜡汤。华佗治下痢食即吐，用白蜡方寸匕，鸡子黄一枚，石蜜同苦酒、发灰、黄连末各半鸡子壳，先煎蜜蜡、苦酒、鸡子四味令匀，乃纳连末灰发，熬至可丸乃止，二日服尽，神效。今人以情不投而曰嚼蜡，即味淡之意也。又凡荡除下焦之药，以此裹丸，亦其免伤上部之意，蜜蜡之用如此。至于虫蜡，系生蜡树所产。蜡树属金，性最坚强，虫食其叶而成。味甘气温。按：甘益血补中，温能通经活络，故书载能止痛生肌，补虚绝续，与桑螵蛸同有补虚之意，可为外科圣药。是以郑赞寰云：汪御章尿血，用白蜡加于凉血滋肾药中，遂愈。又书云：用此合合欢皮，同入长肉膏中神效。又治下疳，服之未成即消，已成即敛。以半两入鲫鱼腹中煮食，治肠红神效，则知虫蜡亦皆生肌活血之味。（虫蜡生肌活血。）但蜜蜡味甘淡涩微温，虫蜡则味甘不淡而温也。蜜蜡因有涩性，可以止泻治痢。虫蜡涩性差减，而痢则鲜用也。蜜蜡本于蜂蜜之气，仅得甘之余气而成，而所主在胃。虫蜡得树收敛坚强之气，而所治专在筋肉骨血也。二者微似之中，恍惚之际，不可不知。

补　火

按：李时珍云：命门为藏精系胞之物，其体非脂非肉，白膜裹之，在脊骨第七节两肾中，此火下通二肾，上通心肺，贯脑，为生命之源，相火之主，精气之府，人物皆有，生人生物，俱由此出。又按：汪昂谓人无此火，则神机灭息，生气消亡。赵养葵谓，火可以水折，惟水中之火，不可以水折，故必择其同气招引归宅，则火始不上浮而下降矣。此火之所由补也。第世止知附桂为补火之最，硫黄为火之精，越外毫不计及，更不知其附桂因何相需必用。讵知火衰气寒而厥，则必用以附子；火衰血寒腹痛，则必用以肉桂；火衰寒结不解，则必用以硫黄；火衰冷痹精遗，则必用以仙茅；火衰疝瘕偏坠，则必用以胡巴；火衰气逆不归，则必用以沉香；火衰肾泄不固，则必用以补骨脂；火衰阳痿血瘀，则必用以阳起石；火衰风冷麻痹，则必用以淫羊藿；火衰风湿疮痒，则必用以蛇床子；火衰脏寒蛊生，则必用以川椒；火衰气呃逆起，则必用以丁香；火衰精涩不摄则必用以益智。至于阳不通督，须用鹿茸以补之。火不交心，须用远志以通之。水窍不开，须用钟乳石以利之。气虚喘乏，须用蛤蚧以御之。精滑不禁，须用阿芙蓉以涩之，皆当随症酌与，不可概用。若使水火并衰，及或气陷不固，阴精独脱，尤当切禁，否则祸人反掌。

附子二九　　毒草

附子专入命门。味辛大热，纯阳有毒。其性走而不守，好古曰：其性走而不守，非若干姜止而不行。通行十二经，无所不至，为补先天命门真火第一要剂。凡一切沉痼

冷之症，用此无不奏效。（补命火，逐冷厥。）吴绶曰：附子乃阴证要药。凡伤寒传变三阴及中寒夹阴，虽身大热，而脉沉者必用之，或厥冷腹痛脉沉细，甚则唇青囊缩者，急须用之，有退阴回阳之力，起死回生之功。近世阴证伤寒，往往疑似不敢用附子，直待阴极阳竭而用之，已迟矣。且夹阴伤寒内外皆阴，阳气顿衰，必须急用人参以益其原，佐以附子温经散寒，舍此不用，将何以救之。**故书皆载能治寒毒厥逆。**书曰：阴阳不相顺接谓之厥。又曰：厥者尽也，逆者乱也。即血气败乱之谓也。凡厥有阳有阴，但察伤寒初起，头痛发热恶寒，后则四肢厥冷，乍温，大便燥实，谵语发渴，扬手掷足，不恶寒但恶热，脉来沉滑而数，重按有力，是为阳厥，宜用承气、白虎等汤以治。若初起并无身热头痛，便恶寒，四肢逆，直过肘膝不温，唇与爪甲青黑，欲引衣蜷卧，二便清利，不渴，或腹痛泄利清谷，或凛凛面如刀刮，或口吐涎沫，或干呕呃逆，脉来沉细无力，方谓阴厥，宜用附子理中汤、四逆汤以治。**呃逆呕哕**，寒呃证不一端，有误服寒凉水饮停心而致气逆而呃，有阳气衰微内寒迫其相火上冲而呃，有偶食生冷阳气不得舒发而呃，有阴寒直中于胃而致气不克舒而呃，有吐利后胃气虚寒而呃者。经曰：病深者必发哕，属于胃中虚寒者居多。**噎膈脾泄**，食至喉即返，是槁在于咽间厌会，其症谓噎。食下胃脘，须臾吐出，是槁在于贲门，胃之上口，其症谓膈。食下良久吐出，是槁在于幽门，胃之下口，其症谓之反胃。历考诸书，皆以噎膈为有火，反胃为无火。而士材又谓但察脉大有力、呕吐酸臭当作热治；脉小无力，呕吐清水，当作寒医；色之黄白枯者为虚寒，色之红赤而泽者为实热。能合色脉，庶乎无误。汪昂云：脾泄，命火不足。**冷痢寒泻，霍乱转筋，拘挛风痹，**

癥瘕积聚，督脉为病，脊强而厥，小儿慢惊，痘疮灰白，痈疽不敛。皆属于寒者。其入补气药中，则追失散之元阳；入发散药中，则能开腠理以逐在表之风寒；入温暖药内，则能以祛在里之寒湿虞抟。独书所云入补血药，则能以滋不足之真阴。缘阴与阳相为依附，补阳即所以滋阴。若使水亏火盛，用以辛热纯阳，不更使火益盛而水益亏乎？好古曰：非身凉而四肢厥逆者，不可僭用，服附子以补火，必防涸水。故崔氏八味丸中，用此以为补阴向导，使阴从阳复。然丹溪谓其雄悍无补，而且杀人。其言似谬。荆府都昌王体瘦而冷，无他病，日以附子煎汤饮，兼嚼硫黄，如此数岁。靳州卫张百户，平生服鹿茸附子药，至八十岁康健倍常。宋·张杲《医说》载赵知府耽酒色，每日煎干姜熟附汤，吞硫黄金液丹百粒，乃能健啖，否则倦弱不支，寿至九十。他人服一粒即为害。若此数人者，皆其脏腑禀赋之偏。服之有益无害，不可以常理概论也。但阴极似阳，服之不宜热投。时珍曰：阴寒在下，虚阳上浮，治之以寒，则阴气益甚而病增，治之以热，则拒格而不纳。热药冷饮，下咽之后，冷体既消，热性便发，而病气随愈，不违其情而致火益，此反治之妙也。发散附子须生，如四逆汤，生附配干姜之类。用补附子宜熟。如仲景麻黄附子细辛汤，熟附配麻黄之类。以西川彰明赤水产者为最。皮黑体圆，底平八角，重三两者良。水浸面裹，煨令发坼[①]，乘热切片。反半夏。乌头即附子之母。性轻逐风，不似附子性重逐寒。乌附尖能吐风痰，以治癫痫，取其直达病所。常山吐疟痰积饮在心下，瓜蒂吐热痰在膈，木鳖子引吐热毒从痰外出，莱菔子吐气痰在膈，参芦吐虚痰，乌附尖、藜芦吐风痰。天雄细长，独伏无附。其身大于附，其尖向下，能补下焦命门阳虚，然辛热走窜，止属主治风寒湿痹之品。侧子连生附侧，宜于发散四肢，故治手足风湿诸痹。其功皆与附子补散差殊，畏人参、黄芪、甘草、防风、犀角、绿豆、童便，反贝母、半夏、栝楼、白及、白蔹。中其毒者，黄连、犀角、甘草节煎汤解，黄土水亦解。

仙茅三〇　山草

仙茅专入命门。辛热微毒，据书皆载功专补火助阳暖精。凡下元虚弱，阳衰精冷失溺无子，并腹冷不食，冷痹不行，靡不服之有效。（补火散寒，除痹暖精。）以其精为火宅，火衰则精与血皆衰，而精自尔厥逆不温，溺亦自尔失候不禁矣。此与附、桂、硫黄、胡巴、破故纸、淫羊藿、蛇床子、远志同为一例。但附子则能以除火衰寒厥，肉桂则能以通血分寒滞，胡巴则能以除火衰寒疝，淫羊藿则能以除火衰风冷，蛇床子则能以祛火衰寒湿，硫黄则能以除火衰寒结，破故纸则能以理火衰肾泻，远志能以除火衰怔忡。虽其所补则同，而效各有攸建。未可云其补火，而不分其主治于其中也。故凡火衰病见，用之不离附桂，余则视症酌增，然亦须视禀赋素怯则宜。《沈括笔谈》云：夏文庄公禀赋异于人，但睡则身冷如逝者，既觉，须令人温之良久，乃能动，常服仙茅、钟

---

① 坼：原作"拆"，据《伤寒杂病论》与《雷公炮炙论》改。

乳、硫黄莫知纪极、此禀赋素怯则宜。若相火炽盛，服之反能动火，为害巨测。《张果老说》云：一人中仙茅毒，舌胀出口，渐大与肩齐，因以小刀劙之，随破，劙至百数，始有血一点出，日可救矣。煮大黄朴硝服之，无害也。然川产者少，伪充者多，不可不辨。以竹刀刮切，糯米泔浸去赤汁，酒拌湿蒸，勿犯铁器。

胡巴三一　　隰草

胡芦巴专入命门。苦温纯阳，亦能入肾补命，故书载暖丹田、壮元阳。治肾脏虚冷，并疝瘕冷气，小肠偏坠，寒湿脚气。时珍曰：胡芦巴，右肾命门药也。元阳不足，冷气潜伏，不能归元者宜之。宋《惠民和剂局方》有胡芦巴丸，治大人小儿小肠奔豚偏坠，及小腹有形如卵，上下走痛不可忍者，用胡芦巴八钱，茴香六钱，巴戟去心，川乌头炮去皮各二钱，楝实去核四钱，吴茱萸五钱，并炒为末，酒糊丸，梧子大，每服十五丸，盐酒下。功与仙茅、附子、硫黄恍惚相似，然其力则终逊于附子、硫黄，故补火仍须兼以附、硫、茴香、吴茱萸等同投，方能有效。（补火、逐冷、除疝。）系海外胡萝子，因声音相近故名。酒浸暴干炒用。

淫羊藿三二　　山草

淫羊藿专入命门，兼入肝、肾。辛香甘温，诸书皆载能治男子绝阳不兴，女子绝阴不产，且能治冷风劳气、四肢麻木不仁、腰膝无力。时珍曰：淫羊藿味甘气香，性温不寒，能益精气，乃手足阳明三焦命门药也。

真阳不足者宜之。盖因气味甘温，则能补火助阳，兼有辛香，则冷可除而风可散耳。（补火、逐冷、散风。）至云久服无子，恐其阳旺多欲，精气耗散，无他故也。弘景曰：淫羊一日百合，盖食此藿所致。去枝，羊脂拌炒，山药为使，得酒良。

蛇床子三三　　芳草

蛇床子专入命门。辛苦性温，功能入肾补命，祛风燥湿，故凡命门火衰而致风湿内淫，病见阴痿，蛇床子、五味子、菟丝子等份为末，蜜丸酒下。囊湿及女子阴户虫蚀，蛇床子一两，白矾二钱，煎汤频洗。子脏虚寒，取蛇床子仁为末，入白粉少许，和匀如枣，绵裹纳之。产门不闭，暨腰酸体痹带下脱肛。脱肛，以蛇床子、甘草为末服，并以蛇床末敷。与夫一切风湿疮疥等病，蛇床子一两、轻粉四钱，为细末，油调抹。服之则阳茎举，关节利，腰背强，手足遂，疮疥扫。至于大疯身痒难当，作汤浴洗。产后阴脱不收，用此绢袋熨收。（补火、燥湿、宣风。）但性温燥，凡命门火炽及下部有热者切忌。恶丹皮、贝母、巴豆。去皮壳，取仁微炒。

远志三四　　山草

远志专入肾。辛甘而温，入足少阴肾经气分。强志益精。凡梦遗善忘，喉痹失音，小便赤涩，因于肾水衰薄而致者，宜用是药以补。盖精与志皆藏于肾，肾气充则九窍利，智慧生，耳目聪明，邪气不能为害，肾气不足则志气衰，不能上通于心，故迷惑善忘。时珍曰：远志入足少阴肾经，非心经药也。其功专于强志益精，治善忘，盖精与志，皆肾经之所藏也。肾精不足则志气衰，不能上通于心，故迷惑善忘。（补火通心。）不能蛰闭封藏，故精气不固也。昔人治喉痹失音作痛火衰喉痹，远志末吹之，涎出为度，非取其通肾气而开窍乎？一切痈疽背发，从七情忧郁而得，单煎酒服，其渣外敷，投之皆愈，非苦以泄之，辛以散之之意乎？小便赤浊，用远志、甘草、茯神、益智为丸，枣汤服效，非取远志归阴以为向导之药乎？但一切阴虚火旺，便浊遗精，喉痹痈肿，慎勿妄用。去心，用甘草水浸一宿，暴干焙干用。敩曰[1]：凡使须去心，否则令人烦闷。苗名小草，亦能利窍，兼散少阴风气之结也。畏珍珠、藜芦，得茯苓、龙骨良。

肉桂三五　香木

肉桂专入命门、肝。气味纯阳，辛甘大热，直透肝肾血分，大补命门相火。相火即两肾中之真火，先天之脾气也。人非此火不能生，故水谷入胃，全在此为蒸腐。益阳治阴，赵养葵云：益火之源，以消阴翳，八味地黄丸是也。凡沉寒痼冷，营卫风寒，阳虚自汗，腹中冷痛，咳逆结气，脾虚恶食，湿盛泄泻。时珍治寒痹风湿，阴盛失血，泻利惊痫，皆取辛温散结之力也。古方治小儿惊痫及泄痢病，宜用五苓散以泻丙火，渗土湿，内有桂，抑肝风而扶脾土，引利水药入膀胱也。血脉不通，死胎不下，肉桂辛散，能通子宫而破血调经。

---

① 敩：原作“教”，今改，下同。

目赤肿痛，因寒因滞而得者，用此治无不效。盖因气味甘辛，其色紫赤，有鼓舞血气之能，性体纯阳，有招导引诱之力。（补命火，除血分寒滞。）昔人云：此体气轻扬，既能峻补命门，复能窜上达表以通营卫的解，非若附子气味虽辛，复兼微苦，自上达下，止固真阳，而不兼入后天之用耳。故凡病患寒逆，既宜温中，及因气血不和，欲其鼓舞，痘疮不起必用。则不必用附子，惟以峻补血气之内加以肉桂，以为佐使。如十全大补、人参养营之类用此，即是此意。今人勿细体会，徒以附、桂均属辛温，任意妄投，不细明别，岂卫生救本辨药者所应尔欤？但精亏血少肝盛火起者，切忌。桂出岭南，色紫肉厚，体松皮嫩。辛甘者佳，得人参良。忌生葱、石脂。锉入药，勿见火。

沉香三六　香木

沉香专入命门，兼入脾。辛苦性温，体重色黑，落水不浮，故书载能下气坠痰。气香能散，故书载能入脾调中。色黑体阳，故书载能补火暖精壮阳。是以心腹疼痛，噤口毒痢，癥癖邪恶，冷风麻痹，气痢气淋“冷”字“气”字宜审，审其病因属虚属寒，俱可用此调治。（补火、降气、归肾。）盖此温而不燥，行而不泄。同藿香、香附，则治诸虚寒热，并妇人强忍入房，或过忍尿以致胞转不通。同丁香、肉桂，则治胃虚呃逆。同紫苏、白豆蔻，则治胃冷呕吐，同茯苓、人参，则治心神不足。同川椒、肉桂，则治命门火衰。同肉苁蓉、麻仁，则治大肠虚秘。古方四磨饮、沉香化气丸、滚痰丸用之，取其降泄也。沉香降气散用之，取其散结导气也。黑锡丸用之，取其纳气归元也。但降多升少，气虚下陷者切忌。色黑中实沉水者良。敩曰：沉于水下者为上，半沉者次之，不可见火。香甜者性平，辛辣者热。入汤剂磨汁用，入丸散纸裹置怀中，待燥碾之，忌火。

硫黄 三七　石

石硫黄专入命门。玄寿先生曰：硫是矾之液，矾是铁之精，磁石是铁之母，故铁砂磁石制入硫黄，立成紫粉。味酸有毒。权曰：有大毒，以黑锡汤解之。大热纯阳，号为火精。时珍曰：凡产石硫黄处，必有温泉作硫黄气。盖人一身，全赖命门真火周布，始能上贯心肝以主云雨，中及脾胃以蒸水谷，下司开阖以送二便，旁通四肢以应动作。时珍曰：命门为藏精系胞之物，其体非脂非肉，白膜裹之，在脊骨第七节两肾中央，系于脊，下通二肾，上通心肺，贯脑，为生命之原，相火之主，精气之府，人物皆有之，生人生物，皆由此出，即经所谓七节之旁中有小心是也。以相能代心君行事，故曰小心也。此火既衰，阳微阴盛。内寒先生，外寒后中，厥气逆胸，旁及于胃。胃为肾关，外寒斩关直入，由是无热恶寒，手足厥逆，二便凝结。医以朴硝攻下，猪、泽渗利，则二便不通，而凝结益甚。是犹层冰不解，非不补火消阴，疏阳通胃，则寒莫去而结莫消。书云：命门火衰，服附桂不能补者，须服硫黄补之。按：硫黄纯阳，与大黄一寒一热，并号将军。凡阳气暴绝，阴毒伤寒，久患寒泻，脾胃虚寒，命欲垂尽者，须用此主之。（石硫黄大补命门相火，兼通寒闭不解。）又治老人一切风秘冷秘气秘。热药多秘，唯硫黄暖而能通，寒药多泄，惟黄连肥肠而止泻。为补虚助阳圣药。且能外杀疮疥、一切虫蛊恶毒，小儿慢惊，妇人阴蚀，皆能有效。但必制造得宜，始可以服，余用法制另详杂症求真方内。凡遇一切虚痨中寒，冷痢冷痛，四肢厥逆，并面赤戴阳，六脉无力，或细数无伦，烦躁欲卧井中，口苦咽干，漱水而不欲咽，审属虚火上浮，阳被阴格者，服无不效。王好古曰：如太白丹、来复丹，皆用硫黄，佐以硝石，至阳佐以至阴，与仲景白通汤佐以人尿、猪胆汁大意相同，所以治内冒生冷，外冒暑热霍乱诸病，能去格拒之寒，兼有伏阳，不得不尔。如无伏阳，只是阴虚，更不必以阴药佐①之。今人不晓病机，一见秘结不解，不分寒热，辄用承气以投，讵知寒热不同，冰炭迥异，用之无益，适以致害，可不慎欤？但火极似水，症见寒厥，不细审认，辄作寒治，遽用此药，其害匪浅。孙升谈圃云：硫黄神仙药也。每岁三伏日饵百粒，去脏腑积滞，有验。但硫黄伏生于石下，阳气溶液凝结而就，其性大热，火炼服之，多发背疽。方勺《泊宅编》云：金液丹乃硫黄炼成纯阳之物，有痼冷者所宜，今夏至人多服之，反为大患。韩退之作文戒服食，而晚年服硫黄而死，可不戒乎？夏英公有冷病，服钟乳硫黄，莫之纪极，竟以寿终，此其禀受与人异也。番舶色黄，坚如石者良。土硫黄辛热腥臭，止可入疮药，不可服饵。（土硫黄）硫黄用大肠煮制，其法不佳。

———————

① 佐：原作"性"，据务本改。

阳起石三八　石

阳起石专入命门。即云母根也。虽大雪遍境，此山独无。禀纯阳之气以生，味咸气温，无毒。能补命门相火。凡因火衰寒气内停，宿血留滞，而见阴痿精滑，子宫虚冷，腰膝冷痹，水肿癥瘕，服此即能有效，以其性禀纯阳者故耳。（补火逐寒，宣瘀起阳。）是以，育龟丸用此以为嗣续宗祧之基，阳起石合石龙子、蛤蚧、生犀角、生附子、草乌头、乳香、没药、血竭、细辛、黑芝麻、五倍子为末，生鳝鱼血为丸，朱砂为衣，每日空心酒下百丸。不可以房术论也。功虽类于硫黄，但硫黄大热，号为火精，此则其力稍逊，而于阳之不能起者克起，阳起之号于是而名。出齐州。云头两脚鹭鹚毛色白滋润者良，火煅醋淬七次，研粉水飞用。宗奭曰：石药冷热皆有毒，亦宜斟酌。桑螵蛸为使，恶泽泻、菌桂、雷丸、石葵、蛇皮，畏菟丝，忌羊血，不入汤剂。

石钟乳三九　石

石钟乳专入胃、大肠。即鹅管石者是也。味辛而甘，气温质重。故凡咳气上逆，脚弱冷痛，虚滑遗精，阳事不举者，服此立能有效，以其气不归元，坠坚镇虚，得此火不上浮，气不下脱，而病俱可以愈耳。且以辛温之力，又兼色白，故能通窍利乳。昔人取名钟乳，即是此意。（镇阳归阴，通窍利乳。）但金石性悍，服之阳气暴充，形体壮盛，饮食倍进。得此肆淫，则精竭火烁，发为痈疽淋浊，害不胜

言。即古有焚香透膈散，用雄黄、佛耳草、款冬花，安置香炉，以烟吹入人喉。以治胸膈劳嗽痞满之病。然暂用则可，久用恐损人气。出洞穴中，石液凝成，下垂如冰柱，通中轻薄如鹅鸽管。碎之如爪甲光明者真，炼合各如本方。蛇床为使，恶牡丹，畏紫石英。忌参、术、羊血、葱、蒜、胡荽。

鹿茸四〇　兽

鹿茸专入命门督，兼入肝。甘咸气温，禀纯阳之质，含发生之气。号为山兽，性淫而游山。夏至得阴气而角解，阴生阳退之象也。至于大于鹿者为麋。麋是泽兽，居阴，性淫而游泽，冬至得阳气而角解，阳生阴退之象也。阴阳相反如斯。故鹿气味纯阳，其茸能于右肾补其精气不足，大为补精暖血之剂。是以书载能补髓养血，强筋健骨。凡腰肾虚冷、遗精崩带等症，服皆有效。（鹿茸温补真阳以通督。）麋虽属阴，而茸又属阴中之阳，故能入于左肾补其血液不足，且诸茸皆发督脉之背。鹿鼻常反向尾，能通督脉，其华在角，取以补命门，补精补气，皆以养阳也。督为肾脏外垣，外垣既固，肾气内充，命门相火不致妄动，血气精津，得以凝聚。（麋茸温补肾水以助血。）故鹿茸又云能补督脉之真阳，麋茸能补督脉阴中之阳，不可不细为明辨耳！但鹿茸与麋，世罕能辨。大抵其质粗壮，脑骨坚厚，毛色苍鼊而杂白毛者则为麋茸，形质差瘦，脑骨差薄，毛色黄泽而兼白毛者则为鹿茸。麋鹿虽分有二，然总不外填补精髓，坚强筋骨，长养气血，而

为补肝滋肾之要药也。鹿一牡常御百牝，是肾气有余而足于精者也，故有助阳扶阴之妙。鹿角初生，长二三寸，分歧如鞍，红如玛瑙，破之如朽木者良，酥涂微炙用。茸有小白虫，视之不见，鼻嗅恐虫入鼻。

虾 四一　无鳞鱼

虾专入心、肝、肺。味最甘，席品所尚。然性善跳跃，风火易动。是以书载小儿切勿妄食，恐其发疮动气也。阴虚火动者尤忌，以其性易涸阴也。惟乳汁不下及风痰不吐，与制药壮阳为差宜耳。时珍曰：同猪肉食，令人多唾。（补火助风动气。）海马种亦虾属，雌雄勿离，首类马，身似虾，浮于水面，亦主下胎催产及佐房术之用也。

蛤蚧 四二　龙

蛤蚧专入命门，兼入肺。绝与蛤蜊不类。生于广南，身长七八寸，首如蟾蜍，背绿色斑，头圆肉满，鳞小而厚。鸣则上下相呼，雌雄相应，情洽乃交，两相抱负，自坠于地，往捕劈之，至死不开。大助命门相火，故书载为房术要药。且色白入肺，功兼人参、羊肉之用，故用能治虚损痿弱、消渴喘嗽、肺痿吐沫等症，专取交合肺肾诸气。（补命门相火，温肺气喘乏。）入药去头留尾，酥炙，口含少许，虽疾走而气不喘，则知益气之功为莫大焉！但市多以龙子混冒，举世亦不深辨。如龙子则剖开而身多赤斑，皮专助阳火，虽治阳痿，性少止涩。蛤蚧则缠束多对，通身白鳞，兼温肺气，故肺虚喘乏最宜。外感喘嗽勿用。其药不论牝牡皆可，即非相抱时捕之，功用亦同，但其药力在尾。见人捕之，辄自断尾。尾不全者不效。去头足，因毒在眼，须去其头。洗去鳞内不净，乃肉毛酥炙，或蜜炙，或酒浸焙用。

雄蚕蛾 四三　卵生

雄蚕蛾专入命门。即二蚕所出之雄者也。味咸性温，其性最淫，出茧便媾。诸书皆载能起阴痿，益精强志，敏于生育，交接不倦，并敷诸疮灭瘢，止尿血暖肾。（入肾补火益精。）盖取其性淫助阳，咸温入肾之功耳。是以，《千金方》治丈夫阳痿不起用此。一夜每服一丸，可御数女，以蚕蛾二升去翅足，微火灼黄，为末，蜜丸梧桐子大，酒下。以菖蒲止之。但此止为阳痿求嗣而见，若使阴虚火盛而用此为淫戏之术，则阴愈竭而火益盛。欲不速毙，其可得乎？故古补方多不具载，恐人借此以为斫丧之具也。取未交雄者佳。蚕蜕纸烧灰，可敷走马牙疳，蚕蜕纸灰入麝和蜜，敷走马牙疳，加白矾妙。并治邪祟发狂悲泣。

滋　水

冯楚瞻曰：天一生水，故肾为万物之原，乃人身之宝也。奈人自伐其源，则本不固，而劳热作矣。热则精血枯竭，憔悴羸弱，腰痛足酸，自汗盗汗，发热咳嗽，头晕目眩，耳鸣耳聋，遗精便血，消渴淋沥，失音喉疮舌燥等症，靡不因是悉形。非不滋水镇火，无以制其炎烁之势。绣按：滋水之药，品类甚多，然终不若地黄为正。盖地黄性温而润，色黑体沉，可以入肾滋阴，以救先天之精。至于气味稍寒，能佐地黄以除骨蒸痞疟之症者，则有龟板、龟胶，胶则较板而更胜矣。佐地黄补肌泽肤，以除枯竭之症者，则有人乳、猪肉，肉则较乳而有别矣。佐地黄以通便燥之症者，则有火麻、胡麻，胡麻则较火麻而益血矣。至于水亏而目不明，则须佐以枸杞。水亏而水不利脸不下，则有佐于冬葵子、榆白皮。水亏而风湿不除，则有佐于桑寄生。水亏而心肾不交，则有佐于桑螵蛸、龟板。水亏而阴痿不起，则有佐于楮实。水亏而筋骨不健，则有佐于冬青子。水亏而精气不足，则有佐于燕窝。水亏而血热吐衄，则有佐于干地。水亏而坚不软，则有佐于食盐。水亏而虚怯不镇，则有佐于磁石。水亏而气不收及血不行，则有佐于牛膝。水亏而噎膈[①]不食，则有治于黑铅。但黑铅为水之精，凡服地黄而不得补者，须用黑铅镇压，使水退归北位，则于水有补。然必火胜水涸，方敢用此以为佐。若使水火并衰，则又当佐性温以暖肾脏，否则害人不轻。

干地黄 四四　隰草

干地黄 即生地黄之干也。专入肾，并入心、脾。味苦而甘，性阴而寒。考诸长洲张璐谓其心紫入心，中黄入脾，皮黑归肾。味厚气薄，内专凉血滋阴，外润皮肤索泽。病人虚而有热者，咸宜用之。无热须用熟地。（凉血滋阴。）戴原礼曰：阴微阳盛，相火炽强，来乘阴位，日渐煎熬，阴虚火旺之症，宜地黄以滋阴退阳。同人参、茯苓、石蜜名琼玉膏，治虚劳咳嗽唾血 专补肺阴。同天麦门冬、熟地、人参，名固本丸，治老人精血枯槁 兼固肾本。于固本丸中加枸杞煎膏，名集灵膏，治虚羸喘咳乏力 诸脏兼固。其琼玉膏须用鲜者捣汁，桑火煎膏，散中寓止，与干者无异。固本丸、集灵膏并用干者，而集灵变丸作膏，较之固本差胜。《易简方》曰：男子多阴虚，宜熟地黄。女子多血热，宜生地黄 因人酌施。虞抟云：生地黄凉血，而胃气弱者恐妨食。熟地黄补血，而痰饮多者恐泥膈。妨食泥膈两症最宜计较，何后人临证，全不于此问及？或言生地黄酒炒则不妨胃，熟地黄姜制则不泥膈，然须详病人元气病气之浅深而用之。治病须明脏气为要。若产后恶食泄泻，小腹结痛，虚劳脾胃薄弱，大便不实，胸膈[②]多痰，气道不利，升降窒塞者，咸须远之。以其有损胃气故耳。浙产者专于凉血润燥。病人元气本亏，因热邪闭结而舌干焦黑，大小便秘，不胜攻下者，用此于清热药中，通其秘结最佳，以其有润燥之功而无滋润之患也。愚按：《本经》地黄虽列上品，而实性禀阴柔，与乡愿不异。譬诸宵人内藏隐隙，外示优容。描画阴药形象殆尽。是以举世名家，靡不借为滋阴上品，止血神丹。历今弊仍不改。虽或用非其宜，得以稍清旺气，

---

① 噎膈：原作"噎隔"，据文义改。

② 胸膈：原作"胸腹"，据文义改。

服之仍得暂安，非若人参之性禀阳明，象类君子，有过必知。阳药性劣，于病不合便知。是以师家敛手不敢用，病家缄口不敢尝，故宁用以地黄、门冬阴柔最甚之属，以至于死不觉。用阴药杀人，人多不觉，故宁以阴为主。张璐所论如此，然非深究病情，通达世故，洞悉药品，亦安有讨论而如斯乎？生于江浙者阳气力微，生于北方者纯阴力大，生于怀度肥大菊花心者良。酒制则上行外行，姜制则不泥膈。恶贝母，畏芜荑，忌莱菔、葱、蒜、铜铁器，得酒、门冬、丹皮、当归良。

冬葵子四五　　隰草

冬葵子专入胃、大小肠。甘寒淡滑，润燥利窍，通营活窍，消肿利水。凡妇人难产不下，专取一味炒香为末，芎归汤下三钱则易生，芎归力专行血。取其晨夕向日转动灵活耳。（冬葵子润燥利窍、滑胎。）妇人乳房胀痛，同砂仁等份为末，热酒服三钱，其肿即消。砂仁温胃消胀。且能破五肿利小便，并脏腑寒热、羸瘦，同榆皮等份煎服亦效。《十剂方》云：滑可去着，冬葵子、榆白皮之属是也。故涩则去着，宜滑剂以利之。经冬至春作子者，名冬葵子。春葵子亦滑，不堪入药。（春葵子。）蜀葵赤者治血燥。（蜀赤葵。）白者治气燥，亦治血淋，皆取其寒润滑利之功。（蜀白葵。）

川牛膝四六　　隰草

牛膝专入肝、肾。苦酸而平。按：据诸书，虽载酒蒸温补肝肾，强健筋骨，凡足痿筋挛，阴痿失溺，久疟下痢，伤中少气，治皆有效。又载生用则能活血，破瘀消肿，治痛通淋，引药下行。淋属热，至其茎痛不可忍，手按热如火烁，血出鲜红不黯，淋出如砂如石，脐下妨闷，烦躁热渴，六脉沉数有力。淋属虚致，其茎多不见痛，即痛或喜手按；或于溺后才痛，稍久则止；或登厕小便涩痛，大便牵痛，面色萎黄，饮食少思，语言懒怯，六脉虚浮无力。淋属虚实兼致，其茎或见痛极，六脉弦数而按不甚有力，饮食少思而神不见昏倦，溺即滴点不断，而出则无砂石膏血，脉即虚软无力，而血反见鲜润，腹即胀硬不消，而气短结。牛膝虽淋证要药，然亦须审虚实权衡，不可尽以牛膝治也。然味薄气厚，性沉炙[①]滑，用于下部经络血分鲜气则可。（引入下部经络血分。）若使肺分气薄遗脱泄泻，则又当知忌戒，不可因其气虚而概用之。时珍曰：牛膝乃足厥阴少阴所主之病，大抵得酒则能补肝肾，生用则能去恶血，二者而已。其治腰膝骨痛、足痿、阴消失溺、久疟伤中少气诸病，非取其补肝肾之功软？其治癥瘕、心腹诸痛、痈肿恶疮、金疮、折伤喉齿、淋痛尿血、经候胎产诸病，非取其去恶血之功软？出于川者，性味形质虽与续断相似，服之可无精滑之弊。然肝主司疏泄，肾主闭藏，此则疏泄独具而鲜固蛰。书云益肾，殊觉未是。杜牛膝气味更凉，嚼之味甘而不苦。主治多是解毒破血，泻热吐痰。（杜牛膝。）如溺闭症见气喘面赤有斑，用杜牛膝浓煎膏饮，下血一桶，小便通而愈。又不省人事，绞汁入好酒，灌之即苏，以醋拌渣敷项下。惊风痰疟，服汁能吐

---

① 炙：疑"质"字之误。

痰涎。喉痹用杜牛膝捣汁，和米醋半盏，用鸡翅毛蘸搅喉中，以通其气。较之川牛膝，微觉有别。牛膝出西川及怀庆府，长大肥润者良。下行生用，入滋补药酒蒸。恶龟甲，畏白前，忌牛肉。

治血崩血晕，并用衙门印纸烧吞，以断妇人生育，与脾胃虚人禁用，久服令人骨痿。（滋肾阴，过服骨痿。）岂非性属阴寒，虚则受其益，过则增其害之意乎？软骨之说，未尝不是。取浸水中不浮者酒蒸用。

枸杞四七　　灌木

枸杞专入肾，兼入肝。甘寒性润。据书皆载祛风明目，强筋健骨，补精壮阳。终究因于肾水亏损，服此甘润，阴从阳长，水至风息，故能明目强筋。是明指为滋水之味，故书又载能治消渴。（滋肾水滑肠胃。）时珍曰：子则甘平而润，性滋而补，不能退热，生精益气。此乃平补之药，所谓精不足者补之以味也。今人因见色赤，妄谓枸杞补阳，其失远矣。岂有甘润气寒之品，而尚可言补阳耶？若以色赤为补阳，则红花、紫草其色更赤，何以不言补阳而曰活血？呜呼！医道不明，总由看书辨药，不细体会者故耳！试以虚寒服此，不惟阳不能补，且更见有滑脱泄泻之弊矣。可不慎欤？出甘州红润少核者良。根名地骨皮，另详于后。

楮实四八　　灌木

楮实专入肾。书言味甘气寒。虽于诸脏阴血有补。得此颜色润、筋骨壮、腰膝健、肌肉充、水肿消，以致阴痿起、阳气助，是明指其阳旺阴弱，得此阴血有补，故能使阳不胜而助，非云阳痿由于阳衰，得此可以助阳也。若以纯阴之品可以补阳，则于理甚不合矣。况书又云骨鲠，可用楮实煎汤以服；及纸烧灰存性调服，以

榆白皮四九　　乔木

榆白皮专入胃、大小肠。与冬葵子性皆滑利，味亦相同。故五淋肿满及胎产不下，皆宜服此以治。选曰：高昌人多捣白皮为末，和菜菹食甚美，令人能食。仙家长服，服丹石人亦服之，取利关节故也。但榆有二种，曰赤曰白。白榆皮服能止喘除咳而使人睡，较之赤榆皮之除邪气稍有不同，然其滑利则一，若脾胃虚寒，服之恐损真耳。（润燥、利窍、滑肠。赤榆皮。）李时珍曰：《本经》所谓久服轻身不饥，苏颂所谓榆粉多食不损人者，恐非确论也。

胡麻五〇　　麻麦稻

胡麻，《本经》名巨胜子。《千金》名乌麻子，即黑芝麻。专入脾、肺，兼入肝、肾。本属润品，故书载能填精益髓。又属味甘，故书载能补血暖脾耐饥。《抱朴子》云：用上党胡麻三斗，淘净，甑蒸令气遍，日干，以水淘去沫，再蒸，如此九度，以汤脱去皮，洗净，炒香为末，白蜜枣膏为丸，服之能令不饥。凡因血枯而见二便艰涩，须发不乌，风湿内乘，发为疮疥，《千金方》用乌麻丸九蒸九晒，研末，枣膏为丸，服之能令白发反黑。《圣惠方》热淋茎痛，用乌麻子、蔓菁子各五合，炒黄绯袋盛，以井华水三升，每食煎服一钱。河间曰：胡

麻入肝益血，风药中不可阙。并小儿痘疹变黑归肾。钱氏用赤芝麻汤送百祥丸。见有燥象者，宜以甘缓滑利之味以投。（润燥滑肠，去风解毒。）若使下元不固，而见便溏阳痿，精滑白带，皆所忌用。麻油甘寒，滑胎利肠。（麻油。）凡胞衣不下，用蜜同煎温服；暨血热痈肿、恶疮癣疥，用此煎膏以治。凉血解毒，止痛生肌。皮肉俱黑者良。时珍曰：胡麻取油，以白者为胜，服食以黑者为良，胡地者尤妙，取黑色入通于肾而能润燥也。赤者状如老茄子，壳厚油少，但所食尔，不堪入药。出于胡种大宛者尤佳。

火麻仁五一　　麻麦稻

火麻仁专入脾、胃、大肠。即今作布火麻之麻所产之子也，与胡麻之麻绝不相似。味甘性平。按：书皆载缓脾利肠润燥。如伤寒阳明胃热，汗多便闭，治多用此。盖以胃腑燥结，非此不解。（润燥滑肠。）汪昂曰：胃热汗多便难，三者皆燥也。汗出愈多，则津枯而大便愈燥。仲景治脾约有麻仁丸。成无己曰：脾欲缓，急食甘以缓之。麻仁之甘以缓脾润燥。张子和曰：诸燥皆三阳病。更能止渴通乳，及妇难产、老人血虚，产后便秘最宜。弘景曰：麻子中仁合丸药，并酿酒大善，但�滑利。许学士云：产后汗多则大便秘，难于用药，惟麻子粥最稳，不惟产后可服，凡老人诸虚风秘，皆得力也。至云初服作泻，其说固是，久服能令肥健，有补中益气之功，亦是燥除血补而气自益之意。若云宽能益气，则又滋人岐惑矣。但性生走熟守。生用破血利小便，捣汁治产难胎衣不下，熟用治崩中不止。入药微炒研用。入丸

汤泡去壳，取帛吊包煮，沸汤中浸，至冷出之，垂井中一夜，勿着水，次日日中爆干，挼出壳，簸扬取仁。畏茯苓、白薇、牡蛎。

黑铅五二　　金

黑铅专入肾。甘寒，禀北方极阴之气，为水中之金，金丹之母，八石之祖。专主下降，力能入肾补水，功有过于地黄，是以昔人有云水精之说。凡一切水亏火炽而见噎膈反胃，呕吐眩晕，痰气上逆等症，服此立能见效。但必煅制得宜，不令渗入压膀胱，以致又生他变。时珍曰：吴巡检病不得溲，卧则微通，立则不能涓滴，遍用通利药不效。唐与正问其平日自制黑锡丹常服。因悟曰：此必结砂时硫飞去，铅不死，铅砂入膀胱，卧则偏重犹可溲，立则正塞水道，故不通，取金液丹三百粒，分为十服。煎瞿麦汤下。铅得硫气则化，累累水道下，病遂愈。如《局方》黑锡丹、《宣明》补真丹，皆用黑铅内入，无非取其补阴退阳之意。至云能以解毒杀虫，亦是水归火伏，阴阳互根，而毒斯化，而虫自杀。然金石之药与人血气无情，用之最宜合病。铅粉一名胡粉，系黑铅煅炼，变黑为白。《本草》云：铅乃五金之祖，故有五金狴犴[1]追魂使者之称，言其能伏五金而死八石也。雌黄乃金之苗，而中有铅气，是黄金之祖矣。银坑有铅，是白金之祖矣。信铅杂铜，是赤金之祖矣。与锡同气，是青金之祖矣。朱砂伏于铅而死于硫，硫恋于铅而伏于砒，

---

① 狴犴：原作"狴狂"，据石印本改。狴犴为古代传说中的兽名。

铁恋于磁而死于铅，雄恋于铅而死于五知。故金公变化最多，一变而成胡粉，再变而成黄丹，三变而成密陀僧，四变而为白霜。气味辛寒。体用与铅相似，但有豆粉蛤粉同入，故止入气而不入血。其功专能止痛生肌，膏药每取为用，且力能化蛊杀虫。《金匮》甘草粉蜜汤用此，以为除蛊杀虫药也。铅丹即名黄丹（铅丹），系用黑铅、硝、黄、盐、矾煅炼而成，故味兼咸而走血。其性亦能杀虫解热，坠痰祛积，且更拔毒去瘀，长肉生肌，膏药每取为用。目暴赤痛，铅丹调贴太阳，立效。

猪肉五三　畜

猪肉专入脾、胃。味虽隽永，食之能润肠胃，生津液，丰肌体，泽皮肤时珍，为补肉补形之要味，然性属阴物。《别录》云：猪肉闭血脉，弱筋骨，虚人不可久食。陶弘景曰：猪为用最多，惟肉不可食。孙思邈曰：久食令人少子，发宿疾，筋骨碎痛乏气。孟诜曰：久食杀药，动风发痰。韩懋曰：凡肉皆补，惟猪肉无补。凡人脏气纯阳，火盛水衰，服则以水济火，血脉周流，自有丰体泽肤之妙。若使脏体纯阴，少食或未见损，多食必有阻滞痿弱生痰动风作湿之虞耳。时珍曰：惟多食则助热生痰、动风作湿。况风寒初感，血脉有碍，其于猪肉，固不可食。久病初愈血复，其于猪肉，更不宜食。时珍曰：伤风寒及病初起人，为大忌耳！虽曰先王教民，彘为先，非是厉民，又胡不闻大易之颐有云，宜节饮食之说乎？汪昂云：伤寒忌之者，以其补肌固表，油腻缠黏，风邪不能解散也。病初愈忌之者，以肠胃久枯，难受肥浓厚味也。又按：猪肉生痰，惟风痰、寒痰、湿痰忌之。若老人燥痰干咳，更须肥浓以滋润之，不可执泥于猪肉生痰之说也。（丰体泽肤，多食生痰动风。）猪之为用最多（猪肉），其在心血，气味咸平，合以朱砂，能治惊痫癫疾。肝血（猪肝）合以夜明砂作丸，能治雀目夜不能睹。肝藏血，其窍在目，用入取肝入肝意。肺合薏苡（猪肺），能治肺虚咳嗽肺以入肺。肚合黄连等药为丸（猪肚），能令脾胃坚强。《食医心镜》云：仲景猪肚黄连丸治消渴，用雄猪肚一枚，入黄连末五两，栝楼根、白粱米各四两，知母三两，麦门冬二两，缝定，蒸熟捣丸，如梧子大，每服三十丸，米饮下。时珍曰：猪水畜而属胃土，故方药用之补虚，以胃治胃。猪肾气味咸冷（猪肾），不能补肾精气，止可借为肾经引导。时珍曰：猪肾性寒，不能补命门精气，方药所用，借其引导而已。《别录》谓理肾气，通膀胱。"理"字"通"字最为有理。肾有虚热者宜之。若肾气虚寒者，非所宜矣。今人不达此理，往往食猪肾为补，不可不审。肠合黄连为丸以服（猪肠），能治肠风脏毒《奇效方》。胆汁味苦气寒（猪胆汁），质滑润燥，泻肝和阴，用灌谷道以治大便不通，且能明目杀疳，沐发光泽。成无己曰：仲景以猪胆汁和醋灌谷道中，通大便神效。盖酸苦益阴润燥而泻便也。治少阴下利不止，厥逆无脉，干呕烦者，以白通汤加猪胆汁主之。若调寒热之逆者，冷热必行，则热物冷服，下嗌之后，冷体既消，热性便发，故病气自愈。此所以和人尿猪胆咸苦之物于白通热利之中，使其气相从而无拒格之患也。猪脬能治梦中遗溺（猪脬），疝气坠痛，阴囊湿痒，玉茎生疮。时珍曰：猪胞所主皆下焦病，亦以类从耳。蕲有一妓病转脬，小便不通，腹胀如鼓，数月垂死。一医用猪脬吹胀，以翎管安上，插入玦孔，捻脬气吹入，即大尿而愈。此法载在罗天益《卫生宝鉴》中，知者颇少，亦机巧妙用也。猪脂气味甘寒，力能凉血润燥，行水散血，解毒杀虫，利肠滑产止咳（猪膏）。猪乳气味甘咸而寒，能治小儿惊痫。时珍曰：小儿体属纯阳，其惊痫亦生于风热。猪乳气寒，以寒治热，谓之正治。猪蹄同通草煮汤（猪蹄），能通乳汁。然总视其物之气质，以治人身之病耳。肉反黄连、桔梗、乌梅。犯必泻痢。

龟板 五四　　龟鳖

龟板专入肾，兼入心，甘咸微寒，禀北方之气而生，乃阴中至阴之物，入足少阴肾经，兼龟性有神，故能入心以通肾。（滋肾通心。）远志补火以通心阳，龟板补水以通心阴，凡阴虚血弱而见劳热骨蒸、蒸及于骨，必得至阴骨药以治。腰脚酸疼、老疟痞块、老疟必有痞块。癥瘕崩漏、泻痢、五漏、难产、小儿囟门不合等症，骨蒸必借骨理。服此皆能见效。时珍云：龟鹿灵而寿。龟首常藏向腹，能通任脉任脉行腹，故取其腹以通心、补肾、补血，皆养阴也。鹿鼻常反向尾，能通督脉督脉行背，故取其角以补命、补精、补气，皆养阳也。龟性治与鳖甲相类，但鳖甲色青应木，走肝益肾以除热；龟甲色黑应水，通心入肾以滋阴。然皆至阴大寒，多用必伤脾土，龟大自死者良，酥炙煅灰用。恶人参。龟尿以猪鬃松毛刺龟鼻，其尿即出。走窍透骨，染须发，治哑声（龟尿）。若寒痰塞肺声哑者，忌服。服板不宜中湿，中湿则板末变为癥瘕。

龟胶 五五　　龟鳖

龟胶专入肾。经板煎就，气味益阴，故《本草》载板不如胶之说。以板炙酥煅用，气味尚淡，犹茸力能补阳。茸经水熬成胶，其性亦缓者故耳。故补阳分之阳督脉，用胶不如用茸。补阴分之阴任脉，用板不如用胶。然必审属阳脏，于阴果属亏损，凡属微温不敢杂投，得此浓云密雨以为顿解，则阳得随阴化，而阳不致独旺，否则阴虚仍以熟地为要，服之阴既得滋，而阳仍得随阴而不绝也。是以古人滋阴，多以地黄为率，而龟板龟胶止以劳热骨蒸为用，其意实基此矣。（滋阴功胜龟板，专治劳热骨蒸。）使不分辨明晰，仅以此属至阴，任意妄投，其不损阳败中者鲜矣！因并记之，用自死败龟得阴全气，洗净捣碎，浸三日，用桑火熬二昼夜，其膏始成。今人熬胶，止在釜中煎一昼夜，曷能成胶。

桑螵蛸 五六　　卵生

桑螵蛸专入肝肾膀胱。即桑枝上螳螂子也。一生九十九子，用一枚便伤百命，勿轻用之。禀秋金之阴气，得桑木之津液。味咸甘，气平无毒。入足少阴肾、足太阳膀胱。盖人以肾为根本，男子肾经虚损，则五脏气微，或阴痿梦寐失精遗溺。螵蛸咸味属水，内舍于肾，肾得之而阴气生长，故能愈诸疾及益精生子。（滋肾利水交心。）肾与膀胱为表里，肾得所养则膀胱自固，气化则能出，故利水道通淋也。

宗奭治小便数，用桑螵蛸、远志、龙骨、菖蒲、人参、茯神、当归、龟甲醋炙，各一两为末，卧时人参汤调下而愈。女子疝瘕血闭腰痛，皆肝肾二经为病。咸能入血软坚，是以主之。甘能补中，故主伤中益气。肾足则水自上升，克与心交，故能养神也。至书既言功专收涩，又言利便能涩能利，义由是矣。产桑树者佳。敩曰：杂树上生者名螺螺。宗奭曰：如无桑上者，即用他树者，以炙桑白皮佐之。桑白皮行水，以接螵蛸就肾经也。酒炒用，畏旋覆花。其子之母名螳螂，主治小儿惊搐，并出箭簇入肉。时珍曰：古方风药，多用螵蛸，则螳螂治风，同一理也。又《医林集要》出箭簇，用螳螂一个，巴豆半个，同研敷伤处，微痒且忍，极痒乃撼拔之，以黄连贯众汤洗拭，石灰敷之。

人乳五七　　人

人乳专入肝、肾、肺，气味甘润，按据诸书有言此为阴血所化，生于脾胃，摄于冲任，未受孕则下为月水，既受孕则留而养胎，已产则变赤为白，上为乳汁以养小儿，乃造化之玄微也。服之益气血，补脑髓，所谓以人补人也。弘景曰：张汉苍年老无齿，妻妾百数，常服人乳，故年百岁余，身肥如瓠。若大人服之，则能止渴，泽肤润燥，且目得血能视。凡赤涩多泪，可用黄连浸点。宗奭曰：上则为乳汁，下则为月水，故知乳汁则血也。用以点眼，岂不相宜。实为补虚润燥要剂（补阴、润燥、泽肤。）取无病妇人乳水，时珍曰：人乳无定性，其人和平，饮食冲淡，其乳必平；其人暴躁，饮酒食辛，或有火性，其乳必热。凡服乳须热饮。若晒暴为

粉，入药尤佳。《南史》载朱何尚之积年劳病，饮妇人乳而瘥。又言穰城老人，年二百四十岁，惟饮曾孙妇乳也。顿如摊粉皮法取用，名为乳丹丸。但脏寒胃弱作泄者，不宜多服。有孕之乳，谓之忌奶，小儿饮之，多成吐泻疳魃之病，最为有毒也。

温　肾

肾虚而在于火，则当用辛用热。肾虚而在于水，则当用甘用润。至于水火并衰，则药有难兼施，惟取其性温润，与性微温力专入肾者以为之补，则于水火并亏之体，自得温润调摄之宜矣。按：地黄体润不温，因于火日蒸晒而温，实为补水温肾要剂。其药自属不易，然有肝肾虚损，气血凝滞，不用杜仲、牛膝、续断以通，而偏用肉桂、阳起石以燥。风湿内淫，不用巴戟天、狗脊以温，而偏用淫羊藿、蛇床子以燥。便结不解，不用苁蓉肉、锁阳以温，而偏用火麻、枸杞、冬葵子以润。遗精滑脱，不用菟丝子、覆盆子、山茱萸、胡桃肉、琐琐葡萄等药以收，而偏用粟壳、牡蛎等药以进。软坚行血，不用海狗肾温暖以润，而偏用食盐、青盐咸寒以投。补精益血，不用麋茸、鹿胶、犬肉、紫河车、何首乌等药以温，而偏用硫黄、沉香以胜。鬼疰蛊毒，不用獭肝温暖以驱，而偏用川椒、乌梅以制。凡此非失于燥，而致阴有所劫，即失于寒而致火有所害，岂温暖肾脏之谓哉？噫！误矣。

熟地黄五八　　隰草

熟地黄专入肾，兼入肝。甘而微温，味厚气薄，专补肾脏真水，兼培黄庭后土，土厚载物，诸脏皆受其荫，故又曰能补五脏之真阴。熟地功力甚钜。在景岳谓其真阴亏损，有为发热、为头痛、为焦渴、为喉痹、为嗽痰、为喘气。或脾肾寒逆为呕吐，亦有不宜用地黄者。或虚火载血于口鼻，或水泛于皮肤，或阴虚而泄利。阳浮而狂躁，或阴脱而仆地，阴虚而神散者，非熟地之守不足以聚之。守以制散。阴虚而火升者，非熟地之重不足以降之。重以制升。阴虚而躁动者，非熟地之静不足以镇之。静以制动。阴虚而刚急者，非熟地之甘不足以缓之。缓以制急。阴虚而水邪上沸者，舍熟地何以自制。水以引水，舍熟地何以归元。阴虚而精血俱损脂膏残薄者，舍熟地何以厚肠胃。厚以滋薄。且犹有最玄最妙者，则熟地兼散剂能发汗，以汗化于血，阴以化阳。而无阴不作汗也。熟地兼湿剂能回阳，以阳生于下，引阳归阴。而无阴不回也。然而阳性速，故人参少用亦可成功；阴性缓，熟地非多难以奏效。而今人有畏其滞腻者，则崔氏何以用于肾气丸而治痰浮；痰本于肾。有畏其滑湿者，则仲景何以用于八味丸而医肾泄，泄因肾气不固，故谓肾泄。有谓阳能生阴阴不能生阳者，则阴阳之理原自互根。无阴则阳无以化。彼此相须，缺一不可。无阳则阴无以生，无阴则阳无以化。《内经》曰：精化为气，得非阴亦生阳乎？景岳尚论熟地，最为明确，独中所论脾胃寒逆为

呕，可用地黄以治，是亦千虑之一失耳！夫[1]既脾胃虚寒，则脾与胃已受寒累，正宜用以辛热以为扫除，如太阳既至，坚冰自解，乃复坠以霜雪，投以阴剂，不更使寒滋甚乎？余读《景岳全书》，见其所论，语语透辟，字字箴规，可为法守，独于所论地黄有宜脾肾虚寒，尚有未及。虽曰熟地性温，寒从温散，然寒至上逆为呕，则寒已甚，岂有熟地之温而可令寒外散乎？但或阳胜阴微，阳借阴化，偶有感冒，用此杂于温散之中，或有见效。若真纯阴无火，厥气上逆而呕，则此又为深忌。至于制用地黄，宜用好酒砂仁末同入，久蒸久曝，使其转苦为甘，变紫为黑，方能直入肾经耳！汪昂云：地黄性寒，得酒与火与日则温；性滞，得砂仁则利气，且能引入丹田。六味丸用之为君，尺脉弱者加桂附，所谓益火之源以消阴翳也。尺脉旺者加知柏，所谓壮水之主以制阳光也。出怀庆，肥大者佳。

何首乌五九　　蔓草

何首乌专入肝，兼入肾。诸书皆言滋水补肾，黑发轻身，备极赞赏，时珍曰：何首乌，足厥阴少阴药也。白者入气分，赤者入血分，肾主闭藏，肝主疏泄，此物气温味苦涩，苦补肾，温补肝，能收敛精气，所以能养血益肝、固精益肾、健筋骨、乌须发，为滋补良药，不寒不燥，功在地黄、天门冬诸药之上。气血太和，则风虚痈肿瘰疬诸疾可知矣。与地黄功力相似。（养血益肝。）独冯兆张辨论甚晰，其言首乌苦涩微温，阴不甚滞，阳不甚燥，得天地中

---

① 夫：原作"天"，据石印本改。

和之气。熟地首乌虽具补阴，然地黄禀仲冬之气以生，蒸虽至黑，则专入肾而滋天一之真水矣。其兼补肝者，因滋肾而旁及也。首乌禀春气以生，而为风木之化，入通于肝，为阴中之阳药，后天之阳。故专入肝经以为益血祛风之用。血活则风散。其兼补肾者，亦因补肝而兼及也。一为峻补先天真阴之药，故其功可立救孤阳亢烈之危。一系调补后天营血之需，以为常服，长养精神，却病调元之饵。先天后天之阴不同，奏功之缓急轻重亦有大异也。的解。况名夜合，又名能嗣，则补血之中，尚有化阳之力，岂若地黄功专滋水，气薄味厚，而为浊中浊者，坚强骨髓之用乎？斯言论极透辟，直冠先贤未有，不可忽视。以大如拳五瓣者良，三百年者大如栲栳，服之成地仙。有赤雄白雄二种。凡使赤白各半，泔浸，竹刀刮皮切片，用黑豆与首乌拌匀，铺柳甑，入砂锅，九蒸九晒。茯苓为使，忌猪肉、无鳞鱼、莱菔、葱、蒜、铁器。李翱著[①]《何首乌传》云：何首乌者，顺洲南河县人，祖名能嗣，父名延秀，能嗣年五十八无妻，忽见是药以服，因思人道，娶妻连生数子。延秀服之，延寿百六十岁。延秀生首乌，首乌服药，亦生数子，年百三十岁，发犹黑。李安期与首乡里亲善，窃得方服，其寿亦长，遂序其事传之。又邵应节进七宝美髯丹。其方用赤白首乌各一斤，黑豆拌，九蒸晒，茯苓半斤，乳拌；当归、枸杞、菟丝各半斤，俱酒浸，牛膝半斤，酒浸，同首乌第七次蒸至第九次；破故纸四两，用黑芝麻炒。蜜丸，忌铁器。是方以首乌为君，犹六味以地黄为君之意相同。汪昂谓人或以首乌加入六味丸中，是合两方为一方，一药有二君，殊非制方本意。其说甚是。

肉苁蓉六〇　　山草

肉苁蓉专入肾，兼入大肠。甘酸咸温，体润色黑。诸书即言峻补精血，又言力能兴阳助火，是明因其气温，力专滋阴，得此阳随阴附而阳自见兴耳。惟其力能滋补，故凡癥瘕积块，得此而坚即消。惟其滋补而阳得助，故凡遗精茎痛、寒热时作，亦得因是而除。若谓火衰至极，用此甘润之品，同于附桂，力能补阳，其失远矣。况此既言补阴，而补阴又以苁蓉为名，是明因其功力不骤，气专润燥，是亦宜于便闭，而不宜于胃虚之人也。谓之滋阴则可，谓之补火正未必。然长大如臂，重至斤许，有松子鳞甲者良。酒浸，刷去浮甲，劈除内筋膜，酒蒸半日，酥炙用。忌铁器。

锁阳六一　　山草

锁阳专入肾，兼入大肠。《辍耕录》云：锁阳生鞑靼田地，野马或与蛇龙遗精入地，久之发起如笋，上丰下俭，鳞甲栉比，筋脉连络，绝类男阳，即玉苁蓉之类。本与苁蓉同为一类，甘咸性温，润燥养筋。（补阴润燥，功同肉苁蓉。）凡阴气虚损、精血衰败、大便燥结，治可用此以啖，并代苁蓉煮粥弥佳，则知其性虽温，其体仍润，未可云为命门火衰必用之药也。故书有载大便不燥结者勿用。益知性属阴类，即有云可补阳，亦不过云其阴补而阳自兴之意，岂

---

① 著：原作"若"，据文义改。

真性等附桂而为燥热之药哉？但古表著药功，多有隔一隔二立说，以致茫若观火，究之细从药之气味形质考求，则孰阴孰阳，自尔立见，又奚必沾沾于书功是求者乎？状类男阳，用宜酥炙。

菟丝子六二　　蔓草

菟丝子专入肝、肾，兼入脾。辛甘温平，质黏，温而不燥，补而不滞，得天地中和之气，故书称为补髓添精、强筋健骨、止遗固泄、暖腰温膝、明目祛风血补则风祛，为补肝、肾、脾气要剂。（温肾补肝，止遗固脱。）合补骨脂、杜仲用之，最为得宜。但杜仲、补骨脂气味辛温，性专趋下，不似菟丝气味甘平而不重降耳。《老学庵笔记》云：族弟服菟丝子发疽。汪昂辟其或感他毒，不得归咎菟丝。若服之而见阳强不痿，其便燥结、小水赤涩者，以性主补故也。但菟丝子最难得真，卖者有以水犀草子种出，形象绝似，药肆所贾，多属此物，然服之亦有微功。酒浸煮烂，作饼暴干。山药为使。

巴戟天六三　　山草

巴戟天专入肾。辛甘微温。据书称为补剂，能治五痨七伤，强阴益精，以其体润故耳。好古曰：巴戟肾经血分药也。权曰：病人虚损，加而用之。然气味辛温，又能祛风除湿，（温补肾阴，兼祛风湿。）故凡腰膝疼痛、风气脚气水肿等症，服之更为有益。宗奭曰：有人嗜酒，日须五七杯，后患脚气甚危，或教以巴戟半两，糯米同炒，米微转

色，去米不用，大黄一两，锉炒，同为末，熟蜜丸，温水服，仍禁酒愈。观守真地黄饮子用此以治风邪，义实基此，未可专作补阴论也。川产中虽色紫微有白糁粉色，而理小暗者真。根如连珠，击破中紫而鲜洁者伪。又山萝根似巴戟，但色白，人多醋煮乱之。去心，酒浸焙用。覆盆子为使，恶丹参。

续断六四　　隰草

续断专入肝、肾。因何以续为名？盖缘其味苦，其性温，能入肾经以补骨；又缘其味辛，能入肝经以补筋；辛能散风，风除而筋活。味兼甘，又入中州以补虚。甘味不多，补不甚专。凡跌仆折伤痛肿，暨筋骨曲节血气滞之处，服此即能消散，续断力实消散。止痛生肌。且审其味涩，故能止血治漏，并缩小便固精安胎。下部血分寒滞者宜此。久服能气力倍增，血气不滞。筋断复续，故曰续断，实疏通"疏通"二字贴切。气血筋骨第一药也。（温肾补肝，以散筋骨血气凝滞。）第因气薄而见精脱胎动、溺血失血等症，则又深忌，以性下行者故耳。功与地黄、牛膝、杜仲、巴戟相等，但有温补细微之别，不可不知。川产者良，状如鸡脚皮黄皱节节断者真。去里硬筋酒浸用，地黄为使。每见今人气虚血脱，医用牛膝、补骨脂、杜仲、续断安胎，殊属可骇。（𬞟庵书论续断少此一段，意义不无缺略流弊之憾。）

杜仲六五　　乔木

杜仲专入肝。辛甘微温。诸书皆言能

补腰脊，为筋骨气血之需。以其色紫入肝，为肝经气药。盖肝主筋，肾主骨，肾充则骨强，肝充则筋健，屈伸利，用皆属于筋，故入肝而补肾，子能令母实也。且性辛温，能除阴痒，去囊湿，痿痹痈软必需，脚气疼痛必用。按：庞元英谈薮，一少年新娶后得脚软病，且疼甚，医作脚气治不效。路钤孙琳诊之，用杜仲一味，寸断片拆，每以一两，用半酒半水一大盏，煎服三日，又三日全愈。琳曰：此乃肾虚，非脚气也。杜仲能治腰膝痛，此酒行之，则为效容易矣。胎滑梦遗切要，若使遗精有痛，用此益见精脱不已，以其气味辛温，能助肝肾旺气也。胎因气虚而血不固，用此益见血脱不止，以其气不上升反引下降也。功与牛膝、地黄、续断相佐而成。（温补肝气达于下部筋骨气血。）但杜仲性补肝肾，能直达下部筋骨气血，不似牛膝达下，走于经络血分之中。熟地滋补肝肾，竟入筋骨精髓之内，续断调补筋骨，在于曲节气血之间之为异耳。独怪今世安胎，不审气有虚实，辄以杜仲、牛膝、续断等药引血下行。在肾经虚寒者，固可用此温补以固胎元。如古方之治三四月即坠者，于两月前以杜仲八两，糯米煎汤浸透，炒断丝续断二两，酒浸山药六两，为末糊丸，或枣肉为丸，米饮下，固肾托胎之类，绣见今时医士不审虚实，用此安胎甚多，殊为可惜。若气陷不升，血随气脱，而胎不固者，用此则气益陷不升，其血必致愈脱无已。故凡用药治病，须察脉证虚实，及于上下之处有宜不宜，以为审用。若徒守其一曲，胎动症类甚多，若不细心揣摩，安得不守一曲。以应无穷之变，非惟无益，且以增害。不通医士，多犯是弊，可惜可惜。出汉中

厚润者良，去粗皮锉，或酥、或酒、或蜜以炙，或姜、或盐、划酒以炒，在人随症活变耳。恶黑参。今医止守《备要》以求药性，若《备要》论有遗漏，便不他求，可惜。（切庵书言杜仲、续断可以安胎，少此一段义理说出，以致贻误后人。）

覆盆子六六　　蔓草

覆盆子专入肾。甘酸微温，性禀中和，功能温肾而不燥，固精而不凝。李士材曰：强肾无燥热之偏，固精无凝涩之害，金玉之品也。故服阴痿能强，肌肤能泽，脏腑能和，须发不白，女子服之多孕，既有补益之功，复多收敛之义。名为覆盆子者，服之能使溺盆皆覆也。但真甚少，药肆多以树莓代充，酒浸色红者是真，否即属假。去蒂淘净捣饼，用时酒拌蒸。同车前、五味、菟丝、蒺藜子为五子衍宗丸。治男子精气亏乏中年无子，加入巴戟天、腽肭脐、补骨脂、鹿茸、白胶、山茱萸、肉苁蓉。治阳虚阴痿、临房不举，精寒精薄，宜去蒂，酒煮用。（温肾、涩精、固脱。）

狗脊六七　　山草

狗脊专入肝、肾。味苦甘平微温。何书既言补血滋水。又曰去湿除风，能使脚弱腰痛失溺周痹俱治。周痹因于风寒湿邪，在于血脉上下，寒凝汁沫，排于分肉而痛，即《内经》所谓内不在脏腑，外未发于皮，独居分肉之间，真气不能周，故曰周痹。是明因其味苦，苦则能以燥湿。又因其味甘，甘则能以益血。又因其气温，温则能以补肾养气。盖

湿除而气自周，气周而溺不失，血补而筋自强，筋强而风不作，是补而能走之药也。故凡一切骨节诸疾，有此药味燥入，则机关自强，而俯仰亦利。非若巴戟性兼辛散，能于风湿则直除耳。去毛有黄毛如狗形，故曰金毛狗脊。切片酒蒸，萆薢为使，熬膏良。（温补肝肾，以除风湿。）

胡桃肉 六八　　山果

胡桃专入命门，兼入肺、大肠。味甘气热，皮涩肉润汁黑。诸书皆言能通命火，助相火，利三焦，温肺润肠，补气养血，敛气定喘，涩精固肾。与补骨脂一水一火，大补下焦，有同气相生之妙。（温补命门，涩精固气。）韩懋曰：破故纸属火，能使心胞之火相通。胡桃属水，主润血养血，血属阴恶燥，故油以润之。佐破故纸有木火相生之妙。故古有云：黄柏无知母，破故纸无胡桃，犹水母之无虾也。时珍曰：命门气与肾通，藏精血而恶燥。若肾命不燥，精气内充，则饮食自健，肌肤光泽，肠肤润而血脉通。此胡桃佐补药，有令人肥健能食，润肌黑发，固精治燥调血之功也。命门既通，则三焦利，故上通于肺，而虚寒喘嗽者宜之，下通于肾，而腰脚虚痛者宜之。内而心腹诸痛可止，外而疮肿之毒可散矣。洪氏《夷坚志》止言胡桃治痰嗽，能敛肺，盖不知其为命门三焦之药也。若使多食，则能动风脱人眉毛。志曰：多食动风脱人眉。颖曰：多食生痰，动肾火。同钱细嚼，则即与铜俱化。与甘蔗同嚼，则蔗渣消融。盖因味甘则三焦可利，汁黑则能入肾通命，皮涩则气可敛而喘可定，肉润则肺得滋而肠可补，气热则食不敢多而有动风脱毛火烁

消融化铜之弊耳。是以疮肿鼠瘘痰核，取其用能通郁解结。惟肺有热痰，暨命门火炽者切忌。时珍曰：胡桃性热，能入肾肺，惟虚寒者宜之，而痰火积热者不宜多食耳。壳烧灰存性，治乳痈。（胡桃壳。）皮涂须发皆黑。（胡桃皮。）志曰：仙方取青皮压油，和詹糖香涂毛发，色如漆也。养血去皮用，敛涩连皮用。

灵砂 六九　　石

灵砂专入胃。又名神砂，系水银、硫黄二物同水火煅炼而成。慎微曰：用水银一两，硫黄六铢，细研炒作青砂头，后入水火既济炉抽之，如束针纹者成熟也。时珍曰：此以至阳匀至阴，脱阴反阳，故曰灵砂。盖水银性秉最阴，硫黄性秉纯阳，同此煎熬，合为一气，则火与水交，水与火合，而无亢腾飞越之弊矣。故凡阳邪上浮，下不交而至虚烦狂躁，寤寐不安，精神恍惚者，用此坠阳交阴，则精神镇摄而诸病悉去，谓之曰灵，即见扶危拯急，若有神使之意。时珍曰：硫黄阳精也，水银阴精也，以之相配，夫妇之道，纯阴纯阳，二体合璧，故能夺造化之妙。而升降阴阳，既济水火，为扶危拯急之神丹。但不可久服尔。苏东坡言：此药治久患反胃，及一切吐逆、小儿惊吐，其效如神，有配合阴阳之妙故也。时珍常以阴阳水送之，尤妙。后人不明辰砂即属丹砂，混以灵砂入于益元散内。即滑石六两，甘草一两，加辰砂。讵知一神一灵，音同字别，一水一火，天渊各判。乌可以此烹炼燥烈之品以代辰州甘寒之味耶。市肆与医，妄用如斯，附记以俟高明并参。（坠阳交阴，镇纳归肾。）

鹿胶七〇　　兽

鹿胶专入肾。由角煎熬。书载补阳益阴，强精活血，总不出通督脉补命门之用。但其性力缓味甘，不能如茸之力峻。盖茸有通交阳维之功，阳维起于诸阳之会而维持诸阳。胶有缘合冲脉之任。冲脉起于胞中，为诸脉之海。胶非借桂同用以通其阳，则不能除寒热惊痫。胶非假龟胶同用，不能达任而治羸瘦腰痛。任脉行腹部之中行，乃阴脉之总司。胶非假地黄、当归同投，不得引入冲而治妇人血闭胎漏。至若胶治伤中绝劳，即茸所谓能主漏下恶下也。胶之能以补中益气，即茸所谓能以益气强志也。胶之能以轻身延年，即茸所谓能以生齿不老也。然惟平脏服之得宜，若使纯阴无阳，服此反能泥膈，先不免有腹胀饱满之弊矣。（温补肾阴，以通冲任。）生角味咸气温。茸之粗者为角。凡含血之物，肉易长，筋次之，骨最难长。故人二十岁骨髓方坚。麋鹿角无两月，长至二十余斤，凡骨之生，无速于此，草木亦不及之。头为诸阳之会，钟于头角，岂与凡血比哉？（鹿角。）生能散热行血，消肿辟恶。以咸气能入肾软坚，温能通行散邪。熟能益肾补虚，强精活血。角霜连汁煎干，书载能治脾胃虚寒便泄，取其温而不滞。若以煎过胶者代充，其胶既去，服之奚益？（角霜。）鹿胎、鹿肉、鹿筋，力能补阳。（鹿胎、鹿肉、鹿筋。）若麋胎、麋肉、麋筋，则反损阳而伤阴矣，不可不慎。（麋胎、麋肉、麋筋。）鹿胎须以色淡形瘦者为是，若色深形肥，则为麋胎矣。若色皎白，其胎下唇不若鹿之长于上唇，则为獐胎。其他兽胎，总与鹿胎不侔。鹿筋亦须辨，骨细者为是，若粗即是麋筋，不可妄用。

海狗肾七一　　兽

海狗肾专入肝、胃。即腽肭脐，系西番兽物。足似狗而鱼尾，时珍曰：按《唐书》云：骨貀兽，出辽西营州及结骨国。《一统志》云：腽肭脐出女真及三佛齐国。兽似狐，脚高如犬，走如飞，取其肾渍油，名腽肭脐。观此，则似狐之说非无也。盖似狐似鹿者其毛色尔，似狗者其足形也，似鱼者其尾形也。入药用外肾而曰脐者，连脐取之也。今东海亦有，味甘而咸。其肾即兽之脐，投于睡熟犬边，犬即惊跳。腊月浸置水内不冻，其性之热，殆可见矣。故书载治宿血疰癖痃羸症者，取其咸能入血软坚，温能通行消散也。用以佐其房术者，取咸温入肾补虚固精壮阳道也。时珍曰：精不足者补之以味也。大抵与苁蓉、锁阳之功相近，亦可同糯米法面酿酒服。此药虽置器中，长年温润，然能入水不冻，大不同于他药。若云功近苁蓉、锁阳，润虽相若，气实不等，不无厚视苁蓉、锁阳而薄视此物也。但脾胃挟有寒湿者亦忌，以湿遇湿故耳，恐相碍也。酒浸，纸裹炙香，锉捣。或于银器中以酒煎熟合药用。时珍曰：以汉椒樟脑同收则不坏。

獭肝七二　　兽

獭专入肝、肾。有在山在水之别。山獭出广宜州溪洞。性禀纯阳，其性最淫。牝兽知而逃避，遇以妇人，跳跃来抱，牢不可破，獭无偶，则常抱木而枯。故茎可治阳虚阴痿精寒，取阴一枚，价值数金。（山獭茎补火暖精。）水獭以水为生，水性最灵。獭亦多慧，性最嗜鱼。鱼之精气，皆聚于肝，故獭亦得诸鱼之气而聚于肝者也。按肝诸畜皆有定数，惟獭一月一叶，间有退叶，因其渐落复生者故耳。獭味性寒，惟肝性温，味咸微毒。专入肝肾，补虚除瘵，俾五脏安和，邪气自却，而鬼疰蛊毒因得退除矣。（水獭肝补肝肾虚损，杀鬼疰蛊毒。）葛洪言尸疰，尸疰五瘵之一，病则使人寒热沉沉，默默不知病之所苦，无处不恶，积月累年，淹淹至死，后复传于他人，乃至灭门，觉有此候。惟取獭肝一具，阴干为末，水服方寸匕，日三，以瘵为度。如无獭肝，獭爪亦可。（獭爪。）小儿鬼疰及诸鱼骨鲠，烧灰酒服。故仲景治冷劳，崔氏治蛊疰，皆有獭肝丸之用耳。

犬肉 七三　　畜

犬肉专入脾、胃、肾。味咸性温，属土有火，故歹人履地，虽卧必醒。其肉食之，能令脾胃温暖，且脾胃温则五脏皆安，故又能补绝伤，壮阳道，暖腰膝，益气力，补血脉，厚胃肠，实下焦，填骨髓也。（补脾阴，温肾阴。）色黄者则于脾益补，色黑者则于肾更妙。两肾能助阳事。但肉炙食益热，令人消渴。妊妇食之，令子无声。热病后及中满症服，更能杀人。畏杏仁。

紫河车 七四　　人

紫河车专入肝、肾。甘寒性温。虽曰本人血气所生，故能以人补人也。凡一切虚劳损极、损于肺则见皮聚毛落，损于心则见血脉不荣于五脏六腑，损于脾则见肌肉消瘦不能饮食，损于肝则见筋缓不能收持，损于肾则见骨痿不起。损在肺则损自上及下，是肺先受其损，然后及心及脾及肝及肾而递见也。损在精则损由下及上，是肾先受其损，然后自肝自脾自心自肺而递及也。伤肺自上及下，过于胃则不可治。伤肾自下而上，过于脾则不可治，故以得饮食为贵。恍惚失志、癫痫肌肉羸等症，用之极为得宜。紫河车禀受精血结孕之余液，得母之气血居多，故能峻补营血。如《永类钤方》用此，合以山药参苓以补真阴。所谓精不足者，补之以味也。然究皆属滑肠之品，故合天冬、麦冬、黄柏、生地、龟板同服，则于胃气有损。如吴球创大造丸之类。况干食则等肉脯，入药亦鲜奇效。（滋补虚损。）至于收藏不密，或令猪雀蝼蚁所食，于子尚属有碍，如铜山西崩洛钟东应。矧可取同入药以残厥子。且药补剂甚多，在人别为取用，慎毋于此恋恋不置也。用取初生色紫者良，米泔摆净，长流水中久洗。去筋膜，蒸捣和药用。

卷 二

收 涩

温涩　寒涩　收敛　镇虚

温 涩

收者，收其外散之意。涩者，涩其下脱之义。如发汗过多，汗当收矣。虚阳上浮，阳当收矣。久嗽亡津，津当收矣。此皆收也。泄痢不止，泄当固矣。小便自遗，遗当固矣。精滑不禁，精当固矣。固即涩也。《十剂篇》云：涩可去脱，牡蛎、龙骨之属是也。凡人气血有损，或上升而浮，下泄而脱，非不收敛涩固，无以收其亡脱之势。第人病有不同，治有各异。阳旺者阴必竭，故脱多在于阴。阴盛者阳必衰，故脱多在于阳。阳病多燥，其药当用以寒。阴病多寒，其药当用以温，此定理耳。又按温以治寒，涩以固脱，理虽不易，然亦须分脏腑以治。如莲子、肉豆蔻是治脾胃虚脱之药也，故泄泻不止者最宜。莲须是通心交肾之药也，为心火摇动精脱不固者最佳。补骨脂、琐琐葡萄、阿

芙蓉、没石子、沉香、芡实、石钟乳、胡桃肉、灵砂是固肾气之药也，为精滑肾泄者最妙。但补骨脂则兼治肾泄泻，葡萄则兼起阳稀痘，阿芙蓉则专固涩收脱，没石子、沉香则专降气归肾，芡实则兼脾湿并理，石钟乳则兼水道皆利，胡桃肉则兼肠肺俱润，灵砂则合水火并降也。他如菟丝、覆盆，性虽不涩，而气温能固。木瓜酸中带涩，醒脾收肺有功。乌梅敛肺涩肠。诃子收脱止泻，清痰降火。赤石脂固血久脱。治虽不一，然要皆属温涩固脱药耳。惟有禹余粮、柿蒂性属涩平，与于体寒滑脱之症微有不投，所当分别异视。

肉豆蔻七五　　芳草

肉豆蔻专入脾、胃，兼入大肠。辛温气香，兼苦而涩，功专燥脾温胃涩肠，时珍曰：土爱暖而喜芳香，故肉豆蔻之辛温，理脾胃而治吐利。行滞治膨消胀。凡脾胃虚寒，挟痰食而见心腹冷痛，泄泻不止，服此气

温，既能除冷消胀，复能涩肠止痢。若合补骨脂同用，则能止肾虚泄也。（燥脾温胃涩肠。）至书所云能补脾气，以其脾胃虚寒，服此则温而脾自健，非真具有甘补之意也。气逆而服即下，以其脾胃既舒而气即下，非若厚朴、枳实之下为最峻也。但此止属温胃涩肠之品，若郁热暴注者禁用。出岭南，似草蔻，外有皱纹，内有斑纹，糯米粉裹熟，去油用。忌铁。

补骨脂七六　　芳草

补骨脂即破故纸，专入肾。辛苦大温，色黑。何书皆载能敛神明，使心包之火与命门之火相通，因而元阳坚固，骨髓充实，以其气温味苦，涩以止脱故也。时珍曰：按白飞霞《方外奇方》云：破故纸属火，收敛神明，能使心胞之火与命门之火相通，故元阳坚固，骨髓充实，涩以止脱也。胡桃属木，润燥养血。血属阴恶燥，故油以润之。佐破故纸，有水火相生之妙。故语云：破故纸无胡桃，犹水母之无虾。（温肾逐冷，涩气止脱。）凡五痨、五痨曰志痨、心痨、思痨、忧痨、瘦痨。七伤，七伤曰阴寒、阴痿、里急精枯、精少、精清、下湿小便数、临事不举。因于火衰而见腰膝冷痛、肾冷流精、肾虚泄泻，及妇人肾虚胎滑，用此最为得宜。许叔微学士《本事方》云：补脾不若补肾，肾气虚弱则阳气衰劣，不能熏蒸脾胃，脾胃气寒，令人胸膈痞塞，不进饮食，迟于运化。或腹胁虚胀，或呕吐痰涎，或肠鸣泄泻。譬如鼎釜中之物无火力，虽终日不熟，何能消化。《济生》二神丸用破故纸补肾，肉豆蔻补脾，二药虽兼补，但无

斡旋，往往常加木香以顺其气，使之斡旋。空虚仓廪，食禀空虚，则受物矣。屡用见效，不可不知。若认症不真，或因气陷气短而见胎堕应用参、芪，水衰火盛而见精流泄泻，应用滋润，兼以清利。妄用补骨脂止脱，则杀人惨于利器矣。盐水炒，得胡麻良，恶甘草。

没石子七七　　乔木

没石子专入肾，兼入脾、胃。味苦性温色黑，功专入肾固气。凡梦遗精滑，阴痿齿痛，腹冷泄泻，疮口不收，阴汗不止，一切虚火上浮，肾气不固者，取其苦以坚肾，温以暖胃健脾，黑以入肾益气补精，俾气按纳丹田，不为走泄，则诸病自能克愈矣。（固肾止脱。）至书所云安神定魄，亦是神气既收，不为外浮之意。他如烧黑灰煎汤以治阴毒，合他药以染须发，为末以擦牙齿，皆是赖其收涩之力以为保护耳，无他道也。但味苦性降，多用恐气过下，不可不慎。气虚下陷者忌。出外番，颗小纹细者佳；炒研用，虫蚀成孔者拣去。忌铜钱。

莲子七八　　水果

莲子专入脾，兼入心、肾。书载能入心脾肾三经，然气禀清芳，味得中和，甘温而涩，究皆脾家药耳。中和则上下安养，君令臣恭而无不交之患矣。（补脾涩气。）冯兆张曰：按莲花出污泥而不染，生生不息，节节含藏，中含白肉，内隐清心，根须花果叶节皮心，皆为良药。禀芬芳之气，合稼穑之

味，为脾之果。脾为中黄，所以交媾水火，会合金木者也。土旺则四脏皆安而莲子功大矣。故书载能补心与肾，有莲子清心饮。及通十二经络血脉，即是此意。且其味涩，则能使气不走，而梦遗、崩带、失血等症可理。白浊遗精，用石莲肉、龙骨、益智仁等份为末，每服二钱，空心饭汤送下。味涩则肠胃亦固，而无五更洞泄之虞，同菟丝子、五味子、山茱萸、山药、车前子、肉豆蔻、砂仁、橘红、芡实、人参、补骨脂、巴戟天，治脾肾俱虚，五更溏泻。惟大便燥者勿服。去心皮，蒸熟焙干用。得茯苓、山药、白术、枸杞良。莲心味苦性寒，能治心热，故产后血渴者最宜。（莲心。）石莲色黑，入水则沉，入卤则浮，煎盐用此试卤。味苦性寒，能除噤口热毒淋浊，果因热成，亦可以解。然必本于莲实，老于莲房，坠入污泥，经久坚黑如石者方佳。（石莲。）若使出自粤东，产于树上，大苦大寒，不宜入药。

莲须七九　　水果

莲须专入心、肾。甘温而涩，功与莲子略同，但如多。服能清心通肾，益血固精，乌须黑发，止崩住带，如《三因》固真丸、巨胜子丸，并皆用之。凡欲勤精薄而滑脱不禁，治当用此秘涩。（清心入肾，固精止脱。）但不似龙骨寒涩，有收阴定魂安魄之妙。牡蛎咸涩微寒，兼有化坚解热之功。金樱徒有止涩之力，而无清心通肾之理耳。毫厘千里，不可不辨，在细审玩。忌地黄、蒜、葱。

芡实八〇　　水果

芡实专入脾、肾。如何补脾，以其味甘之故。甘入脾。芡实如何固肾，以其味涩之故。涩固脱。惟其味甘补脾，故能利湿而使泄泻腹痛可治。补脾同山药、茯苓、白术、人参、莲肉、薏苡仁、扁豆。惟其味涩固肾，用芡实一味捣末熬，金樱子煎和丸，服之补下元益人，谓之水陆丹。故能闭气而使遗带小便不禁皆愈。伤损精气，小便遗数精滑，用秋实、芡实、茯苓、莲肉各四两为末，枣和丸梧子大，每服三十丸，空心盐汤送下。（利脾湿，涩肾气。）功与山药相似，然山药之阴本有过于芡实，而芡实之涩更有甚于山药，且山药兼补肺阴，而芡实则止于脾肾，而不及于肺。用或蒸熟捣粉，或连壳同服。

琐琐葡萄八一　　蓏

葡萄专入肾。种类不一，此以名者，因其形似葡萄，琐细不大，故以琐琐名也。张璐论之甚详，言此生于漠北，南方亦间有之。其干类木，其子生青熟赤，干则紫黑，气味甘咸而温，能摄精气，归宿肾脏，与五味子功用不甚相远。（摄精气，归宿肾。）凡藤蔓之类，皆属于筋。形类相似，有感而通。草木之实，皆达于脏。实则重着下行，实则气重内入，故多入脏。不独此味为然。此物向供食品，不入汤药，故本草不载。近时北人以之强肾，南人以之稀痘，各有攸宜。强肾方用琐琐葡萄、人参各一钱，火酒浸一宿，清晨涂手心，摩擦腰脊，能助筋力强壮，若卧时摩擦腰脊，力助阳事坚强，服之尤为得力。稀豆方用琐琐葡萄一岁一钱，神黄豆一岁一粒，杵为细末，一昼夜蜜水调服，并擦心窝腰眼，能助肾祛邪。以北地方物，专助东南生气之不足也。然秉质素弱宜服，反是则不免有助火之害矣。

阿芙蓉八二　稷粟

阿芙蓉专入命门。即罂粟花之津液也。一名鸦片，一名阿片。出于天方国。罂粟结青苞时，午后以大针刺其外，或三五处，次早津出，以竹刀刮取，入磁器阴干用之。气味与粟壳相似，而酸涩更甚。用阿芙蓉一分，粳米饭捣作三丸，通治虚寒百病。凡泻痢脱肛，久痢虚滑，用一二分，米饮送下，其功胜于粟壳。又痘疮行浆时，泄泻不止，用四五厘至一分，未有不止。但不可多服，忌酸醋，犯之断肠，及忌葱蒜浆水。奈今有以房术为用，无论病症虚实，辄为轻投纵欲，以致肾火愈炽，吁！误矣。（补火、涩精、秘气。）

禹余粮八三　石

禹余粮专入大肠，兼入心、肾。甘平，性涩质重。时珍曰：生于池泽者为禹余粮，生于山谷者为太乙余粮。其中水黄浊者为石中黄水，其凝结如粉者为余粮，凝干如石者为石中黄，性味功用皆同，但入药有精粗之等耳。故服食家以黄之为上，太乙次之，禹余粮又次之，但禹余粮乃石中黄粉。既能涩下固脱，复能重以祛怯。仲景治伤寒下痢不止，心下痞

硬，利在下焦，赤石脂禹余粮丸主之。取重以镇痞逆，涩以固脱泄也。时珍曰：禹余粮手足阳明血分重剂也。其性涩，故主下焦前后诸病。功与石脂相同，而禹余之质重于石脂，石脂之温过于余粮，不可不辨。取无砂者良。牡丹为使。细研淘取汁澄用。（体重、镇怯、固脱。）

寒　涩

病有寒成，亦有热致。寒成者固当用温，热成者自当用寒。如五倍子、百草煎，其味虽曰酸涩，而性实寒不温，为收肺虚火浮之味，故能去嗽止病，除痰定喘，但百草煎则较倍子而鲜收耳。牡蛎性专入肾固脱，化痰软坚，而性止专入肾而不入肝。龙骨入肝敛气，收魂固脱，凡梦遗惊悸，是其所宜，而性不及入肾，各有专治兼治之妙耳。至于粟壳，虽与五倍入肺敛气涩肠相似，而粟壳之寒，则倍子稍轻，粟壳之涩，则较倍子更甚，故宁用粟而不用倍也。粳米气味甘凉，固中除烦，用亦最妙。若在蛤蜊粉气味咸冷，功专解热化痰固肺。及秦皮性亦苦寒，功专入肝除热，入肾涩气，亦宜相其热甚以行，未可轻与龙骨、牡蛎、粟壳微寒之药为比也。

五倍子八四　卵生

五倍子专入肺、脾。按书既载味酸而涩，气寒能敛肺经浮热，为化痰渗湿降火

收涩之剂。汪昂述丹溪谓倍子属金与水，噙之善收顽痰，解热毒黄昏咳嗽，乃火浮肺中，不宜用凉药，宜五倍、五味敛而降之。《医学纲目》云：王元珪虚而滑精，屡与加味四物汤，吞河间秘真丸及真珍粉丸，不止，后用五倍子一两，茯苓二两，丸服遂愈，此则倍子收敛之功，敏于龙骨、蛤粉也。昂按：凡用秘涩药，能通而后能秘，此方用茯苓倍于五倍，一泻一收，是以能尽其妙也。又言主于风湿，凡风癣痒瘙，眼目赤痛，用之亦能有效，得非又收又散，又升又降之味乎？讵知火浮肺中，无处不形。在上则有痰结咳嗽，汗出口干吐衄等症；在下则有泄痢五痔，下血脱肛，脓水湿烂，子肠坠下等症；溢于皮肤，感冒寒邪，则必见有风癣痒瘙，疮口不敛；攻于眼目，则必见有赤肿翳障。用此内以治脏，则能敛肺止咳，固脱住汗；常出自汗，睡中出为盗汗，用五倍子研末，津调填脐中，缚定，一夜即止也。外以治肤，熏洗则能祛风除湿杀虫。一切癣疮，用五倍子去虫，白矾烧过，各等份为末搽之，干则油调。药虽一味，而治分内外，用各不同，非谓既能入肺收敛，治黄昏时嗽。又能浮溢于表，而为驱逐外邪之药耳。书载外感勿用，义实基此。（内服敛肺泻火、除热止嗽、固脱，外祛风湿杀虫。）染须皂物最妙，生于盐肤木上，乃小虫食汁，遗种结球于叶间。盐肤木酸寒，除痰生津止嗽，五倍子虫食其津液结成，故与盐肤木功同。入药或生或炒用。（盐肤木。）

百药煎八五　　卵生

百药煎专入肺、胃。系五倍子末同药作饼而成者也。五倍一斤，同桔梗、甘草、真茶各一两，入酵糟二两，拌和糖饧，起发如面。其性稍浮，味酸涩而带余甘。五倍子性主收敛，加以甘桔同制，则收中有发，缓中有散。凡上焦痰嗽热渴诸病，用此含化最宜，加以火煅则治下焦血脱。肿毒金疮，喉痹口疮等症，用之即效，以黑能入下焦故也。（敛肺、止嗽、固脱。）

粟壳八六　　稷粟

御米壳专入肺、大肠，兼入肾。酸涩微寒，功专敛肺涩肠固肾。凡久泻久痢，脱肛，久嗽气乏，并心腹筋骨诸痛者最宜。（敛肺、涩肠、固肾。）杲曰：收涩固气能入肾，故治骨痛尤宜。时珍曰：泄泻下痢既久，则气散不固而肠滑肛脱；咳嗽诸病既久，则气散不收，而肺胀痛剧，故俱宜此涩之固之，收之敛之，但要有辅佐耳。若嗽痢初起，寒热未净，用此以为收涩，致令邪留不解，则杀人如剑，可不慎欤？震亨曰：治嗽多用粟壳不必疑，但要先去病根，此乃收后药也。治痢亦同。凡痢须先散邪行滞，岂可遽投粟壳、龙骨之药，以闭塞肠胃邪气。盖邪得补愈甚，所以变症作而淹延不已也。洗去蒂膜，或醋炒蜜炒取用，得乌梅、陈皮良。罂中有米极细，书言气味甘寒，煮粥能治反胃，亦须分脏偏纯，及病症阴阳虚实以治。（罂粟米。）

龙骨八七　　龙

龙骨专入肝、肾、大肠，兼入心。阴中之阳，鳞虫之长，甘涩微寒。功能入肝敛魂，不令浮越之气游散于外，故书载能惊镇辟邪，止汗定喘。冯兆张曰：龙灵物也。灵则能敛邪蛊毒魔魅之气，喘逆者气不归元也。气得敛摄而归元，则喘逆自止。涩可去脱，故书载能以治脱肛、遗精、崩带、疮口不敛等症。功与牡蛎相同，但牡蛎咸涩入肾，有软坚化痰清热之功，此属甘涩入肝，有收敛止脱、镇惊安魄之妙。如徐之才所谓涩可止脱，龙骨、牡蛎之属。白地锦纹，舐之粘舌者佳。（敛肝气、止脱、镇惊、安魄。）时珍曰：龙骨《本经》以为死龙。其说似是。《别录》曰：生晋地川谷及太山岩水岸上穴中死龙处，采无时。汪昂曰：今人或以古矿灰伪之。酒煮火煅用，忌鱼及铁，畏石膏、川椒，得人参、牛黄良。牛黄恶龙骨，而龙骨得牛黄更良，有以制伏也。龙齿入肝，收魂定魄。凡惊痫癫狂因于肝魂不收者，即当用此以疗，肝藏魂，能变化，故魂游不定者，治之以龙齿。但无止泻涩精之用。

牡蛎八八　　蚌蛤

牡蛎专入肾，兼入肝。咸涩微寒，功专入肾，软坚化痰散结，收涩固脱，故瘰疬结核、血瘕遗精崩带、咳嗽盗汗、遗尿滑泄、燥渴温疟赤痢等症，皆能见效。权曰：病虚而多热，宜同地黄、小草用之。好古曰：牡蛎入足少阴为软坚之剂，以柴胡引之，能去胁下硬，以茶引之，能消项上结核，以大黄引之，能消股间肿，以地黄为使，能益精收涩小便，肾经血分之药也。成无己曰：牡蛎之咸，以消胸膈之满，以泄水气，使痞者消硬者软也。元素曰：壮水之主以镇阳光，则渴饮不思，故蛤蛎之类能止渴也。然咸味独胜，走

肾敛涩居多，久服亦能寒中。或生用，盐水煮煅成粉用。（入肾涩精，固气，化痰软坚。）此本海气化成，纯雄无雌，故曰牡蛎。贝母为使，得甘草、牛膝、远志、蛇床子良。恶麻黄、辛夷、吴茱萸，伏砒砂。

蛤蜊粉又八八　　蚌蛤

蛤蜊粉专入肾，兼入肺、肝。即海内水蚌壳煅而为粉也。与江海淡水蚌壳不同，功与牡蛎相似，但此止有敛涩化坚解热之力，时珍曰：寒制火则咸润下，故能降焉。寒散热则咸走血，故能消焉。坚者软之以咸，取其属水而性润也。湿者燥之以渗，取其经火化而利小便者。故能消痰止嗽治肿。昔宋徽宗宠妃患此，李防御觅得市人海蚌蛤蛤粉，少加青黛，以淡齑水加麻油数滴调服而愈，亦是敛肺清热之意，无他治也。（解毒化痰，止嗽敛寒。）昔滁州酒库攒司陈通患水肿垂死，诸医不治，一妪令以大蒜十个捣如泥，入蛤粉丸，食前白汤下，服尽小便下数桶而愈。肉咸冷，解酒热。（蛤蜊肉。）文蛤背有紫斑纹，较此蛤蜊壳稍厚。性味主治颇近，但此性兼利水止渴除烦，并治血热崩中带下，总以取其寒咸涤饮之义耳。成无己曰：文蛤之咸走肾以胜水气，如仲景伤寒太阳病，用水劫益烦，意欲饮水反不渴，及《金匮》渴欲饮水不止，反胃吐后，渴欲饮水而贪饮者，皆用文蛤汤以治。（文蛤。）海蛤系海内烂壳，混杂沙泥，火煅为粉，亦属利水消肿止嗽之品，然总不类牡蛎功专收涩、固脱、解热为事也。（海蛤。）

收 敛

酸主收，故收当以酸为主也。然徒以酸为主，而不兼审阴阳虚实以治，亦非得乎用酸之道矣。故酸收之药，其类甚多，然大要性寒而收者，则有白芍、牡蛎、粟壳、五倍子、百药煎、皂白、二矾。其收兼有涩固，而白芍则但主收而不涩耳。性温与涩而收者，则有五味、木瓜、乌梅、诃子、赤石脂等味。但五味则专敛肺归肾涩精固气，木瓜则专敛肺醒脾，乌梅则专敛气涩肠，诃子则专收脱止泻、清痰降火，赤石脂则专收脱止血也。若在金樱，虽为涩精要剂，然徒具有涩力，而补性绝少。山茱萸温补肝肾，虽为收脱固气之用，而收多于涩，不可分别而异施耳。

白芍 八九　芳草

白芍专入肝。有白有赤。白者味酸微寒无毒，功专入肝经血分敛气。缘气属阳，血属阴。阳亢则阴衰，阴凝则阳伏。血盛于气则血凝而不行，气盛于血则血燥而益枯。血之盛者，必赖辛为之散，故川芎号为补肝之气。气之盛者，必赖酸为之收，故白芍号为敛肝之液、收肝之气，而令气不妄行也。至于书载功能益气除烦，敛汗安胎，同桂枝则敛风汗，同黄芪、人参则敛虚汗。补痨退热，及治泻痢后重，痞胀胁痛，胁为肝胆二经之处，用此则能理中泻火。肺胀嗳逆，痈肿疝瘕，鼻衄目涩，用此益阴退火而自活。溺闭，杲曰：白芍能益阴滋湿而停津液，故小便自利，非因通利也。何一不由肝气之过盛，而致阴液之不敛耳。（入肝血分敛气。）杲曰：四物汤用芍药，大抵酸涩者为收敛停湿之剂，故主手足太阴收敛之体。元素曰：白芍入脾经，补中焦，乃下利必用之药。盖泻利皆太阴病，故不可缺此。得炙甘草为佐，治腹中疼痛。夏月少加黄芩。恶寒加桂。此仲景神方也。其用凡六，安脾经，一也；治腹痛，二也；收胃气，三也；止泻利，四也；和血脉，五也；固腠理，六也。是以书言能补脾肺者，因其肝气既收，则木不克土[1]，土安则金亦得所养，故脾肺自尔安和之意。杲曰：经曰损其肝者缓其中，即调血也。产后不宜妄用者，以其气血既虚，芍药恐伐生气之意也。冯兆张曰：产后芍药佐以姜、桂，制以酒炒，合宜而用，有何方之可执哉？倘腹痛非因血虚者，不可误用。盖诸腹痛宜辛散，而芍药酸收故耳。又曰：今人用芍药，则株守前人一定之言，每于产后冬月，兢兢畏怕，及其芩、连、栀子，视为平常要药，凡遇发热，不论虚实辄投，致令虚阳浮越，惜哉！然用之得宜，亦又何忌。同白术则补脾，同参、芪则补气，同归、地则补血，同芎䓖则泻肝，同甘草止腹痛，同黄连止泻利，同防风发痘疹，同姜、枣温经散湿。如仲景黑神散、芍药汤，非皆产后要药耶！惟在相症明确耳。出杭州佳，酒炒用。恶芒硝、石斛。畏鳖甲、小蓟。反藜芦、赤芍。其义另详。

---

[1] 木不克土：原作"水不克土"，据文义改。

五味子九〇　　蔓草

五味专入肺、肾。味虽有五，皮甘、肉酸、核中苦辛，皆咸。而酸咸俱多。其性亦温，故书载能敛气滋水，益气生津，补虚明目，强阴涩精，止呕除泻，宁嗽定喘，除烦止渴，消肿解酒，收耗散之气，瞳子散大，为保肺滋肾要药。（敛肺归肾，涩精固气。）成无己曰：肺欲收，急食酸以收之。震亨曰：五味大能收肺气，宜其有补肾之功。收肺气，非除热乎？补肾，非暖水脏乎？乃火热嗽必用之药。好古曰：张仲景八味丸用此补肾，亦兼通述类象形也。盖气发于肾出于肺，若阴虚火起，则气散而不收，而烦渴咳嗽、遗精汗散等症，因之互见，故必用以酸咸，则气始有归宿，而病悉除。至云能以除热者，是即气收而火不外见之意也。所云能暖水脏者，是即肾因得温而气得暖而藏之也。但寒邪初冒，脉实有火者禁用。杲曰：有外邪者不可骤用，以闭邪气，必先发散而后用之乃良。北产紫黑者良。入补药蒸，嗽药生用。恶葳蕤。

酸枣仁九一　　灌木

酸枣仁专入肝、胆，兼入脾。甘酸而润，仍有生熟之分。生则能导虚热，故疗肝热好眠、神昏躁倦之症；熟则收敛津液，故疗胆虚不眠、烦渴虚汗之症。（收肝胆虚热不眠。）《志》曰：按《五代史》后唐《利石药验》云：酸枣仁睡多生使，不得睡炒熟。陶云：食之醒睡，而经云疗不得眠，盖其子肉味酸，食之使不思睡。核中仁服之，疗不得眠，正

如麻黄发汗，根节止汗也。本肝胆二经要药，因其气香味甘，故又能舒太阴之脾。时珍曰：今人专以为心家药，殊昧此理。按肝虚则阴伤而心烦，而魂不能藏肝藏魂，是以不得眠也。故凡伤寒虚烦多汗及虚人盗汗，皆炒熟用之，取其收敛肝脾之津液也。如心多惊悸，用酸枣仁一两，炒香，捣为散，每服二钱，竹叶汤调下。又温胆汤或加枣仁。《金匮》治虚劳虚烦，用酸枣仁汤。枣仁二升，甘草一两炙，知母、茯苓、芎劳各二两。深师加生姜二两，此补肝之剂。归脾汤用以滋营气，亦以营气得养，则肝自藏魂而弥安，血自归脾而卧见矣。其曰胆热好眠可疗，因其胆被热淫，神志昏冒，故似好眠，其症仍兼烦躁，用此同茶疗热，热疗则神清气爽，又安有好眠之弊乎？汪昂曰：温胆汤治不眠，内用二陈加竹茹、枳实凉味，乃凉肺泻胃之热以温胆之寒也，其以温胆名汤者，以胆欲不寒不燥、常温为候耳。但仁性多润，滑泄最忌。纵使香能舒脾，难免润不受滑矣。附记以补书所未及。炒久则油香不香，碎久则气味俱失，便难见功。恶防己。

金樱子九二　　灌木

金樱子专入肾、脾、肺，形如黄罂[①]。生者酸涩，熟者甘涩。用当于其将熟之际，得微酸甘涩之妙，取其涩可止脱，甘可补中，酸可收阴，故能善理梦遗崩带遗尿，且能安魂定魄，补精益气，壮筋健骨。此虽收涩佳剂，然无故熬膏频服而令经络隧道阻滞，非惟无益，反致增害。震亨曰：

---

① 罂：原作"罂"，据石印本改。

经络隧道，以通畅为平和，而味者取涩性为快，熬金樱膏为煎食之，自作不靖，咎将谁属？（收涩脾肾与肺精气。）诸凡药品，须当审顾，不可不知。似榴而小，黄赤有刺。取半黄者，熟则纯甘。去刺核熬膏，甘多涩少。

诃子九三　　乔木

诃子专入大肠、肺。味苦酸涩，气温无毒。虽有收脱止泻之功，然苦味居多，服反使气下泄，故书载能消痰降火，止喘定逆，杲曰：肺苦气上逆，急食苦以泄之，以酸补之，诃子苦重泻气，酸轻不能补肺，故嗽药中不用。且于虚人不宜独用。震亨曰：诃子下气，以其味苦而性急，气实者宜之，若气虚者似难轻服。如补肺则必同于人参，补脾则必同于白术，敛肺则必同于五味，下气则必同于橘皮。至于嗽痢初起，用最切忌，以其止有劫截之功耳！东垣云：嗽药不用者非矣，但咳嗽未久者不可骤用。服此能调胃和中，亦止消膨去胀，使中自和，并非脾胃虚弱，于中实有补也。波斯国人行舟，遇大鱼涎滑数里，舟不能行，投以诃子，其滑即化，番船今多用此以防不虞。则其化涎消痰概可见矣。（收脱止泄，仍降痰火除滑。）第性兼收涩，外邪未除，其切禁焉。出番船及岭南，色黑肉厚者良。酒蒸去核用肉。但生清肺行气，熟温胃固肠。

山茱萸九四　　灌木

山茱萸专入肝、肾。味酸，性温而涩。何书载缩小便、秘精气？以其味酸酸主收。性涩，涩固脱。得此则精与气不滑。（温补肝肾，涩精固气。）又云：能暖腰膝及风寒湿痹，肝虚则风入，肝寒则寒与湿易犯。鼻塞目黄，肝虚邪客则目黄。以其气温克补，得此能入肝肾二经气分者故耳。冯兆张曰：温暖之剂，方有益于元阳，故四时之令，春生而秋杀也。万物之性，喜暖而恶寒，肝肾居至阴之地，非阳和之气，则阴何以生乎？山茱正入二经，气温而主补，味酸而主敛，故精气益而腰膝强也。且涩本属收闭，何书载使九窍皆通、耳鸣耳聋皆治，亦是因其精气充足，则九窍自利，又曷为涩而不通乎？好古曰：滑则气脱，涩剂所以收之。仲景八味丸用之为君，其性可知矣。绣按：《别录》、甄权皆云服能发汗，多是用此精气足而汗自发之意，亦非误文，但令后人费解耳。去核用。恶桔梗、防风、防己。

赤石脂九五　　石

赤石脂专入大肠。与禹余、粟壳皆属收涩固脱之剂。但粟壳体轻微寒，其功止入气分敛肺，此则甘温质重色赤，能入下焦血分固脱，及兼溃疡收口长肉生肌也。（入大肠血分固脱。）时珍曰：张仲景用桃花汤治下痢便脓血，取赤石脂之重涩入下焦血分而固脱，干姜之辛温暖下焦气分而补虚，粳米之甘温佐石脂、干姜而润肠胃也。禹余甘平性涩，其重过于石脂，此则功专主涩，其曰镇坠，终逊禹余之力耳。是以石脂之温，则能益气生肌；石脂之酸，则能止血固下。至云能以明目益精，亦是精血既脱，得此固敛，始见目明而精益矣。催生下胎，亦是味兼辛温，化其恶血，恶血去则胞与胎自无阻耳！故曰固肠，有收敛之能；下胎，不无推荡之峻。细腻粘舌者良。（白石脂。）时珍曰：石脂虽五种，而性味主治不甚相远。赤入血分，白入气分。研粉水飞用。恶芫花，畏大黄。

木瓜九六　　山果

木瓜专入脾、肺，兼入肝。酸涩而温，止属收敛之品。何书载著其功，曰理脾舒筋敛肺？缘暑湿伤人，挥霍撩乱，吐泻交作，未有不累脾胃而伤元气，损营卫而败筋骨。木瓜气味酸涩，既于湿热可疏，复于耗损可敛，时珍曰：木瓜所主吐利、转筋、脚气，本皆脾胃病，非肝病也。肝虽主筋，而转筋则由湿热寒湿之邪袭伤脾胃所致，故转筋必起于足腓。腓及宗筋，皆属阳明。木瓜治转筋，非益筋也，理脾而伐肝也。土病则金衰而木盛，故用酸温以收脾肺之耗散，而借其转筋以平肝邪，乃土中泻木以助金也。木平则土得令，而金受荫矣。故能于脾有补，于筋可舒，于肺可敛。（醒脾胃筋骨之湿，收脾肺耗散之气。）岂真脾肺虚弱，可为常用之味哉？然使食之太过，则又损齿与骨及犯癃闭。《针经》云：多食酸，令人癃，酸入于胃，其气涩以收，两焦之气，不能出入，流入胃中，下去膀胱，胞薄以软，得酸则缩卷，约而不通，故水道不利而癃涩也。刘仲海曰：食蜜煎木瓜三五枚，同伴数人皆病淋疾，以问天益。天益曰：此食酸所致也，但夺食则已。阴之所生，本在五味；阴之所营，伤在五味。五味太过，皆能伤人，不独酸也。郑奠一曰：治举舟人病溺不得出，医用通利药无效，迎予视之，闻四面皆木瓜香，笑谓诸人曰，撤去此物，溺即出矣。尽倾其物，溺如旧。以其收涩甚而伐肝极，奈人仅知理脚，湿热伤于足者用此可理，如昔有患足痹者赴舟，见舟中一

袋，以足倚之，比及登岸，足已善步，询袋中何物，乃木瓜也。若寒湿伤于足者，用此酸涩，虽曰利湿，而于寒不克除，恐非利湿佳剂耳！而不审其虚实妄投，殊为可惜！陈者良，忌铁。

乌梅九七　　五果 [①]

乌梅专入肺、肠，兼入肝、胆。酸涩而温，似有类于木瓜，但此入肺则收，成无己曰：肺欲收，急食酸以收之。入肠则涩，肠垢已出，《肘后》用乌梅肉二十个，水一盏，煎六分，食前服。血崩不止。用乌梅肉七枚，烧存性研末，米饮服之，日二次。庄肃公痢血，用乌梅、胡黄连、灶下土等份为末，茶调服亦效。盖血得酸则敛，得寒则止，得苦则涩故也。入筋与骨则软，酸入筋。入虫则伏，虫得酸则伏。入于死肌恶肉恶痣则除。（入肺敛气、涩肠。）《鬼遗方》用乌梅肉烧存性，研敷恶肉上，一夜立尽。《圣惠》用乌梅和蜜作饼贴者，其力缓。《简便方》云：起臂生一疽，脓溃百日方愈，中有恶肉突起，用此方试之。一日夜去其大半，再上一日而平，乃知世有奇方。刺入肉中则拔，故于久泻久痢、气逆烦满、反胃骨蒸，无不因其收涩之性而使下脱上逆者皆治，且于痈毒可敷。已溃未溃，可用此烧灰存性为末，入轻粉少许，香油调涂四围。中风牙关紧闭可开，取肉擦牙龈，涎出即开，以酸能入筋骨以软。蛔虫上攻眩仆可治，仲景有乌梅治蛔上攻眩仆。口渴可止。时珍曰：人之舌下有四窍，两窍通胆液，故食梅则津生者，类相感应也。《素问》云：味过于酸，肝气以泄。

①　果：原作"草"，据文义改。

又云：酸走筋，筋病无多食酸。不然，物之味酸者多矣，何独梅能生津耶？宁不为酸涩收敛之一验乎？不似木瓜功专疏泄脾胃，筋骨湿热，收敛脾肺耗散之元，而于他症则不及也。白梅由于盐渍[①]，味咸则能软坚。通大便亦用。若牙关紧闭，白梅尤良。死肉黑痣，白梅用之更捷。食梅齿酸者，嚼胡桃即解，衣有霉点者，梅叶煎汤洗之，捣洗葛衣亦佳。但肝喜散恶收，久服酸味，亦伐生气，生气者，阳气也。且于诸症初起切忌。

镇 虚

虚则空而不实，非有实以镇之，则易覆矣。虚则轻而易败，非有实以投之，则易坠矣。故重坠之药，亦为治病者所必需也。然用金石诸药以治，而不审其气味以别，亦非治病通活之妙。故有热者，宜以凉镇，如代赭石、珍珠之治心肝二经热惊，辰砂之清心热，磁石之治肾水虚怯，龙骨、龙齿之治肝气虚浮是也。有寒者宜以热镇，如云母石之能温中去怯，硫黄之能补火除寒、通便定惊是也。寒热俱有者，宜以平镇，如禹余粮、金银箔、铁粉、密陀僧之属是也。但禹余粮则兼止脱固泄，金银箔则兼除热祛风，铁粉则兼疗狂消痈，皆借金性平木。密陀僧则兼除积消热涤痰也。其一镇坠，而药品气味治用各自有别，其不容紊如此。然要病有外邪，不可轻投，寒邪得镇而愈固耳。

---

① 渍：原作"清"，据文义改。

金银箔 九八　　　金

金专入肝。禀刚健之性，最能杀人，故欲寻短者，服一二钱，则心腹剜痛即毙，惟作箔乃无伤耳。银箔亦然，二箔性皆辛平。其治俱属除邪杀毒，解热。驱烦安魂定魄，养心和血，止癫除狂，疗惊怯风。幼科镇心丸，衣以为饰，皆取金能平木、重以镇怯之意云耳！风热多生于肝，肝属木，故得金为之制，魂魄飞扬者，其神散而不收，必得重为之镇。（平肝镇怯。）但银箔色白入气，金箔色黄入血，差各有别。畏锡、水银。遇铅则碎，五金皆畏。入丸为衣，入汤剂水煮用。

铁粉 九九　　　金

铁粉专入肝。气辛性平。煅时砧上打落者名铁落，如尘飞起者名铁精，器物生衣者名铁锈，盐醋浸出者名铁华，刮取细捣为粉。《本草》云：铁受太阳之气，始生之初，卤石产焉，一百五十年而成磁石，二百年孕而成铁，又二百年不经采炼而成铜，铜复化为白金，白金化为黄金，是铁与金银同为一气，今取磁石碎之，内有铁片可验矣。诸书所著治功，止载定惊疗狂，消痈解毒数效，即其所云定惊疗狂，亦止就铁重坠之意起见，故云可以定疗，岂真救本求源之治哉？（入肝平木、重坠镇惊、疗狂。）暂用则可，久用鲜效。且诸草药切忌。时珍曰：凡诸草药，皆忌铁器，而补肾药尤忌，否则反消肾上肝伤气，母气愈虚矣。畏磁石、皂荚。皂荚木作薪则釜裂。煅赤，醋沃七次用。

磁石—〇〇　　石

磁石专入肾。即俗礌石。磁为铁母，磁石二百年孕而成铁。故见铁即能以引，是以有磁之说也。磁石味辛而咸，微寒无毒。得冲和之气，能入肾镇阴，使阴气龙火不得上升，故《千金》磁朱丸用此以治耳鸣嘈嘈。耳属肾窍。肾虚瞳神散大，瞳人属肾。谓有磁以镇养真精，使神水不得外移。朱砂入心镇养心血，使邪火不得上侵耳目，肾受荫矣。且磁入肾，肾主骨。磁味辛，辛主散。磁味咸，咸软坚。磁质重，重镇怯。故凡周痹风湿而见肢体酸痛、惊痛肿核、误吞针铁、金疮血出者，亦何莫不用此以为调治。吞针系线服下，引上即出。昔徐之才《十剂篇》云：重可去怯，磁石、铁粉之属是也。故怯则气浮，宜重剂以镇之。然亦不可与铁同用。色黑能吸铁者真，火煅醋淬碾末，水飞用。柴胡为使，杀铁消金。恶牡丹、莽草。畏黄石脂。

代赭石—〇一　　石

代赭石专入心、肝。味苦而甘，气寒无毒。凡因血分属热，崩带泻痢，胎动产难，噎膈痞硬，惊痫金疮等症，治之即能有效。仲景治伤寒汗、吐、下痞硬，噫气不除者，旋覆代赭汤主之。用旋覆花三两，代赭石一两，人参三两，生姜五两，甘草三两，半夏半斤，大枣十二枚，水一斗，煮六升，去渣再煎三升，温服一升，日三服。噎膈病亦用此。以其体有镇怯之能，甘有和血之力，寒有胜热之义，专入心肝二经血分，凉血解热，镇怯祛毒。（入心肝二经，凉血解热、镇惊。）色赤入血。但小儿慢惊，虚证甚多。及阳虚阴痿，下部虚寒者忌之，以其沉降而乏生发之功耳。书载能治慢惊，其说似非。实证不得谓慢，虚证当从温理，不可不辨。击碎有乳孔者真，火煅醋淬三次，研细水飞用。干姜为使，畏雄附。

云母石—〇二　　石

云母专入脾，兼入肝、肺。生于泰山山谷，气味甘平而温。诸书皆言达肌温肉、安脏定魄、补中绝续，故凡死肌败肉，恶毒阴疽，及车船眩晕，痰饮头痛，皆当用此调治，以其温中有阳和之力，重有镇摄之能，故能使之辟邪而镇怯也。（温中镇怯。）《局方》云母膏治一切痈毒。仲景治牝疟多寒。《千金方》治久痢带下、小便淋疾及一切恶疮。深师治痰饮头痛。何德扬治妇人难产，温酒调服三钱，入口即下。金刃伤敷之，止血最速，且无腐烂之虞。阴疽阳痈，亦多用之，皆取助阳之力。但书有言，久服身轻尸解，不过极为赞扬。且因是物经时不焦，入土不腐，故云服可长生。其说即出《本经》，岂真事哉？但此性属助阳，阴虚火炎者勿服。以色白光莹者良，云母石有五色。使泽泻，恶羊肉。

密陀僧—〇三　　金

密陀僧专入脾。系出银坑之中，真者难得，今用多属倾银炉底。味辛而咸，气平小毒，大率多属祛湿除热，消积涤痰镇阴之品，故书载能绝疟除痢，安惊定魄，止血散肿，消积杀虫，及疗肿毒，敷冻疮桐油调敷，解狐臭，浆水洗净，油调密陀僧涂之，以一钱，用热蒸饼一个，切开渗末夹之。染须发。非其痰祛热清湿除，重镇软坚，则病曷克去乎？（燥湿除热，消痰祛积，镇怯。）时珍曰：密陀僧感铅银之气，其性重坠下沉，直①走下焦，故能坠痰止吐，消积定惊。治疟痢，止消渴，疗疮肿。《洪迈夷坚志》云：惊气入心络，暗不能语者，用密陀僧末一匙，茶调服即愈。但此出于销银炉里，则有铜气杂入，不堪入药，且只可以外敷，不可以作服饵也。若入药，须煮一伏时。

---

① 直：原作"真"，据《本草纲目》卷八"密陀僧"条改。

卷 三

散 剂

散寒　驱风　散湿　散热　吐散　温散　平散

散 寒

凡病伤于七情者宜补，伤于六淫者宜散宜清。伤于七情者宜补，则补自有轻重之分，先天后天之别。伤于六淫者宜散，则散自有经络之殊，邪气之异。如轻而浅者，其邪止于皮毛，尚谓之感，其散不敢过峻。若至次第传变，则邪已在于经，其散似非轻剂可愈。迨至愈传愈深，则邪已入皮毛，其邪应从下夺，又非散剂所可愈矣。是以邪之本乎风者，其散必谓之驱，以风善行数变，不驱不足御其奔迅逃窜之势也。邪之本于寒者，其散止谓之散，以寒凝结不解，不散不足启其冰伏痞塞之象也。邪之得于雾露阴寒之湿者，其邪本自上受，则散当从上解，而不得以下施。邪之渐郁而成热者，其散当用甘平辛平，而不可用辛燥。至于邪留于膈，欲上不上，欲下不下，则当因高而越

其吐之也必宜。邪固于中，流连不解，则当从中以散，其温之也必便。若使邪轻而感，有不得用峻劣之药者，又不得不用平淡以进，俾邪尽从轻散，而不致有损伤之变，此用散之概也。又按阴盛则阳微，阳胜则阴弱。凡受阴寒肃杀之气者，自不得不用辛热以治。惟是邪初在表，而表尚有表中之表以为区别。如邪初由皮毛而入太阳，其症必合肺经并见，故药必先用以麻黄以发太阳膀胱之寒，及或佐以杏仁、生姜入肺，并或止用桔梗、紫苏、葱管、党参入肺之味以进。但杏仁则专入肺散寒下气止喘；生姜则专入肺辟恶止呕；葱管则专入肺发汗解肌；桔梗则专入肺开提肺中风寒载药上浮；党参本于防风、桔梗伪造，则其气味亦即等于防风、桔梗，以疏肺气。至于细辛、蔓荆，虽与诸药同为散寒之品，然细辛则宣肾经风寒，蔓荆则除筋骨寒湿及发头面风寒，皆非太阳膀胱专药及手太阴肺经药耳。他如白蔻、荜茇、良姜、干姜、川椒、红豆蔻气味辛热，并熏香气味辛平，与马兜铃、紫白石

英、冬花、百部气味辛温，虽于肺经则治，然终非属入肺专品，所当分别而异视者也。

麻黄一〇四　　隰草

麻黄专入膀胱，兼入肺。辛温微苦，中空而浮。入足太阳膀胱，足太阳为六经外藩，总经络而统营卫，其经之脉起目眦，上脑下项，循肩挟脊抵腰，行于身后，故凡寒入是经，其症必见头痛，发热恶寒，腰脊卒强，无汗，脉则尺寸俱紧，是为伤寒，若汗自出不止，及脉不紧不浮，其症或不恶寒而止恶风，是为伤风。兼入手太阴肺。麻黄空虚似肺，亦兼入肺经。仲景用此以治寒入太阳无汗，其意甚深。盖缘津液为汗，汗即血也，在营则为血，在卫则为汗。寒伤营，营血内涩，不能外通于卫，卫气固密，津液不行，故无汗发热而恶寒①。方用麻黄、甘草，同桂枝引出营分之邪达之肌表，佐以杏仁泄肺而利气。是麻黄虽太阳发汗重剂，实散肺经火郁之邪。其在十剂，有曰轻可去实，葛根、麻黄之属是也。弘景曰：麻黄疗伤寒解肌第一药。时珍曰：麻黄乃肺经专药，故治肺病多用之。张仲景治伤寒无汗用麻黄②，有汗用桂枝，未有究其精微者。时珍常思津液为汗，汗即血也，在营则为血，在卫则为汗。夫寒伤营，营血内涩，不能外通于卫，卫气闭固，津液不行，故无汗发热而恶寒。夫风伤卫，卫气外泄，不能内护于营，营气虚弱，津液不固，故有汗发热而

恶风。然风寒之邪，皆由皮毛而入，皮毛者肺之合也。肺主卫气，包罗一身，天之象也。是证虽属乎太阳，而肺实受邪气，其症时兼面赤怫郁，咳嗽有痰，喘而胸满诸症，非肺病乎？盖皮毛外闭，则邪热内攻，而肺气䐜郁，故用麻黄、甘草同桂枝引出营分之邪达之肌表，佐以杏仁泄肺而利气，汗后无大热而喘者，加以石膏。朱肱《活人书》夏至加石膏、知母者，是泄肺火之药，是则麻黄汤虽太阳发汗重剂，实为发散肺经火郁之药也。腠理不密，则津液外泄，而肺气自虚，虚则补其母，故用桂枝同甘草，外散风邪以救表，内伐肝木以防脾。佐以芍药，泄木而固脾，泄东所以补西也。使以姜枣，行脾之津液而和营卫也。下后微喘者，加厚朴、杏仁以利肺气也。汗后脉沉迟者，加人参以益肺气也。朱肱加黄芩为阳旦汤，以泻肺热也。皆是脾肺之药。是则桂枝虽太阳解肌轻剂，实为理脾救肺之药也，此千古未发之秘旨，愚因表而出之。又少阴病发热脉沉，有麻黄附子细辛汤、麻黄附子甘草汤。少阴与太阳为表里，赵嗣真所谓熟附配麻黄，补中有发也。是以风寒郁肺而见咳逆上气、痰哮气喘，则并载其能治。但用此之法，则在佐使之间，或兼气药以助力人参，可得卫中之汗；或兼营药以助液当归，可得营中之汗；或兼温药以助阳附子，可除寒凝之寒毒；或兼寒药以助阴黄芩、石膏、知母。可解炎热之瘟邪。此实伤寒阴疟第一要药。至或有载不宜多用及夏月不宜用者，盖因过用则汗多亡阳。自汗表虚则耗人元气，张仲景曰：阳盛阴虚者，不可发汗。尺脉迟者，不可发汗。咽燥喉干者，不可发汗。咳而小便利，若失小便者，不可发汗。下利虽有表证，不可发汗。淋家不可发汗。衄血、亡血家不可发汗。疮家虽身疼痛，不可发汗。少阴病脉沉

---

① 此句后原衍"发寒入太阳膀胱无汗"，据文义删。

② 黄：原脱，据《本草纲目》卷十五麻黄条补。

细数，不可发汗。少阴病但厥无汗，不可发汗。脉动数微弱，不可发汗。脉沉迟不可发汗。汗家不可发汗。腹中上下左右有动气，不可发汗。夏月阳气外泄，不宜再发以夺元气耳。然果春夏值有深寒内入，则又何不可用之有？至于手少阴心之风热斑疹，足厥阴之风痛目痛，审其腠理坚闭，病应用散，亦当审实以投。功与桂枝、柴胡、葛根、芍药同为一类，但桂枝则解太阳风邪伤卫，王好古曰：心主营为血，肺主卫为气，故麻黄为手太阴肺之药，桂枝为手少阴心之药。葛根则解阳明肌热口渴，时珍曰：麻黄太阳经药，兼入肺经，肺主皮毛，葛根阳明经药，兼入脾经。柴胡则发少阳阳邪寒热往来，此则能发太阳阴邪伤营，不可不细辨也。发热用茎去节，止汗须用根节，并蛤粉、粟米等份为末，袋盛扑之。（麻黄茎、麻黄根节。）时珍曰：麻黄发汗之气驶不能御，而根节止汗，效如影响，物理之妙，不可测度如此。自汗有风湿伤风，风温气虚，血虚脾虚，阴虚胃热，痰饮中暑，亡阳柔痉诸症，皆可随症加而用之。当归六黄汤加麻黄根，治盗汗尤捷，盖其性能行周身肌表，故能引诸药外至卫分而固腠理也。本草但知扑之之法，而不知服饵之功尤良也。《宣明五气篇》曰：心为汗，则知汗出于心。《经脉别论》曰：饮食饱甚，汗出于胃；惊而夺精，汗出于心；持重远行，汗出于肾；疾走恐怕，汗出于肝；体摇劳倦，汗出于脾。《本病篇》曰：醉饱行房，汗出于脾。厚朴、白薇为使。恶辛夷、石韦。

细辛—〇五　　山草

细辛专入肾，兼入肝、胆。味辛而厚，气温而烈，为足少阴肾温经主药。凡风寒邪入至阴而见本经头痛，太阳头痛在脑后，阳明头痛在额，少阳头痛在两角，厥阴头痛在颠顶，少阴头痛在脑齿。腰脊俱强，口疮喉痹，鼻渊齿䘌，水停心下，口吐涎沫，成无已曰：水停心下不行，则肾气燥，宜辛以润之，细辛之辛以行水气而润燥。耳聋鼻痈，倒睫便涩者，并宜用此调治。（宜散肾经风寒。）或用独活为使，俾在表之阳邪可表，而在里之伏邪可除。故书载能通关利窍、破痰下乳、行血发汗。仲景治少阴证反发热，麻黄附子细辛汤以发少阴之汗。且走肾者必兼肝与胆。胆虚惊痫及风眼泪下者，得此辛散宣通，而令泪收惊除。至书所云，服能入肾润燥，非是火盛水衰，阴被阳涸而成，实因阴盛阳衰，火屈于水而致也。遇此辛以除寒，温以燥湿，则阴得解而不凝矣。岂刚燥不挠之谓也乎？时珍曰：气之厚者，能发阳中之阳也。辛温能散，故诸风寒、风湿、头痛、痰饮、胸中滞气惊痫者宜用之。口疮喉痹、䘌齿、诸痛用之者，取其能散浮热，亦火郁则发之之义也。辛能泄肺，故风寒咳嗽上气者宜用之，辛能散燥，故通少阴及耳窍便涩者宜用之。世之论药性者，每鲜如此体会，但知就燥论燥，而致固执不通，独不思经有云，肾苦燥，急食辛以润之乎！然味厚性烈，所用止宜数分，过则气塞命倾。承曰：细辛多则气闷塞不通者死，虽死无伤，近年开平狱中尝治此，不可不知。若血虚头痛者，尤宜戒焉。产华阴者真，时珍曰：叶似小葵，柔茎细根，直而色紫，味极辛者，细辛也。杜衡、鬼督邮、徐长卿皆可乱之。去双叶者用。双叶服之害人。恶黄芪、山茱萸，畏硝石、滑石。反藜芦。

紫苏一〇六　　芳草

紫苏专入肺，兼入心、脾。背面俱紫，辛温香窜。五月端午采用。凡风寒偶伤，气闭不利，心膨气胀，并暑湿泄泻，热闭血衄崩淋，喉腥口臭，俱可用此调治。取其辛能入气，紫能入血，香能透外，温可暖中，使其一身舒畅，故命其名曰苏。苏与酥同。是以时珍谓其同橘皮、砂仁，则能行气安胎；同藿香、乌药，则能快气止痛；同麻黄、葛根，则能发汗解肌；同芎藭、当归，则能和营散血；同木瓜、厚朴，则能散湿解暑；同桔梗、枳壳，则能利膈宽中；同杏子、菔子，则能消痰定喘，要皆疏肺利气之品。（疏肺寒气内客。）虽其气味浅薄，难以奏效，但久服亦能泄人真气，虚寒泄泻尤忌。即安胎和胃药中，用之不过取其辛香，暂调胃寒气滞之症，岂可概用久用，以陷虚虚之祸耶？宗奭曰：紫苏气味香散，今人朝暮饮紫苏汤无益。医家谓芳草致豪贵之疾者，此有一焉。若脾胃寒人，多致滑泄，往往不觉。梗下气稍缓（苏梗），子降气最速（苏子）。《务本新书》云：凡道畔近道，可种苏以遮六畜。收子取[①]油，燃灯甚明。弘景曰：苏子下气，与橘皮相宜。与橘红同为除喘定嗽、消痰顺气之药，叶发汗散寒，梗顺气安胎。子降气开郁，消痰定喘，表弱气虚者忌用叶，肠滑气虚者忌用子。但性主疏泄，气虚阴虚喘逆者并禁。宜橘皮，忌鲤鱼。子炒研用。

① 取：原作"收"，据石印本改。

桔梗一〇七　　山草

桔梗专入肺，兼入心、胃。辛苦而平。按：书既载能引诸药上行，又载能以下气，其义何居？盖缘人之脏腑胸膈，本贵通利，一有寒邪阻塞，则气血不通。其在于肺，则或为不利，而见痰壅喘促鼻塞。其在阳明胃，则或风热相搏而见齿痛。其在少阴肾，则因寒蔽火郁，而见目赤喉痹咽痛。久而火郁于肺，则见口疮、肺痈、干咳。火郁上焦，则见胸膈刺痛。肺火移郁大肠，则见下痢腹痛，腹满肠鸣。总皆寒入于肺，闭其窍道，一语透尽诸病根源。则清不得上行，浊因不得下降耳。桔梗味苦气平，质浮色白，系开提肺气之圣药，可为诸药舟楫，载之上浮，能引苦泄峻下之剂至于至高之分成功，俾清气既得上升，则浊气自克下降。（开提肺中风寒，载药上行。）降气之说，理根于是。是以好古加味甘桔，无不因症加药。如失音则加诃子，声不出加半夏，上气加陈皮，涎嗽加知母、贝母，咳渴加五味，酒毒加葛根，少气加人参，呕加半夏、生姜，吐脓血加紫菀，肺痿加阿胶，胸膈不快加枳壳，痞满加枳实，目赤加栀子、大黄，面肿加茯苓，肤痛加黄芪，发斑加荆、防，疫疠加牛蒡、大黄，不得眠加栀子，总不离乎桔梗以为开提。时珍曰：朱肱《活人书》治胸中痞满不痛，用桔梗、枳壳，取其通肺利膈下气也。张仲景《伤寒论》治寒实结胸，用桔梗、贝母、巴豆，取其温中消谷破积也。又治肺痈唾脓，用桔梗、甘草，取其苦辛清肺，甘温泻火，又能排脓血补内漏也。其治少阴证三四日咽痛，亦用桔梗、甘草，取其苦辛散寒，甘平除热，合而用之，能除寒热也。后人易名甘桔汤，通治咽喉口舌诸病。宋仁宗加荆芥、防风、连翘，遂名如圣汤，极言其验也。奈世仅知此属上升，而不知其下行，其失远矣！但痘疹下部不起勿用，以其性升之故。久嗽不宜妄用，以其通阳泄气之故。阴虚不宜妄用，以其拔火上乘之故。其芦能吐膈上风热痰实（芦头），生研末，水调服。探吐，去浮皮，泔浸微炒用。畏龙胆草、白及，忌猪肉。

党参一〇八　　山草

人参而有上党之号，专入肺。盖缘隋文帝时，上党有人宅后，每夜闻人呼，求之不得，去宅一里许，见参异常，掘得人参一如人体，四肢毕备，呼声遂绝。又上党人参，根颇纤长，根下垂有及一尺余者，或十歧者，其价与银相等。辽东高丽百济诸参，均莫及焉。李时珍云：上党潞州也，民以人参为地方害，不复采取。今所用者，皆是辽参。观此则知诸参惟上党为最美，而上党既不可采，岂复别有党参之谓哉？近因辽参价贵，而世好奇居异，乃用山西太行山出之苗，及以防风、桔梗、荠苨伪造，相继混行，讵知参有不同，性有各异。防风、桔梗，乃属表散风寒伤气之味。人参甘温，乃属补肺益气之味，即山西太行山新出之党考之，张璐亦谓甘平清肺，并非等于真正党参，确有补益。今人但见参贵，而即以此代参，不亦大相径庭乎？且余尝见虚弱之症，亟当人参峻补，以救垂绝，而医狼用

党参替代，以致病卒不起，并令豪贵之家朝夕代茶，以致肺受剥削，病潜滋长，此皆误用之害，人但习而不察耳！附记以为世之粗工妄用党参戒。（宣肺寒，清肺热。）

生姜一〇九　　荤辛

生姜专入肺。气味辛窜，走而不守。据书开载主治甚多，然总发表除寒，开郁散气，辟恶除邪，数端而已。姜性意义，一索尽贯。（发表、除寒、止呕。）其曰伤寒头痛，伤风鼻塞可用者，以其主有宣散通肺之力也。辛主散。咳逆口哕而必用者，以其具有开提散郁之义也。孙真人云：姜为呕家圣药。盖辛以散之，呕乃气逆不散，此药行阳而散气也。或向生姜辛温入肺，何以云入胃口？曰：俗以心下为胃口者非矣，咽门之下，受有形之物及胃之系，便是胃口，与肺系同行，故能入肺而开胃口也。水气湿泻血痹而必用者，以其具有逐阴行阳、除湿开导之力也。血痹冲心不下，生姜五两，水八升，煮服。他如冻耳可擦，辛以散寒。狐臭可疗，姜汁频擦，力能祛寒辟秽。诸毒可解，凡半夏、南星、菌蕈、野禽诸毒可解。亦何莫不由宣发之力以为辟除？时珍曰：姜辛而不荤，去邪辟恶，生啖熟食，醋酱糟盐，蜜煎调和，无不宜之，可疏可和，可果可药，其利溥矣。夫辛入肺，肺旺则一身之气皆为吾用，中焦之元气充而足，脾胃出纳之令壮而行，邪气不能容矣。凡中风、中暑、中气、中毒、中酒、食厥、痰厥、尸厥、冷厥、霍乱昏晕，一切暴病，得之必救。暴病方宜。方广心云：凡一切卒暴之症，用姜汁与童便服，立可

解救，以姜能开痰下气，童便降火也。早能含姜，不犯雾露之气，姜能除湿。及山岚不正之邪，皆能以正神明而辟秽恶，真药中之神圣也。但积热患目，及因热成痔者切忌。时珍曰：食姜久，积热患目，及病痔人多食兼酒，其发甚速，痈疮人多食则生恶肉，此皆昔人所未言者也。至书有言夜主阖而姜不宜食，秋主收而姜不宜食，与孕妇食姜而令儿指象形，此虽就其时令及以物类相感立说，然亦未可尽拘。姜皮辛凉而和脾，利水消肿，取其皮以行皮之义。（姜皮。）秦皮为使，恶黄连、黄芩、夜明砂。《相感志》云：糟姜瓶内入蝉蜕，虽老姜无筋，亦物性有所伏耶！

葱 一一〇　荤辛

葱叶专入肺，兼入肝。生辛而散，熟甘而温，外实中空。能入肺经发汗解肌，以通上下之阳，《活人书》治伤寒头痛如破，用连须葱白汤。仲景治少阴病下利清谷，里寒外热，厥逆脉微，用白通汤。若白色赤者，四逆汤加葱白，皆取以通阳气。故书号为肺菜。其力则能明目利耳通便，中空则通。及治伤寒头痛，时疾热狂，阴毒腹痛之谓。因辛则邪外散。（入肺宣寒，发汗解肌。）又气通则血活，气为血帅，血随气活。故书又载能止诸般血出不调。如赤白痢，有用葱煮粥食，以治折伤血出，有用葱火煨研封，止痛无瘢，胎动有用葱、豉、阿胶以安。且气通则毒解，故书又言能治诸般恶毒。如鱼肉、蚯、猘犬、药毒之类。即是以思，则知气血之凝聚，是即寒气之未散，寒气之既散，是即血气之既理，又安有毒气不解，而云是药

之莫治乎？阳春一回，草木甲坼[1]，其势然也。故葱号为菜伯，又曰和事草，其意在斯。取白连须用，亦有用青者，弘景曰：葱有寒热，白冷青热，伤寒汤中，不得用青也。但过食亦损须发，以辛劫阴故。及有虚气上冲，汗出不止之弊。以辛散气故。（葱管、葱白、葱须。）同蜜食如何杀人，以蜜性最胀，葱性最发，同葱则胀益发而不可解矣，不死待何？思邈曰：正月食生葱，令人面上起游风，生葱同蜜食，作下利。烧葱同蜜食，壅气杀人。同枣食亦令人病，其义可以例推，因并记之。

驱 风

风为阳邪，寒为阴邪。风属阳，其性多动而变；寒属阴，其性多静而守。故论病而至于风，则症变迁而莫御；论药而至于风，则其药亦变迁而莫定矣。如肝属风，病发于风，则多由肝见症。乃有风不在肝，而偏在于肌肉之表，症见恶风自汗之，当用桂枝以解其肌。风在太阳膀胱，症见游风攻头之，当用以羌活；症见一身骨痛之，当用以防风；症见风攻颠顶之，当用以藁本者，有如斯矣。且有风在少阴肾经，症见伏风攻头之，当用以独活；症见口干而渴之，当用以细辛。与风在骨髓，症见痰迷窍闭之，当用以冰片。风在皮肤骨髓，症见惊痫疥癞之，当用以白花蛇。风在关节，症见九窍皆闭之，当

---

① 坼：原作"折"，据文义改。

用以麝香；症见风湿痹痛之，当用以茵芋。风在经络，症见疮疡痛肿之，当用以山甲；症见痰涎壅塞之，当用以皂角。风在十二经络，症见顽痹冷痛之，当用以威灵仙。风在肠胃，症见恶疮肿毒之，当用以肥皂。风在阳明胃经，症见头面诸疾之，当用以白附、白芷者，又如此矣。更有风热在肺，症见鼻塞鼻渊之，当用以辛夷；症见目翳眩晕之，当用以甘菊；症见恶寒发热无汗而喘之，当用以杏仁；症见痛肿疮毒之，当用以牛蒡；症见喘嗽体肿之，当用以白前者，又如此矣。至于风已在肝，而症又挟有湿，则如秦艽既除肠胃湿热，又散肝经风邪；浮萍既入肝经散风，复利脾经之湿；海桐皮以疗风湿诸痛，豨莶草以治麻木痛冷，苍耳子以治皮肤疮癣，通身周痹，巴戟、狗脊、寄生以强筋骨之类，而葳蕤、萆薢、茵芋、白芷、白附之阶，风湿而治，可类推矣。风已在肝，而症见有热成，则如全蝎之治胎风发搐，钩藤之治惊痫瘛疭，蝉蜕之治皮肤瘾疹，薄荷之治咽喉口齿，石南叶之能逐热坚肾，决明子、木宅、蕤仁之治风热目翳之类，而辛夷、冰片、牛蒡之阶，风热以理，又可想矣。风病在肝而症见有痰气，则如南星之散经络风痰，天麻之治肝经气郁虚风，川芎之散肝经气郁之类，而麝香之阶，痰气并理，又可思矣。风病在肝而症见有风毒，则有如蛇蜕之能杀虫辟恶，蜈蚣之能散瘀疗结之类；而山甲、草乌、牛蒡、肥皂之阶，风毒以理。又其余矣。风病在肝而更见有寒湿之症，则有宜于蔓荆、僵蚕、五加皮、乌尖附之类，但其功用治效，则有殊矣。风病在肝而症见

有骨痿不坚之症，则有宜于虎骨虎胶之类，但其气味缓急，则有间矣。至于风病在肝而症见有肌肤燥热，则不得不用荆芥以达其肤而疏其血。风病在肝而症见有疮疥目赤，则不得不用蒺藜以散其风而逐其瘀。风病在肝而症见有湿热燥痒，则不得不用芜荑以泄其湿。要皆随症审酌以定其趋，但其道理无穷，变化靡尽。其中旨趣在于平昔细为体会，有非仓卒急迫所能得其精微也。

羌活——— 山草

羌活专入膀胱，兼入肝、肾。按：《大明》曰：独活是羌活母也，则知羌活即为独活之子。又按：时珍言羌活、独活是一物二种。正如川芎、抚芎、苍术、白术之义。辛苦性温，味薄气雄，功专上升。凡病因于太阳膀胱，而见风游于头，发为头痛，经曰：半身以上风受之也。半身以下，湿受之也。故风多达颠顶。并循经脊强而厥，发为刚痉柔痉，足太阳之脉行于身背，凡伤寒无汗为刚痉，伤风有汗为柔痉，痉症皆是风寒干于太阳，故见脊强。并当用此调治。痉症宜同独活调治，头痛宜同川芎调治，若血虚见痉忌用。且能兼入足少阴肾、足厥阴肝，而使肌表八风之邪，并周身风湿相搏百节之痛，皆能却乱反正，而治无不愈者也。（散足太阳膀胱游风头痛，兼治风湿相搏骨节痛。）盖羌活、独活虽皆治风之品，张介宾曰：风之为病最多误治者，在不明其表里耳。盖外风者，八方之所中也。内风者五脏之本病也。八风自外而入，必先有发热恶寒头痛身热等症。五风由内而病，则绝无外症。而忽病如风，其由内伤可知也。内伤

者由于七情，故多阴虚。凡脏气受伤，脾病者病在肢体，或多痰饮。肾病者或在骨髓，或在二阴。心病者或在血脉，或在神志。肺病者或在营卫，或在声音。肝病者或在筋爪，或在血脉。此五脏之类风，未有不由阴虚而然者。人知阴虚有一，而不知阴虚有二。如阴中之水虚，则病在精血。阴中之火虚，则病在神气。盖阳衰则气去，故神志为之昏乱，非火虚乎？阴亏则形坏，故肢体为之废弛，非水虚乎？今以神离形坏之症，乃不求水火之源，而犹以风治，鲜不危矣。试以天道言之，其象亦然，凡旱则多燥，燥则风生，是风木之化从乎燥。燥则阴虚之候也。故凡治类风者，专宜培补真阴以救根本，则风燥自除矣。甚至有元气素亏，卒然仆倒，上无痰，下失禁，瞑目昏沉，此厥竭之症，尤与风邪无涉，设非大剂参附，安望其复真气于将绝之顷哉！倘不查其表里，又不能辨其虚实，但以风之为名，多用风药，不知风药皆燥，燥复伤阴，风药皆散，散复招风，以内伤作外感，以不足为有余，是促人之死也。而此专治太阳之邪上攻于头，旁及周身肌表，不似独活，专理下焦风湿，病在足少阴肾气分，而不连及太阳经也。但羌活性雄，力非柔懦，凡血虚头痛及遍身肢节痛者，皆非所宜。伤气损血。

独活--二　　山草

独活专入肾。辛苦微温。比之羌活，其性稍缓。凡因风干足少阴肾经，伏而不出，发为头痛，痛在脑齿。则能善搜而治矣。以故两足湿痹不能动履，非此莫痊。风胜湿，故二活兼胜湿。风毒齿痛，肾主骨，齿者骨之余。头眩目晕，非此莫攻。《肘后方》用独活煮酒，热漱之。缘此有风不动，无风

反摇，故名独摇草。摇者动活之意，故名独活。因其所胜而为制也。且有风自必有湿，故羌则疗水湿游风，而独则疗水湿伏风也。羌之气清，行气而发散营卫之邪；独之气浊，行血而温养营卫之气。羌有发表之功表之表，独有助表之力表之里。羌行上焦而上理，上属气，故云羌活入气。则游风头痛、风湿骨节疼痛可治。独行下焦而下理，下属血，故云独活入血。则伏风头痛、两足湿痹可治。（搜足少阴肾伏风头痛，并两足湿痹。）二活虽属治风，而用各有别，不可不细审耳。去皮焙用，蠡实为使。

防风--三　　山草

防风专入膀胱，兼入脾、胃。味甘微温。虽入足太阳膀胱，以治上焦风邪，头痛目眩，脊痛项强，周身尽痛，之才曰：得葱白能行周身。然亦能入脾胃二经，杲曰：若补胃，非此引用不能行。以为去风除湿。凡风药皆能胜湿。盖此等于卑贱卒伍，任主使唤，能循诸经之药以为追随，故同解毒药则能除湿扫疮，同补气药则能取汗升举。或同黄芪、芍药以止汗，或合黄芪固表，为玉屏风散。实为风药润剂，比之二活，则质稍轻，气亦稍平。凡属风药，皆可通用，（有膀胱上焦、筋骨风邪，仍为风药通用。）但血虚痉急、头痛不因风寒、泄泻不因寒湿、阴虚盗汗、阳虚自汗、火升发嗽者，则并当知所禁矣。凡表药多有损于脏腑气血。出北地黄润者佳，泗风、车风不堪入药。（泗风、车风。）上部用身，下部用梢。畏草薢。恶干姜、白蔹、芫花。杀附子毒。

荆芥——四　芳草

荆芥专入肝。辛苦而温。芳香而散，气味轻扬，故能入肝经气分，驱散风邪。凡风在于皮里膜外，而见肌肤灼热、头目昏眩、咽喉不利、身背疼痛者，用此治无不效。时珍曰：其治风也。贾丞相称为再生丹，许学士谓有神圣功，戴院使许为产后要药，肖存敬呼为一捻金，陈无择隐为举卿古拜散，夫岂无故而得此隆誉哉？不似防风气不轻扬，驱风之必入人骨肉也。是以宣散风邪，用以防风之必兼用荆芥者，以其能入肌肤宣散故耳。且既入于肝经风木之脏，则肝即属藏血之地，故又能以通利血脉，俾吐衄、肠风、崩痢、产后血晕、疮毒痈肿、血热等症，靡不借其轻扬，以为宣泻之具。宁于风木之脏既于其气而理者，复不于血而治乎？本入肝经气分，兼入肝经血分。玩古方产后血晕风起，血去过多则风自内生，故常有崩晕之患，不待外风袭之也。有用荆芥为末，同酒，及或童便调治。崩中不止，有用炒黑荆芥以治，于此可见其概矣。（散肝肌肤气分风邪，兼血分疏泄。）连穗用，治血须炒黑。（荆芥穗。）穗在于巅，故善升发，黑能升赤，故必炒黑。反鱼、蟹、河豚、驴肉。

川芎——五　芳草

芎䓖专入肝，兼入心包、胆。辛温升浮。为肝、胆、心包血分中气药，故凡肝因风郁，而见腹痛、胁痛、血病、寒痹筋挛、目泪及痈疽一切等症，治皆能痊。痈从六脐生，疽自五脏成，皆属血气阻滞所致。缘人一身血气周流，无有阻滞，则百病不生。若使寒湿内搏，则血滞而不行。为不及，其毒为阴。热湿内搏，则血急而妄沸。为太过，其毒为阳。气郁于血，则当行气以散血。血郁于气，则当活血以通气。行气必用芎、归，以血得归则补，而血可活，且血之气，又更得芎而助也。况川芎上行头目，元素曰：川芎其用有四，为少阳引经，一也；诸经头痛，二也；助清阳之气，三也；去湿气在头，四也。下行血海，其辛最能散邪，血因风郁，得芎入而血自活，血活而风自灭，又何有毒、有痹、有痛、有郁，而致病变多端哉？（散肝气，祛肝风。）是以四物用之以散肝经之风，头痛必用以除其郁。杲曰：头痛必用川芎，如不愈，加各引经药。太阳羌活，阳明白芷，少阳柴胡，太阴苍术，厥阴吴茱萸，少阴细辛是也。然气味辛窜，能泄真气，单服久服，令人暴亡。时珍曰：主芎劳肝经药也。若单服既久，则辛喜归肺，肺气偏胜，金来贼木，肝必受邪，久则偏绝，岂不夭亡？验胎法云：妇人过经三月，用芎数钱为末，空心热汤调一匙服，腹中微动者是胎，不动者是经闭。蜀产大块，里白不油，辛甘者良。江南产者为抚芎，秦产为西芎。（抚芎、西芎。）白芷为使，畏黄连、硝石、滑石，恶黄芪、山茱萸。

白芷——六　芳草

白芷专入胃，兼入肺、大肠。色白味辛，气温力厚，通窍行表。为足阳明胃经祛风散湿主药，故能治阳明一切头面诸疾，阳明之脉起于鼻，络于目，故病多属头面。如头目昏痛、王璆《百一选方》云：王定国病风头痛，至都梁求明医杨介治之，连进三丸，即时病失，恳求，则用香白芷一味，洗晒为末，炼蜜为丸弹子大，每嚼一丸，以茶清或荆芥汤化下，遂命名都梁丸。眉棱骨痛、《丹溪纂要》属治风热与痰，白芷、片芩酒炒，等份为末，每服二钱，茶清下。暨牙龈骨痛、用香白芷一钱，朱砂五分，为末蜜丸，频用擦牙。或以白芷、吴茱萸等份，浸水漱涎。面黑瘢疵者是也。（散足阳明胃经风湿。）且其风热乘肺，上烁于脑，渗为渊涕；移于大肠，变为血崩、血闭、肠风、痔瘘、痈疽；风与湿热发于皮肤，变为疮疡燥痒。皆能温散解托，而使腠理之风悉去，留结之痈肿潜消，诚祛风上达散湿之要剂也。好古曰：同辛夷、细辛，同治鼻病，入内托散，用长肌肉。宗奭曰：《药性论》言白芷能蚀脓，今人用治带下，肠有败服，淋露不已，腥秽殊甚，遂致脐腹冷痛，皆由败脓所致，须此排脓。白芷一两，单叶红蜀葵二两，白芍药、白枯矾各半两，为末，以蜡化丸梧子大，每空心米饮下，俟脓尽，以他药补之。又解蛇毒，昔临川有人被蝮伤，即昏死，一臂如股，少顷遍身皮胀黄黑色，一道人以新汲水调香白芷末一斤灌之，觉脐中掮掮然，黄水自口出，腥秽逆人，良久消缩如故云。以麦冬汤调尤妙，仍以末搽之。然其性升散，血热有虚火者禁用。色白气香者佳，或微炒用。当归为使。恶旋覆花。

薄荷——七　　芳草

薄荷专入肝，兼入肺。气味辛凉，功专入肝与肺。故书皆载辛能发散，而于头痛头风、发热恶寒则宜；辛能通气，而于心腹恶气痰结则治；凉能清热，而于咽喉口齿、眼耳瘾疹疮疥、惊热骨蒸、衄血则妙。是以古方逍遥，用此以为开郁散气之具。（疏肝气风及热内淫。）小儿惊痫，用此以为宣风向导之能；肠风血痢，用此以为疏气清利之法。辛能散，凉能清。然亦不敢多用，所用不过二三分而止，恐其有泄真元耳。气虚食之，令人虚汗不止，阴虚火甚食之，令人动消渴病。苏产气芳者良。猫伤用汁涂之最妙。陆农师曰：薄荷，猫之酒也。犬，虎之酒也。桑椹，鸠之酒也。茵草，鱼之酒也。

藁本——八　　芳草

藁本专入膀胱，兼入奇督。据书载属辛温气雄，能治太阳膀胱风犯颠顶，脑后俱痛，号为是经要药。（治风犯太阳颠顶头痛。）凡治颠顶头痛，必兼防风酒炒，升、柴同入。且复言治脊强而厥，督与太阳之脉，并行于背。并妇人疝瘕急迫肿痛。此虽病属下见，及系太阳膀胱本经寒湿所致，然非风邪内犯，则病昌曷？藁本气味辛温，性虽上行，而亦下达，非谓用此以治太阳颠顶、头齿颊痛，功止上建，而于脊强而厥，竟不循经下行也。且据书言能治胃风泄泻，霍翁曰：风客于胃，饮以藁本汤而止，盖藁本能治风湿耳。又治粉刺酒齄，同白芷，作面脂。亦是风干太阳连累而及，治则与之俱治，岂但治风头痛而已哉？或谓其性颇有类于芎䓖，皆能以治头痛。然一主于肝胆，虽行头目而不及于颠顶。一主太阳及督，虽其上下皆通，而不兼及肝胆之为异耳。但春夏温热头痛及血虚火炎头痛者切忌。根紫色似芎䓖而轻虚（藁本根。）气香味麻。恶闾茹。畏青葙子。

白附子——九　　毒草

白附子专入胃。时珍曰：因与附子相似，故得此名，实非附子类也。辛甘有毒，性燥而升，为风药中之阳草。东垣谓其纯阳，能引药势上行于面，为阳明经要药。又按：诸书皆载能治头面游风斑疵，阳明之脉行于头面，故用此作脂消斑。及中风不语，诸风冷气，血痹冷疼，阴下湿痒，皆当用此调治。（散足阳明胃经冷风。）玩此药非性燥，何以可治冷气湿痒？设非冷气冷痒，又曷可用燥烈之药以治乎？是以阴虚类中，并小儿脾虚慢惊，皆不宜用，以其气味辛烈者故耳。辛能散气，燥能劫阴。此与白芷同为一类，但白芷则兼肌湿同理，而不专及阳明风邪，此则专散阳明风冷，而于湿邪则未及耳！此药久无真者，今惟凉州生。形如草乌头之小者，长寸许，干者皱纹有节，入药妙用。

天麻——二〇　　山草

天麻专入肝。辛平微温无毒，性升属阳，为肝家气分定风药。盖诸风眩掉，皆属肝木。肝郁不能荣筋，故见头旋眼黑、语言不遂等症。天麻乃辛平之味，能于肝经通脉强筋，疏痰利气。辛而不燥，得气之平，则肝虚风作，自尔克治，故又名为定风草。（宣散肝经气郁虚风。）若久服则遍身发出红斑，是驱风之验也。是以小儿惊痫，亦用此味以治。若使肝虚在血，症

见口干便闭及犯类中等症者，切不宜服，以其辛能燥血者故耳。血燥须用养血之剂，则风不除而自去矣。古云：治风先治血，血行风自灭。根类黄瓜，茎名赤箭，有风不动，无风反摇，明亮结实者佳。湿纸包裹，熟切片，酒浸一宿焙用。

天南星——二一　　毒草

天南星专入肝、脾、肺。味辛而麻，气温而燥，性紧而毒。惟其味辛，则凡中风不语，岐伯云：中风大法有四，一偏枯，半身不遂也；二风痱，四肢不收也；三风癔，奄忽不知人也；四风痹，诸风类痹状也。及或破伤风瘀，玉真散治破伤风，刀伤扑伤如神，用南星、防风等份为末。如破伤风用药敷疮口，温酒调下，打伤至死，童便调灌二钱，连进三服必活。故书载能克治，以其辛能散风故也。惟其性燥，则凡稠痰固结、筋脉拘挛，得以能通，以其燥能除湿而痰自去也。惟其性紧，则凡疝瘕结核，胎产难下，水肿不消，得以攻逐，以其性紧急迫而坚自去也。性虽有类半夏，然半夏专走肠胃，故呕逆泄泻，得之以为向导。南星专走经络，故中风麻痹，亦得以之为向导。半夏辛而能散，仍有内守之意。南星辛而能散，决无有守之性，其性烈于半夏也。南星专主经络风痰，（主散经络风痰。）半夏专主肠胃湿痰，功虽同而用有别也。但阴虚燥疾，服之为切忌耳。血虚风中，急宜养血滋阴固本，若徒用南星等药驱风逐痰，误矣。根似半夏，看如虎掌者良。以矾汤或皂角汁浸三昼夜，曝用，或酒浸一宿蒸，竹刀切开，至不麻乃止，或姜渣黄泥和包，煨

熟用。造曲法：以姜汁矾汤和南星末作小饼子，安篮内，楮叶包盖，待上黄衣，乃晒收之。火炮则毒性缓。（南星曲。）胆制味苦性凉，得牛胆则不燥，其法腊月取黄牛胆汁和南星末，纳入胆中，风干，年久者弥佳。能解小儿风痰热滞，故治小儿急惊最宜。（胆制南星。）畏附子、干姜、防风。得防风则不麻。

威灵仙—二二　　蔓草

威灵仙专入膀胱，兼入肠胃诸经。辛咸气温，其性善走，能宣疏五脏十二经络。凡一切风寒湿热，而见头风顽痹，癥瘕积聚，黄疸浮肿，大小肠秘，风湿痰气，腰膝腿脚冷痛等症，麻属气虚，木属湿痰死血，肿属湿，痛属热，痛风新病属寒，久病属热。此死法耳，未可以尽病情也，仍须分其脏气偏纯以定。脏寒则痛，多根寒致，其痛必喜手按，纵脉坚实有力，止是寒气奔迫，未可为痛、为实、为热。脏热则麻与木，与痛与肿，皆属热候，且有实脉、实症可证，其痛手不可按，不得谓麻必属气虚也。脏寒初病固寒，久病亦寒，故有屡用附、桂方愈，不得谓必属热也。脏热初病固见热蒸，久病亦见热成，如温热等症，初终皆用清凉，不得谓初必属寒候，总在识病根源，相症明确，方无有误。此绣之管见，有如此也。得此辛能散邪，温能泻水，苦能破坚，服此性极快利，通经达络，无处不到，诚风药中之善走者也。（治十二经风湿冷气。）先时商州有人手足久废，得遇新罗僧而愈，索药乃知是威灵仙也。是以威喻其性，灵喻其效，仙喻其神耳。气壮者服之神效，若气弱服此，则能泄真气矣。凡辛皆散气劫阴，不独

威灵仙是也。和砂仁、砂糖煎，治诸骨鲠。根丛须数百条，长者二尺余，色深黑，为铁脚威灵仙良。忌茗面汤。

白蒺藜—二三　　隰草

白蒺藜专入肝、肾，兼入肺。质轻色白，辛苦微温。按：据诸书，虽载温能补肾，可治精遗溺失，暨腰疼劳伤等症，然总宣散肝经风邪，凡因风盛而见目赤肿翳，并遍身白癜瘙痒难当者，服此治无不效。且此味辛入肺兼苦入肾，则凡瘕痕结聚，喉痹乳痈，暨胎产不下，服此力能破郁宣结。（白蒺藜滋补肝肾，兼散风邪逐瘀。）盖肝虽藏血之经，而血非可留之物，若竟认此作补，而不审兼苦泄辛散以明其治，其失靡轻。缘此可升质轻，可降味苦，可散味辛，可补微温，故服凉剂，则宜连刺有刺生捣；用补剂，则宜去刺，酒拌蒸。若沙苑蒺藜质细色绿似肾，功专入肾，故书载能益精强肾。（沙苑蒺藜益精强肾。）风家用三角蒺藜，补肾用沙苑蒺藜。亦须炒用，但不辛香宣散耳。蒺藜根烧灰，能治齿动。

决明子—二四　　隰草

决明子专入肝。气禀清阳，味咸苦甘，微寒无毒。能入肝经，除风散热。凡人目泪不收，眼痛不止，多属风热内淫，以致血不上行，治当即为驱逐。（入肝驱风，散热明目。）按：此苦能泄热，咸能软坚，甘能补血。力薄气浮，又能升散风邪，故为治目收泪止痛要药，并可作枕以治头风。但此服之太过，搜风至甚，反招风

害，故必合以蒺藜、甘菊、枸杞、生地、女贞实、槐实、谷精草相为辅助，则功更胜，谓之决明，即是此意。状如马蹄，俗呼马蹄决明。捣碎用，恶大麻仁。

草乌头 一二五　　　毒草

草乌头专入肝，兼入脾。辛苦大热。按：书论此，惟长州张璐辨之明晰，言此与射罔乃至毒之物，草乌系野所生，状类川乌，亦名乌喙，姜汁炒，或豆腐煮，熬膏名射罔，敷箭，兽见血立死。非若川乌头、附子之比，自非风顽急疾，不可轻投。此药止能搜风胜湿，开顽痰，治顽疮，以毒攻毒而已。（祛恶风、顽痰、顽毒。）《本经》治恶风洗汗出，但能去恶风，而不能回阳散寒可知。昔人病风癣，服草乌头、木鳖子药过多，甫入腹，遂麻痹不救。乌附五种，主治攸分。附子大壮元阳，虽偏下焦，而周身内外无所不至。天雄峻温不减于附，而无顷刻回阳之功。川乌专搜风湿痛痹，却少温经之力。侧子善行四末，不入脏腑。草乌悍烈，仅堪外治。此乌附同类异性者。至于乌喙，禀气不纯，服食远之可也。（乌喙。）

茵芋 一二六　　　毒草

茵芋专入肝、肾。本属毒物，味辛而苦，气温有毒。据书所述，治症多是风湿为用，如治风痫，则有茵芋丸；治风痹，则有茵芋酒；治产后风，则有茵芋膏。凡风温痹症，多用茵芋与石南、莽草同为一类。莽草辛温有毒，能治头风痈肿、乳痈疝

痕。其叶煎汤热含，能治牙虫喉痹。（治关节风湿痹痛。）若云能疗虚羸寒热，恐莫及耳。因虚当兼补虚。出彭城海盐，茎赤，叶如石榴而短厚者佳。采茎叶阴干，炙用。

桂枝 一二七　　　香木

桂枝专入肌表，兼入心、肝。系肉桂枝梢。其体轻，其味辛，其色赤故入心。有升无降，故能入肺而利气，入膀胱化气而利水，且能横行于臂。调和营卫，治痛风胁风，痛风其在《灵枢》谓之贼风，《素问》谓之痹症，《金匮》谓之历节，后世又更其名曰白虎历节，且有别名曰箭风、箭袋，然总谓之行痹。其症则有因风、因湿、因寒、因痰、因瘀、因虚之异，须用桂枝以为向导。胁风本属于肝，凡治胁风之症，当用桂枝入肝以平。止烦出汗，驱风散邪，为解肌第一要药。（入卫表以除风邪。）时珍曰：麻黄遍彻皮毛，桂枝透达营卫，故书皆言无汗能发，有汗能收。然汗之能发，止是因其卫实营虚，阴被阳凑，故用桂枝以调其营。营调则胃气自和，而风邪真容，遂自汗而解，非若麻黄能开腠理以发其汗也。其汗之能收，止因卫受风伤，不能内护于营，营气虚弱，津液不固，故有汗发热而恶风。其用桂枝汤为治，取其内有芍药入营以收阴，外有桂枝入卫以除邪，则汗自克见止，非云桂枝能闭其汗孔。昧者不察桂枝发汗止汗是何意义，徒以顺口虚喝，其失远矣！经曰：脉浮紧发热无汗者，不可与。脉紧为伤寒，与之则表益实，而汗愈难出矣。《伤寒例》曰：桂枝下咽，阳盛则毙；承气入胃，阴盛则亡。周扬俊曰：风既伤卫，则卫气疏，不能内护于营而汗自

出矣。汗者，血之液也。苟非用血药以桂枝和营散邪，以芍药护营固里，则不但外邪不出，且入而为里患矣。然后知和营则外邪出，外邪出则卫自密，更不必用固表之药而汗自止矣。王好古曰：或问桂枝止烦出汗，仲景治伤寒发汗，数处皆用桂枝汤；又曰：无汗不得用桂枝，汗多者桂枝甘草汤，此又能闭汗也，二义相通否乎？曰：仲景云太阳病发热汗出者，此为营弱卫强，阴虚阳必凑之，故用桂枝发其汗，此则调其营气，则卫气自和，风邪无所容，遂自汗而解，非若麻黄能开腠理，发出其汗也。汗多用桂枝者，以之调和营卫，则邪从汗出而汗自止，非桂枝能闭汗孔也。

辛夷一二八　　香木

辛夷专入肺。辛温气浮，功专入肺解散风热。（散肺中风热。）缘人鼻气通天，肺窍开鼻，鼻主肺、风热移于脑，则鼻多浊涕而渊，风寒客于脑则鼻塞。经曰：脑渗为涕，胆液不澄，则为浊涕如泉不已，故曰鼻渊。鼻渊不尽外感，在长洲张璐指为阳明伏火，会稽景岳指为督火发，海盐楚瞻指为肾经亏损，要在相症施治。并头痛面黯，目眩齿痛，九窍不利，皆是风热上攻，是宜用此芳香上窜头目，兼逐阳分风邪，则诸症自愈。但辛香走窜，血虚火炽，及偶感风寒不闻香臭者，其并禁焉。时珍曰：鼻气通于天，天者头也、肺也。肺开窍于鼻，而阳明胃脉，环鼻而上行脑，为元神之府，而鼻为命门之窍，人之中气不足，清阳不升，则头为之倾，九窍为之不利。辛夷之辛温走气而入肺，其体轻浮，能助胃中清阳上行通于天，所以能温中，治头面目鼻九窍之病。汪昂曰：吾乡金正希

先生尝语余曰，人之记性，皆在脑中。小儿善忘者，脑未满也。老人健忘者，脑渐空也。凡人外见一物，必有一形留影于脑中。昂思今人每记忆往事，必闭目上瞪而思索之，此即凝神于脑之意也。不经先生道破，人皆习焉而不察矣！

冰片一二九　　香木

冰片专入骨髓。辛香气窜，无往不达。汪昂曰：予幼时曾问家叔建侯云：姜性如何？叔曰：体热而用凉。盖味辛者多热，然风热者必借辛以散之，风热散则凉矣。此即本草所云冰片性寒之义同，未有发明之者。能治一切风湿不留内，在引火热之气，自外而出，然必风病在骨髓者宜之。若风在血脉肌肉间用之，反能引风直入骨髓，如油入面。故凡外入风邪变而为热，仍自外解得宜，若使火自内生而用此为攻逐，其失远矣！（除骨髓内伏风，邪自内出外。）昔王纶云：世人误以冰片为寒，不知辛散性甚似凉耳。诸香气皆属阳，岂有香之至极而尚可云寒者乎？是以惊痫痰迷，痫者有挟热、挟痰、挟火、挟惊、挟风、挟气，及精衰血耗气薄之异。风果入骨，病应是治火郁不散；九窍不通，如耳聋、鼻痈、喉痹、舌出、骨痛、齿痛之类。治应是行目赤肤翳；冰片外点，正属劫药，如姜末烧酒洗眼之意，若误认为寒而朝夕常点，遂致积热入目，而增昏障之害，故曰：眼不点不瞎者此也。审属风寒，病应外解。用乳调点，以拔火邪，从治法也。他如疮疡痈肿，热郁不散，亦当用此发达，或令入油煎膏，或研末吹掺，然疮毒能出，不可多用，则真气立耗，而有亡阳之弊矣！更有目病阴虚，不宜入点。出南番，老杉

脂，白如冰，作梅花片者良。但市人每以樟脑代充。

海桐皮—三〇　　乔木

海桐皮专入肝。辛苦而温。能入肝经血分，祛风除温及行经络以达病所。（散肝中风湿。）是以腰膝脚痛能疗，腰者肾之府，转摇不能，肾将惫矣。膝者筋之府，屈伸不能，行则偻俯，筋将惫矣。脚气不肿者为干脚气，肿者为湿脚气。赤白泻痢能止。虫牙风痛，煎汤漱之能愈。疳蚀疥疮，磨汁涂之能消。目赤肤翳，浸水洗之能退。一皆风祛湿散之力，用者须审病自外至则可。若风自内成，未可妄用，须随症酌治可耳。

皂角—三一　　乔木

皂角专入肝、肺、大肠。辛咸性燥，功专通窍驱风。故凡风邪内入而见牙关紧闭，口噤不语，胸满喉痹，腹蛊胎结，风痰癫喘，肿满，坚癥囊结等症，用此吹之导之，则通上下之窍；煎之服之，则治风痰喘满；涂之擦之，则能散肿消毒，以去面上风气；熏之蒸之，则通大便秘结；烧烟熏之，则治臁疮湿毒。（宣导风痰窍塞。）中风不省人事，不可滴水入喉。入则涎水系于心络而不去，即成废人。宜掐人中，用皂角末或半夏末吹入鼻中，有嚏则生，无嚏则死。不开再用开关散擦牙，熏鼻法熏鼻，及以苏合香丸、牛黄丸、至宝丹之类，相其寒热选用，如寒闭牙关则当用以苏合香丸，热闭牙关则当用以牛黄丸，但此止可施于中脏闭证。然种类甚多，形如猪牙，名为牙皂，较之大皂，稍有不同。大皂则治湿痰更优，牙皂则治风痰更胜也。一种皂角刺，气味辛温，功治略同，但其锋锐，直透患处，溃散痈疽，及妒乳风疬恶疮。（牙皂、大皂、皂角刺。）经曰：风盛为疬，疬者恶也。脉主血，血热而杀疬之气袭之，则血脉凝泣，卫气不行，其气不清，故谓之疬，须用此直达病所，出风毒于营血中。皂子治大便燥结，煅存性用。（皂子。）以辛能润之之义，由结本非火结，故辛则能以润之也。恶麦冬，畏人参、苦参。皂角以肥厚多脂者良，炙酥烧灰用。肥皂气味辛温，亦治风温，及敷无名肿毒，去垢腻。澡身盥面必用。

肥皂荚—三二　　乔木

肥皂荚专入肠、胃。生于六阳之盛，成于秋金之月。气味平温，有毒，不减皂荚、皂刺之性。凡因肠胃素有垢腻，秽恶发于外，则为瘰疬恶疮，肿毒泄于下，则为肠风下痢脓血，俱可用此以除，以其力能涤垢除腻，洁脏净腑故也。（除风湿，去肠胃垢腻。）是以痞病胜金丹，用此涌发，不使砒性留于肠胃；瘰疬用此去核和药为丸，以追其毒。治瘰疬，用肥皂去核，入斑蝥在内，扎紧蒸，去斑蝥，加入贝母、天花粉、玄参、甘草、牛蒡子、连翘为丸，白汤下，以腹痛为效。且能澡身洗面，及疗无名痈肿。《集成》云：恶疮用生肥皂，火煅存性，用油腻粉调敷。奇疡恶毒，用生肥皂，去子弦及筋，捣烂，酽醋和敷，立效。其子亦治大肠风秘，及头面霉疮有效。（肥皂子。）霉疮，用核同猪胰子、金银花、皂角刺、芭蕉根、雪里红、五加皮、土茯苓、皂荚子、白僵蚕、木瓜、蝉蜕、白鲜皮。又腊梨头疮，用皂去核填入砂糖，并巴豆二枚，扎定，盐泥固煅存性，再入槟榔、轻粉六七分，研匀，香油调搽，先以汤洗净，拭干乃搽，一宿见效。但其仁须炒研为用，庶于肾气不伤。

虎骨—三三　兽

虎骨专入肝。味辛微热，号为西方之兽，通气于金。风从虎，虎啸风生，风属木，虎属金，木为金制，故可入骨搜风。按：五味惟辛为散，而骨又能入骨散风，故书载能强筋健骨，定痛辟邪，能治风痹拘挛疼痛，惊悸癫痫，犬咬骨鲠。（入肝搜风，补骨壮筋。）然虎之一身，节节气力皆出前足，故膝胫为胜，而前左胫尤良，以卧必用左胫为枕也。虎死而胫屹立不仆，是骨胜于他骨百倍。借其气之有余以补其力之不足，其功自尔立见。若腰脊痛者，当用脊骨。骨以黄润为是，若中箭药，其骨必有微黑，不可入药。虎睛能治狂邪，酒浸炙干用。虎肚能治反胃吐食，汪昂云：虎肚丸止有宜于食膈，若寒膈、气膈、痰膈恐难见功。虎爪尤主辟邪杀鬼，虎牙尤治犬咬。用骨捶碎，去髓涂酥。或酒或醋炙，各随方法入药。（虎睛、虎肚、虎爪、虎牙。）

山甲—三四　龙兽

山甲专入肝、肺、胃。咸寒善窜，其性穴山而居，寓水而食。惟其善窜，所以通经达络，无处不到，且能入肝与胃，而治惊啼悲伤、大肠蚁瘘。弘景曰：山甲能陆能水，日中出岸，张开鳞甲如死状，诱蚁入甲，即

闭而入水，开甲蚁皆浮出，因接而食之。汪昂曰：有妇人项下忽肿一块，渐延至颈，偶刺破，出水一碗，疮久不合，此蚁瘘也，缘饭中误食蚁得之。外治疮疡痈肿，下乳发痘之需。谚云：穿山甲、王不留行，妇人吃了乳长流。总因善走之功，而为行气破血之药耳。（通经达络，破肺气，行肝血。）刘伯温多能鄙事云：凡油笼渗漏，剥山甲里面肉靥投入，自至漏处补住。又《永州记》云：此物不可于堤岸杀之，恐血入土，则堤岸渗漏，观此性之走窜可知。故或烧灰，敷毒即消。同五积散加全蝎葱姜煎服，则治风湿冷痹，而见上下强直，痛不可忍。同木香、自然铜捣末酒调，以治乳痈肿。同猬皮、豆蔻仁为末汤下，以治气痔来脓及破水湿疟邪，并察患在某处之，即以某处之甲用之，尤臻奇效。尾脚力更胜。然总破气败血，其力峻猛，虚人切戒投服。如鼍而短，似鲤有足。或生，或烧炙、醋炙、童便炙，油煎土炒，随方用。

麝香—三五　兽

麝香专入经络肌肉。辛温芳烈，开关利窍，无处不到。如邪气着人淹闭不起，则关窍闭塞，登时眼翻手握，僵仆昏地，故必用此辛香自内达外，则毫毛骨节俱开，而邪始从外出。（逐风逐滞，开关利窍。）是以邪鬼精魅、三虫诸毒，皆能治也。诸风诸气闭之关窍，而不用此驱除，则病安祛，但不可过为用耳。麝香气味香窜，用以开关利窍，必其脉症俱实方可用耳。如严用和所谓中风宜用，是为实中风邪者设法，若非中类中，宁堪用乎？东垣云：风在骨髓者宜用，若风

在肌肉用之，为引风入骨，如油入面，故用自属不合耳。非云严氏是而李氏非也，总在临症能分虚实，及识病之浅深也。至于妇人难产堕胎尤善。小儿惊痫客忤，镇心安神。鼻塞不闻香臭，服此即开。目疾内翳，点此即除。痔漏恶疮，面黑斑疹，暨鼠咬虫伤成疮，用麝封固即愈。痘疮闻之则靥，服之即发。药之辛香，虽同冰片，然冰片入口，贴肉即冷，稍顷热性即发，不似麝香香气栗烈，入耳与肉而不冷耳。欲辨真假，须于火炭上有油滚出而成焦黑者，此即肉类属真，若假则化白灰而为木类也。杲曰：麝香入脾治肉，牛黄入肝治筋，冰片入肾治骨。研用。凡使麝香，用当门子尤妙。忌蒜不可近鼻，防虫入脑。麝见人捕而剔其香为生香，最佳，剔处草木皆黄，但市人或插荔枝以伪之。

白花蛇 一三六　　龙

白花蛇专入肝、肾，何以名为搜风定搐之品，不知蛇善数蜕，如风之善行数变，此蛇性窜尤急，又食石南藤，其藤辛苦治风，故能内走脏腑，外彻皮肤，透骨搜风，截惊定搐。（搜风定搐。）并治风湿瘫痪、筋脉弛纵坦然不举谓瘫，气血涣散不用为痪。大疯疥癞。若阴虚血少，内热生风者，非其所宜。凡用蛇同糯米并曲造酒，服酒时切忌见风，并于开坛时须避其气，免致面目浮肿，以其峻厉之气，先有犯其清道也。疠风用大风子仁服此而无效者，以其大风子气燥伤血，服此血益受伤也。出衢州，龙头虎口，黑质白花，胁有二十四方胜，腹有念珠斑，尾有佛指甲，虽死而眼光不枯，他产则否，头尾有毒，各去三寸。亦有单用头尾者，酒浸三日，去尽皮骨。大蛇一条，只得净肉四两。乌梢蛇性善，不噬物，无毒，功用亦同。眼光至死不枯，以尾细能穿钱者佳，重七钱至一两者为上，十两至一镒者中，大者力减，去头与皮骨，酒煮或酥炙用。

蛇蜕 一三七　　龙

蛇蜕专入肝，兼行皮肤。味甘而咸，气平无毒。凡治小儿惊痫风毒等症，无不用此为主。盖此具有四能，一则性善辟恶，而凡邪魅蛊毒者不敢近，以其饮风吸露，气极清虚故也；二则性能驱风，而凡惊痫癫仆，偏正头风，喉舌诸疾者皆能除，以其性极走窜，力能驱风故也；三则性能杀蛊，而凡恶毒痔漏疥癣，无不用之即效，以其此属毒物，以毒攻毒故也；四则能去皮肤之疾，而凡眼目翳膜，胎衣不下，得此即为解脱，以其气以类聚，即从其类以除也。（驱风辟恶，杀蛊解毒。）色白如银者佳，皂次，水洗净，或酒、或醋、或蜜浸炙黄，或烧灰存性，或盐泥固煅，各随本方。

全蝎 一三八　　卵生

全蝎专入肝。味辛而甘，气温有毒。色青属木，故专入肝祛风。诸风掉眩，皆属于肝。凡小儿胎风发搐，大人半边不遂，口眼㖞斜，语言謇涩，手足抽制，疟疾寒热，耳聋带下，皆因外风内客，无不用之。故方书有用蝎尾膏，以治胎风发搐，内用蝎二十一枚，入麝香少许屡效。又用牵正散以治口眼㖞斜，用全蝎同白附僵蚕，为末，酒服甚效。又有同羌活、柴胡、当归、生地，名丁香柴胡汤，以治月事不调，寒热带下，亦许蝎以散血分之风热耳。但带下非风非热不用，并一切内虚似风等症切忌。（散肝血分风热，治胎风发搐。）全用去足焙，或用尾，尾力尤紧，形紧小者良。忌蜗牛。被蝎伤者，涂蜗牛即解。

蜈蚣—三九　湿生

蜈蚣专入肝。本属毒物，性善唊蛇，故治蛇瘕毒者无越是物。蜈蚣本能刺蛇。且其性善走窜，故瘟疫鬼怪得此则疗。又其味辛，辛则能以散风，故凡小儿惊痫风搐，脐风噤口，得此入肝则治。炙末，猪乳调治。又其性温，温则能以疗结，故凡瘀血堕胎，心腹寒热结聚，得此则祛。至于瘰疬便毒等症，书载能以调治，如趾甲内有恶肉突出，俗名鸡眼睛，用蜈蚣焙干为末敷上，以南星末醋调敷围四处。亦是以毒攻毒之意耳！（入肝祛风，通瘀散热解毒。）赤足黑头者佳，火煨用。畏蜘蛛、蜒蚰、蚰蛛、蜒蚰之路，蜈蚣不敢经过，触着即死，被蜈蚣咬者，但捕蜘蛛置咬处，自吸其毒，蜘蛛放水中吐而活之。鸡屎、桑皮、盐。中蜈蚣毒，以桑汁盐蒜涂之即愈。

蝉蜕—四〇　化生

蝉蜕专入肝，兼入皮肤。止一虫壳，味甘气寒，如何主治甚多？盖蝉本木余气所化，饮风露而不食，其言能治肝经风热者，因体气轻虚而味甘寒之意也。（轻虚入肝散风。）其言能治妇人生子不下，及退翳膜侵睛胬肉满眦者，因其性有善脱之意也。其言能治皮肤疥疮瘾疹者，以其所取在壳之意也。皮以治皮疮。时珍曰：治皮疮疡风热，当用蝉蜕；治脏腑经络，当用蝉身，各从其类也。其言能治中风不语者，以其蝉声清响之意也。声以通声。其言能治小儿夜啼者，以其昼鸣夜息之意也。古人立药治病，何在不有义存，惟在人细自审用耳。色黑而大者良，入药洗去泥土翅足，浆水煮，晒干用。攻毒全用。

散　湿

经曰：半身以上，风受之也。半身以下，湿受之也。然有湿不下受，而湿偏从上感，则湿又当上治，盖湿无风不行，如风在上，其湿从风以至者，则为风湿。是风是湿非散不愈也。湿值于寒，寒气凛冽[①]，其湿由寒至者，则为寒湿。是寒是湿，亦非由散不除也。且又好食生冷，留滞肠胃，合于雨露感冒，留结不解，随气胜复，变为寒热，以致头重如裹，皮肉筋脉，皆为湿痹，则不得不从开发以泄其势。然散湿之药不一。有止就湿而言散者，如苍术之属是也。有因风湿而言散者，如白芷、羌活、独活、防风、寄

---

① 凛冽：原作"栗裂"，务本作"懔裂"，据文义改。

生、葳蕤、秦艽、巴戟、狗脊、灵仙、海桐皮、豨莶草、苍耳子、萆薢、茵芋之属是也。有就寒湿而言散者，如五加皮、天雄、蔓荆子、僵蚕、细辛之属是也。有兼风热而言散者，如芜黄之属是也。有就热湿而言散者，如香薷之属是也。有就痰湿而言散者，如半夏之属是也。至湿在胸腹，症见痞满，宜用川朴以散之。湿在肌肉，症见肤肿，宜用排草以洗之。湿在肠胃，挟风而见挛拘痹痛，宜用秦艽以除之。湿在筋骨而见头面不利，宜用蔓荆子以治之。此皆就表就上受湿论治，故以散名。若使湿从下受，及已内入为患，则又另有渗湿泻湿诸法，而非斯药所可统而归之也。

苍术 一四一　　山草

苍术专入脾。甘苦辛烈，气温无毒。虽有升阳散郁、发汗除湿、《杨氏家验方》男子妇人因食生熟物，留滞肠胃，遂至生虫，久则好食生米，否则终日不乐，及至憔悴萎黄，饮食不思，用苍术一味为丸而愈。益昌伶人刘清啸一娼名曰花翠，年逾笄，病此，惠民局监赵尹以此治之，两旬而愈。盖生米留滞肠胃，受湿则谷不磨而成此疾，故用苍术去湿暖胃消谷。燥痰许叔微《本事方》云：予患饮癖三十年，遍求名医不效，自揣必有癖囊，如水之有科臼[1]，不盈科不行，但清者可行，而浊者停滞，无路以决之，故积至五七日必呕而去。脾土恶湿，而水则流湿，莫如燥脾以去湿，崇土以填科臼，乃悉屏诸药，只以苍术一味，同枣肉为丸，忌桃、李、

雀肉而疾除。辟恶、时珍曰：陶隐居言术能除恶气，弥灾沴，故今病疫及岁旦，人家往往烧苍术以辟邪气。《类编》载越民高氏妻病恍惚谵语，亡夫之魂凭之，其家烧苍术烟鬼遂去。《夷坚志》载江西一士人为女妖所染，其鬼将别曰：君为阴气所侵。或曰：君必当暴泻，但多服平胃散为良，中有苍术能去辟也。治肿之功，然甘味少而辛苦重，不似白术性禀中和，直固清阳中气之为妙耳。（升阳散湿，发汗除郁。）故同香附则为散郁而气平，苍术能径入诸经，疏泄阳明之湿，通行敛涩，香附乃阴中快气之药，一升一降，故郁散而平。同黄柏则能治下部湿热，黄柏味苦，苦胜热，故可以去湿中之热，苍术性燥，燥胜湿，故可以去热中之湿，两者相须妙用，故其方始能呼为二妙。同大枣则能治胁下饮澼，用枣始能固中也。同二陈加白术、升、柴，则能以治脾湿下流，肠风带浊。带浊有寒有热，有痰有气，有风有湿各异，须要审症辨用。然必禀体肥盛多湿者始宜，若形瘦多火切忌。至云服能轻身长生，不过因其湿去之谓，岂真能入仙境之地哉？本草多有长生不老之说，欺世惑民，以致药品真义不出耳。出茅山，坚小有朱砂点者良，糯米泔浸焙干，同芝麻炒以制其燥，防风、地榆为使。

厚朴 一四二　　乔木[2]

厚朴专入脾胃。辛苦。书言同枳实、大黄即承气汤，则于实满能泻；同苍术、橘皮即平胃散，则于湿满能除；同解利药，则于伤寒头痛可治；同泻痢药，则于

---

[1] 臼：原作"白"，据文义改。

[2] 乔木：原作"厚朴"，据石印本改。

肠胃能厚。大抵气辛则散，故于湿满则宜；味苦则降，故于实满则下。（散脾胃湿满。）经曰：太阴所至为中满。又曰：诸湿肿满，皆属于脾；诸胀腹大，皆属于热。又曰：清气在下，则生飧泄。浊气在上，则生䐜胀。治宜察其腹满而痛者属实，腹满不痛者属虚。腹满不减，按之愈痛者属实；腹满时减，按之不痛者属虚。腹满而见散漫不实，兼有倦怠嗳气饱闷等症，则为胃气有亏。腹满而见光亮不暗，按则汨汨有声，及无燥渴等症，则为水邪内结。腹满而见大便不坚，时结时溏，溏则稍减，结则渐加，小便清利，甚则浑白如泔，其脉缓大，而滞气日益甚，则为气虚不摄。但腹满属热者少，而属寒者多。今人治胀，非属牵牛、商陆利水通道，即属厚朴、枳实破气通结，殊为可惜。今人不解，误以书载厚朴温中益气及厚肠胃数语，不论虚实辄投，讵知实则于气有益，虚则于气无损乎？实则肠胃可厚，虚则肠胃不薄乎？震亨曰：习已成俗，皆谓之补，哀哉！至云破血杀虫，亦是气行而血自通，味苦而虫则杀之意。凡书表药功能，总是由药气味勘出，非是别药著治以自逞其意见也。朴即榛树皮，以肉厚紫色者良。去粗皮，姜汁炒用。即干姜为使意。恶泽泻、硝石、寒水石。忌豆，犯之动气。

秦艽—一四三　　山草

秦艽专入肠胃，兼入肝胆。苦多于辛，性平微温。凡人感冒风寒与湿，则身体酸痛，肢节烦疼，拘挛不遂。如风胜则为行痹，痹兼三气皆有，兹止就其胜者而言。寒胜则为痛痹，湿胜则为着痹。痹在于骨则体重，痹在于脉则血涩，痹在于筋则拘挛，痹在于肉则不仁，痹在于皮则肤寒。（除肠胃湿热，兼除肝胆风邪，止痹除痛。）至于手足酸疼，寒热俱有，则为阳明之湿；潮热骨蒸，则为阳明之热。推而疸黄便涩，肠风泻血，口噤牙痛，上龈属胃，下龈属大肠，秦艽能除风湿牙痛。亦何莫不由阳明湿热与风所成。用此苦多于辛，以燥阳明湿邪；辛兼以苦，以除肝胆风热，实为祛风除湿之剂。风除则润，故秦艽为风药中润剂，湿去则补，故秦艽为散药中补剂。《圣惠方》治急痨燥热，身体酸疼，用秦艽、柴胡一两，甘草五钱，为末，每服三钱，白汤调下。治小儿骨蒸潮热，减食瘦弱，用秦艽、炙甘草各一两，每用一二钱，水煎服之，加薄荷叶五钱。然久痛虚羸，血气失养，下体虚寒，酸疼枯瘦，小便利者，咸非所宜。形作罗纹相交，长大黄白，左纹者良，右纹勿用。菖蒲为使。畏牛乳。

蔓荆子—一四四　　灌木

蔓荆子专入膀胱，兼入胃、肝。辛苦微温。书言主治太阳膀胱，兼理足阳明胃、足厥阴肝。缘太阳本属寒水之经，因风邪内客，而致颠顶头痛脑鸣。太阳脉络于脑。肝属风脏，风既内犯，则风必挟肝木上侵[1]，而致泪出不止。目为肝窍。筋借血养，则血亦被风犯，而致筋亦不荣，齿亦不坚矣。齿者骨之余，上龈属足阳明，因下龈属手阳明大肠，风热上攻则痛。有风自必有湿，湿与风搏，则胃亦受湿累，而致肉痹筋挛。由是三气风、寒、湿。交合，则九窍

---

[1]　侵：原作"浸"，据上下文义改。

口、鼻、耳、目、二阴。蔽塞而病斯剧。蔓荆体轻而浮，故既可治筋骨间寒热，而令湿痹拘急斯去，气升而散，复能祛风除寒，而令头面虚风之症悉治。（散筋骨间寒湿，除头面风寒。）且使九窍皆利，白虫能杀，是亦风寒湿热俱除之一验耳。但气虚血虚等症，用此祸必旋踵，不可不知。去膜酒蒸炒，或打碎用。恶乌头、石膏。

散　热

热自外生者宜表宜散，热自内生者宜清宜泻。热自外生而未尽至于内者宜表宜散，热自内成而全无表证者宜攻宜下。凡人感冒风寒，审其邪未深入，即当急撤其表，俾热仍从表解，不得谓热已成，有清无散，而不用表外出也。第热之论乎散者，其法不一。有止就热以言散者，如升麻之升诸阳引热外出，干葛之升阳明胃气引热外出，柴胡之升少阳胆热外出，淡豆豉之升膈热外出，夏枯草之散肝热外出，野菊花之散肝肺热外出也。有合风热以言散者，如辛夷能散肺经风热，冰片能散骨蒸风热，木贼能散肝胆风热，蕤仁、决明子、炉甘石、薄荷能散肝经风热也。有合湿热而言散者，如芜荑能散皮肤骨节湿热，香薷能散肺、胃、心湿热是也。有就风火热毒而言散者，如蟾蜍、蟾酥之能升拔风火热毒外出是也。有就血热而言散者，如石灰能散骨肉皮肤血热，谷精草能散肝经血热也。至于热结为痰，有借吐散，如木鳖则能引其热痰成毒结于胸膈而出，瓜蒂则能引其热痰结于肺膈而出，胆矾则能引其风热之痰亦结在膈而出也。若使表证既罢，内证已备，则又另有法在，似无庸于琐赘。

升麻—一四五　　山草

升麻专入脾、胃，兼入肺、大肠。似与葛根一类，但此辛甘微苦。能引葱白入肺，发散风寒出汗。引石膏能治阳明顶巅头痛齿痛，引参、芪能入脾胃补脾。且同柴胡能引归、芪、白术甘温之药以补卫气之散，而实其表，并治一切风陷下痢，后重里急，症不一端，有应用承气大下者，有应用升、柴上升者，要在辨证明确，以识升降之宜耳，不得概以升举为事也。久泄经曰：清气在下，则生飧泄。脱肛，足寒阴痿，暨蛊毒精鬼，阳升则阴散。与一切风热斑疹斑疹有虚有实，须审兼症以治，汪昂曰：成朵如锦纹者为斑，隐隐见红点者为疹。盖胃热失下，冲入少阳，则入相火而成斑，冲入少阴，则助君火而成疹。疮毒，靡不随手辄应，以升其阳而散其热，使邪尽从外解，而浊自克下降，故又曰能以解毒。（升阳散热。）不似葛根功专入胃升津解肌，而不能引诸药以实卫气也。但升麻佐于葛根，则入阳明升津解肌有效；同柴胡升气，则柴能升少阳肝经之阳，升麻能升阳明胃经之阳，一左一右，相需而成。时珍曰：大抵人年五十以后，其气消者多，长者少，降者多，升者少，秋冬之令多，而春夏之令少，若禀受弱而有诸般阳虚等症者，并宜以升阳等药活法治之。但阴火动，及气虚汗出切忌。朱肱《活人书》言：犀角地黄汤，如无犀角，可用升麻以代，意在引药以入阳明耳。朱二允言犀角地黄汤不宜用升麻以代犀角，意在升麻能引阴血上涌。二者见解俱是，但须察其病气浅深，脏气偏纯，以明治之得失。里白外黑，紧实者良，名鬼脸升麻。细削，皮青绿色，谓鸡骨升麻。去须芦，蒸曝用，入补剂蜜水炒用。

葛根—四六　　蔓草

葛根专入胃，兼入脾。辛甘性平，轻扬升发。能入足阳明胃经，鼓其胃气上行，生津止渴。汪昂曰：风药多燥，葛根独能止渴者，以其能升胃气入肺而生津耳。兼入脾经开腠发汗，脾主肌肉。解肌退热。缘伤寒太阳病罢，传入阳明，则头循经而痛。胃被寒蔽，而气不得上升，入肺则渴。胃主肌肉，气不宣通则热，故当用此以治，俾其气升津生、肌解热退，因其体轻故解肌，因其气升故生津。而无复传之势矣。（入胃升阳解肌，退热生津。）时珍曰：本草《十剂》云：轻可去实，麻黄、葛根之属。盖麻黄乃太阳经药，兼入肺经，肺主皮毛；葛根乃阳明经药，兼入脾经，脾主肌肉，所以二味药皆轻扬发散，而所入迥然不同也。绣曰：麻黄入肺而不入脾，因其中空象肺之故。葛根入脾而不入肺，因其体轻蔓延，周身通达象肌之故。但葛根一味，必其于头额挟之处阳明经行于面额，痛如刀劈，方谓邪传阳明，其药可用。张元素曰：头颅痛如刀破，乃阳明中风，可用葛根葱白汤。若使未入阳明，又是引邪内入，不可用也。即邪在于太阳而略见于阳明，则以方来之阳明为重，故必用葛根以绝其路。仲景治太阳阳明合病桂枝汤加葛根麻黄，又有葛

根黄芩黄连解肌汤，是用以断太阳阳明之路，非太阳药也。若使阳明症备，而止兼有太阳，则又以未罢之太阳为重，故又不用葛根。且阳明主肌肉者也，而用干葛大开肌肉，则津液尽从外泄，恐胃愈燥而阴立亡。至于痘疹未发，则可用此升提。酒醉则可用此解酲，火郁则可用此升散，但亦须审中病辄止，如丹溪云：治疟无汗要有汗，散邪为主带补；有汗要无汗，扶正为主带散。若阳疟有汗，加参、芪以敛之，无汗加芩、葛、苍术以发之。不可过用，以致胃气有伤也。如丹溪云：斑疹已见红点，不可更服升葛汤，恐表虚反增斑烂。

柴胡—四七　　山草

柴胡专入胆。味苦微辛，气平微寒。据书载治伤寒热传足少阳胆，缘胆为清净之腑，无出无入，邪入是经，正在表里之界，汗、吐与下当禁，惟宜和解。故仲景之治伤寒邪入少阳，而见寒热往来，胁痛耳聋，少阳卫于身侧，其脉循胁通耳，邪由阳明而传少阳，故必口苦咽干，胁痛耳聋，寒热往来，脉则尺寸俱弦。妇人热入血室，用之以泄其邪。冲为血海，血海即血室也。凡冲脉男女皆有，惟妇人所主在血，故病多犯于此。柴胡在表可解经邪，在里可解血热。（入足少阳胆，升阳解热和表。）胎产前后，小儿痘疹，五痨羸热诸疟，先寒后热谓寒疟，先热后寒谓温疟，但热不寒谓瘅疟，亦谓温疟，寒多热少谓牡疟。并痈疽疮疡咸宜用之。喻嘉言曰：其寒热所主之往来，适在少阳所主之地，偏阴则多寒，偏阳则多热，即其纯热无寒而为瘅疟、温疟，纯寒无热而为牡疟，要皆自少阳而造

其极，补偏救弊，亦必返还少阳之界，阴阳两协于和而后愈也。施汗、吐、下之法以治实热，施和温之法以治虚寒，无非欲致其和平耳。疟邪如傀儡，少阳则提傀儡之线索，操纵进退，一惟少阳主张，宁不恢恢乎有余刃耶。汪昂曰：疟之不离乎少阳，犹咳之不离肺也。若病在太阳，用之太早，犹引贼入门。病在阴经，用之则重伤其表，必得邪至少阳而药始可用矣。李士材曰：疟非少阳经，慎用。至云能五痨，必其诸脏诸腑其痨挟有实热者，暂可用此解散，实热是外邪内郁而实。真虚而挟实热，亦当酌其所宜。虽引清阳之气左旋上行，然升中有散，若无归、芪同投，其散滋甚。虚热不可寒，血衰火毒者不可燥，岂容误哉？识此三弊，则用柴胡不致有误。宗奭曰：《经验方》中治痨热青蒿煎，用柴胡止合宜尔，服之无不效，热去即须急止。若或无热，得此愈甚，虽至死人亦无怨，目击甚多。《日华子》又谓补五痨七伤。《药性论》亦谓治痨之羸瘦，若此等病苟无实热，医者执而用之，不死何待。时珍曰：寇氏不分脏腑经络、有热无热，乃谓柴胡不治劳乏，一概摈斥，殊非通论。兼之性滑善通，凡溏泄大便者，当善用之。热结不通者，当佐当归、黄芩以投，差无误耳。是以阴虚火炎，骨蒸劳热，肾虚泄泻，书载不应服。解散宜北柴胡，虚热宜海阳软柴胡为良。酒炒用，半夏为使。恶皂荚。畏女菀、藜芦。时珍曰：行手足少阳，以黄芩为佐，行手足厥阴，以黄连为佐。

香薷—一四八　　芳草

香薷专入脾、胃、心。气味香窜，似属性温，并非沉寒。然香气既除，凉气即生，所以菀蒸湿热，得此则上下通达，而无郁滞之患。搏结之阳邪，得此则烦热顿解，而无固结之弊矣。是以用为清热利水要剂，然必审属阳脏，其症果属阳结，而无亏弱之症者，气亏血弱。用此差为得宜。若是禀赋素亏，饮食不节，其症有似燥渴而见吐泻不止者，用此等于代茶，宁无误乎？（宣散三伏湿热。）时珍曰：世医治暑病，以香薷散为首药，然暑有乘凉饮冷，致阳气为阴邪所遏，遂病头痛发热恶寒，烦躁口渴，或吐或泻，或霍乱者，宜用此药以发越阳气，散水和脾。若饮食不节，劳役作丧之人伤暑，大热大渴，汗泄如雨，烦躁喘促，或泻或吐者，乃劳倦内伤之症，必用东垣清暑益气汤、人参白虎汤之类以泻火益元可也。若用香薷之药，是重虚其表而又济之以热矣。盖香薷乃夏月解表之药，如冬月之麻黄，气虚者尤不可多服，而今人不知暑伤元气，不拘有病无病，概用代茶，谓能辟暑，真痴前说梦也。今人但知暑即是热，热即是暑。暑为阴证，热为阳证。经曰：气盛身寒，得之伤寒，气虚身热，得之伤暑，故中暑宜温散，中热宜清凉。暑热混为一气，而不知暑属何形，热属何象暑阴热阳。暑何因是而名，热何因是而号。暑何因何体气而至，热何因何体气而召。体阳召热。暑何用于香薷不宜，气虚伤暑，再加香薷散气，是益虚矣。热何用于香薷则效。热因邪郁，散邪而热自除。其中旨趣在人领会，未可为粗心人道也。陈者良，宜冷服。时珍曰：热服令人泻。

淡豆豉—一四九　　造酿

淡豆豉专入心、肺。本于黑豆蒸窨而

成，按其味苦气寒，陈藏器曰：豆性平，炒熟热，煮食寒，作豉冷。似属苦降下行之味，而无升引上行之力也。然经火蒸窨，味虽苦而气则馨，气虽寒而质则浮，能升能散。（升散膈上热邪。）故得葱则发汗，得盐则引吐，得酒则治风，得韭则治痢，得蒜则止血，炒熟又能止汗。是以邪在上而见烦躁，头痛满闷，懊侬不眠，发斑呕逆者。合于栀子，则能引邪上吐，不致陷入，而成内结之症也。然必江右制者方堪入药。按：古制豉法，用黑大豆水浸一宿，淘净蒸熟，摊匀蒿覆，候上黄衣，取晒簸净，水拌干湿得所，安瓮中筑实，桑叶盖，厚泥封，晒七日，取出曝一时，又水拌入瓮，如此七次，再蒸，去火气，瓮收用。

吐 散

邪在表宜散，在里宜攻，在上宜吐，在中下宜下，反是则悖矣。昔人谓邪在上，因其高而越之。又曰：在上者涌而吐之是也，但吐亦须分其所因所治以为辨别。如常山、蜀漆，是吐积饮在于心下者也；藜芦、皂白二矾、桔梗芦、皂角，是吐风痰在于膈者也；生莱菔子，是吐气痰在于膈者也；乌尖附是吐湿痰在于膈者也；胡桐泪是吐肾胃热痰上攻于膈而见者也；栀子、瓜蒂，是吐热痰聚结于膈而成者也；砒石是吐寒痰在于膈者也。至于膈有热毒，则有木鳖、青木香以引之；痰涎不上，则有烧盐以涌之。但吐药最峻，过

用恐于元气有损，况砒石、木鳖，尤属恶毒，妄用必致生变，不可不慎。

常山—五〇　　毒草

常山专入心下。辛苦而寒，有毒，功专引吐行水，为除疟疾老痰积饮要药。盖疟无不挟痰挟热以成。然亦有风痰寒热食气之分。（吐心下疟痰积饮。）风痰宜于星、乌，寒痰宜于姜、附，热痰宜于贝母，食痰宜于楂、曲，气痰宜于乌药。痰在膈上经络，非吐不解。痰在四肢皮里膜外，非姜汁、竹沥不达。痰在胁下，非白芥子不除。痰在骨节眼黑步艰，非草薢、苦参不祛。痰在手臂肩背酸痛，非导痰加姜黄、木香、桂枝不和。痰在肠胃实结，非用下药不愈。治须分其阴阳、虚实、表里以定。如疟果因伤寒寒热及时气温疫，而致黄涎聚于胸中，心下牢固不解，则当用此引吐，然亦须在发散表邪及提出阳分之后而用之。其用又当审其所见部位及药佐使以治，如常山得甘草则吐，水在上焦者宜之。得乌梅、山甲则入肝，水在胁下者宜之。得大黄则利水，邪热交结而成内实者宜之。得小麦、竹叶则入心，得秫米、麻黄则入肺，得龙骨、附子则入肾，得草果、槟榔则入脾。然此阴毒之草，其性悍暴，虽有破瘴逐饮之能，而亦终损真气，所以仲景治疟方中，从无及此。经曰：太阳在泉，湿胜所淫，民病积饮。又曰：岁土太过，雨湿流行，甚则饮发。盖饮有五，流于肺为支饮，于肝为悬饮，于心为伏饮，于经络为溢饮，于肠胃为痰饮。而夏伤于暑，秋必痎疟，及疟在三阴，元气虚寒人则常山等药皆为戈戟。或问吐药甚多，何以疟疾必

用常山、蜀漆？盖以常山性兼逐疫，疟疾本于湿疫，故于常山、蜀漆则宜。犹之瓜蒂、乌附尖、莱菔子、藜芦皆为吐剂，而瓜蒂则止宜于热痰，乌附尖则止宜于湿痰，莱菔子则止宜于气痰，藜芦则止宜于风痰也。酒浸炒用。根即蜀漆，功用略同。但苗性轻扬，其于上焦邪结，治之更宜。（蜀漆。）

藜芦—一五一　　毒草

藜芦专入肺、胃。能反五参、细辛、芍药，及一服即吐，其义何居？盖缘苦虽属降，而亦善涌。藜芦辛少苦多，故能入口即吐。是以风痰膈结，而见咳逆上气者，当用是药以投，使其膈部之邪，悉从上出也。（吐风痰在膈。）但此宜作散剂以投，散可达上。切勿汤药以服。《儒门事亲》云：一妇病风痫，初一、二年一作，后渐日作，甚至一日数作，求死而已。值岁大饥，采百草食，见野草若葱，采蒸饱食，觉不安，吐胶涎数日，约一、二斗，汗出如洗，甚昏困，后遂轻健如常人，以所食是葱访人，乃憨葱苗即藜芦是已。时珍曰：我朝荆和王妃刘氏，年十七，中风不省，牙关紧闭，先考太医吏目月池翁诊视，药不能入，不获已打去一齿，浓煎藜芦汤灌之，少顷噫气，遂吐痰而苏。药勿瞑眩，厥疾勿瘳，诚然！至于肠澼泄痢如何？书载克治亦是因吐除其实积，积去而利与澼亦可止矣。吐虽等于常山、瓜蒂、乌附尖、莱菔子，但常山则吐疟痰，瓜蒂则吐热痰，乌附尖则吐湿痰，亦吐风痰。此则专吐风痰者也。况此气善通顶，治喉痹及鼻中瘜肉，为末吹效。然亦并非得已，即有中蛊等毒及或老

痰积块，止可借其宣泄，切勿沾口以自损其津液耳。取根去头用。黄连为使。反细辛、芍药、诸参。恶大黄，畏葱白。服葱汤吐即止。

木鳖子—一五二　　蔓草

木鳖专入外科外治。本有二种，一名土鳖，有壳；一名番木鳖，无壳。木鳖味苦居多，甘辛略带。诸书皆言性温，以其味辛者故耳。究之性属大寒，狗食即毙，人若误用，中寒口噤，多致不救，常有因病错用而毙者矣。故其功用多从外治，如肿毒、乳痈、痔漏肿痛、喉痹，用此醋漱于喉间，引痰吐出，以解热毒，不可咽下。或同朱砂、艾叶卷筒，熏疥杀虫最效。或用麻油熬擦癣亦可。总不可入汤剂，以致寒毒内攻耳。（木鳖子引吐热毒从痰外出。）番鳖即马钱子。功与木鳖大同，而寒烈之性尤甚。所治热病喉痹，亦止可同山豆根、青木香磨汁内含，使其痰涎引吐，逆流而上，不可咽下。（番木鳖引吐热涎逆流而上。）斑疮入眼，可用番木鳖半个，轻粉、冰片、麝香为末，左目吹右耳，右目吹左耳，日吹二次即住。狗性大热，用此大寒内激，使之相反，立见毙耳。止入外科治疗，用时除油。

胡桐泪—一五三　　香木

胡桐泪专入胃，兼入肾。苦咸大寒，专治咽喉热痛，齿䘌风疳，瘰疬结核。缘此热盛于内，上攻口齿，发为诸病，非不用此味苦则虫莫制，用此味咸则坚莫除，用

此大寒则热莫解。经曰：热淫于内，治以咸寒。又曰：在高者，因而越之。可知大热大毒，必用大苦大寒以为引吐，方能以除，颂曰：古方稀用，今治口齿家，为最要之物。正俗所云有病病当之者是也。但此不宜多服，恐其引吐不休。结如小石片者佳，时珍曰：石泪入地受卤气，故其性寒能除热。其味咸，能入骨软坚。木泪状如膏油。系树脂流出者。

甜瓜蒂 一五四　　蓏

甜瓜蒂专入脾、肺、胃。即俗名苦丁香是也。味苦气寒，有毒。盖此气味纯阴，功专涌泄。凡因热痰聚膈，而见面目浮肿、咳逆上气、皮肤水气、黄疸湿热诸症，则当用此调治，或兼他药同入涌吐，如仲景合赤小豆之酸甘，以吐胸中寒邪，《金匮》瓜蒂汤以治中暍无汗之类。（吐热痰在膈。）胸中者清阳之府，诸邪入胸皆阻，阳气不得宣达，以致胸满痞硬，斯非汗下可施，惟以瓜蒂极苦，赤小豆味酸，相须相益，能除胸中实邪，为吐剂中第一品也。若不因其高而越，则为喘为嗽，势所必至，但非实热实证不可轻用。

莱菔子 一五五　　荤辛

莱菔子专入脾、肺。气味甚辛。生用研汁，能吐风痰，有倒墙推壁之功，迅利莫御。若醋研敷，则痈肿立消，炒熟则下气定喘，（莱菔子生吐风痰，炒熟下气定喘。）消食宽膨，一生一熟，性气悬殊。菔根性亦类子，生升熟降。但生则克血消痰、治

痢，汪昂云：夏月食其菜数斤则不患痢，秋月以菜叶摊屋瓦上，任霜雪打压，至春收之，煎汤饮，治痢得效。熟则生痰助湿。（菔根生用消痰除血，熟用生痰助湿。）以故火伤垂绝，用生莱菔汁灌之即苏。方人避难，入石洞内，贼烧烟熏之，口含莱菔一块，烟不能毒，嚼汁擂水饮之亦可。打仆损伤青紫，捣烂窨之即散。煨熟擦摩冻瘃，二、三日即和，偏头风取近蒂青色半寸许，捣汁滴鼻孔，左痛滴右，右痛滴左，左右俱痛，两鼻皆滴，滴后少倾。日滴一次，不过六七日，永不再发，欲令须发白者，以生地黄汁一升，合生莱菔汁饮之即白，伤血之验可微也。生地黄凉血，莱菔汁破气，须发安得不白，是以人服何首乌、地黄者，切忌莱菔，犯之惟用生姜以制。小儿瘤赘游风，涂之即愈，并能消面毒《洞微志》云：齐州有人患狂病云梦中见红裳女子，引入宫殿中，小姑令歌，每日遂云：五灵楼阁晓玲珑，天府由来是此中，惆怅闷怀言不尽，一丸萝卜火吾宫。有一道士云：此犯大麦毒也。小女心神，小姑脾神。医经言：萝卜制面毒，故曰火吾宫。火者，毁也。遂以药并萝卜治之果愈。腐积，腐浆见萝卜不成。并解附子毒，但其性总属耗气伤血，故脾胃虚寒食不化者，为切忌焉。子炒用。

胆矾 一五六　　石

胆矾专入肝、胆，兼入肺、脾。又名石胆。产于铜坑之中，得铜精气而成。味酸而辛，气寒而涩。功专入胆，涌吐风热痰涎，使之上出。盖五味惟辛为散，惟酸为收，五性为寒胜热。风热盛于少阳，结为痰垢，汗之气横而不解，下之沉寒而益

甚。凡因湿热淫火，提出病要。见为阴蚀崩淋；寒热风痰毒气，结聚牢固，见为咽齿喉痹乳蛾；风热痰垢结聚，见为咳逆痫痓；目痛难忍及金疮不愈，诸毒内闭胶结，见为虫痛牙疳，种种等症，服此方能涌吐上出，去其胶痰，化其结聚，则诸症悉除。故古人之治喉痹乳蛾，用米醋煮真鸭嘴胆矾为末，醋调探吐胶痰即瘥。（吐风痰涎在膈。）又治紫白癜风，同牡蛎生研，醋调摩之即愈。又治胃脘蛊痛，以茶清调胆矾末，吐之即除。又治马牙疳，红枣去核，入胆矾煅赤，研末敷之，追出痰涎即效。百虫入耳，用胆矾和醋灌即出。诸症皆因风热在膈。按此功专涌吐，何书又言酸寒能收，不知书言收敛乃是取辛收其热毒，上涌而出，非以收其入内，而不宣散出表之意也。以散为收。凡书所论药性，每有以收为散，以散作补，不为剖析明白，多有意义难明，以致用之者之误耳！磨铁作铜色者真，形似空青鸭色为上。市人各以醋操①青矾伪之。畏桂、芫花、辛夷、白薇。凡用吐法，宜先少服，不涌渐加之。仍以鸡羽撩之，不出，以虀投之，不吐再投，且投且探，无不吐者，吐至瞑眩，慎勿惊疑，但饮冷水新水立解。强者可一吐而安，弱者作三次吐之，吐之次日顿快，其邪已尽。不快，则邪之引之未尽也。吐后忌饱食酸咸、硬物、干物、肥油之物，并忌房室悲忧。

---

① 操：《证类本草》"石胆"条"苏颂曰：本草言伪者，以醋揉青矾为之。""揉"义长于"操"。

卷 四

温 散

热气久积于中，自当清凉以解；寒气久滞于内，更当辛温以除，故温散之味，实为中虚寒滞所用也。然中界乎上下之间，则治固当以中为主，而上下亦止因中而及，是以温以守内而不凝，散以行外而不滞，温散并施，而病不致稍留于中而莫御矣。第不分辨明晰，则治多有牵混不清。如缩砂密、木香、香附、干姜、半夏、胡椒、吴茱萸、使君子、麦芽、松脂，皆为温中行气快滞之味。然缩砂密则止暖胃快滞，木香则止疏肝醒脾，香附米则止开郁行结活血通经，半夏则止开痰逐湿，干姜则止温中散寒，胡椒则止温胃逐痰除冷，吴茱萸则止逐肝经寒气上逆肠胃，使君子则止燥胃杀虫，麦芽则止消谷磨食，松脂则止祛风燥湿，而有不相兼及者也。（温中。）至于温中而兼及上，则有如荜茇之散胸腹寒逆，藿香之醒脾辟恶宽胸止呕，菖蒲之通心开窍醒脾逐痰，玄胡索之行血中气滞、气中血滞，安息香之通活气血，各有专司自得之妙。（温中兼上。）温中而兼及下，则有如益智之燥湿逐冷、温肾缩泉，蛇床子之补火宣风燥湿，蒺藜之祛肝肾风邪，大小茴之逐肝肾沉寒痼冷，各有主治独得之趣。（温中兼下。）温中而兼通外，则有草果之温胃逐寒、辟瘴辟疟，苏合香、樟脑、大蒜、山奈、甘松、排草之通窍逐邪杀鬼，白檀香之逐冷除逆以引胃气上升，良姜、红豆蔻之温胃散寒，艾叶之除肝经沉寒痼冷以回阳气将绝，胡荽之通心、脾、小腹辟恶发痘，烟草之通气爽滞、辟瘴除恶，白芥子之除胁下及皮里膜外之风痰，石灰之燥血、止血、散血，乌药之治气逆胸腹不快，各有其应如响之捷。（温中兼外。）温中而至通上彻下，则有如丁香之泄肺暖胃、燥肾止呃，川椒之补火温脏、除寒杀虫，各有气味相投之宜。（温中兼上下。）若使温中独见于上，则有如草豆蔻之逐胃口上之风寒、止当心之疼痛，薰草之通气散寒辟恶止痛，其效俱不容掩。（温中独见于上。）且温中而独见于上下，则有如薤之通肺除痹、通肠止痢，其效又属不泯。（温中独见于下。）其一温中，而气味各殊，治效各别，有不相同如此。然绣窃谓温中之味，其气兼浮而升，则其散必甚。温中之味，其气必沉而降，则其散甚微。温中其气既浮，而又表里皆彻，则其散更甚而不可以解矣。是以，丁香、白蔻之降，与于草豆蔻、白檀之升，绝不相同，即与缩砂密之散、木香之降，亦且绝不相似。良姜气味过散，故止可逐外寒内入，而不可与干姜温内同比。藿香气味稍薄，故止可除臭恶呕逆，而不可与木香快滞并议。乌药微彻下，治气甚于香附，故为中风中气所必需。薤白气味辛窜，行气远驾木香，故为胸痹肠滞所必用。凡此是温是散，皆有义理，错综在人细为体会可耳。

草豆蔻—一五七　　芳草

草豆蔻专入脾、胃。辛热香散。功与肉蔻相似，但此辛热，燥湿除寒，性兼有涩，不似肉蔻涩性居多，能止大肠滑脱不休也。又功与草果相同，但此止逐风寒客于胃口之上，症见当心疼痛，不似草果辛热风散，专治瘴疠寒疟也。（逐胃口上风寒止当心疼痛。）故凡湿郁成病而见胃脘作疼，服之最为有效。若使郁热内成及阴虚血燥者，服之为大忌耳。时珍曰：草豆蔻治病，取其辛热浮散，能入太阴阳明，除寒燥湿，开郁化食之力而已，南地卑下，山岚烟瘴，饮啖酸咸，脾胃常多寒湿郁滞之病，故食疗必用与之相宜，然过多亦能助脾热，伤肺损目。或云：与知母同用治瘴疟寒热，助其一阴一阳，无偏胜之害。盖草果治太阴独胜之寒，知母治阳明独胜之火也。闽产名草蔻，如龙眼而微长，皮黄白薄而棱峭，仁如砂仁而辛香气和。滇广所产名草果，如诃子，皮黑厚而棱密，子粗而辛臭，虽是一物，微有

不同。草果其义另详。面裹煨熟取仁。忌铁器。

草果—一五八　　芳草

草果专入胃。与草豆蔻诸书皆载气味相同，功效无别，服之皆能温胃逐寒。然此气味浮散，出自汉广。凡冒巅雾不正瘴疟，服之直入病所而皆有效。故合常山用则能以截久疟，同知母用则能以除瘴疟寒热，义详草豆蔻。同橘、半用则能以除膈上痰，同楂、曲用则能以解面湿鱼肉。（温胃逐寒，治瘴疟寒疟。）若使非由疯瘴，或因湿热而见瘀滞，与伤暑而见暴注泻赤口干者，则并禁焉。忌铁。

使君子—一五九　　蔓草

使君子专入脾、胃。味甘气温。功专补脾杀虫除积。凡人症患五痔便浊，泻痢腹虫，皆脾胃虚弱，因而乳停食滞，湿热瘀塞而成。服此气味甘温以助脾胃，则积滞消，湿热散，水道利，而前症尽除矣。（温脾燥胃，杀虫除积。）时珍曰：凡杀虫之药，多是苦辛，独使君子、榧子而杀虫亦异也。每月上旬，虫头向上，中旬虫头向中，下旬虫头向下，于上旬空心服此数枚，则虫皆死而出也。但忌热茶同服，则令人作泻矣。出闽蜀，五瓣有棱，内仁如榧，亦可煨食。久则油黑不可用。

白豆蔻—一六〇　　芳草

白豆蔻专入肺、脾、胃，兼入大肠。本

与缩砂密一类，气味既同，功亦莫别。然此另有一种清爽妙气，上入肺经气分，而为肺家散气要药。且其辛温香窜，流行三焦，温暖脾胃，而使寒湿膨胀，虚疟吐逆，反胃腹痛，并翳膜必白晴见有白翳方用。目眦红筋等症悉除。（宜散肺分寒滞，温暖脾胃。）不似缩砂密辛温香窜兼苦，功专和胃醒脾调中，而于肺肾他部则止兼而及之也。是以肺胃有火，及肺胃气薄切忌。故凡用药治病，最宜审谅气味，分别形质，以为考求，不可一毫忽略，竟无分别于其间耳！

缩砂密—一六一　　芳草

缩砂专入脾、胃，兼入肺、肾、大小肠、膀胱。辛温而涩，故书号为醒脾调胃要药。然亦兼入肺、肾、大小肠、膀胱。是以同檀香、白豆蔻则能入肺，同人参、益智则能入脾，同黄柏、茯苓则能入肾，同赤石脂则能入大小肠。其言醒脾调胃，快气调中，则于腹痛痞胀有功，痛有喜按拒按之别，若使痛喜手按，多属脾胃虚寒，治须用此，否则切禁。痞有因寒、因热、因暑、因湿、因痰、因气、因血、因食之别，亦须审其兼症兼脉以求，不可尽以砂仁为治也。入大肠则以赤白泻痢有效，入肺则于咳嗽上气克理。（温脾暖胃，快滞。）泻痢由于寒湿者宜用，热湿者勿用。至云止痛安胎，并咽喉口齿浮热能消，亦是中和气顺之意。胎挟寒滞者始宜，热属虚浮者方用。若因实热而云胎气不和，水衰而见咽喉口齿燥结者服之，岂能是乎？故虚实二字，不可不细辨而详察耳。出岭南，研碎用。

木香—一六二　　芳草

木香专入肝、脾。味辛而苦，下气宽中，为三焦气分要药。然三焦则又以中为要，故凡脾胃虚寒凝滞而见吐泻停食，肝虚寒入而见气郁气逆，服此辛香味苦，则能下气而宽中矣。中宽则上下皆通，是以号为三焦宣滞要剂。（疏肝醒脾，泄滞和胃。）宗奭曰：木香专泄，快胸腹间滞塞冷气，他则次之，得橘皮、肉豆蔻、生姜相佐使绝佳，效尤速。好古曰：本草云生气劣，气不足，补也。通壅气，导一切气，破也。安胎健脾胃，补也。除痃癖癥块，破也。其不同如此。洁古张氏但言调气，不言补也。至书所云能升能降，能散能补，非云升类升、柴，降同沉香，不过因其气不升，得此气克上达耳。况此苦多辛少，言降有余，言升不足，言散则可，言补不及，一不审顾，任书混投，非其事矣。番船上来形如枯骨，味苦粘舌者良，名青木香，非今所用马兜铃根者是也。今用皆广木香、土木香。入理气药，磨汁生用，若实大肠，面煨熟用。今医妄以西香代木香治痢，殊谬。（西香。）

香附米—一六三　　芳草

香附米专入肝、胆，兼入肺。辛苦香燥。据书备极赞赏，能入肝、胆二经开郁郁有痰郁、火郁、气郁、血郁、湿郁、食郁。散滞，活血通经，兼行诸经气分。（入肝开郁散滞，活血通经。）张子和谓圣人蓄气，如持至宝，庸人役物，反伤太和。又曰：气本一也。因有所触而怒、喜、悲、恐、寒、热、惊、思、劳九气于焉而分。盖怒则气上，喜则气缓，恐则气下，寒则气收，热则气泄，惊则气乱，思则气结，劳则气耗，此九气之至也，须分虚实以治。凡霍乱吐逆，泄泻崩漏，经候须详病症用药。如将行而痛者，属气之滞，属实；行后而痛者，属气与血俱虚；痛而喜按者属虚；痛而拒按者属实；痛而喜按血淡者属虚；痛而拒按色紫者属实。大抵崩漏多因气虚血热而成，故须凉血补气为要。三焦不利等症，上焦如雾，中焦如沤[1]，下焦如渎。治皆有效。又云：生则上行胸膈，外达皮肤；熟则下走肝肾，外彻腰足。炒黑则止血分补虚，盐水浸炒则入血分润燥。青盐炒则补肾气，酒浸炒则行经络，醋浸炒则消积聚，姜汁炒则化痰饮。得参术则补气，得归地则补血，得木香则疏滞和中，得檀香则理气醒脾，得沉香则升降诸气，得川芎、苍术则总解诸郁，得栀子、黄连则能降火热，得茯苓则交济心肾，得茴香、补骨脂则引气归元，得三棱、莪术则消磨积块，得厚朴、半夏则决壅消胀，得紫苏、葱白则解散邪气，得艾叶则暖子宫，乃气病之总司。大抵妇人多郁，气行则郁解，故服之尤效，非云宜于妇人不宜于男子也。时珍曰：妇人以血用事，气行则无疾，老人精枯血闭，惟气是资。小儿气日充，则形乃固。大凡病则气滞而馁，故香附于气分为君，举世所罕知，臣以参、芪，佐以甘草，治虚怯甚速耳。按：此专属开郁散气，与木香行气貌同实异。木香气味苦劣，故通气甚捷；此则苦而不甚，故解郁居多。且性和于木香，故可加减出入以为行气通剂，否则宜此而不宜彼耳！但气多香燥，

阴虚气薄禁用。或酒、或童便、或盐水浸炒，各随本方制用。忌铁。

荜茇一六四　　芳草

荜茇专入胃，兼入脾、膀胱。气味辛热。凡一切风寒内积，逆于胸膈而见恶心呕吐，阳明胃腑。见于下部而见肠鸣冷痢水泻，太阳膀胱经。发于头面而见齿牙头痛鼻渊，阳明胃经。停于肚腹而见中满痞寒疼痛，太阴经。俱可用此投治。（散胸腹寒逆。）以其气味辛温，则寒则自尔见除。其曰鼻渊头痛，涕脓而臭者为渊，涕清而不臭者为鼽。鼻渊有肉痛极而不下垂者为瘜肉，下垂而不痛者为鼻痔。亦是取其辛热能入阳明以散浮热之意。是以病患偏头痛风，须先口含温水，随左右以此末吹鼻最效。牙疼必同干姜细辛调治，亦取能以除寒之意。热痛，石膏、牙硝。风痛，皂角、僵蚕、蜂房、二乌。虫痛，石灰、雄黄。总之，气味既辛，则凡病属寒起，皆可以投，然亦泄人真气，不可任意多服，以致喘咳目昏，肠虚下重，丧其真气也。

艾叶一六五　　隰草

艾叶专入肝、脾，兼入肾。辛苦性温。其气芳烈纯阳，故可用以取火，服之则走肝、脾与肾，能除沉寒痼冷。凡一切病因寒湿而见血衄崩带、腹痛冷痢、霍乱转筋、胎动腰痛、气郁经水不调、子宫虚冷、虫动疮疥者，诸症俱就寒湿论。服之能立见效。故治亦就寒湿起见。若其阳气将绝之候，灸之即能回阳。（除沉寒痼冷，起

---

① 沤：原作"呕"，据《灵枢·营卫生会》改。

阳气将绝。）且能通诸经以治百病，百病亦就寒湿论。汪昂曰：艾用火灸则气下，入药则热气上冲。故古方有同阿胶以治虚痢，及胎前后下血；同香附制丸，以调经血而温子宫，兼除心腹诸痛；同干姜以蜜为丸，以除冷恶鬼邪诸气；亦寒湿阴气。同白矾为末，以治疥疮。又以熟艾布兜，以治寒湿脚气及老人脐腹畏冷，用绢裹以擦风瘙瘾疹，皆取辛温则散之义。若使症非寒湿，而用是药燥烈以治，其失匪轻。每见今人安胎，不审寒热虚实，辄用艾叶以投，殊为荒谬。是以书载气虚血热者禁用。包尽多少病症。取蕲州艾陈者良，揉捣如绵，谓之熟艾，灸火用。妇人丸散，醋煮捣饼，再为末用。煎服生用，生用则温，熟用则热。苦酒、香附为使。

大茴香—一六六　　荤辛

大茴香专入肝，兼入肾、膀胱、小肠。古作怀香也。辛甘性热。据书所载，功专入肝燥肾，凡一切沉寒痼冷，而见霍乱癫疝，阴肿腰痛及干湿脚气，并肝经虚火从左上冲头面者用之，服皆有效。（除肝经络沉寒痼冷。）有肿谓湿脚气，无肿谓干脚气。盖茴香与肉桂、吴茱萸皆属厥阴燥药，但萸则走肠胃，桂则能入肝、肾，此则体轻能入经络也。必得盐引入肾，发出阴邪，故能治疝有效。若挟阳邪者休用。按：疝有血、气、寒、水、筋、狐、癫七种之分，其病亦有寒热虚实不同，所当分症施治。疝有病发于肝，而见症于肾，以肝脉络阴器故也。茴香能散厥阴经络阴邪，故多用此施治。余按：茴香形类不一，据书所载，有言大如麦粒，轻

而有细棱者，名大茴，出宁夏。市中鲜有。他处小者，名小茴。自番舶来，实八瓣者名八角香，今市所用大茴，皆属八角，而宁夏之茴未见。余细嚼审八角茴味，其香虽有，其味甚甘，其性温而不烈，较之吴茱萸、艾叶等味更属不同。若似八角大茴甘多之味，甘多则滞。而谓能除沉寒痼冷，似于理属有碍。似应用宁夏茴为胜。管见如斯，未知有合后之同志否？盐水炒用，得酒良。

小茴香—一六七　　荤辛

小茴专入肝、胃，又入肾、膀胱、小肠。形如粟米，辛香气温。与宁夏大茴功同，入肝燥肾温胃，但其性力稍缓，不似大茴性热。（功逊大茴。）仍看症候缓急，分别用之耳。时珍曰：小茴性平，理气开胃，夏月祛蝇辟臭，食料宜之。大茴性热，多食伤目发疮，食料不宜过用。酒炒、盐水炒，各随病症活用。

益智—一六八　　芳草

益智专入脾、胃，兼入肾。气味辛热。功专燥脾温胃，及敛脾肾气逆，藏纳归源，气逆因寒而起，故以益智散寒为敛，非收敛之敛也。故又号为补心补命之剂。是以，胃冷而见涎唾，则用此以收摄；涎唾由于胃冷，收摄亦是温胃，不当作甘补收看。脾虚而见不食，脾虚亦是脾寒，不食不可作中空宜补看。则用此温理；只是散寒逐冷。肾气不温而见小便不缩，则用此盐炒，与乌药等份为末，酒煮山药粉为丸，盐汤下，名

缩泉丸以投；以温为缩。与夫心肾不足而见梦遗崩带，则用此以为秘精固气。（温胃逐冷，温肾缩泉。）以温为固，非以收涩为固也。若因热成气虚而见崩浊梦遗等症者，则非所宜。今人不审寒热虚实，妄用益智固精，味甚。此虽类于缩砂密，同为温胃，但缩砂密多有快滞之功，此则止有逐冷之力，不可不分别而审用耳！出岭南，形如枣核者盐炒用。

山奈一六九　芳草

山奈专入胃。气味芳香，功能暖胃辟恶。凡因邪气而见心腹冷痛，寒湿霍乱，暨风虫牙痛，用此治无不效，《仁存方》用山奈为末，铺纸上，卷作筒，烧灯吹灭，乘热和药吹入鼻内，痛即止。《摄生方》用肥皂一个去穰，入山奈、甘松各三分，花椒、食盐不拘多少，填满面包，煅红取研，日用擦牙漱去。以其气味芬芳，得此则能温胃辟恶耳。（暖胃辟恶。）《水云录》治妇人头屑，用山奈、甘松香、零陵香一钱，樟脑二分，滑石半两，为末，夜擦，日篦去。若使湿证概非湿秽，不得妄用。出广东，根叶与生姜同，合诸香药用。

甘松一七〇　芳草

甘松专入脾。甘温无毒。考书俱载芳香升窜，功能醒脾开郁。凡因恶气卒中，而见心腹痛满、风疳齿蜃者，可同白芷并附子并用。《圣济总录》治风疳虫牙蚀肉至尽，用甘松、腻粉各二钱半，芦荟半两，猪肾一对，切炙为末，夜漱口，后贴之，有涎吐出。若脚气膝肿，煎汤淋洗。惟寒湿则宜，热湿者休

用。此虽有类山奈，但山奈气多辛窜，此则甘多于辛。故书载能入脾开郁也。（醒脾开郁，辟邪除恶。）出凉州，叶如茅根紧密者佳，此属草部，与松木、松香不同。

良姜一七一　芳草

良姜专入胃。气味辛热，治无他属。凡因客寒客寒为外至寒邪。积于胃脘，而见食积不消，绞痛殆甚，暨霍乱泻痢，吐恶噎膈，瘴疟冷癖，皆能温胃却病。（温胃散寒除泄。）故同姜附则能入胃散寒，同香附则能除寒祛郁。若伤暑泄泻，实热腹痛切忌。此虽与干姜性同，但干姜经炮经制，则能以去内寒，此则辛散之极，故能以辟外寒之气也。心口痛方云：凡男女心口一点痛者，乃胃脘有滞，或有虫也。多因怒极受寒而起，遂致终身，俗言心气痛者非也。用高良姜酒洗七次，同香附子醋洗七次，焙研，各记收之。因寒加姜末为君，附末佐之；因怒附末为君，姜末佐之；寒怒兼有平用[1]，以米饮入生姜汁一匙、盐一捻服之，宜止。子名红豆蔻，气味辛甘而温，炒过入药，亦是散寒燥湿补火，醒脾温肺之味，且善解酒余，并治风寒牙痛，与良姜性同，然有火服之，伤目致衄，不可不知。（红豆蔻。）

干姜一七二　荤辛

干姜专入胃。其味本辛，炮制则苦，大热无毒，守而不走。凡胃中虚冷，元阳欲绝，合以附子同投，则能回阳立效。（温

---

[1] 用：原作"凡"，据文义改。

中散寒。）故书则有附子无姜不热之句，与仲景四逆、白通、姜附汤皆用之。元素曰：干姜气薄味厚，半沉半浮，可升可降，阳中之阴也。又曰：大辛大热，阳中之阳。其用有四，通心助阳，一也；去脏腑沉寒痼冷，二也；发诸经之寒气，三也；治感寒腹痛，四也。且同五味则能通肺气而治寒嗽，同白术则能燥湿而补脾，同归、芍则能入气而生血。故凡因寒内入而见脏腑痼蔽、关节不通、经络阻塞、冷痹寒痢、反胃膈绝者，无不借此以为拯救。除寒炒黑，其性更纯，味变苦咸，力主下走，（黑干姜。）黑又止血。辛热之性虽无，而辛凉之性尚在，故能去血中之郁热而不寒，止吐血之妄行而不滞，较之别药，徒以黑为能止血为事者，功胜十倍矣。血寒者可多用，血热者不过三四分为向导而已。白净结实者良，母姜晒干为干姜。炒炮为炮姜，炒黑为黑姜。

藿香一七三　　芳草

藿香专入脾、胃、肺。辛香微温，香甜不峻，但馨香气正能助脾醒胃以辟诸恶。故凡外来恶气内侵，而见霍乱呕吐不止者，须用此投服，如藿香正气散用此以理脾肺之气，俾正气通而邪气除。俾其胸开气宽，饮食克进。寒去正复。故同乌药顺气散则可以利肺，同四君子汤则可健脾以除口臭，但因热作呕勿服。（醒脾止恶，宣胸止呕。）

薰香一七四　　芳草

薰香专入肺。即书所谓零陵香者是也。

味甘而辛，性平无毒。按：书有言能治心痛恶气，以痛与恶多属寒聚，得此能以散寒故耳。（温气散寒，辟恶止痛。）又言能除鼻中瘜肉鼻痛，以鼻得香则开，得臭则闭之意耳。至云多服作喘，亦能以香能耗气，温服则气上应而作喘耳。但此服之则少，亦有治鼻塞、头风、齿痛、狐惑、下痢等证。而香铺用以作料甚多。有妇人用此浸油省头。是亦众香中之不可缺也矣。出湖岭者佳。

排草香一七五　　芳草

排草专入脾。气味芳香，据书载能祛恶辟臭除魅，与天时行，并宜烧之。水肿浮气风疟，可用生姜、芥子煎汤浴洗。玩此气味芳香，仅可以辟邪魅鬼恶，使之气不克胜。至于水肿浮气，亦须香以通达，使之气伸浮散，故止可入外用。今妇人用此入油省头。若使作汤以服，则经络遍布，虽曰祛邪扶正，而正气或虚，则又因香而斫败矣。香散之极。（辟恶宣滞。）故古人制方，有宜于外者，则即以外为主而内不投；有宜于内者，则即以内为要而外不行。即云诸香有类于斯，内亦见用。然此补少泄多，古人独于此味别为外治而不内入，未必不有意义于其中也。

石菖蒲一七六　　水草

石菖蒲专入心，兼入脾、胃、膀胱。辛苦而温，香芳而散。诸书尚论未透，惟张璐发挥《本经》最明，指此实为心气不足要剂。时珍云：高皇御制碑中载之，菖蒲气温味辛，乃手少阴、足厥阴之药，心气不足者用之，虚则补其母也。肝苦急，以辛补之是矣。其言能补五脏，以心为君主，五脏系焉。首言治寒湿痹，是取其辛温开发脾气之力。治咳逆上气者，痰湿壅滞之喘咳，故宜搜涤。若肺胃虚燥之喘咳，非菖蒲可治也。其开心孔九窍，明耳目，出声音，总取辛温利窍之力，心孔开，九窍利，则痈疮之毒可解。肠胃喜温恶寒，肠胃既温，则膀胱之虚寒小便不禁自止。久服轻身者，除湿之验也。不忘不惑，延年益智，高寿不老，皆补五脏通九窍气之力也。其释《本经》如此。又言能主肝虚心腹痛，霍乱转筋，消伏梁癫痫，善通心脾痰湿可知。《千金》治胎动不安，半产漏下，或抢心下血，及产后崩中不止，并以菖蒲一味煎服，皆取辛能开窍、血气安养之意。观此菖蒲实为宣气通窍之剂，故在杨士瀛亦谓噤口下痢，可用石菖蒲加于参苓白术散内以开其胸，则其义益著。（入心宣气通窍，醒脾逐痰。）杨士瀛曰：下痢噤口，虽是脾虚，亦热气闭膈心胸所致，俗用木香失之温，用山药失之闭，惟参苓白术散加石菖蒲，粳米饮调下，或用参、苓、石莲肉少入菖蒲服，胸次一开，自然思食。但阳亢阴虚，鳏寡失合者禁用，以其能动心胞之火耳。取一寸九节紫花根瘦者佳。去皮，微炒用。秦艽为使。恶麻黄。忌饴糖、羊肉、铁器。

半夏一七七　　毒草

半夏专入脾、胃、胆，兼入心。书言辛温有毒，体滑性燥，能走能散，能燥能润，和胃健脾，补肝润肾数语，业已道其主治大要矣。第不详悉注明，犹未有解。盖半夏味辛，辛则液化而便利，故云能润肾燥也。成无己曰：半夏辛散行水而润肾燥。盖燥去湿则水利，辛化液则燥润，《局方》半硫丸治老人虚秘，皆取其润滑也。俗以半夏、南星为性燥，误矣。湿去则土燥，痰涎不生，非二物之性燥也。脾苦湿，必得味辛气温以为之燥，半夏辛温，能于脾中涤痰除垢，痰去而脾自健，故云能以健脾也。王好古曰：肾主五液，化为五湿，在肾为唾，在肝为泪，在心为汗，在肺为涕，在脾为痰，痰者因咳而动脾之湿也。半夏泄痰之标，不能泄痰之本。泄本者，泄肾也。咳无形，痰有声，无形则润，有声则燥，所以为疏脾湿而润肾燥之剂也。胃为痰气壅塞，则胃不和之极。半夏既能温脾以除痰，又合生姜暖胃以除呕。若合柴苓[①]以治少阳寒热往来，则胃更见和谐，故云能以和胃也。（主散肠胃湿痰。）王好古曰：俗以半夏为肺药，非也。止呕为足阳明，除痰为足太阴，柴胡为之使，故柴胡汤用之。虽云止呕，亦助柴苓主寒热往来，是又为足少阳药也。时珍曰：脾无湿不生痰，故脾为生痰之源，肺为贮痰之器。按：有声无痰曰咳，盖伤于肺气，有痰无声曰嗽，盖动于脾湿也。有声有痰曰咳嗽，或因火、因风、因寒、因湿、因虚劳、因食积，宜分症论治。大法治嗽当以治痰为先，而治痰又以顺气为主，宜以半夏燥其湿，枳壳、橘红利其气，肺虚加温敛之药，肺热加凉泻之剂。他如气逆能下，痰除而气自下。郁结能开。痰除而郁与结亦开。暴死，以末吹鼻能救；如缢死、溺死、压死、魇死、产死之类。不眠，以半夏汤通其阴阳得卧；《素问》曰：胃不和

------

① 柴苓：原作"柴苓"，据上下文义改。

则卧不安，半夏能和胃气而通阴阳。《灵枢》曰：阳气满不得入于阴，阴气虚故目不得暝，饮以半夏汤，阴阳既通，其卧立至。又有咳嗽不得眠者，左不得眠属肝胀，右不得眠属肺胀，宜清肺。胸胀，合栝楼等药名小陷胸汤以除。少阴咽痛生疮，语声不出，合鸡子苦酒名苦酒汤以服。仲景用此以治少阴咽痛。亦何莫非半夏之妙用，而为开窍利湿之药？合陈皮、茯苓、甘草名二陈汤，为治痰之总剂。寒积佐以干姜、芥子，积热佐以黄芩、栝楼，湿痰佐以苍术、茯苓，风痰佐以南星、前胡，痞痰佐以枳实、白术，更看痰之所在加导引药。惟燥痰非半夏所能司也。但阴虚火盛，热结胎滑痰涌等症则非所宜，不可不慎。赵继宗曰：二陈治痰，世医执之，内有半夏，其性燥烈，若风湿食诸痰则相宜，至于劳痰失血诸痰，用之反能燥血液而加病。按：古半夏有二禁，汗家、渴家忌之，然亦间有用者。（半夏出齐州佳。）圆白而大陈久者良。浸七日，逐日换水，沥去涎，同皂荚、白矾、姜煮熟。半夏畏姜，偏用姜以制其毒。或七日夜，用净水淘浸，以除其涎。再用皂荚水浸七日夜。同皂荚可治风痰。又用灰水淘浸七日夜，可治脾胃痰。又用白矾水淘浸七日夜，可治清水痰。又用生姜水淘浸七日夜，可治寒痰。又用甘草水淘浸七日夜，可解其毒及调制药之性。洗净焙干用。柴胡、射干为使，畏生姜、秦皮、龟甲、雄黄。忌羊血、海藻、饴糖。以甘腻凝滞故忌。恶皂荚，反乌头。乌头辛燥悍烈，故反。其用姜汁浸造，名生姜曲；矾水煮造，兼姜糊入。名矾曲；同皂角煮造，炼膏。名皂角曲；同白芥子等份煮造，有竹沥三分之。名竹沥曲；同麻油浸造，炒干为末造成，名麻油曲；同黄

牛胆与蜜造，名牛胆曲；同香附、苍术、抚芎和半熬膏造，名开郁曲；同芒硝十分之三。煮，与大黄煎膏造，名硝黄曲；同海粉、雄黄各十分之五。炼蜜造，名海粉曲；同牛黄、牛肉熬膏，名霞天曲。并照造曲法草盦七日，待生黄衣，悬干挂风处，至用曲治之症，则随制药能治病症之性以为治焉。（半夏曲。）如生姜治寒痰，皂角治风痰，白矾治湿痰，牛肉治沉疴痼痰之类。

烟草—七八　　香草

烟草专入表与胃。下咽即能醉人，且或醉倒而复苏。其性力之猛，殆非他物所能比类者矣。景岳云：吸其味，则辛而鲜甘，审其气，则温而且热。凡书所述烟草，皆言在表则能散阴助阳，如山巅恶毒瘴湿而致腠理闭密、筋骨痹痛，服此可以见效；因散故。（通气爽滞，辟山岚瘴毒。）在里则能开胃和中，凡因风寒食滞而致霍乱呕吐、宿食难消、膨胀郁结、下陷后坠，服此亦克有功。因性温性热故。且其气一入人口，不比常度，顷刻而周一身，令人通体俱快，气审善走。醒能使人醉，醉能使人醒，饥能使人饱，饱能使人饥。以之代酒代茗，终身不厌。卒不能以妨人，其故何耶？盖缘烟性猛，人不能胜，故下咽即醉，醉因气耗，辛散气。理固然也。然烟气易散，而人气随服，阳性留中，旋亦生气。虽散仍补，此惟阴滞者用之如神，阴脏可用。若阳盛气越，多燥多火，阳脏不可用。及气虚气短多汗者，皆不宜用。闽产者佳。

延胡索 一七九　　山草

延胡索专入心、肝。气味辛温，无毒。入足厥阴肝、手少阴心经，能行血中气滞、气中血滞。故凡月水不调，月水或先或后，多因血气凝滞。心腹卒痛，小腹胀痛，胎产不下，筋缩疝瘕，产后血冲血晕，跌仆损伤，不论是血是气，积而不散者，服此力能通达。（行心、肝血中气滞，气中血滞。）诸症皆属气血凝滞，服此力能通达。以其性温，则于气血能行能畅；味辛，则于气血能润能散，所以理一身上下诸痛，往往独行功多。方勺《泊宅编》云：一人病遍体作痛，殆不可忍，都下医或云中风、中湿、脚气，恶不效。周离亨言是气血凝滞所致，用延胡索、当归、桂心等份为末，温酒服三四钱，随量频进，以止为度，遂痛止。盖延胡索能活血化气，第一品药也。其后赵待制霆因导引失节，肢节拘挛，亦用此数服而愈。然此既无益气之情，复少养营之义，徒仗辛温攻凝逐滞，虚人当兼补药同用，否则徒损无益。气虚血热切忌。根如半夏，肉黄小而坚者良。（延胡索出茅山佳。）酒炒行血，醋炒止血。生用破血，炒用调血。

丁香 一八〇　　香木

丁香专入肺、胃、肾。辛温纯阳，细嚼力直下达。故书载能泄肺、温胃、暖肾，非若缩砂密功专温肺和中，木香功专温脾行滞，沉香功专入肾补火，而于他脏则止兼而及之也。是以亡阳诸症，一切呕哕呃逆反胃，并霍乱呕哕，心腹冷疼，并痘疮灰白，诸症皆就胃寒论。服此逐步开关，直入丹田，"逐步开关"四字形容殆尽。而使寒去阳复，胃开气缩，不致上达而为病矣。（泄肺温胃，暖肾止呕。）张璐曰：呃逆宜辨寒热，若寒热不辨，用药立毙。凡声之有力而连续者，虽有手足厥逆，大便必坚，定属大热，下之则愈，万举万全，若胃中无实火，何以激搏其声逆上而冲乎？其声低怯而不能上达于咽喉，或时郑声，虽无厥逆，定属虚寒，苟非丁、附，必无生理。若胃中稍有阳气，何至声音低怯不前也。盖胃中有火则有声，无火则声怯，误以柿蒂、芦根辈治之，仓、扁不能复生矣。此为暖胃补命要剂，故逆得温而逐，而呃自可以止。若止用此逐滞，则木香较比更利，但此热证忌用。有雌雄二种，雌即鸡舌香，力大，若用雄，去丁盖乳子。（鸡舌香。）畏郁金火。

白檀香 一八一　　香木

白檀香专入肺、胃、脾，兼入肾。气味辛温，薰之清爽可爱。形容殆尽。凡因冷气上结，饮食不进，气逆上吐，抑郁不舒，服之能引胃气上升，力并上行。且能散风辟邪，消肿住痛，（逐冷除郁，引胃气上行。）力主外散。功专入脾与肺，不似沉香力专主降而能引气下行也。时珍曰：《楞严经》云：白旃檀涂身，能除一切热恼。今西南诸番酋，皆用诸香涂身，取此义也。《杜宝大业录》云：隋有寿禅师妙医术，作五香饮济人，沉香饮、檀香饮、丁香饮、泽兰饮、甘松饮，皆以香为主，更加别药有味而止渴，兼补益人也。道书谓气浴香，不可烧供上真。但此动火耗气，阴虚火盛者切忌。取白洁色白者佳。紫色为紫檀，气寒味咸，专入血分。（紫檀香。）

苏合香 一八二　　香木

苏合香专入诸窍。味甘气温。出于天竺昆仑诸国，安南三佛齐亦皆有之。治能辟恶杀鬼，凡温疟、蛊毒、痫痓，并痰积气厥，山岚瘴湿，袭于经络，塞于诸窍者，非此不除。昔文正公气羸多病，宋真宗面赐药酒一瓶，令空腹饮之，可以和气血，辟外邪，公饮之大觉安健，次日称谢。上曰：此苏合香酒也。每酒一斗，入苏合香丸一两同煮，极能调和五脏，却腹中诸疾，每冒寒夙兴，则饮一杯而安。按：香皆能辟恶除邪，此合诸香之气煎就而成一物，其通窍逐邪，杀鬼通神，除魇绝疟怯蛊，宜其然矣。以箸挑起，悬丝不断者真。但血燥气弱，勿用。（通窍逐邪，杀鬼除疟。）

安息香 一八三　　香木

安息香专入心、肝。系西戎及南海波斯国树中之脂。其香如胶如饴，其气馨，其味苦而兼甘，其性平。按：凡香物皆燥，惟此香而不燥；香物皆烈，惟此窜而不烈，洵佳品也。以之常熏，则恶气悉绝而心肺皆沁，神气通畅。故凡传尸痨瘵、霍乱呕逆、蛊毒恶侵、梦魇鬼交等症，无不用此调治，俾其邪辟正复，所以苏合香丸、紫雪丹、七香丸同沉香、木香、丁香、藿香、八角茴香各三钱，香附子、缩砂密、炙甘草各五钱，为末，蜜丸，以治小儿肚痛。亦皆用此，以其独得香气之正也。（通心气，

活肝血。）但元气虚损，阴火旺者，其切忌焉。书言烧之能集鼠者真。

乌药 一八四　　香木

乌药专入胃、肾，兼入脾、肺、膀胱。辛温香窜。书载上入脾肺，下通肾经。如中风中气、膀胱冷结、小便频数、反胃吐食、泄泻霍乱、女人血气凝滞、小儿蛔虫、外而疮疖疥疬、并凡一切病之属于气逆而见胸腹不快者，皆宜用此。（治气逆胸腹不快。）许学士云：暴怒伤阳，暴喜伤阴，忧愁不已气多厥逆，往往得中气之症，不可作中风治。时珍曰：《局方》治中风中气诸症，同乌药顺气散者，先疏其气，气顺则风散也。严用和《济生方》治七情郁结上气喘急，用四磨汤者，降中兼升，泻中兼补也。其方以人参、乌药、沉香、槟榔各磨浓汁七分，合煎，细细咽之。朱氏《集验方》治虚寒小便频数，缩泉丸用炒益智子等份，为丸服者，取其通阳明、少阴经也。功与木香、香附同为一类，但木香苦温，入脾爽滞，每于食积则宜；香附辛苦，入肝、胆二经，开郁散结，每于忧郁则妙。此则逆邪横胸，无处不达，故用以为胸腹逆邪要药耳。气得则风自散，故不须治风。若气虚内热而见胸膈不快者，非其所宜。乌药止可以除冷气。根有车毂纹形而连珠者良。酒浸一宿，或煅研用。

吴茱萸 一八五　　味

吴茱萸专入肝，兼入脾、胃、肾、膀胱。辛苦燥热，微毒。专入厥阴肝气分，散寒除

胀。东垣云：浊阴不降，厥气上逆，甚而胀满，非吴茱萸不可治也。多用损人元气，故吞酸吐酸等症俱用。（逐肝寒气上逆。）绣按：吞酸吐水，河间、丹溪单指属热，景岳专指属寒。斯症寒热俱有，在医于病所见，兼症与脉及平昔脏气偏纯，审实明辨可耳，不可专祖一家治法。至于咽喉口舌生疮，以茱萸末醋调，贴两足心，一夜便愈者，以热下行也。兼入脾、胃以除胸中寒冷。又脾经血分湿痹，令其表里宣通，而无拒闭之患矣。又兼入肾而治膀胱受湿，阴囊作疝，久滑冷泻，阴寒小腹作疼，暨脚气水肿，并口舌生疮，除蛊杀虫。诸症皆作阴寒论。要皆气味辛燥所致，但走气动火，久服令人目昏发疮，以温肝经燥血故。血虚有火者尤忌。陈者良，泡去苦烈汁用。止呕黄连水炒，治疝盐水炒，治血醋炒。恶丹参、硝石。

樟脑—八六　　香木

樟脑专入关窍。性禀龙火，辛热香窜，能于水中发火，其焰益炽。治能通关利窍，凡中恶卒死者，可用樟木烧烟熏之，并能除湿杀虫，置鞋中去脚气。（通窍辟恶。）方书每和乌头为末，醋丸弹子大，置于足心，火烘汗出为效。且能熏衣箧，辟蛀虫。出韶郡诸山。以樟木蒸汁，煎炼结成樟脑，升打得法，能乱冰片。

川椒—八七　　味

川椒专入肺、脾、肾。辛热纯阳，时珍曰：其味辛而麻，其气温以热，禀南方之阳，受西方之阴。无处不达。治能上入于肺发汗散寒，中入于脾暖胃燥温消食，下入命门补火治气上逆。冷气上逆。凡因火衰寒痼，提出诸症根源。而见阴衰溲数、阴汗精泄、并齿动摇、目暗、经滞癥瘕、蛔痛鬼蛀、血毒者，服此辛热纯阳无不奏效。《上清诀》云：凡人吃饭伤饱，觉气上冲心胸痞闷者，水吞川椒即散，以其能通三焦，引正气下恶食，消宿食也。戴元礼云：凡人呕吐服药[①]不纳者，必有蛔在膈间，蛔闻药则动，动则药出而蛔不出，但于呕吐药中加川椒良，盖蛔见椒则头伏也。观此，则仲景蛔厥乌梅丸中用椒，亦此义也。按：蛔蚀有腹痛、面白唇红、时发时止等症可察。许叔微云：凡人肾气上逆，须以川椒引之归肾。危氏神授丸治传尸劳用川椒炒出汗，米饮送下二斤而愈。以其寒去脏温，故能所治皆应。（补火温脏，除寒杀虫。）此虽与胡椒同为一类，但胡椒则止温胃除寒逐水，此则更兼入肾补火杀虫，而于逐水不甚专也。出四川，肉厚皮皱者是。秦产名秦椒，味辛过烈，闭口者有毒杀人。（秦椒。）微炒去汗，捣去里面黄壳，取红用。得盐良，使杏仁，畏款冬、防风、附子、雄黄、麻仁、凉水。子名椒目，苦辛，专行水道，不行谷道，能治水蛊，除胀安喘，及肾虚耳鸣。（椒目。）

胡椒—八八　　味

胡椒专入胃。辛热纯阳，比之蜀椒，其热更甚。凡因火衰寒入、痰食内滞、肠滑冷痢，及阴毒腹痛、胃寒吐水、牙齿浮热作痛者，同盐火煅擦齿良。治皆有效，以其寒气既除而病自可愈也。但此止有除寒

---

① 药：原作"食"，据上下文义改。

散邪之力，非同附、桂终有补火益元之妙，况走气功火，阴热气薄，最其所忌。（温胃除寒，逐水。）荜茄向阴所生，性逊胡椒，主治略同。

松脂——八九　香木

松脂专入肝、脾。即属松木津液，流于皮干之中，经久结成。其液如脂，芳香燥结。内可祛风除湿去痹，外可贴疮长肉杀虫。缘人风湿内淫，则气血受阻，故疮疥痈肿、身重痹痛等症，靡不因是而生，得此苦以泄热，温以祛风除湿，则病悉愈。然必蒸炼得法，始堪服食。至云久服轻身延年，虽出经解，未可尽信，其亦过为称誉之意也乎。但火实有热者忌服。（祛风除湿，生肌杀虫。）

麦芽——九〇　造酿

麦芽专入胃。味甘气温，功专入胃消食。又味微咸，能软坚。温主通行，其生发之气，能助胃气上行以资健运，故能消食化谷及治一切宿食冷气、心腹胀满，温中下气除烦，止霍乱，消痰饮，破癥[①]结等症。（专消谷食。）然真火不充，则精液不溉，徒以温胃之品，以为杀虫之具，王好古曰：麦芽、神曲胃虚人宜服之，以伐戊己腐熟水谷。李时珍曰：无积而服之，消人元气，与白术诸药消补兼施，则无害也。虽于逐坚破积偶有见效，而精华实失，肾气先损，岂胃长服之味也乎？是以孕妇勿食，恐坠胎

---

① 癥：原音假为"蒸"，今改。

元。《外的》方：麦芽一升服，下胎神验。薛立斋治一妇人丧子乳胀，几欲成痈，单服麦芽一二两，炒煎服，立消，其破血散气如此。虚者少煎，防消肾水，故必杂于补剂内用，则无虑耳。炒用，豆蔻、砂仁、乌梅、木瓜、芍药、五味为使。

大蒜——九一　荤辛

大蒜专入脾、胃、诸窍。时珍曰：按孙恤《唐韵》云：张骞使西域，始得大蒜、胡荽，则小蒜乃中土旧有，而大蒜出胡地，故一名葫。气味辛温，开胃健脾，宣窍辟恶，为祛寒除湿、解暑散痰、消肿散毒第一要剂。（宣窍逐寒辟恶。）然究皆因味辛则气可通，性温则寒可辟，而诸毒、诸恶、诸湿、诸热、诸积、诸暑，莫不由此俱除矣。是以书云：功能破坚、化肉、杀虫。宗奭曰：葫气极荤，置臭肉，反能掩臭。时珍曰：葫蒜其气熏烈，能通五脏，达诸窍，去寒湿，辟邪恶，消痈肿，化癥积肉食，此其功也。暨用此贴足，则鼻衄能止。引阳归阴。用此导闭，则幽明能通。辛以散寒。用此敷脐，则下焦水气能消。辛能散水。用此切片艾灸，则痈毒恶毒疮肿核能起。江宁府紫极宫刻石记其事云：但是发背，及痈疽恶疮肿核初起有异，皆可灸之，不计壮数，惟要痛者灸至不痛，不痛者灸至痛极而止。疣赘之类灸之，亦便成痂自脱，其效如神。李迅曰：痈疽着灸胜于用药，缘热毒中膈，上下不通，必得毒气发泄，然后解散，初起便用独头大蒜切片灸之，三壮一易，百壮为率，但头项以上，切不可灸，恐引气上行更生大祸也。史源曰：有灸至八百壮者，约艾一筛，初坏肉不痛，直灸到好肉方痛，至夜火焮满

背，疮高阜而热，非艾火出其毒于坏肉之里，则内逼五脏而危矣。**但其气熏臭，多食恐能生痰动火，散气耗血，损目昏神。**藏器曰：初食不利目，多食却明，久食令人血清，使毛发白。时珍曰：久食伤肝损眼。今北人嗜蒜宿炕，故盲瞀最多。**亦忌与蜜同食。**与蜜得葱益胀意相同。

薤一九二　荤辛

薤专入肺、大肠，即韮子。亦动滑药耳。故书皆载调中助阳，散血疏滞，定喘，安胎利产，及治汤火伤损。**缘薤味辛则散，散则能使在上寒滞立消；味苦则降，降则能使在下寒滞立下；气温则散，散则能使在中寒滞立除；体滑则通，通则能使久痼寒滞立解。（通肺气，利肠胃。）**是以，下痢可除，王好古曰：下重者，气滞也。四逆散加此以泄滞。瘀血可散，《本经》治金疮疮败，取辛以泄气，温以长肉也。喘急可止，是风寒喘急。《千金方》用之。水肿可敷，是风寒水肿，生捣敷之，捣汁生饮。胸痹刺痛可愈，仲景用栝楼薤白白酒汤。胎产可治，俱指寒滞而言。汤火及中恶卒死可救，汤火伤和蜜捣用。《肘后方》治中恶卒死，用薤汁灌鼻中，韭汁亦可。**实通气滑窍助阳佳品也。功用有类于韭，但韭则止入血行气及补肾阳，此则专入寒滞及兼滑窍之为异耳。取白用，忌牛肉。**黄帝云：薤不可同牛肉作羹，食之成癥。

胡荽一九三　荤辛

胡荽专入，心、脾。辛温香窜，内通心脾小腹，外行腠理，达四肢，散风寒，及

除一切不正之气。是以，发热头痛能除，谷食停滞俱消。痘疮不齐，煎酒喷之即出。（通心脾，达小腹，辟恶发痘。）时珍曰：诸疮皆属心火，营血内摄于脾，心脾之气，得芳香则运行，得臭恶则壅滞耳。《直指方》痘疹不快，宜用胡荽酒喷之，以辟恶气，床帐上下左右皆宜挂之，以御汗气狐臭天葵淫佚之气，一应秽恶所不可无。若儿虚弱及天时阴寒，宜用此。目翳不退，塞之鼻中即袪，然多食久食，损人精神，令人多忘，能发液臭，非同补药可以常服。

白芥子一九四　荤辛

白芥子专入肺。气味辛温。**书载能治胁下及皮里膜外之痰，非此不达，古方控涎丹用之，正是此义。盖辛能入肺，温能散表，痰在胁下、皮里膜外，得此辛温以为搜剔，则内外宣通，而无阻隔窠囊留滞之患矣。（除胁下、皮里膜外风痰。）**是以，咳嗽反胃，痹木脚气，筋骨痈毒肿痛，因于痰气阻塞，法当用温用散者，无不借此以为宣通。韩懋用三子养亲汤以治老人痰气。盖白芥子主痰下气宽中，紫苏子主气定喘止嗽，莱菔子主食开痞降气，各微炒研，看病所主为君。**然此大辛大热，中病即已，久服耗损真气，令人眩晕损目。若肺热阴虚火盛者忌之。**芥菜豁痰利气，主治略同，但较北芥子力微有别。（芥菜。）

雄黄一九五　石

雄黄专入胃、肝。生山之阳，得气之正。味辛而苦，气温有毒。凡人阳气虚则

邪易侵，阴气胜则鬼易凭。负二气之精者，能破群妖，受阳气之正者，能辟幽暗。故能治寒热鼠瘘，恶疮疽痔，死肌疥虫螶疮诸症，皆由湿热侵于肌肉而成，服此辛以散结，温以行气，辛温相合则虫杀，故能搜剔百节中风寒积聚也。（散结行气，杀虫辟恶。）是以，《圣惠方》之治狐惑，雄黄半两，烧于瓶中即止。《肘后方》之治阴肿如斗，雄黄、矾石各二两，甘草一尺，水浸。《家秘方》之消疔母，《急救方》之治风狗咬伤，《圣济》之治白秃头疮，雄黄猪胆[1]汁和敷之。何一不用雄黄以为调治？虞雍公允文感暑下痢，连月不瘥，忽梦仙官延坐，壁间有药方，其辞云：暑毒在脾，湿气连脚，不泄则痢，不痢则疟，独炼雄黄，蒸饼和药。别作治疗，医家大错。公依方服愈。至云能解蛇虺、藜芦等毒，以其蛇属阴物，藜属阴草也。宗奭曰：焚之蛇皆远去。瘜肉癖气能治者，以其一属气结，一属积滞也。目痛能愈者，以其肝得辛散之意也。明彻不臭者良，孕妇佩之转女成男。醋浸，入莱菔汁煮干用。生山阴者名雌黄，功用略同。（雌黄。）劣者名薰黄，烧之则臭，止可薰疮疥，杀虫虱。（薰黄。）

石灰一九六　　石

石灰专入肝、脾。禀壮火之烈，性非温柔，味非甘缓。其治亦属肌肤骨髓、疮疡恶毒、时行热气、刀刃金伤、痄腮肿毒等症。其药止属外敷，而内竟不用及，则知性气之烈，无是过也。故书所言能去黑子瘜肉堕眉者，以其火气未散，性能灼物

---

① 胆：原脱，据石印本补。

故也。书言能主疽疡疥瘙、热气恶疮、癞疾死肌附骨疽者，以其风热毒气浸淫于骨肉皮肤之间，得此辛温以散之也。汪昂曰：有人脚肚生一疮，久遂成漏，百药不效，自度必死。一村人见之曰：此鳝漏也。以石灰温炮薰洗，觉痒即是也，洗不数次，遂愈。书言能蚀恶肉而生新肉者，以其燥能化湿，而肉自克生新之意也。书言能治金疮者，以其性能坚物，使不腐坏，且血见灰即止之意也。时珍曰：石灰止血神品也。但不可着水，着水即烂肉。但气味辛烈，其用敷治，务必视症酌施。如杀痔虫等症，则必用以乌头炮等为丸。敷刀斧伤，则必用以牛胆，以灰纳于胆内阴干。点疣痣去根，则必和白糯米蒸透。止泻痢崩带阴挺，则必煎水洗收。造酒味酸，则必投以少许即解。救溺死，则必用化过洗灰下衬，以渗其水。总皆燥湿止血散血之味耳。（燥血、止血、散血。）风化自裂者良。矿灰火毒已出，主顽疮脓水淋漓，敛疮尤妙。（矿灰。）

伏龙肝一九七　　土

伏龙肝专入肝、脾。系灶心赤土，因其色赤如肝，故以肝名。味辛气温，无毒。按：土为万物之母，在人脏腑，则以脾胃应之，故万物非土不生，人身五脏六腑非脾胃不养。是以，土能补人脾胃。伏龙肝经火久熬，则土味之甘已转为辛，土气之和已转为温矣。凡人中气不运，则是气是血，靡不积聚为殃；是痰是水，靡不蔓延作祟。书言咳逆反胃、肿胀脐疮可治者，以其得此补土燥湿之谓也。书言吐衄崩带、尿血遗精、肠风可治者，以其失血过多，

中气必损，得此微温调和血脉也。（调中止血，燥湿。）痛肿可消者，以其辛散软坚之意也。《日华子》取其能催生下胞者，以其温中而镇重下坠也。《博救方》子死腹中，水调三钱服，其土当儿头上戴出。要之，皆为调中止血燥湿之剂耳。研细水飞用。

平　散

药有平补，亦有平散，补以益虚，散以去实。虚未甚而以重剂投之，其补不能无害；实未甚而以重剂散之，其散更不能无害矣。如散寒麻黄，散风桂枝，散湿苍术，散热升葛，散暑香薷，散气乌药，皆非平者也。乃有重剂莫投。如治风与湿，症见疥癣同痹，止有宜于苍耳子；症见瘙痒消渴，止有宜于蚕沙；症见麻木冷痛，止有宜于豨莶；症见肤痒水肿，止有宜于浮萍；症见目翳疳蚀，止有宜于炉甘石，皆能使其风散湿除。又如治风与热，症见目翳遮睛，烂弦胞肿，止有宜于甘菊、蕤仁、木贼；症见风热蒸腾，肾阴不固，止有宜于石南叶，皆能使其风息热退。又如治寒与热，症见咳嗽不止，止有宜于冬花；症见头面风痛，止有宜于荷叶；症见肺热痰喘，声音不清，止有宜于马兜铃；症见寒燥不润，止有宜于紫白石英；症见肝经郁热不散，止有宜于夏枯草；症见风寒湿热脚气，止有宜于五加皮；症见风寒痰湿，止有宜于僵蚕，皆能使其寒热悉去。至于治气，则又止用橘皮之宣肺燥湿，青皮之行肝气不快，神曲之疗六气不

消，槟榔、大腹皮之治胸腹痞[1]胀，白及之散热毒而兼止血，野菊花之散火气、痈毒疔肿、瘰疬目痛，青木香之除风湿恶毒气结，皆能使其诸气悉消。凡此药虽轻平，而用与病符，无不克应，未可忽为无益而不用也。

木贼—一九八　　隰草

木贼专入肝、胆。味甘微苦，气温无毒，中空轻扬。书云形质有类麻黄，升散亦颇相似，但此气不辛热，且入足少阳胆、足厥阴肝，能于二经血分驱散风热，使血上通于目，目为肝窍。故为去翳明目要剂。（表散风热，专治目翳。）初非麻黄味辛性燥，专开在卫腠理，而使身汗大出也。是以，疝痛肛脱、肠风痔漏、赤痢崩带诸血等症，审其果因风热而成者，得此则痛止肛收、肠固血止，而无不治之症矣。必审果属风热，方用。至其去翳明目，功虽有类谷精，能驾甘菊，但谷精则去星障，甘菊则止调和血药，于障全不能退，此则能去翳障也。然气血亏损，则用谷精、木贼去障，又当兼以芍药、熟地滋补肝肾，使目得血能视。若徒用此二味退障，则即加以当归补助，亦恶气味辛散，当归辛散。非其所宜。

苍耳子—一九九　　隰草

苍耳子专入肝、脾。味苦而甘，气温无毒。凡人风湿内淫，气血阻滞，肝受风则

---

① 痞：原作"痰"，据后文二药各论改。

血阻，脾受湿则气滞。则上而脑顶，下而足膝，内而骨髓，外而皮肤，靡不病症悉形，而症见疥癣、通身周痹、四肢拘挛、骨节痛肿、顶巅风痛、疳蛊湿蜃、恶肉死肌、疔肿痔漏、腰重膝屈。按：此苦能燥湿，温能通活，为祛风疗湿之圣药。或作膏，如采根叶、根名万应膏。或作汤浴，自然风除湿祛，血活气行，而病即愈。（祛肝风，除脾湿，活血通气。）但此通顶连脑，下达督脉，服此最忌猪肉，猪肉动风助湿。及风邪触犯，则遍身发出赤丹，而致病益增甚耳。去刺，酒拌蒸用。

豨莶草二〇〇　　　隰草

豨莶草专入肝。味苦而辛，性寒不温。故书载须蒸晒至九，数穷于九。加以酒蜜同制，则浊阴之气可除，而清香之气始见。是以，主治亦止宜于肝肾风温，而见四肢麻木、筋骨冷痛、腰膝无力、风湿疮疡等症，以其苦能燥湿，寒能除热，辛能散风故也。若使并非风湿，而见腰膝无力等症，则又属于血虚而不可用辛散之味矣。然熟用犹可，其性不甚伤正，若生用不制，则又令人作泄，不可不知。以五月五、六月六、七月七、八月八、九月九采者尤佳。至云服能益气，止是风湿既除之验。宋·张咏表进轻身之说，亦是浑同肤廓之语，非实诠也。宋·张咏进豨莶表云：其草金棱银线，素茎紫荄，对节而生，颇同苍耳。臣契百服，眼目清明，积至千服，须发乌黑，筋力轻健，效验多端。去粗茎，留枝叶花实，酒拌蒸晒九次，蜜丸，捣汁熬膏，炼蜜三味收之，加以酒治，始可投服。

夏枯草二〇一　　　隰草

夏枯草专入肝。辛苦微寒。按：书所论治功，多言散结解热，能治一切瘰疬湿痹、目珠夜痛等症，似得以寒清热之义矣。（散阴中结热。）汪昂曰：按目珠属阳，故昼痛点苦寒药则效；黑珠属阴，故夜痛点苦寒药反剧。时珍曰：一男子至夜，目珠疼连眉棱骨痛及头半边肿痛，用黄连膏点之反甚，诸药不效，灸厥阴少阳，疼随止，半日又作，月余，以夏枯草二两，香附二两，甘草四钱，为末，每服一钱半，茶清调服，下咽则疼减半，至四五服，良愈矣。何书又言气禀纯阳及补肝血，得毋自相矛盾乎？讵知气虽寒而味则辛，凡结得辛则散，其气虽寒犹温，故云能以补血也。是以一切热郁肝经等症，得此治无不效，以其得借解散之力耳。若属内火，治不宜用。又药何以枯名？以其冬生而夏枯也。茎叶同用。

青木香二〇二　　　蔓草

青木香专入肺。即马兜铃根，又名土木香者是也。味辛而苦，微寒无毒。诸书皆言可升可降，可吐可利。凡人感受恶毒而致胸膈不快，则可用此上吐，以其气辛而上达也。感受风湿而见阴气上逆，则可用此下降，以其苦能泄热也。（散毒泄热。）故《肘后》治蛊毒，同酒水煮服，使毒从小便出矣。惟虚寒切禁，以其味辛与苦，泄人真气也。秃疮瘙痒可敷。出《精义》。

野菊花 二〇三　　隰草

野菊花专入肺、肝。一名苦薏。为外科痈肿药也。其味辛而且苦，大能散火散气，故凡痈毒疔肿、瘰疬、眼目热痛、妇人瘀血等症，无不得此则治。以辛能散气，苦能散火者是也。（散火气，消痈毒。）是以，经验方治瘰疬未破，用根煎酒热服，渣敷自消。孙氏治毒方用此，连根叶捣烂，煎酒热服取汗，以渣敷贴。或用苍耳同入，或作汤服，或为末酒调，自无不可。《卫生易简方》。但胃气虚弱，切勿妄投。

震亨曰：野菊花服之大伤胃气。

浮萍 二〇四　　水草

浮萍专入肝、脾。浮于水上，体轻气浮，辛寒。古人谓其发汗胜于麻黄，下水捷于通草，一语括尽浮萍治功。故凡风湿内淫，瘫痪不举，在外而见肌肤瘙痒、一身暴热，在内而见水肿不消、小便不利，用此疏肌通窍，俾风从外散，湿从下行，而瘫与痪其悉除矣。（入肝散风，入脾利湿。）至《本经》载长须发者，以毛窍利而血脉荣也。风去血荣。止消渴者，以经气和而津液复也。热去津生。胜酒者，以阳明通达而能去酒毒也。总皆因其体浮，故能散风；因其气寒，故能胜热；因其产于水上，故能以水利水耳。用浮萍其背紫色为末，蜜丸弹子大，空心酒服。然必大实大热，方可用此。若表虚自汗者，其切禁焉。烧烟辟蚊亦佳，但气虚切勿近此。绣见有一妇人，用此辟蚊，其儿仅两周耳，因此即毙。

甘菊 二〇五　　隰草

甘菊专入肝、肺、肾。生于春，长于夏，秀于秋，得天地之清芳，时珍曰：菊春生，夏茂，秋花，冬实。禀金精之正气。其味辛，故能祛风而明目。其味甘，故能保肺以滋水。其味苦，故能解热以除燥。（祛风养肺。）凡风热内炽而致眼目失养、翳膜遮睛，与头痛眩运、恶风湿痹等症，服此甘和轻剂平木补金平木。制火，补水制火。养肺肺养则木平。滋肾，肾滋则火制。俾木平则风息，火降则热除，而病无不愈矣。金水二脏药。（滋肾明目。）是以，除目翳膜，有同枸杞相对蜜丸，久服永无目疾。以单瓣味甘者入药。景焕《牧竖闲谈》云：真菊延龄，野菊泄人，正如黄精益寿，钩吻杀人之意。黄入阴分，白入阳分，紫入血分。（黄菊、白菊、紫菊。）术及枸杞根、桑根白皮为使。

款冬花 二〇六　　隰草

款冬花专入肺。按：书既载辛温纯阳。又载泻热消痰除烦，定惊明目，治咳逆上气喘喝暨喉痹、肺痿肺痈咳吐脓血等症。其药似属两歧，讵知所谓纯阳者，因其气味上达，入阳而不入阴的解，且经霜雪而秀，故谓其气纯阳。所谓能治咳逆者，因其咳因寒入，得此温暖以为疏滞，则寒自顺下矣。温能散寒。所谓能除热痰而嗽者，亦是热因寒入，痰因热成，除寒而热可清，除热亦在除寒。除热而寒自解。肺为清净之府，不容物杂，一有外感，则气逆而不伸，一有内伤，则肺燥而不润，所以在喉则有如痒如梗。咳自外入者，宜辛宜温。咳自内成者，宜滋宜补，故外宜于疏散，而收敛最忌，内则宜于滋养，而宣泄非宜。款冬气味辛温，可以疏泄肺郁，而水亏火嗽则有宜于冬、地，劳嗽骨蒸则有宜于丹皮、地骨。所谓能治肺痿肺痈咳吐脓血者，亦是肺虚得此以为温润，故能服之即止。若使血因实致，则此断属难投，况此虽云纯阳，于火更不克助，故辛温之内，仍有和缓之意。是以，书载可为寒热虚实通用。（疏肺泄寒，虚实寒热通用。）生河北关中者良。世多以枇杷蕊伪。拣净花，甘草水浸暴用。得紫菀良。杏仁为使。恶皂荚、硝石、玄参。畏黄芪、贝母、贝母虽畏，得之反畏。连翘、麻黄、青葙、辛夷[①]。

马兜铃二〇七　　蔓草

马兜铃专入肺。辛苦性寒，体轻而虚，熟则四开象肺。因苦则能入肺降气，因寒则能泻热除痰，因辛则于寒中带散。故肺热痰喘声音不清者，服此最宜。且其体轻则性上涌，故《纂要》治蛇虫毒一味浓煎，服之探吐，其毒即解。汤剂用之多作吐。至有云服马兜铃能补肺阴者，取其热清气降而肺自安之意。（入肺清热，降气除寒。）钱氏用此同阿胶、糯米补肺，其功原在糯米、阿胶耳。岂马兜铃之谓哉？又云可治肠风痔瘘，以肺与大肠为表里，肠胃之热本于肺脏所移，肺清而肠之热与之俱[②]清耳。《日华子本草》治痔瘘肿痛，以马

---

① 夷：原作"夸"，据《本草纲目》卷十六药"气味"条改。
② 俱：原作"伹"，据石印本改。

兜铃于瓶中烧烟薰病处良。若肺寒喘嗽失音者切忌。去筋膜，取子用。

白及二〇八　　山草

白及专入肺。味苦而辛，性涩而收，微寒无毒。方书既载功能入肺止血，又载能治跌仆折骨、汤火灼伤、恶疮痈肿、败疽死肌。得非似收不收，似涩不涩，似止不止乎？不知书言功能止血者，是因性涩之谓也。血出于鼻，是由清道而至，血出于口，是由浊道而来，呕血出于肝，吐血出于胃，痰带血出于脾，咯血出于心，唾血出于肾。《摘玄》云：试血法，吐水内浮者肺血也，沉者肝血也，半浮半沉者心血也，服白及须随所见，以羊肺、肝、心同服者佳。书言能治痈疽损伤者，是因味辛能散之谓也。（入肺涩血散瘀。）此药涩中有散，补中有破。故书又载去腐逐瘀生新。至云重囚肺有白及一事，因剖而见色犹不变。虽云肺华损坏可以复生，然终涉于荒唐，未可尽信。台州狱吏悯一重囚，囚因感之云，吾七犯死罪，遭刑拷，肺皆损伤，得一方，用白及末米饮日服，其效如神，后因凌迟，剖开胸，见肺间窍穴皆白及填补，色犹不变也。手足皴裂，面上黑皰即面疮，并跌打损伤酒调服，汤火灼伤油调敷，用治亦效。紫石英为使，恶杏仁，反乌头。

槟榔二〇九　　夷果

槟榔专入肠、胃。辛苦而温。书何言其至高之气，彼独能泻，使之下行以至于极？以其味苦主降，性如铁石之重，故尔

有坠下之力耳。是以无坚不破，无胀不消，无食不化，无痰不行，无水不下，无气不除，如阴毛住虱，用此煎水以洗。无便不开。凡开二便药内多有用此。故凡里急后重，同木香用。岚瘴疠疟，如达原饮治疫用此。并水肿脚气，酒醉不醒，无不因其苦温辛涩之性，以为开泄行气破滞之地耳。（治胸膈瘴疠膨胀。）至书所云饱能使之饥，醉能使之醒者，以其能下气也。饥能使之饱，醒能使之醉者，以槟榔必用蒟叶裹嚼，蒟叶气味辛温，得此能除中外之气，以散瘴疠之邪也。岭南瘴地，多以槟榔代茶。然非瘴之地，不可常服，恐其能泄真气耳。（蒟叶。）鸡心尖长、劈之作锦纹者良。时珍曰：峤南地热，四时出汗，人多黄瘠，食之则脏气疏泄，一旦病瘴，不敢发散攻下，岂尽气候所致，槟榔盖亦为患，殆未思耳。又朱晦菴槟榔诗云：忆昔游南日，初尝面发红，药囊知有用，茗碗讵能同，蠲疾收殊效，修真录异功，三彭如不避，糜烂七非中。亦以其治疾杀虫之功，而不满其代茶之俗也。

大腹皮二一○　　夷果

腹皮专入肠、胃。时珍曰：大腹以形名，所以别鸡心槟榔。弘景曰：向阳者为槟榔，向阴者为大腹也。辛热性温，比之槟榔大有不同。盖槟榔性苦沉重，能泄有形之滞积。腹皮其性轻浮，故能入腹。能散无形之积滞，故痞满膨胀、水气浮肿、脚气壅逆者宜之，惟虚胀禁用，以其能泄真气也。（散无形胸膈膨胀。）子似槟榔，腹大形扁。（大腹子。）治功与槟榔同。取皮酒洗后，以

豆汁洗过，晒干燥切用。思邈曰：鸩鸟多栖其树，故宜洗净。

蕤核二一一　　灌木

蕤核专入肝。眼科药也。凡眼多因风热乘肝，以致血虚而目不得明，故病必见上下眼胞风肿弦烂，左右眦热障翳，仁斋曰：拘急牵飔，瞳青胞白，痒而清泪，不赤不痛，是为风眼。乌轮突起，胞硬红肿，眵泪湿浆，里热刺痛，是为热眼。眼浑而泪，胞肿而软，上壅朦胧，酸涩微赤，是为气眼。风与热并，则痒而浮赤。风与气搏，则痒涩昏沉。血热交聚，故生淫肤粟肉红缕偷针之类。气血不至，故有眇视胞垂雀眼盲障之形。淡紫而隐红者为虚热，鲜红而妈赤者为实热，两眦呈露生胬肉者，此心热血旺。白睛红膜如伞纸者，此气滞血凝。热滞则瞳仁内涌，白睛带赤。冷症则瞳仁青绿，白睛枯槁。眼热经久，复为风热所乘，则赤烂，眼中不赤，但为痰饮则作疼。肝气不顺而挟热，所以羞明。热气蓄聚而伤胞，所以胞合。白睛带赤或红筋者，其热在肺，上胞下胞或目唇间如疮点者，其热属脾。翳起肺家受热，翳如碎米状者易散，翳如梅花者难消。得此温能散风，气不甚温。寒能胜热，甘能补血，俾火退泪止，而目疾廖矣。赤筋在翳膜外者，得此则宜。（散肝风热。）拨云膏取下翳膜，蕤仁去油五分，青盐一分，猪胰子五钱，共捣两千下如泥。锁收点之。又方，蕤仁二两，去油，入白蓬砂一钱，麝香二分，研匀收，去翳妙不可言。汤浸去皮尖，劈作两片，芒硝、木通、通草同煎一伏时，取出研膏入药。

芜荑 二一二　　乔木

芜荑专入脾，兼入肝。味辛而苦，时珍曰：芜荑有大小两种，小者即榆荚也。揉取仁，酝为酱，味尤辛，人多以外物相和，不可不择去之，入药皆用大芜荑，别有种。气温无毒，功专燥脾，去风化食杀虫。缘虫生于人腹，多因湿为之兆，滞为之得，风为之助，寒为之成。《直指方》云：嗜酒人，血入于酒为酒鳖；多气人，血入于气为气鳖；虚劳人，败血杂痰为血鳖。摇头掉尾，如虫之行，上侵人咽，下蚀人肛，或附胁背，或隐胸腹，大则如鳖，小则如钱。治法惟当用此煎服，兼用暖胃益血理中之类，乃可杀之，且不独杀虫如是。即其皮肤骨节，湿热内入，留连不解，以致秽垢不清，得以合其辛散等药，亦能去风除湿，而使气血调和，肢节安养，而无瘫痪痿痹之候矣。（燥脾杀虫，散皮肤骨节湿热。）奈世仅知扫虫杀蛊，虫牙作痛，以芜荑仁安蛀孔中及缝中甚效。而不知此更散皮肤骨节淫湿，其亦未达《本经》之旨耳。形类榆荚，陈久气擅者良。

五加皮 二一三　　灌木

五加皮专入肝、肾。今人仅知此能理脚气，而不知其脚气之病，因于风寒湿三气而成。风胜则筋骨为之拘挛；湿胜则筋脉为之缓纵，男子阴痿囊湿，女子阴痒虫生，小儿脚软；寒胜[①]，则血脉为之凝滞，

---

① 胜：原作"湿"，据上下文义改。

筋骨为之疼痛，而脚因尔莫行。服此辛苦而温，辛则气顺而化痰，苦则坚骨骨属肾。而益精，温则祛风肝主风。而胜湿。凡肌肤之瘀血，筋骨之风邪，靡不因此而治。盖湿去则骨壮，风去则筋强，而脚安有不理者乎？（除风寒湿脚气。）但此虽属理脚之剂，仍不免有疏泄之虞，须于此内参以滋补之药，则用之历久而不变矣。勿谓有五加之说，遂信竟为理脚圣药，而置金玉满车而不问也。昔孟绰子董士固相与言云，宁得一把五加，不用金玉满车，宁得一斤地榆，不用明月宝珠。时珍曰：五加治风湿痿痹，壮筋骨，其功良深，仙家所述虽若过情，盖奖辞多溢，亦常理耳。茎青节白，骨硬皮黄根黑。芬香五叶者佳，远志为使，恶玄参。

石南叶 二一四　　灌木

石南叶专入肝。味辛而苦。按：辛则有发散之能，苦则俱有坚肾之力。若使辛苦而热，则云妇人久服思男。其理或可信矣。然此止属辛苦而性不热，则治止可言祛风，而补阴之说亦止因苦坚肾，而肾不泄，因辛散风，而阴不受其蹂躏也的解。（祛风逐热固肾。）若竟以为补阴滋水，则理已属有碍，而尚可云补火以思男者乎？医书类多，如此惑人。若果有之，则凡类于此者，何莫不为思男之品，而附、桂之雄，又将置之于何等地矣。李时珍亦明医中人，何竟附和而有是言耶？切庵之辟，宜其有是。汪昂曰：按石南叶补阴祛风则有之，然味辛不热，不助相火，亦未闻邪淫方中用石南叶者。《别录》思男之说，殆不可信。出关中者炙用，五加皮为使，恶小蓟。

橘皮二一五　　山果

橘皮专入脾、肺，兼入大肠。味辛而温，治虽专主脾、肺，时珍曰：脾[1]乃元气之母，肺乃摄气之籥，故橘皮为二经气分药。调中快膈，导痰消滞，利水破癥，宣五脏理气燥湿。（宣肺气，燥脾湿。）汪昂曰：大法治痰以健脾顺气为主。洁古曰：陈皮、枳壳利其气而痰自下。然同补剂则补，同泻剂则泻，同升剂则升，同降剂则降，各随所配而得其宜。凡补药涩药，必佐陈皮以利气。且同生姜则能止呕，《十剂篇》云：宣可去壅，生姜、橘皮之属是也。同半夏则豁痰，同杏仁则治大肠气闭，同桃仁则治大肠血闭。至其利气，虽有类于青皮，但此气味辛温，则入脾肺而宣壅，不如青皮专入肝疏泄，而无入脾燥湿、入肺理气之故也。诸湿皆属于脾，诸气皆属于肺。然多服亦能损气。胃气亦赖痰养，不可用此尽攻。用补留白，下气消痰除白。出《圣济》。即书所名橘红，今人有以色红形小如枳实者代充，其破气实甚。然亦寓有发表之意。以皮治皮意。（橘红。）核治疝痛偏坠，凡核多入肾，而橘核尤入囊核，亦物类相感意。时珍曰：橘核入足厥阴肝，与青皮同功，故治腰痛、㿗疝痛，及内㿗卵肿偏坠，或硬如石，或肿至溃，有橘核丸，用之有效。叶散痛肿，莫强中为丰城令时得疾，凡食已，辄胸满不下，百方不效，偶家人合橘红汤，因取尝之，似相宜，连日饮之。一日，忽觉胸中有物坠下，大惊目瞪，自汗如雨，须臾腹痛，下数块如

铣弹子，臭不可闻，自此胸次廓然，其疾顿愈。盖脾之冷积也。其方用橘皮一斤去穰，甘草、盐花各四两，为末，煮干点服，名二贤散，丹溪变为润下丸，用治痰气有效，惟气实人服之相宜，气不足者，不宜用之也。取广陈久者良。（橘核、橘叶。）陈则烈气消散，故名陈皮，与半夏同用，名为二陈。治火痰童便制，寒痰姜汁制，治下焦盐水制。核去皮炒用。

青皮二一六　　山果

青皮专入肝。本于橘生。其皮则一，何为因青而异？盖犹人当少壮，则性燥暴而少柔；人当老年，则性渐减而不燥。青皮未经寒暑，燥气不消，故其赋性最劣。其色青，青属木，木主肝，故青独于肝经则入。其味苦，故能入肝而下气。（行肝气滞。）果曰：青皮乃足厥阴引经之药，能引食入太阴之仓，破滞消坚，皆治在下之病。然仍兼有辛气内存，故于下中仍兼宣泄。柴胡疏上焦肝气，青皮平下焦肝气，陈皮浮而上入脾肺气分，青皮沉而降入肝胆气分，气味各别如此。是以，书载力能发汗，时珍曰：小儿消积多用青皮，最能发汗。破泄削坚，除痰消痞，并气郁久怒，久疟结癖，嘉谟曰：久疟热甚，必结癖块，宜多服青皮汤，内有青皮疏利肝邪，则癖自不结也。疝痛疝痛有由足厥阴郁气。乳肿，丹溪曰：乳房属阳明，乳头属厥阴，乳母或因忿怒郁闷，厚味酿积，致厥阴之气不行，故窍不得开，阳明之血腾沸，故热甚而化脓，亦有其子有滞痰膈热，含乳而摇嘘气，致生结核者，初起便须忍痛揉软，吮令汗透，自可消散。治法，以青皮疏肝滞，石膏清胃热，甘草节行浊血，栝楼消肿导毒，或加没药、橘叶、金银

---

① 脾：原作"肺"，据《本草纲目》卷三十本药文改。

花、蒲公英、皂角、少酒，若于肿处灸三五壮尤佳，久则凹陷，名乳岩，不可治矣。无不奏效，但有汗气虚切忌。时珍曰：有滞气则破滞气，无滞气则损真气。醋炒用。时珍曰：治之以醋，所谓肝欲散，急食辛以散之，以酸泄之，以苦降之也。

荷叶二一七　　水果

荷叶专入胆。其味虽苦，其气虽平，然生水土之下，污秽之中，挺然独立，实有长养生发之气。故昔人谓其色青，主属木；其形仰，主上行；其中空，主生发；其象震，主入胆，为东方胆木必用之药。（升阳散瘾。）故洁古枳术丸方，用荷叶烧饭为丸，取其以为升发脾胃之气。杲曰：《素问》云：履端于始，序则不愆，荷叶生于水土之下，污秽之中，挺然独立，其色青，其形仰，其中空，象震卦之体，食药感此气之化，胃气何由不升乎？用此为引，可谓远识合道矣。更以烧饭和药，与白术协力滋养，补令胃厚，不致内伤，其利广矣。东垣清震汤用此以治头面风痛等症，取其以为升发风寒之具。清震汤用荷叶一枚，升麻、苍术各五钱，煎服。闻人规用此以治痘疮风寒外袭，变黑倒靥，取其以为温肌散邪之自。《闻人规论》云：痘疮已出，复为风寒外袭，则窍闭血凝，其点不长，或变黑色，此为倒靥，必身体四肢微厥，但温肌散邪，则热气复行而斑自出也，宜紫背荷叶散治之。盖荷叶能升发阳气，散瘀血，留好血，僵蚕能解结滞之气故也。此药易得，而活人甚众，胜于人牙、龙脑也。《证治要诀》用此一味烧灰单服，以治阳水浮肿，取其温以行水之意。至入脾胃，须用其蒂，谓之荷鼻，取其味厚独胜他处。（荷叶蒂。）但服荷叶过多，令人瘦劣，非可常用，试观丹士缩银，用荷叶同煅，而银质顿轻，于此可知其概矣。

神曲二一八　　造酿

神曲专入脾、胃。辛甘气温，其物本于白面、杏仁、赤小豆、青蒿、苍耳、红蓼六味作饼蒸郁而成。造曲法：以五月五日、六月六日，用白面百斤，赤豆末、杏仁泥、青蒿、苍耳、红蓼汁各三升，以配青龙、白虎、朱雀、玄武、腾蛇、勾陈六神，通和作饼，窨生黄衣，晒收陈久，炒用。其性六味为一，故能散气调中，温胃化痰，逐水消滞，小儿补脾，轻平等药，医多用此以为调治。养胃丸，治脾胃俱虚，用神曲六两，麦芽三两，炮干姜四两，乌梅肉焙四两，为末水下。又《启微集》云：神曲治目病，生用能发其生气，熟用能敛其暴气也。盖取辛不甚散，甘不甚壅，温不见燥也。（散气调中，温胃化痰，逐水消滞。）然必合以补脾等药并施则佳。若孕妇无积及脾阴不足胃火旺者，并勿用耳。义与麦芽同也。

炉甘石二一九　　石

炉甘石专入胃。系金银之苗，产于金银坑中。《造化指南》云：炉甘石受黄金白银之气，薰陶三十年方能结成。状如羊脑，松似石脂，能点赤铜为黄。甘辛而涩，气温无毒。其性专入阳明胃。盖五味惟甘为补，惟温为畅，是能通和血脉，故肿毒得此则消，而血自能克止，肌亦自克能生也。辛温能散风热，性涩能粘翳膜，故凡目翳得此即能拨云也。《宣明方》炉甘石、青矾、朴消等份为末，每用一字，沸汤化，温洗，日三次。有用此治下疳阴湿，并齿疏陷物者，亦此义耳。炉甘石火煅，醋淬五次，一两，孩儿茶三钱，为末，麻油调敷立愈。又《集玄方》，因齿疏物陷，用炉甘石煅、寒水石等份为末，每用少许擦牙，忌用铜刷，久久自密。（活血脉，散风热。）时珍常用甘石煅飞，海螵蛸、硼砂等份，为细末，朱砂依分减半，同入点诸目病皆妙。煅用童便良。

白石英二二〇　　石

白石英专入肺。味甘而辛，性温无毒。按理似非润药湿药矣，而《十剂》偏指此属湿剂，谓枯则为燥，宜用白石英、紫石英之属以湿之，不几令人眩惑乎？讵知书之言湿，有以湿为湿者，有以燥为湿者，以湿为湿，人易知，以燥为湿，人难明。兹而曰湿，是以燥以温为湿矣。从温湿言。石英性本辛温，辛则能以化液，温则能以滋润，故虽辛若湿。因辛始湿。是以寒燥不润之症，燥从寒字点出明甚。得此辛以畅达，而滞不致见枯，此《十剂》所以以辛以温为湿而言也。书曰服此可治咳逆胸寒、消渴阴痿、风痹溺闭、肺痿肺痈、吐脓吐血等症，是亦辛温润肺之一验矣。（散肺分寒燥不润。）但系石类，只可暂用。颂论乳石，谓乳者阳中之阴，石者阴中之阳，故阳生十一月后甲子服乳，阴生五月后甲子服石，然而相反相恶，动则为害不浅，故乳石之发，方治虽多，而罕有济者，诚不可轻饵也。凡服宜食冬瓜、龙葵以压石气。忌芥菜、蔓菁、

芜荑、葵、莽草。白如水银者良。

紫石英二二一　　石

紫石英专入肝、心。即系石英之紫色者，故尔别其名曰紫。性味俱同，而紫即能直入血分，不似白石英因其色白功专润肺，止就肺部之病而言之也。紫能入血治疗，凡妇人子户，因于风寒内乘绝孕，男子寒热咳嗽惊悸，梦魂不安，服此则能镇魄安神，为心、肝经温血要药。（散肝心血分寒燥不润。）时珍曰：上能镇心，重以去怯也。下能益肝，湿以去枯也。心生血，肝藏血，其性缓而补，故心神不安，肝血不足，及女子血海虚寒不孕者宜之。《别录》言其补心气。甄权言其养肺气，殊昧气阳血阴营卫之别。但阴虚火旺者切忌。醋煅淬七次，研末水飞用。畏附子，恶黄连。

僵蚕二二二　　卵生

僵蚕专入肝，兼入肺、胃。辛寒微温。大率多属祛风散寒、燥湿化痰、温行血脉之品。故书载能入肝，兼入肺胃，以治中风失音、头风齿痛、喉痹咽肿。是皆风寒内入，结而为痰，时珍曰：僵蚕，蚕之病风者也。治风化痰，散结行经，所谓因其气相感而以意使者也。又人指甲软薄者，用此烧烟熏之则厚，亦是此义。盖厥阴阳明之药，故又治诸血病疟病疳病也。合姜汤调下以吐，假其辛热之力，以除风痰之害耳。（祛散风寒痰湿。）《仁存》开关散用白僵蚕炒白矾半生半烧，等份为末，每以一钱，用自然姜汁调灌，得吐顽痰立效。小儿加薄荷。《圣惠方》用白僵蚕三七枚，

乳香一分，为末，每以一钱烧烟，熏入喉中，涎出即愈。王氏《博济》如圣散，治喉痹用白僵蚕、天南星等份，生研为末，每服一字，姜汁调灌即愈，后以生姜炙过含之。《怪症方》酒后咳嗽，用白僵蚕[①]焙，研末，茶服效。又云能治丹毒瘙痒，亦是风与热炽，得此辛平之味拔邪外出，则热自解。又云能治瘰疬结核痰疟、血病崩中带下，亦是风木乘肝，得此辛温之味以行血脉，则血气安和而病自消。又云能治小儿惊疳、肤如鳞甲，亦是胎元气血不足，得此辛咸煎汤除垢，则鳞自去。肤如鳞甲，病名胎垢。即是诸症以推，则知古之用药，悉从物理勘出，岂有他谬奇巧于其中者哉。但此非由外感而用是药，则非治耳。头蚕色白条直者良，米泔浸一日，待桑涎浮出，取起焙干，拭净肉毛口甲，捣用，恶桑螵蛸、茯神、茯苓、桔梗、萆薢。

蚕沙二二三　　卵生

蚕沙专入肝、脾，兼入胃。即晚蚕所出之屎也。玩书所著治功，多有祛风除湿之能。所述治症，多是肢节不遂，皮肤顽痹，腰膝冷痛，冷血瘀血，肠鸣消渴，烂弦风眼，缘蚕食而不饮，其食出则气燥，燥则可以胜湿去风。凡一切皮肤等疾，因于风湿而至者，上症俱就风湿而言。无不得此以为调治。（宣皮肤风湿。）且味辛而兼甘，故凡水火相激而见肠鸣，得此甘以和之，燥热而见消渴不止，得此辛以润之。燥渴仍属风邪，故辛可以得润。是以，用此炒黄，袋盛浸酒，以去风缓不随。皮肤顽痹，寇氏曰：醇酒三升，拌蚕沙五斗，蒸热铺暖室席上，令患冷风气痹人，以患处就卧，厚覆取汗，不愈，间日再作，须防昏闷。暨烂弦风眼，用此油浸涂患即愈。汪昂曰：目上下胞属脾，脾有风湿则虫生弦烂，用新瓦炙为末，少加雄黄、麻油调敷。又治蛇串疮，有人食乌梢蛇浑身变黑，渐生鳞甲，见者惊缩，郑奠一令日服晚蚕沙五钱，尽一二斗，久之乃愈。昔史国公用此浸酒，色清味美。以治风痹，义多根此。然惟晚者为良，早蚕者不堪入药，以饲火烘，故有毒也。

卷五

泻剂

| 渗湿 | 泻湿 | 泻水 | 降痰 | 泻热 | 泻火 | 下气 | 平泻 |

渗 湿

病之切于人身者，非其火之有余，即其水之不足，火衰则水益胜，水衰则火益炽。昔人云，火偏盛者，补水配火，不必去火；水偏多者，补火配水，不必去水。譬之天平，此重彼轻，其重于一边者勿补，则只补足轻者之一边也，决不凿去砝码。审是则凡水火偏胜，决无凿去砝码用泻之理。惟是禀体素厚，脏气偏胜，并或外邪内入，阻遏生机，如湿气流行，土受水制，在初湿气内盛，能毋渗而泄乎？久而水气横逆，泛流莫御，能无决而去乎？此水之宜渗宜泻者然也。火气内炽，一火发动，众火齐起，冲射搏激，莫可名状。此火之不得不泻者也。热气内蒸，水受煎熬，苟不乘势即解，则真阴立槁。此又热之不得不泻者也。至于或热或火，结而为痰，或热或火，盈而为气，痰之微者，或

从渗湿、泻湿之药以去，若使痰甚而涌，宜用苦寒、苦咸之药以降；气之微者，或用泻火、泻热之药以消，若使气盛而迫，须用苦寒、苦劣之药以下。其有禀受素亏，邪气不甚，则止酌以平剂以投，不可概用苦寒，以致胃气有损。又按：湿为阴邪，凡人坐卧卑地，感受湿蒸，及或好食生冷，遇其元阳，郁而为热，在初受邪未深，不必竟用重剂，惟取轻淡甘平以渗。然渗亦须分其脏腑，如扁豆、山药、陈仓米、茯苓、浮萍、通草、鸭肉、鲫鱼、鲤鱼、泽兰，是渗脾胃之湿者也。但茯苓则兼肺肾以同治，通草则止合肾以共理，鲫鱼则止合肾以皆渗。故暑湿熏蒸，三焦混乱，宜用扁豆以除之；胃气不平，烦渴不止，宜用仓米以止之；脾虚热泄，宜用山药以渗之；水肿不消，宜用浮萍以利之；淋闭不通，宜用通草以开之；肠风下血，膈气吐食，宜用鲫鱼以理之；陈气不化，宜用泽兰以去之；虚痨嗽肿，宜用鸭肉以平之；肿嗽泄泻，宜用茯苓以利之；水肿脚气，宜用鲤鱼以治之。又如榆白皮、冬

葵子、神曲、石钟乳，是渗肠胃之湿者也。故五淋肿满，胎产不下，宜用榆白皮、冬葵子以服之。乳汁不通，宜用石钟乳以通之。又如茯神、萱草，是渗心经之湿者也。故惊悸健忘，水湿内塞，宜用茯神以利之。消渴心烦，宜用萱草以释之。他如肾有邪湿，症见心气不交，则有桑螵蛸以治之。症见杨梅毒结，则有土茯苓以导之，但土茯苓则兼诸脏之湿同理。肺有邪湿，汗闭不泄，则有姜皮以发之。肺气不降，则有通草以通之。肝有邪湿，而见子肿风痹，则用天仙藤以治之。至于湿热稍胜，药非轻剂可治，则又另有泻剂，而非斯药所能尽者也。

通草二二四　　蔓草

通草专入肺、胃。气味甘淡，体轻色白，有类灯心。时珍曰：有细孔，两头皆通，故名通草，即今所谓木通也。今之通草，乃古之通脱木也。颂曰：古方所用通，皆今之木通，其通脱木稀有用者。功同入肺，引热下降，及利小便，通淋治肿。杲曰：通草泻肺利小便，甘平以缓阴血也。与灯草同功，宜生用之。然灯心质小气寒，则兼降心火，此则兼入胃通气上达而下乳汁之为异耳。（清肺通乳利水。）时珍曰：通草色白而气寒，疏淡而体轻。况此体大气轻，渗淡殆甚，能升能降，既可入肺而清热，复能上行而通胃。东垣用此以治五种水肿癃闭，非取气寒能降，味淡能升之意乎？仲景用此合当归、芍药、桂枝、细辛、大枣、甘草，名为当归四逆汤，以治伤寒邪入厥阴，非取通草以通营卫之意乎？但孕妇勿服。

土茯苓二二五　　蔓草

土茯苓专入胃、肝，兼入肾、肠。甘淡气平，功有等于萆薢。治能除湿消水，去清分浊。然此尤解杨梅疮毒，盖杨梅疮多由岚瘴熏蒸，与淫秽湿热之邪交互而成。时珍曰：杨梅疮古方不载，亦无病者，近时起于岭表，传及四方。盖岭表风土卑炎，岚瘴熏蒸，饮啖辛热，男女淫猥，湿热之邪蓄积既深，发为毒疮，遂致互相传染，自南而北，遍及海宇，然皆淫邪之人病之。其症多属阳明胃、厥阴肝，而兼及他经。盖相火寄于厥阴，肌肉属于阳明故也。如兼少阴、太阴，则发于咽喉；兼太阳、少阳，发于两角。若用轻粉劫剂，毒气窜入经络筋骨，莫之能出，变为筋骨挛拘，发为结痛，遂成痼疾。时珍曰：水银性走而不守，加以盐矾，升为轻粉银珠，其性燥烈，善逐痰涎。涎乃脾之液，此物入胃，气归阳复，故涎被劫，随火上升，从喉颊齿缝而出，故疮即干瘘而愈。若服之过剂及用不得法，则毒气窜入经络筋骨之间，莫之能出。痰涎既去，血液耗涸，筋骨失其所养，营卫不从，筋骨挛痛，发为痈毒疳漏，久则生虫为癣，手足皲裂，遂成痼疾。须用此一两，外用金银花、防风、木通、木瓜、白鲜皮各五分，皂荚子四分，人参、当归各七分，日服三剂。时珍曰：用此能健脾胃，去风湿，脾胃健则营卫健，风湿去则筋骨利，故诸症多愈。又云：此名搜风解毒汤，犯轻粉病深者月余，浅者半月即愈。忌饮茶酒肉面盐醋，并戒房劳百日，渴饮土茯苓汤，半月方愈。取其湿热斯除，而浊阴得解矣。（消水除湿，尤解杨梅结毒。）白者良。忌茶。

茯苓 二二六　　寓木

茯苓专入脾、胃，兼入肺、肝。色白入肺，味甘入脾，味淡渗湿。故书皆载上渗脾肺之湿，下伐肝肾之邪。其气先升清肺化源，后降下降利水。凡人病因水湿而见气逆烦满，心下结痛，呃逆呕吐，口苦舌干，水肿淋结，忧恚惊恐及小便或涩或多者，诸病皆从水湿所生而言。服此皆能有效。故治亦从水湿生义。故入四君，则佐参、术以渗脾家之湿，入六味，则使泽泻以行肾邪之余，最为利水除湿要药。书曰健脾，即水去而脾自健之谓也。又曰定魄肺藏魄，即水去而魄自安之意也。且水既去，则小便自开，安有癃闭之虑乎？水去则内湿已消，安有小便多见之谓乎？故水去则胸膈自宽，而结痛烦满不作。水去则津液自生，而口苦舌干悉去。故效亦从水湿既去而见。（渗脾肺湿，伐肝胃水邪。）惟水衰精滑，小便不禁，非由水湿致者切忌。恐其走表泄气故耳。苓有赤白之分，赤入小肠，白入膀胱。白微有补，赤则止泻湿热。一气一血，自不容混如此。（赤苓。）至皮专治水肿肤胀，以皮行皮之义。（茯苓皮。）凡肿而烦渴，便闭溺赤，属阳水，有五皮散疏凿饮，不烦渴，大便溏，小便数，不赤涩，属阴水，宜实脾饮、疏气饮。腰以上肿者宜汗，腰以下肿者宜利小便。以大块坚白者良。系松根灵气结成。恶白蔹，畏地榆、秦艽、龟甲、雄黄。忌醋。

茯神 二二七　　寓木

茯神专入心。功与茯苓无异，但神抱心以生，苓则不从心抱，故苓则能入脾与肾，而神则多入心耳。书曰服此开心益智，安魂肝藏魂。定魄，肺藏魄。无非入心导其痰湿，故能使心与肾交通之谓耳的解。（导心痰湿。）心木书名黄松节，味苦性温，能治诸筋挛缩、偏风喎斜、心掣健忘，汪昂曰：方用心木一两，乳香一钱，石器炒研，名松节散，每服二钱，木瓜汤下。治一切筋挛疼痛，乳香能伸筋，木瓜能舒筋也。亦是入血渗湿之意。（心木。）取苓有心者是。汪昂曰：以其抱心，故能治心也。去皮及中木用。

鲤鱼 二二八　　鱼

鲤鱼专入脾。气味甘平。每于急流之水跳跃而下，是鲤已有治水之功。且甘能入脾，故书载能下气利水。凡因水气内停，而见咳气上逆、黄疸水肿脚气等症，服此则能以消。河间云：鲤之治水，因其气以相感。犹鹜之治水。是以，《外台秘要》用赤小豆一升，水二升，煮作三升余，滤去渣，顿尽服利，利尽即愈。（利水消肿。）又治孕妇水肿亦效，然性禀六阴阳气初生。故为阴中之阳。故多食则能动风发热也。鲤鳞烧灰存性，可治产后血滞。鲤骨烧灰，可疗鱼骨鲠。

泻　湿

泻湿与渗湿不同。渗湿者，受湿无多，止用甘平轻淡，使水缓渗，如水入土，逐步渗泄，渐渍不骤。泻湿者，受湿既多，其药既须甘淡以利，又须咸寒以泻，则湿始从热解，故曰泻湿。然泻亦须分其脏腑，如湿在肺不泄，宜用薏苡仁、黑牵牛、车前子、黄芩、白薇之类。但薏苡仁则治水肿湿痹、疝气热淋，黑牵牛则治脚气肿满、大小便秘，黄芩则治癃闭肠澼、寒热往来，车前子则治肝肺湿热以导膀胱水邪，白薇则治淋痹酸痛、身热肢满之为异耳。（泻肺湿。）如湿在于脾胃不泻，宜用木瓜、白鲜皮、蚯蚓、白矾、寒水石之类。但木瓜则治霍乱泄泻转筋、湿热不调，白鲜皮则治关窍闭塞、溺闭阴肿，蚯蚓则治伏热鬼疰、备极热毒，白矾则能酸收涌吐、逐热去沫，寒水石则能解热利水之有别耳。（泻脾胃湿。）如湿在于肠胃不清，宜用萹蓄、茵陈、苦参、刺猬皮之类。但萹蓄、苦参则除湿热杀虫，茵陈则除湿热在胃发黄，刺猬皮则治噎膈反胃之不同耳。（泻肠胃湿。）如湿在心不化，宜用灯草、木通、黄连、连翘、珍珠、苦楝子之类。但灯草则治五淋伏热，黄连则治实热湿蒸。木通则治心热水闭，连翘则治痈毒淋结，珍珠则治神气浮游、水胀不消，苦楝子则治热郁狂燥、疝瘕蛊毒之有分耳。（泻心湿。）若在小肠湿闭而见淋闭茎痛，则有海金沙以除之；溺闭腹肿，则有赤小豆以利之；妊娠水肿，则有赤茯苓以导之。（泻小肠湿。）膀胱湿闭而见水肿风肿，则有防己以泄之；暑湿内闭，则有猪苓以宣之；小便频数，则有地肤子以开之；水蓄烦渴，则有泽泻以治之；实热炽甚，则有黄柏以泻之；暑热湿利，则有滑石以分之。（泻膀胱湿。）他如

肾有邪湿，症见血瘀溺闭，则有宜于琥珀、海石矣；症见水气浮肿，则有宜于海蛤矣；症见痔漏淋渴，则有宜于文蛤矣，而寒水石、苦参之能入肾除湿，又自可见。（泻肾湿。）肝有邪湿，症见惊痫疫疟，则有宜于龙胆矣；症见风湿内乘，小便痛闭，则有宜于草薢矣，而连翘、珍珠、琥珀之能入肝除湿，又自可推。凡此皆属泻湿之剂也。至于水势澎湃，盈科溢川，则又另有法在，似不必于此琐赘云。

泽泻 二二九　水草

泽泻专入膀胱、肾。甘淡微寒，能入膀胱气分，以泻肾经火邪。功专利水除湿，故五苓散用此以除湿热，张仲景治伤寒，有大小泽泻汤、五苓散辈，皆用泽泻行利停水为最要药。又治水蓄渴烦、小便不利，或吐或泻，五苓散主之，方用泽泻，故知长于行水。八味丸用此以泻肾经湿火。时珍曰：地黄丸用茯苓、泽泻者，乃取其泻膀胱之邪气，非接引也。古人用补药，必兼泻邪，邪去则补药得力，一辟一间，此乃玄妙。后人不知此理，专一于补，所以久服必有偏胜之害矣。汪昂曰：六味丸有熟地之温，丹皮之凉，山药之涩，茯苓之渗，山茱之收，泽泻之泻，补肾而兼补脾，有补而必有泻，相和相济，以成平补之功，乃平淡之神奇，所以为古今不易之良方也。即有加减，或加紫河车一具，或五味、麦冬、杜仲、牛膝之类。不过一二味，极三四味而止。今人或疑泽泻之泻而减之。多拣本草补药，恣意加入，有补无泻，且客倍于主，责成不专，而六味之功，反退处于虚位，失制方之本意矣。此近世庸师之误也。（泻膀胱

气分湿热。）俾其补不偏胜，则补始无碍耳。岂曰泽泻补阴，功同于地黄之列哉？第其湿热不除，则病症莫测，故有消渴呕吐、痰饮肿胀、脚气阴汗、尿血泄精种种等症，病症皆因湿热为害。用此甘淡微咸以为渗泄，精泄安可渗利？因于湿热而成，不得不渗利耳。则浊气既降，而清气上行，故有耳聪目明之功。所谓一除而百病与之俱除也。但小便过利，则肾水愈虚，而目必昏，易老云：泻伏水，去留垢，故明目、利小便，肾气虚，故目昏。此一定之理耳。盐水炒，或酒拌。忌铁。

木通 二三〇　　蔓草

木通专入心，兼入小肠。古名通草。今之通草，即古所名通脱木。甘淡轻虚，据书开载治效甚多，然究不外清火通窍利水数端而已。缘人一身上下，外无风寒暑湿六淫郁而为热，内无火气熏蒸，则水道顺畅，一身安养，上自咽喉以迄心胸，下自大腹以迄二便，而无膈结不通之弊矣。东垣曰：凡人肺受热邪，津液气化之源绝，肺为水源。则泉水断流，源绝则流断。膀胱受湿热癃闭约束，则小便不通。湿热为害。朱二允曰：火在上则口燥、眼赤、鼻干，在中则心烦呕哕，在下则淋闭足肿。木通藤细有孔，两头皆通，体轻质浮，味淡气渗，能泻君火，火退则小便自利，心与小肠相表里。便利则诸经火邪皆从心水而下降矣。（泻心经小肠湿热。）是以行经下乳，火不内亢则经调乳通。破血除蒸。热除则血破，血破则蒸除。止烦住痛，心热清则烦除痛止。排脓生肌，心热除则气血得养而肌肉

生。开关利节，心窍通则经络流行，故关节亦通。并凡因于湿热而成者，无不借此以为开导。此虽类泽泻同为渗利，但君火动则宜木通，相火动则宜泽泻也。惟神气亏损，汗多外出及虚弱孕妇者切忌，以性通利故耳。

车前子 二三一　　隰草

车前子专入肝、肺。甘咸性寒，据书皆载能治膀胱湿热，以通水道。然余谓膀胱之清，由于肝、肺之肃，凡人泻利暴作，小水不通，并湿痹五淋，暑热泻利，难产目赤，虽有膀胱水涸不能化阳，然亦有为肝、肺感受风热，以致水不克生，故须用此以清肝肺，兼咸下降以清水道。（清肝肺风热，以道膀胱水邪。）《圣惠方》风热目暗，用车前子、宣州黄连各一钱为末，食后温服效。又驻景丸治肝肾俱虚，眼目昏花，或生障翳，迎风有泪，久服补肝肾，增目力，车前子、熟地黄酒蒸三两，菟丝子酒浸五两，蜜丸。时珍曰：服此治目，须佐他药，如六味地黄丸之用泽泻也。若单用，则走泄太过，恐非久服之物。又欧阳公常得暴下病，国医不能治，夫人买市人药一帖进之而愈，方叩其方，则车前子一味为末，饮服二钱匕云。此药利水而不动气，水道利则清浊分，各脏自止矣。是以，五子衍宗丸同此以为四子之佐。五子衍宗丸：枸杞、菟丝各八两，五味、覆盆各四两，车前二两，蜜丸。遗泄者，车前易莲子。《金匮》肾气丸用此以为诸药之助，且此肝肺既清，风热悉去，则肺不受热而化源有自，肝不破风而疏泄如常。精与溺二窍本不相兼，水得气而通，精得火而泄，故水去而火益盛，精

盛而气益固，所谓服此令人有子，《明医杂录》云：服固精药日久，须服此行房，即有子。及渗利而不走气。冯兆张曰：利膀胱水窍而不及命门精窍，故浊阴去而真愈固，热去而目自明也。与茯苓同功者，正谓此也。但气虚下陷、肾气虚脱，切勿服耳。酒蒸捣饼，焙研用。

灯草二三二　　　隰草

灯草专入心。味淡而寒，体小气微。诸书皆称能降心火，以其心治心也。心火清则肺金肃，故书曰清肺。心与小肠相表里，则热尽从小便而出矣。且热去而血亦宁，故能止血通淋，泻上焦伏热，五淋之圣药也。五淋有气、血、膏、劳、石之分。（泻心火以消水。）烧可治喉痹，一方，灯心灰二钱，蓬砂末一钱，吹。一方，灯心、箬叶烧灰，吹。一方，灯心草、红花，烧灰酒服。及以灰涂乳上，则儿饲不夜啼。缚把擦癣，则虫从草出，浮水可见，且能断根矣。气虚小便不禁者，忌服。

萹蓄二三三　　　隰草

萹蓄专入脾。味苦气平。功专利水清热，除湿杀虫。是以，小儿魃病、女子阴蚀浸淫瘙痒疳痔诸病，无不借此以为主治耳。《海上歌》云：心头急痛不能当，我有仙人海上方，萹蓄醋煎通口咽，管教时刻便安康。以其味苦则热泄，味苦则虫伏。（除湿热杀虫。）但此止属标治，不能益人，勿常用也。叶细如竹，弱茎蔓引，促节有粉。三月开细红花。

萆薢二三四　　　蔓草

萆薢专入肝、胃。味苦气平，功专祛风除湿固肾。凡人大便燥结，小便频数，每于便时痛不可忍者，此必大便热闭，积热腐瘀等物，同液乘虚流入小肠，故于便时即作痛也。杨子建万金护命方云：凡人小便频数，不计度数，便时茎内痛不可忍者，此疾必先大腑秘热不通，水液只就小肠，大腑愈加干渴，甚则浑身热，心燥思凉水，如此即重症也。此疾本因贪酒色，积有余毒腐物瘀血之类，随虚水入于小肠，故便时作痛也。此乃小便频数而痛，与淋证涩而痛者不同也。宜用萆薢一两，盐水炒为末，每服二钱，使水道转入大肠，仍以葱汤频洗谷道，令气得通，则小便数及痛自减也。且水道不清，则湿热不除，而肝火愈炽，筋骨愈痿。萆薢气味苦平，既能入肝祛风，时珍曰：厥阴主筋属风，阳明主肉属湿，萆薢之功长于去风湿，所以能治缓弱痿痹，遗浊恶疮，诸病之属风湿者。复能引水归入大肠以通谷道，俾水液澄清而无痛苦之患矣。又安有痹痛腰冷、膀胱宿水与阴痿失溺、痔漏恶疮之累乎？（祛肝风，除胃湿。）昔人云：既有逐水之功，复有摄精之力，湿热除则精自不走泄。泻不诬耳。菝葜、土茯苓，与萆薢虽不相类，而功用不远。白虚软者良，薏苡为使。畏大黄、柴胡、前胡，忌茗、醋。萆薢根细长浅白，菝葜根作块赤黄。

海金沙二三五　　　隰草

海金沙专入小肠。味甘而淡，气寒无毒，为主通利小肠血分要药。凡小肠热闭而见五淋疼痛不止者，服之使热尽从小便而出，且于伤寒热闭而见腹满狂躁，则当于此加栀子、朴硝、蓬砂投治，俾热亦从小便而出。此灶里抽薪之一义也。（利小肠血分湿热。）但肾脏真阳不足切忌。淘净，取浮者晒干。捻之不沾指者真。忌火。

防己 二三六　蔓草

防己专入膀胱。辛苦大寒，性险而健，善走下行，长于除湿通窍利道，能泻下焦血分湿热及疗风水要药。（除湿利水，泻下焦湿热。）杲曰：本草《十剂》云：通可去滞，通草、防己之属是也。夫防己大苦寒，能泻血中湿热，通其滞塞，亦能泻大便，补阴泻阳，比之于人，则险而健者也。幸灾乐祸，能首为乱阶，然善用之，亦可敌凶穴险。故凡木湿喘嗽，热气诸痫，温疟脚气，水肿风肿，痈肿恶疮，及湿热流入十二经以致二阴不通者，皆可用此调治。若属脚气肿痛，湿则肿，热则痛。如湿则加苍术、薏苡、木瓜，热加黄芩、黄柏，风加羌活、萆薢，痰加竹沥、南星，痛加香附、木香，血虚加四物，大便秘加桃仁、红花，小便秘加牛膝、泽泻，痛连臂加桂枝、威灵仙，痛连胁加胆草，随症通活，斯为善矣。但此气味苦寒，药力猛迅，若非下焦血分实热实湿，木通甘淡，泻气分湿热，防己苦寒，泻血分湿热。及非二便果不通利，妄用此药投治，其失匪轻，不可不知。此虽有类黄柏、地肤子，但黄柏之泻膀胱湿热，则并入肾泻火，味苦而不辛，此则辛苦兼见，性险而健，故于风水脚气等症兼理；地肤

子之泻膀胱湿热，味苦而甘，力稍逊于黄柏。此则健险异常，有辛无甘，而为乱阶之首也。其一泻热与湿，而气味治功各别如此。己有二种，曰汉曰木，治风须用木防己，治水须用汉防己。汉己根大而虚，通心有花纹，色黄。木己黑点黄腥木强，酒洗用。恶细辛，畏萆薢。

茵陈 二三七　隰草

茵陈专入膀胱、胃。味苦微寒。诸书皆言湿热伏于阳明胃，用此以入太阳膀胱发汗利水，俾太阳、阳明湿热之邪尽得于药而解矣。（治太阳阳明湿热。）且治伤寒时疾狂热，瘴疟头痛头旋，女人疝瘕，亦是湿热为病。但黄原有阴阳寒热之分。阳黄者由热蕴于脾土，如苗值于大旱，则苗必燥而黄，是苗因燥而黄者也。太涝则苗必湿而黄，是苗因湿而黄者也。热为阳，寒为阴，故黄亦以阴阳分之。阳黄身如橘色，汗如柏汁，寒黄黄而色晦，当细辨别。是以，仲景立有茵陈蒿汤、栀子柏皮汤、麻黄连翘赤小豆汤，以治阳黄之证。又立茵陈附子汤，以治阴黄之证。茵陈治黄通剂，在人审其所因而酌治耳。若蓄血发黄，则治不在茵陈之列，以茵陈本属气分药也，于血则不能治矣。茵陈本有二种，叶细而青蒿者可用，若生子如铃，则为山茵陈矣。专于杀虫，及治口疮。

地肤子 二三八　隰草

地肤子专入膀胱。治淋利水清热，功颇类于黄柏，但黄柏其味苦烈，此则味苦

而甘，黄柏大泻膀胱湿热，此则其力稍逊。凡小便因热而见频数及或不禁，用此苦以入阴，寒以胜热，而使湿热尽从小便而出也。频数既谓之热，则不禁当不得以热名，然不禁亦有因于膀胱邪火妄动而致者，但频数不禁出于体旺，则为阳火偏胜，用以实治则可，出于虚衰老弱，虽有邪火内炽，亦恐真阳不足，当为详慎。（泻膀胱血虚湿热，利小便淋闭。）但虚火偏旺而热得恣，固当用以清利，若不佐以补味同入，则小水既利而血益虚，血虚则热益生，热生而淋其益甚矣。故宜佐以牡蛎、山药、五味收涩之剂，俾清者清，补者补，通者通，涩者涩，滋润条达而无偏胜为害之弊矣。且能以治因热癫疝，并煎汤以治疮疥。至书所谓益精强阴，非是具有补益之能，不过因其热除而即具有坚强之意耳。类蚕沙。恶螵蛸。藏器曰：众病皆起于虚，虚而多热者，加地肤子、甘草。

白鲜皮二三九　　山草

白鲜皮专入脾、胃。味苦与咸，性寒无毒。盖阳明胃土喜燥恶湿，一有邪入，则阳被郁不伸而热生矣。有热自必有湿，湿淫则热益盛，而风更乘热至，相依为害，以致关节不通，九窍不利，见为风疮疥癣，毛脱胆黄，湿痹便结，溺闭阴肿，咳逆狂叫饮水种种等症，诸症皆就湿热以论。治宜用此苦泄寒咸之味，以为开关通窍，俾水行热除风息，而症自克平。《肘后》治鼠瘘已破，出脓血，用白鲜皮煮汁服一升，当吐若鼠子也。又陈延之治产后中风人虚不可服他药者，一物白鲜皮汤温服。奈世不察，猥以

此为疮疡之外用，其亦未达《本经》主治之意耳！然此止可施于脾胃坚实之人，若使素属虚寒，切勿妄用。根黄白而心实者良，取皮用。恶桑螵蛸、茯苓、桔梗、萆薢。

苦参二四○　　山草

苦参专入肾，兼入脾、胃。味苦至极。古书有云，虽在五参之外，人参、沙参、紫参、丹参、玄参。云参亦属有补，然究止属除湿导热之品，于补其奚济乎？绣按：五参除人参可以言补，余不得以补名。凡味惟甘为正，惟温为补。苦参味等黄柏，寒类大黄，阴似朴硝的解，号为极苦极寒，用此杀虫除风，逐水去疸，扫疥治癞，开窍通道，清痫解疲。（清热除湿杀虫。）或云有益，若谓于肾有补，纵书立有是说，亦不过从温除热祛之后而言，岂真补阴益肾之谓哉？况有用此擦牙，而更见有腰痛伤肾之症，其可谓之补肾者乎？《素问》云：五味入胃，各归其所喜攻，久而增气，物化之常也。气增而久，夭之由也。王冰注云：入肝为温，入心为热，入肺为清，入肾为寒，入脾为至阴而兼四气，皆为增其味而益其气，各从本脏之气用尔[①]。故久服黄连、苦参而反热者，此其类也。气增不已，则脏气有偏胜，偏胜则脏有偏绝，故有暴夭。是以药不具五味，不备四气，而久服之，虽且复胜，久必暴夭。但人疏忽，不能精候耳。张从正云：凡药皆毒也，虽甘草、苦参不可不谓之毒，久服则五味各归其脏，必有偏

---

① 用尔：原脱，据《素问·至真要大论》王冰注补入。

胜，气增之患，诸药皆然，学者当触类而长之可也。至脾胃虚寒，尤为切忌。泔浸去腥气，蒸用。玄参为使。恶贝母、菟丝子、漏芦。反藜芦。

琥珀 二四一   寓木

琥珀专入心、肝，兼入小肠、肾。甘淡性平。承曰：茯苓生于阴而成于阳，琥珀生于阳而成于阴。按：书虽曰脂入土而成宝，合以镇坠等药，则能安魂定魄。色赤能入心肝二经血分，合以辛温等药，则能消瘀破癥，生肌合口。其味甘淡上行，合以渗利等药，则能治淋通便，燥脾补土。经曰：饮食入胃，游溢精气，上输于脾，脾气散精，上归于肺，通调水道，下输膀胱，凡渗药皆上行而后下降。且能明目退翳，即退翳之效。逐鬼杀魅，即安魂魄之效。谓是水去热除安镇之意。但此性属消磨，则于真气无补。气属渗利，则于本源有耗。此惟水盛火衰者，用之得宜。（清肝肾热邪，利水消瘀。）若使火盛水涸，用之不能无虑。血瘀而小便不利者宜用，血少而小便利者，反致燥急之苦。松脂入土，年久结成，或枫脂结成，以摩热拾芥者真。市人多煮鸡子及青鱼胆为之，摩热亦能拾芥，宜辨，芥即禾草。用柏子仁末，入瓦锅同煮半日，捣末用。

猪苓 二四二   寓木

猪苓专入膀胱、肾。甘淡微苦，性平无毒。得枫根之余气以成，形如猪屎，故以猪名。凡四苓、五苓等方，并皆用此。仲景用茯苓、泽泻、白术与桂，名五苓散，为治水之总剂。方中用以肉桂，盖以膀胱津液赖气以化，则能以出，用肉桂辛热，所以化其气也。除桂名四苓散。李东垣曰：无恶寒症不可用桂。周扬俊曰：五苓为渴而小便不利者设，若不渴则茯苓、甘草足矣；若但渴，则四苓足矣。性虽有类泽泻，同入膀胱肾经，解热除湿，行窍利水。（除膀胱血分湿热。）然水消则脾必燥，水尽则气必走。泽泻虽同利水，性亦类燥，然咸性居多，尚有润存。泽虽治火，性亦损气，然润能滋阴，尚有补在。故猪必合泽泻以同用，则润燥适均，而无偏陂之患矣。至于茯苓，虽属渗剂，有湿自可以去，然茯则入气而上行，此则入血而下降。且与降湿利水消肿、治疟止痢等药，审属暑邪湿热内闭，无不借此以为宣导之需。疟多由暑，暑必成疟。古人已云清利小便，无若此驶。以故滋阴药中，止有泽泻而不用及猪苓，正谓此耳。故六味丸有泽泻，无猪苓。但此专司引水，津液易耗，久服多致损目。凡服利水药而明目者，因除浊气湿热而成明也。用利水药而失明者，因其走泄真气也。白而实者良，去皮用。

赤小豆 二四三   菽豆

赤小豆专入小肠。甘酸色赤，心之谷也。其性下行入阴，通小肠而利有形之病，故与桑白皮同为利水除湿之剂。（利小肠湿热。）《十剂》曰：燥可去湿，桑白皮、赤小豆之属是也。是以水气内停，而见溺闭腹肿、手足挛痹、痈肿疮疽，非此莫治。朱氏《集验方》云：宋仁宗在东宫时患痄腮，命道士赞宁治之，取小豆七七粒为末，敷之而愈，中贵人任承亮后患恶疮近死，尚书郎傅永授以药，立愈。叩其方，赤小豆也。予苦胁疽，既至五脏，医以药治之，甚验。承亮曰：得非赤小豆耶？医谢曰：某用此活三十口，愿勿复言。有僧发背如烂瓜，邻家乳婢用此治之如神，但其性最粘，敷毒，干则难揭，入苧根末，即不粘，此法尤佳。且能止湿解酒，通胎下乳。陈自明予妇食素，产后七日乳脉不行，服药无效，偶得赤小豆一升，煮粥食之，当夜遂行。至《十剂》取此为燥，亦以水行而燥自生之意，并非因其药性本燥而言也。故书又戒多服，则令人津液枯搞而燥，取紧小而赤黯色者良。若半黑半红为相思子，非赤小豆也。

滑石二四四　　石

滑石专入膀胱。何以滑名，因其性滑而名之也。滑石味甘气寒，色白，服则能以清热降火，通窍利便，生津止渴，为足太阳膀胱经药。故凡中暑积热、呕吐烦渴、黄疸水肿、脚气淋闭、水热泻利、吐血衄血诸症，肿毒乳汁不通，胎产难下，服此皆能荡热除湿、通汁滑胎。同甘草，为六一散。然其开窍利湿，不独尽由小便而下，盖能上开腠理而发表，腠理为肺所生。是除上中之湿热；下利便溺而行，是除中下之湿热。热去则三焦宁而表里安，湿去则阑门通而阴阳利矣。（降上中下湿热。）河间益元散，六一散或加辰砂。用此通治上下表里诸病，其意在此。滑石既属渗利，如何又言止渴？因其湿热既渗，则脾胃中和而渴自止耳。故书又载能理脾胃，义亦由此。白而润者良，石韦为使，宜甘草。汪昂云：凡走泄之剂，宜用甘草以佐。

石燕二四五　　石

石燕专入脾、胃、肝、小肠。味甘气寒，出于祁阳西北江畔滩上。其形似蚪而小与坚不同，功专利窍除湿解热。故凡目翳不开、热淋不利、妇人难产等症，治当用此，无有不效。必审诸病，果因湿热而成方用。但书所云难产令妇两手各执一枚，其胎即下。合之于理，似属诳妄，未可尽信。磨汁服。书言因雷雨自石穴中出，随雨飞堕者非。

刺猬皮二四六　　兽

刺猬皮专入肠、胃。其皮如刺，因以刺名。其兽属胃而入胃，因以猬号。宗奭曰：猬皮治胃逆，开胃气有功，其字从虫从胃，深有理焉。何书载治五痔阴蚀，以其湿热下注，得此味辛入肠，金属大肠，故能以破其血耳。（祛肠胃湿热血瘀。）何书又载能治噎膈反胃，《普济》治反胃，用猬皮烧灰酒服，或煮汁，或五味淹炙食。以猬属兽，兼味辛苦，故能散邪泄热，使其胃气调和而不上逆故耳。（刺猬骨。）但食肉切宜除骨，若误食则令人瘦劣，节节渐小也。似鼠而圆，火褐色，攒毛，外刺如栗房，煅黑存性用。

泻　水

泻水者，因其水势急迫，有非甘淡所可渗，苦寒所可泻，正如洪水横逆，迅利莫御，必得极辛极苦极咸极寒极阴之品，以为决渎，则水始平。此泻水之说所由起也。然水在人脏腑，本自有分，即人用药以治水势之急，亦自有别，如大戟、芫花、甘遂同为治水之药矣。然大戟则泻脏腑水湿，芫花则通里外水道，荛花则泻里外水湿。甘遂则泻经隧水湿也。葶苈、白前同为入肺治水剂矣。然葶苈则合肺中水气以为治，白前则搜肺中风水以为治也。商陆入脾行水，功用不减大戟，故仲景牡蛎泽泻汤用之。海藻、海带、昆布气味相同，力专泄热散结软坚，故瘰疬疝瘕、隧道闭塞，其必用之。蝼蛄性急而奇，故能消水拔毒。田螺性禀至阴，故能利水以消胀。续随子有下气之速，凡积聚胀满诸滞，服之立皆有效。紫贝有利水道通瘀之能，故于水肿蛊毒目翳，用之自属有功。至于瞿麦泻心，石韦清肺，虽非利水最峻，然体虚气弱用亦增害，未可视为利水浅剂，而不审实以为用也。

大戟 二四七　　毒草

大戟专入肺、肾，旁行经络。气味苦寒，性秉纯阳，峻利居首，上泻肺气，下泄肾水，兼因味辛，旁行经脉，无处不到。浸水色绿。又入肝胆，故书皆载能治十二水毒、蛊结腹满急痛等症。好古曰：大戟与甘遂同为泄水之药，湿胜者苦燥除之也。李时珍云：凡痰涎为物，随气升降，无处不到，入于心则迷窍而癫痫，入于肺则窍塞而成咳唾稠黏、喘急背冷，入于肝则留伏蓄聚而成胁痛干呕、寒热往来，入于经络则麻痹疼痛，入于筋骨则颈项胸背腰胁手足牵

引隐痛，《三因》并以控涎丹主之。盖有大戟能泄脏腑之水湿，甘遂能行经隧之水湿，白芥子能散皮里膜外之痰气。（大泻脏腑水湿。）要必实证、实热、实脉，方可以用，非实莫用。否则泻肺伤肾，害人不浅。李时珍曰：愚按百祥惟用大戟一味，百祥独泻腑，正实则泻其子也。肾邪实而泻其肝也。洁古老人治痘变黑归肾证，用宣风散代百祥膏，亦是泻子之意。盖毒胜火炽则水益涸，风挟火势则土受亏，故津血内竭不能化脓而成青黑干陷之证，泻其风火之毒，所以救肾扶脾也。若中其毒者，惟菖蒲可解。杭产色紫者良，北产色白者不堪入药。水浆煮，去骨用。得大枣则不损脾。畏菖蒲。反甘草。苗名泽漆，亦行水道，主治略同。

芫花 二四八　　毒草

芫花专入脾、肺、肾。味辛而苦，气温有毒，亦反甘草。主治颇与大戟、甘遂，皆能达水饮巢囊隐僻之处。然此味苦而辛，苦则内泄，辛则外搜。故凡水饮痰癖、皮肤胀满、喘急痛引胸胁、咳嗽胀疟、里外水闭、危迫殆甚者，用此毒性至紧，无不立应。（大通里外水道。）饮有痰饮、悬饮、溢饮、支饮、伏饮之异。李时珍云：夫饮有五，皆由内啜水浆，外受湿气，郁蓄而为留饮。流于胸则为支饮，令人喘咳寒热，吐沫背寒；流于肺则为悬饮，令人咳唾痛引缺盆两胁；流于心下则为伏饮，令人胸满呕吐、寒热眩运；流于肠胃则为痰饮，令人腹鸣吐水，胸胁支满，或作泄泻、忽肥忽瘦；流于经络则为溢饮，令人沉重注痛，或作水气跗肿。又水有风水、皮水、正水、黄汗之别。如水积胞中坚满如石，则

为石水；汗如柏汁炙黄，名曰黄汗，久而不愈则为痈脓。又水在肺则咳，在胃则呕，在头则眩，在心则悸，在背则冷，在胁则胀。不似甘遂苦寒，止泄经隧水湿。大戟苦寒，止泄脏腑水湿。莞花与此气味虽属相同，而性较此多寒之有异耳。此虽取效甚捷，误用多致夭折，不可不慎。（芫花根。）根名蜀桑，止可敷疮毒鱼，及捣汁浸线，系落痔疮，他不宜用。（芫花叶。）叶似柳，花紫碧色，叶生花落。陈久者良，醋煮过，水浸暴用。反甘草。叶可擦肤赤肿作伤。

莞花 二四九　　毒草

莞花专入肠、胃。虽与芫花形色相同，而究绝不相似。盖芫花叶尖如柳，花紫似荆；莞花苗茎无刺，花细色黄。至其性味，芫花辛苦而温，此则辛苦而寒。若论主治则芫花辛温，多有达表行水之力；此则气寒，多有入里走泄之效。（大泻里结水湿。）故书载能治利。宗奭曰：张仲景《伤寒论》以莞花治利者，取其行水也。水去则利止，其意如此。今用之当斟酌，不可过使，恐不及也，须有是症乃用之。然要皆属破结逐水之品，未可分途而别视也。但药肆混收，亦可见效，以其主治差同故耳。

苦甘遂 二五〇　　毒草

甘遂专入脾、胃、肺、肾、膀胱。皮赤，肉白味苦，气寒有毒。其性纯阴，故书皆载能于肾经及或隧道水气所结之处奔涌直决，使之尽从谷道而出，为下水湿第一要药。（大泻经隧水湿。）元素曰：水结胸中，非

此不能除，故仲景大陷胸汤用之。但有毒，不可轻用。喻嘉言曰：胃为水谷之海，五脏六腑之源，脾不散胃之水精于肺，而病于中，肺不能通胃之水道于膀胱，而病于上，肾不能司胃之关，时其蓄泄，而病于下，以致积水浸淫，无所底止。水肿有风水、皮水、正水、石水、黄汗五种。水郁于心，则心烦气短，卧不克安。水郁于肺，则虚满喘咳。水郁于肝，则胁下痞满痛引少腹。水郁于脾，则四肢烦悗[1]体重不能衣。水郁于肾，则腹痛引背央央，腰髀痛楚。水肿与气肿不同，水肿其色明润，其皮光薄，其肿不速，每自下而上，按肉如泥，肿有分界。气则色苍黄，其皮不薄，其肿暴起，肿无分界，其胀或连胸胁，其痛或及脏腑，或倏如浮肿，或肿自上及下，或通身尽肿，按则随起。但仲景所论水肿，多以外邪为主，而内伤兼及。究之水为至阴，其本在肾，肾气既虚，则水无所主而妄行，使不温肾补脾，但以行气利水，终非引水归肾之理，犹之土在雨中则为泥，必得和风暖日，得湿气转为阳和，自得万物消长矣。故凡因实邪，元气壮实，必壮实方可用以甘遂。而致隧首阻塞，见为水肿蛊胀、疝瘕腹痛，无不仗此迅利以为开决水道之首，如仲景大陷胸汤之类。然非症属有余，只因中气衰弱，小便不通，水液妄行，脾莫能制，误用泄之之品益虚其虚，水虽暂去，大命必随。甘草书言与此相反，何以二物同用而功偏见？亦以甘行而下益急，又按，刘河间云：凡水肿服药未全消者，以甘遂末涂腹绕脐令满，内服甘草水，其肿便去。二物相反，而感应如此。非深于斯道者，未易语此。皮赤肉白，根作连珠重实

---

① 悗：原作"悗"，据文义改。

者良。面裹，煨熟用。用甘草荠苨汁浸三日，其水如墨，以清为度，再面裹煨。瓜蒂为使。恶远志。

商陆 二五一　　毒草

商陆专入脾。辛酸苦寒有毒，功专入脾行水。其性下行最峻，有排山倒海之势，功与大戟、芫花、甘遂相同。故凡水肿水胀、疝瘕痈肿、喉痹不通、湿热蛊毒恶疮等症，服此即能见效。（大通水道下行。）喻嘉言曰：从来肿胀遍身头面俱肿者，尚易治。若只单腹胀，则难治。遍身俱肿者，五脏六腑各有见症，故泻肝、泻脾、泻膀胱大小肠，间有取效之时。单单腹胀久窒，而清者不升，浊者不降，互相结聚，牢不可破，实因脾胃之衰微所致，而泻脾之药安敢用乎？明乎此，则有培养一法，补元气是也；则有招纳一法，宣布五阳是也；则有解散一法，开鬼门、洁净府是也。凡肿伤脾则脐必突，伤肾则足底必平，伤肺则背肩耸，伤肝则唇黑皮皮，伤心则缺盆必平，及咳嗽失音。凡肿先起于腹，后散四肢者可治；先起四肢，后归于腹者，必死。如仲景牡蛎泽泻散之用商陆，以治大病后腰以下肿，用此急迫[1]以散之也。若脾虚水肿，因服轻剂未愈，遂用苦劣有毒纯阴之药迅迫，效虽稍见，未几即发，决不可救。取花白者良，赤者只堪贴脐。（赤商陆。）入麝三分捣贴，小便利则肿消。嘉谟曰：古赞云：其味酸辛，其形类人，疗水贴肿，其效如神。斯言尽之矣。黑豆汤浸蒸用，得蒜良。

海藻 二五二　　水草

海藻专入肾。书载性反甘草。能治项颈一切瘰疬瘿瘤，疝瘕，腹痛曰疝，丸痛曰瘿。及痰饮脚气水肿等症，其故奚似？盖缘苦能泄结，寒能除热，咸能软坚。（泄热散结软坚。）海藻气味俱备，与甘草本属不合。凡其水因热成，而致隧道闭塞、小便不通、硬结不解者，用此坚软结泄，邪退热解，使热尽从小便而出，而病自无不愈也。丹溪治瘿气初起，用海藻一两，黄连二两，为末，时时舐咽，先断一切厚味。至有病非实结，最不宜用，非独海藻为然。即凡海中诸药，无不如是。海带有似海藻而粗，柔韧[2]而长，主治无异。昆布亦同海藻、海带，俱性带滑且雄。凡瘿坚如石者，非此不除。且其下气最速，久服多令人瘦。至云海岛人常食，以其水土不同故耳。皆反甘草。略洗去咸水用。偏有同甘草以治瘰疬，盖激之以溃其至耳。

葶苈 二五三　　隰草

葶苈专入肺，兼入胃。辛苦大寒，性急不减硝、黄。大泻肺中水气，癥膹急下行膀胱。凡积聚癥结、伏留热气、水肿痰壅、嗽喘经闭、便塞至极等症，诸症皆就水气停肺而言。无不当用此调。昔本草《十剂篇》云：泄可去闭，葶苈、大黄之属。但大黄则泻脾胃阴分血闭，葶苈则泻肺经阳分气闭。（泻肺停水。）葶苈有苦有甜，

---

[1]　迫：原作"追"，据石印本改。

[2]　韧：原作"勒"，据文义改。

甜者性缓，虽泻而不伤；苦者性急，即泻肺而复伤胃。故必用以大枣补土以制水，但水去则止，不可过剂。观《金匮》所云用葶苈以治头疮，药气入脑杀人，其意大可知矣。子如黍米微长色黄，糯米微妙用。得酒良。榆皮为使。榆皮性亦利水。

白前二五四　　山草

白前专入肺。甘辛微温，为降气祛风除痰要药。缘人气实则痰塞壅，痰壅则风作，风与痰气胶固，则肺因尔不宁，而有喘嗽喘促体肿之病矣。非不用此以泄肺中实痰风邪，则气曷降？而嗽曷止？是以，《金匮》用以治咳嗽脉沉，《深师》白前汤用此以治久咳上气，《深师方》体肿短气胀满，昼夜倚壁不得卧，常作水鸡声者，白前汤主之，白前二两，紫菀、半夏各三两，大戟七合，煮取温服，禁食羊肉、饴糖。皆取降肺除痰之意。（搜肺中风水。）非若白薇气味咸寒，专泄肺胃燥热；细辛辛热，专发肾中寒邪也。此惟实者用之，虚者不宜用耳。似牛膝粗长坚直易断者良，若短小柔软能弯者是白薇。去头须，甘草水浸一昼夜，焙用。忌羊肉。白前出近道①，多有形色相同，须以此辨之。

续随子二五五　　毒草

续随子专入胃。即俗所名千金子者是也。味辛气温，有毒。诸书皆载下气最速。时珍曰：续随与大戟、泽漆、甘遂茎叶相

似，其功长于利水，惟在用之得法，亦皆要药也。凡积聚胀满、痰饮滞等症，服之最宜，以其以毒攻毒故也。（大泻胸中湿滞。）气味形质功用颇有类于大戟、泽漆、甘遂，故书亦载此属克伐之味，若脾胃虚寒泄泻，服之必死。黑子疣赘，用此捣烂，时涂之，自落。或以煮线系瘤，时时扎②之，渐脱去。取色白，压去油用。

瞿麦二五六　　隰草

瞿麦专入心，兼入小肠。味苦性寒，功专泻心利水。故书载利小便，决肿痛，去癃闭，拔肉刺，下胎产，除目翳。然其气禀纯阳，必其小肠气厚，服此疏泄之味病始克除。（大泻心热，利水。）淋证有虚有实，如淋果属热致，其茎痛不可忍，手按热如火烁，血出鲜红不黯，淋出如沙如石，脐下妨闷，烦躁热渴，六脉沉数有力，洵为属热。如其茎中不痛，痛喜手按，或于溺后才痛，稍久则止，或登厕小便涩痛，大便牵痛，面色萎黄，饮食少思，语言懒怯，六脉虚浮无力，是为属虚。若使小肠素虚，经云：心属有热，不惟其热不除，则虚而益虚，必致变生他症矣。妊娠产后小便不利，及脾虚水肿，均并禁焉。恶螵蛸。

石韦二五七　　石草

石韦专入肺。苦甘微寒，功专清肺行水。凡水道不行，化源不清，以致水道益闭。化源不清，则水道自闭。石韦蔓延石

---

① 道：原作"前"，据文义改。

② 扎：原作"紫"，据石印本改。

上，生叶如皮，味苦气寒，苦则气行而金肃，寒则热除而水利。是以，劳力伤津，伏有热邪而见小便不通，及患背发等症，治当用此调治，俾脾肺肃而水通，亦淋除而毒去矣。（清肺热以利水。）去梗及黄毛，微炙用。生于瓦上，名瓦韦，亦治淋。

紫贝二五八　　蚌蛤

紫贝专入脾、肝。即贝子之色赤者也。味咸气平。其物出于云南。白入气，紫入血。紫斑而骨白。功专利水通道，逐蛊下血。（利水通道，逐蛊下血。）凡人症患脚气、小儿斑疹目翳、五癃水肿、蛊毒鬼蛀，用此的能解除。盖因咸有软坚之力，脚症湿热，用此得以透骨逐邪。贝骨坚硬，故能透骨。和以诸药，使其蒸蒸作汗次第而解也。目翳用此粉点，亦以能除湿热而使血得上营。但与贝子相类甚多，如砑蠃之类皆能相混，分别用之。颂曰：贝类极多，古人以为宝货，而紫贝尤贵，后世不用贝钱，而药中亦希使之。背上深紫有黑点者良，生研细末用。

田螺二五九　　蚌蛤

田螺专入膀胱、肠、胃。味甘大寒。产于水田，性禀至阴，故能引热下行。凡人目患赤痛，只取田螺，以珍珠末、黄连末纳入良久，取汁点目神效，以寒能除热也。且治禁口痢疾，用活大田螺二枚捣烂，入麝香三分，作饼烘热，贴脐间半日，热气下行，即思食矣。至治熊彦诚小

便腹胀如鼓，只取田螺一枚，盐匙，连壳捣碎，敷脐下一寸三分，即通，并能止渴醒酒，以除余热。此虽止属外治，亦见其性引下行之力耳。（清热利水。）

蝼蛄二六〇　　化生

蝼蛄专入肠、胃。气味寒咸，穴土而居。性甚奇特。书言将此分为上下左右四截，若以上截治肿，则肿即见上消；下截治肿，则肿即见下消；左截治肿，则肿即见左消；右截治肿，则肿即见右消。又载自腰以上以治，则能拔水上行而使二便皆涩，自腰以下以治，则能使便立下。弘景曰：自腰以前甚涩，能止大小便，自腰以后甚利，能大小便。妇人难产，亦可照此以治，而产即解。痈肿瘰疬肉刺，若生捣汁以涂，则刺与肿皆治。骨鲠入喉不下，末吹即能见愈。此外箭簇入肉，用此涂贴患处，则箭即克见拔。又牙齿疼痛，用土狗一个，旧糟裹定，湿纸包煨焦，去糟，研末敷之立止。究其治效，总因性善攻穴，其性急迫，故能如此取效也。（攻拔水气壅肿。）颂曰：今方家治石淋导水，用蝼蛄七个，盐二两，新瓦上铺盖，焙干研末，每酒服一钱即愈也。味咸气寒，俗名土狗。凡用此药，宜审其体实方可劫取。若使体虚气薄，但见书载治功，任意妄施，其不伤人性命者鲜矣。朱震亨曰：蝼蛄治水甚效，但其性急，虚人戒之。此与蓖麻子等药同为一类，用时须当细审。取雄或云用火烧地赤，置蝼于上，任其跳死，覆者雄，仰者雌也。去翅足炒用。

降 痰

痰之见病甚多，痰之立治甚少。如痰之在于经者，宜散宜升；痰之在于上者，宜涌宜吐；痰之在中在膈，不能以散不能以吐者，宜降宜下，此降之法所由起也。第降有在于肺以为治者，如栝楼、贝母、生白果、杏仁、土贝母、诃子之属是也。有在胸膈以为治者，如硼砂、礞石、儿茶之属是也。有在心肝以为治者，如牛黄之属是也。有在肝胆以为治者，如全蝎[①]、鹤虱之属是也。有在皮里膜外以为治者，如竹沥之属是也。有在脾以为治者，如密陀僧、白矾之属是也。有在肾以为治者，如沉香、海石之属是也。但贝母则合心肝以为治，射干则合心脾以为理，皆属清火清热、降气下行。惟白矾则收逐热涎，或从上涌，或自下泄，各随其便。至于痰非热成，宜温宜燥，宜收宜引，则又在人随症活泼，毋自拘也。

瓜蒌仁 二六一　　蔓草

瓜蒌仁专入肺，兼入脾、胃。气味甘寒，成无己乃谓味苦，其说甚非。功专降火下气坠痰。缘肺受火逼，则水必停而痰生，痰生则肺失养而气壅，故有喘急胸满、咳嗽咽闭口渴之病矣。瓜蒌性寒，味甘寒，能除上焦伤寒，胸膈郁结痰气，使之入肠胃

---

① 蝎：原作"胡"，据石印本改。

而下降。震亨曰：栝楼实治胸痹者，以其味甘性润，甘能补肺，润能降气。胸中有痰者，乃肺受火逼，失其降下之令，今得甘缓润下之助，则痰自降，宜其为治嗽之要药也。且又能洗涤胸膈中垢腻郁热，为治消渴之神药。故仲景小陷胸汤用此以治邪结在胸。又以小柴胡汤，用此易半夏以治少阳证见口渴等症。然大要取其有清降之力，故能使之下行也。若谓此能补气，正未必然。虚寒泻利者忌。热利最宜，取其以寒降火。实圆长如熟柿，子扁多脂。去油用。枸杞为使。畏牛膝、干漆。恶干姜。反乌头。

天花粉 二六二　　蔓草

天花粉专入肺。即栝楼根也。味酸而甘微苦，微寒，亦同瓜蒌能降膈上热痰。兼因味酸，又能生津止渴。故凡口燥唇干、肿毒痈乳痔漏、时热狂躁便数等症，服之立能解除。（入肺除痰，消火止渴。）时珍曰：栝楼味甘微苦酸，其茎叶味酸，酸能生津，感召之理，故能止渴润枯，微苦降火，甘不伤胃，昔人言其苦寒似未深察。但此较之瓜蒌，其性稍平，不似蒌性急迫而有推墙倒壁之功也。至经有言安中绝续，似非正说，不过云其热除自安之意。痰色清稀者忌服。澄粉食，大宜水衰有热人。畏、恶、反同瓜蒌。

贝母 二六三　　山草

贝母专入肺，兼入心。辛苦微寒，世多用为治痰之药，殊不知痰有因燥因湿之不同？痰有风痰、寒痰、湿痰、火痰、燥痰、虚

痰、热痰之别，须在临症细分。如果肺因火刑[1]，水饮不化，郁而为痰，此痰因于燥者也。脾胃虚寒，水饮停积，窒而不通，此痰因于湿者也。因以燥者，非用苦以泻火，辛以散郁，寒以折热莫治。因以湿者，非用辛以散寒，温以燥湿莫投。贝母味苦而辛，其性微寒，止于心肺燥郁，痰食壅盛及虚劳烦热，肺痿肺痈，喉痹咯血吐血火刑于肺，目眩淋沥火移小肠，瘰疬乳闭，难产恶疮不敛等症服之，卒能有效。（清肺心痰热。）承曰：贝母能散心胸郁之气，故诗云采其茴是也，作诗者本以不得志而言，今用治心中不快多愁郁者殊有功，信矣。又唐人记其事云：江左常有商人左膊上有疮如人面，亦无他苦，商人戏，以酒滴口中，其面赤色，以物食之亦能食，多则肉内胀起，或不食则一臂痹焉。有名医教其历试诸药金石草木之类，悉无所苦，至贝母乃聚眉闭目，商人喜，乃以小苇筒毁其口灌之，数日成痂遂愈，然不知其何疾也。若使因于脾虚而见咳嗽不宁，混以贝母妄代，其失远矣。盖一宜半夏，一宜贝母，况半夏兼治脾肺，贝母独清肺金；半夏用其辛，贝母用其苦；半夏用其温，贝母用其凉；半夏性速，贝母性缓；半夏散寒，贝母清热，气味阴阳大有不同。汪昂云：故凡风寒湿食诸痰，贝母非所宜也。彼此误投，为害不浅。大者为土贝母，大苦大寒，如浙江贝母之类。清解之功居多。小者川贝母，味甘微寒，滋润胜于清解，不可不辨。川产开瓣者良，独瓣不堪入药。去心，米拌炒用。厚朴、白薇为使，畏秦艽，反乌头。

---

[1] 刑：原均假为"形"，据石印本改。

竹沥 二六四　　苞木

竹沥专入经络皮里膜外。甘寒而滑。治专消风降火，润燥行痰，养血益阴。凡小儿天吊惊痫、阴虚发热口噤、胎产血晕、痰在经络四肢皮里膜外者，服之立能见效。盖沥之出于竹，由血之出于人也，极能补阴，长于清火。补阴亦由火清而致。（清皮里膜外燥痰。）性滑流利，走窍逐痰，故为中风要药，以中风莫不由于阴虚火旺，煎熬津液成痰，壅塞气道，不得升降，服此流利经络，使痰热去，气道通，而外症愈矣。故火燥热者宜之。时珍曰：竹沥性寒而滑，大抵因火烁热而有痰者宜之。苦寒湿，胃虚肠滑之人服之，则反伤肠胃。笋性滑利，多食泻人，僧家谓之刮肠篦，即此义。（竹笋。）朱氏谓大寒，言其功不言其气，殊悖于理，谓大寒为气，何害于功。若脾胃肠滑，寒痰湿痰，食积生痰，不可用也。荆沥性味相近，但气寒多用荆，气虚热多用竹。丹溪止言虚痰用竹，似欠分明。姜汁为使。姜公服竹沥饵桂得长生，盖竹沥性寒，以桂济之，亦与用姜汁佐竹沥之意相同。但竹类甚多，惟取竹肉薄节用。机曰：将竹截作二尺长，劈开以砖两片对立，架竹于上，以火炙出其沥，以盘乘取。笋尖发痘疮。

白果 二六五　　山果

白果专入肺。虽属一物，而生熟攸分，不可不辨。如生食则能降痰解酒，消毒杀虫，以浆涂鼻面手足，则去皱皵䵢黯油腻，及同汞浣衣，则死虫虱，其花夜开，人不得见，性阴，有小毒，故能消毒杀虫。何其力锐气胜，而能使痰与垢之悉除也。至其熟用，则竟不相同，如稍食则可，再食则令人气壅，多食则令人胪胀昏闷，昔已有服此过多而竟胀闷欲死者。食千枚者死。然究其实，则生苦未经火革，而性得肆其才而不窒，熟则经火煅制，而气因尔不伸，要皆各有至理，并非空为妄谈已也。（生用涤痰除垢，熟则胀闷欲绝。）

礞石二六六　　石

礞石专入肝。禀石中刚猛之性，沉坠下降。味辛而咸，色青气平。功专入肝平木下气，为治惊利痰要药。喻嘉言曰：惊风二字，乃古人妄凿空谈，不知小儿初生，以及童幼，肌肉筋骨、脏腑血脉俱未克长，阳则有余，阴则不足，故易于生热，热甚则生风生惊，亦所恒有，后人不解，遂以为奇特之病。且谓此病有八候，以其摇头手动也，而立抽掣之名；以其卒口噤脚挛急也，而立目斜乱搐搦之名；以其脊强背反也，而立角弓反张之名。相传既久，不知妄造，遇此等症，无不以为奇特，而不知小儿腠理不密，易于感冒风寒，病则筋脉牵强，因筋脉牵强生出抽掣搐搦，角弓反张，种种不通名色，而用金石等药镇坠外邪，深入脏腑，千中千死，间有体坚症轻得愈者，又诧为再造奇功，遂致各守专门，虽日杀数儿而不知其罪矣。盖风木太过，脾土受制，气不运化，积气生痰，壅塞膈上，变生风热。治宜用此重坠下泄，则风木气平，而痰积自除。今人以王隐君滚痰丸内用礞石，通治诸般痰怪症，殊为未是，滚痰丸，礞石、焰硝各二两，煅研水飞净一两，大黄酒蒸八两，黄芩酒洗八两，沉香五钱，为末水丸。不知痰因热盛，风木挟热而脾不运，故尔痰积如胶如漆，用此诚为合剂。如其脾胃虚弱，食少便溏，服此泄利不止，小儿服之多成慢症，以致束手待毙，可不慎欤！（除肝膈上热痰。）硝煅水飞研用。

白矾二六七　　石

白矾专入脾。气味酸寒，则其清热收热可知。何书又言燥痰，若于寒字相悖；书言能治风痰，若于收字涩字相殊，不知书之所云能燥痰者，非其气味温热，而可以燥而即化，实以收其燥湿初起，使之下坠，不使留滞而不解也。泄即是收。且其酸而兼咸，则收涩之中，尚有追涎逐降之力，非即不燥之燥乎？所谓能治风痰者，其酸苦涌泄，兼因风邪初客，合以皂荚等味研服，则能使之上涌。岂其风热历久，深入不解，而即可以上涌乎？（逐热痰下泄上涌。）是以，风痰泄痢崩带，用此以收即愈收；诸血脱肛阴挺肝火，崩带风眼，痰饮疮疡，用此以涩即效涩；喉痹痈疽蛇伤蛊毒，用此酸寒以解即除酸。治虽有四，然总取其酸涩寒咸为功，以为逐热去涎之味。但暂用则可，久服则于精血有损。宗奭曰：损心肺却水故也。水化书纸上，干则水不能濡，故知其性却水。李迅《痈疽方》云：凡人病痈疽发背，不问老少皆宜服黄矾丸，服至一两以上，无不作效，最止疼痛，不动脏腑，活人不可胜数。用明亮白矾一两，生研，以好黄蜡七钱，熔化，和丸梧子大，每服十丸，渐加至二十丸，热水送下，如未破则内消，已破即便合。如服金石发疮，以白矾末酒服即效。古言服损心肺伤骨，义根于是。岂正本求源之治欤？取洁白光莹者佳，火煅用。以火煅地，洒水于上，布地，以盘覆之，四面灰拥，一日夜矾飞盘上，扫收之，为矾精，未尽者，更如前法，再以陈苦酒化之，名矾华，七日可用，百日更佳。甘草为使。畏麻黄。恶牡蛎。

蓬砂 二六八　　　石

蓬砂专入肝。又名鹏砂。辛甘微咸，气温。色白质轻，功专入上除热，故云能除胸膈热痰也。（治胸膈热痰。）是以，痰嗽喉痹、噎膈积聚、骨鲠结核、眼目翳障、口齿诸病，凡在胸膈以上者，无不可以投治。颂曰：今医家用硼砂治咽喉最为要功。宗奭曰：含化咽津，治喉中肿痛，膈上痰热，初觉便治，不能成喉痹。时珍曰：硼砂味甘微咸而气凉，色白而质轻，故能去胸膈上焦之热。《素问》云：热淫于内，治以咸寒，以甘缓之是也。其性能柔五金而去垢腻，故治噎膈积聚，骨鲠结核恶肉阴癀用之者，取其柔物也。治痰热眼目瘴翳用之者，取其去垢也。况性能消金，岂有垢腻块积而不可以消导乎？第当审实而治，勿轻投也。出西番者白如明矾，出南番者黄如桃胶。甘草汤煮化，微火炒松用。

牛黄 二六九　　　畜

牛黄专入心、肝。味苦性凉。古人用此解心经热邪及平肝木，通窍利痰定惊及痰涎上壅，中风不语等症。中风须辨真伪，真则外有表证可察，伪则内有虚证可寻；真则表证见而神志无恙，伪则表证既无而精气全失；真则本气或亏，本血或损，加以外邪内袭而成偏废，伪则真阴既槁，真阳既耗，迫其将绝不固而见厥仆，真则新邪复唤旧邪，而致新旧交感，伪则里虚既甚，而更增虚益危；真则面赤唇焦，牙关紧闭，上视强直，掉眩烦渴，伪则面青或白与黑，痰喘昏乱，眩晕多汗，甚则手足厥逆，脱症全俱；真则阳浮而数，阴濡而弱，及或浮滑沉滑、微虚微数，伪则两尺沉滑，微细虚散欲绝，及或寸关搏指，弦滑洪数。又中风开口则心绝，手撒则脾绝，眼合则肝绝，遗尿则肾绝，气喘面黑鼻煤则肺绝，用药始宜辛热以祛外邪，继宜辛润甘润以固血脉。（清心肝热痰。）缘牛有黄，牛之病也。牛黄在心肝胆之间，凝结成黄，故还以治心肝胆之病，取其长于清心化热，故尔用此以除惊痰之根耳。至于中风不语，必其邪已入脏，九窍多滞，唇缓便闭，舌短耳聋，鼻塞目瞀。方可投服。若使中腑而见四肢不着，中经而见口眼㖞斜，不为开痰顺气，养血活血，便用此药投治，引邪深入，如油入面，莫之能出。小儿纯阳，病多胎热痰热，属于心肝二经之病，命在须臾者，用此多有回生之力。儿初生未食乳，用三五厘，合黄连、甘草末，蜜调呷之最佳。惟脾胃虚寒者，其切忌之。取磨指甲者真，牛有黄必多吼唤，以盆水承之，伺其吐出，喝迫即堕水，名生黄，如鸡子黄大，重叠可揭。杀死自角得者，名角黄。心中得者，名心黄。肝胆中得者，名肝胆黄，成粒。须防骆驼黄以乱。得牡丹、菖蒲良。人参为使。恶龙骨、龙胆、地黄、常山。

卷　六

泻　热

《内经》帝曰：人伤于寒而传为热，何也？岐伯曰：寒气外凝内郁之理，腠理坚致，玄府闭密，则气不宣通，湿气内结，中外相薄，寒盛热生，观此则知热之由作，悉皆外邪内入而热，是即本身元阳为邪所遏，一步一步而不得泄，故尔变而为热耳。然不乘势以除，则热更有进而相争之势，所以古人有用三黄石膏及或大小承气，无非使其热泻之谓。余按热病用泻，考之方书，其药甚众，然大要在肺则止用以黄芩、知母，在胃则止用以石膏、大黄、朴硝，在心则止用以黄连、山栀子、连翘、木通，在肝则止用以青黛、龙胆，在肾则止用以童便、青盐，在脾则止用以石斛、白芍，此为诸脏泻热首剂。至于在肺，又有他剂以泻。盖以热邪初成未盛，则或用以百合、百部、马兜铃；毒气兼见，则或用以金银花、牛蒡子；久嗽肺痿，则或用以沙参；脚气兼见，则或用以薏苡仁；咽疮痔漏，则或用以柿干、柿霜；热挟

气攻，则或用以牵牛；三焦热并，则或用以栀子；烦渴而呕，则或用以竹茹；热而有痰，则或用以贝母；热而气逆不舒，则或用以青木香；热而溺闭，则或用以车前、石韦；久嗽兼脱，则或用以五倍子、百药煎；乳水不通，则或用以通草；若更兼有血热，则又当用生地、紫菀，此泻肺热之大概也。（泻肺热。）在胃又有他剂以泻，盖以热兼血燥，犀角宜矣；毒盛热炽，绿豆宜矣；中虚烦起，粳米宜矣。暑热渴生，西瓜宜矣；时行不正，贯众宜矣；疫热毒盛，人中黄、金汁、雪水宜矣；咽疮痔漏，柿蒂、柿干宜矣；便结不软，玄明粉宜矣；乳痈便闭，漏芦宜矣；虫积不消，雷丸宜矣；热盛呃逆，竹茹、芦根宜矣；肠毒不清，白头翁、刺猬皮宜矣；口渴不止，竹叶宜矣；若更兼有血热，则又宜于地榆、槐角、槐花、苏木、三七、干漆，此泻胃热之大概也。（泻胃热。）而大肠热结，仍不外乎硝、黄、白头翁、黄芩、绿豆、蜗牛、生地之药矣。（泻大肠热。）在心又有他剂以泻，则或因其溺闭，而用瞿麦、木通；气逆而用赭石；痰闭而用贝母、天竺黄；暑渴而用西瓜，精遗而用莲须，抽掣而用钩藤，咳嗽而用百

合，疝瘕而用川楝，与夫血热而更用以犀角、射干、童便、血余、红花、辰砂、紫草、生地、郁金、桃仁、茜草、苏木、丹参、没药、莲藕、益母草、熊胆等药，又可按味以考求矣。此泻心热之大概也。（泻心热。）在肝又有他剂以泻，则如肝经气逆，宜用赭石以镇之；肾气不固，则用石南叶以坚之；溺闭不通，则用车前子以导之；痰闭不醒，则用牛黄以开之；目翳不明，则用秦皮、空青、蒙花、石燕、青葙子、石决明以治之；咳嗽痰逆，则用全胡以降之；蛊积不消，则用芦荟以杀之；湿郁惊恐，宜用琥珀以镇之；神志昏冒，宜用枣仁以清之；若使热在于血，其药众多，大约入肝凉血，则有赤芍、赭石、蒲公英、青鱼胆、红花、地榆、槐花、槐角、侧柏叶、卷柏、无名异、凌霄花、猪尾血、紫草、夜明砂、兔肉、旱莲草、茅根、蜈蚣、山甲、琥珀、芙蓉花、苦酒、熊胆之类；入肝破血，则有莪术、紫贝、灵芝、紫参、益母草、蒲黄、血竭、莲藕、古文钱、皂矾、归尾、鳖甲、贯众、茜草、桃仁之类；入肝败血，则有三七、虻虫、䗪虫、螃蟹、瓦楞子、水蛭、花蕊石之类，皆当审实以投。此泻肝热之大概也。（泻肝热。）而泻胆热之味，又岂有外空青、铜绿、铜青、熊胆、胆矾、前胡等药者乎？（泻胆热。）在肾又有他剂以泻，如龙胆、防已，为肾热盛溺闭者所宜用也；秋石为肾热盛虚咳嗽溺闭者所必用也；寒水石为肾热盛口渴水肿者所必用也；地骨皮为肾热盛有汗骨蒸者所必用也；食盐为肾热盛便闭者所必用也；琥珀、海石为肾热盛血瘀溺秘者所必用也。若使热在于血，则药亦不出乎童便、地骨皮、血余、银柴胡、蒲公英、生牛膝、旱莲草、赤石脂、自然铜、古文钱、青盐之类。（泻肾热。）而泻膀胱热结，其用猪苓、泽泻、地肤子、茵陈、黄柏、黄芩、龙胆、川楝子药者，又可按其症治以考求矣。（泻膀胱热。）此泻肾热之大概也。脾热泻药无多，惟有脾经血热，考书有用郁李、射干、紫贝、姜黄、莲藕、皂矾、蚯蚓，然亦须辨药症以治。要之治病用药，须当分其脏腑，然其是上是下，毫微之处，未可尽拘。如药既入于肺者，未有不入于心；入于肝者，未有不入于脾；入于肾者，未有不入于膀胱。且药气质轻清者上浮，重浊者下降，岂有浮左而不浮右，重此而不重彼者乎？但于形色气味重处比较明确，则药自有圆通之趣，又奚必拘拘于毫茫间互为较衡，而致踢其神智者乎？

牵牛二七〇 蔓草

牵牛专入肺，兼入大小肠。有白有黑。白者其性入肺，专于上焦气分除其湿热，故气逆壅滞及大肠风秘者，得此以治。（入肺泻气分湿热。）黑者其性兼入右肾，能于下焦通其遏郁，故肿满脚气及大小便秘，俱得以治。但下焦血分湿热，湿自下受，宜用苦寒以折。牵牛气味辛辣，久嚼雄烈，服之最能泄肺。若以下焦血病而于气分有损之药以为投治，是以血病泻气，不使气血俱损乎？杲曰：牵牛少则动大便，多则泄下如水，乃泻气之味。其味辛辣，久嚼猛烈雄壮，所谓苦寒安在哉？故肿受湿气不得施化，致大小便不通，斯宜用之。若湿从下受，下焦主血，血中之湿宜苦寒之味，反以辛药泄之，伤人元气。惟是水气在肺，喘满肿胀等症，暂用以为开泄，俾气自上达下，而使二便顿开，以快一时。时珍曰：一宗室夫[1]入，年几六十，平生苦肠结病，旬日一行，甚于生产，服养血润剂，则泥膈不快，服硝黄通利药，则若罔知，如此三十余年矣。时珍诊其人体肥膏粱而多忧郁，日吐酸痰碗许[2]乃宽，又多火病，此乃三焦之气壅滞，有升无降，津液皆化为痰饮，不能下滋肠脐，非血燥比也。润剂留滞，硝黄徒入血分，不能通气，俱为痰阻，故无效也。乃用牵牛末、皂荚膏丸与服，即便通利，自是但觉肠结，一服就顺，亦不妨食，且复精爽也。若果下焦虚肿。虚字宜审。还当佐以沉香、补骨脂等味，以为调补，俾补泻兼施，而无偏陂损泄之害矣。时珍曰：外甥柳乔，素多酒色，病下极胀痛，二便不通，不能坐卧，立哭呻吟者七昼夜，医用通利药不效，遣人叩予。予思此乃湿热之邪在精道，壅胀隧路，病在二阴之间，故前阻小便，后阻大便，病不在太阳膀胱也。乃用楝实、茴香、穿山甲诸药，入牵牛加倍，水煎服，一服而减，三服而平。取子，淘去浮者春去皮，得木香、干姜良。

大黄二七一 　毒草

大黄专入脾、胃。大苦大寒。性沉不降，用走不守，专入阳明胃府大肠，大泻

阳邪内结，宿食不消。三承气汤皆有大黄内入。仲景治伤寒邪由太阳而入阳明之府者，则用调胃承气，取其内有甘草之缓，不令有伤胃府之意也。治邪由阳明之经直入阳明之府者，则用大承气，取其中有枳实之急，得以破气之辈也。治邪由少阳之经而入阳明之府者，则用小承气，取其中无芒硝之咸，致令泄下以伤其胃也。故凡伤寒邪入胃府，而见日晡潮热、阳明旺于申酉。谵语斑狂、便秘硬痛手不可近、喜按属虚，拒按属实。及瘟热瘴疟、下痢赤白、腹痛里急、黄疸水肿、积聚留饮宿食、心腹痞满、二便不通、与热结血分、一切癥瘕血燥、血秘实热等症，用此皆能推陈致新，定乱致治，故昔人云有将军之号。成无己曰：热淫所胜，以苦泄之，大黄之苦，以荡涤瘀热，下燥热而泄胃强。然苦则伤气，寒则伤胃，下则亡阴，故必邪热实结、宿食不下用之得宜。宗奭曰：有是证者，用之无不效，惟在量其虚实而已。颂曰：梁武帝因发热，欲服大黄，姚僧垣曰：大黄乃是劫药，至尊年高，不可轻用，帝勿从，几至委顿。梁武帝常有心腹疾，诸医咸谓宜用平药，可渐宣通。僧垣曰：脉洪而实，此有宿妨，非用大黄，无瘥理，帝从之遂愈。今医用一毒药而攻众病，偶中便谓之神，不中不语用药之失，可不戒哉？若使病在上脘，虽或宿食不消及见发热，只须枳实、黄连以消痞热，宿食自通。若误用大黄推荡不下，反致热结不消，为害不浅。时珍曰：大黄，病在五经血分者宜用之，若在气分用之，是谓诛伐无过。泻心汤有大黄，治心气不足吐血衄血者，乃真心之气不足，而心包、肝、脾、胃之邪火有余也。虽曰泻心，实泻四经血中之伏火也。又仲景治心下痞满按之软者，用大黄黄连泻心汤主之，此亦泻脾胃之湿热，非泻

心也。病发于阴而反下之，则作痞满，乃寒伤营血，邪气乘虚结于上焦，胃之上脘在于心，故曰泻心，实泻脾也。《素问》云：太阴所致为痞满。又曰：浊气在上，则生䐜①胀是也。病发于阳反下之，则成结胸，乃热邪陷入血分，亦在上脘分野。仲景大陷胸汤丸皆用大黄，亦泻脾胃血分之邪，而降其浊气也。若结胸在气分，则只用小陷胸汤。痞满在气分，则用半夏泻心汤足矣。或曰：心气不足而吐衄，何以不用补心而反泻心？震亨曰：心阴不足，肺与肝俱各受火而病作，故黄芩救肺，黄连救肝。肺者阴之主，肝者心之母，血之合也。肝肺之火既退，则阴复其旧矣。仲景《伤寒论》云：太阳病外证未解，不可下；脉浮大，不可下；恶寒，不可下；呕多有阳明证，不可下。阳明病不能食，攻其热必呕，阳明病应汗，反下之，此为大逆。太阳阳明合病，喘而胸满，不可下；少阴病，阳虚尺脉弱者不可下；脉数，不可下；恶水者，不可下；头痛目黄者，不可下；虚家不可下；阳微不可下；诸四逆厥者不可下。况先辈立药治病，原有成则，如大黄、芒硝则泻肠胃之燥热，牵牛、甘遂则泻肠胃之湿热，巴豆、硫黄则泻胃之寒结也。虽其所通则一，而性实有不同，当为分视。至于老人虚秘，腹胀少食，妇人血枯，阴虚寒热，脾气痞积，肾虚动气及阴疽色白不起等症，不可妄用，以取虚虚之祸。川产锦纹者良。生用峻，熟用纯。忌进谷食。得谷食不能通利。黄芩为使。

连翘二七二　　　隰草

连翘专入心。味苦微寒，质轻而浮。

书虽载泻六经郁火，然其轻清气浮，实为泻心要剂。连翘形象似心，但开有瓣。心为火主，心清则诸脏与之皆清矣。（解心经热邪。）然湿热不除，病症百出。是以痈毒五淋、寒湿鼠瘘、瘰疬恶疮、热结蛊毒等症，书载皆能以治。汪昂曰：凡痈而痛者为实邪，肿而不痛为虚邪，肿而赤者为热结，肿而不结者为留气痰饮。且经有言，诸痛疮疡皆属心火，连翘实为疮家圣药也。然多用胃虚食少，脾胃不足者慎之。况清而无补，痈疽溃后勿服，火热由于虚者忌投。

前胡二七三　　　山草

前胡专入肝、胆。味苦微寒。功专下气，凡因风入肝胆、火盛痰结、暨气实哮喘、气有余便是火。咳嗽呕逆、痞膈霍乱及小儿疳气等症，升药难投，须当用此苦泄，俾邪去正复，不似柴胡性主上升，引邪外出，而无实痰实气固结于其中也。按：二胡均是风药，一升一降，用各不同。若使兼有外感风邪，与痰火实结，而用柴胡上升，不亦如火益热乎？故必用此下降。（降肝胆外感风邪痰火实结。）但症外感绝少，只属阴虚火动，并气不归元，胸胁逆满者切忌。以其苦泄故也。皮白肉黑，味甘气香者良。半夏为使。恶皂荚。忌火。今有剂片，以混当归片料，可恨。

白薇二七四　　　山草

白薇专入肺。味苦而咸，性寒无毒。凡人阴虚火动，则内热生风，火气焚灼，身体壮热，支满痰涌，忽不知人，与夫汗出血厥，酸痛淋闭，其在妇人则或廷孔郁结，廷孔，妇人溺孔也。神无所依而见淋露不净，并血枯热胜而见虚烦上呕，非不用此苦泄咸降利水，使阴气自上而下，则热何由泄乎。是以，《金匮》安中益气竹皮丸，用此以治妇人产中虚烦呕逆。《经疏》云：古方调经种子，往往用之益不孕，缘于血热而少其源，起于真阴不足，阳胜而内热，故营血日枯也。益阴清热，则自生旺而有子矣。须佐以归、地、芍药、杜仲、苁蓉等药。《千金》葳蕤汤用此以治风温身热汗出、身重。又有白薇芍药汤，以治妇人遗尿，白薇、芍药等份，酒调服。不拘胎前产后，皆能补阴平阳而兼行肺，以清膀胱上源，并非虚寒不禁之比。（泻肺燥热。）但胃虚泻泄，阳气外越者禁用。似牛膝而短小柔软，去须酒洗用。恶大黄、大戟、山茱、姜、枣。

白蔹二七五　　蔓草

白蔹专入肝、脾。敷肿疮疡，清热解毒，散结止痛，久为外科所用要药。然目赤惊痫，温疟阴肿，滞下淋浊失精，金疮失血，凡因湿热湿毒而成者，何一不可以为内科之用。如《金匮》薯蓣丸，用此以解风气百疾蕴蓄。张璐曰：其汤全以桂枝汤和营散邪，合理中汤兼理药误，君以薯蓣，大理脾肺，毫不及乎补益肾肝。（散肝脾湿热内结。）又书载同地肤子则可以治淋浊失精，同白及则可以敛金疮失血，故曰血饮。同甘草则可以解狼毒之毒，岂尽痈肿解毒而已哉？但此味辛入肺主散，味苦主降，味甘主缓，故止可以散结解热，若胃气虚弱、痈疽已溃者，均非所宜。蔓赤茎

有五叶，根如卵，长有三五枚同窠，皮黑肉白。代赭石为使。反乌头。色赤为赤白蔹，功用皆同。

紫菀二七六　　隰草

紫菀专入肺。辛苦而温，色赤，虽入至高之脏，仍兼下降。故书载入肺金血分，辛入肺，赤入血。能治虚痨咳嗽、惊悸、吐衄诸血，又能通调水道，苦可下降。以治溺涩便血，用此上下皆宜。且此辛而不燥，润而不滞，李士材比为金玉君子，非多用独用不能速效。于肺实为有益。（泻肺血热。）然疏泄性多，培养力少，与桑白皮、杏仁同为一类，但桑白皮、杏仁则泻肺经气分，此则专泻血经气分也。故肺虚干咳禁用。干咳类多血虚，不宜再泻。紫色润软者良。人多以车前、旋覆花乱之。其药虽分上中与下，然下疏泄尤甚。蜜炒用。款冬为使。白者名女菀，入气分，大泄肺气。《肘后方》用此三分，铅丹一分，并酸浆服一刀圭，日进三服，至二十一日，能令面黑转白，过服不宜。去头须，蜜水炒用。款冬为使。恶天雄、瞿麦、藁本、远志。畏茵陈。

芦根二七七　　隰草

芦根专入肺胃，兼入心。治无他奇，惟清肺降火，是其所能。凡人胸中有热，则火升上呕，逆气不下，脾肺热起则消渴便数，甚至不能少忍，《金匮玉函》治心膈气滞烦闷不下食，芦根五两锉，以水三大盏煮服。故必得此苦寒以治，则诸症悉除。（泻胃中

热呕。)汪昂曰:肺为水之上源,脾气散精,上归于肺,始能通调水道,下输膀胱,肾为水脏而主二便,三经有热.则小便数,甚至不能少忍.火性急速故也。芦中空,故入心肺清上焦热,热解则肺之气化行,而小便复其常道矣。且解虾鱼中毒酒毒,然此止宜实热,不宜虚寒。若误用之,必致见害。取逆水土内甘美者效,若露出水面者损人。去芦节。

贯众二七八　　山草

贯众专入肝、胃。即俗称为管仲者是也。味苦微寒,无毒。世遇天时行不正之气,人多用此置之水缸,使人食之不染。且不独力能解毒,凡遇崩中带下,并癥瘕癫痘、虫蛊骨鲠[1],皆可用之。盖以苦能杀虫,寒能散热故也。(泻热杀虫,辟时行不正。)以诸症皆因热成。昔王廖《百一选方》,言食鲤鱼羹,为骨所鲠,百药不效,或令以贯众煎浓汁连进,一喀而出,可见软坚之功,其殆若是之神矣。形似狗脊而大,汁能制三黄,化五金,伏钟乳。结沙制汞,解毒软坚。

青葙子二七九　　隰草

青葙子专入肝。即鸡冠花子者是也。《备要》又言即草决明。味苦微寒,无毒。入足厥阴肝。凡人一身风痒,虫疥得蚀,口唇色青,青盲翳肿,多缘热盛风炽所致。亦有不尽风热者,此则专就风热言。书言服此目疾皆愈,唇青即散,三虫皆杀,风

痒即绝,无非因其血热除,寒能胜热。血脉和,而病自可愈耳,无他义也。(泻肝经风热。)但瞳子散大者切忌。以能助火。类鸡冠而穗尖长,捣用。

竹茹二八○　　苞木

竹菇专入肺、胃。味甘而淡,气寒而滑。凡因邪热客肺,肺金失养,而致烦渴不宁、膈噎呕逆、恶阻呕吐、吐血衄血等症者,皆当服此。诸症皆就肺胃热论。(清肺凉胃,解烦除呕。)盖味甘则中可安而烦不生,气[2]寒则热得解而气悉宁。又皮入肺上焦,温胆汤用之。所以《金匮》之治产后虚烦呕逆,则有竹皮大丸;《千金》之治产后内虚烦热短气,则有竹茹汤;竹茹一升,甘草、茯苓、黄芩各二两,水煎服。产后虚烦头痛、短气闷乱不解,则有淡竹茹汤,皆有至理内存,不可不知。取竹刮去外膜,取二层如麻缕者良。

淡竹叶二八一　　苞木

竹叶专入胃、心。体轻气薄,味甘而淡,气寒微毒。据书皆载凉心缓脾,清痰止渴,为治上焦风邪烦热,咳逆喘促,呕哕吐血,一切中风惊痫等症。果曰:除新久风邪之烦热,止喘逆气胜之上冲。无非因其轻能解上,辛能散郁,甘能缓脾,凉能入心,寒能疗热故耳。(清脾胃凉心,止渴除烦。)然大要总属清利之品,合以石膏同治。则能解除胃热,而不致烦渴不止

---

① 鲠:原作"硬",务本为"更",据文义改。

② 气:原作"味",据文义改。

也。叶生竹上，故治上焦。仲景治伤寒发热大渴，有竹叶石膏汤，乃假其辛寒以散阳明之热邪也。竹生一年，嫩而有力者良。心尤妙。

天竺黄二八二　　苞木

天竺黄专入心。系天空国之竹，精气结成。其粉形如竹节，味甘气寒，与竹沥功用略同，皆能逐痰利窍。但此凉心去风除热，为小儿惊痫风热、痰涌失音。较之竹沥，其性和缓，而无寒滑之患也。味甘故缓。今市肆多骨灰、葛粉杂入，不可不辨。（泻心热。）

秦皮二八三　　乔木

秦皮专入肝、胆、肾。味苦气寒，色青性涩。功专入以除热，入肾以涩气。（除肝热，泻肾气。）是以因风而见湿痹惊痫目障之症者，则当用此苦燥苦降之味以除，因脱而见崩带肠澼下痢之症者，则当用此收涩寒气以固，如仲景白头翁之用秦皮苦涩之类。白头翁、黄柏、黄连、秦皮等份。老子云：天道贵涩，惟涩故补。服此不惟泄热止脱，而且益肾有子矣。至治赤眼肿痛，则合黄连等份频点，并秦皮一味，煎汤以洗甚效。或加滑石、黄连等份，出《外台秘要》。但此气寒伤胃，总不宜于胃虚少食之人耳。出西上，皮有白点，渍水碧色，书纸不脱者真。大戟为使，恶吴茱萸。

川楝子二八四　　乔木

川楝子专入心包、小肠、膀胱。即苦楝子。因出于川，故以川名。又名金铃子，楝实者是也。味苦气寒，微毒。凡入冬时感冒寒邪，至春而发则为温。以致症见狂躁，热被寒束，症见囊肿茎强，掣引作痛，与夫寒热积聚，积由五脏所生，聚由六腑所成。三虫内蚀者，俱宜用此调治。有虫耗其津液而渴，须用此根叶加麝以投。以苦主有泄热之功，寒有胜热之义，故能使热悉除，而毒蛊疝瘕亦得因其自心下降，由于小便而乃泄矣。（解郁热狂躁、疝瘕蛊毒。）但人止知此为除疝之味，《内经》七疝：曰冲、曰癀、曰癀癃、曰狐、曰癀、曰痕、曰厥。而不知有逐热解狂之力，以至废而不治。即其治疝，亦不分其是寒是热、是偏是平，与夫偏有错杂多寡之异。其痛亦不分其所痛之处，是否自下而上、从上而下，治病要在辨证。惟计古方茴香、川楝历为治疝千古俎豆，讵知疝属于热则痛，必见囊肿茎强，其痛亦必从下而上，用以川楝内入以为向导，则热可除。热疝必用。如其疝并非热，其痛自上而下，痛引入腹，且有厥逆吐涎，非用辛温不能见效。若以川楝同入，则于理不免歧而二矣。寒疝不宜用。然古人立方治疝，偏以川楝同投，其意奚似？盖缘邪有错杂，则治不得不尔。若以错杂之邪而概用以辛燥，不更使病相左乎？绣尝语同人，凡人用药治病，须当明其偏平，偏症偏治，平症平治，错杂多寡不一症，则即当以错杂不一以治。括尽治病种类。昔绣治一族叔，宇次周，阴疝，其症是偏不平，毫无一症混杂，乃有附城一医，必执古方，用以川楝，绣谓病证不杂何须用是？然终谓其古方所用川楝。稽书何无一语活动，间有指属反佐，亦无一语申明，以致蒙混不解。书不尽言。绣只据理投服，随手辄应，而不为方所执。及阅张璐《本经逢原》，其辨川楝功用分为阴阳二疝，及有错杂之邪必用川楝之说，始叹理道本同，而古人则先于我而获。绣益信己所治族叔之病而不敢用川楝者，未始不有理存，而竟所揆而如一也。理终不易。否则几为古方所误矣。故凡疝因热邪及因蛊虫内蚀，宜于川楝。若使脾胃虚寒，症属阴疝，则川楝其切忌焉。（川楝根。）楝以川产为正，去皮取肉，去核用根，有雌雄二种。雄根色赤，无子，大毒，忌火。雌根白子多，微毒，可采，去青留白。单味酒煎投服，杀虫治疝。煎汤洗之，可治中蛊，即时吐出。茴香为使。

蒙花 二八五　　灌木

密蒙花专入肝。因冬不调，花开蒙密，故以蒙名。甘而微寒。功专入肝经，除热养营。盖肝开窍于目，目得血而能视，虚则青盲肤翳，热则赤肿眵泪、目中赤脉，及小儿痘疮余毒，疳气攻眼，得此甘能补益，寒能除热，肝血足而诸症无不愈矣。（消肝热治青盲。）然味薄于气，佐以养血之药，更有力焉。取蜀中产者良，酒浸一宿，候干蜜拌，蒸晒三次。

柿蒂 二八六　　山药

柿蒂专入肺、胃。味苦气平。时珍谓其苦温，似非。虽与丁香同为止呃之味，然一辛热而一苦平，合用深得寒热兼济之妙。《医通本草》谓《济生方》治呃逆，专取柿蒂之

涩以敛内蕴之热，丁香、生姜之辛以散外郁之寒。如系有寒无热，则丁香在所必用，不得固执从治，必当佐以柿蒂；有热无寒，则柿蒂在所必需，不得泥以兼济之，必杂丁[①]香。是以古人用药，有合数味而见效者，有单用一味而见效者，要使药与病对，不致悖谬而枉施耳。（敛内郁热起。）竹茹、芦根则较柿蒂性凉。柿蒂专清肺胃之热，能治咽喉口舌疮痛、肠风痔漏。然必元气未离，始可投服，若虚烦喘嗽切忌。柿干同于柿霜，但力少缓。俱忌蟹。

梨 二八七　　山果

梨专入肺、胃。成于秋。花皆白，得西方金气之最。味苦微酸，气寒无毒。功专入肺与胃，凡胸中热结热嗽、痰咳便秘、狂烦、咽干喉痛、中风、因热反胃不食、反胃有因热成，有因寒致，不可不辨。并汤火伤疮、痈疽目障、丹石热气、一切属于热成者，惟食梨数枚，即能转重为轻，消弭于无事。（泻胃肺热结。）《总灵》反胃转食，药物不下，用大雪梨一个，以丁香十五粒，刺入梨内，纸裹煨热。《圣惠方》治小儿风热，昏懵燥闷不能食，用消梨三枚切破，同粳米煮粥以食。时珍曰：按《类编》云：一士人状若有疾，厌厌无聊，往谒杨吉老，诊之曰，君热症已极，气血消烁，此去三年当以疽死。士人不乐而去，闻茅山有道士，医术通神，而不欲自鸣，乃衣仆衣，诣山拜之，愿执薪水之役，道士留置弟子中。久之，以实白道士。道士诊之笑曰：汝便下山，但日日吃好梨一颗，如生梨已尽，则取干者

① 丁：原作“下”，据石印本改。

泡汤，食滓饮汁，疾自当平，士人如其戒，经一岁复见吉老，见其颜貌腴泽，脉息如平，惊曰：君必遇异人，不然岂有瘥理？士人备告吉老。吉老具衣冠望茅山设拜，自咎其学之未至，此与琐言之说仿佛。观此二条，则梨之功岂小补哉？然惟乳梨、鹅梨、消梨可食，余梨则亦不能去病也。然必元气素实，大便素坚，方可与食。宗奭曰：梨多食动脾，少则不及病。用梨者当斟酌之，惟病酒烦渴人食之甚佳，终不能却疾。若使元气虚弱，误啖多致寒中。盖梨是冷利之物，服之中益寒冷。金疮乳妇，亦忌投服，恐血得寒益凝，岂可概谓能食而不审而别之乎？捣汁熬膏良。姜汁蜜制，清痰止嗽。用莱菔与梨相间收藏，则不烂。

西瓜 二八八　　蓏

西瓜专入心胞、胃。内穰，今人遇值三伏天燥，不论男妇大小，朝夕恣食，诚以燥渴之极，得此味甘色赤，能引心胞之热，下入小肠膀胱而出，令其心胸顿冷，烦渴冰消。故书载治太阳膀胱、阳明胃中暍及热病大渴等病宜投，如春温夏热等症。并有天生白虎汤之誉。惟是禀气素厚，遇热消渴及伏气发瘟，得此如汤泼雪。（解心胞、胃热，止消渴。）若以脾胃素虚，恣服转渴，朝夕恣食，必待膈滞上涌，或泻、或肿、或胀，元阳已削，方为觉误，悔莫及矣。《卫生歌》云：瓜桃生冷宜少食，免至秋来成疟痢。又瓜本寒，曝之寒气益聚而矣。犹之油性本热，经火煎熬，则其性稍革而不热矣。因述此以为好食瓜者一箴。

铜青 二八九　　金

铜青专入肝、胆。即俗所云铜绿者是也。与空青所产不同，铜青气禀地阴，英华外见，借醋结成，故味苦酸涩气寒，能入肝胆二经。按：酸入肝而敛，所以能合金疮止血；苦寒能除风热，所以能去肤赤及鼻瘜肉；苦能泄结，所以醋蘸喉中，则吐风痰而使血气心痛皆止。为散能疗喉痹牙疳，醋调搽腋下治胡臭，姜汁调点烂沿风眼。《锦囊》用真川连三钱，杏仁八粒，去皮生用，生甘草六分，胆矾一分，铜青三分，大元枣一枚，水煎乘热搽眼。去疳杀虫，所治皆厥阴之病。时珍同吐痰须观人之虚实强弱而察其脉，乃可投之。（泻肝胆积热，除目翳。）

海石 二九○　　石

海石专入肺、肾。即书所云浮石者是也。其石系水沫结成，浮于水上，故以浮名。色白体轻，味咸气寒。时珍曰：其质玲珑，肺之象也。盖既有升上之能，复有达下之力。其曰能治上焦痰热、目翳痘痛者，以其气浮上达之谓也。能治诸淋积块瘿瘤者，以其咸润软坚之意也。（散上焦积热，软下焦积块。）余琰《席上腐谈》云：肝属木当浮而反沉，肺属金当沉而反浮何也？肝实而肺虚也。故石入水则沉，而南海有浮水之石；木入水则浮，而南海有沉水之香，虚实之反如此。至于实则宜投，虚则忌服者，以其忌有克削之气也。味咸者良，煅过水飞用。

空青二九一　　石

空青专入肝。感铜精气而结，故专入肝明目。盖人得水气之清者为肝血，其精英则为胆汁。开窍于目，血者五脏之英，注之为神，胆汁充则目明，减则目昏。铜亦清阳之气所生，其气之清者为绿，犹肝血也。其精英为空青之浆，犹胆汁也。其为治目神药，盖亦以类相感耳。出时珍。况人多怒则火起于肝，水虚则火起于肾，故生内外翳障。得此甘酸大寒以除积热及火，兼之以酸则火自敛，兼得金以平木，故治赤肿青盲。其空青所含之浆可取点眼，壳亦磨翳要药。书云：不怕人间多瞎眼，只愁世上无空青。（泻肝积热，除内外目翳。）但空青中水久则干，必须验其中空内有青绿如朱者即是。如无绿青亦可，不必拘泥。《圣济录》治黑翳覆瞳，用空青、矾石烧各一两，贝子四枚，研细日点。

石膏二九二　　石

石膏专入胃腑，兼入脾、肺。甘辛而淡，体重而降，其性大寒。功专入胃，清热解肌，发汗消郁。缘伤寒邪入阳明胃腑，内郁不解，则必日晡热蒸，口干舌焦唇燥，坚痛不解，神昏谵语，气逆惊喘，溺闭渴饮，暨中暑自汗，胃热发斑牙痛等症，皆当用此调治。（清胃热，解肌发汗。）成无己曰：风阳邪也。寒阴邪也。风喜伤阳，寒喜伤阴，营卫阴阳为风寒所伤，则非轻剂所能独散，必须轻重之剂同散之，乃得阴阳之邪俱去，营卫之气俱和。是以大青龙汤以石膏为使，石膏乃重剂，而又专达肌表也。以辛能发汗解热，甘能缓脾益气，生津止渴，寒能清热降火故也。按：石膏是足阳明腑药，邪在胃腑，肺受火制，故必用此辛寒以清肺气，所以有白虎之名。肺主西方故也。杲曰：石膏足阳明药也。故仲景治伤寒阳明证，身热目痛，口干不眠，以身以前胃之经也，胸前肺之室也。邪在阳明，肺受火制，所以有白虎之名。但西有肃杀而无生长，如不得已而用，须中病即止，切勿过食以损气。时珍曰：此皆少壮肺胃火盛能食而病者言也。若衰暮及气虚血虚胃弱者，恐非所宜。况有貌属热证，里属阴寒而见斑黄狂躁，日晡潮热，便秘等症，服之更须斟酌，惟细就实明辨，详求其真可也。汪昂曰：按阴盛阳格、阳盛阴格二证，至为难辨。盖阴盛极而格阳于外，外热而内寒；阳盛极而格阴于外，外冷而内热。经所谓重阴必阳、重阳必阴、重寒则热、重热则寒也。当于小便分之，便清者外虽燥热而中实寒，便赤者外虽厥冷而内实热也。再看口中之燥润及舌苔之浅深，苔黄黑者为热，宜白虎汤。亦有苔黑属寒者，舌无芒刺，口有津液，急宜温之，误投寒剂则殆矣。又按热在胃，热证见斑疹，然必色赤如锦纹者为斑，隐隐见红点者为疹，斑重而疹轻。斑疹亦有阴阳，阳证宜石膏。又有内伤阴证见斑疹者，微红而稀少，此谓气极虚，逼其无根之火游行于外，当补益气血，使中有主，则气不外游，血不外散，若作热治，生死反掌，医者宜审。取莹白者良。亦名寒水石，非盐精渗入土中结成之寒水石也。研细，或甘草水飞，或火煅，各随本方用。鸡子为使。忌豆、铁。

青盐二九三　　石

青盐专入肾，兼入心。即名戎盐。禀至阴之气凝结而成，不经煎炼，生于涯涘之阴。其味咸，气寒无毒，能入少阴肾脏以治血分实热，故凡病因肾起而见小便不通、胃中瘀赤涩昏及吐血溺血、齿舌出血、牙龈热痛、既蛊毒邪气固结不解者，宜以此味投治，《普济方》治风眼烂弦，用戎盐化水点之。仲景《金匮》方治小便不通，用戎盐弹丸大一枚，茯苓半斤，白术二两，水煎服之。俾肾补而热除，咸入而坚软。经曰：热淫于内，治以咸寒，正此谓耳。（除肾血分实热。）出西羌。不假煎煅，方棱明润色青者良。

食盐二九四　　石

盐专入心、肾。之品类甚多，有生海江淮南北、生池山西解州、生井四川云南、生土戎盐、生阶光明盐、生石石盐、生树水盐、生草蓬盐之各异，然寒气则一。盖盐味咸，气寒，加以皂角末同煎，则味又兼微辛。五味惟咸润下，故凡大小便闭者，得此则通。五味惟咸走血，故凡血热血痛者，得此则入。五味惟咸入骨，故补肾药必当盐汤送下，而诸骨筋痛，借此则坚。骨消筋缓皆因湿热所致。经曰：热淫于内，治以咸寒，譬如生肉易溃，得盐性寒咸则能坚久不坏。时珍曰：肾主骨，咸入骨也。五味惟咸润燥，而辛又能泄肺，故凡痰饮喘逆，得此则降。时珍曰：吐药用之者，咸引水聚也。能取豆腐，与此同义。五味惟咸软坚，故凡结核积聚，

得此则消。五味惟咸补心，故凡病因心起而见喜笑不休，则当用此沸饮遏止。用盐煅赤而饮，亦水制火之意。（补心润肾，软坚除热。）至于痈肿恶毒，眼目暴赤，酒醉癫狂，汤火急迫，凡其因热而起者，无不借此以寒胜热主意，而使诸症其悉平矣。但咸虽能走血，多食则血即凝。咸虽能下趋，过咸则反水上吐。所以霍乱臭毒头疼腹痛等症，则可引涎上膈而吐之也。水肿如何忌食？恐其以水助水之意也。横生逆生，如何用盐即便缩入正产？《千金方》用盐摩产妇腹，并涂儿足底，仍急爪搔之。以其力有上舒之意也。水蛭蚯蚓及蛊，如何得此即化？《经验方》浙西将军张韶病此，每夕蚯蚓鸣于体，一僧用此方而安，蚓畏盐也。以其寓有以水济火之意也。孙真人治喉中生肉，用绵裹箸头，拄盐揾之，日五六度。《圣惠方》治帝钟喉风，垂长半寸，煅食盐频点之，即消。多食如何口渴？以其渗去胃中津液也。

朴硝二九五　　石

朴硝专入肠、胃，兼入肾。即皮硝。生于卤地，刮取。初次煎成为朴，由朴再煎为芒。其性最阴，善于消物，故以硝名。其味苦而且辛，凡五金八石，用此俱能消除，况人脏腑积聚乎？然必热邪深固，闭结不解，用以苦咸以为削伐，则药与病符，自不见碍。（消脏腑热邪固结。）时珍曰：硝禀太阴之精，水之子也。气寒味咸，走血而润下，荡涤三焦肠胃实热阳强之病，乃折治火邪药也。好古曰：硝利小便而堕胎，然伤寒妊娠可下者，用此兼大黄引之，直入大腹润燥软坚泻热，而母子俱安。经云：有故无殒，亦无殒也，

此之谓软。以在下言之，则便溺俱阴；以前后言之，则前气后血；以肾言之，总主大小便难。溺涩闭结，俱为水少火盛。成无己曰：热淫于内，治以咸寒，佐之以苦。故用芒硝、大黄相须为用也。汪昂曰：丰城尉家有猫，子死腹中，啼叫欲绝，医以硝灌之，死子即下。后有一牛，亦用此法得活。如仲景大陷胸汤、大承气汤、调胃承气汤之类，虽其用有大黄，可以除热，然亦不得不假轻坚之药耳。若使并非实热及或热结不坚，妄用承气朴硝等以为消削，其不伤人性命几希。唐时腊日，赐群臣紫雪、红雪、碧雪，皆用此硝炼成者，通治积热诸病，有神效，贵在用者的中尔。但朴硝初煎性急，芒消久煎差缓耳。大黄为使。

玄明粉二九六　　　石

玄明粉专入肠、胃。系芒硝再煎而成。其色莹白，辛甘而冷，功用等于芒硝，皆有软坚推陈致新之力。陈不除则泻痢不止，用宜同大黄推荡，正书所云通因通用之意。若热闭不解，亦当用此下夺。然煅过多遍，其性稍缓，不似芒硝，其力迅锐，服之恐有伤血之虞耳。王好古曰：玄明粉治阴毒一切，非伏阳在内不可用。若用治真阴毒，杀人甚速。时珍曰：《神农本草》言朴硝炼饵，服之轻身神仙，盖方士窜入之言。后人因此制为玄明粉，煅炼多偏，佐以甘草，去其咸寒之毒。遇有三焦肠胃实热积滞，少年气壮者，量与服之，亦有速效。若脾胃虚冷及阴虚火动者，服之速其咎矣。若佐甘草同投，则膈上热痰，胃中实热，肠中宿热，又克见其治矣。兼洗眼目消肿。（泻肠胃实热。）绣族兄式和用玄明粉搽眼，初觉一二次甚明，召绣同搽，绣揣眼病非热不得

用，是因未允，越后族兄屡擦屡坏，始信余言不谬。忌苦参。

寒水石二九七　　　石

寒水石专入胃、肾。又名凝水石，又名白水石。生于卤地，因盐精渗入土中，年久结聚，清莹有棱而成也。味辛而咸，气寒无毒。书载能治时行大热口渴、水肿、盖以性禀纯阴故也。经曰：热淫于内，治以咸寒。又曰：小热之气凉以和之，大热之气寒以收之。服此治热利水，适相宜耳。《永类方》男女转脬不得小便，寒水石二两，滑石一两，葵子一合，水煎即利。《易简方》汤火伤，用寒水石烧研敷。《经验方》小儿丹毒皮肤热赤，用寒水石半两，白土一分，为末，醋调涂。然此止可暂治有余之邪，及敷汤火水伤。若虚人热浮，其切忌焉。（解火热，利水道。）莹白含之即化者真，否即是伪，但真者绝少。

雪水二九八　　　天水

雪水专入胃。气禀太阴，水极似土，虽于冬时置而不问，然值伤寒阳毒、瘟疫时毒、丹毒内炽，并盛夏暑热内淫而见燥热殆甚者，并可用此调治。宗奭曰：腊雪水大寒之水也，故治以上诸病。且能以解烧酒诸毒。是以书载凡治热证，可用块置于两乳之间。且云宋徽宗因食冰过甚致病，医士杨介仍以冰煎诸药以治其源，深得用冰义耳。因知病因冰起，还以冰解之也。（解热消燥。）

孩儿茶二九九　　水①

孩儿茶专入心、肺。味苦微涩，性凉无毒。功专清上膈热，化痰生津，收湿凉血生肌。凡一切口疮喉痹，时行瘟瘴，烦躁口渴，并一切吐血、衄血、便血、尿血、血痢，及妇人崩淋经血不止，阴疳痔肿者，服之立能见效。（清上膈热痰。）出南番，是细茶末入竹筒，埋土中，日久取出，捣汁熬成。块小润泽者上，大而枯者次之。真伪莫辨，气质莫考，用宜慎之。

熊胆三〇〇　　兽

熊胆专入心、肝，兼入脾、大肠。味苦性寒，无毒。功专凉心平肝。惟其凉心，所以能治心痛疰忤热邪等症；惟其平肝，所以能治目赤翳障、恶疮痔漏等症。且能入脾而治黄疸湿邪，入大肠而治久痢疳䘌湿热，并治小儿风痰壅塞，发作惊痫。要皆除热凉血，而病自愈耳。（凉心平肝。）熊胆春近首，夏在腹，秋在左足，冬在右足。熊罴壮毅之物，属阳，故书以喻不二心之臣，而诗以为男子之祥也。凡此只可作丸，勿煎汤。通明者佳。但以米粒之多点水中，运转如飞者良。性善辟尘，扑尘水上，投胆少许，则尘豁然而开。又取少许研滴水中，挂如线，直至水底不散者真。

鳢鱼胆三〇一　　无鳞鱼

鳢鱼胆专入心、脾。即属乌鳢。又名七星鱼者是也。其物伏土胜水，味甘性寒，无毒。凡人身患十种水气，垂死，可用肉与冬瓜、葱白以治。且煮汤浴儿，可以稀痘。（鳢鱼肉补脾利水。）杨拱《医方摘要》曰：除夕黄昏时，用大乌鱼一尾，小者二三尾，煮汤浴儿遍身，七窍俱到，不可嫌腥，以清水洗去之。若不信，但留一手一足不洗，遇出痘时，则未洗处偏多也。此乃异人所传，不可轻易。胆味书虽载甘，《日华》曰：诸鱼胆苦，惟此胆甘可食，为异也。腊月收取。然尝之终苦。凡喉痹将死者，点入即愈，病深者水调灌之亦可。（鳢鱼胆泻心脾热，治喉痹。）首有七星，夜朝北斗，道家谓之水厌。雁为天厌，犬为地厌。《卫生歌》云：天雁行有序，犬有义，黑鱼拱北知臣礼，人无礼义反食之，天地鬼神皆不喜。

石决明三〇二　　蚌蛤

石决明专入肝。一名千里光。得水中阴气以生，其形如蚌而扁。味咸气寒，无毒。入足厥阴肝经除热，为磨翳消障之品。缘热炽则风必生，风生则血被风阻而障以起，久而固结不解，非不用此咸寒软坚逐瘀清热祛风，则热何能祛乎？（入肝除热磨翳。）故《本事》真珠母丸与龙齿同用，皆取清散肝经积热也。但此须与养血药同入，方能取效。且此气味咸平，久服消伐过当，不无寒中之弊耳。亦治骨蒸劳热五淋。汪昂曰：能清肝肺故也。研细水

---

① 原文无"水"，依据原书体例，补入药物的分部类别"水"。

飞点目，能消外瘴。痘后眼翳，可同谷精草等分细研，猪肝蘸食即退。七孔九孔者良。盐水煮，面裹煨熟，为末水飞。恶旋覆。

珍珠 三○三　　蚌蛤

珍珠专入心、肝，兼入脾、胃。即蚌所生之珠也。珠禀太阴精气而成，故中秋无月，则蚌即无珠也。此药冯楚瞻辨论最详，谓其功用多入阴经，其色光明，其体坚硬，大小无定，要以新完未经钻缀者为尚。味甘微咸，气寒无毒。入手少阴心经、足厥阴肝经。盖心虚有热，则神气浮游，肝虚有热，则目生翳障目为肝窍，除二经之热，故能镇心明目也。耳聋本属肾虚有热耳为肾窍，甘寒所以主之。逆胪者胪胀也。胸腹气逆胀满，以及手足皮肤皆肿也。经曰：诸湿肿满，皆属脾土；诸满胀大，皆属于热。此脾虚有热，兼有积滞所致。珍珠味甘，既能益脾，寒能除热，体坚复能磨积消滞，故亦主之。（除心肝热邪及脾肾湿热。）珠藏于泽，则川自媚，况涂于面，宁不令人润泽颜色乎？至于疗毒痈肿，长肉生肌，尤臻奇效。但体最坚硬，研如飞面方堪服食，否则伤人脏腑，外掺肌肉作疼。蚌蛤无阴阳牝牡，故珠专一于阴精也。

金汁 三○四　　人

金汁专入胃。系取粪入坛，埋于土内，三年取出，莹清如水者是耳。味苦气寒。置于土中，时久得其土气最厚，故能入胃，大解热毒。（入解胃腑热毒。）凡湿热时行，毒势冲迫，势危莫制者，用此灌之，下咽稍减，以其气味相投，故能直入其巢而破其毒耳。的解。即初生小儿周时内毒气方张，用此服一二分，既能化毒，且能免后痘疹。此最灵验。但禀体气寒，体瘦色白者，不可误用，恐其反夺天真耳。不可不审。灌花用此最良。

秋石 三○五　　人

秋石专入肾。本于人溺，因秋露水搅澄晒干刮取而成，故名秋石。味咸气温。据书载能滋阴润脏，退蒸软坚，治痨止嗽，通溺利便，涩精固气。且云经火煅炼去其咸寒，转为温补，温而不燥，润而不滞，清不损元，降不败胃，为滋阴降火之圣药。为精火两衰而用。然绣窃谓补处少而清处多，温处少而寒处多。温止由于火煅，而非溺中浊气，具有温补之性也。虚劳火重服此似不甚碍，以其具有清火之性耳。间有微功，亦非补中正剂。补中惟参、芪，补火惟附、桂，滋水惟地、茱，乃补中正剂耳。若使气薄，火衰水泛，纵经煅炼，终不免有虚虚之祸矣。大黄纵经煅炼，亦不能以补命门之火，以其气质本寒故也。法于秋时取童便，每缸用石膏七钱，桑搅澄，倾去清液。如此二三次，乃入秋露水搅澄，如此数次，秽净咸减，以重纸铺上，晒干，刮去在下重浊，取轻清为秋石。再研入罐，铁盏盖定，盐泥固济，升打。升起盏上者名秋水，味淡而香，乃秋石之精英也。

泻 火

赵养葵曰：真火者，立命之本，为十二经之主。肾无此，则不能以作强，而伎巧不出矣。膀胱无此，则三焦之气不化，而水道不行矣。脾胃无此，则不能腐水谷，而五味不出矣。肝胆无此，则将军无决断，而谋虑不出矣。大小肠无此，则变化不行，而二便闭矣。心无此，则神明昏而万事不应矣。治病者，的宜以命门真火为君主，而加意以火之一字，观此则火不宜泻也明矣。而丹溪又言，气有余便是火，使火而果有余，则火亦能为害，乌在而不泻乎。惟是火之所发，本有其基，药之所主，自有其治，气味不明，则治罔不差。如大黄是泻脾火之药，故便闭硬痛，其必用焉。石膏、茅根，是泻脾胃之药，口渴燥热，其必用焉。（泻脾胃火。）黄芩、生地，是泻肺火之药，膈热血燥，效各呈焉。火盛则痰与气交窒，是有宜于瓜蒌、花粉。火盛则水与气必阻，是有宜于桑白皮。火盛则骨必蒸，是有宜于地骨皮。火热则三焦之热皆并，是有宜于栀子。火盛则肺化源不清，是有宜于天冬、麦冬。火盛则必狂越躁乱，是有宜于羚羊角。火盛则气必逆而嗽，是有宜于枇杷叶。火盛则必挟胃火气上呃，是有宜于竹茹。此非同为泻肺之药乎？（泻肺火。）黄连、犀角，是泻心火之药也。燥热湿蒸，时疫斑黄，治各著焉。火盛则小肠必燥，是有宜于木通、灯草。火盛则喉必痹而痛，是有宜于山豆根。火盛则目必翳而障，是有宜于熊胆。火盛则心必烦躁懊恼，是有宜于栀子。火盛则口必渴而烦，是有宜于竹叶。火盛则肺失其养，是有宜于麦门冬。火盛则血必妄沸，是有宜于童便、生地。火盛则忧郁时怀，是有宜于萱草。此非同为泻心之药乎？（泻心火。）至于青黛、胆草，号为泻肝之火，然必果有实热实火者方宜。若止因火而见抽掣，则钩藤有难废矣；因火而见目障，则熊胆其莫除矣；因火而见骨蒸，则青蒿草其必须矣；因火而见惊痫骨痛，则羚羊角其必用矣；因火而见口舌诸疮，则人中白其必进矣；因火而见时疾斑毒喉痹，则大青其亟尚矣；因火而见寒热往来，则黄芩其必用矣。此非同为泻肝之用乎？（泻肝胆火）而胆火之必用以胆草、大青、青黛者可思。若在肾火，症见骨蒸劳热，不得不用黄柏。症见咽痛不止，不得不用玄参。症见杨梅恶毒，不得不用胡连。症见头目不清，痰火不消，不得不用茶茗。症见火留骨筋，不得不用青蒿草。症见无汗骨蒸，不得不用地骨皮。此非同为泻肾药乎？（泻肾膀胱火。）而膀胱火起之必用以人中白、童便；及三焦火起之必用以青蒿草、栀子者，又自可验。诸火之泻，当分脏腑如此，但用而不顾其病症之符、脏气之合，则其为祸最速，可不深思而长虑乎？

黄芩 三〇六　山草

黄芩专入心、脾、肺，兼入肝、大肠、膀胱。书载味苦入心。又载入肺泻火，入脾除湿，入大肠以治肠澼腹痛。痢为肠澼。凡痢有寒有热。痢属于热，则其形气坚强，脉必滑实有力，身则畏热喜冷，不欲衣被，渴则恣好冷水，愈凉愈快，随饮随消，小便热赤涩痛不堪，下痢纯红，痛则便硬拒按，并或头痛身热，筋骨酸痛，此其症之实者也。痢属于寒，则其形体薄弱，颜色清白，脉虽紧数而无力无神，脉即真弦而中虚似实，血则微红不鲜，及或杂有紫红、紫白、屋漏水形，所下之物，或浅黄色淡，不甚臭秽，痛则不实不坚，或喜揉按，或喜暖熨，或胸腹如饥而不欲食，或胃脘作呕而多吞酸，或数至圊欲出不出，或口虽渴而不欲饮冷，饮冷而不欲咽，此其症之虚者也。入小肠膀胱以治淋闭，且治中焦实火及邪在少阳胆经，得此以为清理。一药而上下表里皆治，其功力之泛涉，殆有难为专主者耳。（清上中二焦火热与湿。）不知内火冲激，外邪传入，皆能恣害。上如胸膈咽喉，下如肚腹二便，中如表里之所，阴阳之界，无不病症悉形。以故腹痛肠澼痢，寒热往来疟，黄疸淋闭，胸高气喘，痈疽疮疡，火嗽喉腥，经闭胎漏，口渴津枯，一皆湿之所淫，热之所侵[1]，火之所胜。提出湿热与火为诸病之要。黄芩味苦性寒，枯而大者轻飘上升以清肺，肺清则痰自理矣。汪昂曰：痰因火动，当先降火。实而细者沉重下降以利便，便利则肠澼自去。酒炒则膈热可除，而肝胆火熄。生用则实热堪投，而腹痛斯愈。时珍曰：仲景治少阳证小柴胡汤，太阳少阳合病下痢黄芩汤，少阳证下后心下满而不痛泻心汤并用之。盖黄芩味苦气寒，色黄而绿，泻心火而除脾湿，俾金不受胃火上刑，故能

救肺。少阳之证，虽曰病在半表半里，为胸胁痞满，实兼心肺上焦之邪，心烦喜呕，默默不欲饮食，又兼脾胃中焦之症，故用黄芩以治手足少阳相火。黄芩亦少阳本经药也。杨士瀛《直指方》云：柴胡退热不及黄芩。盖亦不知柴胡之退热，乃苦以发之，散火之标也；黄芩之退热，乃寒能散热，折火之本也。且得白术、砂仁以安胎，得厚朴、黄连以除腹痛，得芍药以治痢，得柴胡以治寒热往来。此虽合上与下，表里皆治，而究止为上中二焦泻火除热与湿之味矣。东垣治肺热，身如火燎，烦躁引饮而尽盛者，宜一味黄芩汤以泻肺经分之火，方用黄芩一两。但肺虚腹痛属寒者切忌。时珍曰：肺虚不宜者，苦寒伤脾胃，损其母也。黄明者良。中虚者为枯芩，即片芩。内实者名条芩，即子芩。上行酒炒。泻肝胆火，猪胆汁炒。山药、龙骨为使。畏丹皮、丹砂。

黄连 三〇七　山草

黄连专入心，兼入肠、胃、脾。大苦大寒。据书所载治功，备极表著，且以《别录》中有厚肠胃一语，互为传播，以至于今，谬尤莫辟，贻害无穷。讵知黄连止属泻心之品，除湿之味。好古曰：黄连苦燥，苦入心，火就燥。泻心者，其实泻脾也。实则泻其子也。即云肠澼能止，口干能除，痞满腹痛能消，痈疽疮疡能愈，肝虚能镇，与夫妇人阴蚀，小儿疳积，并火眼赤痛，吐血、衄血、诸毒等症，无不从此调治，亦何莫不因湿热火退而言，岂于湿除火退之外，尚有治效之著哉？元素曰：黄连其用有六，泻心脏火一也，去中焦湿热二也，诸疮必用

---

① 侵：原作"浸"，据前文义改。

三也，去风湿四也，赤眼暴发五也，止中部见血六也。朱震亨曰：下痢胃口热噤口者，用黄连、人参煎汤，终日呷之。如吐再强饮，但得一呷下咽便好。刘完素曰：古方以黄连为治痢之最。盖治痢惟宜辛苦寒药，辛能发散，开通郁结，苦能燥湿，寒能胜热，使气宣平而已。诸苦寒药多泄，惟黄连、黄柏性冷而燥，能降火去湿而能泻痢，故治痢以之为君。杲曰：凡眼暴发赤肿痛不可忍者，直黄连、当归以酒浸煎之。宿食不消，心下痞满者，须用黄连、枳实。况此性禀纯阴，在人肠胃素厚，挟有燥湿火热，服之过多，尚有偏性为害，而致胃阳纯绝，生气渐灭。宗奭曰：今人多用黄连治痢，盖执以苦燥之义。下俚见肠虚渗泄，微似有血，便即用之，又不顾寒热多少，惟欲尽剂，由是多致危困。时珍曰：黄连大苦大寒之药，用之降火燥湿，中病即当止，岂可久服，使肃杀之令常行，而伐其生发冲和之气乎？秦观与乔希圣论黄连书云：闻公以眼疾饵黄连至十数两，犹不已，殆不可也。医经有久服黄连、苦参反热之说。此虽大寒，其味至苦，入胃则先归于心，久而不已，心火偏胜则热，乃其理也。矧有脾阳素弱，因此一言流播而可恃为常服者乎？今人一见火炽，不论是寒是热，是虚是实，辄以取投，以致偏胜贻患，暗受夭折，殊堪叹惜！时珍曰：黄连治目及痢为要药。古方治痢，香连丸用黄连、木香，姜连散用干姜、黄连，变通散用黄连、茱萸，姜黄散用黄连、生姜。治消渴用酒蒸黄连，治伏暑用酒煮黄连，治下血用黄连、大蒜，治肝火用黄连、茱萸，治口疮用黄连、细辛，皆是一冷一热，一阴一阳，寒热互用之意，而无偏胜之害。汪昂曰：黄连泻心火，佐以龙胆泻肝胆火，白芍泻脾火，石膏泻胃火，知母泻肾水，黄柏泻膀胱火，木通泻小肠火。黄芩泻肺火，栀子佐之；泻大肠火，黄连佐之；柴胡泻肝胆火，黄连佐之；泻三焦火，黄芩佐之。绣按：柴胡泻火，止就肝胆邪郁而言。若内实火用此，愈增其害矣，不可不知。出四川，瘦小状类鹰爪，连爪连珠者良。姜汁炒。心火生用，虚火醋炒用，胆火猪胆汁炒，上焦火酒炒，中焦火姜汁炒，下焦火盐水炒，或童便炒，食积火黄土炒，湿热在气分吴茱萸汤炒，在血分干漆水炒，眼赤人乳浸。黄芩、龙骨为使。恶菊花、玄参、僵蚕、白鲜皮。畏款冬花、牛膝。忌猪肉。亦有不忌者，如脏连丸、黄连猪肚丸之类。

胡黄连三〇八　山草

胡黄连专入脏腑、骨髓。出于波斯国，近时秦陇南海亦有。气味功用亦同黄连，因以连名，但此性专达下，大伐脏腑骨髓淫火热邪。（大泻脏腑骨髓淫火热邪。）凡骨髓劳热、三消五痔、温疟泻痢、恶毒等症，皆得以治。经曰：心移热于肺为膈消，是渴而多饮，上消肺热症也。又曰：二阳结而为消，是多食善饥，中消胃热症也。渴而小便数有膏，为下消肾热症也。又按：经言痔因饱食，经脉横解，肠澼为痔。又言督脉生病痔漏。又按：书言痔有牝痔、牡痔、脉痔、肠痔、血痔之分，皆湿热下流伤于血分，无所施泄，则逼肛门而为痔肿。故同猪胰，以疗杨梅恶疮；且同干姜，以治小儿果积；同鸡肝，以治小儿疳眼；同乌梅，以治小儿血痢；同甘草、猪胰，以治霉疮。又治妇人胎蒸，较之黄连治功同而稍异耳。但小儿肾脏不足，脾胃虚寒者，其切忌焉。心黑外黄，折之尘出如烟者真，畏恶同黄连。

知母三〇九　　山草

知母专入肺，兼入肾。辛苦微滑，能佐黄柏以治膀胱热邪。缘人水肿癃闭，本有属血属气之分。肺伏热邪，不能生水，膀胱绝其化源，便秘而渴，此当清肺以利水者也。热结膀胱，真阴干涸，阳无以化，便秘不渴，此当清膀胱以导湿者也。黄柏气味纯寒，虽能下行以除膀胱湿热，但肺金不肃，则化源无滋，又安能上达于肺而得气分俱肃乎？知母味辛而苦，沉中有浮，降中有升，既能下佐黄柏以泄肾水，复能上行以润心肺，汪昂曰：黄柏入二经血分，故二药必相须而行。俾气清肺肃而湿热得解。（治肺久伏热邪以清化。）是以昔人有云：黄柏无知母，犹水母之无虾，诚以见其金水同源，子母一义，不可或离之义。震亨曰：小便不通，有热、有湿、有气结于下，宜清、宜燥、宜升。又有隔二隔三之治，如肺不燥但膀胱热，宜泻膀胱，此正治。如因肺热不能生水，则清肺，此隔二之治。如因脾湿不运而津不上升，故肺不能生水，则燥胃健脾，此隔三之治。泻膀胱黄柏、知母之类，清肺车前、茯苓之类，燥脾二术之类。故书皆言用此在上则能清肺止渴、却头痛、润心肺、解虚烦喘嗽、吐血衄血、去喉中腥臭，在中则能退胃火、平消瘅，在下则能利小水、润大肠、去膀胱肝肾湿热、腰脚肿痛，并治瘰疬内热、阴火热淋崩渴等症。若谓力能补阴，则大谬也。补阴惟地黄为首。景岳谓此性最沉寒，本无生气，用以清火则可的解，用以补阴则何补之有？第其阴柔巽顺，似乎有德，犹之小人在朝，国家元气受其剥削而有阴移而莫之觉者，是不可不见之真而辨之早也。读此可为妄用知母、黄柏一箴。得酒良。上行酒浸，下行盐水拌。忌铁。

青黛三一〇　　隰草

青黛专入肝。系蓝靛浮沫搅澄，掠出取干而成。味咸性寒，色青。大泻肝经实火，及散肝经火郁。（大泻肝经郁火。）《衍义》曰：一妇患脐腹二阴遍生湿疮，热痒而痛，出黄汗，二便涩，用鳗鲡、松脂、黄丹之类涂之，热痛愈甚。其妇嗜酒，喜食鱼虾发风之物，乃用马齿苋四两研烂，入青黛一两，和涂，热痛皆去，仍服八正散而愈。此中下焦蓄蕴风热毒气，若不出，当作肠风内痔，妇人能禁酒物，果仍发痔。故凡小儿风热惊痫、疳毒丹热痛疮、蛇犬等毒、金疮出血、噎膈虫食，并天行头痛、瘟疫热毒发斑、吐血咯血痢血等症，或应作丸为衣，或用为末干渗，或同水调敷，或入汤同服，或作饼子投治，如圣饼子治咯血，用青黛同杏仁研置柿饼中煨食。皆取苦寒之性，以散风郁燥结之义。即云功与蓝等，而止血拔毒之功与治膈化蛊之力，似较蓝而更胜也。和溺白垩、冰片，吹口疳最妙，取娇碧者，水飞净石灰用。蓝靛兼有石灰，敷疮杀虫最奇。蛊属下膈，非此不除。蓝叶与茎即名大青，大泻肝胆实火，以祛心胃热毒，故于时疾阳毒、发癍喉痹等症最利。癍由里实表虚而得，故癍得以透肌，癍如疹子者其热轻，癍如锦纹者其热重，癍如紫黑者其热重而胃烂也。古治赤斑烦疼，有犀角大青汤。蓝子止能解毒除疳，故于鬼疫蛊毒之症最妙。

龙胆草三一一　　山草

龙胆草专入肝、胆，兼入膀胱、肾。大苦大寒，性禀纯阴。大泻肝胆火邪，时珍曰：相火寄在肝胆，有泻无补，故龙胆之益肝胆之气，正以其能泻肝胆之邪热也。兼入膀胱、肾经，除下焦湿热，与防己功用相同，故书载治骨间寒热、惊痫蛊膈、天行瘟疫、热利疸黄、寒湿脚气、脚气因足伤于寒湿而成，但肿而痛者为湿脚气，宜清热利湿搜风，拘挛枯细，痛而不肿者为干脚气，宜养血润燥。咽喉风痹。并酒炒，同柴胡则治赤睛胬肉。汪昂曰：目疾初起，宜发散，忌用凉药。（大泻肝胆实火，兼除肾经湿热。）但此苦寒至极，冯兆张云其等于严冬。黯淡惨肃，万草凋残，苦寒伐标，宜暂而不宜久。如圣世不废刑罚，所以佐德意之无穷，苟非气壮实热者，率尔轻投，其败也必矣。甘草水浸，暴用。小豆、贯众为使。恶地黄。

玄参三一二　　山草

玄参专入肾。苦咸微寒，色黑入肾。书虽载能壮水，以制浮游无根之火攻于咽喉。肾脉贯肝膈，入肺中，循喉咙，系舌本。凡肾水虚损，相火上炎者，多有喉痹咽肿、咳嗽吐血等证。谓其肾水受伤，真阴失守，孤阳无根，发为火病，得此色黑性润，微寒以为节制，则阳得阴归，而咽喉不致肿痛而莫已也。（制肾浮游之火攻于咽喉。）然此只可暂治，以熄其火，非若地黄性禀纯阴，力能温肾壮水，以制阳光，即书有言服此玄参，可以益精明目，消痰除嗽，及

治一切骨蒸传尸发斑，发斑有阴有阳，此止就阳毒言耳。懊恼烦渴，瘰疬痈疽等症，皆是从其浮游火熄起见而言，病无不治。非真真阴亏损，必借此以为之壮。玄参其性微寒，故止可以折火，不能以滋阴。若使病非火起，则服此寒滑之味，不更使病转剧乎？是以书载脾虚泄泻，服此黑参，为大忌耳。蒸过焙用，勿犯铁器。恶黄芪、山茱、姜、枣。反藜芦。

射干三一三　　毒草

射干专入心、脾、肝。形如乌羽乌扇。又以乌羽乌扇为名。辛苦微寒。书载泻火解毒，散血消痰。然究毒之所胎，血之所聚，痰之所积，又皆因火结聚而成。归到火处为重。射干苦能降火，寒能胜热，兼因味辛上散，俾火降热除，而血与痰与毒，无不因之而平矣。（泻火清热解毒，散血消痰。）是以喉痹咽痛、结核疝瘕、便毒疟母等症，因于老血结于心脾，痰涎积于太阴、厥阴者，肺、脾、肝。无不可以调治。如《金匮》之治咳气之用射干、麻黄。治疟母鳖甲煎丸，用乌扇烧过；《千金》之治喉痹用乌扇膏，擂汁醋和噙之。治便毒之用射干同生姜煎服，皆取性主善降，攻多于上，服则必泻之意。若脾胃虚寒，切忌。泔浸煮熟，炒用。

天门冬三一四　　蔓草

天门冬专入肺。甘苦大寒。据书载泻肺火及兼补肾。然究止属苦寒，安能滋肾而补水乎？的解。所云能补水者，以肺本

清虚，凉则气宁而不扰，热则气行而不生，且肺为肾母，肺金失养则肾亦燥而不宁，肾气上攻则肺益燥而受克。而凡咳嗽吐衄、痰结燥渴、肺痈肺痿等症，靡不因之毕呈。肺痈本[①]于五脏蕴火及胃积热上蒸，与外感风寒，内伤营血，热结而成。痿则本于津液枯竭，不能上输于肺及风热伤卫，而致气竭力疲，故痈则为阳实，而痿则为阴虚。痈则邪伤于营，故唾有血而无沫，而便多下脓垢；痿则邪伤于卫，故唾有沫而无血，而使多下浊沫；痈则口中辟辟作燥而渴；痿则口中不燥而步武喘鸣，冲击连声而痰始应；痈则胸中隐隐作痛；痿则胸中不痛而气馁不振；痈则脉数而实；痿则脉数而虚；痈则宜表宜下；痿则宜滋宜润。治法因于内者，从内酌治；因于外者，从外酌解；因于虚者，养血补气保肺；因于实者，泻热豁痰，开提升降。得此清肃之品，以为化源之自，则肾未必即补，而补肾之基未必不于所清而先具也。（泻肺火以为化源之自。）是以又云补肾，但其性滑利，脾胃虚寒及无热而泄者最忌。苦泄热，寒胜热，若无热而泄，则不得用。取肥大明亮者良，去心皮，酒蒸用。地黄、贝母为使。恶鲤鱼、二冬。熬膏良。

丹皮 三一五　　芳草

牡丹皮专入心、肾、肝。辛苦微寒，能入手少阴心、足少阴肾、足厥阴肝，以治三经血中伏火。时珍曰：伏火即阴火也。阴火即相火也。相火炽则血必枯、必燥、必滞，与火上浮而见为吐、为衄；汪

昂曰：血属阴，本静，因相火所逼，故越出上窍。虚损与风、与痰、与火相搏，而见五痨惊痫瘛疭；瘛则筋急而缩，疭则筋缓而伸，或伸或缩，子如拽锯，谓之瘛疭，即俗所谓为搐惊，则外有所触，心无所主。痫则卒然昏仆，身软吐痰，时发时止。五痨，一曰志痨，二曰心痨，三曰思痨，四曰忧痨，五曰疫痨。瘀结而见疮疡痈毒、产难，并无汗骨蒸。阴虚又兼邪郁，故见无汗骨蒸。用此不特味辛而散血中之实热，且有凉相火之神功。（泻肾血分实热，治无汗骨蒸。）世人专以黄柏治相火，而不知丹皮之功更胜。盖黄柏恶寒而燥，初则伤胃，久则败阳，苦燥之性徒存，而补阴之功绝少。丹皮赤色象离，能泻阴中之火，使火退而阴生，所以入足少阴而佐滋补之用，较之黄柏，不啻霄壤矣。张元素曰：丹皮治无汗之骨蒸，地骨皮治有汗之骨蒸。神不足者手少阴心，志不足者足少阴肾仲景。肾气丸用丹皮，治神志不足也。《内经》曰：水之精为志，故肾藏志。火之精为神，故心藏神。但补性少而泻性多，凡虚寒血崩，经行过期不尽者，为并禁焉。（赤丹皮）赤者利血，（白丹皮）白者兼补气。酒拌蒸用。忌蒜、胡荽，伏砒。

黄柏 三一六　　乔木

黄柏专入肾，兼入膀胱。昔人同知母用于六味丸中，名为知柏八味丸。又同知、柏各一两，酒洗焙研，入桂，名为滋肾丸。时珍曰：知佐黄柏，滋阴降火，有金水相生之义。古云：黄柏无知母，犹水母之无虾也。盖黄柏能制命门膀胱阴中之火，知母能清肺金，

---

① 本：原作"木"，据务本改。

滋肾水之化源。谓其可滋真阴，此说一出，而天下翕然宗之，以至于今牢不可破。讵知黄柏性禀至阴，味苦性寒，行隆冬肃杀之令，故独入少阴泻火，入膀胱泻热。（大泻肾火及除膀胱湿邪。）好古曰：黄芩、栀子入肺，黄连入心，黄柏入肾燥湿，所归各从其类也。震亨曰：火有二。君火者人火也，心火也，可以湿伏，可以水灭，可以直折，黄连之属可以制之。相火者天火也，龙雷之火也，阴火也，不可以水湿折之，当从其性而伏之，惟黄柏之属可以降之。**凡人病因火亢而见骨蒸劳热，目赤耳鸣，消渴便闭，及湿热为病而见诸痿瘫痪**，瘫痪本有气虚血虚、脾虚肾虚、湿痰死血之别，但因热伤血，血不养筋，而致软短而拘，湿则伤筋，筋不束骨而致弛长而痿，宜用苍术、黄柏，名二妙散以治。**水泻热利，黄疸水肿**，杲曰：长安王善夫病小便不通，渐成中满，腹坚如石，脚腿裂破出水，双睛凸出，饮食不下，痛苦莫可名状，治通利小便渗泄之药，服遍矣。予诊之曰：此乃奉养太过，膏粱积热，损伤肾水，致膀胱久而干枯涸，小便不化，火又逆上而为呕哕，《难经》所谓关则不得小便，格则吐逆者。遂处以北方大苦寒之剂，黄柏、知母各一两，酒洗焙研，入桂一钱为引，为丸，每服二百丸，少焉前阴如刀刺火烧，涌如瀑泉涌出，床下成流，顾盼之间，肿胀消散矣。**痔血肠风，漏下赤白**，皆湿热为病。**与夫诸痛疮痒，蛔虫内攻**，《外台》治口舌生疮，用黄柏含之良。《深师》用蜜渍取汁含之，吐蛔。寇氏《衍义》治心脾有热，舌颊生疮，用蜜炙黄柏、青黛各一分为末，入生龙齿一字掺之吐涎。越筵散用黄柏、细辛等份为末掺，或用黄柏、干姜等份亦良。但用良药不效，须察脉症。或因中气不足，虚火上炎，宜用参、术、甘草、干姜、附子之

类，或嚼官桂引火归元。诊其尺果洪大，按之有力，可炒黑暂用，使其湿热顺流而下，阴火因尔潜伏，则阴不受煎熬，而阴乃得长矣。非谓其真阴虚损，服此即有滋润之力也。《发明》曰：非真能补也。肾苦燥，急食辛以润之；肾欲坚，急食苦以坚之也。相火退而肾固，则无狂荡之患矣。按：肾本属水，虚则热；心本属火，虚则寒。**故于实热实火则宜**，时珍曰：东垣、丹溪皆以黄柏为滋肾降火要药，上古所未言也。盖气为阳，血为阴，邪火煎熬，则阴血渐润，故阴虚火动之病须之，然必少壮气盛能食者，用之相宜。**而于虚热虚火，则徒有损而无益**。时珍曰：若中气不足，而邪火炽盛者，久服则有寒中之变。近时虚损及纵欲求嗣之人，用补阴药，往往以此二味为君，日日服饵，降令太过，脾胃受伤，真阳暗损，精气不暖，至生他病。盖不知此苦寒而滑泄，且苦味久服，有反从火化之害。故叶氏《医学统旨》有四物加知母、黄柏，久服伤胃不能生阴之戒。汪昂曰：按火有虚火实火、燥火湿火、相火郁火之异。虚火宜补，实火宜泻，燥火宜滋润，郁火宜升发。湿火由湿郁为热，多病胕肿，经所谓诸腹胀大，皆属于热；诸病胕肿，皆属于火是也，宜利湿清而兼补脾。相火寄于肝肾，乃龙雷之火，非苦寒所能胜，宜滋肾养血。壮水之主，以制阳光。又按：诸病之中，火症为多，有本经自病者，如忿怒生肝火，焦思生心火之类是也；有子母相克者，如心火克肺金，肝火克脾土之类是也；有脏腑相移者，如肺火咳嗽，久则移热于大肠而泄泻，心火烦焦，久则移热于小肠而为淋闭之类是也；又有别经相移者，有数经合病者，当从其重者而治之。奈今天下人不问虚实，竟有为去热治劳之妙药，而不知阴寒之性能损人气、减人食，命门真元之火，一见而

消亡，脾胃运行之职，一见而沮丧。元气既虚，又用苦寒遏绝生机，莫此为甚。川产肉厚色深者良。生用降实火，蜜炙则不伤胃，炒黑能止崩带。酒制治上，蜜制治中，盐制治下。

桑白皮 三一七　灌木

桑白皮专入肺。辛甘性寒，善入肺中气分，泻火利水，除痰泄气。缘气与水与痰止属病标，其气逆不利，与水饮胶结，未有不因火结而成。罗谦甫曰：是肺中火邪，非泻肺气也。火与元气不两立，火去则气得安矣。久而不治，则瘀结便秘，喘嗽胸满，唾血口渴，水肿胪胀，靡不色色而见。桑白皮辛甘而寒，能于肺中治火利水，俾火去而水自消，水去而火即灭，而气因尔而治。（泻肺火，利水通气。）时珍曰：桑白皮长于利小水，乃实则泻其子也。故肺中有水气及肺火有余者宜之。《十剂》云：燥可去湿，桑白皮、赤小豆之属是也。宋医钱乙治肺气热盛，咳嗽而后喘，面肿身热，泻白散，用桑白皮炒一两，地骨皮焙一两，甘草炒半两，每服一二钱，入粳米百粒，水煎，食后温服。桑白皮、地骨皮皆能泻火从小便去，甘草泻火而缓中，粳米清肺而养血，此乃泻肺诸方之准绳也。至书有云，能补元气之不足，不过云其气得自安。若以甘寒之味可以补气，则当置甘温于何地乎？况本草《十剂》篇云：燥可去湿，桑白皮、赤小豆之属是也。故湿则为重，宜燥剂以除之。燥字从湿去重除之后而言，勿泥燥热之燥看。但此性寒而裂，其裂亦作寒裂。虽有甘味，不能以制，故古人有戒勿多用之条，及肺虚火衰水涸、风寒

作嗽者，为切忌焉！为线可缝金疮。刮去皮取白，或恐泻气，蜜炙用。续断、桂心为使。忌铁。桑乃其木之精，其木能开关利水，扎把燃火，则能去风除痹，故煎药熬膏宜用。时珍曰：煎药用桑者，以其能利关节，除风寒湿痹诸痛也。观《灵枢经》治寒痹内热，用桂酒法，以桑炭炙布巾，熨痹处。治口僻用马膏法，以桑钩钩其口，及坐桑灰上，皆取此意也。又痈疽发背不起发，或瘀肉不腐溃，及阴疮瘰疬，流注臁疮，顽疮恶疮，久不愈者，用桑木炙法，未溃则拔毒止痛，已溃则补接阳气，亦取桑通关节，去风寒，火性畅达，出郁毒之意。其法以干桑木劈成细片，扎作小把，燃火吹息炙患处，每吹炙片时，以瘀肉腐动为度，内服补托药，诚良方也。桑椹甘凉色黑，治能除热养阴止渴，乌须黑发。《月令》云：四月宜饮桑椹酒，能理百种风，又椹可以汁熬烧酒，藏之经年，味力愈佳。桑耳散血除瘀，破癥攻痕。桑叶清肺泻胃，凉血燥湿，去风明目。《圣济录》治吐血不止，晚桑叶焙研，凉茶服三钱，只一服止，后用补肝肺药。《千金方》治头发不长，用桑叶、麻叶煮泔水沐之，七次可长数尺。《集简》治风眼下泪，用腊月不落桑叶煎汤，日日温洗，或入芒硝。扶桑丸除风湿，乌须明目，用黑芝麻同桑叶等份为丸。震亨曰：经霜桑叶研末，米饮服，止盗汗。

山栀子 三一八　灌木

栀子专入心、肺。味苦大寒，轻飘象肺，色赤入心。书言能泻心肺热邪，使之屈曲下从小便而出，（治心肺热邪曲屈下行。）清肺则气化行，而膀胱津液，亦得由气化而化，故曰能利小便，究之皆泻肺心药耳。而

三焦之郁火以解，热厥心痛以平。心痛因热，治当用此。但丹溪谓心痛久则郁而成热，此止就其大势论耳。若使痛喜手按，及痛喜饮热汤，其痛虽久，岂可以作热治乎？仍当以脏之阴阳及今所见之兼症兼脉，以分病之是寒是热，药之宜温宜凉，则得之矣，不可以痛久成热为泥。吐衄血淋血痢之病以息，栀子止治热郁之血耳。若经寒而血不归，不可妄用。《本草汇》曰：治实火之血，顺气为先，气行则血自归经，治虚火之血，养正为先，气壮则能自摄血。绣窃见今医士，不论寒热虚实，但见病血，即作热治，妄用栀、连、芩、柏，殊为可惜。且能治心烦懊、五黄五淋、亡血津枯、口噤目赤、风疮等症，此数语业已道其大要矣。然更就其轻清以推，则浮而上者其治亦上，故能治心肺之火，而凡在上而见消渴烦躁、懊恼不眠、头痛目赤肿痛等症，得此以除。烦属气，躁属血。仲景栀子豉汤用栀子以治肺烦，用香豉以治肾躁。又用栀子作吐药，以散在膈之邪，即经所谓高者因而越是也。故栀豉汤吐虚烦客热，瓜蒂散吐痰食宿食。就其味苦而论，则苦而下者，其治亦下，故能泻肝、肾、膀胱之火，而凡在下而见淋闭便结、疸黄疝气、吐衄血痢、损伤血瘀等症，得此以泻。《易简方》治衄血不止，用山栀子烧灰吹之，屡效。《普济方》治小便不通，用栀子仁十四个，独蒜头一个，食盐少许，捣贴脐及囊，良久即通。《怪症奇方》治吃饭直出，用栀子二十四个，微炒去皮，水煎服。《食疗本草》治下痢鲜血，用栀子仁烧灰，水服一钱匙。绣按：此惟实邪实热则宜。惟其气浮，故仲景用此以吐上焦之痰滞；惟其味苦能降，故丹溪用此以降内郁之邪耳。但治上宜生，治下宜炒宜黑。虽其上下皆入，而究则由自

肺达下，故能旁及而皆治者也。此惟实邪实热则宜，若使并非实热，概为通用，恐不免有损食泄泻之虞矣。生用泻火，炒黑止血，姜汁炒止烦呕，内热用仁，表热用皮。

地骨皮三一九　　灌木

地骨皮专入肺、肾。即枸杞根也。味甘气寒。虽与丹皮同治骨蒸之剂，但丹皮味辛，能治无汗骨蒸；此属味甘，能治有汗骨蒸。且丹皮原属入血散瘀之品，汗者血也。无汗而见血瘀，则于辛于寒最宜，若有汗骨蒸而更用以丹皮辛散，不竟使夺汗无血乎？经曰：热淫于内，泻以甘寒，地骨皮是也。按：地骨皮入肺降火，入肾凉血凉骨。（入肺降火，入肾凉血凉骨。）凡五内热淫，而见肌肉潮热、二便癃闭、胸胁痛楚，与夫于头而见风痛不休，外感之风宜散邪，内生之风宜清热，热除而风自息。于表而见潮热无定，是内熏蒸而达于表。朱二允曰：能退内潮，人所知也。能退外潮，人实不知。病或风寒散而未尽，作潮往来，非柴葛所能治，用地骨皮走表又走里之药，消其浮游之邪，服之未有不愈者，特表而出之。于肺而见消渴咳嗽不宁，肾火上蒸。靡不用此解除。今人但知芩、连以治上焦之火，知、柏以治下焦之火，而不知地骨皮之甘淡微寒，深得补阴退热之义矣。时珍常以青蒿佐此退热，屡有殊功。李东垣曰：地为阴，骨为里，皮为表，服此即治内热不生，而于表里浮游之邪，无有不愈。此为表里上下皆治之药，而于下为尤切焉。但脾胃虚寒者禁服。汪昂曰：肠滑者忌枸杞子，中寒者忌地

骨皮。掘鲜者同鲜小蓟煎浓汁，治下疳甚妙。甘草水浸用。

枇杷叶 三二〇　　山果

枇杷叶专入肺。味苦气平。诸书皆言泻肺治嗽。缘嗽多由胃气不和、肺气不顺，以致火气痰塞，因而咳嗽不已。丹溪云：气有余便是火，火起则痰生。服此味苦而平，则肺金清肃，而气不得上逆而顺矣。气顺则痰与火皆顺，痰、气、火同为一类。而逆者不逆，呕者不呕，咳者不咳，渴者不渴。是以，昔人用此合以款冬花、紫菀、杏仁、桑皮、木通等份，大黄减半，蜜丸，以治肺热火嗽，身如火炎，令其食后夜卧含化一丸，剂未终而病即愈，则知此为清肺治火止嗽之要剂也。取叶干重三钱者为气足，拭净毛，以免射肺作咳。或姜炙，或蜜炙，各依方用。（泻肺降气。）

茶茗 三二一　　味

茶茗专入胃、肾。大者为茗，小者为茶。茶禀天地至清之气，得春露以培，生意充足，纤芥滓秽不受。味甘气寒，故能入肺清痰利水，入心清热解毒。是以垢腻能涤，炙煿能解。凡一切食积不化，属滞、属湿。头目不清，属热。痰涎不消，二便不利，消渴不止及一切便血、吐血、衄血、血痢，火伤目疾等症，服之皆能有效。《汤液》云：茶苦寒下行，如何是清头目。《蒙荃》曰：热下降，则上自清矣。但热服则宜，冷服聚痰。多服少睡损神，久服瘦人

伤精。（清胃肾火。）至于空心饮茶，既直入肾削火，复于脾胃生寒。阳脏服之无碍，阴脏服之不宜。万不宜服。茶之产处甚多，有以阳羡名者，谓之真岩茶，治能降火以清头目；有以腊茶名者，以其经冬过腊，佐刘寄奴治便血最效；有以松萝名者，是生于徽，专于化食；有以日铸名者，生于浙绍，专于清火；有以建茶名者，生于闽地，专于辟瘴；有以苦丁名者，产于六合，专于止痢；有以普洱名者，生于滇南，专于消食辟瘴止痢。至于蒙山，世所罕有且有许多伪充，真伪莫辨。然大要总属导痰宣滞之品，茶与生姜同煎，名姜茶散，能治赤白痢。盖茶助阴，姜助阳，合用使其寒热平调。虽一日之利暂快，而终身之累斯大。损多益少，服宜慎矣。

犀角 三二二　　兽

犀角专入胃，兼入心。苦咸大寒，功专入胃清热及入心凉血。盖胃为水谷之海，无物不受。口鼻为阳明之窍，凡毒邪必先由于口鼻而入，以至及于阳明胃腑。时珍曰：五脏六腑皆禀气于胃，风邪热毒，必先干之，饮食药物，必先入胃。犀角为神灵之兽，食百草之毒及众木之棘，角尖精力尽聚，用此苦寒之性，使之专入阳明，以清诸热百毒也。热邪既去，心经自明，所以狂言妄语、热毒痈肿、惊烦目赤、吐血衄血蓄血、时疫斑黄、痘疮黑陷等症，无不由于入胃入心、散邪清热、凉血解毒之功也。（清胃大热，兼凉心血。）然痘疮心火，初用不无冰伏之虞，后用不无引毒入心之患，故必慎用，始无碍耳。至于蛊毒

之乡，遇有饮食，以犀箸搅之，有毒则生白沫，无毒则无。若云可以发表取汗，则必毒热闭表，合以升发等味同投，则见魄汗淋漓。若微毒单用，则不及矣。镑成以热掌摸之，香者真，尤须乌而光泽。不香者假，成器多被蒸煮无力。入汤剂磨汁，入丸剂锉细。纳怀中待热，捣之立碎。升麻为使。忌盐。

羚羊角三二三　　兽

羚羊角专入肝，兼入心、肺。苦咸大寒，功专入肝泻火，兼入心肺二经。考书所论主治，多属冗统，惟李时珍剖晰甚明。言羊火畜也，而羚羊则属木，故其角入厥阴肝经甚捷，同气相求也。肝主木，开窍于目，其发病也目暗障翳，而羚羊角能平之。肝主风，在合为筋，其发病也小儿惊痫、妇人子痫、大人中气搐搦及筋脉挛急、历节掣痛，而羚羊角能舒之。魂者，肝之神也，发病则惊骇不宁，狂越僻谬，魇寐卒死，而羚羊角能安之。血者，肝之藏也，发病则瘀滞下注，疝痛毒痢，疮肿瘰疬，产后血气，而羚羊角能散之。相火寄于肝胆，在气为怒，病则烦满气逆，噎塞不通，寒热及伤寒伏热，而羚羊角能降之。（专泻肝火，兼清心肺。）羚之性灵，而筋骨之精在角，故又能辟恶而解诸毒。碎佛牙而烧烟，走蛇虺也。《本经》《别录》甚著其功，而近俗罕能发扬，惜哉！时珍之论如此。但此虽能清肝及肺，若使过用久用，则更有伐生之气耳。多两角，一角者胜。若一边有节而疏，及山驴、山羊、非羚羊也。锉研极细，或磨用。

人中白三二四　　人

人中白专入肝、膀胱。即溺白垽之物，故以白名。味咸气平，能泻肝经、膀胱火邪，使之尽从小便而出。盖膀胱系溺白之故道，用此正以由其故道耳。今人病口舌诸疮，用之有效，降火之验也。（泻肝、膀胱火。）张杲《医说》云：李士常苦鼻衄，仅存喘息，张思顺用人中白散，即时血止。又延陵镇官鲁棠鼻衄如倾，白衣变红，头空空然，张润之用人中白药，治之即止，并不再作，此皆散血之验也。故可治痨热消渴，痘疮倒陷，牙疳口疮等证，但仅堪以涤热清火，而不可以言补耳。煅研用。刮取白，新瓦上煅。

童便三二五　　人

童便专入膀胱，兼入肺、胃、肝、心。系孩童津液浊气，渗入膀胱而出。味咸气寒，无毒。为除痨热骨蒸、咳嗽吐血、妇人产后血衄晕闷绝之圣药。《褚澄遗书》云：降火甚速，降血甚神，饮溲溺百不一死，甚言功力之优也。又言人喉有窍，则咳血杀人，喉不停物，毫发必咳，血既渗入，愈渗愈咳，愈咳愈渗。经云：饮入于胃，游溢精气，上输于脾，脾气散精，上归于肺，通调水道，下输膀胱，故人服小便入胃，亦随脾之气上归于肺，下通水道而入膀胱，乃寻其旧路也，故能治肺病引火下行。（清火降血。）凡人精气清者为气，浊者为血，浊之清者为津液，浊之浊者为小便，与血同类也。故味咸而走血，咸寒能伏虚热，使火不上炎，血不妄溢，是以能疗诸血证也。凡人久嗽失音，劳渴烦躁，吐衄损伤，皮肤皴裂，人咬火烧，绞肠痧痛，难产胞衣不下，法当乘热饮之。薛己云：予在居庸，见覆车被伤七人，仆地呻吟，俱令灌此，皆得无事。凡一切伤损，不问壮弱及有无瘀血，俱宜服此。若胁胀，或作痛，或发热烦躁口渴，惟服此一味，胜似他药，他药虽效，恐有瘀血，反致误人，童便不动脏腑，不伤气血，万无一失。军中多用此，屡试有效。盖热则尚存真气，其行自速，冷则惟有咸味寒性矣。若救阴却瘵，必以童便为优。盖取混元之气，清纯而不淆杂耳。但胃寒食少切忌。今人类用秋石，虽亦能入肾除热，但经水澄火炼，真元之气全失，其功不极童便多矣。况多服久服，则咸能走血，令血凝气滞为病。矧有阳气素虚，食少肠滑者，其可用之为治乎？取童子十岁以下，相火未动，不食荤腥酸咸者佳。去头尾，取中间一节清彻如水者用。痰用姜汁，瘀用韭汁。冬月用汤温之。

卷 七

下 气

气者人身之宝，周流一身，倾刻无间，稍有或乖，即为病矣。治之者，惟有保之养之，顺之和之，使之气常自若，岂有降伐其气而使不克自由哉？然河间谓人五志过极，皆为火。丹溪谓人气有余便是火，则是气过之极，亦为人身大患也。是以气之虚者宜补，气之降者宜升，气之闭者宜通，气之郁迫者宜宽，气之郁者宜泄，气之散者宜敛，气之脱者宜固，气之实而坚者则又宜破、宜降、宜下而已。盖气之源发于肾，统于脾，而气之出由于肺，则降之药每出于肺居多，而肾与脾、与肝止偶见其一二而已。如马兜铃非因入肺散寒清热而降其气乎？苏子非因入肺宽胸消痰、止嗽定喘而下其气乎？杏仁非因入肺开散风寒而下其气乎？枇杷叶非因入肺泻热而降其气乎？葶苈非因入肺消水而下其气乎？桑白皮非因入肺泻火利水而通其气乎？旋覆花非因入肺消痰除结而下其气乎？瓜蒌花粉非因入肺消痰清火而下其气乎？续随子非因入肺而泻

湿中之滞乎？枳壳非因入肺宽胸开膈而破其气乎？若在枳实降气，则在胸膈之下。三棱破气，则在肝经血分之中。赭石则入心、肝二经，凉血解热，而气得石以压而平。郁李则入脾中下气，而兼行水破瘀。山甲则破痈毒结聚之气，而血亦消。荞麦则消肠中积滞之气，炒熟莱菔子则下肺喘而消脾滞。至于沉香、补骨脂是引肾真火收纳归宅，黑铅是引肾真水收纳归宅，皆能下气定喘。凡此皆属降剂，一有错误，生死反掌，治之者可不熟[①]思而详辨乎？

荆三棱 三二六　芳草

三棱专入肝。味苦气平，皮黑肉白。大破肝经血分之气，故凡一切血瘀气结，疮硬食停，老块坚积，靡不借此味苦，入以血分，行其气滞，俾血自气而下。但此若与血药同投，则于血可通；以气药同入，则于气可治。仍须和以补气健脾之味方良，汪昂曰：昔有人患癥癖死，遗言开腹取之，得病块如石，文理五色，削成刀柄，因刈三棱，柄消成水。绣按：其人患癖，腹内血

---

① 熟：原作"热"，据石印本改。

块虽有，但云削成刀柄，不无狂诞。若使专用克伐，则胃气愈虚，气反不行，而积增大矣。（破肝经血分之气。）出荆地，色黄体重，若鲫鱼而小者良。今世所用皆草三棱，醋浸炒，或面裹煨。

旋覆花 三二七　　隰草

旋覆花专入肺、大肠。即《本经》所名金沸草者是也。其性虽兼辛温，凡阴虚劳嗽、风热燥咳，不可误用，用之其嗽必甚。究之味苦而咸，性主下降，凡心脾伏饮、胁下胀满、胸上痰结、唾如胶漆、风气湿痹、皮间死肉，服之即能有效。更能续筋敷伤，筋断，捣汁滴伤处，以滓敷上，半月即愈。时珍曰：凡藤蔓之属，象人之筋，所以多治筋病。旋覆花藤细如筋，可啖，故能续筋敷伤。是以仲景之治伤寒汗下后，心下痞坚，噫气不除，有旋覆代赭石汤。噫气即嗳气也。经曰：五气所病，心为噫。又曰：寒气客于胃，厥逆从下上散，复出于胃，故为噫，噫气多属胃气虚弱，三焦失职，清无所归，浊无所降，然亦有痰、有火、有食。仲景立此方以治伤寒汗下后胃虚，内用人参、甘草以扶正，姜枣以和中。旋覆花旋转阴中阻格之阳升而上达，赭石使恋阳留滞之阴降而下行，然后参、甘、大枣，可收补虚之功，生姜、半夏可奏开痞之效。并《金匮》半产漏下，有旋覆花汤；胡洽痰饮在两胁胀满，有旋覆花汤，皆取苦能下气故耳。（下肺气，消痰结。）惟其性专主下，故书皆载病衰弱、大肠虚寒者切忌，以其不禁再下故也。五月五日采花晒干，去皮、蒂、蕊、壳用。

杏仁 三二八　　五果

杏仁专入肺。既有发散风寒之能，复有下气除喘之力。缘辛则散邪，苦则下气，润则通秘，温则宣滞行痰。杏仁气味俱备，故凡肺经感受风寒而见喘嗽咳逆、胸满便秘、烦热头痛，与夫蛊毒、疮疡、狗毒、面毒、锡毒、金疮，无不可以调治。（散肺气分风寒，下气除喘。）按：《医余》云：索面、豆粉近杏仁则烂，是杏仁能消其积也。狗咬伤疮，寇氏方用烂嚼杏仁以涂，即愈，是杏仁能解狗毒也。诸疮肿痛，用杏仁去皮，研滤取膏，入轻粉、麻油调搽神效，是杏仁能治疮疡毒也。目中翳遮，但瞳子不破，《圣济录》用杏仁三升去皮，面裹作三包，糠火煨熟，去面研烂，压去油，每用一钱，入铜绿一钱，研匀点之，是杏仁能治目翳也。东垣论杏仁与紫菀均属宣肺除郁开溺，而一主于肺经之血紫菀，一主于肺经之气杏仁。杏仁与桃仁俱治便秘，而一治其脉浮气喘便秘，于昼而见杏仁，一治其脉沉狂发便秘，于夜而见桃仁。冯楚瞻论杏仁、瓜蒌均属除痰，而一从腠理中发散以祛，故表虚者最忌杏仁，一从肠胃中清利以除，故里虚者切忌瓜蒌。诸药貌虽相同，而究实有分辨，不可不细审而详察也。但用杏仁以治便秘，须用陈皮以佐，则气始通。杲曰：脉浮者属气，用杏仁、陈皮；脉沉者属血，用桃仁、陈皮。肺与大肠为表里，贲门在胃口之上，上主往来，魄门即肛门，主收纳，为气之通道，故并用陈皮佐之。至书所言久服令人须眉发落，亦是耗气之故，今人以此混治阴虚喘嗽及于亡血家妄投，其亦未明耗气损血之义也乎！去皮尖炒研，发散连皮尖研。双仁者杀人。得火良。恶黄芪、黄芩、葛根。

枳壳三二九　　灌木

枳壳专入肺、胃，兼入大肠。苦酸微寒，功专下气开胸，利肺开胃。凡人或因风寒食滞，热积湿停气郁，而见咳嗽胸满、便闭痰癖、癥结呕逆、水肿胁痛、泻痢痔肿、肠风湿痹等症，治皆能除。（除胸膈以下滞气。）至书有云枳壳益气明目，似属诳诞，但人脏腑本贵清利，清利则气自益而目自明。枳壳体大气散的解，较之枳实，功虽稍逊而利气宽胸。谓之益气，非其宜乎！王好古曰：枳实佐以参、术、干姜，则益气；佐以硝、黄、牵牛，则破气。此《本经》所以言益气而复言消痞也。但多用则能损胸中至高之气。虽束胎瘦胎，亦有进用枳壳之味，昔湖阳公主难产，方士进瘦胎饮，用枳壳四两，甘草二两，五月后，日服一钱。洁古考以枳、术，名束胎丸。然必气实可投。若使气虚而用，则不免有虚虚之祸矣。寇宗奭谓瘦胎、束胎二药，予甚不然。盖孕妇全赖血气以养胎，血气充实，胎乃易生。彼公主奉养太过，气实有余，故可服之，若概施则误矣。时珍曰：八九月胎气盛，壅滞，用枳壳、苏梗以顺气。胎前无滞，则产后无虚也。气弱者，大非所宜矣。陈者良。

枳实三三〇　　灌木

枳实专入脾、胃。气味与枳壳苦酸微寒无异，但实小性酷，下气较壳最迅。故书载有推墙倒壁之功，不似枳壳体大气散，而仅为利肺开胸宽肠之味耳。是以气在胸中，则用枳壳；气在胸下，则用枳实。气滞则用枳壳，气坚则用枳实。虽古有云枳壳治气，枳实治血，然气行则血自通，究皆利气之品，而非通血之剂耳。故同白术则可调脾，同大黄则可推荡。时珍曰：盖自飞门至魄门，皆肺主之。三焦相通，一气而已。若气虚痞满而用枳实、枳壳，则与抱薪救火者无异矣。

荞麦三三一　　麻麦稻

荞麦专入肠、胃。味甘性寒。治能降气宽肠，消积去秽。凡白带白浊泄痢，痘疮溃烂，汤火灼伤，气盛湿热等症，是其所宜。（降气宽肠消积。）且炒焦热水冲服，以治绞肠腹痛；醋调涂之，以治小儿丹毒赤肿亦妙。盖以甘入肠，性寒泻热，气动而降，能使五脏滓滞皆炼而去之。俗言一年沉积在肠胃者即去也。若使脾胃虚弱，不堪服食，食则令人头眩；作面和猪羊肉食，食则令人须眉脱落；又不可合黄鱼以食，皆是其性动降之故。时珍曰：荞麦最降气宽肠，故能炼肠胃滓滞，而治浊带泄痢腹痛上气之疾，气盛有湿热者宜之。（麦秆。）其[1]秆烧灰淋汁，即碱。用化石灰，能去靥肉。

平　泻

平泻者，从轻酌泻之意也。凡人脏气不固，或犯实邪不泻，则养虎贻患，过

---

① 其：原脱，据务本补入。

泻则真元有损,故仅酌其微苦微寒、至平至轻之剂以进。如泻脾胃虚热,不必过用硝、黄,但取石斛轻淡以泻脾,茅根以泻胃,柿蒂以敛胃蕴热邪,粳米、甘米甘凉以固中而已。泻肺不必进用黄芩、知母,但用沙参清肺火热,百部除肺寒郁,百合清肺余热,薏苡仁清肺理湿,枇杷叶清肺下气,金银花清肺解毒而已。泻肝不必进用胆草、青黛,但用鳖甲入肝清血积热、消劳除蒸,旱莲草入肝凉血,青蒿草清三焦阴火伏留骨节,白芍入肝敛气,钩藤入肝清热除风而已。泻心不必黄连、山栀,但用麦冬清心以宁肺,连翘清心以解毒,竹叶清心以涤烦,萱草清心以醒忧利水,郁金入心以散瘀,丹参入心以破血而已。泻肾不必进用黄柏、童便、知母,但用丹皮以除无汗骨蒸,地骨皮以除有汗骨蒸而已。至于调剂阴阳,则或用以阴阳水止嗽消渴;解毒则或用以茅苔;散瘀行血,则或用以蒲黄、没药、苦酒;开郁则或用以木贼①、蒙花、谷精草而已。凡此虽属平剂,但用之得宜,自有起死回生之力,未可忽为浅常已也。

沙参三三二　　　山草

沙参专入肺。甘苦而淡,性寒体轻,故能入肺以泄热及泻肺火。凡久嗽肺痿,金受火克者,服此最宜。盖以热气熏蒸,非用甘苦轻淡,不能以制焚烁之势,故嗽必借此止。(肺火熏蒸。)若寒客肺中作嗽,切勿妄用,以嗽既属寒成,复以寒药为

治,不更使寒益甚乎?至书有言补肺养肝及益脾胃,皆是从肺子母受累推究而出。服此肺不受刑,子母皆安,即肝亦不受累,诸脏并见安和耳。非真能以补阴也。热在于肺宜用,肺热清而阴不受累,故书言人参补五脏之阳,沙参补五脏之阴。凡书所载药性补泻,类多如斯,不独沙参为然。似人参而体轻松白实者良。生沙地长大,生黄土者瘦小。恶防己,反藜芦。

薏苡仁三三三　　　稷粟

薏苡仁专入肺、脾、胃。书载上清肺热,下理脾湿,以其色白入肺,性寒泻热,味甘入脾,味淡渗湿故也。(清肺热,除脾湿。)然此升少降多,凡虚火上乘而见肺痿肺痛,因热生湿而见水肿湿痹、脚气疝气、泄痢热淋,并风热筋急拘挛等症,皆能利水而使筋不纵弛。筋为厥阴所主,而亦借于阳明胃土以为长养。盖阳明胃土,内无湿热以淫,则肺上不熏蒸焦叶,而宗筋亦润,宗筋润则筋骨束而机关利,所以痿厥多因肺热焦叶,机关不利,而治痿则独取阳明,故薏苡清热除湿,实为治痿要药。震亨曰:寒则筋急,热则筋缩。急因于坚强,缩因于短促。若受湿则弛,弛则引长,然寒与湿未尝不挟热,三者皆因于湿。然外湿非内湿启之不能成病,故湿之为病,因酒而鱼肉继之,甘滑陈久烧炙并辛香,皆致湿之因也。筋急寒热皆有,因热筋急,当用薏苡清热除湿;因寒筋急,法当散寒除湿,似不宜用薏苡泻热之剂。汪昂不然《衍义》之说,亦非确论。非若白术气味苦温,寒性不见,号为补脾要药矣。此止清热利水之味,用于汤剂性力和缓,须倍他药。若津枯便秘,

---

① 贼:原作"宅",据文义改。

阴寒转筋及有孕妇女，不宜妄用，以性专下泄也。杀蛔取根同糯米炒熟，或盐汤煮过用。（薏苡根。）

麦冬三三四　　　隰草

麦冬专入心、肺。有类天冬，然麦冬甘味甚多，寒性差少。天冬所主在肺，而麦冬所主则更在肺而在心。是以书载功能消痰止嗽，治嗽须分外感内伤，如外感则声盛而浊，先缓后急，日夜无度，痰涎稠黏而喘急；内伤则声怯而槁，先急后缓，或早甚，或暮甚，清痰少气而喘乏。外感则其发必暴，或为寒热，或为气逆，或为鼻塞声重头痛，轻者脉亦和缓，重者脉见弦洪。内伤其发有渐，或素有劳积虚损，日渐以甚，其症或为寒热潮热，或为形容瘦减，或两颧常赤，或气短喉干，其脉轻亦微数，重必细数弦紧。解热除烦，去痿除呕。痿按经言肺热叶焦，皮毛虚弱急薄以着，则生为足弱不能以行之症；心热火炎下厥，而生胫纵不能任地之症；肝热口苦血干，而成拘挛筋痿之症；脾热胃干而渴，肌肉不仁，发为肉痿之症；肾热腰脊不举，骨枯髓减，发为骨痿之症。独肺热而叶焦，高源化绝，而诸脏不得仰肺灌溉，故痿独推于肺，而治痿又责重于阳明。而又载同人参则能复脉生津，名生脉散。非合心肺而皆治乎？盖肺朝于百脉，脉属心，心燥则肺失养而脉绝，心清则气即充而脉复。麦冬气禀清肃，能于心中除烦，肺清则水得生而心不烦。譬如人当盛暑，则燔灼不宁，若值秋风一至，则炎热顿解，而无燥郁不堪之候矣。（清心肺火。）东垣曰：人参甘寒，泻火热而益元气。麦冬苦寒，滋燥金而清水源。五味酸温，泻丙火而补庚金，益五脏之气也。至

于乳汁不开，用此则能通活。热血妄行，用此则能即止。他如膈上之稠痰，得此则消。心下之支满，得此则除。脾有积热则化，胃有火呕则止。色因血枯即润，嗽久不止即愈。诚保肺之津梁，清心之指南也。但气寒而虚人禁用。肥大者良，去心用。入滋补药酒浸。地黄、车前为使。恶款冬。畏苦参、青葙、木耳。

百部三三五　　　蔓草

百部专入肺。甘苦微温。功专杀虫，能除一切蛊毒及传尸骨蒸，树木蛀虫，疳积疥癣。虫触烟即死。然亦能治寒嗽及泄肺热，以其气味甘温故也。李时珍云：二冬亦属治嗽，但二冬性寒治热，此则气温治寒耳。（除肺寒，泄肠热，杀虫止嗽。）百部虽云微温，而苦过于甘，于气总属有碍，似于虚人不宜，苦伤气。不可不知。根多成百，故以百名。取肥实者，竹刀劈去心皮，酒浸焙用。

百合三三六　　　柔滑

百合专入心、肺。甘淡微寒。功有利于肺心，而能敛气养心，安神定魄。朱二允曰：百合之甘敛，胜于五味之酸收。然究止属清邪除热利湿之品，因其气味稍缓，且于甘中有收，故于心肺最宜，而不致与血有碍耳。（清心肺余热。）是以余热未靖，坐卧不安，咳嗽不已，朱二允曰：久嗽之人肺气必虚，虚则宜敛。涕泪不收，涕泪系肝肺之邪，有寒有热，当察其因，不可概作热治，但此专就余热言。经曰：肺为涕，肝为泪，心为汗，

脾为涎，肾为唾。胸浮气胀，状有鬼神，用此治其余孽，收其残房[①]，安养抚恤，恩威不骤，故能安享无事。岂非宁神益气之谓乎？仲景用此以治百合病症，义亦由此。但初嗽不宜遽用。花白者入药。

石斛 三三七　　石草

石斛专入脾、肾。生于石上，体瘦不肥，色黄如金，旁枝如钗。甘淡微苦咸平，故能入脾而除虚热，入肾而涩元气，及能坚筋骨、强腰膝。凡骨痿痹弱、囊湿精少、小便余沥者最宜。以其本生于石，体坚质硬，故能补虚弱、强筋助骨也。（入脾除虚热，入肾涩元气。）但形瘦无汁，味淡难出，非经久熬气味莫泄，故止可入平剂，或熬膏用之为良。以治虚热。补性虽有，亦惟在人谅病轻重施用可耳。取光润如金钗股，短中实者良。长而虚者名水斛，不堪入药。去头根，酒浸用。恶巴豆。畏僵蚕。

钩藤 三三八　　蔓草

钩藤专入心、肝。味甘微苦，气平微寒，为手少阴心、厥阴肝经要药。缘肝主风，心主火，风火相煽，则风因火而愈炽，火亦因风而益盛。其在小儿，则病必在惊痫瘛疭、眼翻抽掣。筋急而缩为瘛，筋缓而弛为疭，伸缩不已为瘛疭，俗谓之搐搦是也。大人则病必见头旋目眩，妇人则病必见赤白带下，故必用此轻平宣泄以为下降，则风静火熄，而惊风热自尔其克除

矣。藤类象筋，故抽掣病由筋生者，必为之用。此惟小儿风热，初热病未见甚者，用之得宜。若使风火至极，势难骤遏，则此轻平疏泄，效难克奏。（治心热祛肝风。）又当细审所因，用以重剂以为投服，则药始与病当，而无病重药轻之弊矣。取藤细多钩者良，钩尤有力。但久煎则无力。

白茅根 三三九　　山草

茅根专入胃、肝。味甘性寒，清热泻火，消瘀利水。凡苦寒之药，未有不伤气败胃。此药味甘性纯，专理血病，凡一切吐血衄血、血瘀血淋、血崩血闭，并哕逆喘急烦渴、黄疸水肿等症，因热因火而成者，服之热除而血即理，火退而气与水即消矣。（清胃火，消瘀血，利水道。）吐血由于心肝火旺逼而上行，与衄血由于肺火所致，皆当用此水煎温服，或为末，米泔水调服。且能解酒毒，恐烂五脏，用茅根汁饮一升。溃痈疽及疔毒诸疮。或用根捣敷，或用此煎汁调敷毒等药，或以酒煮亦无不可。此药甘不泥膈，寒不伤中，为治虚羸客犯中州之剂。时珍曰：良药也。世人以微而忽之，惟事苦寒之剂，伤中和之气，乌足知此哉！至云能以补中益气，虽出《本经》，然亦不过因其胃热既除而中气自复，岂真补益之谓哉？经解之说，似未可信。茅以白者为良。初生茅针可以生啖，甚益小儿，功用亦同。屋上败茅，止衄敷疮最妙。

青蒿 三四〇　　隰草

青蒿专入肝、肾、三焦。性禀芬芳，味

甘微辛。气寒无毒。阴中有阳，降中有升。能入肝、肾、三焦血分，以疗阴火伏留骨节。故凡骨蒸劳热及风毒热黄、久疟久痢、瘙痒恶疮、鬼气尸疰等症，当须服此。时珍曰：《月令通纂》言：伏内庚日，采蒿悬门庭，可辟邪，冬至元日①，各服二钱亦良，则青蒿之治鬼疰，盖亦有所伏也。以其苦有泄热杀蛊之能，阴有退热除蒸之用，辛有升发舒脾之功，而又于胃中气不犯，以其得春升之令最早也。（清肝、肾、三焦阴火伏留骨节。）其形有类山茵陈，又能清上虚热，以治目疾。且烧灰淋汁，点治恶疮瘜肉黡瘢。生捣可敷金疮，止血止痛。但性偏寒不温，虽曰于胃不犯，亦止就其血虚有热，服之得宜而言。若使脾胃素虚，及见泄泻，则于此终属有忌矣。童便浸叶用，熬膏良。（青蒿子）使子勿使叶，（青蒿根）使根勿使茎。

萱草 三四一　　　隰草

萱草专入心、脾。何以置名？以其草属蔚茂，值可以解忧。诗曰：焉得萱草，言树之背。苗如葱叶，烹食可以适口。即鹿葱。味甘而气微凉，能以去湿利水，除热通淋，止渴消烦，开胸宽膈，令人心平气和，无有忧郁，是以命名。（清心、利水、除烦。）时珍曰：萱草即今东人采其花跗干而货之，名为黄花菜。又曰：萱属水性，下走阴分，一名宜男，宁无微意存焉？但气味轻淡，服之功未即臻，不似气味独烈药，一入口而即见其有效也。

---

① 日：各本同，《本草纲目》卷十五作"旦"。

山楂 三四二　　　山果

山楂专入脾、胃。甘酸咸平。何书既言健脾，又曰能伐脾胃生化之气，得非自相矛盾乎？使明其理以推，则知所谓健脾者，因其脾有食积，用此酸咸之味以为消磨，俾食行而痰消，气破而泄化，谓之为健，止属消导之健矣。如系冒昧之辈，便以补益为名，以为用药进步，讵知实而用此轻平消导，得此则健，虚而用此，保无书云伐生之说乎？（消食磨肉，伐胃戕脾。）按：楂味酸与咸，最能消化肉食，与麦牙消谷食者绝不相同。凡煮老鸡硬肉，但投楂肉数枚，则易烂，其消肉积之功可推。且人多食则嘈烦易饥。服参太过，但用山楂即解。岂非戕脾伐生之验欤？时珍曰：凡脾弱食物不化，胸腹酸刺②胀闷者，于每食后嚼二三枚绝佳。但不可多用，恐反克伐也。至于儿枕作痛，力能以止，痘疮不起，力能以发，犹见通瘀运化之速。儿枕痛犹于恶露积于太阴，故合砂糖调服，以行其瘀。有大小二种，小者入药，去皮核，核亦能以化食磨积。捣作饼子，日干用。时珍曰：生食多令人嘈烦易饥，损齿，齿龋人尤不宜也。出北③地，大者良。

粳米 三四三　　　麻麦稻

粳米专入脾、胃，兼入心、脾。即人常食之米也。禀天地中和之气，味甘性平。时珍曰：北粳凉，南粳温，赤粳热，白粳凉，晚

---

② 刺：原作"利"，据《本草纲目》卷三十改。

③ 北：原作"比"，据石印本改。

白粳寒，新粳热，陈粳凉。凡人嗜生米，久成米瘕，治之以鸡屎白焉。人非此物不能养生，故性专主脾胃而兼及他脏。凡五脏血脉靡不因此而灌溉，五脏精液靡不因此而充溢。他如周身筋骨肌肉皮肤，靡不因此而强健；故凡白虎、桃花、竹叶石膏等汤，靡不用此以为固中清热。（固中、清热、除烦。）然米既有早晚之不同，复有地土出处之各异。颖曰：新米乍食动风，陈者下气，病人尤宜。早米受气既早，性虽温而质多黏，食之反能恋膈；脾有湿滞者最忌。晚米受气既迟，其性稍凉，服之不无稍清，而白晚性滞，尤觉滋害。出于高地则米硬而质洁，出于洼处则米润而性阴。然总于中是固，诸方用此佐助，盖恐药性苦寒，得此甘缓同入，俾胃气不致顿损，而热与烦亦得与之俱安矣。此虽常食之物，服之不甚有益，而一参以药投，则其力甚巨，未可等为泛常而忽视也。

米醋 三四四　　　造酿

米醋专入肝。本湿热之气而成，味则酸苦，气温。酸主敛，故书多载散瘀解毒，下气消食。且同木香磨服，则治心腹血气诸痛；以火淬醋入鼻，则治产后血晕。且合外科药敷，则治癥结痰癖、疸黄痈肿。暨口噙以治舌疮，面涂以散损伤积血及杀鱼肉菜蕈诸毒。（散瘀解毒，下气消食。）时珍曰：无非取其酸收之义，而又有散瘀解毒之功。至醋既酸，又云能散痈肿，以消则内散，溃则外散，收处即是散处故耳。的解。且多食伤筋软齿，收缩太过，则筋受伤。时珍曰：酸属木，脾病毋多食酸，酸

伤脾，肉胸而唇揭。以酸入筋，过敛则于筋有伤，过酸则木强水弱而于齿多软。宗奭曰：食酸齿软，犹造靴皮者，须得醋而纹皱，故知其性收敛，不负酸收之意。米造、陈久者良。镜源曰：米醋煮制四黄、丹砂、胆矾、常山诸药。

阴阳水 三四五　　　地水

阴阳水专入肠、胃。即汤沸半杯，合井冷水半杯，而并用之也。缘人阴阳不和，则吐泻并作，而霍乱不宁，斯时病属仓卒，寒热难分，阴阳莫测，若使投以偏剂，如单服姜汤之类以毙。则不免[1]有误治之失矣。惟急用此投治，则阴阳克协，故借有形调和之质，以平无形不和之气也。（调剂阴阳不和。）若使心腹绞痛，止有吐泻之势，而无吐泻之实者，是为干霍乱，即绞肠痧，心腹绞痛，不得吐泻者，名干霍乱；吐泻有物，名湿霍乱。盖病在上则吐，在下则泻，邪在中则吐泻并作。则又另有法在，如古方用盐熬热，童便调饮，极为得治，但不可用谷食米汤下咽，以致立毙。而非此水所能治矣。

鳖甲 三四六　　　龟鳖

鳖甲专入肝。味咸气平，色青。书虽载属补肝，青入肝。与龟载属补肾，黑入肾。各别，然究皆属除热削肝之品，介虫皆属阴寒，故能除热。非真滋肝药也。凡厥阴血分积热，而见劳嗽骨蒸，寒热往来，温疟疟母及腰腹胁坚，血瘕痔核，经阻产

---

① 免：原作"克"，据务本改。

难，疡痈疮肿，惊痫斑痘等症，服此咸平能以消除。诸症皆就阴虚邪入而论，故用鳖甲入阴除热散结。（泻肝分积热，除劳嗽骨蒸。）若肝虚无热，切忌。鳖以七肋九肋者佳，以其得阳之数耳。其用必取乎肋，以肋属肝故耳。但食品中惟鳖叵测，如三足两头，并项强腹赤，皆有大毒，能以杀人，不可不慎。

血 剂

| 温血 | 凉血 | 下血 |

温 血

人身气以卫外，血以营内。有气以统血，则血始能灌溉一身，而凡目得借血以视、耳得借血以听、手得借血以摄、掌得借血以握、足得借血以步者，靡不本其气之所运。有血以附气，则气始能升降出入，而凡伎巧能强、治节能出、水谷能腐、谋虑能断、二便能通、万事能应者，靡不本其血之所至。此有血不可无气以统，而有气不可无血以附也。第血有盛于气，则血泣而不流，故有必用温暖之药以行之。气胜于血，则血燥而不通，故有必赖清凉之药以行之。若使气血并胜，挟有积热，而致瘀块不消，根深蒂固，经年累月不愈者，则又不得不赖破气损血之药以下，俾气血无乖，而病自可以愈。又按：血盛于气，则气失其所司，而血愈寒愈滞，故凡用药

治血，必得其气稍厚以为之主，而凡味厚气薄之品，自不得以相兼。如血有凝于肝，症见恶寒战栗，其可不用肉桂以治乎？风郁血闭，其可不用川芎以治乎？肌肤灼热，吐衄肠风，其可不用荆芥以治乎？经闭不通，其可不用苍耳子以治乎？阴肿崩瘕，其可不用海螵蛸以治乎？目翳不散，其可不用谷精草、兔屎以治乎？风痹乳阻，其可不用王不留行以治乎？恶露不净，其可不用大小蓟以治乎？血晕血滞，其可不用砂糖以治乎？此肝经血滞之当温也。若使肝经血滞，而更见有脾气不运，则伏龙肝似不能离；肌肉不生，则白蜡似不能舍；水肿癥瘕，则泽兰似不能却；蛊毒恶气，则百草霜似不能去；子肿不消，则天仙藤似不能别；胃滞不通，则韭菜汁似不可废；血脉不通，周身痛痹，则酒酿似不能除；肌肉不生，目翳不开，则炉甘石似不能少；血脱不固，溃疡肉消，则赤[1]石脂似不能削。是症有兼脾胃如此。且或见有

---

① 赤：原作"亦"，据石印本改。

心腹卒痛，则延胡索不得不用；神气不畅，则安息香不得不急；骨碎血瘀，则骨碎补不得不进。是症有兼心肺者又如此矣。若于肝经血滞，而更见有鼻衄血脱之不得不用乌墨以止，筋骨血瘀之不得不用续断以通，肺痿血痢之不得不用鸡苏以散，肾寒血瘀不得不用阳起石以宣，目赤精遗之不得不用白蒺藜以解，督脉不通之不得不用鹿茸以温，瘀块坚硬、痃癖尩羸之不得不用海狗肾以软。是症有兼肾经者又如此矣。至于心经血滞，而症见有痃癖冷痛，在书已有桂心可用；见有痈疡痛迫，在书已有乳香可除。凡此止就温血大概，略为分晰，而究其要，则又在临症审脉分别无差，庶于用药治血之理，自不致有天渊之隔矣。

鸡苏三四七　　山草

鸡苏专入肠、胃。即龙脑薄荷也。又名水苏，生于水旁。系野生之物。味辛微温。功有类于苏薄，但苏薄其性稍凉，水苏其性稍温；苏薄其性主升，水苏其性主降；苏薄多于气分疏散，水苏多于血分温利。故凡肺气上逆，而见头风目眩与血瘀血热，而见肺痿血痢、吐衄崩淋、喉腥口臭邪热等病者，皆当用此宣泄，《太平和剂局方》有龙脑薄荷丸。俾热除血止，而病自可以愈矣。（温利下焦血分瘀滞。）但表疏汗出，其切忌焉。方茎中虚，似苏叶而微长，齿面皱，气甚辛烈。

泽兰三四八　　芳草

泽兰专入肝、脾。苦甘而辛。即今妇人采置发中除垢者是也。玩书所论泽兰，与《本经》兰草同为一类。其生泽旁，紫茎素枝，赤节绿叶，对节生有细齿。但兰草则茎圆节长，叶光有歧；泽兰则茎微节方，短叶有毛之为异耳。二物并于嫩时皆可刈佩，以其花叶皆香，置于发中，能以辟垢省头，故虽呼为香草，俗则呼为孩儿菊。与于山兰，其花虽香，而叶绝无气者，迥不相同。时珍曰：兰草、泽兰一类二种，虽生水傍下湿处，但以茎圆节长，而叶光有歧者为兰草；茎微方节短，而叶有毛者为泽兰。朱文公《离骚辨证》云，必花叶俱香，燥湿不变，方可刈佩。今之兰蕙花虽香，而叶无气，质弱易萎，不可刈佩。汪昂曰：《本经》既言泽兰则非山兰明矣。是《离骚》之秋兰，当属《本经》之泽兰无疑也。吴草芦曰：兰为医经上品之药，有枝有茎，今所谓兰无枝无茎，因黄山谷称之，遂谬指为离骚之兰耳。兰草茎圆叶光，其性专主入气。虽书载有久服益气，轻身不老肤语，然究止属利水除痰、杀蛊辟恶，而为消渴良药，即《内经》所谓数食肥甘，传为消渴，治之以兰，以除陈气是也。（兰草入气、利水、除痰。）东垣治消渴生津饮用兰叶，盖本于此。又此草浸油涂发，去风垢，令香润。《史记》所谓罗襦襟解，微闻香泽者是也。泽兰茎方叶毛，虽书载有和血舒脾、长养肌肉之妙，然究皆属入脾行水、入肝治血之味。（泽兰入肝脾行水和血。）是以九窍能通，关节能利，宿食能破，月经能调，癥瘕能消，水肿能散，产后血淋腰痛能止，吐血衄血，目痛风瘫，痈毒扑损能治。时珍曰：兰草、泽兰气香而温，味辛而散，阴中之阳，足太阴、厥阴经药也。脾喜芳香，肝宜辛散，脾气舒，则三焦通利而正气和，肝郁散，则营卫流行而病邪解。兰草走气道，泽兰走血分，正如赤白茯苓、芍药，补泻皆不同也。观此则书所云舒脾和血，不过因其水消血除之意，岂真舒脾和血之味也乎？入补气补血之味同投，则消中有补，不致损真，诚佳品也。防己为使。根名地笋。

大小蓟三四九　隰草

大小蓟专入肝。虽书载属甘温，可以养精保血《别录》，然究精之养、血之保，则又赖于血荣一身，周流无滞。若使血瘀不消，而致见有吐衄、唾咯、崩漏之症，与血积不行，而致见有痈疼肿痛之病，则精血先已不治，安有保养之说乎？用此气味温和，温不致燥，行不过散，瘀滞得温则消，瘀块得行斯活。恶露即净，自有生新之能，痈肿潜消，自有固益之妙，保养之说，义由此起，岂真具有补益之力哉？恭曰：大小蓟皆能破血。但小蓟力微，不如大蓟力迅。小蓟只可退热凉血，若大蓟则于退热之中，犹于气不甚伤也。恭曰：大蓟叶疗痈肿，而小蓟专主血，不能消痈也。能理血疾，不治外科。若脾胃虚寒，饮食不思，泄泻不止者，切勿妄服。两蓟相似，花如髻。大蓟茎粗而叶皱，小蓟茎低而叶不皱，皆用茎。

砂糖三五〇　蔗

砂糖专入肝。本于甘蔗所成。甘蔗气禀冲和，味甘气寒，已为除热润燥之味。其治则能利肠解烦，消痰止渴。（甘蔗除热润燥。）至于砂糖，经火煅炼，性转为温，色变为赤，与蔗又似有别。时珍曰：砂糖本草言其性寒，苏恭谓其冷利，皆味此理。故能行血化瘀，是以产妇血晕，多有用此与酒冲服，取其得以入血消瘀也。小儿丸散用此调服，取其温以通滞也。烟草用以解毒，亦取其有开导之力也。（砂糖导血通滞。）然性温则消则下，故虚热过服则有损齿消肌之病。味甘主缓主壅，故痰湿过服则有恋膈胀满之弊。此又不可不深思而熟察耳。时珍曰：砂糖性温，殊于蔗浆，故不宜多食，与鱼笋之类同食皆不益人，今人每用为调和，徒取其适口，而不言阴受其害也。白糖因晒浮结而成，种类造法不一。体轻味甘色白，主治亦颇相似，然紫入血，而白入气，久食反有热塞上膈之虞。书言能以清热，似非正谈。时珍曰：石蜜糖比之紫砂糖性稍平，功用相同，入药胜之，然不冷利，若久食则助热损齿生虫之害也。试以口燥之会食此，其燥益甚；口冷之会食之，其冷即除。且致转为燥渴生痰，于此可觇大概矣。又莫必过为辨论哉？（白糖温补脾肺。）

谷精草三五一　隰草

谷精草专入肝，兼入肾。本谷余气而成，得天地中和之气。味辛微苦气温，故能入足厥阴肝及足阳明胃。按：此辛能散结，温能通达。凡一切风火齿痛，喉痹血热，疮疡痛痒，肝虚目翳涩泪，雀盲至晚不见，并痂疾伤目，痘后星障，服之立能有效。且退翳明目，功力驾于白菊，而去星明目，尤为专剂。（入肝散结，通血明目。）时珍曰：谷精体轻性浮，能上行阳明分野，凡治目中诸病，加而用之，甚良，明目退黯，似在菊花之上也。试看望月沙系兔所食，此草而成望月沙，亦能治眼，则知此更为眼家要药矣。取嫩秧花如白星者良。

王不留行 三五二　　隰草

王不留行专入肝、胃。在古已命其名，谓此虽有王命，其性走而不守，不能以留其行也。又按：古书有云，穿山甲、王不留，妇人服之乳常流，亦云行血之力也。观此数语，已得气味主治大要矣。又著其味曰辛、曰甘、甘平，其气曰温。其功则能入足厥阴肝经血分，去风除痹，通经利便，下乳催生，散痛肿，拔竹刺。与瞿麦同功，则知气味疏泄，洵尔至极，又安能有血而克止乎？（入肝行血不留。）何书又言止血定痛，能治金疮，似与行血之意又属相悖，颂曰：张仲景治金疮，有王不留行。贞元《广利方》治诸风痒，有王不留行汤，皆最效。讵知血瘀不行，得此则行，血出不止，得此则止，非故止也，得其气味以为通达，则血不于疮口长流，而血自散各经，以致其血自止，其痛即定，岂必以止为止哉？意义彰明。但古人表著治功，多有如此立说，以留后人思议，不可不细审焉。花如铃铎，实如灯笼子，壳五棱，取苗子蒸，浆水浸用。

天仙藤 三五三　　蔓草

天仙藤专入肝、脾。即青木香，马兜铃藤也。味苦气温。观书所论主治，止属妊娠子肿，始自两足，渐至喘闷似水，足趾出水，谓之子气。及腹痛风痨等症，而于他症则

未及焉。即其所治之理，亦不过因苦主于疏泄，性温得以通活，故能活血通道，而使水无不利、风无不除、血无不活、痛与肿均无不治故也。昔有天仙藤散，天仙藤、香附子、陈皮、甘草、乌药，等份为末，用木瓜、生姜、苏叶煎汤服。以治子肿，其亦可以知其概矣。（活血利水。）叶似葛，圆而小，有白毛，根有须，四时不凋者是。

骨碎补 三五四　　石草

骨碎补专入肾，兼入心。味苦而温。功专入肾补骨，且能入心破血。是以肾虚耳鸣，耳属肾。久泻肾司开阖之权，久泻多责于肾。跌仆损伤骨痛，牙痛血出，无不用此调治，泄泻，研末入猪肾煨食。牙痛，炒黑为末擦牙。折伤，粥和末裹伤处。俾其肾补骨坚，破瘀生新，而病即除。（破瘀逐血补骨。）至命其名曰骨碎补，以其骨碎能补骨故耳。虽与补骨脂相似，然总不如补骨脂性专固肾通心，而无逐瘀破血之治也。去毛，蜜拌蒸用。

桂心 三五五　　香木

桂心专入心。本于肉桂，去外粗皮，取当中心者，为桂心。味甘辛热，专温营分之里药。凡九种心痛，九种：一虫，二疰，三风，四悸，五食，六饮，七冷，八热，九去来痛。后人又祖其义而亦别之有九：曰饮，曰食，曰气，曰血，曰冷，曰热，曰悸，曰蛊，曰疰，皆明邪乘手少阴之络而成。腹内冷痛疝癖等症，皆能奏效，以其所治在心，故治亦在于里而不在于躯壳之外耳。非若肉桂，

未去外层皮肉，其治在于通经达络，以除风寒湿痹，而不专入心腹之内也。（温血分寒，除冷止痛。）

乳香三五六　　香木

乳香专入心，兼入脾、胃、肾。即书所云薰陆香者是也。香窜性温不润，诸书曷言于血有补？讵知血因气逆，则血凝而不通，以致心腹绞痛；毒因气滞，则血聚而不散，以致痛楚异常。乳香香窜入心，既能使血宣通面筋不伸，杨瘦清云：凡人筋不伸者，敷药宜加乳香，其性能伸筋。复能入肾温补，使气与血互相通活，俾气不令血阻，血亦不被气碍，故云功能生血，究皆行气活血之品耳。（入心行气，活血止痛。）非如没药气味苦平，功专破血散瘀，止有推陈之力，而无致新之妙。是以书载乳香功能活血调气，托里护心，用入疮孔，能使毒气外出，不致内攻也。生肌止痛，治心腹诸痛，口噤耳聋，口噤，烧烟以熏。痈肿折伤癫狂。治癫狂，用灵仙、辰砂、乳香、枣仁酒下。恣饮沉醉，听睡，或加人参内入，名宁志膏。但遇痈疽已溃及脓血过多者，不可妄投，恐其复开走泄之路，其意已可见矣。岂若当归辛润而为补血第一要药也。出诸番，如乳头明透者良。惟粘难研，水飞过，用钵坐热水研之。或用灯心同研，则易细。市人多以枫香伪售，勿用。

酒三五七　　造酿

酒专入脾、胃与表。性种类极多，然总由水谷之精、熟谷之液酝酿而成，故其味有甘有辛，有苦有淡，而性皆主热。弘景曰：大寒凝海，惟酒不冰，明其性热，惟冠群物。入胃则气逆，上壅满胸，则肝浮胆横，等于勇士，不可遏矣。若引经用为向导，则其势最速。辛则通身达表，引入至高巅顶之分；火气上炎者忌。甘则缓中；热郁寒滞者忌。苦则降下；气衰血弱者忌。淡则通利小便而速下也。水衰血枯者忌。热酒伤中，温饮和胃，怡神壮色，通经活脉，且雾露岚瘴，风寒暑湿邪秽，得此亦可暂辟。（通经，活脉，辟秽。）《博物志》云：王肃、张衡、马均三人冒雾晨行，一人饮酒，一人饱食，一人空腹。空腹者死，饱食者病，饮酒者健。此酒势辟恶，胜于作食之效也。若恣饮不节，则损胃烁精，动火生痰，发怒助欲，湿热生病，殆不堪言。震亨曰：本草止言酒热，而有毒不言。其湿中发热，近于相火，醉后振寒战栗可见矣。又性喜升，气必随之，痰郁于上，溺涩于下，恣饮寒凉，其热内郁，肺气大伤。其始也病浅，或呕吐，或自汗，或疮疥，或鼻齄，或泄利，或心脾痛，尚可散而去之。其久也病深，或消渴，或内疽，或肺痿，或鼓胀，或失明，或哮喘，或痨瘵，或癫痫，或痔漏，为难名之病，非具眼未易处也。至于夜饮，更属不宜。盖夜气主收敛，气密则固，若用酒宣发，醉饮就枕，热壅三焦，伤心损目，乱其清明，劳其脾胃，停湿动火，致病甚多。至入药共酿，合姜则疗厥逆客忤；色紫则理痹疾偏风；葱豉则解烦热而散风寒；桑椹则益五脏以明耳目；狗肉汁则大补元阳；葡萄肉则甚消痰癖；牛膝、干地则滋阴；枸杞、仙灵脾^①则扶阳痿等。社

---

① 脾：原作"皮"，据文义改。

酒指纳婴儿口中，可令速语。喷屋及壁，则逐蚊蝇。烧酒则散寒结，然燥金涸血、败胃伤胆。水酒借曲酿酝，其性则热；酒借水成，其质则寒。少饮未至有损，多饮自必见害。如阴虚酷好，其脏本热，加以酒热内助，其热益增，不致逼血妄出不止；阳虚酷好，其脏本寒，加以酒寒内入，其害益甚，不[①]致饱胀吞酸吐泻不止。此旨历无发明，惟景岳于《损伤篇》内极说。（酒糟）糟罨跌伤，行瘀止痛，亦驱蛇毒，及盦冻疮。醇而无灰陈久者良。畏枳椇、葛花、赤豆花、绿豆粉、咸卤。得盐则解，以水制火意。

韭菜三五八　荤辛

韭菜专入肝、肾、肠、胃。味辛微酸，气温无毒。按：辛则能散，温则能行。滞气客于肠胃，则血因气而益阻，胃气不通于五脏，则腰膝冷而痃癖生。肝主疏泄，肾主闭藏，肝肾虚则启闭非时。经曰：足厥阴病则为遗尿，及为白淫。服此气行血散，肝补肾固，而病安有不愈乎？故书有云：韭味最利病人。凡一切血瘀气滞等症，俱能使之立效。（活血通滞。）震亨曰：心痛有食热物，及怒郁，致死血留于胃口作痛者，宜用韭汁、桔梗加入药中，开提气血。有肾气上攻以致心痛者，宜用韭汁和五苓散为丸，空心茴香汤下。盖韭性急，能散胃口血滞也。又反胃宜用韭汁二杯，入姜汁、牛乳各一杯，细细温服。盖韭汁消血，姜汁下气消痰和胃，牛乳能解热润燥补虚也。《单方总录》曰：食不得入，

是有火；食久反出，是无火也。士材又谓此不必拘，但察脉大有力，呕吐酸臭，当作热治。脉小无力，呕吐清水，当作寒医。色之黄白而枯者为虚寒，红赤而泽者为实热。能合色脉，庶乎无误。如犬蛇伤，用此捣烂如泥，加盐少许，作厚箍频换则安。被刑杖及打血凝，薄敷运动即散。久病下痢不止，同鲫鱼煮食即止。但火甚阴虚，用之为最忌焉。忌蜜、牛肉。汪昂曰：今人多以酒炒牛肉，其味甚佳，亦未见其作害。又按：经曰：毒药攻邪，五谷为养，五畜为益，五菜为充，五果为助。气味合而明之，以补精益气。五菜，韭、薤、葱、葵、藿也。五果，桃、李、枣、杏、栗也。使韭果，忌牛肉，则经何以又不言其有忌乎？韭子功治略同，但治遗精白浊更胜。《素问》曰：足厥阴病则遗尿，思想无穷，入房太甚，发为筋痿，及为白淫，男随溲而下，女子绵绵而下。韭子之治遗精漏泄，小便频数，女人带下者，能入厥阴补下焦肝及命门之不足。命门者藏精之府，故同治云。蒸暴炒研用。《救急易方》：烟熏虫牙[②]用瓦片煅红，安韭子数粒，清油数点，待烟起，以简吹引至痛处，良久，以温水漱吐，有小虫出为效，未尽再熏。

墨三五九　土

墨专入肝、肾。曷能以止血？以其色黑味辛气温而止之也。盖黑能胜红，红见黑而即止，以火不胜水者故耳。辛能散血，血散则血归经而不外溢。是以遇辛而即止也。温能行血，血行则血周流经络，而血不聚于所伤之处，是以得温而即止也。揭

---

① 不：各本同，据文义当为"而"之误。

② 烟熏虫牙：原脱，据《救急易方》补入。

出行血止血义蕴。故凡血热过下，如瘟疫鼻衄，产后血晕，崩脱金疮，并丝缠眼中，皆可以治。如止血则以苦酒送韭汁投；消肿则以猪胆汁自酽醋调；并眼有丝缠，则以墨磨鸡血速点；客忤中腹，则磨地浆汁吞，各随病症所用而治之耳。但瘟疫热病初衄，遽用此以止血，则非所宜。（止血宜滞。）

百草霜 三六〇 　　土

百草霜专入肝，兼入肾。即灶突上烟煤及釜里锅煤也。因烧杂草，故名。味辛气温。观其所主，与伏龙肝相似。凡血见黑即止，蛊毒恶气，得辛温则散。故《本经》专主蛊毒中恶，吐血血晕，以酒或水或醋，细研温服，亦涂金疮，止血生肌。至于伤寒发斑，斑有阳毒阴毒。疳膈疟痢，咽喉口舌白秃诸疮，亦须用此，以取火化从治之义。（治血，止血，杀蛊。）

兔屎 三六一 　　兽

兔屎专入肝。即名望月沙者是也。兔禀太阴之精，复饵谷精草明目之药，是以屎能明目，以除眼中浮翳。且痨瘵、五疳、痔漏、虫食、痘疮等症，服之皆治。亦由热结毒积而成，得此寒以解热，辛以散结，圆以象目，故能服之有功。（除热结毒积目翳。）时珍曰：兔屎能解毒杀虫，故治目疾。疳痨疮痔方中往往用之。诸家本草并不言及，亦缺漏也。按：沈存中《良方》云：江阴万融病痨，四体如焚，寒热烦躁。一夜梦一人，腹拥一月，光明使人心骨皆寒。及寤而孙元规使

人遗药，服之遂平。叩之则明目丹也，乃瘟所[①]梦。若阴气上乘，目障不清，未可用焉。兔肉另详。

海螵蛸 三六二 　　无鳞鱼

海螵蛸专入肝，兼入肾。即乌贼鱼骨。禀水中之阳气，味咸气温。腹中有墨，书字逾年乃灭。常吐黑水自罩其身，人即于黑水处取之。凡诸血病因于寒湿，而见阴户肿痛，丈夫阴肿，下痢疳疾，暨血瘕血崩血闭、腹痛环脐、目翳泪出、聤耳出脓等症，服此咸能走血，温能除寒逐湿，则血脉通达，而无诸血障害之弊矣。故直入厥阴肝经血分活血，时珍曰：按《素问》云：有病胸胁支满者，妨于食，病至则先闻腥臊臭，出清液，先唾血，四肢清，目眩，时时前后血，病名曰血枯。得之年少时有所大脱血，或醉入房中，气竭肝伤，故月事衰少不来，治之以四乌鲗骨，一芦茹，为末，丸以雀卵，大如小豆，每服五丸，饮以鲍鱼汁，所以利肠中及伤肝也。观此则其厥阴血分无疑矣。又云：经闭有有余不足二病，有余者血滞，不足者肝伤，乌鲗所主者肝伤血闭不足之病，正与《素问》相合。兼入少阴肾经，以治寒湿。（入肝活血，入肾除寒逐湿。）历观诸书载，用螵蛸同麝为末，以治耳底出脓；同冰片少许，以治赤白目翳；同干胭脂为末油调，以治小儿脐疮出血及脓；同蒲黄等分为末，以涂舌肿出血不止，皆是宣通血分之滞，无他术也。取骨鱼卤浸，炙黄用。恶附子、白及、白蔹。能淡盐。

---

① 所：原作"而"，义不通，据《本草纲目》卷五十一改。

凉 血

血寒自当用温，血热自当用凉。若使血寒不温，则血益寒而不流矣。血热不凉，则血益结而不散矣。故温血即为通滞活瘀之谓，而凉血亦为通滞活瘀之谓也。第书所载凉血药味甚多，然不辨晰明确，则用多不合。如血闭经阻，治不外乎红花；毒闭不解，治不外乎紫草，此定法也。然有心胃热极，症见吐血，则又不得不用犀角。心脾热极，症见喉痹，不得不用射干。肝胃热极，症见呕吐血逆，不得不用茅根。肠胃热极，症见便血，不得不用槐角、地榆。心经热极，症见惊惕，不得不用辰砂。且痈肿伤骨，血瘀热聚，无名异宜矣。毒盛痘闭，干红晦滞，猪尾血宜矣。目盲翳障，血积上攻，夜明砂、谷精草、青鱼胆宜矣。瘀血内滞，关窍不开，发余宜矣。肝木失制，呕血过多，侧柏叶宜矣。火伏血中，肺痈失理，凌霄花宜矣。肝胃血燥，乳痈淋闭，蒲公英宜矣。至于肠红脱肛，血出不止，则有炒卷柏可治。血瘕疝痹，经闭目赤，则有赤芍药可治。诸血通见，上溢不下，则有生地黄可治。心肾火炽，血随火逆，则有童便可治。肝肾火起，骨蒸血结，则有童便可治。其他崩带惊痫，噎膈气逆之有赖于代赭石；湿热下注，肠胃痔漏之有赖于刺猬皮；血瘀淋滴，短涩溺痛之有赖于琥珀；心肝热极，恶疮目翳之有赖于龙胆；齿动须白，火疮红发之有赖于旱莲草，亦何莫

不为通瘀活血之品。但其诸药性寒，则凡血因寒起，当知所避，慎不可妄见血闭，而即用以苦寒之味以理之也。

生地黄三六三　　隰草

生地黄专入心、肝、肾，兼入小肠。性未蒸焙，掘起即用。甘苦大寒。故书皆载其性鲜补，但入手少阴心、足少阴肾、足[①]厥阴肝，并足太阴脾、手太阳小肠。力专清热泻火，凉血消瘀。（凉血解热。）钱仲阳导赤散，生地与木通同用，能泻丙丁之火。《别录》治妇人崩中血不止及产后血上薄心，胎动下血，鼻衄吐血，皆捣汁饮之。故凡吐血咯血，衄血蓄血，溺血，崩中带下，审其症果因于热成者，无不用此调治。血出于鼻，是由清道。血出于口，是出浊道。血出于咳于衄，是出于肺。血见于呕，是出于肝。血见于吐，是出于胃。血由痰涎而带，是出于脾。血见于咯，是出于心。血见于唾，是出于肾。血由耳出，其名曰衄。血由鼻出，其名曰衄。血由肌肤而出，其名曰血汗。血由口鼻俱出，其名曰大衄。皆当详其虚实以治。并或伤寒阳强，痘症毒盛血燥，与折跌伤筋而见血瘀血痹之症者，无不采其同入，以为活血生新之用。第书有言服此长肉生肌，止是热除血活以后长养之语，久服轻身不老，止是病去身安力健之词，未可因此认为辟谷成仙属实也。若使血因寒滞，而犹用以生地，不更使寒益甚，而血愈出不返乎？掘生肥大者，洗净捣汁以饮，或用酒制，以免伤胃。忌铁。

---

① 足：原作"定"，据务本改。

红花三六四　　隰草

红花专入心包、肝。辛苦而温。色红入血，为通瘀活血要剂。（凉血通瘀。）血之下而清者，营虚有热。血之下而浊者，热与湿蒸。血色鲜红者属火发，血色黑者属血燥极。血与泄物并下者，属有积。或因脉络受伤，血从尿出者，属阴虚火动。或因房劳过度，营血妄行，血色黑黯，面色枯白，尺脉沉迟者，属下元虚寒。阳虚阴走，呕吐而见血色紫凝者，属热甚销铄，故见稠浊。热甚水化，故血见黑而紫。血从汗者属火，喜伤心，喜则气散，故血随气以行。血在粪前者为近血，其血由于大肠；血在粪后者为远血，其血自于肺胃，由气虚肠薄，故血渗入而下出也。血自口鼻上出，为阳盛阴衰，有升无降。盖血生于心包，藏于肝，属于冲任，一有外邪内侵，则血滞而不行。红花汁与血类，故凡血燥而见喉痹不通，痘疮不起，肌肤肿痛，因血热血瘀作肿作痛。经闭便难，经闭本有血滞血枯之分，但此止就血滞论。血晕口噤，子死腹中，治当用此通活。时珍曰：红花汁与之同类，故能行男子血脉，女子经水，多则行血，少则养血。按：《养疴漫笔》云：新昌徐氏妇病产晕已死，但胸膈微热，有名医陆氏曰：血闷也，得红花数十斤乃可活。遂亟购得，以大锅煮汤，盛三桶于窗格下，异妇寝其上熏之，汤冷再加，少倾指动，半日乃苏。但用不宜过多，少用则合当归能生，多用则血能行，过用则能使血下行不止而毙。（胭脂红）胭脂系红花染出，可治小儿聤耳。红蓝花三钱半，枯矾五钱，为末，以绵杖缴净吹之，无花则用枝叶。一方去矾。并解痘疮毒肿。胭脂即红花染出，有痘疮挑破，以油胭脂敷之良。

紫草三六五　　山草

紫草专入心包、肝。甘咸气寒，色紫质滑。专入厥阴血分凉血。血凉则九窍通，二便利。故凡血热毒闭，而见心腹急痛，水肿不消，五疸病癣恶疮，及痘疮血热毒盛，二便闭涩者，治当用此，俾血得寒而凉，得咸而降，得滑而通，得紫而入，血凉毒消而二便因以解矣。（入心包、肝凉血解毒。）《活幼书》云：紫草性寒，小儿脾实者可用，脾虚者反能作泻。奈世误以为宣发之药，不论毒闭与否辄用，殊失用药意义矣！泻者忌服。茸得阳气之早，用宜取茸为正，酒洗用。紫草去头须。《本经》云：能补中益气，似非。

旱莲草三六六　　隰草

旱莲草专入肝、肾。即书所云鳢肠草、金陵草者是也。味甘而酸，性平色黑。功专入肝入肾，为止血凉血要剂。是以，血病煎膏用之，其血即止；须白汁涂，变白为黑；火疮发红，其红即退；齿牙动摇，擦之即固。合冬青子名二至丸，以补肝肾。但性阴寒，虽善凉血，不益脾胃经疏。若不同以姜汁、椒红相兼修服者，必腹痛作泻。（入肝肾凉血。）苗如旋覆，实似莲房。断之有汁，须臾而黑。熬膏良。

赤芍三六七　　芳草

赤芍专入肝。与白芍主治略同，但白则有敛阴益营之力，赤则止有散邪行血之意。

白则能于土中泻木，赤则能于血中活滞。故凡血痛坚积，血瘕疝瘕，经闭目赤，邪聚外肾为疝，腹内为瘕。因于积热而成者，用此则能凉血逐瘀，成无己曰：白补而赤泻，白收而赤散，酸以收之，甘以缓之，故酸甘相合，用补阴血逆气而除肺燥。与白芍主补无泻，大相远耳。（泻肝血热。）《大明》指为赤白皆补，其说不切。《日华子》指为赤能补气，白能治血，其说尤不切耳，不可不知。至云产后忌用，亦须审其脉症及脏偏胜若何耳，不可尽拘。如脏阳脉症俱实者，虽在产后，亦所不忌。脏阴脉症俱虚，即在产前，不得妄施。凡治病以能通晓脉症虚实为是。恶芒硝、石斛。畏鳖甲、小蓟。反藜芦。

地榆三六八　　　山草

地榆专入肝、肠、胃。苦酸微寒，性沉而涩。诸书皆言因其苦寒，则能入于下焦血分除热，俾热悉从下解。又言性沉而涩，凡人症患吐衄、崩中、肠风、血痢等症，肠风下血，清而色鲜，四射如溅，乃风性使然。《素问》所谓久风入中，则为肠风飧泄是也。若肛门射血如线，或点滴不已者，乃五痔之血耳。得此则能涩血不解。（清下焦血热血崩。）按：此不无两歧，讵知其热不除，则血不止，其热既清，则血自安。且其性主收敛，既能清降，又能收涩，则清不虑其过泻，涩亦不虑其或滞，实为解热止血药也。但血热者当用，虚寒者不宜用。久病者宜用，初起者不宜用。作膏可贴金疮，捣汁可涂虎犬蛇虫伤毒，饮之亦可。似柳根，外黑里红，取上截炒黑用。梢反行血，得发良。恶麦冬。

卷柏三六九　　　苔

卷柏专入肝。原属草部，并非侧柏。生于石上，形如拳卷，故以卷名，即俗所谓万年松者是也。气坚质厚，味甘性温。入足厥阴肝经血分，其治有分生熟。生则微寒，力能破血通经，故治癥瘕淋结等症。炙则辛温，能以止血，故治肠红脱肛等症。（生凉血，炒止血。）性与侧柏叶悬殊，治亦稍异，侧柏叶伏金气以制木，借炒黑以止血。不可不辨。盐水煮半日，井水煮半日，焙用。

银柴胡三七〇　　　山草

银柴胡专入肾，兼入胃。味甘微寒，无毒。功用等于石斛，皆能入胃而除虚热。但石斛则兼入肾，涩气固筋骨，此则入肾凉血之为异耳。故《和剂局方》用此治上下诸血，及于虚痨方中参入同治，如肝痨之必用此为主。且不类于北胡，盖北胡能升少阳清气上行，升阳发表，必有外邪者方用。此则气味下达，入肾凉血。与彼迥不相符。若用北胡以治虚痨，则咳嗽发热愈无宁日，阴火愈升愈起。可不辨而混用乎？出银州者良，故以银胡号之。

蒲公英三七一　　　柔滑

蒲公英专入胃、肝，即黄花地丁草也。味甘性平。能入阳明胃、厥阴肝。凉血解热，故乳痈、乳岩为首重焉。且能通淋，淋症多属热结，用此可以通解。擦牙染须涂刺，茎断有白汁，凡螳螂诸虫游诸物上，必遗精汁，干久则有毒，人手触之成疾，名狐尿刺，惨痛不眠，百疗难效，取汁厚涂即愈。《千金方》极言其功。及解食毒疗毒，缘乳头属肝，乳房属胃，乳痈乳岩多因热盛血滞，用此直入二经。外敷散肿臻效，同忍冬煎，入少酒服，捣敷亦良。内消须同夏枯、贝母、连翘、白芷等药同治。况此属土，花黄，故于食滞可解，毒气可散。又能入肾凉血，故于须发可染。（消胃热，凉肝血，疗乳痈、乳岩。）独茎一花者是，有桠者非。

凌霄花三七二　　蔓草

凌霄花专入肝。即紫葳花。肝经血分药也。味甘而酸，气寒无毒。凡人火伏血中，而见肠结血闭，风痒崩带癥瘕，一切由于血瘀血热而成者，所当用此调治。盖此专主泻热，热去而血自活也。是以肺痈之药，多有用此为君。凌霄为末，和密陀僧唾调敷，亦治酒齇。（泻肝血热。）妊娠用此克安者，以其内有瘀积，瘀去而胎即安之意也。所云孕妇忌服者，恐其瘀血既无，妄用恐生他故也。此为女科血热必用之药，但当相症施治耳。藤生，花开五瓣，黄赤有点，不可近鼻，闻伤脑。

槐角三七三　　乔木

槐角专入胃、大肠，兼入肝。即槐实。味苦酸咸，气寒无毒。入手足阳明大肠胃，及入足厥阴肝。凡因肝经热郁而致风眩烦闷、痔血肠风、并阴疮湿痒、目泪不止者，服此治无不效。肛边发露肉珠，状如

鼠乳，时出脓血，曰牝痔。肛边肿痛，生疮突出，肿至五六日，自溃出脓血者，曰牝痔。肛边生疮，颗颗发瘰，痒而复痛，更衣出青血者，曰脉痔。肠内结核，痛而有血，寒热往来，登厕脱肛者，曰肠痔。因便而清血随下者，曰血痔。又因粪前有血，名外痔；粪后有血，名内痔。谷道胬肉，名举痔。头上有孔，名痔漏。疮内有虫，名虫痔。大法用槐角、地榆、生地凉血，芩、莲、栀、柏清热，防风、秦艽桂风湿，当[1]归、人参和血生血，枳壳宽肠，升麻升提，治肠风略同，不宜专用凉，须当兼补剂收功。以其气皆纯阴，为凉血要药，故能除一切热，散一切结，清一切火也。（除热、散结、清火。）至书所云能疏肝经风热者，非是具有表性，得此则疏实，因热除而风自息之意。凡书所著治功，多有如此立说，不可不细体会而详究耳！去单子及五子者，铜槌捶碎，牛乳拌蒸。十月上巳采，渍牛胆中，干百日，食后吞一枚，明目补脑，发白还黑，肠风痔血尤宜服之。槐花味苦独胜，其凉大肠血分更甚。凡大小便血及目赤肿痛舌衄，并皆用之。舌衄炒研渗之。若虚寒无火切忌。陈者良。

侧柏叶三七四　　香木

侧柏叶专入肺、肝。苦涩微寒。书言养阴滋肺燥土，然禀受西方之金，坚劲不凋。魏子才《六书精蕴》云：万木皆向阳，而柏独西指，故字从白，白者西方也。《陆佃埤雅》云：柏之指西，犹针之指南也。柏有数种，入药惟取叶扁而侧生者，故曰侧柏。寇宗奭曰：予官

---

① 当：原作"芳"，务本作"艿"，据文义改。

陕[1]西，登高望柏千万树，皆一一西指。盖此木至坚，不思霜雪，得木之正气，他木不及，所以受金之正气，所制一一西指也。服此大能伐胃，虽有止血凉血之功，而气味与血分无情，不过仗金气以制木，借炒黑以止血耳。（凉血止血。）汪昂曰：肢节大痛，昼静夜剧，名白虎历节风，亦风寒湿所致。《别录》称为补益，似属未是，但涂汤火伤损，生肌杀虫，炙罨冻疮，汁染须发最佳。（侧柏汁。）酒浸或炒或生用，桂、牡蛎为使。恶菊花。宜酒。元旦饮椒柏酒以辟邪。

辰砂 三七五　　石

辰砂专入心。即书所云丹砂、朱砂者是也。因砂出于辰州，故以辰名。体阳性阴，外显丹色，内含真汞。不热不寒，离中有坎也。不苦而甘，火中有土也。婴儿姹女，交会于中。故能入心解热，而神安魄定。杲曰：丹砂纯阴，纳浮游之火而安神明，凡心热者，非此不能除。（清心热，镇惊安神。）是以同滑石、甘草则清暑，同远志、龙骨则养心气，同丹参则养心血，同地黄、枸杞则养肾，同厚朴、川椒则养脾，同南星、川乌之类则祛风。且以人参、茯神浓煎，调入丹砂，则治离魂病。夏子益《奇疾方》云：凡人自觉本形作两人，并行并卧，不辨真假者，离魂病也。《类编》云：钱丕少卿夜多恶梦，通宵不寐，自虑非吉，遇邓州推官胡用之，曰：昔常常如此，有道士教戴辰砂如箭簇者，涉旬即验，四五年不复有梦，因解髻中一绛囊遗人，即夕无梦，神魂安静。以丹砂末一

钱，和生鸡子黄三枚，搅匀顿服，则妊娠胎动即安，胎死即出。慎勿经火，及一切烹炼，则毒等于砒硇，况此纯阴重滞，即未烹炼，久服呆闷，以其虚灵之气被其镇坠也。辰砂明如箭簇者良。恶磁石。畏盐水。忌一切血。颂曰：郑康成注《周礼》，以丹砂、石胆、雄黄、矾石、磁石为五毒，古人惟以攻疮疡，而《本经》以丹砂为无毒，故多炼治，服食鲜有不为药患者，岂五毒之脱胜乎？当以为戒。

无名异 三七六　　石

无名异专入肝。即俗所名干子者是也。味甘而咸，微寒无毒。诸书皆言能治痈肿损伤接骨，金疮合口，其义何居？以其咸有入血之能，甘有补血之力，寒能胜热之义者故耳。是以人于受杖时，每服三五钱，其于伤处不甚觉痛。用醋涂磨肿处即消。要皆外治之品，非内服之味也。（解热活血。）生川广，小黑石子也。一包数百枚。

猪尾血 三七七　　畜

猪尾血专入肝，兼入心、脾。即猪尾尖之处剖刮而出者也。凡人血燥不活，用以辛温以为搜剔，则血益燥而不活矣。按：猪本属阴物，血亦更属阴味，以至阴之物而治至阴之血，则热自得阴化而热以解，然必得一活动以为疏剔，则血不为热凝。惟猪通身皆窒，食饱即卧，其活止在一尾，而活尖则又活中之至活者也。故吴费建中著有《救偏琐言》。治痘凡逢毒盛而

---

① 陕：原作"狭"，据石印本改。

见干红晦滞，紫艳干燥之象，轻则用以桃仁、地丁、红花、赤芍，重则用以猪尾尖血，取一盏二盏入药同投，兼佐冰片，开泄腠理，通达内外，诚发千古未发之奇秘也。费建中治痘血瘀气滞，用大黄一两，青皮一钱半，桃仁四钱，红花钱半，赤芍钱半，木通八分，荆芥钱半，葛根钱半，生地两半，牛蒡二钱，白项地龙二十条，紫花地丁一两五钱，蝉蜕六分，山楂一两五钱，芦根三两，名必胜汤。此是势急之际，用以大剂。若毒势未急，或分作三剂以投。若血瘀之极，必加猪尾血。大渴不已，加石膏。总在相症酌治耳。瘀血一活，则一身之血与之俱活。凡治痘而见干红晦滞，内症具备，其可不借此血以为通活之具乎？但血因虚而燥，因寒而凝，而不用以辛温辛热以为通活，则血愈见其有碍者矣。取雄猪尾血者佳。（凉血活血。）

兔肉 三七八　兽

兔肉专入肝，兼入大肠。人言可治虚痨，人多食而不忌，不知兔肉性寒，久食绝人血脉，损元气阳事，令人痿黄，故时珍载之以为凉血解热利肠之剂。（凉血解热。）藏器曰：兔尻有孔子从口出，故娠妇忌之，非独为缺唇也。大抵久食绝人血脉，损元气阳事，令人痿黄，八月至十月可食，余月伤人神气，兔死而眼合者杀人。况虚痨一症，脾肾两虚，即在医者用药挽救，亦难两全无弊，若复加兔肉甘寒，又安能力补脾肾，而为虚痨要药乎？今人不察，动用兔肉治疗，以致阳气日虚，而阴气日竭。余因先慈曾患虚痨，服药将愈，后食兔肉而病复发，故特拈出，以为妄食兔肉者戒。

青鱼胆 三七九　鱼

鱼胆专入肝、胆。本属苦寒，可以点目去障，以胆入胆故也。至于青鱼之胆，气味亦同，且色青入肝，开窍于目，故胆有点目治鲠之功。目睛生汁注眼，能黑夜视物，以其好啖螺蚬，螺蚬能明目也。又味苦气寒，能凉血热，故又主涂痔疮，擦火疮，吹喉痹，功与熊胆相同。腊月收，阴干。（凉肝血，开目翳。）

夜明砂 三八○　鼠

夜明砂专入肝。即名天鼠屎也。其屎因食蚊虫而化，蚊虫善食人血，是即蚊虫之眼，故能入肝经血分活血，为治目盲障翳之圣药。肝之窍在目。（入肝活血明目。）凡人目生障翳，多缘肝有血积，以致上攻于目。其或见为惊疳痄魅，血气腹痛，得此辛以散邪，寒以胜热，则血自活，而病无不可愈。本草称下死胎。以其蚊善食血，吴鹤皋曰：古人每用虻虫、水蛭治血积，以其善吃人血故耳。故即可以食血者治其血耳。加石决明、猪肝煎，名决明夜灵散，治鸡盲眼。并能烧烟辟蚊，同鳖甲烧。是即以蚊治蚊之意。淘净焙用。恶白薇、白敛。

血余 三八一　人

血余专入肝、心，兼入肾。味苦微温。据书载能补肾壮气，然总不如地、茱、参、芪为补精补气之最耳。《素问》曰：肾之华在发。王冰注云：肾主髓，脑者髓之海，发者脑之华，脑减则发素。滑寿注云：水出高源，故肾华在发。发者血之余，血者水之类也，今方家呼发为血余，盖本此也。叶世杰《草木子》云：精之荣以须，气之荣以眉，血之荣以发。《类苑》云：发属心，禀火气而上生。须属肾，禀水气而下生。眉属肝，禀木气而侧生。故男子肾气外行而有须，女子宫人则无须，而眉发不异也。又载功能疗惊痫，理咳嗽，固崩带，止血晕、血痢、血淋、舌血、鼻血，暨转胞不通，及涂疮疥，入膏敷毒，治皆有效。陈藏器曰：生人发挂果树上，乌鸟不敢来食其实。又人逃走，取其发于镗车上，却转之则迷乱不知所适，此皆神化。时珍曰：发者血之余，埋之土中，千年不朽，煎之至枯，复有液出，误食入腹，变为瘕虫，煅治服饵，令发不白，此正神化之应验也。然总皆属通关开窍，凉血散瘀生新之品。（凉血逐瘀。）《子母秘录》治小儿斑疹，用发灰饮，服二钱。治小儿两角生疮，用发灰三钱，饮汁服。若胃虚用之，多有吐泻之弊。皂荚洗，煅用。

下　血

血为人身之宝，安可言下？然有血瘀之极，积而为块，温之徒以增热，凉之或以增滞，惟取疏动走泄，苦咸烈毒之品，以为驱逐，则血自尔不凝。按：书所载破血下血，药类甚众，要在审症明确，则于治方不谬。如症兼寒兼热，内结不解，则宜用以莪术、桃仁、郁金、母草以为之破，取其辛以散热，苦以降结之意也。瘀气结甚，则宜用以斑蝥、干漆以为之降，取

其气味猛烈，得以骤解之意也。寒气即除，内结滋甚，则宜用以丹参、郁李、没药、姜黄、三七、紫菀、紫参、贯众以为之下，取其苦以善降，不令内滞之意也。寒气即除，瘀滞不化，则宜用以蒲黄、苏木以为之疏，取其气味宣泄，不令郁滞之意也。至有借食人血以治血，则有蛀虫、水蛭可用。借其咸味引血下走，则有茜草、血竭、瓦楞、紫贝、䗪虫、鳖甲可取。借其质轻灵活不滞，则有莲藕、花蕊石可投。借其阴气偏布可解，则有螃蟹、蚯蚓可啖。借其酸涩咸臭以解，则有皂矾、五灵脂可入。惟有苦温而破，则又更有刘寄奴等味。但刘寄奴、自然铜、古文钱、三七、血竭、没药、䗪虫，则于跌仆损伤而用；蚯蚓则于解毒而用；丹参则于血瘀神志不安而用；水蛭、蛀虫、桃仁，则于蓄血而用；花蕊石则于金疮血出而用；五灵脂、益母草、蒲黄，则于妇人血滞而用；茜草则于妇人经闭不解而用；瓦楞子则为妇人块积而用；斑蝥则为恶疮恶毒而用；郁金则为血瘀胞络、痰气积聚而用；莪术则为血瘀积痛不解而用；郁李仁则为下气行水破血而用；干漆则为铲除老血蛊积而用；紫贝则为血蛊水积而用；贯众则为时行不正而用；鳖甲则为劳热骨蒸而用；紫参则为血痢痈肿而用；姜黄则为脾中血滞而用；苏木则为表里风起而用；皂矾则为收痰杀虫除湿而用；生藕则为通调津液而用也。至于斑蝥、干漆、三七、水蛭、蛀虫、䗪虫、螃蟹、瓦楞子、花蕊石，尤为诸剂中下血败血之最，用之须当审顾，不可稍有忽略，以致损人元气于不测中也。

三七 三八二　　山草

三七专入肝、胃，兼入心、大肠。又名山漆。时珍曰：或云能合金疮，如漆粘物也。甘苦微寒而温，世人仅知功能止血住痛，殊不知痛因血瘀则痛作，血因敷散则血止。三七气味苦温，能于血分化其血瘀，试以诸血之中入以三七，则血旋化为水矣。此非红花、紫草类也。故凡金刃刀剪所伤，及跌仆杖疮血出不止，嚼烂涂之，或为末渗其血即止。时珍曰：受杖时，先服一二钱，则血不冲，杖后尤宜服之。且以吐血衄血、下血血痢、崩漏经水不止、产后恶露不下，俱宜自嚼，或为末，米饮送下即愈。并虎咬蛇伤血出可治。与血竭同。此为阳明、厥阴血分之药，故能治一切血病。（入阳明、厥阴血分化而为水。）一种庭砌栽植者，以苗捣敷，肿毒即消，亦取散血之意。一种春生苗，夏高三四尺，叶似菊艾而劲厚有岐尖，茎有赤棱，夏秋开黄花，蕊如金丝，盘纽可爱，而气不香，花干则吐絮如苦荬絮，根叶味甘，治金疮跌伤出血，及上下血病甚效，云是三七，而根大如牛蒡根，与南中来者不类，恐是刘寄奴之属，甚易繁衍。广产形如人参者是。时珍曰：此药近时出自南人军中，用为金疮要药，云有奇功。有节非，研用良。

茜草 三八三　　蔓草

茜草专入心包、肝。味酸咸寒，色赤。功用略有似于紫草。但紫草则止入肝凉血，使血自为通活，此则能入肝与心包，使血必为走泄也。（入心包、肝行血。）故凡经闭、风痹、黄疸疸有黄疸、谷疸、酒疸、黄汗、女劳疸，皆有寒湿热湿之别，此则专就蓄血以论，大抵寒湿宜用茵陈、附子、茵陈四逆，热湿宜用栀子、大黄，血瘀宜用桃仁承气之类。因于瘀血内阻者，服之固能使瘀下行，如值吐崩尿血，因于血滞而见艰涩不快者，服之更能逐瘀血止。总皆除瘀去血之品，与于紫草血热则凉之意，貌同实异，不可混也。但血虚发热者忌用。（茜根可染。）根可染绛。忌铁。

紫参 三八四　　山草

紫参专入肝，兼入胃、膀胱。又名牡蒙。味苦而辛，气寒无毒。功专入肝逐瘀破血，兼入胃腑、膀胱，使血自为通利。故凡寒热血痢，痈肿积块，心腹积聚，因于血瘀阻滞而成者，无不可以调治，以其味苦则泄，味辛入肝，寒则胜热，而使血从二便出矣。（泻肝血瘀。）仲景治下痢腹痛而用紫参汤以除，亦取散其积血之意。《圣惠方》治吐血不止，用紫参、人参、阿胶炒，等份为末，乌梅汤服一钱。一方，去人参，加甘草，以糯米汤服。《普济》用五参丸，治面上酒刺，用紫参、丹参、人参、苦参、沙参各一两，为末，胡桃仁杵和为丸，茶下。但市人罕识其真，用以紫菀为代，虽其寒热不同，而其疏利则一。反藜芦。古方治妇人肠覃病乌喙丸，所用牡蒙，即此物也。

郁金 三八五　　芳草

郁金专入心。辛苦而平。诸书论断不一，有言此属纯阴，其论所治皆属破气下血之说；有言性温不寒，其论所治则有疗寒除冷之谓。究之体轻气窜，其气先上行而微下达。凡有宿血凝积及有恶血不堪之物，先于上处而行其气，若使其邪、其气、其痰、其血在于膈上而难消者，须审宜温宜凉，同于他味，兼为调治之。震亨曰：郁金属火与土，其性轻扬上行，治吐血、衄血、唾血、血腥及经脉逆行，并宜郁金末加韭汁、姜汁、童尿同服，其血自消。痰中带血者，加竹沥。又鼻血上行者，郁金、韭汁加四物服之。如败血冲心，加以姜汁童便，去心疯癫，明矾为丸、朱砂为衣。与受蛊毒，加以升麻之类。《经验方》治失心癫狂，用真郁金七两，明矾三两，为末，薄糊丸，白汤下。又妇人癫狂十年，至人授此，初服心胸间有物脱去，神气洒然，再服而苏。此惊忧，痰血络聚心窍所致。郁金入心去恶血，明矾化顽痰故也。又《范石湖文集》云：岭南有挑生之害，于饮食中行厌胜法，鱼肉能反生于人腹中，而人以死，则阴役其家。初得觉胸腹痛，次日刺人，十日则生在腹中也。凡胸膈痛，即用升麻或胆矾吐之。若膈下痛，即以米汤调郁金末二钱服，即泻出恶物。或合升麻、郁金服之，不吐则下。若使恶血、恶痰、恶瘀、恶淋、恶痔在于下部而难消者，俟其辛气既散，苦气下行，即为疏泄而无郁滞难留之弊矣。此药本属入心散瘀，《伤寒论》云：斑痘始有白泡，忽搐入腹，紫黑无脓，用郁金一两，甘草二钱半，水半杯，煮干，去甘草，切片焙，研末，入冰片五分，每用一钱，以生猪血五七滴，新汲水下。因瘀去而金得泄，故命其名曰郁金。（入心散瘀通滞。）书云此药纯阴而寒者，因性主下而言也。有云是药性温而言者，因气味辛香主上而言也。各有论说不同，以致理难

画一耳，因为辨论正之。出川广，圆如蝉肚，外黄内赤，色鲜微香带甘者真，市人多以姜黄伪充。

莪术 三八六　　芳草

莪术专入肝。辛苦气温。大破肝经气分之分。盖人血气安和，则气与血通，血与气附，一有所偏，非气盛而血碍，即血壅而气滞。（泻肝气分之血。）三棱气味苦平，既于肝经血分逐气；莪术气味辛温，复于气分逐血。故凡气因血窒而见积痛不解、吐酸奔豚、痞癖癥瘕等症者，须当用此调治，按之应手为癥，是因伤食所得。假物成形为瘕，是因伤血所得。见于肌肤，可见为痞，是因伤气所得。结于隐癖，不见为癖，是因积聚所得。五积：肝积曰肥气，在左胁下，形如覆杯，有头有足，如龟鳖状；心积曰伏梁，起于脐上，大如手臂，上至心下；脾积曰痞气，在胃脘，覆大如盘；肺积曰息奔，在右胁下，覆如大杯；肾积曰奔豚，发于少腹，上至心下，如豚奔走之象，或上或下，亦无定时。经曰：大积大聚，毒可散也。衰其大半而止，过者死，故去积，须以甘温调养。又曰：壮者气行则已，怯者则着而成病。洁古云：壮人无积，惟虚人则有之，故养正则邪自除。俾气自血而顺，而不致闭结不解矣。但蓬术虽属磨积之味，血积宜用桃仁、山甲、干漆、大黄、蚊虫、蓬术、瓦楞子，痰积宜用半夏、南星、白术、枳实、礞石、硝石、风化硝、白芥子、海石、蛤粉，水积宜用大戟、甘遂、莞花、芫花，酒积宜用干葛、神曲、砂仁、豆蔻、黄连、干姜、甘遂、牵牛，茶积宜用姜黄、茱萸、椒姜，癖积宜用三棱、莪术、巴霜、大黄，肉积宜用山楂、阿魏、硝石，

虫积宜用雄黄、锡灰、槟榔、雷丸、芜夷、使君子、鹤虱，疟积宜用桃仁、鳖甲、草果。若虚人服之，最属可危，须得参、术补助为妙。大者为广术。颂曰：此物极坚硬难捣。灰火煨透，乘热捣之，或醋磨酒磨，或煮熟用。

姜黄三八七　　芳草

姜黄专入脾。味辛而苦，气温色黄。功用颇类郁金、苦寒色赤。三棱、苦平，皮黑肉白。蓬术、味苦，色黑。延胡索。辛苦，色黄。但郁金入心，专泻心包之血；莪术入肝，治气中之血；三棱入肝，治血中之气；延胡索则于心肝血分行气，气分行血；此则入脾，既治心气中之血，复兼血中之气耳。陈藏器曰：此药辛少苦多，藏器曰：性热不冷。性气过于郁金，破血立通，下气最速。（破脾中气血下行。）凡一切结气积气、癥瘕瘀血、血闭痈疽，并皆有效，以其气血兼理耳。时珍曰：古方五痹汤，用片子姜黄，治风寒湿气手臂痛。戴元礼《要诀》云：片子姜黄能入手臂治痛，其兼理血中之气可知。若血虚腹痛臂痛，而非瘀血凝滞者，用之反剧。蜀川产者，色黄质嫩，有须，折之中空有眼，切之分为两片者，为片子姜黄。《和剂方》治胎寒腹痛，啼哭吐乳，大便色青，状若惊搐，出冷汗，姜黄一钱，没药二钱，乳香二钱，为末，蜜丸芡子大，每服一丸，钩藤汤下。《经验方》心痛难忍，用姜黄一两，桂三两，为末，醋汤服一钱立效。广生者，质粗形扁如干姜，仅可染色，不可入药，服之有损无益。

蒲黄三八八　　水草

蒲黄专入肝。味甘气平。功用无他，但以生用熟用炒黑，分其治法耳。以生而论，则凡瘀血停滞、肿毒积块、跌仆伤损、风肿痛疮、溺闭不解，服之立能宣泄解除。时珍曰：一妇舌胀满口，以蒲黄频渗，比晓乃愈。宋度宗舌肿满口，御医用蒲黄、干姜末，等份，搽之愈。观此，则蒲黄之凉血可知矣。盖舌为心苗，心包相火，乃其臣使，得干姜是阴阳相济也。失笑散用此同五灵脂，治血气滞痛。以熟焦黑，则凡吐血下血、肠风、血尿血痢，服之立能止血。然此止属外因，可建奇功。若内伤不足之吐衄，则非此所能治者矣。（生用宣瘀通滞，炒用止血。）

丹参三八九　　山草

丹参专入心包络，兼入肝。味苦色赤，性平而降。时珍曰：五参五色配五脏，故人参入脾曰黄参，沙参入肺曰白参，玄参入肾曰黑参，牡蒙入肝曰紫参，丹参入心曰赤参，其苦参则有右肾命门药也。古人舍紫参而称苦参，未达此义。书载能入心包络破瘀一语，已尽丹参功效矣。（破心包血瘀，安神志。）然有论其可以生新安胎、调经除烦、养神定志，及一切风痹、崩带癥瘕、目赤疝痛、疮疥肿痛等症，时珍曰：按《妇人明理论》云：四物汤治妇人病，不问产前产后、经水多少，皆可通用，惟一味丹参散主治与之相同。盖丹参能破宿血、补新血、安生胎、落死胎、止崩中带下、调经脉，其功大类当归、地黄、芎䓖、芍药故也。总皆由其瘀去，以见病无不除，非真能以生新安胎、养神定志也。凡妊娠无故大便不实者，切忌。畏盐水。忌醋。反藜芦。（四物汤亦有产前产后不得妄用，为医者勿拘死法可耳。）

益母草 三九○　隰草

益母草专入心包、肝。一名茺蔚。辛微苦寒。功能入肝、心包络，消水行血，去瘀生新，调经解毒，为胎前胎后要剂。是以无胎而见血淋、血闭、血崩、带下、血痛，带下者，因病生于带脉之意也。带脉横于腰间，凡病人下白，则为白带，属气虚，宜补中益气，下赤则为赤带，属血虚，宜养血滋阴而兼调气。既胎而见胎漏、临产而见难产、已产而见血晕、疔肿乳痈等症，服此皆能去痕生新。（入心包、肝逐瘀。）时珍曰：益母草根茎花叶实，并皆入药。若治肝经风热，明目益精，调经，则用子。若治肿毒疮疡，消水行血，妇人胎产诸病，则宜并用为良。盖因根茎花叶专于行血，而子则行中有补也。盖味辛则于风可散，血可活；味苦则于瘀可消，结可除；加以气寒，则于热可疗，并能临症酌施，则于母自有益耳。外此番痧[①]腹痛呕之，用此浓煎恣饮，亦取能散恶血。若其病非恶血，则非所宜。然气味辛散，瞳子散大者，其切忌之。益母子主治略同，但行中有补，非若益母草徒以消水行血为事也。小暑端午及或六月六日采取良。《济阴》返魂丹，六月六日采花叶实，为末蜜丸，治胎产百病。《近效方》捣汁熬膏良。忌铁。子微炒用。

① 痧：原作"沙"，据文义改。

刘寄奴 三九一　隰草

刘寄奴专入肝。因何而有是名，据书载是刘裕小字寄奴，曾射一蛇，目见童子捣药，问之，答为寄奴所伤，被裕骂而收药，每遇金疮敷之即愈，故以寄奴是名。但此虽非属真，而药味苦微温，多能破瘀通经，除癥下胀及止金疮出血，大小便血，汤火伤毒。缘血之在人身，本贵通活，滞而不行，则血益滞而不出，而癥瘕胀满愈甚，行而不止，则血亦滞而不收，而使血出益甚。寄奴总为破血之品，故能使滞者破而即通，而通者破而即收也。抉尽破血止血实义（活血通瘀。）古书止言治功，而不详绎其义，殊觉疏漏，但性多走泄，不可过服，令人吐利不止。茎叶花子皆可用。

苏木 三九二　乔木

苏木专入心、胃。甘咸辛凉。功用有类红花，少用则能和血，多用则能破血。但红花性微温和，此则性微寒凉也。故凡病因表里风起，而致血滞不行，暨产后血晕胀满以死，及血痛血瘕，经闭气壅痈肿，跌仆损伤等症，皆宜相症合以他药调治。如疏风则与防风同用，行血则与乳香同用。海药方。但性平疏泄，产后恶露已尽，大便不实者，均应禁用。出苏方交爱。交州、爱州。忌铁。（凉血破瘀。）

没药 三九三　香木

没药专入心，兼入肝。苦平兼辛。诸

书亦载能补心、胆与肝。盖谓瘀血不除，则新血安生。乳香气味辛温，既能行气活血，又有没药之苦以破其瘀，则推陈致新，自有补益之妙。宗奭曰：没药大概通滞血，血滞则气壅瘀，气壅瘀则经络满急，经络满急故痛且肿。凡打扑跌跛，皆伤经络，气血不行，瘀痛作肿痛也。（入心破血，宣瘀止痛。）是以古方乳香必同没药兼施，生肌散，每每相兼而用。谓其可止疼痛，义由此也。今人不明药品气味，动以书载补益，岂不误甚。出南香色赤类琥珀者良。治同乳香。

郁李仁三九四　　灌木

郁李专入脾，兼入膀胱、大肠。世人多合胡麻同用，以为润燥通便之需，然胡麻功止润燥暖中活血，非若郁李性润。其味辛甘与苦，而能入脾下气，行水破血之剂也。（入脾下气，行水破血。）故凡水肿癃急便闭，关格不通，得此体润则滑。味辛则散，味苦则降，与胡麻实异，而又可以相需为用者也。按：《宋史·钱乙传》云：一乳妇因悸而病，既已目张不得瞑。乙曰：煮郁李酒饮之，使醉，即愈。所以然者，目系内连肝胆，恐则气结，胆横不下，郁李去结，随酒入胆，结去胆下，则目能瞑矣。此盖得肯綮之妙者也。然此止属治标之剂，多服恐渗液而益燥结不解耳。去皮尖，蜜浸研。

干漆三九五　　乔木

干漆专入肝、脾。味辛气温，有毒。弘景曰：生漆毒烈，人以鸡子和服之去虫，犹自啮肠胃也。有降无升，专破日久凝结之血，

及削年深坚结之积。缘人感受风寒暑湿，郁而为病，则中外不舒；胃中有物，留滞不消，久而生虫；血积不化，结而为瘀，由是阳气竭泽，津液枯槁，瘫痪风痹。因之不免用此辛温毒烈之性，铲除瘀积，中气得复，绝伤皆续，而缓急和矣。按：血见漆化水，故能化蛊破血。《千金》三蛊方，皆赖以之为君。震亨曰：漆性急而飞，用之中节，积滞去后，补性内行，人不知也。《本经》言能轻身者，以其蛊去而身自轻之谓也。（铲除老血、久积、伏蛊。）所谓中气可复，绝伤可续者，亦因痕去而中自复，与伤自续之谓也。但无积血者切忌，以其伤营血，损胃气耳。炒令烟尽为度。《试漆诀》云：微扇光如镜，悬丝急似钩，撼成琥珀色，打着有浮沤[1]。若患漆疮，以生蟹汁、紫苏解之。《相感志》云：漆得蟹而成水。盖物性相制也。凡人畏漆者，嚼蜀椒涂口鼻则可免。

血竭三九六　　香木

血竭专入肝。系南番树术之液，犹人之膏脂者是。味甘而咸，性平色赤。按：五味惟甘主补，咸主消。血竭味甘，虽能合血收口，止痛生肌，然味咸则消，却能引服。性专入肝经血分破瘀，故凡跌仆损伤，气血搅刺，内伤血聚，并宜同酒调服通气。（入肝血分破瘀。）乳香、没药虽主血病，而亦兼入气分，此则专入血分，而不兼及气分者也。但性最急迫，引脓甚利，不可多服。的解。凡血病无积瘀者，不必用之。以染透指甲，烧灰不变色者

---

① 沤：原作"呕"，据文义改。

佳。药肆伪造甚多，有用松香同药染成，有以海母乱真。真者绝少，同众捣用。则作飞尘。得密陀僧良。

桃仁 三九七　　五果

桃仁专入心包、肝。辛苦甘温。为厥阴心包、肝血分主药。夫血者，阴也，有形者也。周流乎一身，一有凝滞，则为癥瘕瘀血血闭，或妇人月水不通，或跌仆损伤积血，及心下宿血坚痛，皆从足厥阴受病，以其为藏血之脏也。苦能泄滞，辛能散结，甘温通行而缓肝，故并主之，所以为蓄血必需之药；成无己曰：肝者血之源，血聚则肝气燥。肝苦急，急食甘以缓之。桃仁之甘以缓肝，以散血。故张仲景抵当汤用之，以治伤寒八九日，内有蓄血，发热如狂，小腹满痛，小便自利者。又有当汗失汗，热毒深入，吐血及血结胸，烦躁谵语者，亦以此汤主之，与虻虫、水蛭、大黄同用。且桃为五木之精，能镇辟不祥，故主辟邪。味苦而辛，故能杀小虫。虽云苦能去滞，甘能生新，但苦重甘微，气薄味厚，沉而下降，故泻多补少，散而不收，用之不当，及过用多用，使血下不止，损伤真阴，不可不慎。张璐曰：大抵气血喜温而恶寒，寒则泣不能流，温则消而去之，此轩岐密旨，但世之名于医者，一见血证，每以寒凉济阴为务，其始非不应手而取效于一时，屡发屡折，而既病之虚阳愈衰，必致呕逆喘乏，夺食泄泻。尚以药力未逮，猛进苦寒，有阴不济阳而上溢者，尚为戈戟，况阳不统阴而亡脱者，尤为砒鸩。盖因阳药性暴，稍有不顺，下咽立见其害，不若阴柔之性，至死不知其误，而免旁人之讥谤也。噫，医之弊，仅可为知己道，难为俗人言耳。（入心包、肝破血通瘀。）行血连皮尖生用，润燥去皮尖炒用。俱研碎，或烧存性用。双仁者有毒，不可食。香附为使。诜曰：能发丹石毒，生者尤损人。瑞曰：桃与鳖同食，患心腹痛。服术人忌之。

莲藕 三九八　　水藕

莲藕专入心、脾。出瘀泥而不染，其根通达诸窍，联绵诸络，允为交构黄宫，通调津液之上品。味甘性寒，入心脾血分，冷而不泄，涩而不滞。故凡产后血积烦闷，酒后烦渴，藕汁蜜和服。盛怒血淋，以灰发二钱，藕汁调服。痛胀霍乱，虚渴失血血痢，并金疮折伤，酒毒蟹毒，捣烂，热酒调服。一切属热属瘀，服之立为解除，若非热非瘀，服之增病。以其有破血止热之力也。煮熟甘温，益胃补心实肠，久服令人心欢，并捣涂折裂冻疮。热捣涂患处。孟诜曰：产后忌生冷，独藕不忌，谓其能散瘀血也。（入心脾血分，消瘀清热。）散字作通字看，不作表散言。噤口痢服能止，结粪自下。胃气自开者，亦以热除血解而言。冷痢噤口者忌服。熟服止泻实肠者，以其有温补之力也。益脾补心者，以其味甘入胃，多孔象心之谓也。时珍曰：藕生于卑污，而洁白自若，质柔而穿坚，居下而有节。孔窍玲珑，丝纶内隐，生于嫩弱，而发为茎、叶、花、实，又复生芽，以续生生之脉。四时可食，令人心欢，可谓灵根矣。故其所主者，皆心脾血分之疾，与莲之功稍不同云。弘景曰：宋时太官作血䐌，音勘，庖人削藕皮，误落血中，其血涣散不凝，故医家用以破血多效。䐌者，血羹也。但世捣澄藕粉，多以豆、麦、菱粉伪充，真者绝少。藕节味涩，同生地汁、童便，善止一切吐衄血证。忌铁。《相感志》云：藕以盐水供食，则不损口；同油炸面米果食，则无渣。煮忌铁器。

自然铜三九九　　金

自然铜专入骨。因何用能接骨？盖缘骨被折伤，则血瘀而作痛，得此辛以散瘀破气，则痛止而伤自和也，而骨安有不接乎？且性秉坚刚，于骨颇类，故能入骨而接。是以有合乳香、没药、䗪虫、五铢古钱、麻皮灰、血竭、胎骨作丸，煎当归、地黄、续断、牛膝、丹皮、红花浓汤送下，以治跌仆损伤最效。但中病即已，不可过服，以致真气走泄耳。（散血瘀，接骨止痛。）震亨曰：自然铜世以为接骨之药，然此等方尽多，大抵宜补气、补血、补胃。俗工惟在速效，迎合病人之意，而铜非煅不可用。若产后血虚者忌服。产铜坑中，火煅醋淬七次，细研。新出火者，其火毒、金毒相燔，挟香药热毒，虽有接骨之功，燥散之祸，甚于刀剑。甘草水飞用。

古文钱四〇〇　　金

古文钱专入肝、肾。气味辛凉，虽曰属铜有毒，然历久气化，其毒无多。时珍曰：古文钱但得五百年之外者即可用。考其主治，有曰能治目赤翳障，妇人生产横逆者，是能开其血气壅塞之路也；宗奭曰：予少时常患赤目肿痛，数日不能开。客有教以生姜一块，洗净去皮，以古青铜钱刮汁点之。初甚苦，热泪蔑面，然终无损。后有患者，教之，往往疑惑，信士点之，无不一点遂愈，更不须再，但作疮者不可用也。有曰能治心腹痛者，是能散其血气凝结之意也；有曰能治月解不来者，是能解其胞脉也；有曰能治五淋者，是能通其冲任热壅也；有曰能治跌仆损伤者，火煅醋淬四十九次。是能入其受伤凝滞之所，而消其血瘀也。（破瘀开结散滞。）故治目赤翳障，则须用以生姜汁涂，刮青点目，生内障生花不用；治妇人逆产五淋，则须煮汁以服；治便毒初起，则与胡桃肉同嚼食二三枚即消，以金伐木者故耳。或煮汤，或刮青，或醋服，各依本方制用。

花蕊石四〇一　　石

花蕊石专入肝。虽产硫黄山中，号为性温，然究味酸而涩。其气亦平，故有化血之功耳。是以损伤诸血，胎产恶血血运，并子死腹中，胞衣不下，服之体即疏通，瘀血化为黄水。金疮血流，敷即合口，诚奇方也。颂曰：近世以合硫黄同煅，研末敷金疮，其效如神，人有仓卒金刃不及煅治者，但刮末敷之亦效。但此原属劫药，时珍曰：花蕊石尝试其味酸涩，其功专于止血，能使血化为水，酸以收之也。东垣所谓胞衣不出，涩剂可以下之，盖赤石脂亦能下胞胎，与此义同。下后止血，须以独参汤救补，则得之矣。若使过服，则于肌血有损，不可不谨。以罐固济，顶火煅过，出火毒，研细水飞，晒干用。（通瘀止血。）

皂矾四〇二　　石

皂矾专入脾，兼入肝。即绿矾。等于白

矾，味亦酸咸而涩，有收痰除湿，去蛊杀虫之功，但力差于白矾而稍缓耳。且此色绿味酸，烧之则赤，用以破血分之积垢，其效甚速。如《金匮》之治女劳、黑瘅硝石矾石丸，专取皂矾以破积瘀之血。（收痰除湿，去毒杀虫，破血分积垢。）且治喉痹，用此取酸涌化涎之力。同米醋食之，咽汁立瘥。恶疮疥癣，用以收燥湿解毒之功。肠风泻血，用此以收消散湿热之后，又有收涩之功也。然而诸治之外，又善消积滞，凡腹中坚积，诸药不能化者，以红矾同健脾消食药为丸，投之辄消。按：《张三丰仙传》云：治脾土衰弱，肝木气盛，木来克土，心腹中满，或黄肿如土色，宜伐木丸。方用苍术二斤，米泔水浸，同黄酒面曲四两，炒赤色，皂矾一斤，醋拌晒干，火煅为末，醋糊丸。每服三四十丸，好酒、米汤下，日三服。时珍常以此加平胃散，治贱役中腹满果验。但胃弱人不宜多用，服此者终身忌食荞麦，犯之立毙。青莹净者良。煅赤用。畏醋。

五灵脂四〇三　　　原禽

五灵脂专入心、肝。即北地寒号虫鸟矢也。时珍曰：曷旦乃候时之鸟也，五台诸山甚多。其状如小鸡，四足有肉[①]翅。夏月毛采五色，自鸣若曰：凤凰不如我，至冬毛落如鸟雏，忍寒而号曰：得过且过。其矢恒集一处，气甚臊恶，粒大如豆。采之有如糊者，有粘块如糖者。人亦以砂石杂而货之。凡用以糖心润泽者为真。以其受五行之灵，其矢状如凝脂，故有五

灵脂之号。其气腥臭难闻，其味苦酸而辛。惟其腥秽难闻，故能入血凝臭秽之处而疗其病；惟其味苦酸而辛，故能入心与肝而泄其滞。是以心中血气刺痛，妇人产后少腹儿枕块痛，及痰挟血成窠囊，血凝作痛，目翳往来不定等证，皆为血分行气必需之药。（入肝行血，破瘀止痛。）宗奭曰：有人病目中翳，往来不定，此乃血所病也。肝受血则能视，目病不治血，为背理也。用五灵脂之药而愈，又有人被蛇毒所伤，良久昏愦。僧以酒药二钱灌之，遂苏，仍以滓敷咬处，少顷，复灌二钱，其苦皆去。问之，乃五灵脂一两，雄黄半两，同为末耳。又李仲南云：五灵脂治崩中，非止治血之药，乃去风之剂。风动物也，冲任经虚，治风伤袭营血，以致崩中暴下，与荆芥、防风治崩义同，方悟古人识见深远如此。此亦一说，但未及肝血虚滞，亦自生风之意。按冲为血海，任为胞胎，任脉通，冲脉盛，则月水以时下，无崩漏之患，且易生子。若女子血崩，经水过多，赤带不止，宜半炒半生，酒调服之，亦治气逆癫痫及解虫毒药毒。但此气味俱厚，辛膻不堪，《纲目》指为甘温，张氏谓非正论，改为性寒，不为无见。故仅可治有余之滞，若使气血不足，服之大损真气。腥更使人动吐，所当避也。酒飞，去砂石，晒干入药。行血宜生，止血宜炒。恶人参。

瓦楞子四〇四　　　蚌蛤

瓦楞子专入肝。即今所谓蚶子壳者是也。味咸而甘，性平。故治多主消血化痰除积，为妇人血块癥瘕，男子痰癖积聚要药。积者，阴气也，五脏所生。其始发有常

[①] 肉：原作"两"，据《本草纲目》卷四十八改。

处，其痛不离其部，上下有所始终，左右有所穷处，谓之积。聚者，阳气也，六腑所成。其始发无根本，上下无所留止，其痛无常处，谓之聚。积聚之证，非止根于偶尔食积不化之可用以化气消导之剂。缘[1]经有言，卒然饱食多饮，则肠满，起居不节，用力过度，则络脉伤。伤于阳络，则血外溢，血外溢则衄血；伤于阴络，则血内溢，血内溢则后血；伤于肠胃之络，则血溢于肠外，肠外有寒汁沫与血相搏，则并合凝聚不得散，而积成矣。且以胃之大络，名曰虚里，贯膈络肺，出于左乳之下，其动应衣，是即阳明宗气所出之道。凡人饮食不节，渐以留滞，而致痞积成于左胁膈膜之外者，即此候也。是以，昔人有云此与鳖甲、虻虫同为一类，皆能消疟除积，但虻虫其性最迅，此与鳖甲其性稍缓耳。煅红醋淬三次用。（泻肝经血分积块。）

斑蝥四〇五　　卵生

斑蝥专入下部。最属恶物，闻人捕捉，即于尾射出恶气，令人臭不可闻。近人肌肉则溃，入胎则堕，其毒概可知矣。《神农本草经》云：春食芫花为芫青，夏食葛花为亭长，秋食豆花为斑蝥，冬入地中为地胆。按：芫青青绿，花尤毒。亭长黑身赤头，斑蝥斑色，地胆黑头赤足。其味辛，其气寒，其性下走而不上。专走下窍，直至精溺之外，蚀下败物，痛不可当。故书言外用止可以蚀死肌，敷疥癣恶疮；内治止可以破石淋，拔瘰疬疔肿，下犬伤恶毒而已，取其以毒攻毒也。然惟实者可用。（破恶气恶毒。）其拔瘰疬毒，则以斑蝥法制，使令毒根从便出，如粉片、血块、烂肉之形。杨登甫曰：瘰疬之毒，莫不有根，大抵治以斑蝥、地胆为主，制度如法，能令其根从小便出，如粉片、血块、烂肉。次以木通、滑石、灯心草辈导之。但下犬毒之初，先于患人头上拔去血发二三茎，以斑蝥七枚，去翅足炙黄，用蟾蜍捣汁服之，疮口于无风处搠去恶血，小便洗净，发炙敷之，服后小便当有瘀毒泄去，三四日当有狗肉三四十枚为尽。如数少，再服七枚。若愈后，忌闻钟声，复发则不可治矣。去头足，糯米炒熟，生用则吐泻。人亦有用米取气不取质者。畏巴豆、丹参。恶甘草、芫花。

水蛭四〇六　　卵生

水蛭专入肝。即马黄蜞。生于阴湿之处，善食人血。味咸与苦，气平有毒。与虻虫功用相似，通利水道，破血堕胎。故月闭血瘕，积聚无子，并肿毒恶疮折伤，皆能有效。然煅之存性，见水复能化生，啮人脏腑。破瘀之药甚多，何须用此？如犯之者，止用黄泥作丸吞之，必入泥而出，以土制水故也。时珍曰：昔有途行饮水及食水菜，误吞水蛭入腹，生子为害，啖咂脏血，肠痛黄瘦者，惟以田泥或擂黄土饮数升，则必尽下出也。盖蛭在人腹得土气而下耳。（破血堕胎。）凡用须先熬黑，七日置水中不活者方用。畏石灰、食盐。柯琴曰：水蛭水物，阴干食血；虻[2]虫飞物，猛于食血。

---

① 缘：原作"绿"，据石印本改。

② 虻：原作"虫"，据石印本改。

虻虫 四〇七　　化生

虻虫专入肝。微苦微咸，气寒有毒。善啮牛马猪血，因其性以为用，故以之治一切血结诸病。故凡病血蓄而见身黄脉结，腹痛如狂，小便利，并坚瘕积块疟母，九窍闭塞者，服之自克有效。以苦泄结，咸走血故也。且色青入肝，服之宜入肝脏血分而散之矣。河间云：虻食血而治血，因其性而为用也。仲景合水蛭，用此以治太阳蓄血如狂，亦是此意。但性属恶毒，以此治病，是犹刑罚之治盗贼，非得已也。（破血堕胎。）去翅足，炒用。恶麻黄。

䗪虫 四〇八　　化生

䗪虫专入肝。即属地鳖。又名土鳖者是也。味咸性寒。其物生于土中，伏而不出，善攻隙穴，以刀断之，中有汁如浆，汁接即连，复能行走，故书载跌仆损伤，续筋接骨，义由此耳。真奇物也！且人阴血贯于周身，虽赖阳和，亦忌燥烈。若热气内郁，则阴阳阻隔而经络不通，因而寒热顿生，得此咸寒入血软坚，则凡血聚积块癥瘕，靡不因是而除，而血脉调和，营卫畅达，月事时至，又安有血枯血闭，而不见其生育者乎？故又能治诸般血证而使挟孕而有子也。（凉血破积，软坚接骨。）是以古人用此以治跌仆损伤，则多合自然

铜、龙骨、血竭、乳香、没药、五铢钱、黄荆子、麻皮灰、狗头骨。以治下腹痛、血痛血闭，则合桃仁、大黄以治。颂曰：张仲景治杂病方，及久病积结，有大黄䗪虫丸，又有大鳖甲丸及妇人药并用之，以其有破坚下血之功。各随病证所因而用之耳。阴干，临时研入。畏皂荚、菖蒲、屋游。

螃蟹 四〇九　　龟鳖

螃蟹专入胃、肝。最属阴寒，故书所述利弊，大令人骇。如蟹与柿同食，则令人泄泻及发癥瘕；与孕妇食，则能使胎即下，鼎曰：孕妇食之令子横生。而爪尤甚。以蟹烧烟，则能集鼠于庭；弘景曰：以黑犬血灌蟹，三日烧之，诸鼠毕至。同银朱烧烟，则能使臭虫即毙。蟹近于漆，则能化漆为水。筋骨损伤，用蟹捣烂微炒，纳入疮中，则能使筋即连。他如胸中热结，喎辟面肿，及蓄血发黄，妇人乳痈硬肿，小儿颅解，凡因热结热滞而成者，无不用之立效。其化血为水，逐热消瘀，未有若是其神者矣。沈括《笔谈》云：关中无蟹，士人收干者悬门辟疟，不但人不识，鬼亦不识也。总缘性属咸寒，外骨内肉，生青熟赤，阳包阴象，阴气纯布，故克见其迅利耳。若血因寒滞，及腹中疼痛，喜热恶寒者，其切忌焉。（除血热血滞，化血为水。）腌蟹宜入蒜头，投则不沙蔽。中蟹毒者，宜捣藕节，热酒调服。宗奭曰：此物极动风，风疾人不可食，屡见其事。

卷 八

杂 剂

杀 | 发 | 解 | 毒
蛊 | 毒 | 毒 | 物①

杀 蛊

病不外乎虚实寒热，治不越乎攻补表里，所以百病之生，靡不根于虚实寒热所致，即治亦不越乎一理以为贯通，又安有杂治杂剂之谓哉？惟是虚实异形，寒热异致，则或内滞不消而为传尸鬼疰，外结不散而为痈疽疮疡。在蛊既有虚实之殊，寒热之辨，而毒亦有表里之异，升降之别，此蛊之所必杀，而毒之所以必治也。至于治病用药，尤须审其气味冲和，合于人身气血，相宜为贵，若使辛苦燥烈，用不审顾，祸必旋踵。谨于杂剂之中，又将恶毒之品，另为编帙，俾人一览而知，庶于本草义蕴，或已得其过半云。又按蛊之生，本于人之正气亏损而成。体实者，其蛊本不易生，即生亦易殄灭；体虚者，其蛊乘空内蓄，蓄则即为致

害，害则非易治疗。考之方书所载，治蛊药品甚多，治亦错杂不一。如黄连、苦参、黑牵牛、萹蓄，是除湿热以杀蛊也；大黄、朴硝，是除热邪以杀蛊也；苦楝子、青黛、蓝子，是除郁热以杀蛊也；雷丸、芦荟、蚯蚓，是除热积以杀蛊也；贯众是除时行热毒以杀蛊也；青葙子是除肝经风热以杀蛊也。故其为药，皆寒而不温。苍耳子、松脂、密陀僧，是除风湿以杀蛊也。故其为药，稍温而不凉。川椒、椒目，是除寒湿水湿以杀蛊也。故其为药，温燥而不平。苏合香、雄黄、阿魏、樟脑、蛇蜕，是除不正恶气以杀蛊也。故其为药，最辛最温。水银、银朱、轻粉、铅粉、黄丹、大风子、山茵陈、五倍子、百药煎，是除疮疥以杀蛊也。故其为药，寒热皆有。紫贝、桃仁、干漆、皂矾、百草霜，是除血瘀以杀蛊也。故其药亦多寒热不一。厚朴、槟榔，是除湿满瘴气以杀蛊也。故其为药苦温而平。谷虫、鹤虱、使君，是除痰食积滞以杀蛊也。故其为药，又温而又寒。獭肝是补肝肾之虚以杀蛊也。故其药味咸而气温。至于榧实则能润肺以杀

---

① 毒：原作"蛊"，据正文标题改。

197

蛊，乌梅则能敛肺以杀蛊，百部则能清肺散热以杀蛊，皆有不甚寒燥之虞。且蛊得酸则止，凡乌梅、五倍子等药，非是最酸之味以止其蛊乎？得苦则下，凡大黄、黄连、苦楝根、芦荟、苦参，非是至苦之味以下其蛊乎？得辛则伏，凡川椒、雄黄、干漆、大风子、阿魏、轻粉、樟脑、槟榔，非是最辛之味以伏其蛊乎？得甘则动，凡用毒蛊之药，必加甘蜜为使，非是用以至甘之味以引其蛊乎？至于寒极生蛊，可用姜附以为杀。蛊欲上出，可用藜芦上涌以为杀。热闭而蛊不下，可用芫花、黑牵牛以为杀。蛊食龋齿，可用胡桐泪、莨菪、韭子、蟾酥以为之杀。蛊食皮肤而为风癣，可用川槿皮、海桐皮以为杀。九蛊阴蚀之虫，可用青葙子、覆盆叶以为之杀。痨瘵之蛊，可用败鼓心、桃符板、虎粪骨、死人枕、獭爪、鹳骨以为之杀。但用多属辛苦酸涩，惟使君榧实治蛊。按：书偏以甘取，义实有在，自非精于医道者所可与之同语也。

鹤虱 四一〇　　　隰草

鹤虱专入肝。气味苦平。即杜牛膝子。功专入肝除逆，故凡一身痰凝气滞，得此苦以疏泄，则痰气顿解，而虫自无安身之地矣。（入肝除瘀凝滞杀虫。）况虫得苦则伏，如小儿蛔啮腹痛，用以鹤虱研末，纳于肥肉汁中投服，其虫自下。虫痛面白唇红，时作时止。非其蛊因苦逐，曷克有是？但药肆每以胡萝[①]卜子代充，不可不辨。《千金方》曰：人腹生虫，大率有九，一曰伏虫，

---

① 胡萝：原作"葫芦"，据文义改。

长四分，为群虫之主；二曰蛔虫，长一尺，生发多，则贯心而杀人；三曰白虫，即寸虫，长一寸，子孙相生，其母转大，长至四五丈，亦能杀人；四曰肉虫，状如烂杏，令人烦满；五曰肺虫，状如蚕，令人咳嗽；六曰胃虫，状如蛤蟆，令人呕吐胃逆喜哕；七曰溺虫，又名膈中，状如瓜瓣，令人多唾；八曰赤虫，状如生肉，令人长鸣；九曰蛲虫，形极微细，有如菜虫，居于广肠之间，多则为痔，剧则为癞，因人疮痍，即生痈疽癣瘘，病疥龋虫，无所不为。

雷丸 四一一　　　寓木

雷丸专入胃。味苦而咸，性寒小毒。本竹余气所结，得霹雳而生，故有雷丸之号。功专入胃除热，消积化蛊。故凡湿热内郁，癫痫狂走，汗出恶风，虫积殆甚，腹大气胀，蛊作人声者，服之即能有效。（除热消积杀虫。）蛊在肝，令人恐怖，眼中赤壅。蛊在心，令人心烦发躁，在脾使人劳热，四肢肿急。在肺使人咳嗽气喘。以其秉性纯阴，兼味至苦，感其霹雳，故能去其邪魅也。所云惟利男子，不利妇人，亦以妇人属阴，故于阴物不宜耳。《志》曰：久服令人阴痿。究之果属肾热，亦又何碍，但无蛊积，不得妄用。皮黑肉白者良，若肉紫黑者杀人。甘草水浸一宿，酒拌蒸，或泡用。厚朴、芫花为使。恶葛根。绣按：《纲目》述杨勔腹有小声应人，后读至本草雷丸不应，知为应声虫害，其说不无可疑。

芦荟 四一二　　　香水

芦荟专入肝，兼入脾、心，即波斯国木

脂。大苦大寒。功专杀虫除疳，安心明目，最为小儿惊痫疳积上品。芦荟、使君子等份为末，米饮下。且能吹鼻杀脑疳，及除鼻痒。刘禹锡《传信方》云：予少年曾患癣，初在颈项间，后延上左耳，遂成湿疮浸淫，用诸药徒令蛰蠹，其疮转甚，偶于楚州卖药人，教用芦荟一两，炙甘草末半两，研末，先以温浆水洗癣，拭净敷之，立于便瘥，真奇方。然苦虽能杀虫，寒能疗热，而气甚秽恶。气血得香则顺，得臭则逆，所当慎投。仅可施之藜藿，若胃虚少食人得之，入口便大吐逆，遂致夺食泄泻，因而羸瘦怯弱者多矣。（除热杀虫。）如黑锡，味苦色绿者真。

阿魏 四一三　　香木

阿魏专入脾、胃。出西番波斯国中，阿虞木枝梗汁。气平而温，且极臭烈。故书载能杀虫辟恶。又其味既兼辛与温，则气更活不滞，故书载治痞辟秽。是以温疟鬼魅、蛊毒传尸、恶气痞积等症，服之最为得宜。王璆《百一选方》治久疟，用真阿魏、丹砂糊丸，人参汤下。（入脾胃消痞除秽杀虫。）但人血气闻香则顺，遇臭则逆，故胃虚气弱之人，虽有痞积，但当温胃和气，俾痞自消，切勿用此臭烈以伤胃气。至辨真伪，则但取少许，安置铜器一宿，沾处自如银色者真，以真最属难得。古人已有"黄芩无假，阿魏无真"之说矣。用钵细研，热酒器上熄过入药。

大风子 四一四　　香木

大风子专入肝、脾。本属毒药耳。按：据诸书皆载味辛性热，其药止可取油以杀疮疥，若用此以治大风病，则先伤血而失明矣。故以大风子名。故凡血燥之病，宜用苦寒以胜，纵有疮疥宜辛宜热，而血有受损，不更使病益剧乎？即或效以骤成，功以劫致，然烈毒之性，不可多服，惟用外敷，不入内治，其功或不没也。凡入丸汤药，俱宜除油为妙。（性热杀虫。）

榧实 四一五　　夷果

榧实专入肺。甘涩微苦，体润而滑，性平无毒。按：据诸书有言，气味苦寒，能泄湿热，为肺家之果。又云：性温散气，能去腹中邪气，及杀诸蛊，皆无定论。余按：榧实甘润，是其本质，凡肺不润而燥者，得此则宜，故有解燥除热之功，非书所云能除湿热之意乎？又其燥热内扰，则虫自尔见蚀，而五痔腹胀等症自尔悉形。服此燥气悉除，肠胃顿清，其气自尔不结，非书所谓温能散气之意乎？又书有载有毒无毒，在人食既无病，又能以此疗病，毒何由见，非书所云无毒之说乎？又其苦涩兼备，即能清燥润肺，复于蛊蚀性味不合，令其即化为水，非书所云有毒之说乎？究之止属润肺、解热、杀蛊之品。（润肺、杀虫、化水。）其言有毒，而非毒人之毒也；其言无毒，因非毒人之毒，而为毒虫之毒也。故凡一切肺燥而见咳嗽不宁，腹中不和，五痔恶毒，并小儿黄瘦便秘不解等症，服之无不奏效。好食茶叶面黄，每日食榧子七枚，以愈为度。治寸白虫，日食榧子七枚，满七日，虫皆化为水。昔东坡诗云：驱除三彭蛊，愈我心腹疾，义正是矣。但多食则有滑肠之虚，炒食味即香酥甘美，更有引火入肺大肠受伤之虑，不可不细察耳。忌鹅肉。反绿豆，能杀人。《物类相感志》云：榧煮素羹，味更甜美。猪脂炒榧，黑皮自脱。榧子同甘蔗食，其渣自软。

水银 四一六　石

水银走而不守。从石中迸出者为石汞，从丹砂中出者为朱里汞，究皆丹砂液也。性禀至阴，辛寒有毒，质重着而流利。得盐矾为轻粉；加硫黄为银朱；炀成罐同硫黄打火升炼，则为灵砂；同皂矾则为升降灵丹。药之飞腾灵变，无有过是，故以之杀诸虫疥疮也。（杀诸虫疥疮。）然至阴之性，近于男子阴气必消痿无气，入耳能蚀人脑至尽，头疮切不可用。入肉令百节挛缩。外敷尚防其毒之害，内服为害，不待言而可知也。今人有水银烧成丹砂，医人不晓，误用，不可不谨。得枣肉入唾同研则散，得铅则凝，得硫黄则结。时珍曰：水银阴毒之物，无似之者，而《大明》言其无毒，《本经》言其久服成仙，甄权言其还丹元母，《抱朴子》以为长生之药。六朝以下贪生者服食，至成废笃而丧厥躯，不知若干人矣。方士固不足道，本草其可妄言哉？水银但不可服食耳，而其治病之功，不可掩也。同黑铅结砂则镇坠；又铅同硫黄结砂，则拯救危病。此乃应变之兵，在用者能得肯綮而执其枢要耳。得紫河车则伏，得川椒则收。水银失在地者，以花椒、茶末收之。

银朱 四一七　石

银朱外治。系水银同煅炼成朱。性燥

味辛。方书用以杀虫治疮，亦是以毒解毒而已。用以食服，古人切戒，谓其性悍烈，良非所宜。时珍曰：功过与轻粉同。且同蟹壳烧之，则臭虫绝迹；和枣肉熏之，则疮疥顿枯，于此可征其概矣。（杀虫治疮。）

轻粉 四一八　石

轻粉专入筋骨。系水银加盐矾升炼而成。水银一两，白矾二两，食盐一两，入铁器内，盆覆封固升炼。又法：水银一两，皂矾七钱，白盐五钱，同上升法。一两汞可升粉八钱。按：水银金之魂魄，绿矾铁之精华，二气同根，是以炼制成粉，无盐则色不白。虽是化纯阴而为辛燥，然阴毒之性犹存，故能杀虫治疮，劫痰消积。毒烈之性，走而不守。今人用治杨梅疮毒，虽能劫风痰湿热，从牙龈而出，暂得宽解，刘完素曰：银粉能伤牙齿，盖上下齿龈属手足阳明之经，毒气感于肠胃，而精神气血水谷既不胜其毒，则毒即循经上行，而至齿龈嫩薄之分。然毒气窜入筋骨，血液耗损，久久发为结毒，遂成废人。仍须用水银升炼，入三白丹引拔毒之药，同气搜逐疠风。醉仙丹、通天再造散，用以搜剔毒邪，仍从齿缝而出，再以钱氏利惊丸、白饼子并用，取痰积从大便而出矣。时珍曰：黄连、土茯苓、陈酱、黑铅，可制其毒。畏磁石、石黄。忌一切血。本出于丹砂故也。闺阁事宜作女人面脂，用轻粉、滑石、杏仁去皮尖等份，为末，蒸过，入脑、麝少许，以鸡子清调匀，名太真红玉膏，洗面毕敷之，旬日色如红玉。

谷虫四一九　　卵生

谷虫专入肠胃。味苦性寒。出于粪中，故仍取其入腹消积，俾其不伤正气也。其法漂净炙黄，为末调服。又用蛤蟆数十只，打死置于坛内，取谷虫入内食尽，然后淘除秽恶，取谷虫焙干，凡小儿疳积，腹大脚弱，翳膜遮睛[①]，及大人热结谵语，毒利作呕，并宜服之，无不立效。是以鼻齿疳疮，取此有尾者烧灰一钱，同褐衣灰和匀，频吹最效。与利骨取牙，用白马脑上肉一二斤，待生蛆，与乌骨白鸡一只食之，取粪阴干，每一钱入硇砂一钱，研匀，用少许擦疼处，片时即落，皆取秽以入秽，遇骨与肉钻入之义，无他义也。（消食积。）

发 毒

《内经》曰：营气不从，逆于肉里，乃生痈肿。又曰：诸痛疮痒，皆属心火。又观丹溪有言，痈疽皆因阴阳相滞而生，则是痈疽之发，固合内外皆致，而不仅于肉里所见已也。但其毒气未深，等于伤寒，邪初在表，其药止宜升发，而不遂用苦寒，俾其毒从外发，若稍入内为殃，则毒势缠绵不已，而有毒气攻心必死之候矣。予按：发毒之药，品类甚多。凡三阳，升麻、柴葛、羌、防、白芷、荆芥、薄荷、桔梗等药，何一不为发毒散毒之最；山甲、皂角

等药，何一不为驱毒追毒之方；至于蜈蚣则能驱风通瘀散结；蛇蜕则能驱风辟恶；野菊花则能散火逐气；王不留行则能行气宣滞，皆为祛散恶毒之剂。外有蟾酥、蟾蜍，力能透拔风邪火毒；象牙力能拔毒外脱；枫香力能透毒外出；人牙力能入肾推毒；胡桐泪力能引吐热毒在膈；轻粉、黄丹、银朱，力能制外痈疽疮疥；蝼蛄、蓖麻，力能通水开窍，拔毒外行。若在芙蓉花，则药虽属清凉，而仍兼有表性。是以用此以为敷毒箍毒之方，余则治毒之剂。审其涉有苦寒之味者，应另列于解毒之中，不可入于发毒剂例，俾人皆知毒从外发，不得竟用内药内陷云。

蓖麻子四二〇　　毒草

蓖麻子专入经络诸窍。甘辛有热，性味颇类巴豆，既有收引拔毒之能，复有开窍通利之力。观书所言捣膏以贴手臂肿痛，一夜即效；用此同羊脂、麝香、鲮鲤甲等药，煎作摩膏，日摩数次。子宫脱下，用此研膏以涂顶心即入；或捣仁贴丹田亦可。胞衣不出，用此研膏以涂脚心即下；中风口眼㖞斜，偏左贴右手心，偏右贴左手心，即止。至于口噤鼻塞、耳聋、喉痹舌胀，用油烟熏即开；水癥浮肿，用仁研服一顿即消，壮人止可五粒。针刺好肉，用仁捣敷患处即拔；瘰疬恶疮，用仁外敷立愈。时珍曰：鹈鹕油能引药气入内，蓖麻油能拔病气外出。凡此皆属外用以奏奇功，但不宜于服耳。昔人有以汁点蓄舌根下，即不能食，点蓄肛门内，即下血死，并云服蓖麻者，一生不得服豆，犯即胀死，其毒可知。（有

收拔恶毒开窍通利之力。）盐水煮，去皮，研取油用。忌铁。

芙蓉花四二一　　灌木

芙蓉花专入肺，兼入肝。为外科痈疽药也。凡清凉膏、清露散、铁箍散即是此物。盖此味辛，气平质滑，功专清肺凉血，散热止痛，消肿排脓。凡一切痈疽肿毒，无论花叶及①根，皆可捣研为末，调蜜涂四围，留中患处，干则频换。初起者即觉清凉，痛止肿消，已成者即脓出，已溃者即易敛，或加赤小豆、苍耳子同入为末，功效殊见，然必毒轻不重，用此方可，若大毒阴毒，其热莫遏，则非轻小平剂所能治矣。此不可不知也。（清肺凉血，散热解毒。）

枫香四二二　　香木

枫香专入肝脾。系枫膏脂所成，结而为香，故曰枫香。又曰白胶香。按：枫性最疏通，故木易蛀。外科用以透毒，金疮末敷即效，筋断即续；齿颊肿痛，烧灰揩牙甚工；咳唾脓血，同药服之即止，皆取透发病气之意，时珍曰：枫香松脂，皆可乱乳香，其功虽次于乳香，而亦仿佛不远。故能见其皆治也。（透毒外出。）以姜水煮二十沸，入冷水中，揉扯数十次，晒干用。

象牙四二三　　兽

象牙专入肌肉。味甘性寒。按：象性主刚猛，而牙则善脱，故凡皮肉间有形滞物及邪魅惊悸风痫，并恶疮内有毒未拔者，服之立能有效。以其具有脱性，故能以脱引脱耳。（拔毒外脱。）时珍曰：时人知燃犀可见水怪，而不知沉象可驱水怪。是以痈肿不解，用牙磨水服之，并挫末蜜调，涂之即效。诸铁竹刺入肉，刮削煎汤，温服即愈。诸骨鲠入于喉，刮下薄片频服即吐，不吐再服，以吐出为度。象皮味咸气温，专治金疮不合，用皮煅灰存性敷之，亦可熬膏入散。

蟾酥四二四　　湿生

蟾酥专入肌肉。即蟾蜍，俗名癞蛤蟆。眉间内有白汁者是也。味辛气温，有毒。能拔一切风火热毒之邪使之外出。盖邪气着人肌肉，郁而不解，则或见为疔肿发背，阴疮阴蚀，疽疬恶疮，故必用此辛温以治。盖辛主散，温主行，使邪尽从汗发，不留内入，而热自可以除矣。（蟾酥拔风火热毒之邪。）但性有毒，止可外治取效。如发背未成者，用活蟾蜍系疮上，半日，蟾必昏愦，置水中救其命，再易一个，三日则毒散矣。势重者剖蟾蜍疮上，不久必臭不可闻，再易二三次即愈，慎勿以微物见轻也。即或用丸剂，亦止二三四厘而已，多则能使毒人。其用作丸投服，亦宜杂他药内入，如牛黄、明矾、乳香、没药之类，毋单服也。故书载拔诸毒，只宜用酥一钱、白面二钱、朱砂少许，作锭，谅病轻重酌与，不可尽服。又治发背无名等毒，取酥三五分，广胶水化，米醋入铫火化，乘热手刷不已，以散为度。刻玉涂之，等于刻蜡。

---

① 及：原作“极”，据文义改。

房术用之更善。总皆外科夺命之功。一句括尽。轻用烂人肌肉。至若蟾蜍气味辛寒，凡癥瘕积块、风犬咬伤、小儿疳积、瘟疫发斑、疮疽发背，用之与酥略同，以其辛有发散之能，寒有逐热之功。外敷固见神功，内服除去头足腹肠垢，亦能去积除热。如疯狗[1]咬伤，用蟾蜍后足捣汁生食，先于患人顶心拔去血发三四茎，于小便内见沫，其毒即解；发背初肿，用活蟾数个更易系于肿上，法详上。则其毒[2]亦散矣。时珍曰：蟾蜍土之精也。上应月魄而性灵异，穴土食虫，又伏山精，制蜈蚣，故能入阳明经退虚热，行湿气，而为疳病痈疽诸疮要药也。总皆具有外拔内攻之力，勿轻用也。蟾酥以油单纸裹眉裂之，酥出纸上，阴干用。蟾蜍焙干，去皮爪，酒浸去肉用。（蟾蜍散热泻热，外拔内攻。）

人牙 四二五 人

人牙专入肾。味咸性温。功专治痘倒靥。缘痘或出不快及见黑陷，多因毒气深入，故须用此内发。时珍曰：齿者肾之标，骨之余也。痘疮则毒自肾出，方长之余，外为风寒秽气所冒，腠理闭塞，血涩不行，毒不能出，或变黑倒靥，宜用此物以酒麝达之，窜入肾经，发出毒气，使热令复行而疮自红活。盖劫剂也。若伏毒在心，昏冒不省人事及气虚色白，痒塌不能作脓，热痱紫泡之症，止宜解毒补虚，苟误用此，则郁闷声哑，反成不救，可不慎

---

[1] 疯狗：原作"风狗"，据文义改。

[2] 其毒：原作"毒其"，据文义乙转。

哉！（入肾推毒外出。）高武《痘疹管见》云：左仲恕言变黑归肾者，宜用人牙散，夫既归肾矣，人牙岂能复治之乎？煅退火毒用。

解　毒

毒虽见证于外，而势已传于内，则药又当从内清解，故解毒亦为治毒之方所不可缺也。第人仅知金银花、牛蒡子、甘草为解毒之品，凡属毒剂，无不概投。讵知毒因心热而成者，则有黄连、连翘可解；因于肺火而成者，则黄芩可解；因于肝火而成者，则有胆草、青黛、蓝子可解；因于胃火胃毒而成者，则有石膏、竹叶、大黄可解；因于肾火而成者，则有黄柏、知母可解。且毒在于肠胃，证见痈疽乳闭，宜用漏芦以通之；证见消渴不止，宜用绿豆煮汁以饮之；证见肠澼便血，宜用白头翁以解之；证见时行恶毒，宜用金汁、人中黄以利之。至于杨梅证见，多属肝肾毒发，宜用土茯苓以清之；喉痹咽痛，多属痰火瘀结，宜用射干以开之；心肾火炽，宜用山豆根以息之；鬼疰瘰疬，溃烂流串，多属经络及脾毒积，宜用蚯蚓以化之；口眼㖞斜，痈肠痔漏，多属经络肠胃毒发，宜用蜗牛以治之；乳痈乳岩，多属肝胃热起，宜用蒲公英以疗之；恶疮不敛，多属心肺痰结，宜用贝母以除之；无名疔肿，恶疮蛇虺，瘰疬结核，多属毒结不化，宜用山慈菇以治之；毒势急迫，咳唾不止，多属中气虚损，宜用茅茛以缓之。他如痈肿不消，有用米醋同药以

治；热涩不除，积垢不清，有用皂白二矾以入；痈疽燉肿，胸热不除，有用甘草节以投。皆有深意内存，不可稍忽。若在斑蝥、凤仙子，恶毒之品，要当审证酌治，不可一毫稍忽于其中也。

牛蒡子四二六　　隰草

牛蒡子专入肺。又名恶实。又名鼠黏子。辛苦冷滑。今人止言解毒，凡遇疮疡痈肿痘疹等症，无不用此投治，然尤未绎其义。凡人毒气之结，多缘外感风寒，营气不从，逆于肉里，故生痈毒。牛蒡味辛且苦，即能降气下行，复能散风除热。深得表里两解之义。是以感受风邪热毒，而见面目浮肿，咳嗽痰壅，咽间肿痛，疮疡斑疹及一切臭毒痧闭、痘疮紫黑便闭等症，无不借此表解里清。（清肺风热。）但性冷滑利，多服则中气有损，且更令表益虚矣。至于脾虚泄泻，为尤忌焉。实如葡萄而褐色，酒拌蒸，待霜，拭去用。

金银花四二七　　蔓草

金银花专入肺。经冬不调，故又名忍冬。味甘性寒，无毒。诸书皆言补虚养血，又言入肺散热，能治恶疮肠澼，痈疽痔漏，为外科治毒通行要剂。按：此似属两歧，殊不知书言能补虚者，因其芳香味甘，性虽入内逐热而气不甚迅利伤损之意也。书言能养血者，因其毒结血凝，服此毒气顿解，而血自尔克养之谓也，究之止属清热解毒之品耳。确断。是以一切痈疽等病，无不借此内入，取其气寒解热，力主通利。

（清肺热，解痈毒。）至云能治五种尸疰，事亦不虚。飞尸、遁尸、风尸、沉尸、尸疰五种病因不一，但此专主风湿内结为热而言。又按《精要》云：忍冬酒云治一切痈疽，陋贫药材难得，须用忍冬藤生取一把，以叶入砂盆研烂，入生饼子酒少许，稀稠得所，涂于四围，中留一口泄气，其藤止用五两，木槌捶损，不可犯铁，大甘草节生用一两，同入砂瓶内，以水二盆，文武火慢煎至二盆，入无灰好酒一大碗，再煎十数沸，去渣，分为三服，一日一夜吃尽。病势重者，一日二剂，服至大小肠通利，则药力到。如谓久服轻身延年益寿，不无过诿。凡古人表著药功，类多如是，但在用药者审认明确，不尽为药治效所惑[1]也。花与叶同功，其花尤妙。江浙地方[2]，以此代茶。

山豆根四二八　　蔓草

山豆根专入心。大苦大寒。功专泻心保肺，及降阴经火逆，解咽喉肿痛第一要药。缘少阴之脉，上循咽喉，咽喉虽处肺上，而肺逼近于心，故凡咽喉肿痛，多因心火挟其相火交炽，以致逼迫不宁耳。（清心降火利咽。）治当用此以降上逆之邪，俾火自上达下，而心气因尔以除，且能以祛大肠风热，肺与大肠相表里，肺气清则大肠风热亦解。及解药毒，杀小虫，并腹胀喘满，热厥心痛，火不上逆，则心腹皆安。并疗人马急黄，热去血行。磨汁以饮，五痔诸疮，服之悉平。总赖苦以泄热，寒以胜热耳。但脾胃虚寒作泻者禁用。

---

① 惑：原作"感"，据石印本改。
② 方：原作"坊"，据文义改。

荠苨四二九　　山草

荠苨专入肺、脾。即甜桔梗，似人参而体虚无心，似桔梗而味甘不苦。按：据诸书有因味甘，载能和中止嗽消渴。然力专主解毒，以毒性急迫，甘以和之故也。观葛洪《肘后方》云：一药而解众毒者，惟荠苨浓饮一升，或煮嚼之，亦可作散服。此药在诸药中，毒皆自解也。又张鷟《朝野金》载云：名医言虎中药箭，食清泥而解；野猪中药箭，豗荠苨而食。物犹知解毒，何况于人乎？观此洵为解毒之最。且更能治强中精出，消渴之后，发为痈疽之症。《千金》有荠苨丸，猪肾荠苨汤方。亦以取其清热解毒之功，无他义耳。（和中止嗽，消渴解毒。）荠苨丸：用荠苨、大豆、茯神、磁石、栝楼根、熟地黄、地骨皮、玄参、石斛、鹿茸各一两、人参、沉香各半两，为末。以猪肚洗净煮烂，杵和为丸，空心盐汤下。猪肾荠苨汤：用猪肾一具，荠苨、石膏各三两，人参、茯苓、磁石、知母、葛根、黄芩、栝楼根、甘草各二两，黑大豆一升，水一斗半，先煮猪肾、大豆取汁一斗，去滓，下药再煮三升，分三服。后人名为石子荠苨汤。但市肆多取此苗以乱人参，又有取此作为党参者，其性即属荠苨。不可不察。

白头翁四三〇　　山草

白头翁专入肠胃。味苦性寒。何书用此以治痢便脓血？经云：肾欲坚，急食苦以坚之。痢则下焦虚损，故以纯苦之剂以坚，如仲景之治挟热下痢之用白头翁汤之属是也。汤用白头翁、黄连、黄柏、秦皮。若使热结不除，则肾愈虚愈解而痢莫愈。又书何以用此以治温疟寒热、齿痛骨痛、鼻衄秃疮、疝瘕等证？亦因邪结阳明，服此热解毒清，则肾不燥扰而骨固，齿属肾。胃不受邪而齿安，龈属阳明。毒不上浸而衄止，热不内结而疝与瘕皆却，疝用此捣敷。风无热炽，而小儿头秃得除矣。总皆清热解毒之力也。（泻肠胃热毒。）近根有白茸。得酒良。

漏芦四三一　　隰草

漏芦专入胃。味苦而咸，气寒有毒。凡苦则下泄，咸则软坚，寒则胜热。漏芦气味俱备，其性专入阳明胃经。故凡痈疽背发，乳汁不通，及予解时行痘毒者，咸须仗此以解毒邪，俾邪从便出而解矣。（解胃腑热毒，并通乳汁。）诸证非尽热毒而起，不得妄用。然书又云：遗精尿血能止，亦因毒解热除自止之意，非因漏芦寓有收涩之力也。但气虚疮疡不起，及孕妇有病者切忌。出闽中，茎如油麻，枯黑如漆者真。甘草拌。连翘为使。

山慈菇四三二　　山草

山慈菇专入肺[①]。味苦微辛，气寒微毒。功专泻热消结解毒。故凡证患痈疽、无名疔肿、瘾疹恶疮、蛇虺齿伤、瘰疬结核等证，用此外敷，醋磨涂。固可解散。内服亦可调治，总为结毒散结之方。（泻热散

① 肺：原脱，据石印本补。

结，治瘰疬等毒。)《普济方》治粉滓面䵟，用山慈菇夜涂旦洗。但性寒凉，不可过服。根与慈葱、小蒜相类。去毛壳用。

绿豆 四三三　菉豆

绿豆专入肠胃。味甘气寒。据书备极称善，有言能厚肠胃，润皮肤，和五脏及资脾胃。按：此虽用参、芪、归、术，不是过也。第书所言能厚能润能和能资者，缘因毒邪内炽，凡脏腑经络皮肤脾胃，无一不受毒扰，服此性善解毒，故凡一切痈肿等证，无不用此奏效。并解一切草木、金石、砒霜等毒。(清肠胃热毒。)煮汁则止消渴；磨粉合以乳香、丹砂，则能护心使毒不入；护心膏用此。筑枕夜卧，则能明目疏风；杖疮疼痛，则用鸡子白调敷即愈。(绿豆粉。)皮尤凉于绿豆，退翳明目如神。(绿豆皮。)粉扑痘溃尤妙。一市民诵观音经甚诚，出行折一足，哀叫菩萨，梦僧授一方，绿豆粉新铫炒紫色[①]，并水调，厚敷纸贴，杉木扎定，其效如神。皆有除热解毒之功，而无补益滋助之力，且与榧子相反，同食则杀人。

蚯蚓 四三四　湿生

蚯蚓专入脾、经络。最属寒味。观书所载甚明，其言味咸性寒、无毒。其论所治，则云能主伏尸鬼疰，伤寒伏热，狂谬热病，发狂血热，痘疮斑多紫黑，癥瘕黄疸，损伤垂危，瘰疬溃烂流串，肾风脚气，备极热毒形证，皆能调治，宗奭曰：肾脏风下注病，不可缺也。颂曰：脚气药必须此物为使，然亦有毒。有人因脚病药中用此，果得奇效。病愈服之不辍，至二十余日，燥愦，但欲饮水不已，遂至顿委，大抵攻病用毒药，中病即当止也。则气味之寒不待言矣。究其所以致治，则因此物伏处洼处，水湿。钻土饮泉，是其本性，故能除其鬼疰，解其伏热，且味咸主下，处湿而以入湿之功，故于湿热之病，湿热之物遇之即化。停癥蓄水，触着即消，而使尽从小便而出。时珍曰：其性寒而下行，故能解诸热疾下行，且利小便，治足疾而通经络也。蚯蚓本有钻土之能，化血之力，而凡跌仆受伤，血瘀经络，又安有任其停蓄而不为之消化乎？但审认不确，妄为投用，良非所宜。取老蚯蚓白头者良。捣汁井水调下入药，或晒干为末，汪昂云：中其毒者，盐水解之。张将军病蚯蚓咬毒，每夕蚓鸣于体，浓煎盐水洗身，数过而愈。或微炙，或烧灰，各随本方用。

蜗牛 四三五　湿生

蜗牛专入经络、大肠、胃。即带壳大蜒蚰是也。生下湿地，阴雨即出。性禀至阴，味咸小毒。故古方用此以治真阴亏损，腠理不密，致风中于经络，而见口眼㖞斜，筋脉挛拘，及风热脱肛，痔疮肿痛，痈疽发背疔肿等症，皆是见效。(泻风邪经络肠胃热毒。)颂曰：入婴孩药最胜。总以取其咸寒、解其诸热之性耳，并解蜈蚣毒。取形尖小，缘桑木佳。无壳名蜒蚰。

---

① 色：原作“胡”，据务本改。

人中黄四三六　　人

人中黄专入肠胃。是用甘草末入于竹筒，塞孔，冬月置于粪缸之内，经春取出，悬挂风处，阴干取用。味甘性寒，书载功专入胃解毒，以其味甘故也。甘入中。其解五脏实热，以其气寒故也。寒胜热。又治温疫诸毒斑狂，及发疮痘黑陷不起，以其臭与不正相类，故能以毒攻毒也。然遇急难得，可取坑垢以代。（泻肠胃实热。）

毒　物

凡药冲淡和平，不寒不热，则非毒矣。即或秉阳之气为热，秉阴之气为寒，而性不甚过烈，亦非毒矣。至于阴寒之极，燥烈之甚，有失冲淡和平之气者，则皆为毒。然毒有可法制以疗人病，则药虽毒，而不得以毒称，若至气味燥迫，并或纯阴无阳，强为制伏，不敢重投者，则其为毒最大，而不可以妄用矣。如砒霜、硇砂、巴豆、凤仙子、草乌、射罔、钩吻，是热毒之杀人者也。水银、铅粉、木鳖、蒟蒻，是寒毒之杀人者也。蓖①麻、商陆、狼牙，是不寒不热，性非冲和，寓有辛毒之气，而亦能以杀人者也。然绣窃谓医之治病，凡属毒物，固勿妄投，即其性非毒烈，而审症不真，辨脉不实，则其为毒最大，而不可以救矣。况毒人之药，人所共知，人尚知禁，若属非毒，视为有益，每不及防。故余窃见人病，常有朝服无毒之药，而夕见其即毙者，职是故也。因附记以为妄用药剂一戒。

凤仙子四三七　　毒草

凤仙子专入肾。又名急性子②，是俗所谓金凤花子是也。其性急猛异常，味苦气温，小毒。凡人病顽痰积块，噎膈骨鲠，服之立刻见效，以其气味急迫，能于骨穴坚硬处所极力搜治。是以胜金丹用之以治狂痴，取其急领砒毒吐泻。同砒以点牙疼即落，同独蒜捣汁以涂痞块即消。噎食不下，用凤仙花子酒浸三宿，晒干为末，酒丸绿豆大，每服八粒，温酒下，不可多用，即急性子也。加麝香、阿魏尤捷，投子以煮硬肉即烂。但此生不虫蠹，蜂蝶不近，且多食则戟人喉，似非无毒，用之当细审量可耳。（攻坚破硬拔毒。）

巴豆四三八　　乔木

巴豆专入肠胃。辛热大毒。据书所载生猛熟缓，可升可降，能行能止，开窍宣滞，去脏腑沉寒，为斩关夺命之将。夫既能宣滞通窍，则药能降能行，何书又言能升能止耶？此"数"字不无令人少疑。究之书之所言降者，因有沉寒固冷，积聚于脏，深入不毛，故欲去不能，不去不得，非无辛热迅利斩关直入，扫除阴霾，推陈致新，亦安能荡涤而如斯哉？是即书之所

---

① 蓖：原作"草"，务本为"草"，据文义改。

② 子：原脱，据上下文义补。

谓能降能行者耳。至有久病溏泄，服升提涩药而泻反甚，脉滑而沉，是明脾胃久伤冷积凝气所致，法当用以热下，则寒去利止，而脉始得上升，是即所谓能升能止者是也。（祛脏腑沉寒，通大便寒结。）时珍曰：一妇年六十余，溏泄五载，犯生冷油腻肉食即作痛，服升涩药泻反甚，脉沉而滑，此乃脾胃久伤积冷凝滞，法当以热下之，用蜡匮巴豆丸五十粒，服一二日不利而愈。自是每用治泄痢，愈者近百人耳。夫医理玄远，变化靡尽，在人引申触类，毋为书执，则用药不歧。即如大黄，亦属开闭通便之品，然惟腑病多热者最宜。若以脏病多寒而用大黄通利，不亦自相悖谬乎？故仲景治伤寒传里多热者，多用大黄。东垣治五积属脏者，多用巴豆与大黄同服，反不泻人。故曰：误用有推墙倒壁之虞，善用有戡乱调中之妙。元素曰：世以治酒病膈气，而以巴豆辛热通开肠胃郁热。巴豆禀火烈之气。第郁结虽通，血液随亡，其阴亏损伤，寒结胸膈，小儿疳积，用之不死亦危。奈何庸人畏大黄而不畏巴豆，以其性热剂小耳。试以少许轻擦皮肤，须臾发泡，况下肠胃，能无溃灼熏烂之患乎？即有急症，不得已而用之，汪昂曰：缠喉急痹，缓治则死，用解毒丸，雄黄一两，郁金一钱，巴豆十四粒去皮油，为丸，每服[①]五分，津咽下，雄黄破结气，郁金破恶气，巴豆下稠涎。然系厉剂，不可轻用，或用纸捻蘸巴豆油，燃火刺喉，或捣巴豆绵裹，随左右纳鼻中，吐出恶涎紫血即宽。压去其油，取霜少许入药可也。时珍曰：巴豆紧小者为雌，有棱及两头尖者是雄，雄者更峻

---

① 服：原作"五"，据务本改。

耳。用之得宜，皆有功力，不去膜则伤胃，不去心则作呕。或用壳、用仁、用油，生用炒用，醋煮、烧存性用。研去油，名巴豆霜。芫花为使。畏大黄、黄连、凉水。中其毒者，以此解之，或黑豆、绿豆汁亦佳。得火良。

砒石 四三九　　石

砒石专入肠胃。出于信州，故名信石。即锡之苗，故锡亦云有毒。色白，有黄晕者名金脚砒，炼过者曰砒霜。色红最劣。性味辛苦而咸，大热大毒。炼砒霜时，人立上风十余丈，其下风所近草木皆死。毒鼠鼠死，猫犬食亦死，人服至一钱者立毙。烟火家用少许，则爆声更大，急烈之性可知矣。若酒服及烧酒服，则肠胃腐烂，顷刻杀人，虽绿豆冷水，亦无解矣。奈何以必死之药治不死之病，惟膈痰牢固，为哮为疟，果因寒结，不得已借此酸苦涌泄吐之，时珍曰：凡痰疟及齁喘，用此真有劫病立起之效，但须冷水吞之，不可以饮食同投，静卧一日，或一夜，亦不作吐，少物引发，即作吐也。一妇病心痛数年不愈，一医用人言半分，茶叶一分，白汤调下，吐瘀血一块而愈。及杀虫恶疮，砒石、铜绿等份为末，摊纸上贴之，其效如神。枯痔外敷。（热毒杀人，兼治哮疟顽痰。）畏醋、绿豆、冷水、羊血。

硇砂 四四〇　　石

硇砂专入肠胃。系卤液所结而成，秉阴毒之气，含阳毒之精，其味苦咸与辛，其性大热。五金八石，俱能消磨。本草言

能化人心为血。硬肉难化，入砂即烂。故治噎膈、癥瘕、肉积有殊功。其性猛烈，殆不堪言，况人脆肠薄胃，其堪用此消导乎？第或药与病对，有非峻迫，投治不能奏效。时珍曰：硇砂大热有毒之物，噎膈反胃，积块肉瘕之病，用之则有神功。盖此疾皆起于七情饮食所致，痰气郁结，遂成有形，妨碍道路，吐食痛胀，非此物化消，岂能去之。如谷食不消，则必用以曲蘖；鱼鳖不消，则必用以橘叶、紫苏、生姜；菜果不消，则必用以丁香、桂心；水饮不消，则必用以牵牛、芫花。至于肉食不消，又安能舍此阿魏、硇砂而不用乎？（消肉食不化。）第当详其虚实，审其轻重缓急，以求药与病当耳。洁古云：实中有积，攻之而不可过，况虚而有积者乎？但谓壮实之人，其在初时，果有大积，攻之自便，若属虚人，纵有大积，或应攻补兼施可耳。如其置虚不问，徒以实治，似属偏见，未可法也。如其审证不明，妄为投治，祸犹指掌，不可不慎。出西戎，如牙硝，光净者良。用水飞过，醋煮干如霜，刮下用之。忌羊血。

卷 九

食 物

食物虽为养人之具，然亦于人脏腑有宜不宜。盖物有寒有热，犹人脏腑有阴有阳。脏阳而不得乎性寒之物以为之协，则脏其益阳矣。脏阴而不得乎性热之物以为之济，则脏其益阴矣。脏有阴阳兼见之证，而不得不寒不热之物以为调剂，则脏其益互杂而不平矣。昔孔子观颐之象，而曰君子以慎言语，节饮食，则知食即于身有裨，而亦有乎当节之理以为之寓。矧于食物之中，尚有宜此宜彼之别，而可不为之考究于其中者乎？奈人惟知以口是甘，以腹是果，而不计乎食之入口，等于药之治病同为一理。合则于人脏腑有益，而可却病卫生；不合则于人脏腑有损，而即增病促死。此食物所以见论于方书，而与药物而并传也。惟是食物之种不下数百，姑节日用常食之物以为辨别。（谷食。）如谷食之有面、曲、蚕豆、豆油、酒、醋，是谷之至温者也。若至芦稷、稻米、粳米、陈仓米、黑豆、黄豆、白豆、豌豆、豇豆、胡麻，则稍平矣。又至粟米、黍稷、

荞麦、绿豆、豆腐、豆豉、豆酱，则性最寒而不温也。此谷食之有分其寒热也。（瓜菜。）又如瓜菜之有姜、蒜、葱、韭、芹菜、胡荽、茼蒿、白芥、胡萝卜，是性之温而不寒者也。若至山药、蕹菜、匏瓠、南瓜，岂得谓之不平乎？又至在菘菜、苋菜、油菜、菠薐、苦菜、蓁菜、白苣、莴苣、胡瓜、苦瓜、越瓜、甜瓜、丝瓜、冬瓜、西瓜、酱瓜、诸笋、芋子、茄子，岂得谓之不寒乎？此瓜菜又有分其寒热也。至于果品，则如龙眼、荔根、大枣、饴糖、砂糖、白糖、莲肉、葡萄、蜂蜜、胡桃肉、杨梅、木瓜、橄榄、青桃、李子、栗子，是为至温之性矣。榧实、黄精、枇杷、青梅、花生，是为至平之性矣。梨子、菱角、莲藕、橘瓤、乌芋、百合、甘蔗、白果、柿干、柿霜，是为至寒之性矣。但生李性温，则多生痰而助湿；生桃性燥，则多助热而助毒，此果品之有分其寒热也。若在木类石类，则性之温而热者，无若川椒、胡椒；性之平者，无若香薷；性之寒者，无若木耳、蘑菇、食盐、茶叶，是木类石类之有分其寒热也。以物禽兽论之，如鸡肉、鸭肉、山雉、鹧鸪、犬肉、羊肉、牛肉、鹿肉、鹿筋、猫肉，是至温矣；鸽肉、燕窝、斑

鸠、雁肉、鹅肉、凫肉、竹鸡、猪肉，是至平矣；兔肉、麋肉、麇筋，是至寒矣。但山雉、鸡肉、鹧鸪，性虽温而不免有发风发毒之害；猪肉性即平，而不免有多食动痰之虞。此禽兽之有分其寒热也。他如鱼、鳖、龟、介虫类，其在鲫鱼、鲢鱼、鲥鱼、鲩鱼、鳙鱼、鲦鱼、海虾、鳝鱼，是皆温之属也；鲤鱼、鳜鱼、白鱼、青鱼、鲨鱼、鲛鱼、鲍鱼、鳅鱼、银鱼、乌贼鱼、蛏肉，是皆平之属也；鳢鱼、鳗鲡、石斑鱼、海蛇、田蛙、螃蟹、鳖肉、龟肉、田螺、蛤蜊肉，是皆寒之属也。但虾、鳝性燥，则不免有动风助火之变；石斑、鳖、蟹，性寒有毒，则不免有动气破血之虑，此鱼、鳖、龟、介虫之有分其寒热也。再于诸味之中，又细分其气辛而荤，则性助火散气；味重而甘，则性助湿生痰；体柔而滑，则性通肠利便；质硬而坚，则物食之不化，烹炼而熟，则物服之气壅。要使等于用药，知其药之温凉寒热，合于人之病证虚实，是否相符，则于养生之道始得，且胜于药多多矣。苟不此为审顾，而但知服药味，食物日与药反，以至于死而不觉，且或归咎于医，是果谁之咎也乎？噫！谬矣。

面四四一　　麻麦稻

面专入脾、兼入肝。虽由于小麦所出，而性与麦大异。味甘气温，微毒。藏器曰：小麦秋种夏熟，受四时气足，兼有寒热温凉，故麦凉、曲温、麸冷、面热，宜其然也。服能补虚养气，泽肤厚肠胃，并敷痈肿损伤，散血止痛，止衄吐血。以其体黏性濡，故于诸虚能补，而于中气有助，肠胃有厚，肌肉伤损有益，痈毒疼痛有赖也。然多食亦能壅气，凡物升发则壅，故北人伤寒，用此同鸡发散，取其升发之义。故书言此不能止烦，升发之性，多不止烦。且致作渴。气升则烦渴俱有。又于湿热有助，故书言此不能消热，且能助湿发热也。是以脾虚无湿无热，服之最宜，而有湿有热，服之最忌；脾虚无寒无湿，食之得补，而脾虚有寒有湿，服之不能无害也。（补虚泽肤，壅气助痰助湿。）陈者良。《偶谈》云：面性虽热，而寒食日以袋盛悬风处，数十年亦不坏，则热性皆去而无毒矣。入药尤良。食宜略用醋入，醋入则气不发。畏汉椒、萝卜。

稻米四四二　　麻麦稻

稻米专入脾，兼入肺。味甘性平。按：据诸书有言性温、性寒、性凉之不同，然究此属阴物，阴即寒聚，故性黏滞而不爽也。是以服之使人多睡，身软无力，四肢不收，发风昏昏。且使小猫食之，亦脚屈不能行；马食之，足重难移。妊妇杂肉食之，令子不利。使果性温而热，则食自有温和通活之妙，何至阴凝腻滞如此哉？如谓酿酒则热，熬糖尤甚，且发痈疽疮疖，何谓不温？讵知性如大豆，生亦性温，何以作豉则凉，可知稻非性温，因于造酿而温始有。至书有云食之补中益气，及止虚寒泄泻，并缩小便，收自汗，发痘疮，皆是性黏不利，留滞在中，上壅不下之故。非如参、芪性主温补，仍兼通活，而无如此阴滞之甚也。凡物滞不甚温，温不甚滞，理道尔尔。谓之缓中则可，谓之温中而热，岂其可乎？谓之中虚宜服则可，谓之虚寒宜服，亦乌见其可乎？凡老人、小儿久病均忌。（缓脾润肺。）

稷 四四三　　稷粟

稷专入脾。有芦稷、黍稷之分，芦稷者，其形高如芦，实即香美，性复中和，所以为五谷之长，而先王以之名官也。味甘气平，故食可以益气和中，宣脾利胃；煎汤以治霍乱吐泻如神；用此烧酒，可治腹中沉苛啾唧。若黍稷之稷，形状似粟，但粟穗则丛聚攒簇，黍稷之粒，则疏散成枝。黍与黍稷分别，则黏者为黍，而不黏者则为黍稷之稷。昔人于此，纷纷置辨，而不画一，是亦未分二稷之说矣。（芦稷益气和中，黍稷清热凉血解暑。）黍稷味甘性寒，作饭疏爽，香美可爱，服之可以清热凉血，解暑止渴，故书载治痈疽发背瘟疫之证，但多食则有冷气内发。饮黍穰汁即瘥。烧黍稷则瓠必死。忌同附子服。

粟米 四四四　　稷粟

粟米专入肾，兼入脾、胃。味咸气寒。时珍曰：粟即梁也。穗大毛长粒粗者为梁，穗小而毛短粒细者为粟。苗俱似芽，种类甚多。功专入肾养气，及消胃热。（养肾气，消胃热。）凡人病因肾邪，而见小便不利，消渴泄痢；与脾胃虚热，而见反胃吐食，鼻衄不止者，须当用此调治。以寒能疗热，咸能入肾，淡能渗湿，粟为谷类，谷又能养脾胃故也。《千金方》粟米粉丸，内七粒，治反胃吐食。但此生者硬而难化，得浆水即

化。熟者滞而难消。故书言此雁食则有足重难飞之虞，与杏仁同食则有吐泻之虑，不可不熟悉而明辨也。陈者良。

黑大豆 四四五　　菽豆

黑大豆专入肾。味甘性平，色黑体润。按：豆形象似肾，本为肾谷，而黑豆则尤通肾，加以盐引，则豆即能直入于肾也。时珍曰：豆有五色，惟黑豆属水，性寒。肾为寒水之经，故能治水消胀，下气制风热而活血解毒，所谓同气相求也。（入肾祛风散热，利水下气，活血解毒。）故书有言，服此令人泽肌补骨，止渴生津，非其补肾之力欤？身面浮肿，水痢不止，痘疮湿烂，得此则消，非其入肾去水之力欤？头项强痛，卒中失音，得此则除，非其制风之力欤？此虚风也，若纯外风内中，则不须此。脚气攻心，胸胁卒痛，单服此味则效，非其下气之力欤？热毒攻眼，乳岩发热，得此则愈，非其解热之力欤？便血赤痢，折伤堕坠，得此则良，非其活血之力欤？风瘫疥疮，丹毒蛇蛊，得此则化，非其解毒之力欤？然体润性壅，多服令人身重。藏器曰：大豆生平，炒食极热，煮食甚寒，作鼓极冷，造酱及生黄卷则平。牛食之温，马食之冷，一体之中，用之数变。加甘草则解百药毒。

黄大豆 四四六　　菽豆

黄大豆专入脾。按：书既言味甘，服多壅气生痰动嗽。又曰：宽中下气，利大肠，消水胀肿毒。其理似属两歧，讵知书言甘壅而滞，是即炒熟而气不泄之意也；书言

宽中下气利肠，是即生冷未炒之意也。凡物生则疏泄，熟则窒滞。（生则疏泻，熟则作滞。）大豆其味虽甘，其性虽温，然生则水气未泄，服之多有疏泄之害，故豆须分生熟，而治则有补泻之为别耳。藏器曰：大豆生平，炒熟极热。是以书载误食毒物，须生捣研水吐之，诸菌毒不得吐者，浓煎汁饮。试内痈及臭毒腹痛，并与生黄豆嚼，甜而不恶心者是，即上部结有痈脓，及中臭毒发瘀之真候。惟有痘后余毒发痈，炒黑研末，以清油调[①]敷之。并痘后风癣，以豆壳煎汤洗。痘后生疮，黄豆烧黑为末，香油调涂。肿疡背疮等证，生浸细磨，和滓炒热以敷。则或煎汤炒黑为末以治。用补则须假以炒熟，然必少食则宜，若使多服不节，则必见有生痰壅气动嗽之弊矣。豆油辛甘而热，与豆气味稍别，能涂疮疥，解发疸，蒿烧灰，点恶痣，去恶肉。豆忌猪肉。

蚕豆四四七　菽豆

蚕豆专入脾、胃。味甘性温。据书载此服多滞气。又曰：误吞铁针，用此即下。盖缘人受谷食，必仗中气以为运行，若使中气稍振，虽服有形之物碍于胃，用此合以温药同投，即能以解。积善堂方：一女子误吞针入腹，诸医不能治，有人教令煮蚕豆同韭菜食之，针自大便同出。误吞金银物者，用之皆效。可验其性之利脏腑也。如其中气即馁，稍服濡滞，即能作胀，况多食乎？此蚕豆之所以有通有不通之说也。但此即能通针，其性疏利，已见一斑，与于阴润之

---

① 调：原作"之"，据务本改。

物，遇人则滞，绝不相同。惟在临证相人体气，及多食少食以别耳。（疏利脾胃，能治吞针。）

白豆四四八　菽豆

白豆专入肠胃、肾。即饭豆中小豆之白者也。亦有土黄色者。豆大如绿豆而长，四五月种之，苗叶似赤小豆而略大，可食。气味甘平，无毒。按：据书载肾病宜食，并补五脏，暖肠胃，益气和中，兼调经脉。盖缘凡物质大则气浮，质小则气沉，味甘则中守，味咸则入肾。白豆质小味甘，故既能以入肾而治鬼疰，入血调经，复入大肠与胃，而使中和气益也。（通胃利肠活血，及入肾以治鬼疰。）然必假以炒热[②]，则服始见有益。若使仅以生投，保无呕吐泄泻伤中之候乎？须细详之可耳。

豌豆四四九　菽豆

豌豆专入脾、胃。即寒豆也。一名毕豆、胡豆。味甘气平，无毒。故书载入脾胃，利湿除热。（利肠胃湿热。）凡人病因湿热而见胀满消渴，溺闭寒热，热中吐逆泄澼者，服此最宜；与病因温热而见痘疔紫黑而大，或黑坏而臭，或中有紫线，用此治无不效。牛御史四圣丹：用豌豆四十九粒，烧存性，头发灰三分，真珠十四粒，研为末，以油胭脂同杵成膏，先以簪挑破痘疔，呫[③]去恶血，以少许点之，

---

② 热：据下文义当作"熟"。
③ 呫：原作"呕"，据《本草纲目》卷二十四本药文改。

即时变色红活。并或气虚病胀，用此同羊肉煮食，亦能奏功。盖缘此豆属土，故治亦在脾胃之病，但须假以佐使。如治痘疗入肌活血，必兼胭脂同投；入脾与胃补气，必兼羊肉同入。各有至理，非仅豌豆一味所能施也。出胡地，大如杏仁者是。

豇豆 四五〇　　蔌豆

豇豆专入肾，兼入胃。味甘而咸，性平无毒。考之时珍云：豇豆可菜、可果、可谷，备用最多，乃豆中之上品。又曰：豇豆开花结荚，必两两并垂，有习坎之义。豆象微曲，有似人肾，所谓豆为肾谷者，宜此当之，是以肾气虚损，必赖此为主治。用豇豆入盐少许，食之甚效。且此味甘而平，入肾而更入胃，故凡胃津不生，胃渴不止，吐逆泻痢。小便频数，草莽毒中，皆得甘以调剂，而使诸证其悉平也。（安胃养肾。）《袖珍方》云：中鼠莽毒者，以豇豆煮汁饮即解。欲试者，先刈鼠莽苗，以汁浇之，便根烂不生。书载诸疾无禁，惟水肿忌。补肾气，不宜多食耳。

豆腐 四五一　　造酿

豆腐专入脾、胃、大肠。经豆磨烂，加以石膏及或卤汁内入而成。其性非温，故书载味甘而咸，气寒微毒，且谓寒能动气，凡服豆腐过甚，而致肾中寒气发动，并生疮疥头风等证者，须用莱菔汤及或杏仁以解。《延寿书》云：有人好食豆，中毒，医不能治。作腐家言，莱菔入汤中则腐不成，遂以莱菔汤下药而愈。颂曰：发肾气，疮疥、头风，

杏仁可解。惟有胃火冲击，内热郁蒸，证见消渴胀满，并休息久痢，用白豆腐煎食。赤眼肿痛，用消风热药以服，夜用盐收豆腐片以贴，酸浆者勿用。杖疮青肿，用豆腐切片贴之，频易。又或用烧酒煮腐以贴，色红即易。烧酒醉死者，心头热者，用热豆腐切片通身以贴，冷即频换。则当用此以投。（泻胃火，过服生寒动气。）至云能和脾胃，止是火去热除以后安和之语，并非里虚无热、无火温补之谓也。豆皮性同豆腐，能除斑痘翳矇。质轻故能除翳。豆芽充蔬，须防发疥动气。芽有生发之义。

豆酱 四五二　　造酿

豆酱专入肾。本豆与面蒸罨，加盐与水晒成。虽曰经火经日煎熬，然味咸性冷，火不胜水，仍为解热解毒泻火之剂耳。是以书载一切鱼、肉、菜蔬、蕈毒，皆当用此以调；蛇、虫蜂虿、犬咬、汤火、砒霜、蛊毒，皆当用此以解；与夫手指制痛，用酱清和蜜，温热浸之。疬疡风驳，用酱清和石硫黄细末，日日揸之。大便不通，用酱汁灌入孔中。飞虫入耳，用酱滴灌耳中即出。浸淫疮癣，用酱瓣和人尿以涂。轻粉毒中，用三年陈酱，化水以漱。身上干燥，用豆酱入药以涂。妊娠下血尿血等证，下血用豆酱二升，去汁取豆，炒研，服方寸匕。尿血用豆酱煎干，生地二两为末，每服一钱，米汤以下。无不当用此以治。（解肾热邪及诸食物。）但此气咸性冷，小儿过服，则恐生痰动气。妊娠合雀肉以食，则恐令儿面黑，所当避也。取豆酱陈久者佳。小麦酱杀药力，不知豆酱。

芹菜 四五三　　荤辛

芹菜专入肺、胃、肝。地出有水有旱。其味有苦有甘、有辛有酸之类。考之张璐有言，旱芹得轻阳之气而生，气味辛窜，能理胃中湿浊；水芹得湿淫之气而生，气味辛浊。考之《纲目》有言，旱芹气味甘寒，能除心下烦热；水芹气味甘平，能治女子赤沃，两说绝不相类。讵知旱芹种类，或有得于阳气之厚，故味多辛而燥，得于阳气之微，故味苦而多湿；水芹种类，得于阳气之最，则气虽浊而仍清，得于阴气之胜，则味既苦而且浊。不得谓水芹尽属阴类，旱芹尽属阳类也。惟察辛多于苦，则芹多燥而不凉；苦胜于辛，则芹多寒而不温。（芹菜辛多于苦，则能以治寒湿；苦多于辛，则能以治热毒。）辛胜于苦，则治当如《本经》所云，能治女子赤沃，俾浊湿去，胃气清，而精血有赖，令人肥健嗜食。苦胜于辛，及质黏滑，则治当如《唐本》所云，能治痈肿马毒，又安能入脾以助食，入阴以助精，入肝以保血乎？但芹在水，须防有虫在于叶间，春夏之交，多有蜥蜴，虺蛇在于此处遗精。视之不见，令人为患面青手青，腹满如妊，痛不可忍。作蛟龙痛，须服硬饧二三斤，吐出便瘥。其根白盈尺者，曰马蕲，食之令人发疮疥，以其湿热之气最盛也。和醋食之损齿。有鳖瘕人不可食。

胡萝卜 四五四　　荤辛

胡萝卜专入肺，兼入脾。始于元时胡地而至，形似萝卜，故以是名。按：书所列主治，止是宽中下气，及散肠胃邪气数种，他则无有论及。（治肠胃邪气。）盖因味辛则散，味甘则和，质重则降。萝卜甘辛微温，其质又重，故能宽中下气，而使肠胃之邪与之俱去也。但书有言补中健食，非是中虚得此则补，中虚不食得此则健，实因邪去而中受其补益之谓耳。蒿不可食，子可以作食料。

芥菜 四五五　　荤辛

芥菜专入肺、胃，兼入肾。一食品耳。何书载能通肺开胃，利气豁痰。又载久食则人真气有亏，眼目昏暗，并或发人疮痔，是明指其于目有害，而书又有言能明目，其故何居？盖缘芥性辛热，凡因阴湿内壅，而见痰气闭塞者，服此痰无不除，气无不通，故能使耳益聪，而目益明也。（开肺胃痰气闭塞。）若使脏素不寒，止因一时偶受寒湿，而气不得宣通，初服得此稍快，久则积温成热，其目愈觉不明，而诸痔疮疡，靡不因是而至矣。《素问》云：辛走气，气病无多食辛，食则肉眲而唇褰，此之谓欤？如其平素热盛，竟无湿闭寒闭等证，其菜不必多服，但此一入人口，而凡燥热等证，无不因是即形，又奚止便血、发痔、害目而已哉？诜曰：煮食动气与风，生食发丹石[1]毒。宁源曰：有疮疡、痔疾、便血者忌之。孙思邈曰：同兔食成恶邪，同鲫鱼食发水肿。至于食芥而泪即堕，是亦泪为肝液，木受辛克而液不克胜耳，陆佃云：

---

[1]　石：原作"不"，据文义改。

望梅生津，食芥堕泪，五液之自外至也。慕而垂涎，愧而汗出，五液之自内生也。无他义也。用此当细审辨可耳，故宁以多食为戒。芥子之义详温散部内，所当合参。

茼蒿 四五六　　荤辛

茼蒿专入心、脾、肠、胃、肾。一名蓬蒿。其味辛而且甘，其性温，其气浊。凡相火内炽，证见诸般燥候者，服之令人气满头昏，目眩心烦舌强，是即气温助火之一验也。若使素禀火衰，则食又能消痰利水，安脾和胃养心，是即《千金》所言能安心气之说也。（通心，化痰利水。）总之，凡物辛温，施于阴脏无火则宜，施于阳脏有火，为大忌耳。

蕹菜 四五七　　柔滑

蕹菜专入肠胃。按：书别无所论，惟言气味甘平。干柔如蔓，中空如葱，以之横地，节节生根，号为南方奇蔬。又言专解野葛毒，生捣服之尤良。取汁滴野葛苗，当时即死。捣汁和酒服，能治难产，则其性气通滑可知。是以脾胃虚寒、大便滑脱，服最深忌。但此其气稍平，较之菠薐、苋菜、荼[①]菜为更胜耳。凡平脏服之最宜。（通滑肠胃。）

油菜 四五八　　荤辛

油菜专入肺，兼入肝、脾。一名芸薹。

---

① 荼：原作"荼"，据文义改。

据书皆载气味辛温，而《大明》独指其性曰凉，其义何居。缘五味五气，于人气血不甚伤损，则或投以辛散，而真气不失，自不得以凉名。如其用辛破血，审于真气有碍，则辛气既投，凉气自至，又曷能使辛为温，而其气不得以凉名乎？油菜气味虽辛，油菜，道家号为五荤之一。其用长于行血破气，如产后一切气痛血痛，并诸游风丹毒、热肿疮痔等证，其咸用之。与经水行后，加入四物汤服之，云能断产。并治小儿惊风，贴其顶囟，引气上出。妇人难产亦同。歌云：黄金花结粟米实，细研酒下十五粒，灵丹功效妙如神，难产之时能救急。而究气行而气无复，血破而血莫生。谓之为凉，谁曰不宜？是以书载下产须以藏久者为佳，否则恐有泄泻之虞。（行血破气。）又曰：旧患脚气者不宜食，狐臭人不宜食，食之加剧，及或动疾发疮，使果是温非凉，亦曷为服之而有若是之证乎？子打油（菜油），善治痈疽，及涂痔漏中虫。熏肉生虫，以此油涂即灭。

白菘菜 四五九　　荤辛

白菘菜专入肠胃。因何命名？以其经冬不凋，故以菘称；因色青白，故以白号。但菘有三，一曰牛肚菘，其叶最大而味甘；一曰紫菘，即芦菔；一曰白菘，根坚小而不可食。三种南北通有，时珍曰：苏恭言南北种者，盖指蔓菁、紫菘而言。紫菘根似蔓菁，而叶又不同耳。而气则一。本草言其性温，《大明》言其性凉，盖凉则是而温则非也。时珍云：气虚胃冷人多食，则恶心吐沫，气壮人则相宜。诜曰：发风冷内虚人不可食，有热人食不发病。则其性冷又属可知。颂曰：有小毒，不可多食，多则以生姜解之。瑞曰：夏至前食，发气动疾，有足疾者忌之。即据《别录》载能通利肠胃，除胸中烦，解渴；萧炳载能消食下气，治瘴气，止热气嗽，冬汁尤佳；宁源载能和中利大小便，并列丹方，载治小儿赤游，赤游行于上下，至心则死，苋菜捣敷即止。飞丝入目，白菜揉烂，帕包，滴汁二三入目即出。漆毒生疮，用白苋菜捣烂，涂之即退。亦何莫不是气凉之故，而能使其诸病悉除也。（利肠胃，解烦热。）后人不解其意，反以味辛曰温，生则辛冷，熟则甘寒。嗟嗟！性既温矣，安有止烦除渴，消食下气解热之功乎？于此可征其概矣。

苋菜四六〇　　柔滑

苋菜专入肠、胃。味甘气寒，质滑。按：据诸书无不皆言其性冷利，能治热结血痢蛊毒之证。恭曰：赤苋辛寒。弘景曰：大苋、细苋并冷利，赤苋疗赤下而不堪食。震亨曰：红苋入血分善走，故与马苋同服能下胎。或煮食之，令人易产。即人服之者，亦无不谓其通肠利便，是亦菜中最冷最滑之味也。（利肠通便。）且又戒其多食，则令人动气烦闷。又曰：不可与鳖同食，生鳖瘕。试取鳖肉切如豆大，以苋菜封裹至土坑内，用土掩盖一宿，尽变成鳖。按：此事即未有，而其气味之寒，气味之冷，与于龟鳖同为一类，故有如此箴规之词矣，岂止寻常冷利之味哉？然果脏阳不阴，及于暑时，挟有真正热候，亦又何忌？惟在食之者之能审其所用可耳。子（苋菜子）治

肝经风热上攻眼目，赤痛生翳，遮障不明，青盲赤眼，并宜服之。为末，每服方寸匕。

菠薐四六一　　柔滑

菠薐专入肠、胃。出自西域。颇稜国，误呼菠薐。何书皆言能利肠胃？盖因滑则通窍，菠薐质滑而利，凡人久病大便不通，及痔漏闭塞之人，宜咸用之。又言能解热毒、酒毒，盖因寒则疗热。菠薐气味既冷，凡因痈肿毒，并因酒湿成毒者，须宜用此以服。且毒与热未有不先由胃而始及肠，故药多从甘入。菠薐既滑且冷，而味不甘，故能入胃清解，而使其热与毒尽从肠胃而出矣。（通利肠胃热毒。）然此服之过多，为害不浅。张璐云：凡蔬菜皆能疏利肠胃，而菠薐冷滑尤甚。又曰：多食令人脚弱，发腰痛，动冷气；与鳝鱼同食，发霍乱。则知此即可以供蔬，而用又当斟酌于其中也。北人多食肉面，食此则平。南人多食鱼、鳖、水米，食此则冷。

苦菜四六二　　柔滑

苦菜专入心、胃、大肠。禀气至阴，故味苦寒而不温。而经所列病证，有言能治五脏邪气者，邪热客于心也；胃痹渴热中痰者，热在胃也；肠澼者，热在大肠也；恶疮者，热瘀伤血肉也。苦寒总除诸热，故主之也。（解心、胃、大肠热。）热去则神自清，故久服安心益气，聪明少卧也。耐饥耐寒轻身不老者，总言其热去阴生，心安气益之神功也。此与苦苣同为一物，

而形色稍异，治与苦苣相同。宗奭曰：苦苣捣汁，敷疔疮殊验。青苣阴干，以备冬月，为末水调敷之。《杂记》云：凡病痔者，宜用苦苣菜，或鲜或干，煮至熟烂，连汤至器中，横安一板坐之，先熏后洗，冷即止。日洗数次，屡用有效。但脾胃虚人切忌。张机曰：野苣不可共蜜食，令人作内痔。土良曰：蚕蛾出时不可捡取，令蛾子青烂。蚕妇亦忌食之。

白苣四六三　　柔滑

白苣专入肠、胃。有似莴苣。叶有白毛，折有白汁。味苦气寒，无毒。故治亦载开胸利膈，通肠滑胃。然冷气人食之，其气益冷。产后食之，寒入小肠而痛甚迫，与酪酥同食，则能生虫之为害耳。（开胸利膈，通肠滑胃。）

莴苣四六四　　柔滑

莴苣专入肠、胃。由于白莴国来，故以莴名。味苦气冷，微毒。莴苣虫不敢近，蛇虺触之，则目瞑不见物，人中其毒，以姜汁解之。紫莴苣有毒，入烧炼用。江南人盐晒压实，以备干物，名莴苣笋。治专通经达络，利水通道，解毒杀虫。凡人病因热湿，而见胸膈膜胀，眼目昏暗，乳汁不通，小便闭塞等证，用此治无不效。如乳汁不通，则用莴苣菜煎酒以服；小便不解及或尿血，则用莴苣菜捣敷脐上；沙虱水毒，则用莴苣菜捣汁以涂；蚰蜒与虫入耳，则用莴苣菜捣汁以滴，及或以雄黄等份为丸，蘸油入耳以引之类。凡此因其味苦，苦则能以降气，因其气寒，寒则能以解热故耳。（除

胸膈肠胃湿热，水道不通。）至书既言治能明目，而又言其多食则使人目昏，无非因其热极伤目，则目得此以明；过服生寒而目不明，则目又得此而暗，无他义也。（莴苣子）子能下乳利水，并治阴肿，痔漏下血，伤损作痛，功与莴苣菜略同。

荠菜四六五　　柔滑

荠[1]菜专入肠、胃。即俗所言苦荬菜者也。味苦而甘，大寒，体滑，微毒。禹锡曰：气平。考书言此捣汁以饮，能治时行壮热，及解风热诸毒。（解时行之热毒。）夏月以菜作粥，及或捣汁，亦能解热治毒，止痢止血生肌。捣叶以敷禽兽诸伤灸疮。此皆以寒疗热之法耳。若使脾虚人服之，则有腹痛之患；气虚人服之，则有动气之忧；与肠滑人服之，则有泄泻之虞。至云治能补中理脾，皆是书中语欠分辟，徒以启人妄用之阶，非实义也。茎烧灰淋汁洗衣，洁白如玉。（荠菜根。）

匏瓠四六六　　瓜菜

匏瓠专入心、胃、大小肠，兼入肺。种类，其形有大有小，有长有短；其味有甜有苦；《锦囊》曰：长大如东瓜者名瓠，矮似西瓜者名匏，腰细头锐者名葫芦，柄直底圆者名瓢子。为菜瓠，有苦甜二种，甘者大，苦者小。又曰：或以鸡粪壅之，甘或变为苦耳。其性有平有寒；甘多平，苦多寒。其用有利有害。利

---

[1] 荠：原作"荇"，据《本草纲目》卷二十七改。

则不但可作器用，时珍曰：壶匏之属，既可烹，晒又可以为器。大者可为瓮盖，小者可以瓢樽，为腰舟可以浮水，为笙可以奏乐，肤瓠可以养豕，犀瓣可以浇烛，其利薄矣。且能下水降气，利水通道，以治淋闭疸黄、面目浮肿之证。腹胀黄肿，用亚腰壶芦连子烧存性，每服一个，食前温酒下，不饮酒者白汤下。十余日见效。又用汁滴鼻内，即来黄水。入心与肺，以除烦热消渴之证。（降气利水通淋，消疸，解心肺热邪。）服丹石人最宜。烧灰存性，研末，以擦腋下瘰疬之证。长柄葫芦最佳。捣叶（葫芦叶）为茹，孙思邈称其甘平，可以耐饥。花须（葫芦花、须。）阴干，李时珍指其煎汤，可以解毒稀痘。《经验方》：七八月，取葫芦须如环子脚者，阴干，于除夜煎汤浴小儿，可以免痘。至子（葫芦子）则能入肾以治诸般齿病，及或目翳鼻塞。齿龂或肿或露，齿摇疼痛，用八两同牛膝四两，每服五钱，煎水含漱，日三四次，鼻塞血翳胬肉，用子煎汁以治。此皆有利之处。盖天生此一物，以为暑时必用之需也。其言有害之处，亦复不少。扁鹊云：患虚胀者不得食之，食则患永不瘥。苦者尤伤胃气，不可轻试。凡苦寒药皆能伐胃，不独此也。《本经》治大小浮肿，又云下水令人吐，大伤中气。今人治黄疸水气，大小便不通，或浸火酒饭上蒸，或实糖霜煅存性，必暴病实病，庶可劫之。若久病胃虚误服，必致吐利不止，往往致毙，可不慎欤？

南瓜 四六七 　　瓜菜

南瓜专入脾、胃、肠。味甘气温，体润

质滑，食则令人气胀湿生，故书载此品类之贱，食物之所不屑。凡人素患脚气，于此最属不宜，服则湿生气壅。黄疸湿痹，用此与羊肉同食，则病尤见剧迫。惟有太阴燥土口渴舌干服，差见其有益耳。至经有言补中益气，或是津枯燥涸，得此津回气复，以为补益之自乎，否则于理其有不合矣。（助湿胀脾滞气。）

茄子 四六八 　　瓜菜

茄子专入肠、胃。性禀地阴，外假阳火，皮赤肉白，阳包乎阴，花实香紫。故书载治寒热脏痨，并或散血止痛，宽肠利气。然味甘气寒，质滑而利，服则多有动气，生疮损目，腹痛泄泻之虞。孕妇食之，尤见有害。此瓜菜中无益之物也。（解热散血，宽肠利气。）李延飞曰：秋后食此损目。《生生编》云：女人服此，能伤子宫。宗奭曰：冷人食此，动气发疮及痼疾。蒂治肠风下血及擦癜风。时珍曰：治癜风用茄蒂烧灰，同硫黄末擦之，取其渗血也。花治金疮牙痛。烧灰涂痛处。根及枯根叶皆治冻疮皲裂，煮汤渍之。（茄蒂、茄花、茄根。）

胡瓜 四六九 　　瓜菜

胡瓜专入脾、胃、大肠。气味甘寒，服此止能清热利水，别无裨益。故北人坐炕，用此以为席珍；南人值暑，用此以为供蔬；并或咽喉肿痛，用此入药以为吹消；用老黄瓜去子，以芒硝填满，阴干为末，每以少许吹之。杖疮火眼，用此纳硝刮粉以为点搽；汤火伤灼，用此捣碎入瓶取水以为刷敷；水病肚胀，用此连子醋煮，空心以为投服；小儿热痢，用此同蜜以为投治，皆以取其甘寒解毒之意。（解暑热，利水道。）然使脏寒气阴，复则能以动气发热作疟，且发脚气生疮。小儿过服，尤易作泻生疳，不可不慎。叶（胡瓜叶）则苦平小毒，能治小儿闪癖。一岁用一叶，生揉搅汁服，得吐下良。

苦瓜 四七〇　　瓜菜

苦瓜专入心、肝、肺。即绵荔枝。其种有长有短，何书载言用长？宜取青皮去子，煮肉充蔬。盖谓生则性寒，熟则性温，用此生青性寒，以为除热解烦、清心明目之品。何书又言用短，宜待熟赤取子为食。盖谓其子（苦瓜子）苦甘，内藏真火，用此性热，以为壮阳益气之功。共此一味，而生熟不同，寒热迥异，故其所用，其亦各有别如此。（生用苦寒，解心肺烦热。）

越瓜 四七一　　瓜菜

越瓜专入肠、胃。即稍瓜。以瓜本生于越，故以越名。今湖洲等处亦有。服之于人无益，但取味甘性寒，能解酒毒，利小便，烧灰敷吻疮及阴茎热疮而已。若多食之，则令人心痛腹痛，泄泻癥结，脚弱不能以行。并天行病后食之，能以发病，与于胡瓜之性，恍惚相似，皆为通肠助冷之品也。小儿尤不可食。（解毒利便，通肠助冷。）

甜瓜 四七二　　蓏

甜瓜专入心、胃。暑月解热[1]止渴之品也。味甘性寒，有毒。凡人因于暑热内伏，证见脓血恶痢，痛不可忍，须以水浸甜瓜数枚，食之即愈。（解暑热内伏作痢。）若瓜经日曝，其寒尤甚，故书有言瓜寒于曝，油冷于煎，即是此意。但此阳气素盛，亦宜少食。若使脾胃素冷，服之则有疟痢疸黄，动气反胃，阴下生痒生疮，发热作胀之变。须用盐花少许，麝香与酒则解。脚气癥癖，食之患永不除。瓜蒂专主涌吐，已详吐散部内。但有两鼻、两蒂者，杀人。皮可取收作羹，或蜜收晒为果。

丝瓜 四七三　　瓜菜

丝瓜专入经络，兼入肠胃。性属寒物，味甘体滑。其瓜经络贯串，房膈连属。凡人风痰湿热、蛊毒血积留滞经络，发为痈疽疮疡，崩漏肠风，水肿等证者，服之立能有效。（解风寒，泻热蛊毒留滞经络。）以其通经达络，无处不至。小儿痘出不快，用此近蒂三寸，连皮烧灰存性为末，砂糖水调服，并可以敷脚肿。鼻渊时流浊水，用此瓜藤近根三寸，烧灰存性为末，酒服方寸匕亦效。小儿预防出痘，于立冬后，用小丝瓜煅，入朱砂服之，亦应。皆以借其寒滑通达之性耳，但过服亦能滑肠作泄。故书有言，此属菜中不足食之，当

---

[1]　热：原脱，据前后文义补。

视脏气以为可否也。叶（丝瓜叶）捣汁生服，可解一切蛇伤之毒，滓盦[1]患处亦佳。

冬瓜四七四　　瓜菜

冬瓜专入肠、胃。味虽甘淡，性甚冷利。故书所述治效，多是消肿定喘，《杨氏家藏方》治十种水气浮肿，用大冬瓜一枚，切盖去瓤，以赤小豆填满，盖合签定，以纸筋泥固济干，用糯糠两大箩，入瓜在内，煨至火尽，取出切片，同赤小豆焙干为末，糊丸，每服七十丸，煎冬瓜子汤下，日三服，小便利为度。止渴，及治痈肿热毒，切片敷上，热则易之。压丹石毒。然惟脏腑有热者最宜。若虚寒肾冷，久病滑泄，及水衰气弱体瘦，服之则水气益泄，而有厥逆滑脱燥渴之虞矣。（利水消肿，解热。）汪昂既言性能止渴消肿，而又谓性不走，服甚宜人，是何自相矛盾耶。子（冬瓜子）能补肝明目，凡药中所用瓜子者，即是此物。瓜皮可作面脂。以色白故。

酱瓜四七五　　造酿

瓜本寒物，即菜瓜别种，其形如枕，生时剖开腌晒，藏以供蔬，熟则肉松不肥，故不可作蔬食。经酱腌晒，专入肠胃，兼入肾。气不甚温。按：书有言味咸而甘，性寒有毒，治利肠胃，止消渴，不可多食。其说非谬。盖以酱经蒸罨，湿热内积，毒自克有，瓜性甘寒，加以酱入，则寒反得下达。是以渴热之证，得此则消，肠胃之燥

得此则润。且其长于利口，而致日服不厌，则湿又得内积而成，而寒又得因是而生，故又戒其宜节，而不可以多食，以致病生于不测中也。（解肾热，消肠胃燥。）

芋子四七六　　柔滑

芋子专入肠胃。种类甚多。芋有六种：青芋、紫芋、真芋、白芋、连禅芋、野芋。野芋名老芋，形叶相似如一，根有大毒，并杀人，不可食。一名土芝，一名蹲鸱。有水旱二种，水种者味胜，其茎作羹甚美，浙人取羹作饷，名曰乌花饷。时珍曰：芋不开花，或七八月有开者，抽茎生花，黄色，旁有一长萼护之，如半边莲花之状也。据书述其功能，有言生用则可以治腹中癖气，用生芋子一斤压破，酒五斤渍二七日，空腹每饮一斗，神良。头上软疖；用大芋捣敷即干。熟用则充饥泽肤，十月后晒干收之，冬月食则不发病。但有小毒，须以姜同煮过，换水再煮，方可食之。解毒稀痘。小儿食之良。冷啖则能止渴生津，痒热除烦，通肠开结和血；食则能下气宽中；煮汁产妇食则能破血通瘀，及浴身上游风；烧灰则能以治疮冒风邪。（润肠胃，泽肌肤。）肿痛用芋烧灰敷之，即干。然此生则签喉，熟则滑滞。性滑则可以下石毒。故书载此多食则不免有动气发冷泄泻及难克化之弊矣。若在芋叶与茎，味辛冷滑，功能除烦止泻，疗妊娠心烦迷闷，胎动不安，并敷蛇虫痈肿毒痛，痘疮溃烂成疮。用茎烧灰敷痘疮无瘢，用芋苗晒干，烧存性研搭。慎微曰：《沈括笔谈[2]》云：处士刘阳隐居王屋山，见一蜘

---

[1] 盦：据文义当作"盒"，义长。

[2] 谈：原作"淡"，据文义改。

蛛为蜂所螫坠地，腹鼓欲裂，徐即入草，啮破芋梗，以疮就啮处磨之，良久腹消如故，自后用治蜂螫有验由此。**野芋形叶与芋相似。芋种三年不采成梠，亦能杀人。食之亦用土浆、粪汁、大豆汁以饮。**

诸笋 四七七　　柔滑

诸笋专入肠、胃。味甘微寒，无毒。按：笋虽载品类甚多，如篁竹笋，即中母笋。能治消渴风热等证。淡竹笋气味甘寒，能除痰热狂躁，头痛头风，癫仆惊悸等症。桃竹笋有小毒，出广中，皮滑而黄，犀纹瘦骨，四寸骨节，可以为席。能治六畜疮中蛆等症。刺竹笋时珍曰：生交广中，丛生，大者围一二尺，枝节皆有刺。夷人种以为城，伐竹为弓，根大如车辐，一名芭竹。气味甘苦，微有小毒，食之令人落发。酸笋出粤南，笋大如臂，摘至，用沸汤泡去苦水，投冷井水中浸二三日，取出，缕如丝绳，醋煮可食，好事者提入中州，成罕物云。气味苦凉无毒，食之令人止渴解醒。利膈。芦笋气味甘温，能治噎膈烦闷不食等症。然总多食助冷动气，以甘则气壅，而寒则发人冷癥，惟素患有痰疾在于皮里膜外者，得此则愈。如竹沥同姜，可以治人痰疾之意。他笋其味皆甘，惟苦竹笋则苦，食之可以治人气逆而不作壅，以苦主于下气故也。况笋初食难化，而脾虚尤甚，一小儿食干笋三寸许，噎于喉中，壮热喘粗如惊，服惊药不效，后吐出笋，诸症乃定，其难化也如此。久食则肠受刮，时珍曰：《赞宁笋谱》云：笋虽甘美，而滑利大肠，无益于脾，俗谓之刮肠篦。惟用生姜麻油，始可以解。（诸笋解肠胃热毒，及化皮里膜

外痰。）蕲州等处竹笋，气味苦韧，食尤不美。如蕲州丛竹，匡庐扁竹，澧州方竹，岭南笡竹、筹竹、月竹之类。但世猥用竹笋以发痘疮，其害匪轻。笋味多签，最戟人喉。服须先以灰汤煮过，再煮乃良，或以薄荷数片同煮，亦去签味。惟有冬笋生冬而土不出，阳气未泄，故食则能通脉利窍。凡吐血衄血滞不通之症，皆可授服。痘疮不出，取尖同米煮粥食之良。泄泻者忌。笙笋性味亦然，干笋淡片，利水豁痰消肿。

李 四七八　　五果

李专入肝，兼入肾。以李名，多子故也。时珍曰：李木其子大者如杯如卵，小者如弹如樱。其味有甘酸苦涩数种，其色有青、绿、紫、朱、黄、赤、缥绮、紫灰、胭脂、青皮之殊，其形有牛[①]心、马肝、奈李、杏李、水李、离核、合核、无核、匾缝之异，其产有武陵、房陵诸李。早则四月熟，迟则十月、十一月熟。故味甘而酸，或苦而涩，而性微温。苦涩者不可食。不沉水有毒，不可食。《素问》言李味属肝，故治多在于肝，正孙思邈所谓肝病宜食李之意也。中有痼热不调，骨节间有痨热不治，得此酸苦性入，则热得酸则敛，得苦则降，而能使热悉去也。且书既言除热，而书又言多食令人胪胀，及发虚热。盖因凡物生则难化，熟则易消，李属生硬之物，多食则物在胃不克，故又转为胪胀发热之病矣。推之书言，温暑食李则能以发痰疟；合雀肉以蜜食，则能以损五

---

① 牛：原作"中"，今改。

脏；合浆水以食，则能以化霍乱，并服术人不可与食。无非李属湿物，少食则宜，多食则痰与热俱聚。单食而不杂以湿热之物，犹可多食，而更合以湿热之物，则食乌见其有可乎？故但指其勿食，正以使人自思可耳。（敛骨节间痨热不治。）

青桃四七九　　　五果

青桃专入肺。肺家果耳。然却列此为下，以桃味甘而酸，性热微毒，故书皆载食则使人发热生痈作泻，膨胀成淋，及发丹石之毒。与鳖同食，则使人心痛不休。与服白术人则忌。究其主治，止有作脯可益颜色一语，他无有及，则知桃性固热，生食而桃不化，其热益甚，安得有利无害，而不见有满胀发热发毒生疮之病乎？冬桃差胜，可解痨热。（生热发毒。）

青梅四八〇　　　五果

青梅专入肝、胆、胃。花开于冬而熟于夏。张璐谓此得木全气，故其味最酸而入胆耳。人之舌下有四窍，两窍可通胆液，食则通胆，使液外出，类相感也。酸主收，故治皆主酸收之病。如《本经》所言下气除热烦满，安心止肢体痛是已。然惟藏久则佳。若青梅则凝涩滞气，非偏枯不仁等证所宜用也。（开胃通胆，生津止渴。）梅之种类甚多，惟榔梅最胜。相传真武折梅枝，插榔树株而誓曰：吾道若成，花开果实。其种从均州太和山来，即榆树中之一种，其梅如杏，而松脆异常，故近世谓之消梅，食之开胃生津，清神安睡，乃榔

树之本性也。然多食亦能凝血滞气，当细审食可耳。

杨梅四八一　　　山果

杨梅专入心，兼入肝、脾、心包。体赤入心，味酸入肝，及甘入脾。故书载为心家血分之果，兼入肝、脾、心包。又载性温而热，张璐曰温，诜曰热。能治心烦口渴，消热解毒。且于盐脏，则能止呕除吐。烧灰则能断痢。若或多食，则有损伤动血致衄之虞。缘人阴虚热浮，气血不归，清之固属不能，表之更属不得，惟借此为酸收，则于浮热可除，烦渴可解。并或因其过食而致，见有损伤动血之变矣。设使热从实致，则食此味必不能效，热果因于清凉可解，则食此味必不见燥，又曷为而燥热损伤之戒乎？性热之说，于此可征。（收敛心中虚热。）根皮煎汤，能解砒毒。烧灰油调，涂汤火伤。核仁疗脚气，然须多食。以楠[①]漆拌核，爆即自裂也。

栗四八二　　　五果

栗专入肾，兼入肠胃。肾之果也。味咸性温，体重而实，故能入肾而补气。凡人肾气亏损，而见腰脚软弱，并胃气不充而见肠鸣泄泻，服此治无不效。（温肾固胃宽肠。）弘景曰：相传有人患腰脚弱，往栗树下食数升，便能起行，此是补肾之义。然须风干，连液吞咽为佳。时珍曰：风干之栗，胜于日

---

① 楠：务本作"柿"，石印本作"桶"，似"柿"字义长。

曝，而火煨油炒，胜于蒸煮。作粉为食，胜于菱芡。若使栗不风干，或生水气未除，食则助湿发气生虫，蒸煮炒熟，食则壅气滞膈，而于风木之人尤忌。小儿多食，令齿不生。栗楔系栗中瓣，能疗筋骨风痛，冷积痎癖。生啮可罨恶刺，出箭头，敷瘰疬肿毒痛。栗荴即肉上薄皮。烧灰存性，能治骨鲠在喉，吹入即下。栗壳煮汁，能治反胃消渴。栗球即外刺包。煮汁，洗火丹毒肿。栗花能治瘰疬。栗树皮煮汁，可洗沙虱、溪毒，并丹毒疮毒。栗根酒煎，能治偏坠肾气。皆以取其下气解毒之功耳。

橄榄 四八三　　夷果

橄榄专入肺、胃。禀受土阳，其味先酸后甘，气温无毒，肺胃家果也。性能生津止渴，酒后嚼之最宜，故书载能以解酒毒。人服河豚鱼肝及子迷闷至死，取此煮汁即解，故书又载能解诸鱼之毒，鱼食橄榄渣即毙。又用橄榄木作楫，其鱼拨着即皆浮出。及治鱼骨之鲠。橄榄嚼汁即下，无橄榄用核研末，急流水调下[1]亦效。（入肺胃，生津止渴，解酒、鱼诸毒。）至于痘疮不起，并痘抓碎成疮，煮食托疮解毒，磨汁涂灭疮痕。肠风下血，橄榄烧灰存性，研末，每服二钱，米饮调下。耳足冻疮，橄榄水研末，油调以涂。初生胎毒，《集效方》：小儿落地时，用橄榄一个烧研，朱砂五分和匀，嚼生脂麻一口，吐唾和药，绢包如枣核大，安儿口中，待咽一个时辰，方可与乳。此药取下肠胃秽毒，令儿少疾及出痘稀少也。唇裂生疮，橄榄炒研，猪脂

和涂。牙齿风疳，脓血有虫，用橄榄研，入麝香少许，贴之，下部疳疮，用橄榄烧存性，研末，油调敷之，或加孩儿茶等份。阴肾癫肿等证，橄榄核、荔枝核、山楂核等份，烧存性，研末，每服二钱，空心茴香汤送下。无不用此皆效，以其具有温行酸敛之性耳。但此性专搜涤胎毒，过服则有呕吐泄泻之虞。性专聚火涩气，寒嗽用之得宜，热嗽则不免有热气上蒸之弊也。

枇杷 四八四　　山果

枇杷专入脾、肺，兼入肝。脾家果也。味甘而酸，色黄。据书载其极熟[2]则有止渴下气润五脏之功。生食则有助肝伐脾之力，食之令人中满泄泻。且指其性曰平曰温，又指其性曰寒，皆属有意。缘此禀受虽温，而质多挟有湿，于熟时取食，则内水气渐消，热气渐平，而有下气润脏之功。若使未至熟取而即用此为食，则物水气未化而有寒中胀满泄泻之虞，与酸气未收而有扶肝抑脾之害。此书之所谓既温，而又谓其性平性寒者是也。但于席品之中，用其极熟，佐此以解酒热，最为得宜。若使中寒气壅，虽曰佐以解酒，则又当知所忌耳。叶另详于上篇。（润肺下气和脾。）

花生 四八五　　蔓草

花生专入脾、肺。味甘而辛，体润气香，性平无毒。按：书言此香可舒脾，辛可润肺，果中佳品，诚佳品也。然云炒食

---

[1] 下：原作"木"，据石印本改。

[2] 熟：原作"热"，据务本改。

无害，论亦未周。盖此气味虽纯，既不等于胡桃肉之热，复不类乌芋菱角之凉，食则清香可爱，适口助茗，最为得宜。第此体润质滑，施于体燥坚实则可，施于体寒湿滞，中气不运，恣啖不休，保无害脾滑肠之弊乎？仍当从其体气以为辨别，则得之矣。（舒脾润肺。）

乌芋四八六　　水果

乌芋专入肝、肾、大肠。止一水果。即荸荠。何书皆言力能毁铜，铜钱向乌芋嚼之，其钱即化。破积攻坚，金锁丸中治五膈，用黑三棱者，即此物也。止血，大便下血，用荸荠捣汁大半盅，好酒半盅，空心温服，三日见效。治痢，下痢赤白，五月五日取完好荸荠，洗净，于瓶中入好烧酒浸之，封固。遇患取一二枚细嚼，空心酒下。住崩，鬼茈一岁一个，烧存性，研末，酒服之。擦疮，小儿口疮，用此烧灰末渗。解毒发痘，痘疮干紫，不能起发，同地龙捣烂，入白酒酿绞服，即起。清声醒酒，其效若是之多。盖以味甘性寒，则于在胸实热可除，而诸实胀满可消。体黑则以力善下行，而诸血痢血毒可祛。是以冷气勿食，食则令人每患脚气；热嗽勿用，用则于人有集火气之为害耳。（破肝肾坚积及毁铜器。）

橘穰四八七　　山果

橘穰专入肺、胃。与皮共属一物，而性悬殊。橘皮味辛而苦，而橘穰则变味甘而酸也。皮有散痰开痰理气之功，而穰则更助痰作饮，及有滞气之害也。（生痰助气

解热。）进贤县胥简章之女秀英，忽气喘促至极，眼翻手握，已有莫主之势。绣诊其脉，右关浮滑而弦，知有痰气与寒内结，姑以老姜取汁先投，不逾时而胸即开，气即平。后询其故，知食橘穰起也。至书有言能治消渴开胃，并除胸中膈气，此为内热亢极，胃气不寒者而言。若使水亏脾弱，发为咳嗽，而日用此恣啖，保无生痰助气之弊乎？今之虚痨好食此物，类多受害，人特习而不察耳。但用蜜煎作果佳。

菱角四八八　　水果

菱角专入肠、胃。种类虽多，汪昂曰：有二角、四角、老嫩之殊。武陵记曰：三角、四角者为芰，两角者为菱，菱花随月而转。气滞则一。即书所言安中消水，止渴解酒，疗疟治痢，及有红泻白补、生降熟升之说。然亦止供食品，而于治疗则无，且于过食则有腹满膨胀、损阳痿茎之虞。必取麝香、生姜、吴茱萸作汤，及或沉香磨汁以导，是亦味甘性寒，助湿增滞之一证也乎。性平之说似不足信。（生止胃渴，熟滞肠胃）。

香蕈四八九　　芝栭

香蕈专入胃。食中佳品。凡菇禀土热毒，惟香蕈味甘性平，大能益胃助食，及理小便不禁。盖此本于桑楮诸木所出，得受桑楮余泽而成也。有种出于深山烂枫木上，小于菌而薄，黄黑色，味甚①香美。（益胃进

---

① 甚：原作"其"，据务本改。

食。）然此性极滞濡，中虚服之有益，中寒与滞，食之不无滋害。取冬产肉厚细如钱大者良。

木耳 四九〇　　芝栭

木耳专入大肠、胃。生非一木，良枯莫辨。权曰：蕈耳，古槐、桑树上者良，拓木者次之。其余树木多动风气，发痼疾，令人肚下急，损经络背膊，闷人。藏器曰：木耳，恶蛇、虫[1]从下过者有毒。枫木上生者，令人笑不止。采归色变者有毒，夜有光，欲烂不生虫者并有毒。须生捣冬瓜蔓汁解之。据书所载，能治痔疮痋肿，崩中漏下，用此炒黑为末，酒调方寸匕服。眼流冷泪，用木耳烧存性，木贼一两，为末，每用二钱，以清米泔煎服。血注脚疮，用桑耳、楮耳、牛屎菇各五钱，胎发末，男用女，女用男，三钱研末，油和涂之，或干涂。血痢下血，用木耳炒研五钱，酒服。一切牙痛等证。用荆芥等份，煎汤频洗。然性禀阴湿，生于枯木，徒有衰经冷肾之害，而无温脾益胃之功也。（解肠胃热毒成痔。）《本经》言其益气不饥，轻身强志，恐誉词耳，岂真谓哉？

蘑菇 四九一　　芝栭

蘑菇专入肠胃、肺。本于桑楮诸木，埋于土中，浇以米泔而生。味甘气寒，《正要》曰：有毒。李时珍曰：无毒。色白，柔软中空，状如未开玉簪花。品又有形如羊肚

---

① 恶蛇、虫：原脱，据《本草纲目》卷二十八补。

蜂窝眼，故又有别其名曰羊肚菜。味甘如鸡，故又有别其名曰鸡腿菇。皆与香蕈诸菇同为一类，但香蕈色白而平，蘑菇则色白而寒也。香蕈能益胃气，不饥及治小便不禁；蘑菇则能理气化痰，而于肠胃亦有功也。（清膈化痰。）然皆体润性滞，多食均于内气有阻，而病多发，不独蘑菇然也。

雉 四九二　　原禽

雉专入心，兼入胃。由异气所感，灵蛇所变，《俾雅》云：蛇交雉则生蜃，蜃为雉入大水则化水。经云：蛇遗卵于地而为蛟，其卵遇雷则入地，不遇雷则仍为雉。不得山川之气。遂其飞腾，则得沧溟之气，恣其吞吐，是与虹蜺出没无异。时珍云：雉属离，鸡属巽。故凡鸡煮则冠变，雉煮则冠红。飞必先鸣，食多虫蚁。此虽食品之贵，食可补中益土，雉应胃土。及治蚁瘘下痢。然终性热有毒，故书言其八九两月可食，春夏不可食者，以其雉食虫蚁，及与蛇交，变化有毒也。（治蚁瘘下痢，然终有毒害人。）发痔、发疮、发痢，与家鸡子同食，令人发疰，周身疼痛者，谓其雉食虫蚁有毒，兼性暴烈有火也。但书既言发痢发痔，而书又曰可治蚁瘘与痢，亦以雉素好食蚁，故可以制蚁瘘而治其毒耳。

雁 四九三　　水禽

雁专入肺，兼入肝、肾。状考之时珍，谓有苍白二种，今人以白而小者为雁，大

者为鸿。苍者为野鹅，亦曰䴚鹅^①，《尔雅》谓之鵱鷜^②也。雁有四德：寒则自北而南，止于衡阳，热则自南而北，归于雁门，其信也；飞则有序而前鸣后和，其礼也；失偶不再配，其节也；夜则群宿而一奴巡更，昼则啣芦以避矰缴，其智也。而捕者絷之为媒，以诱其类，是则一愚矣。故雁谓之信鸟，人不宜食，道家谓之天厌。味甘气平，其性通利血气，故能补痨瘦，逐风挛。（通利血气。）取肉炙熟以贴。多服长毛发生须，久服壮筋骨助气。昔黄帝制指南，于雁胫骨空中制针，取其能定南北，但觅之不易。后人于鲤鱼脑中制之，以其性专伏土，定南北不移，可定水土之方向也。今又传用午时稻花水煮，子时荷花水煮以定南北。取雁南来时瘦不可食，北向时乃肥可取之。

鹅 四九四　　水禽

鹅专入脾，兼入肝、肺。肉按书有言味甘性平，有言味辛性凉，有言气味俱厚而毒，有言服则解热解毒，有言服则发风发疮发毒，持论不同，意见各一。究之味甘不补，味辛不散，体润而滞，性平而凉。人服之而可以解五脏之热，及于服丹之人最宜者，因其病属体实气燥，得此甘平以解之也。煮汁能止渴者，以其肉多肥腻而壅不渴之意也。发风发疮发毒，因其病多湿热，得此湿胜气壅外发热出者意也。（腻滞壅发之品。）是以鹅体之润，在

① 鹅：原作"乌"，据《本草纲目》卷四十七改。
② 鵱鷜：原作"鵱鸎"，据《尔雅义疏·释鸟》改。

膏（鹅膏）与臎，臎即鹅尾之肉。可以润皮肤而合面脂，灌孔耳而治卒聋，涂皲裂而消痈毒；在涎（鹅涎）可以入喉而治谷芒，一皆体润和燥之力。即卵（鹅卵）气味甘温，可以补中益气，而犹有多食发疾之戒，非性属腻滞，曷为其有是乎？血兼热饮，可治血膈吐逆不食病根，非是以血引血之意乎？血与毛（鹅血、鹅毛。）可治射工之毒，《异物志》云：邕州蛮人选鹅腹毳为衣被絮，柔暖而性冷。婴儿尤宜之，能辟惊痫。非鹅能食此蛊以物制物之意乎？弘景曰：东川多溪毒，养鹅以辟之。又曰：鹅未必食射工，盖以威相制耳。《禽经》云：鹅飞则蜮沉，蜮即射工也。屎（鹅屎）可以治小儿鹅口疮，自内生出可治，自外生入不可治。治用食草白鹅下清粪滤汁，入砂糖少许搽之，或用雄鸡粪眠倒者烧灰，入麝香少许搽之，并效。及敷蛇咬之毒，非借秽以入秽解毒之意乎？胆（鹅胆）可以解热毒痔疮，白鹅胆二三枚，取汁，入熊胆二分，片脑半分，研匀，磁器密封，勿令泄气，用则手指涂之，立效。非其鹅性不温而胆亦能润燥之意乎？凡此所见治略，皆有义存，不可仅执是温是冷之说，以致忘其主脑也。藏器曰：苍鹅食虫，主射工毒为良；白鹅不食虫，止渴为胜。

凫 四九五　　水禽

凫专入脾、胃，兼入肺、肾。即野鸭，又类鸿雁。夏藏冬见，群飞蔽日。味甘气平，无毒。其肉肥而不脂，美而易化。凡滞下泄泻，喘咳上气，失血产后之症，服此最宜，以其具有补中利水之功也。但在九月以后，立春以前，服之味美，他时不

及。（补中利水。）血（凫血）吐挑生蛊毒可服，以血引血之故。同气用应之义也。

鹧鸪 四九六　　原禽

鹧鸪专入脾、胃、心。性畏于露，早晚稀出。夜栖于木，叶蔽其身。其性好洁时珍，常食乌头、半夏苗。故书载其气味甘温，但有小毒，食之者须防咽喉头脑肿痛，犯此宜用生姜甘草解之。《类说》云：杨玄之通判[①]广州归楚州，因多食鹧鸪，遂病咽喉间生痈，溃而脓血不止，寝食俱废，医者束手。适杨吉老赴郡，邀诊之。曰但先吃生姜一斤，乃可投药。初食觉甘香，至半斤觉稍宽，尽一斤觉辛辣，粥食入口了无滞碍。此鸟好啖半夏，毒发耳，故以姜制之也。又丞相冯延已苦脑痛不已，太医吴廷诏曰：公多食山鸡、鹧鸪，其毒发也。故以甘草汤而愈。而其功用又言，服此能解岭南野葛菌子，并温疟久病欲死，蛊气欲死。或是无毒得此则犯，有毒得此则解之意也乎。蛊亦畏鹧鸪。（解温疟蛊毒，仍防乌头、半夏苗。）至书有言服此能利五脏，益心力，令人聪明，犹是冗统之辞，未有确指，无足信也。脂膏（鹧鸪脂膏。）涂冻疮，令不龟裂。自死者勿食。同竹笋食，则小腹胀。

竹鸡 四九七　　原禽

竹鸡专入心、脾、肝。状如小鸡，无尾。性好食蚁，又食半夏苗，故谚有言，家有竹鸡啼，白蚁化为泥。又唐小说有言，崔

---

① 判：原作"则"，据务本改。

魏公暴亡，太医梁新诊曰：中食毒。仆曰：好食竹鸡。新曰：竹鸡多食半夏苗，命捣姜汁抉齿灌之，遂苏。则知竹鸡其味虽甘，其性虽平，而亦有食半夏之毒耳。究其主治，止言煮食可以杀蛊，并治野鸡毒，他无有取。则知竹鸡治毒，或是以毒攻毒，与蛊畏鸡之意，不尔，曷为其有是耶。无毒之说，似不足信。（杀蛊解毒。）

斑鸠 四九八　　林禽

斑鸠专入肺、肾。虽属野味，然味甘性平，治能补肾明目，补肺益气，与于家鸽气味治功恍惚相似。是以范汪治目则有斑鸠丸，《总录》治目则有锦鸠丸。惟贤则谓斑鸠明目，是即补肾，肾补而目始明。时珍又谓斑鸠因于益气，故能目明，不独补肾已也。又云：古者仲春罗氏献鸠以养国老。仲秋授老者以鸠杖，云鸠性不噎，食之且复助气，则知鸠之明目，是即补肾补气之治验矣。（温补肾肺。）鸠血（斑鸠血）热饮，可以解毒。屎（斑鸠屎）同夜明砂等份，为末，以吹聍耳出脓疼痛诸疾。

猫 四九九　　兽

猫专入肝、肾。一捕鼠小兽耳。何书开载治疗甚多，谓肉作羹，则能以治鼠瘘蛊毒。（猫肉。）鼠瘘不论已溃未溃，眼之皆验，蛊毒亦少食猫肉，则蛊不能为害。骨（猫头骨）则能以治痘疮倒靥，倒靥用人、猫、猪、犬四头骨以治。并多年瘰疬，不愈，用猫头、蝙蝠各一个，俱撒上黑豆，同烧存性，为末，渗之，干则油调，内服五香连翘汤取效。走

马牙疳，对口毒发，心下鳖瘕，俱用黑猫头烧灰存性以服。小儿阴疮，鼠咬疮痛。俱用猫头烧灰敷之，即瘥。脑（猫脑）用纸上阴干，同荞草等份，则能以治瘰疬、鼠瘘、溃烂。纳于孔中。猫睛、猫舌、猫涎、猫皮与毛，则能以治瘰疬、鼠瘘，如用睛以治瘰疬、鼠瘘，则烧灰合井华水，服方寸匕。用涎治瘰疬，则刺破以涂。用毛治瘰疬溃烂，则取肚下毛，钳锅内煅令存性。而毛尤能以治鬓边生疖，猫头上毛、猪颈上毛各一把，鼠屎一粒，烧研油涂敷之。并鬼舐头疮，用猫儿毛烧灰膏以敷。鼻擦破疮鼠咬成疮等症。皆取猫儿毛烧灰，入麝香少许，唾和以封。猫肝则能以治痨瘵。用黑猫肝一具，生晒研末，遇朔望五更酒调服之。猫胞衣则能以治反胃吐食。烧灰，入朱砂末少许，压舌下少许，甚妙。猫尿用姜蒜擦猫鼻即出。则能以治诸虫入耳。猫屎则能以治痘疮倒陷，不发寒热，鬼疟鼠咬，鬼疰恶疮等症。俱用屎烧灰水调以搽，或瘰疬溃烂，可用猫屎，以阴阳瓦合盐泥封固煅过，研末油调以涂。鼠咬成疮，用猫尿揉之即愈。蝎螫作痛，用猫屎涂之即瘥。总以取其猫善搜穴捕鼠，故凡病属鼠类，有在隐[1]僻鬼怪之处，而药难以入者，无不借此以为主治。犹之虎啸风生，风痹肿痛之症，必赖虎骨以治之意。（治鼠瘘幽僻鬼怪之疾。）张璐谓猫性禀阴赋，机窍地支，故其目夜视精明而随时收放。其睛可定时，子午卯酉如一线，寅申巳亥如满月，辰戌丑未如枣核也。其鼻端常冷，惟夏至一日则暖，畏寒而不畏暑。善跳跃而嗜腥生，能画地卜食，随月旬上下咬鼠首尾，皆与虎同类，阴类之相符如此。不

熟食而能消化生物，一皆风火用事，故书谓其性温而味则甘而酸，用以鼠瘘虎损则可，用以鼠瘘内实，则能助湿发热。若使病从湿至，纵云鼠瘘，犹当审顾，未可书言能治，而不竟为分别也。取尾长腰短，目如金银，及上腭[2]多棱者良。

鲥鱼五〇〇　　鱼

鲥鱼专入脾、肺。生江中者，大而青色，味极甘美；生海中者，小而色赤，味则稍薄，皆为席中所尚。置于暗室之中，则能生光。血非常鱼可比，性温无毒，食能补中益气，而无发毒之虑。（温补脾肺。）较之于鲢，则性稍和。然惟夏时则有，余月则无。多食亦发疳痼。鳞（鲥鱼鳞）用香油熬，涂烫火伤效。

鲢鱼五〇一　　鱼

鲢鱼专入脾、肺。性最急迫，闻水即跳，与诸鱼性绝不相同。味甘性热。且食诸鱼之遗，故书载能补中益气，而又载其多食则有助长湿热，变生渴热疥疮之病也。（温补脾肺。）鱼有皂、白二种，皂者头大，白者腹腴，皆与鳝鱼之性相似，而非食品之所共贵者矣。

鳙鱼五〇二　　鱼

鳙鱼专入胃。形状似鲢，而究实不相

---

① 隐：原作"齿"，据务本改。

② 腭：原作"脑"，据《本草纲目》卷五十一改。

同。盖鲢首细而白，而鳙则首大而黑也；鲢则水动则跃；而鳙则水动而不跃也；且鲢之美在腹，而鳙之美在头；鲢之性动而躁，而鳙之性则稍亚于鲢也。时珍曰：鳙为鱼之下品，故有庸常之号。究其所论主治，在鲢谓能补中益气，鲢性跳跃而上，气主上出，故于气分则补。而鳙谓能温胃益人。（温胃益人。）并其所论多食之戒，则亦有动风发疮发热之虞，岂鳙鲢二物同为一类之性乎？否则何其适相合矣。藏器曰：只可供食品，别无功用。

鲩鱼 五〇三　　鱼

鲩鱼专入脾、胃。食品味长。江湖与池皆有，以草为饲，常与青、鲢混杂，故名曰鲩，又名曰鲲。时珍曰：鲩因其舒缓而名。第在池中，则味甘温无毒，时珍言其暖中和胃，即是此物。（温中和胃。）若在江湖所蓄，则饲非尽青草，常有秽恶混食，故书又言食能发疮。但鱼性多温，无论在池在湖，施于阳脏之人，则自发热动燥，施于阴脏之人，不惟其燥全无，且更鲜有温和之力矣。食物之宜，当先视人脏气以为转移，非独鲩鱼然也。胆（鲩鱼胆）味苦寒，能治一切竹木刺在喉中，以酒化二三枚，温服取吐，即出。

鲦鱼 五〇四　　鱼

鲦鱼专入肠、胃、心。江湖小鱼耳。时珍曰：长仅数寸，形狭如扁，状似柳叶，鳞细而整，洁白可爱。性爱群游，淘小鱼中之最善者也。味甘性温，无毒。据书言

其主治，有曰暖胃止泻，是其性温之力。又曰煮食已忧，得非性爱群游，而能使人之忧自已乎？于此可见食物之助矣。（温胃止泻。）

鳜鱼 五〇五　　鱼

鳜鱼专入脾、胃。即俗所云桂鱼者是也。味甘性平，小毒。按：书言此性最疏利，凡腹内聚有恶血小虫，服此最属有效，故于痨瘵最宜。（治痨瘵血蛊。）昔有邵氏年十八，病瘵累年不愈，偶服鳜鱼而痊。非其性最疏利，能治恶血虫蛊之意乎？但此有鬐刺十二，以应十二月之数，若人误受鲠害，则惟取榄核磨水以解，以鱼最畏橄榄故也。尾（鳜鱼尾）贴小儿软疖佳。胆（鳜鱼胆）治骨鲠竹木刺入咽喉，不拘大人小儿，或入腹刺痛，服之皆出。腊月收鳜鱼胆，悬北檐下阴干，遇鲠者，用皂子大，酒碎温服，得吐，则鲠随涎出，未出再服，以出为度。酒随量饮，无不出者。如无鳜鱼胆，鲩鱼、青鱼胆、鲫鱼胆亦用。

白鱼 五〇六　　鱼

白鱼专入肺、胃，兼入肝。味甘气平。形窄腹扁鳞细，头尾向上，肉有细刺。武王白鱼入舟，即此。功专入肺利水，开胃下气，故《金匮》治淋，每用白鱼同滑石以投，名曰滑石白鱼散，取其长以治水，兼佐乱发以破血，血气通调而淋涩止矣。（利肺水，开胃气。）但此性味亦滑利，故同枣食脾肾受泄，必致腰有痛楚；脾胃过食不温，必致饱胀不快。惟有炙食差可，及或腌，或

糟以为食耳。至书有言补肝明目，调五脏，理十二经络者，时珍亦谓此属溢美之辞，未足深信，当以《开宝》之注为正。

青鱼 五〇七　　鱼

青鱼专入肝，兼入脾。味甘性平，色青。颂曰：状似鲩而背青。故书载能入肝通气，入脾利水。凡人因于湿热下注，而见脚气疼肿，湿热上蒸，而见眼目不明，皆当用此调治。以此好唼蚬螺，蚬螺则能利水，故此亦能利水以除脚气目昏之病也。服术人忌之。（利水，除脚气目昏。）然治脚气服此，必须兼以韭白同投，则内始有温和之力矣，所当合参。鲊味与服石人相反。不可合生胡荽、生葵菜、豆藿、麦酱同食。头中枕骨，状如琥珀，磨水可治心腹卒痛，亦可作觯，作饮器，解蛊。眼睛汁（青鱼眼睛汁）治注目，能夜视。胆另详于凉血部内，所当合参。

鲨鱼 五〇八　　鱼

鲨鱼专入脾、胃。即南方溪涧中之小鱼，非海中鲨鱼也。海中鲨鱼，本名鲛鱼。溪涧沙鱼，因居沙沟，吹沙而游，咂沙而食，故以鲨名。味甘气平，无毒。究其主治，止曰暖中益气，因其味甘性平而然。（暖中益气。）服之可使中气温和，无有亏损，非云中气虚极，必得此鱼以作治疗也。

银鱼 五〇九　　鱼

银鱼专入脾胃。即书所云鲙残鱼者是

也。《博物志》云：吴王食鲙鱼，弃其余于水，化为此鱼。气味甘平，不入治疗。据书止言出于苏、松、浙江。大者不过三四寸，身因无鳞，洁白如银，小者尤胜。鲜食最美，曝干亦佳。作羹食之，可以宽中健胃，而无油腻伤中之患。（养中和胃。）

石斑鱼 五一〇　　鱼

石斑鱼专入脾①。属毒物。凡服之者，无不谓患头痛作泄。盖此生于南方溪涧水石之处，长数寸，白鳞黑斑，浮游水面，闻人声则骕然深入。其鱼有雌无雄，二三月与蜥蝎合于水上，其胎毒人。又与蛇交。南有土蜂，土人杀此鱼标于树上，引乌食而土蜂尽退。是以服之而致见有诸病之作耳。但肉食之差可，而子及肠尤甚。今时捕鱼，多杂此鱼卖与人食，须宜慎之。（服之有毒，令人头痛泄。）

鳝鱼 五一一　　无鳞鱼

鳝鱼专入经络，兼入肝、肾。禀土阳气以生，性善穿穴，力坚而锐，无足能窜，与蛇同性。时珍曰：南人②鬻鳝肆中，以缸贮水，畜数百头③，夜以灯照，其鳝有花者，必项下有白点，通身浮水上，即弃之。或以蒜瓣投于缸中，则群鳝跳掷不已，亦物性相制也。故书皆载通经达络，能治十二经风邪，并耳目诸窍之病。如风中血脉，口眼㖞斜，用尾血

---

① 脾：原脱，据《本草纲目》卷四十四补。

② 人：原脱，据《本草纲目》卷四十四补。

③ 畜数百头：原作"畜类有头"，据《本草纲目》卷四十四改。

（鳝鱼尾血。）同麝少许，右喎涂左，左喎涂右，正即洗去。《千金》云：鳖血、鸡冠血和伏龙肝，并治口喎。耳痛鼻衄，痘后目翳，用血滴点即愈。用血主之，从其类也。臁疮蛀烂，用鳝打死，香油抹腹，抹于鳝腹。系于疮上，候痛取下，看鳝有虫上入即去。未尽更作，后以人胫骨灰，油调搽之。产后恶露淋滴，肠鸣湿痹，用此煮食即除。老人虚痢不止，用此暴干，煅灰存性，调服即绝。且能通力壮筋，故大力丸取此同熊筋、虎骨、当归、人参等份以进。用大鳝鱼重斤余者取肉，酒蒸同药为丸，空腹酒下两许。阳道不长，不能续嗣，用此血同蛤蚧等药以入，方见蛤蚧内。皆以借其性力相助。（治经络风邪，兼补肝肾之气，强筋壮骨。）但此味甘性热，其力能补。若病属虚热，及时行病后阴虚火烁，食则必有气弱动风与气之变，不可不慎。

鲛鱼 五一二　　无鳞鱼

鲛鱼专入脾。即海中之鲨鱼是也。生于南海，背皮粗错，可饰刀把。其肉作脍，鲜活切片，沃以五味，生食作脍。能补五脏，功亚于鲫。盖鲫补脾利水，想此亦属利水之品，故有功亚于鲫之说也。（补脾利水。）皮（鲛鱼皮）治尸疰蛊毒，烧灰解鲩鯣鱼毒。

乌贼鱼 五一三　　无鳞鱼

乌贼鱼专入肝，兼入肾。肉按书止气味酸平，又言其味珍美，食则动风与气。其治载能益气强志，及通妇人月经，可知其性属阴，故能入肝补血，入肾滋水强志，而使月事以时而下也。（入肝补血，入肾滋水。）又考书言，乌贼鱼即能吸波噀墨，令水溷黑，自卫以防[①]人害，又能日浮水上诈死以啄，是其性阴而险，固不待言。且其腹中血出与胆有如墨黑，手染色变，书字则逾年迹灭，惟存空纸已尔，是其色黑入肾，又不待言。是以阴脏服之，则能动风与气，泄泻腹痛；阳脏服之，则能敛阴秘阳。故在其骨名为螵蛸，亦能以治血枯气竭肝伤之病也。惟是其肉久不入食？故义亦不甚明。今则南北通用，觉血枯阴燥，服则有益无损，而血衰气寒，服反见害，岂非性阴不燥之义欤？柔鱼无骨，形质与气，皆与乌贼骨鱼肉相若，但味胜于乌贼鱼。越人重之。

鳅鱼 五一四　　无鳞鱼

鳅鱼专入脾。即泥鳅。伏于泥中，得土阴气以养，性动而侵，故能入土以补脾。书言暖中益气者，义根是也。（温润脾胃。）得水则浮而出，涸则入泥而不见，故能下入而治病。书言同米粉煮羹，下入而收痔者，义由斯也。他鱼水涸即毙，惟鳅常自染涎以自养，伏泥而不涸，故人服之而津生。书言醒酒消渴者，义亦由兹起也。消渴用泥鳅十头，阴干，去头尾，烧灰，干荷叶等份为末，每服二钱，新汲水调下，日三服，名沃焦散。乌须揩牙，泥鳅、槐蕊、狼把草各一两，雄燕子一个，酸石榴皮半两，捣成团，入瓦罐内，盐泥固济，先文后武，烧灰十斤，取

---

① 防：原作"妨"，据石印本改。

研，日用。一月以来，白者皆黑。阳事不起，泥鳅煮食之。如何用之立应，以其筋强力锐，故能入骨以乌须，入肾与肝以起阳也。泥鳅形似阳茎故用。牛狗羸瘦，用鳅一二枚，从口鼻送入，立肥。如何用无不效，以其具有补土之能，故能使之而立肥也。若在喉中骨鲠，用此入喉牵拽而出。用鳅鱼线缚其头，以尾先入喉中，牵拽出之。此则人之所易知者矣。但不可合白犬血食。

鲍鱼 五一五　　无鳞鱼

鲍鱼专入肝，兼入肠。考之长州张璐有言，其鱼腥秽，止可淡曝，而不可盐煮。干则形如肉干，性温无毒，专取腥秽以涤一切瘀积，同气相感也。入肝散血，煮汁送四乌鲗一芦茹丸，治女子血枯经闭。《内经》以疗伤肝，利肠而不伤伐元气，惜乎世罕用之。（通肝瘀，涤肠秽。）今疱人用以煮肉，则脂沫尽解，涤除垢腻之验也。昔秦皇死沙丘，会暑尸腐，令辒车载鲍鱼以乱其臭，始皇本吕不韦萌孽，溷厕宫帏，非取其涤除遗臭之义欤？

鳗鲡鱼 五一六　　无鳞鱼

鳗鲡鱼专入肝、肾，兼入穴窍。类有分，阔嘴者为鳗，尖嘴者为鲡，皆禀土中阴气以生。味甘气寒。其形类蛇，常与水蛇同穴，故其性有小毒，力善走窜钻穴。故书谓能去风杀虫。按：虫由风生，故"风"字从虫。如骨蒸痨瘵，五痔疮瘘，阴户蚀疮，湿痹风瘙虚损等证，人常食之为有益也。虚损痨瘵，多有虫蚀。有病瘵者，相染已死数

人，乃取病者钉之棺中，弃于流水，永绝传染。渔人异之，开视，见一女子尚活，取置鱼舍，多食鳗鲡，病愈。遂以为妻。《圣惠方》用鳗鲡淡炙食，治诸虫心痛多吐，冷气上攻满闷。张鼎云：此以骨（鳗鲡鱼骨）烧烟，则可以辟蚊蠓；熏屋竹木，则可以断蛀；置骨于衣箱中，则可以断蠹。惟脾胃虚泄，并孕妇食之，则大忌耳。性滑气寒故。凡昂头行水，及重三四斤者，腹下有黑斑，背上有点者，皆为有毒，切不可食。

海蛇 五一七　　无鳞鱼

海蛇专入肝、肾。俗曰海蜇①，即广所云水母者是也。按：书言此生于东海，状如血帕，大者如床，小者如斗。无眼目腹胃，以虾为目，虾动蛇沉，故曰水母目虾②。又曰：水母形浑然凝结，其色红紫，无口眼，腹下有物如悬絮，群虾附之，咂其涎沫，浮沉如飞，为潮所拥，则虾去而蛇不得归。人因割取，浸以灰矾，去其血汁，而色遂白。厚为蛇头，其味更胜。究其主治，大约多能下血消瘀，清热解毒，而气亦不甚温。盖缘此属血类，血味多咸，咸则能以入肾；血藏于肝，海蛇形如血帕，则蛇多入于肝；蛇产于水，肾属水，则蛇又多入肾故也。是以劳损积血，得此则消；小儿丹疾火伤，得此则除；河鱼之疾，得此则疗。（清肝肾血瘀热毒。）但忌白糖同腌，则蛇随即消化而不能以久藏，以土克水者故耳，无他义也。

---

① 蜇：原音假为"折"，据文义改。
② 虾：原脱，据《本草纲目》卷四十四补。

蛏 五一八　　蚌蛤

蛏专入肾，兼入肝。乃海中小蚌耳，与江湖蚌蛤相类。闽人以田种之，候潮泥壅沃，谓之蛏田。其肉可为蛏肠干淡，以充海错。蛏生海泥中二三寸，大如指，两头开。味甘性平。煮食可治胸中邪热烦闷，饭后食之，与服丹石人适合。（解胸中烦热。）并治妇人产后虚热，可知性体属阴，故能解热涤烦。然惟水衰火盛者则宜，若使脾胃素冷，服之必有动气泄泻之虞矣。书言可治冷痢，似属巧说，未可深信。

蛙 五一九　　湿生

蛙专入膀胱、肠、胃。与螺蚌皆产于水。其味虽甘，而性则寒，故能清热利水解毒。如水蛊腹大，用干青蛙二枚，以酥炒干蝼蛄七枚，炒苦葫芦半两，为末，空心酒服三钱即愈。通身水肿，以青蛙一二枚，去皮炙熟，食之即治。毒痢噤口，以水蛙一个，并肚肠捣碎，瓦焙，入麝香五分，作饼，贴脐上，即通。时行面赤项肿瘟毒，用金线捣汁水调，空腹顿服，即效。然肉虽寒而骨善跳则热，性虽动而气善蓄则闭，食之令人作淋，及或多食令人尿闭，脐下酸痛。（清热利水闭气。）治须擂以车前顿水，或烧酒行气之类以解。脏热者须用车前，脏寒者须用烧酒以通。至于孕妇，食尤有忌，令子寿夭。不可不知。

鳖肉 五二〇　　龟鳖

鳖肉专入肝。止有雌无雄，与蛇与龟为匹。形多变幻，故书有言鳖有三足、一足者不宜食，独目者不宜食，头足不缩者不宜食，目凹陷者不宜食，腹下有王字、卜[1]字文、蛇文者不宜食。生于山上者，名旱鳖，不宜食。腹赤如血者，名朱鳖，不宜食。此有毒杀人，不宜食鳖之说也。又言鳖合鸡子、苋菜食则令人生鳖，同猪、兔、鸭食则能损人，同芥子食则生恶疮，与妊妇食则生子项短，同薄荷食则能杀人。此合他味同食之有见害于人也。至于冷劳食之则能发冷水病，须合葱与椒、姜同煮，并锉鳖甲少许以入。可知鳖性冷，故须假以姜、椒以为之制；鳖肉聚，故须假以鳖甲之散以为之佐耳。鳖项下有软骨如龟形者，食之令人患水病，须去之。然惟妇人素挟血热，证见血瘕血漏，并疟痢诸证，服之得宜。若使中气有亏，谓可补中益气，纵出《别录》，亦属肤语，不足信也。（凉肝血热。）

---

① 卜：原作"土"，据《本草纲目》卷四十五改。

卷 十

总 义

张元素曰：凡药酸入肝，苦入心，甘入脾，辛入肺，咸入肾。此明五味之义。（药有五味。）辛主散，酸主收，甘主缓，苦主坚，咸主软。统论五味之用。辛能散结润燥、致津液通气，酸能收缓敛散，甘能缓急调中，苦能燥湿坚软，咸能软坚，淡能利窍。复明五味之用。《阴阳应象大论》曰：阴味出下窍，阳气出上窍。清阳发腠理，清之清者。浊阴走五脏。浊之清者。清阳实四肢，清之浊者。浊阴归六腑。浊之浊者。味厚者为阴，薄者为阴中之阳。气厚者为阳，薄者为阳中之阴。味厚则泄，降泻。薄则疏通。渗利。气薄则发泄，表散。厚则发热。温燥。辛甘发散为阳，酸苦涌泄为阴，咸味涌泄为阴，淡味渗泄为阳。（药分阴阳。）六者或收、或散、或缓、或急、或润、或燥、或软、或坚，所以利而行之，调其气使之平也。此明阴阳之义。（阴阳之气平则无病，不平则病生。）宗奭曰：生物者气也，成之者味也。寒气坚，故其味可用以软。热气软，故其味可用以坚。风气散，故其味可用以收。燥气收，故其味可用以散。土者冲气之所生，冲气则无所不和，故其味可用以缓。气坚则壮，故苦可以养气。脉软则和，故咸可以养脉。骨收则强，故收可以养骨。筋散则不挛，故辛可以养筋。肉缓则不壅，故甘可以养肉。坚之而后可以软，收之而后可以散，故缓则用甘，不欲则弗用，用之太过，亦病矣。古之养生疗疾者，必先通乎此，否则能愈人之疾者，鲜矣！

李杲曰：味薄者升而生，象春，如甘平、辛平、辛微温、微苦平之药是也。气薄者，降而收。象秋，如甘寒、甘凉、甘淡寒凉、酸温、酸平、咸平之药是也。气厚者，浮而长。象夏，如甘热辛热之药是也。味厚者，沉而长。象冬，如苦寒咸寒之药是也。气味平者，化而成。象土，如甘平、甘温、甘凉、甘辛平、甘微苦平之药是也。（药有气味升降浮沉。）汪昂曰：气厚味薄者，浮而升；味厚气薄者，沉而降；气味俱厚者，能浮能沉；气味俱薄者，可升可降。李时珍曰：酸咸无升，辛甘无降，寒无浮，热无沉，其性然也。而升者引之以咸寒，则沉而直达下焦；沉者引之以酒，则浮而上至颠顶。一物之中，有根升梢降，生升熟降者。是升降在物，亦在人也。此统明升降浮沉之义。

元素曰：凡药根之在土中者，中半以上，气脉之上行也。以生苗者为根，中半以下，气脉之下行也。上入土者为梢，病在中焦与上焦者，用根；在下焦者，用梢。根升梢降。人之身半以上，天之阳也，用头；中焦用身；身半以下[1]，地之阴也，用梢，乃述类象形者。（药有根梢上中下。）

汪昂曰：凡药之为枝者，达四肢；为皮者，达皮肤；为心为干者，内行脏腑；质之轻者，以入心肺；重者，下入肝肾；中空者，发表；内实者，攻里；枯燥者，入气分；润泽者，入血分，此上下内外各以其类相从也。

《五伤篇》曰：酸伤筋，辛胜酸，苦伤气，咸胜苦，甘伤肉，酸胜甘，辛伤皮毛，苦胜辛，咸伤血，甘胜咸。此五行相克之义。（药有五伤。）

《五走篇》曰：酸走筋，筋病毋多食酸，多食令人癃。酸气涩收，胞得酸而缩卷，故水道不通也。苦走骨，骨病毋多食苦，多食令人变呕，苦入下脘，三焦皆闭，故变呕也。甘走肉，肉病毋多食甘，多食令人悗心。甘气柔润，胃柔则缓，缓则虫动，故悗心也。辛走气，气病毋多食辛，多食令人洞心。辛走上焦，与气俱行，久留心下，故洞心也。咸走血，血病无多食咸，多食令人渴。血与咸相得则凝，凝则胃汁注之，故咽路焦而舌本干。此五病之所禁。（药有五走。）

《五过篇》曰：味过于酸，肝气以津，脾气乃绝。肉胝伤胎而唇揭。味过于苦，脾气不濡，胃气乃厚，皮槁而毛拔。味过于甘，心气喘满，色黑，肾气不平，骨痛

而发落。味过于辛，筋脉阻绝，精神乃失，筋急而爪枯。味过于咸，大骨气劳，短肌[2]，心气抑，脉凝涩而变色。此五味之所伤。（药有五过。）

汪昂曰：人之五脏，应五行金木水火土，子母相生。经曰：虚则补母，实则泻子。又曰：子能令母实，如肾为肝母，心为肝子，故入肝者并入肾与心。肝为心母，脾为心子，故入心者并入肝与脾。心为脾母，肺为脾子，故入脾者并入心与肺。脾为肺母，肾为肺子，故入肺者并入脾与肾。肺为肾母，肝为肾子，故入肾者并入肺与肝。此五行相生，子母相应之义也。（药有子母相生。）

汪昂曰：药之为物，各有形性气质。其入诸经，有因形而相类者，如连翘似心而入心，荔枝核似睾丸而入肾之类。有因性相从者，如属木者入肝，属水者入肾，润者走血分，燥者入气分，本天者亲上，本地者亲下之类。有因气相求者，如气香入脾，气焦入心之类。有因质相同者，如药之头入头，干入身，枝入肢，皮行皮，红花苏汁似血而入血之类。又药有以形名者，如人参、狗脊之类。有以色名者，如黄连、黑参之类。有以气名者，如豨莶、香薷之类。有以味名者，如甘草、苦参之类。有以质名者，如石膏、石脂、归身、归尾之类。有以时名者，如夏枯草、款冬花之类。有以能名者，如何首乌、骨碎补之类。此自然之理，可以意会也。（药有形性气质。）

时珍曰：药有七情，独行者单方，不用辅也。相需者同类，不可离也。如人参、甘草、黄柏、知母之类。相使者，我之佐使

---

[1] 下：原作"上"，据前后文义改。

[2] 肌：原脱，据《素问·生气通天论》补。

也。相恶者，夺我之能也。相畏者，受彼之制也。相反者，两相合也。相杀者，制彼之毒也。古方多有用相恶、相反者。盖相须相使同用者，帝道也。相畏相杀同用者，王道也。相恶相反同用者，霸道也。有经有权，用者识悟耳。（药有佐使恶畏反杀。）

嘉谟曰：制药贵适中，不及则功效难求，太过则气味反失。火制四，煅炮炙炒也。水制三，渍泡洗也。水火共制，蒸煮二者焉。酒制升提，姜制发散。入盐走肾而软坚，用醋注肝而住痛。童便制，除劣性而降下；米泔制，去燥性而和中。乳制润枯生血，蜜制甘缓益元。陈壁土制，借土气以补中州。面煨面制，抑酷性勿伤上膈。乌豆汤、甘草汤渍爆，并解毒致令平和。羊酥油、猪脂油涂烧，咸渗骨容易脆断。去穰者免胀，抽心者除烦。大概具陈，初学熟玩。

本草求真
卷后目录

绣按：是书编次，悉从药性气味类载。如补火则以补火一类，滋水则以滋水一类，散寒则以散寒一类，泻热则以泻热一类，以便披阅。但人药性不明，或以仓卒之会，有难稽查，则仍照以古式类编，俾令开卷易于检对。

草部一九一

木部七二

果部二五

谷部一六

菜部十

金部七

石部三七

土部三

水部三

禽部四

兽部二十

鳞部八

鱼部三

介部十

虫部二四

人部十

本草求真主治

清 · 黄宫绣 著

目录

主治卷上

主治卷下

主治卷上

脏腑病证主药

绣按： 人生疾苦，非属外感有余，即属内伤不足。然究其要，总不越乎脏气偏胜以为致害。盖人脏气不明，药性不知，无论病证当前，宜凉宜热，根蒂全然不晓，即其药之或功或过，亦不知其奚自而起矣。考之濒湖《纲目》，所论脏腑虚实标本药式，其间分门别类，补母泻子，与夫补气补血，非不既详且尽，但惜尚有未清之处。如白术不言能补脾气，反云能补肝气脾血；砂仁不言能温胃气，反云能补肾气；当归不言能补心血，反云能补命门相火；泽泻不言能除膀胱湿热，反云能补心气；没药、血竭不言能破肝血，反云能补肝血之类是也。且其所论三焦实火宜泻，则栀、连、芩、柏似可指引，而书偏指麻黄、瓜蒂以为泻火之要；三焦实热宜解，则麻、桂、硝、黄似可列入，而书止举栀、连、芩、柏为解热之剂。颠倒错乱，实不可解，以致后学漫无指归。是篇采集用药主治，皆从药中正理考核，不以反借反说敷衍，间有正论既抒，旁意应明，亦必疏畅殆尽，断不牵引混指，以致有误后学云。

肝足厥阴　乙木

肝属木，木为生物之始，故言肝者，无不比类于木。凡药色青、味酸气躁、性属木者，皆入足厥阴肝、足少阳胆。肝与胆相为表里，胆为甲木，肝为乙木。谓其肝气勃勃，犹于百木之挺植；肝血之灌注，犹于百木之繁[1]荣。昔人云：肝无补。非无补也，

---

[1] 繁：原作"敷"，据文义改。

实以肝气过强，则肝血不足，补之反为五脏害，故以无补为贵。讵知肝气不充，是犹木之体嫩不振，而折甚易，（肝气不充，犹木体软不振。）非不用以山茱萸、杜仲、续断、鸡肉壮气等药以为之补，乌能以制夭折之势乎！肝血即竭，是犹木之鲜液而槁在即，（肝血不足，犹木枯槁不荣。）非不用以地黄、山药、枸杞以滋其水，肝以肾为子。经曰：虚则补母。当归、首乌、阿胶、菟丝、人乳以生其血，血燥则急。经

247

曰：肝苦急，急食甘以缓之。其何以制干燥之害乎？肝气冷而不温，是犹木之遇寒而冻，（肝冷不温，犹木遇寒而冻。）非不用以肉桂、鹿茸以暖其血，川芎、香附、艾叶、吴茱萸以温其气，其何以制严寒之威，而抒发生之象乎？肝气郁而不舒，是犹木受湿热之蒸，历久必黄必萎，（肝郁不舒，犹木受郁而萎。）非不用以茯苓、赤苓、天仙藤以渗其湿，木香、香附、柴胡、川芎以疏其气，灵脂、蒲黄、归尾、鳖甲、桃仁、母草以破其血，其何以舒其郁而去其热乎？若使肝气既浮，而症已见目赤、发热、口渴，则宜用以龙骨、枣仁、白芍、乌梅、木瓜之类以为之收，是犹木气过泄，日久必有强直之害，（肝气过浮，犹木强直不屈。）不治不足以折其势也。木以敛为泄。经曰：以酸泄之。肝挟风热内侮，而症见有诸风眩晕、僵仆惊痫，则宜用以桂枝、羌活、乌附、荆芥、钩藤、薄荷、川芎以除其风；木喜条达。经曰：肝欲散，急食辛以散之。散即是补，故经又曰：以辛补之。黄芩、胆草、青黛、青蒿、前胡以泻其火，以除其热；红花、地榆、槐角、紫草、茅根、赤芍、生地以凉其血，甘草以缓其势。肝以心为子。经曰：实则泻其子。是犹木之值于风感厥厥动摇，日久必有摧折之势，（肝受风侮，犹木遇风而摇。）不治不足以制其暴也。肝气过盛则脾肺皆亏，症见咳嗽喘满、惊悸气逆，则宜用以金银箔、青皮、铁粉、密陀僧、侧柏叶以平其肝，三棱、枳实以破其气，是犹木之丛林茂蔚，值此斧不可加，土不可载，日久必有深藏不测之虞，不如是不足以制其害也。（肝风过盛，犹木茂

蔚克土侮金。）凡此肝气之盛衰，实与木气之强弱如一，肝血之荣枯，实与木液之膏竭相等，使不比类以观，而但谓其肝盛宜制。呜呼！制则制矣。盖亦思其肝有虚怯，果能受此摧残剥落否耶？

经曰：肝苦急，血燥则急。急食甘以缓之，如人乳、甘草之类。肝欲散，木喜条达。急食辛以散之，如桂枝、羌活、川芎、薄荷之类。以辛补之，肝以辛为补，故川芎、薄荷能以补肝。以酸泻之。肝以敛为泻，故白芍、赤芍、乌梅皆曰泻肝。

【补肝气】杜仲　山茱萸　鸡肉　续断

【补肝血】荔枝　阿胶　桑寄生　何首乌　狗脊　麋茸　獭肝　紫河车　菟丝　人乳

【疏肝气】木香　香附　柴胡　芎䓖

【平肝气】金银箔　青皮　铁粉　密陀僧　云母石　珍珠　龙骨　龙齿

【破肝气】三棱　枳实

【敛肝气】龙骨　酸枣仁　炒白芍　龙齿　乌梅　木瓜

【散肝风】荆芥　钩藤　蛇蜕　蒺藜　蝉蜕　浮萍　王不留行　全蝎　桂枝　白花蛇　石南藤　蜈蚣　川乌附　樟脑

【散肝风湿】桑寄生　羌活　侧附子　狗脊　松脂　苍耳子　豨莶草　威灵仙　茵芋　海桐皮　秦艽　五加皮

【散肝风热】木贼　蕤仁　冰片　决明子　炉甘石　青葙子

【散肝风气】芎䓖　麝香　薄荷　苏合香

【散肝风痰】南星　皂角　乌附尖　白芥子　天麻

【散肝风寒痰】蔓荆子　僵蚕　山甲

【散肝血】谷精草　石灰

【祛肝寒】肉桂　桂心　吴茱萸　艾叶
大茴香　小茴香

【渗肝湿】茯苓　土茯苓　天仙藤

【泻肝湿】龙胆草　连翘　珍珠　皂矾
白蔹

【泻肝痰滞】前胡　鹤虱　磁石

【温肝血】虫白蜡　肉桂　续断　芎劳
香附　荆芥　伏龙肝　延胡索　炉甘石
苍耳子　海螵蛸　酒　百草霜　砂糖　兔
屎　玉不留行　泽兰　韭菜　墨　刘寄奴
大小蓟　天仙藤　海狗肾　蒺藜　鹿茸
鹿角　艾叶

【凉肝血】生地黄　代赭石　蒲公英
青鱼胆　红花　地榆　白芍　槐角　槐花
侧柏叶　卷柏　无名异　凌霄花　猪尾
血　紫草　夜明砂　兔肉　旱莲草　茅根
蜈蚣　山甲　琥珀　芙蓉花　赤芍　醋
熊胆

【破肝血】莪术　紫贝　五灵脂　紫
参　益母草　蒲黄　血竭　莲藕　古文钱
皂矾　归尾　鳖甲　贯众　茜草　桃仁

【败肝血】干漆　三七　虻虫　䗪虫
螃蟹　瓦楞子　水蛭　花蕊石

【止肝血】炙卷柏　伏龙肝　墨　炒
艾叶　炒蒲黄　花蕊石　青黛　百草
霜　炒侧柏　石灰　刘寄奴　王不留行

【散肝热】决明子　野菊花　夏枯草
木贼

【泻肝热】代赭石　石南叶　琥珀
车前子　牛黄　前胡　秦皮　空青　铜青
蒙花　石决明　珍珠　凌霄花　生枣仁
芦荟

【泻肝热痰】磁石　前胡　牛黄

【吐肝热疫】胆矾

【泻肝火】钩藤　熊胆　女贞子　羚
羊角　青黛　龙胆草　人中白　黄芩　大
青　青蒿草

【散肝毒】蜈蚣　蛇蜕　野菊花　王
不留行

【解肝毒】土茯苓　蒲公英　芙蓉花
皂矾　连翘　醋　蓝子

【拔肝毒】青黛　轻粉

心 手少阴　　丁火

心有拱照之明。凡命门之水与三焦分
布之火，无不悉统于心而受其载，故曰君
火。凡药色赤、味苦气焦、性属火者，皆入手
少阴心、手太阳小肠经。心与小肠为表里，小
肠为丙火，心为丁火。第心无气不行，无血
不用。有气以运心，则心得以坚其力；有
血以运心，则心得以神其用。是以补心之
气，（心气虚。）无有过于龙眼肉，补心
之血，（心血虚。）无有过于当归、柏子
仁、龟板、食盐。经曰：心欲软，急食咸以
软之。心而挟有沉寒痼冷，（心寒。）则有
宜于桂心之燥，及或加以延胡索、乳香、
骨碎补、安息香之类以为之却。心或散而
不收，（心气散。）则有宜于五味子之酸以
为之敛。经曰：心苦缓，急食酸以收之。又按：
五味子虽属肺肾专药，然亦具有苦性，可以通
用。心而挟有痰湿，（心挟痰湿。）则有宜
于半夏、茯神、灯心、萱草以为之渗。心
而挟有内湿内热，（心挟热湿。）则有宜于
代赭石、木通、瞿麦、牛黄、天竺黄、连
翘、山栀、西瓜、黄连、辰砂、百合、郁
金、莲须、贝母、钩藤、珍珠、土贝母、
川楝子之属以为之泻。心而挟有血不解，

（心有血瘀。）则有宜于丹参、没药、郁金、桃仁、茜草、苏木、益母草、莲藕、童便、血余之属以为之破，以为之软。经曰：心欲软，急食咸以软之。又曰：以咸补之。至心挟有热邪内起，（心有热邪。）则有灯草、竹叶、熊胆、羚羊角、山豆根、童便、麦冬、萱草、生地、栀子、犀角、木通、黄连等药可选。心挟热痰内起，（心有热痰。）则有牛黄、贝母等药可用。心气不通，则有菖蒲、远志、桑螵蛸、薰香、雄黄、胡荽等药可进。盖心以通为主，心通则思无所窒而运用灵，犹火必空而后发也。心又以气为要，气足则事历久而不堕，犹火必薪而始永也。心又以血为需，血足则心常存而不离，犹灯必膏继而后光也。合此三者以治，则心拱照自若。庶绩咸熙，又何有病之克生乎？

经曰：心苦缓，缓则散逸。急食酸以收之。如五味子之类。按：五味子虽属肝肾专药，然亦具有苦性，可以通用。心欲软，急食咸以软之。如童便、血余之类。以咸补之，心以咸为主。以甘泻之。

【补心气】龙眼肉

【补心血】当归 柏子仁 食盐 龟板

【通心气】菖蒲 远志 桑螵蛸 薰香 安息香 雄黄 胡荽

【祛心寒】桂心

【散心温热】香薷

【散心痰湿】半夏 菖蒲

【渗心湿】茯苓 灯心 萱草

【泻心热】代赭石 木通 瞿麦 牛黄 天竺黄 连翘 西瓜 黄连 山栀子 辰砂 百合 郁金 莲须 贝母 钩藤 珍珠 土贝母 川楝子

【泻心湿热】木通 黄连 连翘 栀子 珍珠 苦楝子 瞿麦

【温心血】延胡索 安息香 骨碎补 桂心 乳香

【凉心血】犀角 射干 童便 血余 红花 辰砂 紫草 熊胆 生地黄

【破心血】丹参 没药 郁金 桃仁 茜草 苏木 益母草 莲藕

【解心毒】射干 贝母 连翘 山豆根 黄连

【泻心火】灯草 竹叶 熊胆 羚羊角 山豆根 童便 麦冬 萱草 生地 栀子 犀角 木通 黄连

【镇心怯】禹余粮 铁粉 代赭石 珍珠 辰砂

【泻心热痰】牛黄 贝母

脾 足太阴　己土

土有长养万物之能，脾有安和脏腑之德，取脾味甘配土，理适相合。凡药色黄、味甘气香、性属土者，皆入足太阴脾、足阳明胃经。脾与胃相表里，胃为戊土，脾为己土。是以古之治脾，每借土为比喻。盖谓脾气安和，则百病不生；脾土缺陷，则诸病丛起。张元素曰：五脏更相平也。一脏不平，所胜平之。故云安谷则昌，绝谷则亡，水去则营散，谷消则卫亡，神无所居，故血不可不养，卫不可不温，血温气和，营卫乃行，长有天命。经曰：土不及则卑监，当补之培之，治当用以白术之苦以补其缺。（土亏宜补。）经曰：脾苦湿，急食苦以燥之。然有寒痰与食凝结胸口，滞而不消，则术又当暂停；如寒则有宜于干姜、生姜，痰则宜于半夏，滞则宜于砂仁、白蔻、木香之类，使犹用以白术，不更以增其滞乎？亦有补散兼施，但须看其邪气微甚以酌因应权变之宜。火气内结而土燥涸不润，则土当以水制，（土燥宜润。）如地黄、山药、枸杞、甘草之类，经曰：以甘补之。使犹用以白术，不更以增其燥乎？脾湿滑而不固，而症见有泄泻，则土当以涩制，（土滑宜宜。）如莲子、芡实、肉豆蔻之类，使徒用以白术，不更使脱难免乎？白术当兼涩药同投。土受偶尔寒湿不伸，而症见有呕吐、恶心、心痛，则土当以疏泄，（土滞宜宜。）如木香、甘松、藿香、菖蒲、大蒜、红豆蔻、胡荽之类，使犹用以白术，不更以增其室乎？亦有白术与诸散药同用，须看邪微甚以分先后治法。土因湿热内蒸，而症见有溺闭、便秘、脚痛、恶毒等症，则土当以清解，（土杂宜清。）如白鲜皮、薏苡仁、木瓜、蚯蚓、紫贝、皂白二矾、商陆、郁李之类，使犹用以白术，不更以增其热乎？若使水胜于热，而症见有肿胀、溺涩，日久必有浸淫倾覆之害，则治当以渗投，如茯苓、芡实、泽兰、扁豆、山药、浮萍、鸭肉、鲫鱼之类，使或用以白术，其何以止侵荡之势乎？土因寒气栗烈而冻，而症见有四肢厥逆不解，则药当以热投，（土寒而湿。）如附子、肉桂、干姜之类，使仅用以白术，其何以除寒厥之症乎？如四逆汤、姜附汤之类。至于土敦而厚，土高而阜，是为热实内结，宜用苦寒以下，（土高土厚而下宜削。）如枳实、大黄、朴硝之类，经曰：以苦泻之。使犹用以白术，不更使敦而至腹满莫救，使阜而致喘逆殆甚乎？脾土即亏，生气将绝，是犹土崩而解，治当用以升固，（土崩而固。）如参、芪、白术、甘草、升麻之类，经曰：脾欲缓，急食甘以缓之。使仅用以白术，而不合以参芪以为升补，其何以固崩解之势乎？如补中益气汤之类。凡此虽非以补为要，而补脾之理，无不克寓，要使土气安和，不寒不热，不燥不湿，不升不降，不厚不薄，则于脏气适均，又奚必拘拘于所补为是而以不补为非哉？是可只其用补之妙法耳。

经曰：脾苦湿，急食苦以燥之，如白术之类。脾欲缓，舒和意。急食甘以缓之，如甘草之类。以甘补之，甘缓脾，故以甘为补。以苦泻之。苦燥湿，故以苦为泻。

【补脾气】白术

【缓脾气】炙甘草　合欢皮

【健脾】白术　白蔻　砂仁　肉豆蔻　莲子

【温脾】龙眼　大枣　荔枝　犬肉　牛肉　饴糖　熟蜜

【润脾】山药　黄精　羊肉　人乳　猪肉

【醒脾气】木香　甘松　藿香　菖蒲　大蒜　红豆蔻　胡荽

【宽脾气】乌药　藿香　神曲

【升脾气】苍术

【消脾气】山楂　橘皮　郁李　神曲　姜黄

【破脾气】枳实　郁李

【敛脾气】木瓜

【散脾湿】苍术　松脂　苍耳子　防风　厚朴　排草

【散脾湿痰】半夏　橘皮　神曲　石菖蒲

【吐脾温热痰】白矾　皂矾

【燥脾湿】白术 蛇床子 密陀僧 松脂 石灰 橘皮 芜荑 伏龙肝 苍术 红豆蔻 川椒 鲤鱼

【燥脾湿痰】乌尖附 附子 干姜

【渗脾湿】茯苓 芡实 泽兰 扁豆 山药 浮萍 鸭肉 鲫鱼

【清脾湿痰】白鲜皮 薏苡仁 木瓜 蚯蚓 紫贝 皂矾 白矾 商陆 郁李

【清脾热】石斛 白芍 竹叶

【泻脾火】石斛 白芍

【降脾痰】白矾 皂矾 射干 密陀僧

【消脾积】砂仁 木香 使君子 山楂 神曲 阿魏 橘皮

【杀脾蛊】松脂 使君子 芜荑 雄黄 萹蓄 紫贝 蚯蚓 皂矾 白矾 阿魏 乌梅 百草霜 苍耳子 密陀僧 石灰

【温脾血】白虫蜡 伏龙肝 百草霜 天仙藤

【凉脾血】射干

【破脾血】郁李仁 紫贝 姜黄 莲藕 皂矾 蚯蚓

【止脾血】百草霜 石灰

【解脾毒】蚯蚓 射干 白矾

肺 手太阴　　辛金

肺为清肃之脏，处于至高，不容一物。故经以此配金，谓其禀气肃烈，脏适与之相均也。凡药味辛、色白气腥、性属金者，皆入手太阴肺、手阳明大肠经。肺与大肠为表里，大肠为庚金，肺为辛金。惟是肺主于秋，秋主收而恶燥，故肺常以清凉为贵，犹之金气燥烈，忽得凉气以解，则金坚强

不软，然使寒之过极，则铁精华尽失，必致受锈而败，肺虽以凉为贵，而亦恐其过寒，以致气不克伸，（金寒而锈。）仍当治以温和，如燕窝、饴糖、甘菊、胡桃肉之类是也。若使胃气素虚，肺金失养，咳声渐少，步武喘鸣，与夫足痿莫行，是犹金之燥烈而痿。（金燥而痿。）治当亟补肺阴，兼滋肾水。如补肺则当用以葳蕤、人乳、阿胶、胡麻、熟蜜、榧实之类；滋水则当用以枸杞、熟地、菟丝、山药之类是也。心火挟其相火上克于肺，则肺受烁之极，是犹金之被烁而熔，（金烁而熔。）治当审其火势稍微，则当用以生地、栀子、天冬、麦冬、桑白皮、薏苡仁、百部、百合之类；火势与热稍甚，则当用以瓜蒌、花粉、马兜铃、青木香、竹茹、黄芩之类是也。至于肺气久泄，逆而不收，是犹金之锋利太过，则当急为收藏，（金锐而泄。）如粟壳、木瓜、乌梅、诃子、五味子、蛳粉之属是也。经曰：肺欲收，急食酸以收之，以酸补之。肺有寒痰与气内塞，而不能以发，是为金实不鸣，（金实不鸣。）治当相其所实以治，大约实在于寒，（寒实不散。）则有桔梗、麻黄、紫苏、葱管、党参、白蔻、生姜、熏香、马兜铃、紫白二英、红豆蔻、川椒、冬花、百部、丁香、杏仁等药可散；实在风湿痰热，（风痰湿热不开。）则有甘菊、葳蕤、五倍子、百药煎、辛夷、牛子、白前、芜荑、皂角可解；实在于气不得降下，（气实不降。）则有马兜铃、青木香、旋覆花、瓜蒌、花粉、葶苈、苏子、枇杷叶、杏仁、莱菔子、补骨脂可降；经曰：肺苦气上逆，急食苦以泻之。实在肺气不宜宣通，（气塞不通。）则有熏

香、安息香可去；实在肺气不得疏泄，则有丁香、冬花、牵牛、白前、橘皮、女菀可除；经曰：以辛泄之。实在中有湿热不得渗泄，（气有湿热不泄。）则有黑牵牛、黄芩、石韦、车前子、通草、薏苡仁、葶苈可渗。若使肺气空虚，而肺自嗽不已，是为金空而鸣；（金空而鸣。）肺气衰弱，而气不得上升以胜，是为金衰而钝，（金衰而钝。）皆当用以人参、黄芪、桔梗以为振拔，或兼白术补土以生金；惟有肺气内伤，声哑不开，是为金破不鸣，（金破不鸣。）治当滋水清肺，如熟地、山药、枸杞、阿胶、天冬、麦冬、人参之类。余则看证酌施。然要肺属娇脏，寒热皆畏，故治当酌所宜，而不可有过寒过热之弊耳。（外有木叩而鸣，因木盛侮金故耳。）

经曰：肺苦气上逆，火旺克金。急食苦以泻之。如青木香、葶苈子之类。肺欲收，急食酸以收之，如五味子、乌梅之类。以酸补之，酸能收，气不散，故以酸为补。以辛泄之。如牵牛之类。

【补肺气】人参　黄芪

【温肺】燕窝　饴糖　甘菊　胡桃肉

【润肺】葳蕤　人乳　阿胶　胡麻　熟蜜　框实

【升肺气】桔梗

【通肺气】薰香　安息香

【泻肺气】丁香　冬花　牵牛　白前　橘皮　女菀

【降肺气】马兜铃　青木香　旋覆花　瓜蒌　花粉　葶苈　苏子　枇杷叶　杏仁　莱菔子　补骨脂

【破肺气】枳壳

【敛肺气】粟壳　木瓜　乌梅　诃子　五味　蛤蜊粉

【散肺寒】桔梗　麻黄　紫苏　青葱　杏仁　白豆蔻　生姜　薰香　马兜铃　白石英　紫石英　红豆蔻　川椒　款冬花　百部　丁香

【宣肺风】甘菊　皂角

【宣肺风湿】葳蕤　五倍子　百药煎　白前

【宣肺风热】辛夷　牛子

【燥肺湿】川椒

【渗肺湿】茯苓　桑白皮　姜皮

【泻肺湿热】牵牛　黄芩　石韦　车前子　通草　薏苡仁　葶苈

【散肺暑湿】紫苏

【泻肺热】马兜铃　青木香　五倍子　百药煎　通草　车前子　贝母　牵牛　石韦　牛子　金银花　山栀子　白薇　知母　沙参　薏苡仁　百部　百合　黄芩　芙蓉花　柿霜　柿干　土贝母　竹茹　梨　蛤蜊粉

【泻肺火】黄芩　瓜蒌　花粉　竹茹　桑白皮　羚羊角　地骨皮　枇杷叶　沙参　麦冬　生地　天冬　栀子

【凉肺血】生地　紫菀

【涩肺血】白及

【散肺毒】野菊花

【解肺毒】金银花　芙蓉花　牛子　贝母　黄芩

【降肺痰】瓜蒌　花粉　贝母　生白果　旋覆花　杏仁　土贝母　诃子

肾足少阴　　癸水

书曰：肾藏志，属水，为天一之源。

凡色黑、味咸气腐、性属水者，皆入足少阴肾、足太阳膀胱经。肾与膀胱相表里，膀胱为壬水，肾为癸水。主听、主骨、主二阴。又曰：诸寒厥逆，皆属于肾。又曰：肾中之水则能行脊至脑而为髓海，泌其津液，注之于脉，以荣四末，内注脏腑，以应刻数，上达皮毛为汗、为涕、为唾，下濡膀胱为便、为液，周流一身为血，则是肾中之水，实为养命之原，生人之本。惟是肾无水养，则肾燥而不宁；水无火生，则水窒而不化。绣常即肾以思，其水之涸竭而不盈者，（水涸不盈。）固不得不赖熟地、枸杞、山茱萸、菟丝以为之补。若使水寒而冻，火不生水，水反凝结如土如石，（水寒不温。）则补不在于水而在于火，是有宜于附、桂、硫黄、细辛之味矣。经曰：肾苦燥，急食辛以润之。水因食积寒滞而聚，（水聚不散。）则补不在于水，而先在于疏泄渗利，是有宜于茯苓、香砂、干姜之味矣。水因火衰而水上逆，是谓之泛，水因水衰而水上逆，是谓之沸，（水逆不下。）治当审其火衰，则有宜于附、桂加于地黄之内；火盛则有宜于知柏之苦，经曰：肾[①]欲坚，急食苦以坚之。加之地黄之中，是皆补水之味矣。经曰：以苦补之。若使水郁而热不化而致证变多端，（水蓄不泄。）其在轻剂则有茯苓、桑螵蛸、土茯苓、乌贼骨以为之渗；重剂则有防己、木瓜、苦参、海蛤、文蛤、琥珀以为之泻；再重则有海藻、海带、昆布以为之伐，经曰：以咸泻之。此又以渗以泻为补者也。若使水藏于下而性反逆于上，是为肾气不藏，（水气不收。）肝气佐使，审其气自寒成，当以枝核、乌药、沉香、补骨脂、硫黄、青皮、吴茱萸以为之治；气因热至，当以枳实、黑铅等药以为之治，此又以降以破为补者也。若使肾气不充而水顺流而下，绝无关闭，症见遗尿、精滑、泄泻，（水脱不固。）则又当用补骨脂、覆盆、莲须、金樱子、山茱萸、龙骨、牡蛎、沉香、灵砂、秦皮、石斛、桑螵蛸、芡实、诃子、石钟乳、五味子、菟丝等药分别以治，经曰：肾欲坚，急食苦以坚之。使之以救其水而固其泄，经曰：以苦补之。以固为补者也。总之，治水之道，法不一端，然大要则在使水与火相称，而不致有或偏之为害耳。

经曰：肾苦燥，指寒燥言。急食辛以润之，如细辛、附、桂之类。肾欲坚，坚固则无摇荡之患。急食苦以坚之，如黄柏之类。以苦补之，火去而水自安，故以苦为补。以咸泻之。如海藻之类。

【滋肾】冬青子　燕窝　桑寄生　枸杞　龟板　龟胶　胡麻　冬葵子　榆白皮　黑铅　桑螵蛸　楮实　磁石　食盐　阿胶　火麻　生地黄

【温肾】苁蓉　锁阳　巴戟天　续断　菟丝　熟地黄　覆盆子　狗脊　鹿胶　紫河车　犬肉　獭肝　灵砂　海狗肾　山茱萸　葡萄　白蒺藜　海螵蛸　川膝　胡桃肉　麋茸

【燥肾】附子　肉桂　鹿茸　沉香　阳起石　仙茅　胡巴　淫羊藿　蛇床子　硫黄　远志　石钟乳　蛤蚧　虾　雄蚕蛾　阿芙蓉　川椒　胡椒　益智　补骨脂　丁香

---

① 肾：原作"以"，据《素问·藏气法时论》改。

【固肾】胡桃肉　菟丝子　覆盆子　补骨脂　莲须　金樱子　山茱萸　五味子　葡萄　阿芙蓉　没石子　龙骨　牡蛎　沉香　灵砂　秦皮　石斛　桑螵蛸　芡实　诃子　石钟乳

【散肾寒】细辛　附子

【燥肾寒】肉桂　阳起石　仙茅　胡巴　补骨脂　川椒　艾叶　胡椒

【降肾气】沉香　补骨脂　黑铅　硫黄　灵砂

【宽肾气】荔枝核　乌药

【引肾气】川牛膝　五味子

【祛肾风湿热】白花蛇　石南藤　川乌附　独活　桑寄生　蛇床子　巴戟天　冰片　淫羊藿　五加皮　天雄　蔓荆子　细辛

【渗肾湿】茯苓　桑螵蛸　土茯苓　海螵蛸　鲤鱼

【泻肾湿】防己　木瓜　苦参　海蛤　文蛤　琥珀　寒水石

【伐肾】海藻　海带　昆布　茯苓

【软肾坚】海狗肾　牡蛎　海藻　海带　昆布　食盐　青盐　蛤蜊粉　海石　白梅

【泻肾热】琥珀　防己　青盐　秋石　寒水石　龙胆草　食盐　童便　地骨皮

【泻肾火】玄参　黄柏　茶茗　丹皮　胡黄连　青蒿草

【暖肾血】阳起石　续断　韭菜　骨碎补　海狗肾　墨　鹿茸

【凉肾血】童便　地骨皮　血余　银柴胡　蒲公英　生牛膝　旱莲草　赤石脂

【破肾血】自然铜　古文钱

【止肾血】墨　黑姜　炒黑艾　炙卷柏　炒栀子　象皮灰

【消肾痰】海石

命　门

火居两肾之中，为人生命生物之源。但人仅知肾之所藏在水，而不知其两肾之中，七节之间，更有火寓。吴鹤皋曰：此火行于三焦，出入肝胆，听命于天君，所以温百骸、养脏腑、充九窍，皆此火也，为万物之父。故曰天非此火不能生物，人非此火不能有生。此火一息，犹万物无父，故其肉衰而瘦，血衰而枯，骨衰而齿落，筋衰而肢倦，气衰而言微矣。此火衰之说也。（火衰气寒。）是以补火之味，则有宜于附子、肉桂、鹿茸、硫黄、阳起石、仙茅、胡巴、淫羊藿、蛇床子、远志、蛤蚧、雄蚕蛾、川椒、益智、补骨脂、丁香之类。但须相其形症以施，不可一概妄投。若使火炎而燥，（火燥气热。）审其火自下起，则当以清为要，如丹皮、黄柏、知母、玄参、茶茗、胡连、青蒿草之属是也；火挟上见，则当兼心与肺同泻，如麦冬、黄连、栀子、知母、黄芩之类是也；火因水涸，则当滋水制火，如熟地黄、山茱萸、山药、枸杞之类是也。书曰：壮水之主，以镇阳光。至于火浮而散，此非肾火内炽，乃是阴盛于下，逼火上浮，（火淫不归。）宜用沉香、补骨脂、黑铅、硫黄、灵砂等药以为之降，牛膝、五味子以为之引。经曰：以酸收之。火空而发，则火不在于补，不在于清，惟在塞中以缓其势，则火自熄，如甘草、麦冬、人参、五味子、合欢皮之类是也；火伏不发，则火已有告尽之势，其症必见恶寒厥逆、舌卷囊缩、唇甲皆青。在火因于寒郁不出，则当用以麻、细、升、葛解表之剂以为之发；因于热郁不出，则当用以三黄、石膏、知母清里之剂以为之发。经曰：以苦发之。若使泥以厥逆而犹用以附、桂峻补，是与操刀杀人无异，其为败也必矣。治之者可不审其所因，以定其治乎？

【**补肾火**】附子 肉桂 鹿茸 沉香 阳起石 仙茅 胡巴 淫羊藿 蛇床子 硫黄 远志 石钟乳 蛤蚧 虾 雄蚕蛾 阿芙蓉 川椒 胡椒 益智 补骨脂 丁香

【**补脾火**】白术 白蔻 缩砂密 肉豆蔻 使君子 莲子

【**补胃火**】大枣 韭菜 肉豆蔻 草豆蔻 草果 白豆蔻 缩砂密 丁香 檀香 益智 山奈 良姜 炮姜 使君子 神曲 川椒 胡椒 大蒜 荜茇

【**补肺火**】人参 黄芪 饴糖

【**补大肠火**】韭菜

【**补心火**】龙眼肉 桂心 菖蒲 远志 薰香 安息香 胡荽 雄黄

【**补小肠火**】小茴 橘核

【**补肝火**】杜仲 山茱萸 鸡肉 续断

【**泻肾火**】玄参 黄柏 茶茗 丹皮 胡黄连 青蒿草

【**泻脾火**】大黄 白芍

【**泻胃火**】茶茗 茅根 石膏

【**泻肺火**】黄芩 栝楼 花粉 竹茹 天冬 桑白皮 羚羊角 地骨皮 枇杷叶 沙参 麦冬 生地 栀子

【**泻心火**】灯草 竹叶 熊胆 羚羊角 山豆根 童便 麦冬 萱草 生地 栀子 犀角 木通 黄连

【**泻肝火**】钩藤 熊胆 女贞子 羚羊角 青黛 龙胆草 人中白 黄芩 大青 青蒿草

【**泻胆火**】龙胆草 青黛 大青

【**泻膀胱火**】人中白 童便

【**泻三焦火**】青蒿草 栀子

【**散火**】柴胡 升麻 葛根 薄荷 香附 羌活 白芷 水萍

【**缓火**】甘草 麦冬 葳蕤 合欢皮

【**滋水**】地黄 山茱萸 枸杞

【**引火**】肉桂 附子 五味子

【**敛火**】白芍 乌梅

三焦 手少阳经

书曰：上焦如雾，中焦如沤，下焦如渎①。又曰：三焦为相火之用，分布命门，主气升降出入，游行上下，总领五脏六腑、营卫经络、内外上下、左右之气，号中清之府。上主纳，中主化，下主出。观此气虽分三，而实连为一气，通领上下，不可令有厚薄偏倚轻重之分矣。玩书所论三焦泻热，大约汗则宜于麻黄、柴胡、葛根、荆芥、升麻、薄荷、羌活、防风，吐则宜于瓜蒂、莱菔子、藜芦、食盐、栀豉，下则宜于大黄、芒硝。此泻热之味也。所论泻火，大约上则宜于连翘、栀子、黄芩、黄连、生地、知母，中则宜于

---

① 渎：原各本均音假为"椟"，据《灵枢·营卫生会》改。

龙胆、青黛、白芍、石斛、石膏，下则宜于黄柏、知母、丹皮、青蒿草。此泻火之味也。至于所论补虚，大约上则宜于参、芪、桂心、当归、龙眼，中则宜于白术、炙草、怀山、首乌、山茱萸，下则宜于附、桂、硫黄、沉香、补骨脂、地黄、枸杞、菟丝子。此补虚之味也。盖此统领一身，名为决导之官。其气不可偏胜，偏见其病立见。三焦之药，不可混用，用则其害立生。明其三焦之义，以平三焦之气，则气上下适均，无轻无重，随遇而安，因地自得，又安有偏倚不平之憾者乎？汪昂曰：十二经中，惟手厥阴心包、手少阳三焦经无所主，其经通于足厥阴、少阳。厥阴主血，诸药入肝经血分者，并入心包；少阳主气，诸药入胆经气分者，并入三焦、命门。相火散行于胆、三焦、心包络，故入命门者并入三焦。

【用汗解热】麻黄　柴胡　葛根　荆芥　升麻　薄荷　羌活　防风

【用吐解热】瓜蒂　莱菔子　藜芦　食盐　栀子　豆豉

【用下解热】大黄　芒硝

【泻上火】连翘　栀子　黄芩　黄连　生地　知母

【泻中火】龙胆草　青黛　白芍　石斛　石膏

【泻下火】黄柏　知母　丹皮　青蒿草

【补上虚】人参　黄芪　桂心　当归　龙眼肉

【补中虚】白术　炙草　怀山　首乌　山茱萸　阿胶

【补下虚】附子　肉桂　硫黄　沉香　补骨　地黄　枸杞　菟丝子

胆足少阳　　甲木

胆为中正之官，居于表里之界。凡邪由于太阳、阳明入于是经，自非麻、桂、升、葛并硝、朴、大黄之所可施。惟取柴胡辛苦微寒，以引邪气左转上行；黄芩气味苦寒，以清里邪未深。所以寒热往来、口苦耳聋、头痛胁痛等症，靡不用以柴胡为主。且肝开窍于目，肝与胆为表里，其色青，凡风热邪传于胆，未有不累于目，而致目赤障翳。其药必杂木贼同入，以其能散肝经风热也。又用空青、绿青、铜青、熊胆、青鱼胆、胆矾同入，以其能泻胆经热邪也。若是有热而更见有痰气，症见身热、咳嗽，则又当用前[1]胡而不可以柴胡治矣。盖柴胡性主上升，前胡性主下降，凡水亏血涸火起，柴胡切忌。（有用柴胡热愈盛者，义实基此，凡水亏血燥切忌。）至于胆经有火，其泻亦不越乎胆草、大青、青黛，以其气味形色，皆与胆类，故即以此治胆可耳。若其胆气过寒，症见不眠，则又当用枣仁、半夏以温；胆气过怯，则又当用龙骨等药以镇。凡此皆当审视明确，则用自不致有所误。

【散胆热】柴胡

【散胆风热】木贼

【泻胆热】空青　绿青　铜青　熊胆　青鱼胆　胆矾　前胡

【泻胆热痰】前胡

【泻胆火】龙胆草　青黛　大青

---

① 前：原作"全"，务本同，据下文改。

【温胆】枣仁　半夏

【镇胆】龙骨

胃 足阳明　　戊土

胃为水谷之海，凡水谷入胃，必赖脾为健运。盖脾得升则健，健则水谷入胃而下降矣。胃以得降为和，和则脾益上升而健运矣。但世仅知脾胃同为属土，皆宜升提补益，讵知太阴湿土，得阳则运，阳明阳土，得阴始安，故脾主于刚燥能运，而胃主于柔润能和也。是以胃气不协，治多宜于陈仓米、人乳、大枣以为之温，使之胃气冲和，尝以气不过胜为贵。若使胃气过润，则胃多寒不温，而血亦寒而滞，治当用以韭菜、炉甘石等药以为之理。炉甘石必兼目疾方用。胃湿不爽，当以白豆蔻、草蔻、草果、肉蔻、砂仁、丁香、檀香、益智、山柰、良姜、炮姜、使君、神曲、川椒、胡椒、大蒜、荜茇等药以为之疏。胃有风湿不除，（胃挟风湿。）当以防风、秦艽、白芷以为之祛。胃有风痰内结，（胃挟风痰。）当以白附等药以为之散。胃有暑湿不清，（胃挟暑湿。）当以香薷以为之解。胃有寒痰湿滞不消，（胃挟寒痰湿滞。）当以半夏、肉蔻、草蔻、砂仁、丁香、草果、檀香、益智、山[1]柰、良姜、炮姜、使君、神曲、川椒、胡椒、大蒜、荜茇、红豆蔻以为之燥，以为之温。胃有湿热不化，轻则备有冬葵子、榆白皮、神曲、茅根、陈仓米、鸭肉、鲤鱼、荜茇等药可采，重则备有扁豆、白鲜皮、木瓜、苦

参、茵陈、刺猬皮、白薇、寒水石、续随子、荛花等药可选。至于胃有积热及火，则有雪水、柿蒂、大黄、竹茹、竹叶、玄明粉、梨汁、西瓜、珍珠、白薇、芦根、犀角、粳米、石膏、柿干、柿霜、雷丸、朴硝、刺猬皮、茶茗，可以相症通活。胃有血热血积，则有地榆、槐角、槐花、苏木、三七[2]、干漆等药可凉可通。胃有毒气不消，则有土茯苓、漏芦、白头翁、金汁、绿豆、蜗牛、蒲公英、人中黄可选。他如胃热在经，止宜用以升葛以为之散，而不可妄清。胃有虫积，则当用以使君、干漆、五倍子、百药煎、阿魏、雷丸、谷虫、厚朴以为之杀。胃气内结不消，则有枳实、枳壳、荞麦等药以为之破。胃积不化，则有山楂、使君、砂仁、神曲、麦芽等药以为之消。胃气不开，则有烟草、通草、大蒜、雄黄以为之通。胃气窄狭，则有藿香、神曲等药以为之宽。胃散不收，则有木瓜以为之敛。胃虚不固，则有莲子、诃子、赤石脂、禹余粮、肉豆蔻、粟壳、乌梅、龙骨、粳米以为之涩。然此止就胃之补泻大概立说，至于临症施治，又当细为参考。喻嘉言曰：脾之土体阴而用阳，胃之土体阳而用阴，两者和同，不刚不柔，谷气运行，水道通调，灌注百脉，相得益大，其用斯美。观此是真得乎论胃之要，而不失乎治胃之方也矣。

【养胃】陈仓米　大枣　人乳

【温胃】韭菜　炉甘石

【固胃气】莲子　诃子　赤石脂　禹余粮　肉豆蔻　粟壳　龙骨　粳米

---

[1] 山：各本均作"三"，据文义改。

[2] 七：各本均作"漆"，据文义改。

【敛胃气】木瓜

【升胃气】干葛　升麻　檀香　白附

【通胃气】烟草　通草　大蒜　雄黄

【宽胃气】藿香　神曲　荞麦

【破胃气】枳实　山甲　荞麦　续随子

【消胃积】砂仁　使君子　山楂　神曲　麦芽　荞麦　雷丸　谷虫　阿魏　朴硝　硇砂　丁香　砂糖

【杀胃虫】使君子　干漆　五倍子　百药煎　阿魏　雷丸　谷虫　厚朴

【祛胃风湿】白芷　秦艽　防风

【散胃风痰】白附

【散胃湿热痰】香薷湿热　半夏湿痰

【燥胃寒痰湿】肉豆蔻　草豆蔻　白豆蔻　砂仁　草果　丁香　檀香　益智　山奈　良姜　炮姜　使君子　神曲　川椒　胡椒　大蒜　荜茇　红豆蔻

【渗胃湿】石钟乳　冬葵子　榆白皮　神曲　土茯苓　茅根　陈仓①米　鸭肉　鲤鱼　草薢

【泻胃湿热】萹蓄　白鲜皮　木瓜　苦参　茵陈　刺猬皮　白薇　寒水石　续随子　莞花

【散胃热】干葛　升麻

【泻胃热】雪水　柿蒂　大黄　竹茹　竹叶　玄明粉　漏芦　白头翁　人中黄　金汁　梨　西瓜　珍珠　白薇　芦根　犀角　蒲公英　粳米　石膏　柿干　柿霜　雷丸　朴硝　绿豆　刺猬皮　贯众

【凉胃血】地榆　槐角　槐花

【破胃血】苏木　三七　干漆

【吐胃痰毒】胡桐泪

【解胃毒】土茯苓　漏芦　白头翁　金汁　绿豆　蜗牛　蒲公英　人中黄　茶茗　茅根　石膏

大肠 手阳明　　庚金

肠以通利为尚，与胃宜于降下之意相同。故凡肠闭不解，用药通调，亦当细为审量，不可一概混施。如肠枯而结，润之为便，凡胡麻、冬葵子、榆白皮、枸杞、花生、苁蓉肉、锁阳②、油当归、蜂蜜等药，是即润之之剂也；肠冷而结，温之疏之为便，凡硫黄、巴豆、大蒜、葱白、川椒、半夏等药，是即温之疏之之味也；肠热而结，开之泻之为便，凡大黄、黄柏、朴硝、食盐、猪胆汁，是即泻之开之之剂也；肠积不化，消之为便，凡荞麦、谷虫、硇砂、厚朴，是即消之之味也；肠毒不清，清解为便，凡绿豆、白头翁、蜗牛，是即解之之剂也。至于血积不除，则有干漆以破之；血热内结，则有石脂、地榆、槐角、槐花、刺猬皮以凉之；肠气不消，则有枳实、枳壳、荞麦、厚③朴、陈皮以破之；肠蛊内蚀，则有雷丸、谷虫、硇砂、厚朴、乌梅等药以杀之；外此肠风内炽，症见鲜血四射，则有皂角等药以祛之；湿热内积，症见蚀肛内痔，则有防己、白鲜皮、莲子、诃子、赤石脂、禹余粮、肉豆蔻、粟壳、乌梅以为之清，以为之收；气陷不举，则有升麻、干葛以为之

① 仓：原误为"皮"，据务本改。

② 阳：原各本作"羊"，据文义改。

③ 厚：原各本均作"豆"，据前后文义改。

升。但须辨其寒热及病与药相投以服，不可谓其宜用而即概为之治也。

【收涩】莲子　诃子　赤石脂　禹余粮　肉豆蔻　粟壳　乌梅　龙骨　粳米

【温补】韭菜

【润燥】胡麻　冬葵子　榆白皮　枸杞　花生　苁蓉　油当归　锁阳　蜂蜜

【祛肠风】皂角

【开肠寒结】硫黄　巴霜　大蒜　葱白　川椒　半夏

【开肠热结】大黄　朴硝　食盐　猪胆汁

【泻肠热】白头翁　人中黄　生地　朴硝　大黄　黄芩　绿豆　蜗牛　玄明粉

【除肠湿】石钟乳

【除肠湿热】防己　白鲜皮　苦参　刺猬皮　黄连　玄明粉

【升肠气】升麻　干葛

【宽肠气】荞麦

【消肠积】荞麦气　雷丸热　谷虫食　硇砂食　厚朴湿

【杀肠蛊】雷丸　谷虫　硇砂　厚朴　乌梅

【凉肠血】石脂　地榆　槐角　槐花　刺猬皮

【破肠血】干膝

【解大肠毒】白头翁　蜗牛　绿豆

小肠 手太阳　　丙火

小肠接于胃口之下，连于膀胱、大肠之上。凡胃挟有寒热未清，靡不转入小肠以为之病。是以治此之药，亦不越乎治胃之法以推，且小肠与心相为表里，凡心或

有寒热未清，皆得移入小肠。玩书有用小茴、橘核、荔枝核，以治小肠之气者，是即寒气内入之意也；有用海金沙、赤小豆、木通、生地、赤苓、黄芩、川楝子、防己，以治淋闭不解者，是即热气内入之意也；有用冬葵子、榆白皮，以治小便不通者，是即湿气内入之意也。凡此所因不同，治各有别，惟在深于医者之能知其所因而为之治耳。

【宽小肠气】小茴　橘核　荔枝核

【渗小肠湿】冬葵子　榆白皮

【泻小肠湿热】海金沙　赤小豆　木通　生地　赤苓　黄芩　川楝子　防己

膀胱 足太阳　　壬水

经曰：膀胱者，州都之官，津液藏焉，气化则能出矣。《内景图说》曰：胃之下口，曰幽门，传于小肠，至小肠下口曰阑门，泌别其汁，精者渗出小肠而渗入膀胱，滓秽之物则转入大肠。膀胱赤白莹净，上无入窍，止有下口，出入全假三焦之气化施行，气不能化，则关格不通而为病。入气不化，则水归大肠而泄泻；出气不化，则闭塞下窍而为癃肿矣。观此，膀胱州都出入，全在真气充足，故能化其津液，而不致有泄泻癃肿之患。是以小便不通，审其真气亏损，热证全无，须用肉桂以为开之，以肉桂味辛性热色紫，故能直入血分，补其真气，而化液也。若使真气既微，寒气内结，而见疝痛等症，则于荔枝核最宜。如其是经非府，寒犯太阳膀胱，而见头痛发热、恶寒无汗，则当用以麻黄，有汗则当用以桂枝；风犯太阳膀

胱，而见头痛、发热、身痛，则又当用藁
本、羌活、防风以治。以太阳本属寒水之
经，不温不足以散之也。然过温则恐于热
于火有助，故凡热盛而见闭溺等症，则有
猪苓、泽泻、地肤子、茵陈、黄柏、黄
芩、龙胆草、川楝子、田螺、滑石等药可
采；火盛而见溺闭等症，则有人中白、童
便可入。其余症非膀胱寒热，而见溺闭
不解，则又当审别因，而不可仅于膀胱
拘也。

【补膀胱气】肉桂

【散膀胱气】荔枝核

【泻膀胱热】猪苓　泽泻　地肤子　茵
陈　黄柏　黄芩　龙胆草　川楝子

【泻膀胱湿热】猪苓　泽泻　地肤子
黄柏　田螺　川楝子　滑石

【祛膀胱风】藁本　羌活　防风

【表膀胱寒】麻黄

【泻膀胱火】人中白　童便

主治卷下

六淫病证主药

绣按： 病自内成，则七情固为致病之根；病自外成，则六淫更为致病之由。凡人衣被不慎，寒暑不谨，则六淫俱能致害，而症见有肌肤灼热、身痛骨痛，并或类于内伤，而致症见体瘦骨蒸、神昏气倦、痞满不食。苟以补剂混投，则邪得补愈炽。况邪袭人肌肤，始虽及于经络，终则深入脏腑，证类异形，流派百出，非不从一体会，则病根底莫晓。是篇统论药性，既以脏腑主治诸药，冠列篇首，复以六淫主治诸药，并气血等药，纵横胪列，载于篇末，俾令药性通达，而无临证歧亡之弊云。

风

经曰：风为百病长，其变无常。非无常也，实以风随四时之气而乃变耳。喻嘉言曰：风在冬为鬠发之寒风，在春为调畅之温风，在夏为南薰之热风，在秋为凄其之凉风，则知风随时易，其变靡定。是以风在于肝，其风为热风；在于脾于肾，其风为寒为湿；风在于胃于肺，其风为燥；风在于脾于肝，其风为痰为湿，随其脏腑气候以分，则风愈变愈多而莫测矣。考古有言风在于肝，（肝风。）宜用荆芥、钩藤、蛇蜕、蒺藜、蝉蜕、全蝎、浮萍、虎骨、蜈蚣、豨莶草、海桐皮、木贼、薏仁、决明子、芎藭、南星、天麻、芜荑、薄荷、五加皮、僵蚕以治；风在于脾，（脾风）宜用萆薢以治；风在于肾，宜用独活、蛇床子、巴戟、淫羊藿、附子、细辛以治；风在于胃，宜用白附、蜗牛以治；风在于肺，（肺风。）宜用甘菊、葳蕤、辛夷、牛子、杏仁、白前以治；风在经络关窍，（经络风。）宜用白花蛇、麝香、皂角、山甲、茵芋、苏合香、樟脑、蓖麻子以治；风在膀胱，（膀胱经风。）宜用藁本、羌活以治；风在肝肾，（肝肾风。）宜用白花蛇、石南藤、川乌附、桑寄生、狗脊以治；风在肝脾，（肝脾风。）宜用苍耳子、炉甘石、秦艽以治；风在肺胃，（肺胃风。）宜用五倍子、百药煎以治；风在于卫，（肌表风。）宜用桂枝以治。

经曰：以辛散之。此治风之有分其经络脏腑之异也。至于风以寒见，（寒风。）其药则有杏仁、淫羊藿之类；风以热见，（热风。）其药则有辛夷、木贼、蕤仁、冰片、决明子、炉甘石、牛蒡子、青葙子之类；风以湿见，（湿风。）其药则有羌活、独活、葳蕤、桑寄生、蛇床子、巴戟、狗脊、白芷、松脂、茵芋、苍耳子、豨莶草、五倍子、百药煎、萆薢、灵仙、海桐皮、秦芄、防风之类；风与痰见，（风痰。）其药则有南星、皂角、乌尖附、白芥子、白附、天麻、白前之类；风与湿热皆见，其药则有芜荑、蜗牛之类；风与热气并见，其药则有薄荷之类；经曰：风淫于内，治以辛凉。风与寒湿并见，其药则有五加皮、天雄、蔓荆子、僵蚕、细辛之类。但风性急莫御，用辛宜以甘制，经曰：以甘缓之。且此止属论药大概。至其临症施治，则又在人心通化裁，而不为药所拘，是真得乎用药之妙法矣。

经曰：风淫于内，治以辛凉，佐以苦甘，以甘缓之，以辛散之。风属木，辛属金，金能胜木，故治以辛凉。过辛恐伤真气，故佐以苦甘，苦胜辛，甘益气也。木性急，故以甘缓之。木喜条达，故以辛散之。五运。厥阴司天，巳亥。厥阴在泉，寅申。

【祛风】荆芥肝　钩藤肝　蛇蜕肝　蒺藜肝　蝉蜕肝　浮萍肝　全蝎肝　王不留行肝　虎骨肝　蜈蚣肝　白花蛇肝、肾　川乌附肝、肾　石南藤肝、肾　甘菊肺、肾　藁本膀胱　桂枝卫

【祛风湿】海桐皮肝　豨莶草肝　苍耳子肝、脾　松脂肝、脾　桑寄生肝、肾　狗脊肝、肾　巴韩天肾　独活肾　侧附子肾　蛇床子肾　葳蕤肺　白芷胃　萆薢胃　百药

煎肺、胃　五倍子肺、胃　秦芄肝、胃　防风膀胱、胃　羌活膀胱、肝　茵芋关节　威灵仙十二经

【祛风热】辛夷肺　牛蒡子肺　木贼肝、胆　决明子肝　蕤仁　冰片骨髓　炉甘石肝、脾

【祛风寒】杏仁肺　淫羊藿肾

【祛风气】芎藭肝　麝香关窍

【祛风痰】南星肝　天麻肝　白前肺　白附子胃　皂角肝、肺、大肠　白芥子胁

【祛风热湿】芜荑肝　蜗牛经络、肠、胃

【祛风热气】薄荷肝

【祛风湿寒】细辛肾　天雄肾　五加皮肝、肾　僵蚕肝、肺、脾　蚕沙肝、肺、胃　蔓荆子筋骨、头面

【通关诸药】皂角　山甲　蜈蚣　白花蛇　茵芋　苏合香　樟脑　细辛　蓖麻子　麝香　冰片　全蝎　川乌附

寒

风为六淫之长，而寒亦居其次。故汉仲景专以伤寒立论。凡风寒由于背俞而入，次第传变，则为传经。伤寒其邪止在于表，而不在里。若不由经传变，直入三阴，有寒无热者，则为直中伤寒。其邪在里而不在表，且有表证全无，厥气内生，寒战不已者，则为火衰，内虚真寒而表，切禁。更有火热内闭，火不得泄，外显种种厥象者，则为假寒证见，又非温药表药可治。是以寒初在表，邪未深入，或止偶尔感伤轻寒薄冷[①]，（寒邪在表未深。）用以

---

① 冷：原各本作"令"，据文义改。

紫苏、桔梗、葱白、生姜一药可愈。如其次第传变，在太阳膀胱，则当用以麻黄；在阳明，则当用以升、葛；在少阳，则当用以柴胡，此治表寒之大概也。（寒邪传变。）经曰：以辛润之。至有中气素虚，其寒或兼有痰、有气、有湿，（寒兼诸邪。）则当用以荜茇、白蔻、姜黄、红豆蔻、干姜、薰香、川椒、冬花、百部、紫白二英、马兜铃等类以治；寒兼有风，则当用以杏仁、淫羊藿等药以治；寒兼风湿，则当用以五加皮、天雄、蔓荆子、僵蚕、蚕沙、细辛以治；寒兼痰壅，则当用以生姜以治，然亦不失散药之类。若使内寒之极，（真寒内见。）在胃则有草豆蔻、草果、白檀香、益智、丁香可逐，但丁香则合肺肾而皆治；在肾则有仙茅、胡巴、肉桂、川椒、补骨脂、阳起石可入；在肝则有吴茱萸、艾叶、大小茴可进；在大肠则有巴豆可通；在心则有桂心可投。经曰：寒淫于内，治以甘热，佐以苦辛。若使兼有痰湿，则又无若附子、胡椒，此逐寒之大概也。若使寒止假见，则为内热灰伏，（假寒外见。）有非燥药可愈，在表宜以轻剂疏散，使热外发；在里宜以苦咸下降，如三黄、石膏、知母、黄柏、朴硝，经曰：以咸泻之，以苦坚之。使热除而寒自不见矣。但世仅知以寒治寒，而不知寒有真伪，则治又当变活，而不可仅以寒拘耳。

经曰：寒淫于内，治以甘热，佐以苦辛，以咸泻之，以辛润之，以苦坚之。土能制水，热能胜寒，故治以甘热。苦而辛，亦热品也。伤寒内热者，以咸泻之；内燥者，以辛润之。苦能泻热而坚肾，泻中有补也。五运。太阳司天，辰戌。太阳在泉，丑未。

【散寒】桔梗肺　紫苏肺　葱白肺　紫石英肺　白豆蔻肺　白兜铃肺　党参肺　白石英肺　红豆蔻肺　冬花肺　百部肺　麻黄膀胱　荜茇胸腹　良姜胃　薰香肺、心　干姜脾、胃

【散寒风】杏仁肺　淫羊藿肾　荷叶胆

【散寒风湿】五加皮肝、肾　天雄肾　细辛肾　蔓荆子筋骨、血脉　僵蚕肝、肺、胃　蚕沙肝、肺、胃

【散寒痰】生姜肺

【逐血寒】肉桂肝、肾　桂心心

【逐寒】阳起石肾　胡巴肾　仙茅肾　补骨脂肾　川椒肾　巴豆肾　吴茱萸肝　大茴香肝　小茴香肝　艾叶脾、肝、肾　草果胃　白檀香胃　益智胃　丁香肺、胃、肾　大蒜诸窍　草豆蔻胃上口

【逐寒痰】胡椒胃、肾　附子肾　砒石肠、胃

暑

书曰：静而得之为中暑，动而得之为中热。又曰：暑证有二，一曰阴暑，一曰阳暑。阴暑者，因暑受寒之谓。阳暑者，因暑受热之意。可知阴暑即为中暑，阳暑即为中热也。玩书所载治暑药类甚多，而其确实以指治暑之药，其数有限。盖暑必挟有湿，如书所言能散暑中湿气，（暑湿。）其药止有紫苏以疏肺受暑邪，厚朴以消胸腹暑胀，大蒜以开暑塞窍穴，扁豆以舒脾中暑郁，苍术以发脾中湿郁也。又暑必挟有热，如书所言，能散暑中热气，（暑热。）其药止有香薷以除上下热气熏蒸，木瓜以收湿热耗损之气也。至于湿热伤胃而渴，（暑

湿热。）则有雪水、西瓜、石膏可除；伤腑而见溺闭，则有滑石可解。他则无有论及，惟于症治之内，或言暑有宜于参、芪、白术，是因暑能伤气，（暑伤气。）气补则于暑可除矣；有言宜用黄柏、黄连，是因暑挟有热，热除则于暑可除矣；有言宜用猪苓、泽泻，是因暑湿不利，湿利则于暑更可除矣；有言宜用姜、附、肉桂，是因暑挟泻寒，（暑寒。）寒去则于暑无不去矣；有言宜于草果、砂仁，是因暑湿伤中，（暑伤中。）中治则于暑无不治矣；有言宜于干葛、升麻，是因暑伤于胃，（暑伤中气。）而气不上升，气升则于暑无不消矣；有言宜于乌梅、甘草，是因暑热伤津，津和而暑无不和矣；有言亦于生地、赤芍、阿胶，是因暑伤血燥，血和而暑无不和矣。若使意义不明，徒以书载香薷以为治暑要剂，无论是虚是实，是阴是阳，概为投服，且令朝夕代茶，保无有伤元气之害乎？噫！误矣。

【散暑湿】紫苏肺　厚朴胸腹　大蒜诸窍　苍术脾　扁豆脾

【散暑湿热】木瓜脾　香薷肺、胃、心

【散暑热】雪水胃　石膏胃　滑石中下　西瓜心包、胃

【补气治暑】人参　黄芪　白术

【清热治暑】黄柏　黄芩　黄连

【利湿热除暑】猪苓　泽泻

【祛寒治暑】干姜　附子

【消滞治暑】果仁　砂仁

【升胃气治暑】干葛　升麻

【养津治暑】乌梅　甘草

【养血治暑】赤芍　生地　阿胶

湿

经曰：诸湿胀满，皆属于脾，则湿当以理脾为主。又书有曰：湿因于寒，为寒湿；湿因于热，为热温；湿因于风，为风湿；湿因于燥，为燥湿，则湿当视所因以治。又曰：湿在上，宜散；湿在中，宜燥；湿在下，宜清。然亦未可尽拘，如湿有宜于散，其湿挟寒而至者，则当以寒为治，（散寒湿。）如蔓荆、细辛、天雄之属是也；因于热者，则当以热为治，（散热湿。）如香薷、木瓜之属是也；因于风者，则当以风为治，（散风湿。）如白芷、羌活、独活、威灵仙、海桐皮、秦艽、葳蕤、桑寄生、侧附子、蛇床子、巴戟、狗脊、松脂、茵芋、炉甘石、苍耳子、豨莶草、五倍子、百药煎、萆薢、防风之属是也；因于燥者，则当以燥为治，（散燥湿。）如葳蕤、桑寄生、巴戟、狗脊之属是也。至于中寒而湿不去，则有宜于燥矣，（燥寒湿中。）凡白术、伏龙肝、橘皮、红豆蔻、川椒、草豆蔻、蛇床子、密陀僧，皆属燥类。经曰：湿淫于内，治以苦热。又曰：以苦燥之。肾寒而湿不化，则有宜于渗矣，（渗寒湿在肾。）其渗宜以热施，凡肉桂、钟乳、附子皆属热类。若使中下皆热也，（泻热湿在中下。）在中，轻则宜以芡实、木瓜、木通、神曲、扁豆、山药、陈仓米、浮萍等药以为采择，经曰：佐以酸淡。又曰：以淡渗之。重则宜以滑石、赤小豆、萹蓄、白鲜皮、苦参、茵陈、刺猬皮、猪苓、皂白二矾、商陆、紫贝、郁李、胆草以为选入；在下，轻则宜以地肤子、文蛤、苦楝

子、泽泻、琥珀，重则宜以海带、海藻、昆布、田螺以为审用。总之，湿证虽多，而要不外寒湿、热湿两种。寒湿者，宜以去寒燥湿补火为要；热湿者，宜以清热利湿滋阴为尚。若概用以清利，及仅知其苍术为上下治湿要药，不惟效不克臻，且更变见多端矣，可不慎于所用乎？

经曰：湿淫于内，治以苦热，佐以酸淡，以苦燥之，以淡泄之。湿为土气，苦热皆能燥湿，淡能利窍渗湿，用酸者，木能制土也。五运。太阴司天，丑未。太阴在泉，辰戌。

【**散湿**】苍术脾　厚朴胸腹　排草肌

【**散湿风**】豨莶草肝　海桐皮肝　松脂肝、脾　苍耳子肝、脾　桑寄生肝、肾　狗脊肝、肾　巴戟肾　独活肾　侧附子肾　蛇床子肾　葳蕤肺　白芷胃　萆薢胃　百药煎肺、胃　五倍子肺、胃　秦艽肝、胃　防风膀胱、胃　羌活膀胱、肝　茵芋关节　威灵仙十二经

【**散湿风寒**】细辛肾　天雄肾　五加皮肝、肾　僵蚕肝、肺、胃　蚕沙肝、肺、胃　蔓荆子骨、头面

【**散湿热风**】芜荑肝

【**散湿热**】香薷肺、胃、心

【**散湿痰**】半夏脾、胃、胆、心

【**燥湿**】白术脾　石灰脾　草豆蔻脾　伏龙肝肝、脾　橘皮肺、脾　川椒肺、胃　红豆蔻胃　草豆蔻胃

【**燥湿风**】蛇床子肾

【**燥湿热**】密陀僧脾

【**渗湿**】茯神心　萱草心　山药脾　浮萍脾　扁豆脾　泽兰脾　鲫鱼脾　芡实脾　鸭肉脾　海螵蛸肾　桑螵蛸肾　椒目肾　桑白皮肺　姜皮肺　石钟乳肠、胃　冬葵子

肠、胃　榆白皮肠、胃　神曲肠、胃　土茯苓肝、肾　肉桂膀胱　天仙藤肝　鲤鱼胃、肾　通草肺、胃

【**泻湿热**】白矾脾　蚯蚓脾　苦参肠、胃　茵陈肠、胃　刺猬皮肠、胃　萹蓄肠、胃　木瓜脾、胃、筋骨　石燕脾、胃、肝、小肠　瞿麦心　灯草心　黄连心　白鲜皮脾、肠、胃　黑牵牛肺　黄芩肺　石韦肺　车前子肺　海蛤肾　文蛤肾　琥珀肾　猪苓膀胱　泽泻膀胱　龙胆草肝　赤苓小肠　赤小豆小肠　白薇肺、胃　寒水石胃、肾　薏苡仁脾、肺　白蔹肝、脾　皂矾肝、脾　连翘心、肝　珍珠心、肝　木通小肠、心　滑石中下　苦楝子心包、小肠、膀胱

【**伐水**】海藻肾　海带肾　昆布肾　郁李脾　商陆脾　葶苈肺　田螺膀胱　紫贝肝、脾　甘遂经隧　大戟脏腑　芫花里外　续随子胃腑湿滞　蓖麻子经络　蝼蛄诸水

燥

燥为六淫之一。何肺多以燥见？以肺处于高原而燥，故肺独以燥名也。然肺燥烈不润，则脾自必见枯，血亦自必见槁，精亦自必见竭，肠亦自必见涸，又安有肺燥而不与之俱燥哉？是以治燥而在于肺，（肺燥。）则有葳蕤、人乳、阿胶、熟蜜、榧实以润之矣；治燥而在于脾，（脾燥。）则有山药、黄精、羊肉、人乳、猪肉以润之矣；治燥而在于肝，（肝燥。）则有荔枝、阿胶、桑寄生、何首乌、狗脊、麋茸、獭肝、紫河车、兔屎以润之矣；治燥而在于肾，（肾燥。）则有冬青子、燕窝、

桑寄生、枸杞、龟板、龟胶、胡麻、冬葵子、榆白皮、黑铅、桑螵蛸、楮实、磁石以润之矣；治燥而在心，（心燥。）则有柏子仁、龟板、食盐以润之矣；治燥而在于大肠，（大肠燥。）则有胡麻、枸杞、花生、苁蓉、油当归、锁阳、蜂蜜以润之矣。至于因风而燥，（风燥。）则有羌活、秦艽、防风；因火而燥，（火燥。）则有黄芩、麦冬；因热而燥，（热燥。）则有石膏、知母、生地、大黄、朴硝。经曰：以苦下之。然此人所皆知，其有水极而燥，（水燥。）寒极而燥，（寒燥。）人绝不晓。盖水冲击横溢，血气不周，上下隔绝，而症有不燥乎？寒冻不解，津无气化，而症有不燥乎？如大便秘结，症果属热，用以大黄以下，其燥自开；症果属燥，用以胡麻、火麻以润，其燥亦开。若使燥属①于寒，在表，（表寒。）则当用以麻、桂、羌、防、细辛以开其郁；在里，（里寒。）则当用以硫黄、巴豆、半夏以开其结；在中，（中寒。）则当用以香、砂、姜、半以通其滞。经曰：燥淫于内，治以苦温，佐以甘平。水燥而溺不通，在寒，（水燥因寒。）则当用以苓、桂；在热，（水燥因热。）则当用以知柏；若使寒热皆见，（水燥寒热俱见。）则治又当用以四苓。至于燥气结极而有块硬不消，（燥极成块。）则治又当用以食盐、芒硝、海藻等药以为之软，其燥无有不化。易曰：燥万物者，莫熯乎火，治燥必兼治火，然苟如此通活，则遇燥皆识，治无不效，又奚必仅以所见之燥为拘哉？

经曰：燥淫于内，治以苦温，佐以

① 属：原作"厉"，据务本改。

甘辛，以苦下之。燥属金，苦属火，火能胜金，故治以苦温。甘能缓，辛能润，苦能下，故以为佐也。五运。阳明司天，卯酉。阳明在泉，子午。

【通燥】胡麻　冬葵子　榆白皮　苁蓉肉　锁阳　熟蜜

【通寒燥】硫黄　巴豆　大蒜　葱白　半夏

【通热燥】大黄　猪胆汁　食盐

【软坚】海狗肾肾　牡蛎肾　海带肾　昆布肾　食盐肾　青盐肾　蛤蜊粉肾　海石肾　白梅肾　芒硝肠、胃　䗪虫肝　紫贝肝、脾　凤仙子骨穴硬处

火

火有在于外者，宜散；失于不治，则即变为郁火。火有因于虚者，宜补、宜滋、宜缓；火有因于实者，宜泻、宜清；火有根于里虚上浮者，宜引；火有因于表虚外浮者，宜敛。此治火之大概也。但人止知栀、连、芩、柏为泻火要剂，经曰：以苦发之。讵知火郁于表，宜散，是即麻黄、桂枝、升麻、干葛、柴胡，轻可去实之意也。火燥于里，宜滋，是即六味补精化气，壮水镇阳之意也；火虚于中，宜补宜缓，是即参、芪、甘、术，甘温能除大热之意也；火实于里，宜泻宜清，是即三黄、石膏、朴硝、知母，热不远寒之意也；经曰：火淫于内，治以咸冷。因于里虚上浮者，火浮。宜引，是即川膝、车前、五味、补骨脂、附、桂八味，引阳归阴之意也；因于表虚者，宜敛，是即参、芪、白芍、枣仁、龙骨、牡蛎，敛阴秘阳之意

也。经曰：以酸收之。至其泻火之味，考之本草，所载虽多，然究其要，脾不外乎石斛、白芍，肺不外乎黄芩、桑皮，心不外乎黄连、栀子，胆不外乎胆草、青黛，肾不外乎黄柏、知母。余则按证酌增，但须审证明确，则所投皆应，自无牵制悖谬之弊矣。李时珍曰：燥甚则地干，暑胜则地热，风胜则地动，湿胜则地泥，寒胜则地裂，火胜则地涸，此六淫见胜之义也。

经曰：六淫于内，治以咸冷，佐以苦辛，以酸收之，以苦发之。相火，肾火也。故治以咸冷，辛能滋润，酸能收敛，苦能泄热，或从其性而升发之也。五运。少阳司天，寅申。少阳在泉，巳亥。

【**散火**】麻黄　桂枝　升麻　干葛　柴胡　香薷

【**滋水**】地黄　枸杞　怀山　首乌　阿胶　菟丝子

【**补火**】人参　黄芪　白术　附子　肉桂　干姜

【**缓火**】甘草　合欢皮　人乳　黄精　麦冬　葳蕤

【**泻火**】黄柏　黄芩　黄连　石膏　知母　胆草

【**引火**】五味　补骨脂　附子　肉桂　熟地黄　牛膝

【**收火**】人参　黄芪　白芍　龙骨　枣仁　牡蛎

热附

热者，寒郁内成之意。因其平素有火，加以寒郁而热成矣。（脏阳生热为真热。）若脏气素阴，则寒虽入，而热不生，在初惟见无热恶寒，至后方有热见；且有平素无热，因于火虚而阳上浮，其证有似于热；又或中有食滞，上下气不宣泄，而身时见热作，皆非真正纯热之谓。（脏阴或热为假热。）所以治热须分表里阴阳及有积热、伏热、热毒、假热之异也。但世仅知苦寒解热，而不知其邪初在表，热未内结，其可不用升麻、干葛、柴胡、秦艽，及或夏枯草之类以散之乎？（表热兼证。）热挟有风，而症见有鼻渊、目翳，其可不用辛夷、木贼、葳仁、冰片、决明子、薄荷、炉甘石、青葙子之类以解之乎？热挟有湿，而症见有面垢不仁、肌肤痿痹，其可不用香薷、芜荑以解之乎？热挟有痰不散，而症见有目翳、痘痈，其可不用海石以散之乎？血瘀不散，而症见有肝虚目翳、疮疡恶毒，其可不用石灰、谷精草以治之乎？热不在经，而在于膈，而症见有欲吐不吐，其可不用木鳖、瓜蒌、胆矾等药以治之乎？此散表热之大概也。若热已在于里，（里热。）法当用泻。然泻脾则不外乎石斛、白芍，泻胃则不外乎石膏、朴硝、大黄，泻肺则不外乎黄芩、知母，泻大肠则不外乎黄芩、生地，泻心则不外乎连翘、山栀、黄连，泻肝则不外乎胆草、青黛，泻胆则不外乎前胡，泻肾则不外乎童便、食盐，经曰：热淫于内，治以咸寒。泻膀胱则不外乎猪苓、泽泻、黄柏。余则看证酌增，此泻里热之大概也。若热久伏不发，（伏热。）其热最深，其药亦不越乎知、连、芩、柏。经曰：以苦发之。但总不得妄行升发以助其势。如春温夏热之有禁用干葛、升麻、麻黄、桂枝、柴胡之类是已。此泻伏热之大概也。至于热挟有湿，（湿热。）药亦不外清利之味，然亦须分病证轻重，轻则用以通草、茯苓等药以渗；重则用以泽泻、木通、车前、灯草、萹蓄、萆薢、海金沙、防己、茵陈、地肤子、猪苓、滑石等药以为泻；再重则有大戟、芫花、甘遂等药以为之伐。此泻湿热之大概也。他如热入于血，（血热。）而证见有蓄血、便血等症，则当按其破血、凉血之剂以进；久积而热不化，（积热。）则当用以黄芩、黄柏、知母之类以投；久积久毒不解，（热毒。）则当用以连翘、牛蒡、绿豆、金银花、蒲公英、金汁、人中黄之类以治。惟有真阴素亏，真阳失守，无根之火浮溢于表，外极似热，而内则无真正热证热脉可据，（假热。）惟当用以附子理中及或附桂八味，方可回生。凡此皆属治热之品，但不可尽以热属内实，而概用以苦寒，以伤其胃也。

经曰：热淫于内，治以咸寒，佐以苦甘，以酸收之，以苦发之。水胜火，故治以咸寒。甘胜咸，佐之所以防其过。必甘苦者，防咸之过，而又以泻热气作实也。热淫，故以酸收之，热结，故以苦发之。五运。少阴司天，子午。少阴在泉，卯酉。

【散热】决明子肝 夏枯草肝 柴胡胆 干葛胃 升麻胃 秦艽肠、胃 野菊花肝、肺 淡豆豉膈上 香薷肺、胃、心

【散风热】辛夷肺 蕤仁肝 决明子肝 薄荷肝、肺① 青葙子肝 炉甘石肝 木贼肝、胆

【散湿热】芜荑皮肤、骨节

【散热痰】海石肾

【散血热】石灰骨节、皮肤 谷精草肝

【吐痰】木鳖热毒 瓜蒌肺、膈热 胆矾肺、膈风热

【泻脾热】石斛 白芍

【泻胃热】雪水 柿蒂 大黄大肠、胃 竹茹胃、肺 竹叶 玄明粉大肠、胃 漏芦 白头翁大肠、胃 人中黄大肠、胃 金汁 梨胃、肺 西瓜胃、心 珍珠胃、肝、心 芦根 犀角 蒲公英 粳米 石膏 柿干胃、肺 柿霜胃、肺 雷丸 朴硝大肠、胃 绿豆胃、大肠 刺猬皮 贯众

【泻肺热】马兜铃 青木香 百草霜 通草 车前子肺、肝 贝母肺、心 牵牛 石韦 牛子 金银花 山栀子肺、心 白薇 知母 沙参 薏苡仁 百部 百合肺、心 黄芩大肠、肺 芙蓉花 柿霜肺、胃 柿干肺、胃 土贝母肺、心 竹茹肺、胃 梨肺、胃 蛤蜊粉 太行山党参

【泻大肠热】白头翁大肠、胃 人中黄大肠、胃 生地 朴硝大肠、胃 大黄大肠、胃 黄芩大肠、肺、膀胱 绿豆大肠、胃 蜗牛 玄明粉大肠、胃

---

① 肝、肺：原脱，据《本草纲目》卷十四本药归经补入。

【泻心热】代赭石　木通　瞿麦　牛黄心、肝　天竺黄　连翘　山栀子心、肺　西瓜心、胃　黄连　辰砂　百合心、肺　郁金　莲须　贝母心、肺　钩藤　珍珠心、肝、胃　土贝母心、肺　川楝子心包、膀胱、心

【泻心包热】川楝子心包、膀胱、心

【泻肝热】代赭石　石南叶　琥珀肝、肾　车前子肝、肺　牛黄肝、心　前胡肝、胆　秦皮　空青肝、胆　铜青肝、胆、金部　蒙花　石决明　珍珠肝、心、胃　凌霄花　生枣仁　芦荟

【泻胆热】空青肝、胆　绿青石部　铜青胆、肝、金部　熊胆　青鱼肝　胆矾　前胡

【泻肾热】琥珀肾、肝、膀胱　防己　青盐　秋石　寒水石　龙胆草胆、肝　食盐　童便　地骨皮

【泻膀胱热】猪苓　泽泻　地肤子　茵陈　黄柏　黄芩　龙胆草膀胱、肾、肝　川楝子心包、膀胱、心

【泻脾湿热】白鲜皮脾、胃、大肠　薏苡仁脾、肺、大肠　木瓜脾、胃、肾　蚯蚓　紫贝　皂矾肝、脾　白矾　商陆　郁李仁

【泻胃湿热】萹蓄　白鲜皮大肠、胃、脾　木瓜胃、脾、肾　苦参胃、肾、大肠　茵陈　刺猬皮大肠、胃　白薇　寒水石胃、肾　续随子　莞花

【泻肺湿热】黑牵牛　黄芩小肠、肺　石韦　车前子　通草　薏苡仁肺、脾　葶苈

【泻大肠湿热】防己大小肠、肾　白鲜皮大肠、胃　苦参大肠、肾、胃　刺猬皮大肠、胃　黄连大肠、心　玄明粉

【泻心湿热】木通小肠、心　黄连大肠、心　连翘心、肝　栀子　珍珠心、肝　瞿麦　苦楝子心包、膀胱、心、小肠

【泻心包湿热】苦楝子心包、膀胱、心、小肠

【泻小肠湿热】海金沙　赤小豆　木通小肠、心　生地　赤茯苓　黄芩小肠、心　防己大小肠、肾　川楝子心、小肠、心包、膀胱

【泻肝湿热】龙胆草肝、胆、膀胱　连翘肝、心　珍珠肝、心　皂矾肝、脾

【泻胆湿热】龙胆草胆、肝、膀胱

【泻肾湿热】防己大小肠、肾　木瓜肾、脾、胃　苦参大肠、肾、胃　海蛤　文蛤　琥珀　寒水石肾、胃　海藻　海带　昆布　茯苓

【泻膀胱湿热】猪苓　泽泻　地肤子　黄柏　田螺　川楝子心包、心、小肠

【泻脾血热】郁李仁　射干肝、心　紫贝肝、脾　姜黄　藕脾、心、肝　皂矾脾、肝　蚯蚓

【泻胃血热】地榆大肠、胃、肝　槐角大肠、胃、肝　槐花大肠、胃、肝　苏木胃、心　三七胃、肝　干漆胃、肝、大肠

【泻肺血热】生地黄肺、心　紫菀

【泻大肠血热】石脂大肠、胃、肝　槐角大肠、胃、肝　槐花大肠、胃、肝　地榆大肠、胃、肝　刺猬皮　干漆

【泻心血热】犀角　射干心、脾　童便心、肾　血余心、肾　红花心、肝　辰砂　紫草心、肝、心包　生地黄心、肺　熊胆　丹参　没药　郁金心包、心　桃仁心包、心、肝　茜草心包、心、肝　苏木心、

胃 益母草心包、心、肝 藕心、脾、肝

【泻心包血热】紫草心包、肝、心 郁金心包、心 茜草心包、心、肝 益母草心包、心、肝 桃仁心包、心、肝

【泻肝血热】白芍 代赭石 蒲公英肝、肾 青鱼胆 红花肝、心 地榆大肠、肝、胃 槐角大肠、肝、胃 槐花大肠、肝、胃 侧柏叶 卷柏 无名异 凌霄花 猪尾血 紫草肝、心包、心 夜明砂 兔肉 旱莲草肝、肾 茅根 蜈蚣 山甲 琥珀 芙蓉花 赤芍 醋 熊胆 莪术 紫贝肝、脾 灵脂 紫参 益母草肝、心包、心 蒲黄 血竭 藕肝、心、脾 古文钱肝、肾 皂矾肝、脾 归尾 鳖甲 贯众 茜草肝、心包、心 桃仁肝、心包、心 干漆大肠、肝、胃 三七肝、胃 虻

虫 䗪虫 螃蟹 瓦楞子 水蛭 花蕊石

【泻肾血热】童便肾、心 地骨皮 血余肾、心 银柴胡 蒲公英肾、肝 生牛膝 旱莲草肾、肝 赤石脂大肠、肾 自然铜 古文钱肾、肝 青盐

【泻肾热痰】海石

【泻肺热痰】诃子 瓜蒌 花粉 白果 杏仁 旋覆花

【泻脾热痰】密陀僧 白矾

【泻肝膈热痰】礞石

【泻胸膈热痰】蓬砂

【泻心肝热痰】牛黄、射干

【泻心肺热痰】贝母 土贝母

【泻皮里膜外热痰】竹沥

【泻肝胆热痰】前胡

【泻肝脾热痰】皂矾

痰

痰病本于人身浊气浊液所致，故书多责于脾。谓其脾气清彻，则痰不生，脾气混浊，则痰始成。又考书言，痰之标在脾，而痰之本在肾。盖以脾属后天，肾属先天，凡后天之病，未有不根先天之所致也。惟是痰证异形，变幻莫测，故书所论治法，多不一端，而药亦不一致。即带以散痰药论之，（寒痰。）如生姜、胡椒是散寒闭之痰也；（湿痰。）神曲、半夏、橘皮、菖蒲，是散湿闭之痰也；南星、皂角、白芥、僵蚕、白附、乌尖附、天麻、白前，是散风湿之痰也。凡此因有不同，而散有各别如此。且即吐痰以论，如木鳖、青木香，非吐热毒在膈之痰乎？瓜蒂、胡桐泪，非吐热结在膈之痰乎？蜀漆、常山，非吐积饮在于心下之意乎？乌尖附，非吐风痰在膈之意乎？生莱菔子，非吐气痰在膈之意乎？砒石，非吐寒痰在膈之意乎？桔梗芦、皂白二矾，非吐风痰热痰在膈之意乎？参芦，非吐虚痰在膈之意乎？凡此痰有不同，而吐有各别如此。更即降痰以论，如瓜蒌、花粉、贝母、生白果、旋覆花、杏仁、诃子，是降在肺之痰矣。但贝母则兼心痰同理；白矾、密陀僧、射干，是降在脾之痰矣，但射干则兼心痰共除；海石、沉香，是降在肾之痰

矣，但沉香则兼肾气同治，海石则兼肺气并驱；鹤虱、磁石、牛黄、前胡、蓬砂、礞石，是降在肝之痰矣，但牛黄则兼心痰皆祛。若在竹沥则治皮里膜外之痰。凡此痰有不同，而降有各别如斯。惟有火衰寒胜，痰气上沸，（水沸为痰。）非用六味不能以收；水气上逆，脾气不运，（水泛为痰。）非用八味、六君、四君不能以去。此惟深于医者，始能以明其蕴，若使初学褊浅，则惟知用竹沥、贝母、牛黄、礞石等剂，又乌知其医理活变，固有若是其神者乎！此治痰之大法也。

【表痰宜散】生姜肺寒　胡椒胃寒　半夏脾、胃、胆湿　神曲脾、胃湿　天南星肝、脾、肺风　皂角肝、肺、大肠风　白芥子肺风　僵蚕肝风　白附子胃风　大皂肝、肺、大肠湿　乌尖附肾风　石菖蒲心湿　天麻肝风　橘皮脾、肺湿　白前肺风

【膈痰宜吐】木鳖外治热毒　生莱菔肺、脾气　瓜蒂脾、肺、胃热结　藜芦肺、胃风　常山心下积饮　胆矾肝、胆、肺、脾　白矾脾、胃湿热　蜀漆心下积饮　食盐心肾引水　乌尖附肾风　砒石肠胃寒　青木香肺热毒　桔梗肺风　胡桐泪胃热结　皂矾肝、脾湿热　人参芦肺虚　栀子心、肺热

【实痰宜降】栝楼实肺　花粉肺　磁石肾　牛黄心、肝　贝母肺　竹沥经络　白矾脾　生白果肺　蓬砂肝　前胡肝、胆　儿茶心、肺　射干心、脾　旋覆花大肠、肺　杏仁肺　海石肺、肾气　沉香肾气　土贝母心、肺　鹤虱肝　诃子大肠、肺　密陀僧脾　磁石肝

【寒痰宜燥】干姜胃　附子命门

气

气者，人身之宝。凡人五脏六腑、筋骨皮肉血脉，靡不本气以为迭运，则气关人甚重。又曰：百病皆生于气。又曰：气之源，发于肾，出于肺，统于脾，护于表，行于里。又曰：气有余便是火，气不足便是寒。又曰：诸气郁膹，皆属于肺。则气之见病甚多，而其治之药亦复不少。姑以补气之剂为论，（气虚宜补。）如人参、黄芪，是补肺气之不足也；白术是补脾气之不足也；杜仲、鸡肉、山茱萸、续断，是补肝气之不足者也；龙眼肉是补心气之不足者也；附子、肉桂、沉香、鹿茸、阳起石、仙茅、胡巴、硫黄、远志、石钟乳、蛤蚧、益智、补骨脂、丁香，是补肾气之不足者也。但蛤蚧则兼肺气以同理，益智则兼心脾冷痰以为逐耳。此补气诸药之各异也。诸气缺陷不升，（气陷宜升。）在肺，则有桔梗、白党以为用；在脾，则有苍术以为理；在胃，则有干葛、升麻、檀香、白附以为投；在肝，则有柴胡、薄荷以为散。此升提诸气诸药之各异也。至于诸气不通，（气塞宜通。）在心与肺，则有宜于薰香、安息香；在脾，则有宜于甘松、木瓜、菖蒲、红豆蔻、木香、

大蒜、胡荽，但木香则合肝气而皆通，大蒜则合胃气以同理，胡荽则合心气以皆治也；在肝，则有宜于川芎、香附；在表与胃与肺，则有宜于生姜、烟草；在诸窍，则有宜于麝香、苏合；在血脉，则有宜于诸酒；在通阳辟阴，则有宜于雄黄。此通气诸药之各异也。若使诸气窄胀，其言脾肺与肾，则有乌药可投；脾胃，则有藿香、神曲、荞麦可治；膀胱与肾，则有荔枝核可入；小肠，则有橘核、小茴可采；肝经寒窒，则有艾叶、吴萸可进；表里中外有形之气，则有槟榔可理；无形之气，则有大腹皮可施。此宽诸气药之各异也。气滞不通而泄，（气滞宜泄。）于肺，不得不用丁香、冬花、白牵牛、白前、女菀；于脾，不得不用山楂、郁李、姜黄；于肝，不得不用青皮、鹤虱、玄胡索，但须相证酌用。气逆不下而降，（气升宜降。）在肺，无有过于马兜铃、青木香、旋覆花、栝楼、葶苈、苏子、莱菔子、杏仁、枇杷叶、补骨脂；在肠，无有过于荞麦；在肾，无有过于沉香、黑铅；在胃，无有过于续随子，但补骨脂降肺而更降肾，莱菔子降脾而更降肺之为异耳。气结不解而破，（气坚宜破。）在肺上膈，无有若于枳壳，在肺下膈，无有若于枳实；在肝气闭，无有若于三棱；在肝胃经络，无有若于山甲之为捷耳。他如气散气浮不敛，（气散宜敛。）有言粟壳、乌梅于肺最宜；龙骨、枣仁、白芍于肝最宜；蛤蜊、牡蛎于肾最宜；木瓜则于脾、胃、肺又最宜也。气走不固，（气脱宜固。）则病皆属于肾，凡治所用胡桃、菟丝、覆盆、补骨脂、莲须、金樱子、山茱萸、五味子、葡萄、阿

芙蓉、没石子、龙骨、牡蛎、沉香、灵砂、秦皮、石斛、桑螵蛸、芡实、诃子、石钟乳无不皆于肾理。惟有恶气内入，（气恶宜辟。）在胃与肾，则必用以良姜、甘松、大蒜、苍术、山柰以辟；在肺，则必用以生姜以辟；在肝，则必用以虎骨、蛇蜕、蜈蚣、胡荽、薰香及酒以辟；在诸窍，则必用以樟脑、苏合香以辟；在胃与肝，则有雄黄以辟；在外，则有排草以辟；若使时行瘴毒，则更有草果、烟草、槟榔、贯众以辟矣。仍须分其寒恶、臭恶、湿恶、毒恶、邪恶以治，大约寒不外于生姜、良姜为辟；臭不外于胡荽、薰香为辟；湿不外于苍术为辟；邪不外于樟脑、苏合、雄黄为辟；毒不外于蛇蜕、蜈蚣、虎骨为辟也。至于气浮不镇，（气浮宜镇。）总不越乎金石重坠之药以为之压；气急不舒，（气急宜缓。）总不越乎甘草等药以为之缓，凡此皆当审实以投。他如气寒宜散宜温，气热宜表宜清，气湿宜燥宜利，气燥宜滋宜润，气挟痰至宜开，气挟暑至宜消，亦何莫不本此理以为审治。昔人云：枳壳利肺气，多服损胸中至高之气；青皮泻肝气，多服能损真气；木香调诸经之气，兼泻肺，能使上焦之气下达，阴火上冲禁用；砂仁醒脾气而能上升，然后滞气得以下通；白豆蔻能泻肺气而使下行，然后阳气得以上达。香附快滞气，陈皮泄逆气，乌药、紫苏俱能散气，使浊从汗散也。厚朴升胃气，前胡下气推陈，槟榔泻至高之气，能使浊气下坠，后重有积者宜之。藿香、薰香上行胃气，沉香升降诸气，脑麝散真气。苏子、杏仁下气润燥，气滞有火者宜之。豆蔻、丁、沉、

檀、麝俱辛热，能散郁气，暴怒者宜用，积久成火者忌之。禀壮气实，气不顺而刺痛，枳壳、乌药可用，不愈加木香；肥人气不顺而刺痛，二陈加厚朴、枳壳；气虚脉弱，异功散加枳壳、木香。若使药性不审，病证不识，而徒用以香燥，是殆速其毙耳。观此可为妄用气药者一箴。

【气虚宜补】人参肺 黄芪肺 白术脾 杜仲肝 山茱萸肝、肾 鸡肉肝 续断肝、肾 龙眼心、脾 附子肾 肉桂肝、肾 鹿茸肾 沉香肾 阳起石肾 仙茅肾 胡巴肾 硫黄肾 远志肾 石钟乳肾、胃、大肠 蛤蚧肾、肺 益智心、脾、肾 补骨脂心、脾、肾 丁香肺、胃、肾

【气陷宜升】桔梗肺 苍术脾 干葛胃 升麻脾、胃 柴胡肝 檀香肺、胃、脾 白附胃 白党参肺 薄荷肝 荷叶胆

【气塞宜通】薰香肺 安息香心、肝 烟草肺、胃 大蒜脾、胃、诸窍 雄黄胃、肝 木香脾、肝 附子肾 芎劳肝 甘松脾 木瓜脾、肺、肝 菖蒲心 胡荽心、肺 麝香诸窍 生姜胃、肺 红豆蔻脾 酒肝血 苏合香诸窍

【气窄宜宽】乌药胃、肾 藿香脾、胃、肺 槟榔肠、胃 大腹皮肠、胃 神曲脾、胃 橘核小肠 荞麦肠、胃 荔枝核膀胱、肾 小茴肝、胃 艾叶肝、脾 吴萸肝

【气实宜泄】丁香肺、胃、肾 冬花肺 白牵牛肺 白前肺 山楂脾、胃 广皮脾、肺 郁李仁脾 青皮肝 女菀肺 鹤虱肝 姜黄脾 玄胡索心、肝

【气升宜降】马兜铃肺 青木香肺 旋覆花肺、肠 栝楼实肺 花粉肺 葶苈肺 续随子胃 荞麦肠、胃 苏子肺 黑铅肾 杏仁肺 炒莱菔肺、脾 枇杷叶肺 沉香肾 补骨脂肾

【气坚宜破】枳壳肺 枳实脾、胃 三棱肝 山甲肝、肺、胃

【气散宜敛】粟壳大肠、肺 木瓜脾、肺、肝 乌梅肺、肠、肝 龙骨肝、肾、大肠 枣仁胆、肝 炒芍药肝、脾 蛤蜊粉肾

【气脱宜固】胡桃肉肾 菟丝子肝、肾 覆盆子肾 补骨脂肾 莲须心、肾 五味子肺、肾 山茱萸肝、肾 金樱子脾、肝、肾 葡萄肾 阿芙蓉肾 没石子肾 龙骨肝、肾、大肠 牡蛎肾 沉香肾 灵砂肾 秦皮肝、胆、肾 石斛脾、肾 芡实脾、肾 诃子大肠、肺 桑螵蛸肝、肾、膀胱 石钟乳大肠、胃

【气恶宜辟】良姜胃寒 生姜肺寒 蛇蜕肝毒 蜈蚣肝毒 樟脑关窍邪 甘松脾湿臭 山柰胃湿臭 排草脾臭 大蒜脾、胃诸恶 虎骨肝毒 胡荽心、脾臭 薰香肺臭 雄黄胃、肝邪 酒肝血诸恶 苍术脾湿 苏合香诸窍邪 草果胃瘴 烟草肺、胃瘴 槟榔肠胃瘴 贯众肝、胃瘴

【气浮宜镇】磁石肾 铁粉肝 金银箔肝 禹余粮大肠 密陀僧脾 代赭石肝 云母石脾 珍珠心、肝 辰砂心 龙骨肝、肾、大肠 龙齿肝、肾、大肠

【气急宜缓】甘草脾 合欢皮心、脾

血

血者人身之液，有血则筋骨脏腑皆得受其灌溉而成形，无血则形色枯槁而即死矣。玩书所论补血之剂，多以古方四物为要，盖以营中之血，非此不能以生。讵知血属有形，凡有形之物，必赖无形之气以为之宰，故参、芪最为生血要药。经曰：阳生则阴长，职是故耳。且血寒则血不归，血热则血不活，血凝则血不散不止，血积则血不下不破。如温血则以桂心为最，凡乳香、泽兰、鸡苏、百草霜、天仙藤、骨碎补等药皆属温类，但须看其形证以施，而不可以概用耳。凉血则以生地、红花、紫草为最，凡赤芍、地榆、槐角、侧柏叶、银柴胡、蒲公英、卷柏等药皆属凉类，仍须看其兼证兼脉以审，而不可以妄用耳。破血下血，则以桃仁、三七、水蛭、虻虫、䗪虫、螃蟹等药为最，凡郁金、姜黄、蒲黄、紫菀、血竭、归尾、苏木、瓦楞子、花蕊石、斑蝥、茜草、紫参、郁李仁等药皆属破类。但须看其形证浅深，而不可以竟用耳。若属血瘀不散，（散血。）则有石灰、谷精草等药可施；血出不止，（止血。）则有炙卷柏、伏龙肝、黑姜、炒艾叶、炒蒲黄、栀子、石脂、白及、花蕊石、青黛、百草霜、炒侧柏、王不留行、刘寄奴等药可治，但须分其内外，别其微甚，审其经络以为权衡，则治始无差，而不致有鱼鲁之混矣。独惜今之补血，多以四物为主；须看柯琴、吴鹤皋、张璐、张景岳诸家注解四物汤说自明。凉血多以生地、犀角、栀、连、芩、柏为要；止血多以卷柏、侧柏叶为尚；破血多以桃仁、红花为施。至于温血之理，绝不讲究，及补血止血，多责于气之义，绝不体会，是徒得乎治血之名，而未审乎治血之实也。

【血寒宜温】白虫蜡肝、脾　肉桂肝、肾　阳起石肾　续断肝、肾　荆芥肝　芎劳肝　香附肝、胆　伏龙肝肝、脾　玄胡索心、肝　安息香心、肝　炉甘石胃　苍耳子肝、脾　桂心心　海螵蛸肝　乳香心　酒肝、脾、胃、肺　百草霜肝、肾　砂糖肝　兔屎肝　王不留行肝、胃　韭菜肝、肾、肠、胃　天仙藤肝、脾　骨碎补肾　泽兰肝、脾　墨肝、肾　刘寄奴肝　大小蓟肝　鸡苏肠、胃　海狗肾肝、肾　鹿茸肾　鹿角肾、督　蒺藜肝、肾　赤石脂大肠

【血热宜凉】白芍肝　代赭石心、肝　犀角胃　射干心、脾、肝　童便膀胱　地骨皮肺、肾　血余肝、心　银柴胡肾　蒲公英胃、肝　青鱼胆肝、胆　红花心包、肝　地榆肝、肾、肠、胃　生牛膝肝、肾　槐角大肠、胃、肝　槐花肝、胃　辰砂心　侧柏叶肺、肝　卷柏肝　无名异肝　凌霄花肝　猪尾血肝　紫草心包、肝　夜明砂肝　兔肉肝　旱莲草脾、肾　茅根胃、肝　蜈蚣肝　琥珀心、肝　刺猬皮肠、胃　生地肾　芙蓉花肺　赤芍药肝　鲤鱼鳞脾　醋

肝　熊胆心、肝

【血凝宜散】石灰肝、脾　谷精草肝

【血积宜破】丹参心包　山甲肝、肺、胃
郁李仁脾　莪术肝　紫贝脾、肝　没药
心　郁金心　桃仁心包、肝　五灵脂心、
肝　茜草心包、肝　紫菀肺　紫参肝　苏
木心、胃　姜黄脾　蒲黄肝　益母草心包、
肝　血竭肝　生藕心、脾　自然铜骨　古文
钱肝、肾　皂矾脾、肝　蚯蚓经络、脾　归
尾肝　鳖甲肝　贯众肝、胃

【血死宜败】斑蝥下部　干漆肝、脾　三
七肝　水蛭肝　虻虫肝　䗪虫肝　螃蟹
肝　瓦楞子肝　花蕊石肝

【血出宜止】卷柏肝　伏龙肝肝、脾　墨
肝、肾　黑姜肾　炒黑艾肝、肾　炒蒲
黄肝、肾　栀子心、肺　石脂大肠　白及
肺　花蕊石肝　青黛肝　百草霜肝、肾　刘
寄奴肝　石灰肝、脾　象皮灰肌肉　王不留
行肝、胃　炒侧柏肝、肺、肾

积

积者，久积不消之意。其病本非暴
起，治亦未可忽视。但人止知积滞不消，
多以食填太阴，用以消导。讵知食积止属
病标，而其所以致积之由，则有不在于食
而在于寒与热，及在于痰、于气、于水、
于虫、于血之谓也。玩书所言，治积总不
越乎缩砂密、木香、使君子、山楂、麦
芽、神曲、荞麦、雷丸、谷虫、苦酒、阿
魏、珍珠、橘皮、大蒜、干漆、海石、朴
硝、硇砂、丁香、桂心、牵牛、紫苏、生
姜、莪术、胡连，以为温胃消食、杀虫快
滞之品，而不知积因寒成，（寒积。）则
积当从寒治，如乌头、干姜、肉桂、吴
茱萸、巴霜之属是也；积因热致，（热
积。）则积当从热理，如黄连、黄芩之属
是也；积自气生，（气积。）则积当从气
化，如木香、沉香、陈皮、青皮、玄胡
索、厚朴、荞麦、枳实、蓬术之类是也；
积由虫致，（虫积。）则积当从虫杀，如

鹤虱、苦楝根、胡粉、阿魏、川椒、雷
丸、使君子、槟榔、雄黄、榧实之属是
也；积由痰聚，（痰积。）则积当从痰解，
如茯苓、半夏、磁石、白芥子、海石之属
是也；积由血蓄，（血积。）则积当从血
破，如桃仁、山甲、干漆、虻虫、瓦楞子
之属是也；积自水结，（水积。）则积当从
水下，如大戟、芫花、甘遂、莞花之属是
也；积自食至，（食积。）则积当从食消，
如山楂、麦芽、神曲、谷虫之属是也；积
由虚致，（虚积。）则积当从虚除，如黄
芪、人参、白术之属是也。凡此道理靡
尽，随证活泼，但不可专以所见之积以为
治耳。

【消寒积】乌头　干姜　肉桂　吴茱
萸　巴霜

【消热积】朴硝　黄连　大黄

【消气积】木香　沉香　厚朴　玄胡索
荞麦　枳实　陈皮　枳壳　青皮　牵牛

【消虫积】鹤虱 胡粉 阿魏 苦楝根 川椒 雷丸 槟榔 使君子 雄黄 榧实 乌梅

【消痰积】茯苓 半夏 礞石 磁石 海石 白芥子

【消血积】桃仁 干漆 虻虫 水蛭 瓦楞子 花蕊石

【消水积】大戟 芫花 商陆 甘遂

【消食积】山楂脾、胃、肉 麦芽胃、谷 神曲脾、胃、风、寒气 谷虫脾、胃、食

【消虚积】人参 白术 黄芪 炙甘草

【杀虫蛊药附】黄连心湿热 苦参肾湿热 萹蓄脾湿热 白牵牛肺湿热 白矾脾湿热 芜荑脾风湿热 大黄脾、胃热 朴硝肠胃热 青黛肝热郁 蓝子肝热郁 苦楝根小肠、膀胱热郁 苦楝子心包、小肠、膀胱热郁 贯众肝、胃热毒 雷丸胃热积 芦荟肝、冲热积 蚯蚓脾热积 青葙子肝风热 苍耳子肝、脾风湿 松脂肝、脾风湿 密陀僧脾湿 川椒脾、肺、肾寒湿 椒目肾寒湿 干姜胃寒 附子命门①寒 硫黄命门寒 巴豆肾寒 雄黄脾、肺、肝恶气 苏合香诸窍恶气 阿魏脾胃臭恶 樟脑诸窍恶气 蛇蜕肝恶毒 犀角胃蛊毒 川槿皮肝风癣 海桐皮肝风癣 水银外疥 轻粉筋骨疥 铅粉肾疥 黄丹血疥 大风子肝、脾疥 石膏皮肤、骨肉血热湿 山茵陈膀胱、胃口疮 五倍子肺、胃疥 百药煎肝、胃疥 紫贝肝、脾瘀 桃仁肝瘀 干漆肝、胃瘀 皂矾肝、胃瘀 百草霜肝瘀 厚朴肠胃湿瘴 槟榔肝湿瘴 杀虫肠胃滞 鹤虱肝痰滞 使君子脾胃积滞 榧实肺燥 乌梅肺、脾、大肠酸收 百部肺清热 甘蜜脾、肺引蛊 藜芦肺、胃上涌 相思子上涌 芫花脾、肺、肾水积 胡桐泪胃、齿虫 莨菪齿虫 韭子肝、肾、齿虫 蟾酥肌肉、齿虫 覆盆子阴蚀虫 獭肝肝痨瘵 獭爪肝痨瘵 败鼓心痨瘵 桃符板大肠痨瘵 鹳骨痨瘵 死人枕肝痨瘵 虎类骨肝痨瘵

痛

痛者血气不通之意。考之《内经》有言，是病多因寒气内客，而热绝少。又考诸书所论，痛有因寒、因热、因风、因湿、因滞、因血、因气、因火、因虫之分。予尝按书细考，大约痛属于寒、于湿、于滞、于血，则多守而不走；痛属于风、于火、于热、于气、于虫，则多走而不守；痛属于湿、于滞，则多肿胀高起；痛属于寒，则多毛骨耸直；痛属于热，则多神气不失；痛属于气，则痛必见肿突，其肿时胀时消；痛属于滞，则痛得食则增；痛属于虚，则痛得食则减；且痛属寒属虚，则喜热手揉按；属热属火属实，则最忌手揉擦。痛之大概如斯。是以风痛之证，多见周身骨节疼痛，故药有不离乎羌活、防风、桂枝、独活、山甲、白花蛇、

---

① 门：原各本均脱，据文义补入。

乌蛇、白附子、石南藤、川乌附、天雄，但须分其上下里外以治；寒痛之证，多见手足厥逆、饮食不思、痛喜热手揉按，并或发热恶寒、无汗脉紧，故药有不离乎麻黄、细辛、附子、干姜、良姜、荜茇、吴茱萸、大茴、小茴、川椒、肉桂、艾叶，但须分其在表在里寒证以治；湿痛之证，多见肿胀痞满、手足酸软麻痹，其痛守而不移，故药有不越乎苍术、半夏、南星、猪苓、泽泻、木通、车前、薏苡，但须分其寒多热多以治；热痛之证，其痛多见口渴发热，痛则手不可近，故药有不越乎石膏、知母、山栀子、黄芩、大黄、朴硝，但须分其热势轻重上下以治；火痛之证，其症必见面赤唇焦、口燥舌干，脉则洪数有力，痛则拒手揉按，故药有不外乎黄芩、黄柏、黄连、天冬、麦冬、沙参、玄参、白芍，但须分其火势微甚以投；气痛之证，其痛必见上下无常、面青目赤，故多治以厚朴、枳壳、槟榔、乌药、陈皮、青皮、香附、木香等药，但须分其上下左右以投；血痛之证，其痛多见一定不移，脉则芤涩不长，故治多以姜黄、乳香、没药、玄胡索、五灵脂、益母草、桃仁、红花、三七、虻虫、水蛭、槐花、地榆等药，但须分其痛处缓急病证以进；滞痛之证，其痛必见不食则减，得食则增，故治多以木香、神曲、山楂、麦芽、砂仁等药，但须分其滞势久暂以施；虫痛之证，其痛多见气上冲心、口吐白沫、时痛时止，故治多以川椒、乌梅、榧实、雷丸、苦楝根、苦参等药，但须分其挟寒挟热以治。凡此痛皆属实。若使痛属中虚，（虚痛。）则以芪、术为要；痛属血虚，则以芎、归为要；痛属精虚，则以地、茱为要；痛属火衰，则以附、桂为要。然要皆有虚证虚脉可据，若以实证道虚，补剂妄投，其杀人也惨矣。

【风痛】羌活　防风　桂枝　山甲　白花蛇　乌蛇　白附子　石南藤　川乌附　天雄　独活

【寒痛】麻黄　细辛　附子　干姜　良姜　荜茇　吴茱萸　大茴　小茴　川椒　肉桂　艾叶

【湿痛】苍术　半夏　南星　猪苓　泽泻　木通　车前　薏苡

【热痛】石膏　栀子　知母　大黄　黄芩　朴硝

【火痛】黄芩　黄柏　黄连　天冬　麦冬　沙参　玄参　白芍

【气痛】厚朴　枳壳　槟榔　乌药　陈皮　青皮　香附　木香

【血痛】姜黄　乳香　没药　玄胡索　五灵脂　益母草　桃仁　红花　三七　虻虫　水蛭　槐花

【滞痛】木香　神曲　山楂　麦芽

【虫痛】川椒　乌梅　榧实　雷丸　苦楝根　苦参

【虚痛】人参气　白术气　黄芪气　当归血　地黄精　山药精　附片火　肉桂火

消渴

消渴之证，按书有言，三焦火起而渴，（火渴。）盖人津液有限，火胜则水必竭，犹之釜里火猛，谷食皆焚，水必竭泽而燥，而渴以生，是谓火渴；有言表里热盛而渴，（热渴。）盖以气以卫外，血以营内，表里邪闭，津受煎熬，犹之地气上升，天气闭塞，人物皆烦，而渴应见，是谓热渴；有言表里寒盛而渴，（寒渴。）盖以人身阳胜则阴微，阴胜则阳弱，阳气既微于中，阴气复增于内，则身中外皆寒而气不温，犹之坚冰既至，滴点全无[①]而渴应有，是谓阴渴；有谓食滞中宫而渴，（滞渴。）盖以人身上下，本贵通活，一有物滞，则上不克下，下不克上，津液断绝，两不相接，犹之谷食在釜，内有物闭，气实不空，津不克上，而渴应生，是为滞渴；有谓津借精生，精虚则津无由而布，犹之天雨不降，地无醴泉，而渴以成，是谓水衰而渴；（水衰竭。）有谓津赖火充，火衰而气不化，精不附气，犹之釜里无薪，锅盖干灼而渴应见，是谓火衰而渴；

（火衰渴。）有谓津借气布，气实则气充而津生，气衰则气馁而津竭，犹之天气即降，地气不升而渴应有，是谓气衰而渴。（气衰竭。）凡此火不外于三黄、石膏、知母；热不外于大黄、朴硝、花粉、贝母；寒不越乎麻、桂、升、葛、姜、附、丁桂；滞不越乎香附、川朴、枳壳。至于渴属精虚，则六味有不可离；渴属火衰，则八味必不可弃；渴属气薄，则参、芪、白术自必见用。毋谓渴皆属实，虚证全无，而悉可用苦寒之味也。

【火渴】大黄　黄柏　黄芩　黄连　石膏　知母

【热渴】大黄　朴硝　花粉　石膏　知母

【寒渴】麻黄外寒　桂枝外风　升麻外寒　干葛外寒　干姜内寒　附子内寒　丁香内寒　肉桂内寒

【滞渴】香附　川朴　枳壳　木香

【虚渴】人参　白术　黄芪　当归　山药　熟地　附子　肉桂

---

① 无：原均脱，据文义补，上科本亦补。

脉理求真

清·黄宫绣 著

目 录

卷 一

卷 二

卷 三

卷 一

新著脉法心要

绣按：脉为血脉，一身筋骨，皆于是宗；一身疾痛，皆于是征。考诸先哲遗论，固多精义独标，旨归若揭，以为后世章程。然有牵引时令，巧借生死刻应，敷衍满幅。与夫就脉就症，分断考求，毫无变换，似非临症要语。是篇缀精聚华，僭为鄙句，既以去乎肤廓，复更化裁尽变，推行尽通，洵医中之活泼，脉法之吃紧至要处也。用是另为篇帙，聊赘数言，以弁其首。又按：篇中所论脉要，前半止就脉象部位，闲闲叙入，各就要处指明。至后始将诊脉大要，层层剥进，不令诊法稍有遗义，如《中庸》所论极致之功，反求其本，以至声色俱泯而后已。读者慎毋取其脉象部位，而置后幅变活要义于不审也。晦庵朱子曰：古人察脉非一道，今世惟守寸关尺之法，所谓关者多不明。独俗传《脉诀》，词最鄙浅，非叔和本书，乃能直指高骨为关。然世之高医，以其书赝，遂委去而羞言之。云间钱溥曰：晋太医令王叔和著《脉经》，其言可守而不可变。及托叔和《脉诀》行，而医经之理遂微。盖叔和为世所信重，故假其名而得行耳。然医道之日浅，未必不由此而误之也。张璐《诊宗三昧》云：王氏《脉经》、全氏《太素》，多拾经语，溷厕杂毒于中。偶一展卷，不无金屑入眼之憾。至于紫虚《四诊》、丹溪《指掌》、婴宁《枢要》、《濒湖脉学》、士材《正眼》等书，靡不称誉于时，要皆刻舟求剑、按图索骥之说，而非诊要切语矣。

部位　持脉之道，贵乎活泼。脉，按《内经》谓之经隧，后人谓之经脉，林之翰指为肌肉空松之处，包藏营气，而为昼夜营运不息之道路，所以载脉者也。若拘泥不通，病难以测。姑以部位论之：如左寸心部也，其候在心与膻中；右寸肺部也，其候在肺与胸中；左关肝部也，其候在肝胆；右关脾部也，其候在脾胃；左尺肾部也，其候在肾与膀胱、小肠；右尺三焦部也，其候在肾与三焦、命门、大肠。寸上为鱼际，尺下为尺泽。故察两寸而知头面、咽喉、口齿、头痛、肩背之疾，察关而知胁肋、腹背之疾，察尺而知腰腹、阴道、脚膝之疾，此皆就上以候上，中以候中，下以候下之谓也。《内经》曰：尺内两旁，则季胁也。尺外以候肾，尺里以候腹。中附上，左外以候肝，内以候膈；右外以候胃，内以候脾。上附上，右外以候胸，内以候胸中；左外以候心，内以候膻中。前以候前，后以候后。上竟上者，胸喉中事也；下竟下者，少腹腰股膝胫中事也。张景岳曰：小肠大肠，皆下部之腑，自当应于两尺。而二肠又连于胃，气本一贯，故《内经》亦不言其定处，而但曰大肠小肠皆属于胃，是又于胃气中察二肠之气。自叔和以心与小肠合于左寸；肺与大肠合于右寸，其谬甚矣。绣按：论脉经络贯接，则大小肠自当诊于两寸；论脉上下位置，则大小肠又当诊于两尺。而乌程林之翰专推王氏《脉经》，本以经络贯注当诊于寸之说著为管窥附余，其理虽属不易，但将诸家大小肠诊尺之说借为诋毁，以表独得，不惟理与《内经》相违，且更生其上下倒置之弊矣。然五脏六腑，其脉靡不悉统于肺。肺虽五脏之一，而实为气之大会，故于右关之前一分号为气口，候之以占终身焉。吴草庐曰：脉行始于肺，终于肝，而复会于肺。肺为气所出之门户，故名曰气口，而为气之大会，以占终身。且诸气不能自致于肺，又必借胃水谷以为输将，以为灌溉，故胃又为先天之气化，后天之本源，而为诸气之统司焉。每见阴虚血耗之人，日服六味、四物而不得阴长之力，其故实基此耳。岂尽于六部是求，而不归于气口胃气是诊乎？提出胃气为诊脉之要。胃气者，谷气也。谷气减少，即为胃气将绝，血何从生。今人好用四物，而罔顾瞻谷食多寡，以阻生血之源者，比比皆是。《经脉别论》云：食气入胃，经气归于肺，肺朝百脉，气归于权衡，权衡以平，气口成寸，以决死生。《营卫生会》云：人食气于谷，谷入于胃，以传于肺，五脏六腑，皆以受气。其清者为营，浊者为卫，营行脉中，卫行脉外。命门相火，虽寄在右，肾水虽寄在左，然肾同居七节，一阴一阳，精气皆主，闭蛰封藏，令各得司，岂肾独归于左，而不于右可诊乎？至于三部并取而为九候，则在表在里在中，又各见于六部之浮中沉。是盖外以候外，里以候里，中以候中。岂尽寸阳尺阴，所能统其表里者乎？头痛在上，本应寸见，而少阳阳明头痛，则又在于两关，邪传足少阳胆经，头痛在左关；邪传足阳明胃经，头痛在右关。太阳（膀胱）头痛，则又在于左尺，是痛在于上者，又不可以上拘矣。淋遗在下，本应尺求，而气虚不摄，则病偏在右寸；神衰不固，则病偏在左寸，是淋遗在下者，又不可以下拘矣。中气虚而吐泻作，则吐似在于寸，泻亦应在于尺，如何偏于关求以固脾胃？二气混而中道塞，则治应在两关，如何偏宜升清以从阳，苦降以求阴？则病在于上中下者，又不可尽以所见之部拘之矣。部位难拘如此！绣按：六部之浮，皆可以候心肺；六部之沉，皆可以候两肾；六部之中，皆可以候肝脾。且两肾之脉，有时偏以浮见、寸见；心肺之脉，有时偏以沉见、尺见；肝脾之脉，有时偏以浮沉见、尺寸见。王宗正曰：诊脉当从心肺俱浮，肝肾俱沉，脾在中州之说。若王叔和独守寸关尺部位以测病，甚非。

胃脉 再以脉象论之，如肝脉宜弦，弦属本脏。然必和滑而缓，则弦乃生；若使中外坚搏强急之极，则弦其必死矣。心脉宜洪，洪属本脏。然必虚滑流利，则洪乃生；若使洪大至极，甚至四倍以上，则洪其必死矣。脾脉宜缓，缓属本脏。然必软滑不禁，则缓乃平；若使缓而涩滞，及或细软无力，与乍数乍疏，则缓其必死矣。肺脉宜浮，浮即肺候。然必脉弱而滑，是为正脉；若使虚如鸡羽，加以关尺细数，喘嗽失血，则浮其见毙矣。肾脉沉实，实即肾候。然必沉濡而滑，方为正脉；若使弦细而劲，如循刀刃，按之搏指，则实其莫救矣。说脏脉只好如斯，不可搬演过甚，以致要处反略。景岳曰：凡肝脉但弦，肾脉但石，名为真脏者，以无胃气也。盖元气之来，脉来和缓；邪气之至，脉来劲急。必得脉如阿阿，软若阳春柳，方为脾气胃脉气象耳。胃气脉象，不过如是。更须察其谷食是否减少，是否消化。若谷食日少，速当于此审治，不得于此混进濡滞等药。夫胃气中和，旺于四季。其在于春，脉宜微弦而和，说时令脉，只好如斯，多则便涉支蔓矣。独怪世人专以时令生克强记满腹，其脉如何形象，如何变换，如何真假，全不体会。夏宜微洪而和，秋宜微浮而和，冬宜微实而和。使于四季，而不见有和缓之气，则为真脏脉见，而为不治之症矣。胃脉宜审如此，故六脉皆可察胃有无，岂必在于右关之胃而始定其吉凶哉？扫尽时令生克肤辞，独标和缓、微弦、微洪等语以名胃脉，真得诊家要诀。绣按：《四诊抉微》《脉诀归正》诸书，所论时令脉体，多以生死刻应敷衍，理虽不易，然非临症切脉确论。

浮脉 其有所云浮者，下指即显浮象，举之泛泛而流利，按之稍减而不空。凡芤大洪革，虚濡微散，皆属浮类。不似虚脉按之不振，芤脉按之减小，濡脉绵软无力也。语出张璐。又濒湖体状诗曰：浮脉惟从肉上行，如循榆荚似毛轻；三秋得令知无恙，久病逢之却可惊。又相类诗曰：浮如木在水中浮，浮大中空乃是芤，拍拍而浮是洪脉，来时虽盛去悠悠。浮脉轻平如捻葱，虚来迟大豁然空；浮而柔细方为濡，散似杨花无定踪。浮为虚损不足。凡风暑胀满不食、表热喘急等症，皆有上浮之义。若使浮而兼大，则为伤风；浮而兼紧，则为伤寒；张璐曰：外感暴得，多见人迎浮盛。浮而兼滑，则为宿食；浮而兼缓，则为湿滞；浮而兼芤，则为失血；浮而兼数，则为风热；浮而兼洪，则为狂躁。然总不越有力无力、有神无神以为区别。若使神力俱有，是为有余，或为火发，或为气壅，或为热越，可类推也。神力俱无，是为不足，或为精衰，或为气损，可因明也。岂可概指为表为热乎？张景岳曰：凡浮大弦硬之极，甚至四倍以上者，《内经》谓之关格，此非有神之谓，乃真阴虚极，而阳亢无根，大凶兆也。林之翰曰：浮脉须知主里。凡内虚之证，无不兼浮。如浮芤失血；浮革亡血；内伤感冒，而见虚浮无力；痨瘵阴虚，而见浮大兼疾；火衰阳虚，而见浑浑革至，浮大有力。又如真阴竭于下，孤阳浮于上，脉必浮大而无力，按之微细欲绝者，当益火之源。岂可以脉浮不审虚实，而妄用发表之剂乎？

沉脉 沉则轻取不应，重按乃得。凡细小实伏牢弱，皆属沉类。不似实脉之举指逼逼，伏脉之隐于筋骨也。语出张璐。又濒湖体状诗曰：水行润下脉来沉，筋骨之间软滑匀；女子寸兮男子尺，四时号此为和平。相类诗曰：沉帮筋骨自调匀，伏则推筋着骨寻；沉细如绵真弱脉，弦长实大是牢形。沉为痰寒不振，水气内伏，停饮不化，宿食不消，气逆不通，洞泄不闭，故见内沉。若使沉而兼细，则为少气；沉而兼迟，则为痼冷；沉而兼滑，则为宿食；沉而兼伏，则为霍乱绞痛；沉而兼数，则为内热；沉弦而紧，则为心腹疼痛。然总不越有力无力，以为辨别。盖沉实有力，宜消宜攻；沉虚无力，宜温宜补。然亦有有力宜温，无力宜攻，另有义详于后，当细互参。若使沉紧而数，又兼头痛、发热、恶寒，虽曰脉沉，仍属寒闭，当作表治。岂可概认为里，而不用以升发乎？张璐曰：脉显阴象而沉者，则按久愈微。若阳气郁伏，不能浮应卫气于外，脉反伏匿而沉者，则按久不衰。阴阳寒热之机，在乎纤微之辨。伤寒以尺寸俱沉，为少阴受病。故于沉脉之中，辨别阴阳为第一关捩。林之翰曰：沉脉须知主表。如寒闭腠理，卫气不通，经气涩滞，脉不见浮而沉；气郁脉闭，下手便见，而脉亦沉；真阴久虚，真阳衰惫，外邪乘虚直入，而脉亦沉。是沉仍属表证。

数脉 数则呼吸定息每见五至六至，应指甚速。凡滑动紧促（四脉）皆属数类。不似滑脉之往来流利，动脉之厥厥动摇，疾脉之过于急疾也。语出张璐。又濒湖体状诗曰：数脉息间常六至，阴微阳盛必狂烦；浮沉表里分虚实，惟有童儿作吉看。又相类诗曰：数比平人多一至，紧来如数似弹绳；数而时止名为促，数见关中动脉形。又曰：七至为极为疾，八至为脱，九至为绝。数为寒热内搏，风火冲激。是以人见数脉，多作热治。讵知脉有真假，数有虚实，仍须察其兼症兼脉（眼意周到）及脉有力无力，以为分耳。若使数兼洪滑，且极有力，或者内热蒸腾，伏

火发动，当作实看。如系细、小、强、滑、细、数、绵、软，纵有身热，须宜温治。或引阳归阴，其数自平；或补精化气，其数自除；或温中发表，其气自舒；或宣壅去滞，其数自消。矧有并无热候，症有虚寒，脉见虚数，温补尚恐不及，其可以数为热，妄用苦寒之味乎？景岳曰：里数为热，而真热者未必数。凡虚损之症，阴阳俱困，气血张皇，多有是候。林之翰曰：数脉须知主寒。如脉浮数大而无力，按之豁然而空，此阴盛逼阳外浮，是寒焰也。医家竟不审病新久，有力无力，鼓与不鼓，一概混投寒剂，遽绝胃气，可不畏哉！

迟脉 迟则呼吸定息不及四至，举按皆迟。凡代涩结伏，皆属迟类。不似涩脉之三五不调，缓脉之去来徐缓也。语出张璐。又濒湖诗曰：迟来一息至惟三，阳不胜阴气血寒；但把浮沉分表里，消阴须益火之源。又相类诗曰：脉来三至号为迟，小驶于迟作缓持；迟细而难知是涩，浮而迟大以虚推。又曰：二至为败。迟为虚寒不振，阳气不舒，故见迟滞。若迟而见浮，则为表寒；迟而见沉，则为里寒；迟而见涩，则为血病；迟而见滑，则为气病；迟兼滑大，则多风痰头痹；迟兼细小，则为真阳亏弱；或阴寒留蓄而为泄泻，或元气不营于表而寒栗拘挛，总皆元气亏损，不可妄施攻击。然亦有热邪内结，寒气外郁，而见气口脉迟者；又有阳明腑证悉具，而见脉迟有力者；又有太阳脉浮，因误下结胸，而见脉迟者；又有余热未清，而脉多迟滞。总在知脉起止，及察证候以分虚实，讵可一见脉迟，便认为寒，而不究其滑涩虚实之异

哉? 景岳曰: 迟虽为寒。凡伤寒初退, 余热未清, 脉多迟滑, 见迟不可以概言寒。林之翰曰: 迟脉须知主热。如热邪壅结, 隧道不利, 失其常度, 脉反变迟。又云: 辨脉必须合症审察。如举按无力, 是主寒之迟脉; 举按有力, 症兼胸膈饱满、便闭溺赤, 是主热之迟脉。涩滞正是热邪蕴结于内, 致经脉涩滞而行迟也。

长脉 长则指下迢迢, 上溢鱼际, 下通尺泽, 过于本位, 三部举按皆然。凡实牢弦紧, 皆属长类。不似大脉举之盛大, 按之少力也。语出张璐。又濒湖体状相类诗曰: 过于本位脉名长, 弦则非然但满张; 弦脉与长争较远, 良工尺度自能量。李士材曰: 状如长竿, 直上直下, 首尾相应, 非若他脉上下参差首尾不匀者也。长为气治无病之象, 经曰: 长则气治。然必长而和缓方为无病。若使长而浮盛, 其在外感, 则为经邪方张; 内损, 则为阴气不足而脉上盛。至于风邪陷阴, 脉应微涩, 乃于阴脉微细之中, 而忽兼有长脉, 是为热邪外发, 而有将愈之兆矣, 又岂可作病进之象乎? 仲景曰: 太阴中风, 四肢烦疼, 阳脉微阴脉涩而长者为欲愈。

短脉 短则寸上尺下, 低于寸尺。凡微涩动结, 皆属短类。不似小脉之三部皆小弱不振, 伏脉之独伏匿不前也。语出张璐。又濒湖体状相类诗曰: 两头缩缩名为短, 涩短迟迟细且难; 短涩而浮秋喜见, 三春为贼有邪干。短则止见尺寸。若关中见短, 则上不通寸为阳绝, 下不通尺为阴绝矣, 故关从无见短之理。戴同文云: 关不见短。李士材曰: 短脉只见于尺寸。然尺寸可短, 依然落于阴绝阳绝矣。殊不知短脉非两头断绝也, 特两头

俯而沉下, 中间突而浮起, 仍自贯通者也。短为阳气不接, 或中有痰气食积而成。然痰气食积阻碍气道, 亦由阳气不力, 始见阻塞。故凡见有阻塞之症者, 当于通豁之内加以扶气之品, 使气治而豁自见矣。若使中无阻塞而脉见短隔, 急当用大温补以救垂绝, 否则便尔不治矣。

大脉 大则应指满溢, 既大且长, 按似少力。凡浮芤洪长, 皆属大类。不似长脉但长不大, 洪脉既大且数也 (张璐)。大有虚实阴阳之异, 不可一律。如见大而有力, 则为阳气有余, 其病则进; 大而无力, 则为正气不足。大偏于左, 则为邪盛于经; 大偏于右, 则为热盛于阴。大而兼涩兼芤, 则为血不内营; 大而兼实兼沉, 则为实热内炽。大而浮紧, 则为病甚于外; 大而沉短, 则为痞塞于内。大实而缓, 虽剧且生; 大实而迫, 虽静即死。故凡脉大, 必得症与脉应, 方云无碍。若使久虚而见脉大, 利后而见脉大, 喘止而见脉大, 产后而见脉大, 皆为不治之症矣。张璐曰: 诸脉皆小, 中有一部独大者, 诸脉皆大, 中有一部独小者, 便以其部断其病之虚实。

小脉 小则三部皆小, 而指下显然。凡微细短弱, 皆属小类。不似微脉之微弱依稀, 细脉之微细如发, 弱脉之软弱不前 (按之乃得), 短脉之首尾不及也 (张璐)。小为元气不足, 及病已退之势, 如因病损小, 其脉兼弱, 见于人迎则为胃气衰也, 见于气口则为肺气弱也, 见于寸口则为阳不足也, 见于尺内则为阴不足也, 此皆无力之象。若使小而有力, 脉兼滑实, 则为

实热固结。然脉不至急强，四肢不逆，犹云胃气之未绝。若胃气既无，生气已失，其奚济乎？经曰：切其脉口滑小紧益沉者，病益甚在中。又曰：温病大热而脉反细小，手足逆者死。显微曰：前大后小，则头痛目眩；前小后大，则胸满短气。

洪脉 洪则既大且数，累累珠联，如循琅玗。来则极盛，去则稍衰（《素问》）。凡浮芤实大，皆属洪类。不似实脉之举按逼逼，滑脉之软滑流利，大脉之大而且长也。语出张璐。又濒湖体状诗曰：脉来洪盛去还衰，满指滔滔应夏时；若在春秋冬月分，升阳散火莫狐疑。相类诗曰：洪脉来时拍拍然，去衰来盛似波澜；欲知实脉参差处，举按弦长愊愊坚。《诊家正眼》云：洪脉只是根脚阔大，却非硬坚。若使大而坚硬，则为实脉，而非洪脉矣。洪为火气燔灼。凡烦渴、狂躁、斑疹、腹胀、头疼、面热、咽干、口疮、痈肿等症，靡不由此曲形。如见脉洪而浮，则为表热；脉洪而沉，则为里热；脉洪而滑，则为兼痰。至于阳亢之极而足冷尺弱，屡下而热势不除，洪数不减，与脉浮而洪，身汗如油，泄泻虚脱，脉见洪盛者，皆为难治，不可强也。经曰：形瘦脉多气者死。景岳曰：若洪大至极，甚至四倍以上者，是即阴阳离绝关格之脉也。林之翰曰：凡久嗽久病之人，及失血下痢者，俱忌洪脉。

微脉 微则似有若无，欲绝不绝，指下按之，稍有模糊之象。凡细小虚涩，皆属微类。不似弱脉之小弱分明，细脉之纤细有力也。语出张璐。又濒湖体状相类诗曰：微脉轻微瞥瞥乎，按之欲绝有如无；微为阳弱细

阴弱，细比于微略较粗。微为阳气衰微之候。凡种种畏寒、虚怯、胀满、呕吐、泄泻、眩晕、厥逆并伤精失血等症，皆于微脉是形，治当概作虚治。语出景岳。又李士材曰：仲景云，瞥瞥如羹上肥状，其软而无力也。萦萦如蜘蛛丝状，其细而难见也。轻取之而如无，故曰阳气衰；重按之而欲绝，故曰阴气竭。长病得之死，谓正气将次灭绝也；卒病得之生，谓邪气不至深重也。然有痛极脉闭，脉见沉伏，与面有热色，邪未欲解，并阴阳俱停，邪气不传，而脉俱见微者。若以微为虚象，不行攻发，何以通邪气之滞耶？必热除身安，方为欲愈之兆耳。李时珍曰：轻诊即见，重按如欲绝者，微也。往来如线而常有者，细也。

实脉 实则举按皆强，举指逼逼。凡弦洪紧滑，皆属实类。不似紧脉之进急不和，滑脉之往来流利，洪脉之来盛去衰也。语出张璐。又濒湖体状诗曰：浮沉皆得大而长，应指无虚愊愊强；热蕴三焦成壮火，通肠发汗始安康。相类诗曰：实脉浮沉有力强，紧如弹索动无常；须知牢脉帮筋骨，实大微弦更带长。实为中外壅满之象。其在外感而见脉实而浮，则有头痛、发热、恶寒、鼻塞、头肿、肢体疼痛、痈毒等症可察；脉实而沉，则有腹满硬痛等症可察。内伤脉实洪滑，则有诸火、潮热、癥瘕、血瘀、痰饮、腹痛、喘逆等症可察；脉实沉弦，则有诸寒壅滞等症可察。更以气血诸实等症兼观，则病情在我，而无可遁之病矣。但脉云实，尚有何虚？既有虚象，便不云实。总在医人诊其脉气果实不实耳。实脉有寒实热实之分。但今人止知病有热实，而不知有寒实，殊为可惜。

景岳云：火邪实者，洪滑有力，为诸实热等症；寒邪实者，沉弦有力，为诸痛滞等症。又曰：实脉有真假，真实者易知，假实者易误，故必问其所因，而兼察形症，方是高手。

虚脉　虚则豁然浮大而软，按之不振，如寻鸡羽，久按根底不乏不散。凡芤濡迟涩，皆属虚类。不似芤脉之豁然中空，按之渐出；涩脉之软弱无力，举指即来；散脉之散漫无根，重按久按，绝不可得也。语出张璐。又濒湖体状相类诗曰：举之迟大按之松，脉状无涯类谷空；莫把芤虚为一例，芤来迟大如慈葱。虚为气血空虚之候。故浮而虚者为气衰，沉而虚者为火微，虚而迟者为虚寒，虚而数者为水涸，虚而涩者为血亏，虚而弦者为土衰木盛，虚而尺中微细小为亡血失精，虚而大者为气虚不敛。要皆分别施治，无有差错，斯为之善。然总不可用吐用下，以致益见其虚矣。仲景云：脉虚者不可吐，腹满脉虚复厥者不可下，脉阴阳俱虚热不止者死。

紧脉　紧则往来劲急，状如转索，虽实不坚。脉紧有力，左右弹人，如绞转索，如切紧绳。凡弦数之属，皆属紧类。不似弦脉之端直如弦，牢革之强直搏指也。语出张璐。又濒湖体状诗曰：举如转索切如绳，脉象因之得紧名；总是寒邪来作寇，内为腹痛外身疼。《汇辨》云：紧较于弦，更加挺劲之异。丹溪云：紧如二股三股纠合为绳，必旋绞而转，始得紧而成绳。可见紧之为义，不独纵有挺急，抑且横有转侧也。紧为阴邪内闭。如脉见浮紧，则必见有头痛、发热、恶寒、咳嗽、鼻塞、身痛不眠表证。脉见沉紧，则必见

有胀满、厥逆、呕吐、泻利、心胁疼痛、风痫疝癖里证。然总皆是阳气不到，以至如是耳。仲景云：曾为人所难，紧脉从何来？假令亡汗若吐，以肺里寒，故令脉紧也。假令咳者，坐饮冷水，故令脉紧也。假令下利，以胃中虚冷，故令脉紧也。

缓脉　缓则来去和缓，不疾不徐。凡虚濡微细，皆属缓类。不似濡脉之指下绵软，虚脉之瞥瞥虚大，微脉之微细而濡，弱脉之细软无力也。语出张璐。又濒湖体状诗曰：缓脉阿阿四至通，柳梢袅袅飐轻风；欲从脉里求神气，只在从容和缓中。李士材曰：缓以脉形宽缓得名，迟以至数不及为义。蔡氏曰：缓而和匀，不浮不沉，不大不小，不疾不徐，意思欣欣，悠悠扬扬，难以名状者，此真胃气脉也。若纯缓不兼，犹经所谓但弦无胃气则死。缓为平人正脉，无事医治。若使缓而兼大，则为伤风；缓而兼细，则为湿痹；缓而兼涩，则为血伤；缓而兼滑，则为痰滞。尤必察其有力无力，以为区别。如使缓大有力，则为有余，其症必见燥热；缓软无力，则为不足，其症必见虚寒。岂可一见是缓，便指属虚，而不合症为之分别乎？景岳曰：缓脉有阴有阳，其义有三：凡从容和缓，浮沉得中者，此自平人正脉。若缓而滑大者多实热，如《内经》所言者是也。缓而迟细者多虚寒，即诸家所言者是也。林之翰曰：缓脉须知主热。如脉长大而软，来去宽纵不前，即张太素所谓如丝在经，不卷其轴之谓，是曰纵缓，主于热也。

芤脉　芤则如指着葱，浮取得上面之葱皮，却显弦大，中取减小空中，按之又

着下面之葱皮而有根据。凡浮革弦洪，皆属芤类。不似虚脉之瞥瞥虚大，按之豁然无力也。语出张璐。又濒湖体状诗曰：芤形浮大软如葱，按之旁有中央空。火犯阳经血上溢，热侵阴络下流红。相类诗曰：中空旁实乃为芤，浮大而迟虚脉呼；芤更带弦名曰革，芤为亡血革寒虚。芤为血虚不能濡气。其症必见发热、头昏、目眩、惊悸、怔忡、喘急、盗汗、失血、脱血。然或芤见微曲，则芤必挟瘀积阻滞。芤兼弦强搏指，症见血溢身热，则芤又为真阴槁竭。所以芤挟瘀积阻滞，止属一部两部独见。若至左右皆芤，或兼弦搏，定为必死之候，无足异也。戴同父云：营行脉中，脉以血为形，芤脉中空，脱血之象也。

濡脉 濡则虚软少力，应指虚细，如絮浮水，轻手乍来，重手乍去。凡虚微细弱，皆属濡类。不似虚脉之脉大无力，微脉之微细如丝，弱脉之沉细软弱也。语出张璐。又濒湖体状诗曰：濡形浮脉按须轻，水面浮绵力不禁；病后产中犹有药，平人若见是无根。相类诗曰：浮而柔细知是濡，沉细而柔作弱持；微则浮微如欲绝，细来沉细近于微。注曰：浮细如绵曰濡，浮而极细如绝曰微，沉细如绵曰弱，沉而极细不断曰细。濡为胃气不充。凡内伤、泄泻、自汗、喘乏，多有是脉。张璐、士材论极精明，谓其治宜峻补。不似阴虚脱血，纯见细数弦强，欲求濡弱，绝不可得也。盖濡脉之浮软，与虚脉相类，但虚则浮大，而濡则弱小也；濡脉之细小，与弱脉相类，但弱在沉分，濡在浮分也；濡脉之软弱，与微脉相类，但微则欲绝，而濡则力微也；濡脉之无力，与散脉

相似，但散则从大而按之则无，濡则从小而渐至无力也。夫从小而渐至无力，气虽不充，血犹未败；从大而按之即无，则气无所统，血已伤残，阴阳离散，将何所恃而可望其生乎？由斯言之，则濡与散，不啻天渊矣！所以濡脉多责胃气不充，或外感阴湿，故治宜温补而不可用伤残之药耳。李士材曰：濡脉者，浮小而软也。

弦脉 弦则端直而长，举之应指，按之不移。凡滑大坚搏之属，皆属弦类。不似紧脉之紧急有力，状如转索弹手，革脉之弦大而数也。语出张璐。又濒湖体状诗曰：弦脉迢迢端直长，肝经木旺土应伤；怒气满胸常欲叫，翳蒙瞳子泪淋浪。相类诗曰：弦脉端直如丝弦，紧则如绳左右弹；紧言其力弦言象，牢脉弦长沉伏间。蔡西山曰：阳搏阴为弦，阴搏阳为紧，阴阳相搏为动，虚寒相搏为革，阴阳分体为散，阴阳不续为代。弦为血气不和、气逆邪胜、积聚胀满、寒热胁痛、疟痢疝痹等症（景岳）。然总由于木盛土衰水亏而成。但以弦多弦少以证胃气之强弱，弦实弦虚以证邪气之虚实，浮弦沉弦以证表里之阴阳，寸弦尺弦以证病气之升沉。无论所患何症，兼见何脉，但以和缓有神，不乏胃气，虽弦无碍（张璐）。若弦而劲细强直，是无胃气，岂能治乎！戴同父曰：弦而软，其病轻；弦而硬，其病重。李时珍曰：浮弦支饮外溢，沉弦悬饮内痛，疟脉自弦，弦数多热，弦迟多寒，弦大主虚，弦细拘急，阳弦头痛，阴弦腹痛，单弦饮癖，双弦寒痼。若不食者，木来克土，必难治矣。

弱脉 弱则沉细软弱，举之如无，按

之乃得，小弱分明。凡微濡细小，皆属弱类。不似微脉按之欲绝，濡脉按之若无，细脉之浮沉皆细也。语出张璐。又濒湖体状诗曰：弱来无力按之柔，柔细而沉不见浮；阳陷入阴精血弱，白头尤可少年愁。弱为阳气衰微。凡见是脉，必须用温补以固其阳，以补胃气。然必兼滑而和，可卜胃气之未艾。若弱更兼之以涩，并少壮暴病忽见是脉，则为气血交败，多致难治。《素问》曰：脉弱以滑，是有胃气；脉弱以涩，是谓久病。病后老弱见之顺，平人少年见之逆。仲景曰：阳陷入阴故恶寒发热。又云：弱主筋，沉主骨。阳浮阴弱，血虚筋急。柳氏曰：气虚则脉弱，寸弱阳虚，尺弱阴虚，关弱胃虚。

滑脉　滑则往来流利，举之浮紧，按之滑石。凡洪大芤实，皆属滑类。不似实脉之逼逼应指，紧脉之往来劲急，动脉之见于一部，疾脉之过于急疾也。语出张璐。又濒湖体状诗曰：滑脉如珠替替然，往来流利却还前；莫将滑数为同类，数脉惟看至数间。滑为痰逆食滞、呕吐上逆、痞满壅肿满闷之象。然亦以有力无力分辨。如系滑大兼数，其脉当作有余；若止轻浮和缓不甚有力，当不仅作有余治也。或以气虚不能统摄阴火，脉见滑利者有之；或以痰湿内积，而见脉滑者有之。至于平人脉滑而和，则为无病。妇人经断而见滑数，则为有孕；临产而见滑疾，则为离经。泻痢而见弦滑，则为脾肾受伤；久病而弦滑，则为阴虚。岂可概作实治乎？李时珍曰：滑为阴气有余，故脉来流利如水，脉者，血之府也。血盛则脉滑，故肾脉宜之；气盛则脉涩，故肺脉宜之。

涩脉　涩则往来艰涩，动不流利，如雨沾沙，及刀刮竹。凡虚细微迟，皆属涩类。不似迟脉之指下迟缓，缓脉之脉象纤徐，濡脉之去来绵软也。语出张璐。又濒湖体状诗曰：细迟短涩往来难，散止依稀应指间；如雨沾沙容易散，病蚕食叶慢而艰。又相类诗曰：参伍不调名曰涩，轻如刮竹短而难；微似秒芒微软甚，浮沉不别有无间。涩为气血俱虚之候，故症多见拘挛麻木、忧郁、失血伤精、厥逆少食等症。然亦须分寒涩、枯涩、热涩之殊耳。若涩见呕吐泄泻，则为属虚属寒；涩见伤精失血、拘挛麻木，则为枯涩不和；涩见便结不解，则为热邪内闭，或寒滞不通。总在因症考求，岂可概指血虚，而不分别审顾乎？提出寒涩、热涩、枯涩三种，则看病施治自有主脑。

动脉　动则厥厥动摇，滑数如珠，见于关上。凡浮大浮数，皆属动类。不似滑脉之诸部皆见滑数流利也。语出张璐。又濒湖诗曰：动脉摇摇数在关，无头无尾豆形团；其原本是阴阳搏，虚者摇兮胜者安。动为阴阳相搏之候。王宇泰曰：阳升阴降，二者交通，安有动见。惟夫阳欲降而阴逆之，阴欲升而阳逆之，两者相搏，不得上下，鼓击之势，陇然高起，而动脉之形着矣。此言不啻与动脉传神。如动在于阳，则有汗出为痛、为惊之症；动在于阴，则有发热、失血之症；动兼滑数浮大，则为邪气相搏而热宜除。至于阳虚自汗而见动寸，阴虚发热而见动尺，与女人动尺而云有孕，皆不宜作热治矣。仲景曰：动则为痛为惊。《素问》曰：阴虚阳搏谓之崩。又曰：妇人手少阴心动甚者，妊子也。

伏脉　伏则匿于筋下，轻取不得，重按涩难，委曲求之，或三部皆伏，一部独伏，附着于骨而始得。凡沉微细短，皆属伏类。不似短脉之尺寸短缩而中部显然，沉脉之三部皆沉而按之即得也。语出张璐。又濒湖体状诗曰：伏脉推筋着骨寻，指间裁动隐然深；伤寒欲汗阳将解，厥逆脐疼证属阴。伏为阻隔闭塞之候，或火闭而伏、寒闭而伏、气闭而伏，其症或见痛极疝瘕、闭结气逆、食滞忿怒、厥逆水气。仍须详其所因，分其为寒为火、是气是痰、是新是旧，而甄别之。盖有火者升火为先，有寒者疏寒为急，有气者调气为顺，有痰者开痰为妥。新则止属暴闭，可以疏通；久则恐其延绵，防其渐脱。岂可一见脉伏，而即妄用疏导乎？时珍曰：伤寒一手脉伏曰单伏，两手脉伏曰双伏，不可以阳证见阴为诊。乃火邪内郁，不得发越，阳极似阴，故脉伏，必有大汗乃解。正如久旱将雨，六合阴晦，雨后庶物皆苏之义。又有夹阴伤寒，先有伏阴在内，外复感寒，阴盛阳衰，四脉厥逆，六脉沉伏，须投姜附及灸关元，脉乃复出也。若太溪冲阳皆无脉者死。

促脉　促则往来数疾，中忽一止，复来有力。凡疾数代结，皆属促类。不似结脉之迟缓中有止歇也。语出张璐。又濒湖体状诗曰：促脉数而时一止，此为阳极欲亡阴；三焦郁火炎炎盛，进必无生退可生。促为阳邪内陷之象。凡表邪未尽，邪并阳明，暨里邪欲解，并传厥阴者，多有是脉，故病必见胸满、下利、厥逆，且有血瘀发狂，痰食凝滞，暴怒气逆，亦令脉促。若中虚无凝，脉自舒长，曷为而有止歇之象乎？李士材曰：数而有止曰促，岂非阳盛者欤！肺痈热毒，皆火极所致者。

结脉　结为指下迟缓，中有歇止，少顷复来。凡迟缓代涩，皆属结类。不似代脉之动止不能自还也。语出张璐。又濒湖体状诗曰：结脉缓而时一止，独阴偏盛欲亡阳；浮为气滞沉为积，汗下分明在主张。结是气血渐衰，精力不继，所以断而复续，续而复断。凡虚劳久病，多有是症，然亦有阴虚、阳虚之别。故结而兼缓，其虚在阳；结而兼数，其虚在阴。仍须察结之微甚，以观元气之消长。若使其结过甚，脉甚有力，多属有热，或气郁不调。治宜辛温扶正，略兼散结开痰，其结自退。至有一生而见结脉者，此是平素异常，不可竟作病治耳。结脉有虚有实。虚如景岳所谓血气渐衰，精力不继，所以断而复续，续而复断者是也；实如越人所谓结甚则积甚者是也。

革脉　革则弦大而数，浮取强直，而按则中空。凡芤牢紧脉，皆属此类。不似紧脉按之劈劈，弦脉按之不移，牢脉按之益坚也。语出张璐。又濒湖体状诗曰：革脉形如按鼓皮，芤弦相合脉寒虚；女人半产并崩漏，男子营虚或梦遗。革为变革之象。凡亡血失精，肾气内怠，或虚寒相搏，故脉少和柔，而有中空之状。若不固肾补精，舒木除寒，而以革浮属表，妄用升发，其不真阴告绝者鲜矣。仲景曰：弦则为寒，芤则为虚，寒虚相搏，此名曰革，男子亡血失精，妇人半产漏下。经曰：三部脉革，长病得之死，卒病得之生。

牢脉　牢则弦大而长，按之强直搏

指，状如弦缕。凡实伏弦涩，皆属此类。不似实脉之滑实流利、伏脉之慝伏涩难、革脉之按之中空也。语出张璐。又濒湖诗曰：弦长实大脉来坚，牢位常居沉伏间；革脉芤弦自浮起，革虚牢实要详看。沈氏曰：似沉似伏，牢之位也；实大弦长，牢之体也。牢脉不可混于沉脉伏脉，须细辨耳。沉脉如绵裹沙，内刚外柔，然不必兼大弦也。伏脉非推筋至骨不见其形。在于牢脉既实大弦长，才重按之，便满指有力，以为别耳。牢为坚积内着，胃气将绝之候。吴草庐曰：牢为寒实，革为虚寒。故或见为湿拘急，寒疝暴逆，坚积内伏，治甚非易。倘不审其所因，而谓牢为内实，用以苦寒，或因思食而以濡滞恣啖，则其病益固矣。李时珍曰：牢主寒实之病，木实则为痛。扁鹊云：软为虚，牢为实。失血者脉宜沉细，反浮大而牢者死，虚病见实脉也。张仲景曰：寒则牢固。有坚固之义。

疾脉 疾则呼吸之间脉七八至。凡动滑洪数，皆属疾类。不似洪脉之既大且数，却无燥疾之形也。疾似亢阳无制，亦有寒热阴阳真假之异。若果疾兼洪大而坚，是明真阴垂绝，阳极难遏。如系按之不鼓，又为阴邪炎威、虚阳发露之征。然要皆属难治，盖疾而洪大者苦烦满，疾而沉数者苦腹痛，皆为阴阳告绝。惟暴厥暴惊脉见急数，俟平稍愈为无碍耳。其有脉惟见疾而不大不细，则病虽困可治。东垣治伤寒脉疾、面赤目赤、烦渴引饮而不能咽，用姜、附、人参，汗之而愈。守真治伤寒、蓄热、阳厥、脉疾至七八至以上，用黄连解毒治之而安。

细脉 细则往来如发，而指下显然。凡弱小微濡，皆属细类。不似微脉之微弱模糊也。语出张璐。又濒湖体状诗曰：细来累累细如丝，应指沉沉无绝期；春夏少年俱不利，秋冬老弱却相宜。细为阳气衰弱之候。然细亦有分别。如细而兼浮，则为阳气衰弱；细而兼沉，则为寒气内中，或热传三阴；细而兼缓，则为湿中于内。皆当求其所因，不可混同施治。但脉既细如发，便属气虚，纵有内热，亦当兼固中气，不可纯用解热，以致其细益甚耳。况有内热全无，真元素亏，神气不持，而致脉见细象者乎？李士材曰：尝见虚损之人脉细身热，医不究原，而以凉剂投之，使真阳散败，饮食不进，上呕下泄，是速其毙耳。经曰：少火生气。人非此火，无以营运三焦，熟腐水谷。未彻乎此者，乌可以言医哉！然虚劳之脉，细数不可并见，并见者必死。细则气衰，数则血败，气血交穷，短期将至。

代脉 代则动而中止，不能自还，因而复动，名曰代阴。凡促、结等脉，皆属此类。不似促、结之虽见歇止，而脉复来有力也。语出张璐。又濒湖体状诗曰：动而中止不能还，复动因而作代看；病者得之犹可疗，平人却与寿相关。相类诗曰：数而时止名为促，缓止须将结脉呼；止不能回方为代，结代生死自殊途。代为元气垂绝之候。戴同父曰：代为脾绝之征，脾主信，故止歇有时。故无病而见脉代，最为可危。即或血气骤损，元神不续，或七情太过，或颠仆重伤，并形体赋时经隧有阻，流行蹇涩，而见脉代者，亦必止歇不匀，或云可治。若使歇止有常，则生气已绝，安望其有再生之日乎！惟妊娠恶阻呕吐最剧者，恒见代脉，谷入既少，血气尽并于胎，是以脉气不能接续。然在初时或有，若至四月胎已成形，当无歇止之时矣。李时珍曰：脉一息五至，五脏之气皆足。故五十动而一息，合大衍之数，谓之平脉，反此则止乃见焉。肾气不能至，则四十动一止；肝气不能至，则三十动一止。盖一脏之气衰，则他脏之气代至也。

散脉 散则举之散漫，按之无有，或如吹毛，或如散叶，或如悬雍，或如羹上肥，或如火薪然，来去不明，根蒂无有。不似虚脉之重按虽虚，而不至于散漫也。李濒湖体状诗曰：散似杨花散漫飞，去来无定至难齐；产为生兆胎为堕，久病逢之不必医。《难经》曰：散脉独见则危。散为元气离散之象，肾绝之应。盖肾脉本沉，而脉按之反见浮散，是先天之根本已绝，如伤寒咳逆上气，脉见散象必死，与经言代散则死之意，即书有言热退而身安，泄利止而浆粥入，云或可生，亦非必定之辞耳。散为死脉，故不主病。

奇经八脉 至于奇经八脉，又为十二经之约束。若脏气安和，经脉调畅，八脉不形，即经络受邪，不致满溢奇经。惟是正经邪溢，转入于奇。故《内经》有言：冲则直上直下（弦长）而中央牢（坚实），病苦逆气里急（属寒实）；督则直上直下（弦长）而中央浮（中央同尺寸浮起，非中央独浮意也），病苦脊强不能俯仰（属风）；任则脉横寸口（寸口统寸关尺三部而言），边丸丸（形如豆粒）紧细而长，病苦少腹切痛，男子内结七疝，女子带下积聚（属寒实）；

阳维则尺内斜上至寸而浮（从左尺斜向小指，至寸而浮，曰尺内），病则寒热溶溶不能自收持（属阳）；阴维则尺外斜上至寸而沉（从右尺斜向大指，至寸而沉，故曰尺外），病苦心痛怅然失志（属阴）；阳跷（主阳络）寸口左右弹浮而细绵绵（两寸浮紧而细），病苦阴缓而阳急（邪在阳络主表，如腰背苦痛之类）；阴跷（主阴络）尺内左右弹沉而细绵绵（两尺沉紧而细），病苦阳缓而阴急（邪在阴络主里，如少腹痛阴疝漏下之类）；带脉中部左右弹而横滑（两关滑紧），病苦腹痛腰溶溶若坐水中（邪在中）。凡此八脉，每遇五痫七疝、项背强、发歇不时、内外无定之症，刚劲不伦、殊异寻常之脉，当于奇经中求之。经脉直行上下，络脉斜行左右；经脉常升主气，络脉常降主血；经起中焦，随营气下行而上，故诊在寸；络起下焦，随营气上行极而下，故诊在尺。正经邪溢满奇，越人比之天雨降下，沟渠溢满，滂霈妄行，流于湖泽，诚哉是言也。

冲阳等脉 外此冲阳、太溪、太冲，皆足动脉。冲阳者，胃脉也，在足面上五寸骨间动脉上去陷谷三寸。盖土者，万物之母。冲阳脉见不衰，胃气尚存，病虽危而犹可生也。然亦忌弦急，恐其肝旺克土耳。太溪者，肾脉也，在足跗后两旁圆骨上动脉陷中。盖水者，天一之元，诊此不衰，尚可治也。太冲者，肝脉也，在足大指本节后二寸陷中。肝为东方生物之始，不衰则病可治。然此三脉，止可诊此以定生死。若云可推某病，则无是也。至于高章纲卑惵损之脉，止是就其脉象而名。盖以高章纲为脉上行上浮满溢搏指，卑惵损为脉下行下沉卑屑隐涩不振，仍是一阴一阳之意而别其名。至于太素一脉，古人传而不言，言而不传，皆有义存。以其语涉荒唐，而不轻语以欺世耳。今之江湖术士，多借此法取钱。

五脏死脉 若使诊心而见前曲后居，如操带钩，是为心死；诊肺而见如物浮水，如风吹毛，是为肺死；诊肝而见急益劲如新张弓弦，是为肝死；诊脾而见锐坚如乌之喙，如鸟之距，如屋之漏，如水之流，是为脾死；诊肾而见发如夺索，辟辟如弹石，是为肾死；与诊命门而见鱼翔虾游涌泉，是为命死。此五脏必死之脉也。脉象如此。诸脉形象止是。

对待 然究众脉而论，则浮与沉，一升一降之谓也；数与迟，一急一慢之谓也；疾则较数而更甚矣；滑与涩，一通一滞之谓也；实与虚，一刚一柔之谓也；长与短，一盈一缩之谓也；大与小，一粗一嫩之谓也，细则较小而愈极矣；紧与缓，一张一弛之谓也；革与牢，一空一实之谓也；动与伏，一出一处之谓也；洪与微，一盛一衰之谓也；促与结，一阴一阳之谓也。至于弦与芤比，则脉之盛衰见矣；濡与弱比，则脉之进退见矣；代与散比，则死之久暂卜矣。脉之对待如斯。对待既明，则病阴阳表里虚实可知。

比类 洪与虚虽属皆浮，而有有力无力之分；沉与伏虽应重按，而有着筋着骨之异，数以六至为名，紧则六至不及，疾则六至更过，弦则左右双弹，状如切紧绳

也。迟以三至为名，缓则仍有四至而徐徐不迫。实与牢本兼弦与长，而实则浮中沉俱有，牢则止于沉候见矣。洪与实皆为有力，然洪则重按少衰，实则按之益强矣。革与牢皆大而弦，而革以浮见，牢以沉见矣。濡与弱微，皆细而软，然濡以浮见，弱以沉见，而微则以浮沉俱见矣。细与微，皆属无力，而细则指下分明，微则模糊不清。短与动，皆无头尾，而短为阴脉，其来迟滞；动为阳脉，其来滑数矣。促结涩代，皆有一止，而促则数时一止，结则缓时一止。涩则往来迟滞似歇，代则止有定数矣。脉形比类，又属如斯。比类既明，则诸疑脉可辨。

纲目 以脉大纲小目而论：凡脉有言形体，曰洪，曰散，曰弦，曰革，曰肥，曰横，是即大脉之属也。有言形体，曰细，曰微，曰弱，曰瘦，曰萦萦如蜘蛛，是即小脉之属也。有言至数，曰疾，曰急，曰动，曰促，曰击，曰搏，曰躁，曰喘，曰奔越无伦者，是即数脉之属也。有言至数，曰缓，曰代，曰结，曰脱，曰少气，曰不前，曰止，曰歇，曰如泻涩之绝者，是即迟脉之属也。有言往来之象，曰利，曰营，曰啄，曰禽，曰章，曰连珠，曰替替然，是即滑脉之目也。有言往来之象，曰紧，曰滞，曰行迟，曰脉不应指，曰参伍不齐，曰难而且散，曰如雨沾沙，曰如轻刀刮竹，是即涩脉之目也。有言部位之则，曰高，曰慄，曰涌，曰端直，曰条达，曰上鱼为溢，是皆长脉之目矣。有言部位之则，曰抑，曰卑，曰不及指，曰入尺为复，是皆短脉之目矣。有言

举按之则，曰芤，曰毛，曰泛，曰盛，曰肉上行，曰时一浮，曰如水漂木，曰如循榆荚，曰瞥瞥如羹上肥，是皆浮脉之目矣。有言举按之则，曰伏，曰潜，曰坚，曰过，曰减，曰陷，曰独沉，曰时一沉，曰如绵裹砂，曰如石投水，是皆沉脉之目矣。且纲之大者，曰大，曰数，曰长，曰浮，阳之属也。纲之小者，曰迟，曰涩，曰短，曰沉，阴之属也（卢子由）。脉之纲目如斯（纲目既明，则脉自有所归）。

以脉主病　以脉主病而论：则浮为风，紧为寒，虚为暑，濡为湿，数为燥，洪为火，此六淫应见之脉也。喜伤心而脉缓，怒伤肝而脉急，恐伤肾而脉沉，惊伤胆而脉动，思伤脾而脉短，忧伤肺而脉涩，悲伤心而脉促，此七情受伤之脉也。脉之主病如是。（主病既明，则治自有定断。）

脉真从脉　然总不越阴阳虚实为之条贯。盖脉之实者，其证必实（仍有寒实热实之分）；脉之虚者，其证必虚（仍有火衰水衰之别）。若使脉实而证不实，非其所假在证，即其所假在脉也；脉虚而证不虚，非其所假在脉，即其所假在证也。如外虽烦热而脉见微弱者，必火虚也。腹虽胀满而脉见微弱者，必胃虚也。虚火虚胀，其堪取乎？此宜从脉之虚，不宜从证之实也。证即外寒而脉见滑数者，必假寒也。利即清水而脉见沉实者，必假利也。假寒假利，其堪取乎？此宜从脉之实，不宜从证之虚也。然证实有假，而证虚无假。假实者病证莫测，必须旁求他证，及以脉候，其假始出。若使证属虚候，其证即知。纵

有假寒假利，貌若虚象难明。然仔细考求，其寒止属外见，而内必有烦躁等症。利即清水，而内必有燥粪，其水止从旁流，脉必滑数有力，仍与实脉实证相似，宁曰证有假虚，而脉可不深信哉！

症真从症　凡此脉真无假，可以症应。若使专以脉求，而症竟不察识，则脉尚有难言者耳。何则？仲景云：伤寒脉浮大，邪在表，为可汗。若脉浮大，心下硬，有热属脏者攻之，不令发汗。此又非浮为表邪可汗之脉也。又云：脉促为阳盛，宜用干葛黄芩黄连汤。若脉促厥冷为虚脱，非灸非温不可。此又非促为阳盛之脉也。又曰：脉迟为寒，脉沉为里，若阳明脉迟，不恶寒，身体濈濈汗出，则用大承气汤。此又非诸迟为寒之脉矣。少阴病始得之反发热而脉沉，宜麻黄附子细辛汤微汗之。此又非沉为在里之脉矣。

脉见有力无力难凭　即书有言病症虚实，止在脉之有力无力，以为辨别。有力即属有根。《难经》曰：上部有脉，下部无脉，其人当吐，不吐者死。上部无脉，下部有脉，虽困不害。所以然者，人之有尺犹树之有根，有根则不死，无力即属无根。《难经》曰：寸口脉平而死者，生气独绝于内也。平即中馁不能创建之象，故曰死。然试问其脉与症异，脉见坚劲有力，症见腹痛喜按、呕逆战栗，其脉可作有余而用苦寒泻实之药乎？脉见虚软无力，症见腹满、喘急、痰鸣，其脉可作不足而用附桂理中之药乎？且脉所鼓在气，而气动而不守，保无气自寒生，而气因寒而始振乎？脉之虚软在湿，而湿滞而

不动，保无热挟湿至，而脉因痰因湿而始软乎？有力多因寒气、热气内鼓，但今人仅知热气内结为实，而不知有寒气内结为实也。无力多因寒湿、热湿内软，但今人仅知寒湿为痰为虚，而不知热湿为痰为实也。凡此当以望闻问数字并参。

脉兼望闻问同察　夫望闻问切，乃属医家要事。若仅以脉为诊，而致以寒为热，以热为寒，以表为里，以里为表，颠倒错乱，未有不伤人性命者矣。况经所云脉浮为风，为虚，为气，为呕，为厥，为痞，为胀，为满不食，为热内结，类皆数十余症。假使诊脉得浮，而不兼以望闻问以究其真，其将何以断病乎？是以善诊脉者，于人禀赋厚薄，或禀厚而纯阳，或禀薄而纯阴。或禀不厚不薄而平。**形体肥瘦**，《汇辨》云：肥盛之人气居于表，六脉常带浮洪；瘦小之人气敛于中，六脉常带沉数。身长之人下指宜疏，身短之人下指宜密。北方之人常见强实，南方之人常见软弱。少壮之人脉多大，老年之人脉多虚。醉后之脉常数，饮后之人常洪。室女尼姑多濡弱，婴儿之脉常七至。又曰：此道形气之常，然形气之中，又必随地转移，方能尽言外之妙也。**颜色枯润**，或枯而竭，或润而和。**声音低昂**，或音低小而微，知其体阴病阴；或声高昂而壮，知其体阳病阳。**性情刚柔**，或刚主阳，或柔主阴。《汇辨》云：性急之人，五至方为平脉；性缓之人，四至便作热医。**饮食嗜好**，或喜气厚之物，而知阳虚；或喜味厚之物，而知阴弱。**及平日脉象偏纯**，或脉体偏静而见六阴之脉，或脉体偏动而见六阳之脉。或脉体不动不静而见至平之脉。《仁斋》曰：阳脉虽病在寒，常见浮洪；阴脉虽病在热，常见微细。与今所

患病症，是新是旧，或新由于外感，其脉疾数洪大；或旧由于内伤，其脉细小短涩。**是内是外**，或在外感属表易治，或在内伤属里难治。**是阴是阳**，或阳主表、主上、主气、主火，或阴主里、主下、主血、主水。并经医士是否**药坏**，或假寒而用热药以坏，假热而用寒药以坏；或标病而用本药以坏，本病而用标药以坏之类。靡不细为详审。要法真在此处。但今病家多不由医细察。宗奭曰：《素问》言凡治病，察其形气色泽，观人勇怯骨肉皮肤，能知其情，以为诊法。若患人脉病不相应，既不得见其形，医止据脉供药，其可得乎？今豪富之家，妇人居帏幔之内，复以帛蒙手臂，既无望色之神、听声之圣，又不能尽切脉之巧，未免详问。病家厌繁，以为术疏，往往得药不服。是四诊之术，不得其一矣，可谓难也。呜呼！然后合于所诊脉象，以断病情，以定吉凶。断要通盘会计，又要得其主脑。切勿头痛断头，脚痛断脚。如果病属有余，其脉应见浮洪紧数；若使其脉无神，或反见沉微细弱，便非吉矣。病属不足，其脉应见沉微细弱；若使其脉鲜胃，或反见洪大数急，则非吉矣。推之暴病脉应见阳，久病脉应见阴，亦何莫不应与病相符，而始可言顺矣。《灵枢·动输篇》云：阳病而阳脉小者为逆，阴病而阴脉大者为逆。

脉以独见为真　但持脉之道，既在下指灵活，令其脉脊与手指目相对。卢氏曰：诊法多端，全凭指法捷取。盖人之中指上两节长，无名食指上两节短，参差不齐。若按举排指疏，则移越一寸九分之定位；排指密，又不及寸关尺之界分。齐截三指，斯中指翘出，而节节相对，节无不转，转无不活，以别左右，分表里，推内外，悉五脏，候浮中沉，此三指定位法

也。及其位定，专指举按，固得其真，不若独指之无牵带，别有低昂也。第惟食指肉薄而灵，中指则浓，无名指更厚且木。是必指端棱起如线者名曰指目，以按脉中之脊。无论洪大弦革，即小细丝微，咸有脊焉。真如目之视物，妍丑毕具，故古人称诊脉曰看脉，可想见其取用矣。每见惜指甲之修长，用指厚肉分，或指节之下，以凭诊视者，真不啻目生颈腋胸胁间矣。尤须得要以求病根。在未诊时，谁不自认精明，谓其何部何脉，何脉何象。及至临证就诊，则既以浮为风，而又若浮非浮而非风也；以紧为寒，而又若紧非紧而非寒也；以洪为火，而又若洪非洪而非火也；以数为燥，而又若数非数而非燥也；以虚为暑，以濡为湿，而又若虚非虚，若濡非濡，而不可以暑湿名也。诸如此类，既莫能分，复以六部六脉，分断考求，毫不相贯。分断考求，最为诊家大弊，窃叹今时犯此甚多。如张璐谓人诊脉，大似向泥人祈祷，有时灵应，有时不灵应。讵知病属一理，脉自无二，得其一而脉斯可断矣。得其脉之独有所见，而脉又可断矣。从"独"字洗出脉要精义。盖独之义不一，如有以诸部无乖，或以一部稍乖者，是其受病在此，而可以独名也；有以五脏五脉各应互见，而六部六脉偏见一脏之脉者，是其病根伏是，而更可以独名也。独义无过如斯。故《内经·三部九候论》则有独大、独小、独疾、独迟、独热、独寒之谓耳。如独而强者，则为病属有余；独而弱者，即为病属不足。独而有力有神，其脉虽强而不为过。有力尤须有神。李东垣曰：脉病当求其神之有与无，如六数七极热也，脉中有力即有神也；三迟二败寒也，脉中有力即有神也。热而有神，当泄其热，则神

在焉；寒而有神，当去其寒，则神在矣。寒热之脉，无力无神，将何恃而泄热去寒乎？林之翰曰：按东垣此论，深达至理。但以"有力"二字言有神，恐不足尽有神之妙。王执中曰：有力中带光泽润滑也。于解进矣。萧子颙歌云：轻清稳厚肌肉里，不离中部象自然。则又有进焉。独而和缓柔弱，其脉虽弱，而不为害。盖假独者易知，而真独者难明。得其要以求其独，则独无不在；失其要以求其独，则独其莫得矣。又从"要"字一层，剥出精义。故善言独者，早以阴阳之原，肾水为阴之原，肾火为阳之原。气血之本，肾水为血之本，肾火为气之本，脾胃仓廪又为生气生血之本。以求独之根。知其根，则知其要；知其要，则知其独。继以顺逆之理，《约注》云：春夏洪大为顺，沉细为逆；秋冬沉细为顺，洪大为逆。男子左大为顺，女子右大为顺。凡外感证，阳病见阳脉为顺，见阴脉为逆；阴病见阳脉亦为顺。内伤证，阳病见阳脉为顺，见阴脉为逆；阴病见阴脉为顺，见阳脉为逆也。取舍之道，顺之则取，如有根有神有胃之类；逆之则舍，如残贼败脱离绝之类。并脉上下来去至止，晓然于胸，以识独之宜。滑氏曰：上者为阳，来者为阳，至者为阳；下者为阴，去者为阴，止者为阴也。上者，自尺部上于寸口，阳生于阴也。下者，自寸口下于尺部，阴生于阳也。来者，自骨肉之分而出于皮肤之际，气之升也。去者，自皮肤之际而还于骨肉之分，气之降也。应曰至，息曰止也。然后临证施诊，以求独之所在（独在取舍明，轻重晓），则独存；以明独之所至（独至根蒂知，真假识），则独出矣。故有见上为独，而其独偏在下也；见左为独，而其独偏在右也；见腑为独，而其独偏在脏也；见表为独，而其独偏在里也。此其

独可以意会（独有左右逢源之趣），而不可以言传（独有难以尽言之妙）；此其独可以独知（独有化裁尽变之义），而不可以共觉矣（独有独觉难与时师共言之理）。苟无独知之明（仅读医方快捷方式、叔和脉诀，何能独知）、独见之真（仅见一时之病，一方之病，何能独见）、独守之固（仅守时师耳听之说，蔓衍汤方之书，何能独守），而曰惟我为独（又从独字推进一层，妙义旋生），独固是也，而恐则为独夫之独矣；独亦是也，而恐则为毒人之独矣。绣尝谓医有四失：一曰字句不晓，二曰涉猎汤方，三曰株守一书，四曰剿袭糟粕。凡此四失，必能毒人。其尚得谓真正之独，与因应化裁之独哉。故曰持脉之道，贵乎活泼（一语括尽）。若局守不变，则所向辄迷，又安能审独求真，而得病之所归者乎？

卷二

新增《四言脉要》

绣按：《四言脉要》始于宋南康紫虚隐君崔嘉彦希范所著。盖以初学脉理未谙，得此可为诵习。故后蕲州李言闻、云间李士材、海盐冯楚瞻，皆于已著集内，将此删改，附刻篇末，业已行世。独惜尚有驳杂未清之处，爰取士材改本，加意增删，俾文义简明，脉症悉赅，庶读者一览而知，而不致有烦苦缺略之憾耳。

脉为血脉，百骸贯通。大会之地，寸口朝宗。

脉者，血脉也。血脉附气，周于一身，循环无间，故百骸皆资贯通，而寸口为各经诸脉大会之地。肺处至高，形如华盖，凡诸脏腑各经之气，无不上蒸于肺，而于寸口之地宗而朝之耳。

诊人之脉，令仰其掌。掌后高骨，是名关上。

医者覆手大指，着于病患高骨之处，随以中指对抵以定关部。至于尺寸，则以前后二指着定。如病患长，则下指宜疏；病患短，则下指宜密。

关前为阳，关后为阴。阳寸阴尺，先后推寻。

鱼际至高骨止有一寸，故以寸名；尺泽至高骨却有一尺，故以尺名；关界尺寸之间，故以关名。经曰：身半之上，同天之阳；身半之下，同地之阴。故以关前之寸为阳以候上焦，关后之尺为阴以候下焦，关处前后之中以候中焦。凡诊必先从寸至关，从关至尺，定其先后，以推其理而寻其象也。

胞络与心，左寸之应。惟胆与肝，左关所认。膀胱及肾，左尺为定。胸中及肺，右寸昭彰，胃与脾脉，属在右关，大肠并肾，右尺班班。男子之脉，左大为顺。女人之脉，右大为顺。男尺恒虚，女尺恒盛。

按古脏腑脉配两手，皆以《内经》所立脉法为定，而不敢易。左为阳，故男左脉宜大；右为阴，故女右脉宜大。寸为阳，故男所盛在阳而尺恒虚；尺为阴，故女所盛在阴而尺恒盛。

人迎气口，上下对待。一肺一胃，经语莫悖。神门属肾，在两关后。

人迎脉在挟喉两旁一寸五分，胃脉循于咽

喉而入缺盆。凡胃脘之阳，是即人迎之气之所从出。故诊人迎之脉，亦在右关胃腑胃阳之处，而可以卜在上头项外感之疾也。气口在于鱼际之后一寸，肺朝百脉，肺主气，故诊气口之脉，即在右寸肺脏肺阴之部，而可以卜在中伤胸内伤之疾也。统论皆可以候脏腑之气，《灵枢》《素问》言之甚明，并无左右分诊之说。叔和悖而更之，议之者多矣。人之精神，寄于两肾，故两肾脉无，则其神已灭，而无必生之候矣。

脉有七诊，曰浮中沉，上下左右，七法推寻。

浮于皮毛之间轻取而得曰浮，以候腑气。中于肌肉之间略取而得曰中，以候胃气。沉于筋骨之间重取而得曰沉，以候脏气。上于寸前一分取之曰上，以候咽喉中事。下于尺后一分取之曰下，以候少腹腰股胫膝之事。合之左右两手共为七诊，以尽其推寻之力焉。

又有九候，曰浮中沉。三部各三，合而为名。每部五十，方合于经。

五脏之气各足，则五十动而一息，故候必以五十为准。每手三部各三，共为九候，合之应得四百五十之数，两手共得九百之数。

五脏不同，各有本脉。左寸之心，浮大而散。右寸之肺，浮涩而短。肝在左关，沉而弦长。肾在左尺，沉石而濡。右关属脾，脉象和缓。右尺相火，与心同断。

五脏各有平脉，平脉即本脉。知其本脉无乖，而后知病脉之故也。

四时百病，胃气为本。

胃为水谷之海，资生之本也。凡病诊得脉缓和匀，不浮不沉，不大不小，不疾不徐，意思悠悠，便为胃气。不拘四季，得食则生，不得则死。今人混将时令克应推循过极，殊失胃气之

本矣。

凡诊病脉，平旦为准。虚静凝神，调息细审。

平旦饮食未进，经脉未动，络脉调匀，气血未乱，可诊有过之脉。至于医家亦须先无思虑，以静以虚，调其息气，凝神指下，精细详察，以求病之所归耳。

一呼一吸，合为一息。脉来四至，平和之则。五至无疴，闰以太息。三至为迟，迟则为冷。六至为数，数即热病。转迟转冷，转数转热。

医以己之呼吸调匀定息。如一呼吸，得脉四至，是即和平之准则也。五至何以无疴，盖以人之气息长短不定，每于三息五息之候，必有一息之长，故曰太息。如医一息而见脉来五至，此非病脉之急，是医气息之长也，故五至不为有疴。惟脉一息三至，即为迟慢不及；六至，即为急数太过。若至一至二至，则为转迟转冷；七至八至，则为转数转热，而非寿生之脉矣。

迟数既明，浮沉须别。浮沉迟数，辨内外因。外因于天，内因于人。天有阴阳，风雨晦明。人喜怒忧，思悲恐惊。

天之六气淫人，如风淫则病在末，阴淫则病在寒，明淫则病在暑，雨淫则病在湿，晦淫则病在燥，阳淫则病在火，是外因也。人之七情伤人，如喜伤心，怒伤肝，忧伤肺，思伤脾，恐伤肾，惊伤胆，悲伤心，是内因也。

浮表沉里，迟寒数热。沉数里热，浮数表热。浮迟表寒，沉迟冷结。

此提浮沉迟数四脉之纲，以分在表在里寒热各见之症也。

浮脉法天，轻手可得。泛泛在上，如水漂木。有力为洪，来盛去悠。无力为芤，有边无中。迟大为虚，仔细推求。虚

极则散，涣漫不收。浮小为濡，如绵浮水。濡甚则微，若有若无。更有革脉，芤弦合看。共是七脉，皆于浮候。

此以浮脉提纲，而取洪、芤、虚、散、濡、微、革七脉之兼乎浮者统汇于下也。浮脉应于肉分肌表，故轻手取之即见，正如木漂水面之意。洪脉来极盛大，按之有力，去则稍衰，正如波涛汹涌，来盛而去则悠耳。芤则浮沉易见，而中豁然空虚，故有着葱之喻，亦非中候绝无，但比之浮沉二候，则觉无力。虚则虽浮且大，而按之无力，且更迟缓。散则虚浮无力，按之则无，正如杨花飘散，比于虚脉则甚。濡则浮小而软，如绵浮水。微则浮取欲绝不绝，若有若无，较之濡脉软小更极。革则浮多沉少，外急内虚，正仲景所谓弦则为寒，芤则为虚，虚寒相搏，其名曰革之意。

沉脉法地，如石在水。沉极则伏，推筋至骨。有力为牢，大而弦长。牢甚则实，愊愊而强。无力为弱，状如细绵。细极为细，如蛛丝然。共是五脉，皆于沉看。

此以沉脉提纲，而取伏、牢、实、弱、细五脉之兼乎沉者汇于下也。沉脉应于筋骨，故必重按乃得，正如石之坠于水里之意。伏则沉之至极，故必推之筋骨始见。牢则沉大弦长，按之有力，不似革脉浮取强直，而中则空。实则三部皆坚，而力更甚于牢。弱则沉极细软，却极分明。细则沉细直软更甚于弱，故比状如蛛丝。

迟脉属阴，一息三至。有力为缓，少驶于迟。往来和匀，春柳相似。迟细为涩，往来极滞。迟有一止，其名曰结。迟止有常，应作代看。共是四脉，皆于迟测。

此以迟脉提纲，而取缓、涩、结、代四脉之兼乎迟者统汇于下也。迟为往来迟慢，故一息而见三至。缓则往来和匀，软若春柳，即是胃气之脉。涩则迟滞不利，状如轻刀刮竹。代则迟而中止，不能自还，但止有定数，而不愆期。

数脉属阳，一息六至。往来流利，滑脉可识。有力为紧，切绳极似。数时一止，其名为促。数如豆粒。动脉无惑。共为四脉，皆于数得。

此以数脉提纲，而取滑、紧、促、动四脉之兼乎数者统汇于下也。数则往来急数，故一息而见脉有六至。滑则往来无滞，有如珠之走盘。紧则紧急有力，状如弦紧弹手，故有切绳之喻。数时一止为促，状如疾行而蹶。数而两头俱俯，中间高起，有似豆粒厥厥动摇。是谓之动。

别脉有三，长、短与弦。不及本位，短脉可原。过于本位，长脉绵绵。长而端直，状似弓弦。

此长、短与弦三脉，非浮、沉、迟、数可括，故别列于此。短者，上不通于鱼际，下不通于尺泽，有短缩不伸之意。长者，通尺泽鱼际，上下皆引，有迢迢过于本位之情。若弦则劲直不挠，有似弓弦，不似紧脉弦急弹人。

一脉一形，各有主病。脉有相兼，还须细订。

有一脉之形象，必有一脉所主之病。有兼见之脉象，即有兼见之症，可细就其兼见之脉。以例其症耳。

浮脉主表，腑病所居。有力为风，无力血虚。浮迟表冷，浮数风热。浮紧风寒，浮缓风湿。浮虚伤暑，浮芤失血。浮洪虚火，浮微劳极。浮濡阴虚，浮散虚剧。浮弦痰饮，浮滑痰热。

浮虽属阳，主表主腑，但浮而见洪、数、弦、滑有力之脉，固属主热、主火、主痰、主风；若浮而见迟、缓、芤、虚、微、涩与散无力之脉，又为主虚、主湿、主冷、主暑、主危之象矣。故脉当视所兼以为辨别。下文仿此。

沉脉主里，为寒为积。有力痰食，无力气郁。沉迟虚寒，沉数热伏。沉紧冷痛，沉缓水蓄。沉牢痼冷，沉实热极。沉弱阴虚，沉细虚湿。沉弦饮痛，沉滑食滞。沉伏吐利，阴毒积聚。

沉虽属阴属里，然沉而见迟、紧、牢、缓、细、弱诸脉，方谓属里、属寒、属积、属聚；若沉而见实、数诸脉，则沉更不谓属阴，又当自阴以制其火以除其热也。

迟脉主脏，阴冷相干。有力为痛，无力虚寒。

迟虽属阴，仍当以有力、无力分其寒实、寒虚。盖寒实则为滞为痛，而寒虚则止见其空虚也。

数脉主腑，主吐主狂。有力实热，无力虚疮。

数虽属阳，仍当以有力、无力分其热实、热虚。盖热实则必为狂为燥，而热虚则止见其虚疮耳。

滑司痰饮，右关主食。尺为蓄血，寸必吐逆。涩脉少血，亦主寒湿。反胃结肠，自汗可测。

滑司痰饮，而亦有主食、主血、主吐之分。涩本血少，而亦有寒涩、湿涩之别。但血枯则上必见反胃，而下必见肠结；肠结胃反，则水液自尔不行，而有上逆为汗之势矣。

长则气治，短则气病。浮长风痫，沉短痞塞。

长为肝经平脉，故未病脉长，是为气治。短即肺之平脉，若非右寸及于秋见，则必有气损之病矣。至长独于浮见，则为风火相搏而痫以生；短以沉见，则为虚寒相合而痞以成。

细则气衰，大则病进。涩小阴虚，弱小阳竭。

脉以和平为贵。凡脉细如蛛丝之状，其气自属衰弱；大而满溢应指有力，是为病势方张。至于三部皆小，较细显极而脉涩不快，是为精血虚损。既小而脉不大，又脉痿弱不起，是为阳气衰弱。皆当分别审视。

洪为热极，其伤在阴。微为气衰，其损在阳。浮洪表实，沉洪里实。阳微恶寒，阴微发热。

洪为热极，其伤在阴，但须分其表里。微为气衰，其损在阳，亦须分其阳分阴分，以别恶寒发热之治也。

紧主寒痛，有表有里。缓主平和，兼见须虑。缓滑痰湿，缓大风虚。缓涩血伤，缓细湿痹。

浮紧则为寒闭于表，必有身痛、头痛、恶寒等症可察。沉紧则为寒束于里，必有肚腹胀满逆痛等症可察。缓为虚，大为风，缓大脉见则为风虚。缓为食停，细为气滞，缓细脉见，其痹必生。缓为气衰，涩为血损，缓而见涩，其损必甚。缓则湿滞不消，滑则痰饮内蓄，缓与滑见，则湿必停而痰益甚。

阳盛则促，肺痈热毒。阴盛即结，疝瘕积郁。

数而有止为促，非阳盛乎，故有肺痈热毒之症；迟而有止为结，非阴盛乎，故有疝瘕积郁之症。

弦脉主饮，木侮脾经。阳弦头痛，阴弦腹疼。动主搏击，阴阳不调。阳动汗出，为痛为惊。阴动则热，崩中失血。

脉弦而土必虚，则湿自无土制而痰以生。故弦而在于寸，寸主上焦，其痛必在于头；弦在于尺，尺主下焦，其痛必在于腹。动为阴阳不和，动见于寸，则心肺受累而惊痛与汗自至；动见于尺，则肾水受累而崩中失血自生。

虚寒相搏，其名曰革。男子失精，女子漏血。若见脉代，真气衰绝。脓血症见，大命必折。伤寒霍乱，跌打闷绝。疮疽痛甚，女胎三月。

革脉由于精血亏损，故尔脉空不实，而见男子失精、女子漏血之症。至于脉代而绝，或脓血症见，未有不死。惟有伤寒霍乱，跌仆疮疽，痛甚胎产见之，以其暴伤暴闭，勿作死治也。

脉之主病，有宜不宜。阴阳顺逆，吉凶可推。

病有阴阳，脉亦阴阳，顺应则吉，逆见则凶。下言脉症相应顺逆，总不出乎此理以为之贯通也。

中风之脉，却喜浮迟。坚大急疾，其凶可知。类中因气，身凉脉虚。类中因痰，脉滑形肥。类中因火，脉数面赤。

风有真中、类中之各别。真中虽属实证，而亦由虚所招，故脉喜其浮迟，而忌坚急，恐其正虚邪胜，决无生也。类中本非风中，特症相似而名，故症与脉各以类见。而不能以一致耳。

伤寒热病，脉喜浮洪。沉微涩小，症反必凶。汗后脉静，身凉则安。汗后脉躁，热盛必难。始自太阳，浮紧而涩。及传而变，名状难悉。阳明则长，少阳则弦。太阴入里，沉迟必兼。及入少阴，其脉遂沉。厥阴热深，脉伏厥冷。阳证见阴，命必危殆。阴证见阳，虽困无害。中寒紧涩，阴阳俱紧。法当无汗，有汗伤命。

病阳脉宜见阳，病阴脉宜见阴。故伤寒热病之证，宜见洪数之脉，与伤寒汗后不宜见脉躁之象耳。即云寒邪传变，名状莫悉。与阴寒直

中，阴阳俱紧，脉不一端。然大要阳得阴脉，脉与症反，命必危殆。若阴证而见浮大数动洪滑之阳，其脉虽与症反，在他症切忌，而伤寒邪气初解，病虽危困，亦未有害。惟伤寒汗出证虚，而脉反见阴阳俱紧，是其元气已脱，脉气不和，非吉兆也。

伤风在阳，脉浮而滑。伤风在阴，脉濡而弱。六经皆伤，或弦而数。阳不浮数，反濡而弱，阴不濡弱，反浮而滑，此非风寒，乃属温湿。若止濡缓，或兼细涩，此非风湿，更属湿着。

风为阳邪，风伤则脉自有浮滑弦数之象。但风有伤于阴，则浮与滑自不克见，以阳为阴所闭也。反是多因风为湿阻，故又名为风湿。如至浮数俱无，独见濡缓细涩，定知为湿所淫，所当分别以视也。

阴阳俱盛，热病之征。浮则脉滑，沉则数涩。中暑伤气，所以脉虚。或弦或细，或芤或迟。脉虽不一，总皆虚类。

凡脉而见阴阳俱盛者，未有不因热邪充溢之故。所以脉浮而滑，其热必挟有饮。脉沉数涩，其热必伤于阴。若暑则多气虚不固，以致暑得内袭，而脉亦虚不振。即或体有不同，脉见芤、弦、细、迟。然要皆属虚类，而不可实攻耳。

瘟脉无名，变见诸经。脉随病见，不可指定。

疫邪伏于募原，时出时没，其脉变换不定，故但随其所见以为指耳。

疟则自弦，弦即疟候。兼迟则寒，兼数则热。代散脉见，其体则折。

疟因风木邪盛凌土而湿不化，致挟停痰积饮而成，故脉始见自弦，再于兼见之中，别其寒热酌治，则病自愈。惟代散脉见，则命其必

绝矣。

风寒湿气，合为五痹。浮涩与紧，三脉乃备，脚气之脉，其状有四。浮弦为风，濡弱为湿。迟涩为寒，洪数为热。痛非外因，当于尺取。滑缓沉弱，随脉酌治。

五痹、脚气等证，总不越乎风寒及湿三者以为之害。即或内淫为热，亦不越乎四者以为之伏。惟有痛非外因，而脉或于尺部而见，或滑，或缓，或沉，或弱，则又在于随脉酌施，而不可以风寒湿治也。

劳倦内伤，脾脉虚弱。汗出脉躁，治勿有药。劳极诸虚，浮软微弱。土败双弦，火炎则数。

虚证而见虚脉，此顺候也。若汗出而脉反躁，是为大逆，尚有何药可治乎？故弦数最为虚证切忌。

痞满滑大，痰火作孽。弦伏中虚，微涩衰薄。胀满之脉，浮大洪实。细而沉微，岐黄无术。水肿之症，有阴有阳。阴脉沉迟，阳脉洪数。浮大则生，沉细勿药。五脏为积，六腑为聚。实强可生，沉细难愈。黄疸湿热，洪数偏宜。不妨浮大，微涩难医。

痞胀、水肿、积聚、黄疸，虽其病因不同，形症各别，然终宜见有余之脉，则真气未绝，而治尚可愈矣。若至细小沉涩，形实气馁，将何有药可施乎？故皆为逆。

郁脉皆沉，甚则伏结。或代或促，知是郁极。胃气不失，尚可调治。气痛脉沉，下手便知。沉极则伏，涩弱难治。亦有沉滑，是气兼痰。心痛在寸，腹痛在关。心腹之痛，其类有九。细迟速愈，浮大延久。两胁疼痛，脉必双弦。紧细而

弦，多怒气偏。沉涩而急，痰瘀之愆。疝属肝病，脉必弦急。牢急者生，弱急者死。腰痛之脉，必弦而沉。沉为气滞，弦损肾元。兼浮者风，兼紧者寒。濡细则湿，寒则闪挫。头痛之病，六经皆有。风寒暑湿，气郁皆侵。脉宜浮滑，不宜短涩。

弦急、弦沉、伏涩、紧细，皆是痛证、气证、郁证本领。但痛极者，则脉必沉必伏。有瘀者，则脉必涩。因湿者，则脉必濡。因痰者，则脉必滑。因风者，则脉必浮必弦。因寒者，则脉必紧。因湿者，则脉必滞必弱。因热者，则脉必数。因于痛极阴阳告绝者，则脉必疾。因于积极而痛者，其脉必牢。须以胃气不失为要。故痛证而见其脉浮大，最属不宜；短、涩、弱、急亦属不利，惟得沉、紧、迟、缓乃治。但头痛外感，非属内伤，其脉又宜浮大，最忌短涩，所当分别而异视也。

呕吐反胃，浮滑者昌。弦数紧涩，结肠者亡。饱逆甚危，浮缓乃宜。弦急必死，代结促微。吐泻脉滑，往来不匀。泻脉必沉，沉迟寒侵。沉数火热，沉虚滑脱。夏月泄泻，暑湿为殃。脉与病应，缓弱是形。微小则生，浮弦则死。霍乱之脉，代则勿讶。迟微厥逆，是则可嗟。泄泻下痢，沉小滑弱。实大浮数，发热则恶。

吐宜浮缓、浮滑，泻宜沉小、沉滑，吐泻交作，则脉必见往来不匀，虽暴见代勿虑。如其吐见弦急，泻见浮弦，并吐泻交作而见迟微厥逆，皆属不治，故以必死为断也。

嘈杂嗳气，审右寸关。紧滑可治，弦急则难。吞酸之脉，多弦而滑。沉迟是寒，洪数是热。痰脉多滑，浮滑兼风。沉

滑兼寒，数滑兼热。弦滑为饮，微滑多虚。滑而兼实，痰在胸膈。结芤涩伏，痰固中脘。

嘈杂、嗳气本属脾气不运，故切忌脉弦急，恐木克土故也。吞酸有寒有热，随症所见以为分别，故以沉迟、洪数分之。痰脉因不一端，滑是本象，惟有风则浮，有寒则沉，有热则数，有饮则弦，虚弱则微，结于胸膈为实，固于中脘，则见结、芤、涩、伏之为异耳。

小便淋秘，鼻色必黄。实大可疗，涩小知亡。遗精白浊，当验于尺。结芤动紧，二症之的。微数精伤，洪数火逼。亦有心虚，寸左短小。脉迟可生，急疾便夭。便结之脉，迟伏勿疑。热结沉数，虚结沉迟。若是风燥，右尺浮起。

淋秘脉见涩小，精血已败，死亡至矣，此脉见不及者之必死也。遗浊虽有微数、洪数、短小之分，然急疾脉至，又非所宜，故曰便夭，此脉见太过者之必死也。若在便闭，里气不通，固应迟伏，然风寒湿热，当于脉迟、脉数、脉浮、分辨，不可混同而罔治也。

咳嗽多浮，浮濡易治。沉伏而紧，死期将至。喘息抬肩，浮滑是顺。沉涩肢寒，均为逆症。

咳嗽肺疾，脉浮为宜，兼濡亦为病气将退。若使沉伏与紧，便与病反，故曰必死。喘证无非风痰内涌，当以浮滑为顺。若至肢寒沉涩，亦非吉兆，故曰为逆。

火热之脉，洪数为宜。微弱无神，根本脱离。三消之脉，数大者生。细微短涩，应手堪惊。骨蒸发热，脉数为虚。热而涩小，必损其躯。痿因肺燥，必见浮弱。寸口若沉，发汗则错。

火证应见火脉，故三消骨蒸，须以数大为

生，反是而见短、涩、微、弱，岂其宜乎？痿证本因肺燥血亏，脉浮尚不宜汗，岂有宜于寸口脉沉之候乎？

诸症失血，皆见芤脉。随其上下，以验所出。脉贵沉细，浮大难治。蓄血在中，牢大则宜。沉细而微，速愈者稀。

失血脉宜见芤，以芤主空故也，故脉最宜沉涩而忌浮大，反是则逆矣。若至蓄血，最宜牢实而忌沉细，以血未损故也，反是峻剂莫投，故曰难愈。

心中惊悸，脉必代结。饮食之悸，沉伏动滑，癫乃重阴，狂乃重阳。浮洪吉象，沉急凶殃。痫宜虚缓，沉小急实。若但弦急，必死不失。

惊悸非属心气亏损，即属有物阻滞，故脉必见代结。若因饮食致悸，则有沉、伏、动、滑之象，所当审也。癫狂二证为病尚浅，故宜浮洪而恶沉急，反是则为病气入骨。痫宜虚缓，以其中有痰沫之故。弦急独见，是为真脏脉出，安望其再生耶？

耳病肾虚，其脉迟濡。浮大为风，洪动为火。沉濡为气，数实为热。若久聋者，专于肾责。暴病浮洪，两尺相同。或两尺数，阴虚上冲。齿痛肾虚，尺脉濡大。齿痛动摇，尺洪火炎。右寸关数，或洪而弦。非属肾虚，肠胃风热。口舌生疮，脉洪疾速。若见虚脉，中气不足。喉痹之脉，两寸洪盛。上盛下虚，脉忌微伏。

耳病当责于肾，以其肾窍开于耳者故耳。然亦须以浮风、洪火、濡气、数热、久聋为辨。如其是暴非久，又以两尺浮弦相同为验耳。齿虽属肾，而齿龈则属于胃，故辨齿痛脉象，须以尺濡、尺洪断其虚实，寸关洪数与弦，断其肠胃风热，未可尽以肾求也。口舌生疮，必与洪疾为实，虚则多属中气不足。喉痹证属上实，脉以寸盛为顺，若见微伏，真气已绝，故曰大忌。

中恶腹胀，紧细乃生。浮大为何，邪气已深。鬼祟之脉，左右不齐。乍大乍小，乍数乍迟。中毒洪大，脉与病符。稍或微细，必倾其身。虫伤之脉，尺沉而滑。紧急莫治，虚小可怯。

中恶宜于紧细，以其邪气未深之故，反是则邪盛正衰，非其宜也。鬼祟出没不定，故脉有难追求。中毒脉见洪大，是与病应，以毒主阳故也。稍见微细，真气绝矣，岂其宜乎？虫伤脉多沉滑，以其虫伏于内者故耳。紧急固见伤甚而阴阳离隔，虚小亦恐真气已损，皆为有虑。

妇人之脉，尺宜常盛。右手脉大，亦属顺候。尺脉微迟，经闭三月。气血不足，法当温补。妇人尺脉，微弱而濡。年少得之，无子之兆。长大得之，绝孕之征。因病脉涩，有孕难保。

妇人以血为主，故尺宜常盛，而右脉宜大。故尺迟则经必闭，微弱而涩，在有孕固不克保，况无孕乎？

崩漏不止，脉多浮动。虚迟者生，实数者死。疝瘕之脉，肝肾弦紧。小便淋闭，少阴弦紧。

崩漏不止，已属血动不归，再见实数，则肾真气已绝，所以不宜见也。疝瘕主于肝肾，故肝肾弦紧，是即疝瘕之征也。淋闭主于少阴，故少阴弦紧，亦是淋闭之见也。

妇人有子，阴搏阳别。少阴动甚，其胎已结。滑疾不散，胎必三月。但疾不散，五月可别。阳疾为男，阴疾为女。女腹如箕，男腹如斧。

寸为阳，尺为阴，阴脉既已搏指而与阳寸

之脉迥然各别，是即有子之征。心为手少阴经，心主血，若胎已内结，则少阴之脉势必往来流利，厥厥如豆之动。疾即数类，滑而且数，按之不散，是其精血已聚，故有三月之胎。滑诊不见，而但疾而不散，是其骨肉已成，脉无滑气，故有五月之胎。阳疾为男，阴疾为女，以阳主男阴主女故耳。女胎如箕，男胎如斧，以箕圆象地象阴，斧方象天象阳故耳。阳疾阴疾，统上下表里左右而言，不拘于左右分也。

妊娠之脉，实大为宜。沉细弦急，虚涩最忌。半产漏下，脉宜细小。急实断绝，不祥之兆，凡有妊娠，外感风寒。缓滑流利，其脉自佳。虚涩躁急，其胎必堕。胎前下利，脉宜滑小。若见疾涩，其寿必夭。

妊娠脉宜实大，以其内实故也。沉、细、弦、急，皆为真损胎堕之兆，最为切忌。半产漏下，脉见细小，是与病应。若胎漏既绝，脉又急实，真气已离，岂能生乎？妊娠感冒，脉宜流利，以其胎气未损故耳。虚、涩、燥、急，是于胎气有损，故不宜见。有胎下利，脉宜滑小，而忌疾涩，以疾则气已离，以涩则血已伤故也，故以滑小为正。

临产之脉，又宜数滑。弦细短数，最属不利。产后沉小，微弱最宜。急实洪数，岐黄莫治。新产伤阴，血出不止。尺不上关，其命即丧。新产中风，热邪为殃。浮弱和缓，与病相当。小急弦涩，顷刻身亡。

临产脉乱滑数，是即胎动之应。若弦、细、短、数，则于胎中有损，最为不利。产后胎儿已下，肚腹空虚，实数不与症应，故曰不治。新产出血不止，尺不上关，元气下脱，不死何待？至于中风脉见和缓，内气未动，故曰相当。如至小、急、弦、涩，则内气已绝，无复生矣。

男子久病，当诊于气。脉强则生，脉弱则死。女子久病，当诊于血。脉弱则死，脉强则生。

久病则真气多损，故诊强弱以辨生死。但男子则当以气为诊，以男主于气也；女人则当以血为诊，以女主于血故也。右寸脉强，则气未损，故曰可生；左寸脉旺，则血未竭，故曰不死。

斑疹之脉，沉而且伏。火盛于表，阳脉浮数。热盛于里，阴脉实大。痘疹弦直，或沉细迟。汗后欲解，脉泼如蛇。伏坚尚可，伏弦堪嗟。

斑疹脉见沉伏，以毒本未伸泄故耳，仍须以脉数实辨其属表属里。痘疹最宜外出，不宜内伏，故弦直细迟犹可升托，即伏不弦，犹可内解。若至伏弦，则毒内入已深，不能外出，所以堪嗟。

痈疽未溃，脉宜洪大。及其已溃，洪大始戒。肺痈已成，寸数而实。肺痿之脉，数而无力。肺痈色白，脉宜短涩。浮大相逢，气损无失。肠痈实热，滑数可必。沉细无根，其死可测。

未溃属实，洪大宜矣。溃后则虚，而脉犹见洪大，岂其宜乎？肺痈已成，寸实无虑，以脓在肺未除故也。肺痿则肺叶焦痿，脉数无力，亦所应见。惟肺痈几作，肺气虚损，其色应白，则脉亦当短涩，方与症应。若见浮大，知是气损血失，贼邪乘金，最非吉兆。肠痈本属实热，必得滑数，方云无事。若见沉细，是谓无根，丧期在即。

奇经八脉，不可不察。直上直下，尺寸俱牢。中央坚实，冲脉昭昭，胸中有寒，逆气里急。疝气攻心，支满溺失。

奇经者，不在十二正经之列，故以奇名。直上直下，弦长相似，尺寸俱牢，亦兼弦长，中央坚实，是明胸中有寒，故见逆气、里急之症。如疝气攻心，正逆急也。支满，胀也。溺失者，冲脉之邪干于肾也。

直上直下，尺寸俱浮。中央浮起，督脉可求。腰背强痛，风痫为忧。

直上直下，则弦长矣；尺寸俱浮，中央亦浮，则六部皆浮，又兼弦长矣；故其见症皆属风象。大抵风伤卫，故于督表见之；寒伤营，故于冲里见之。

寸口丸丸，紧细实长。男疝女瘕，任脉可详。

寸口者，统寸关尺三部而言，非专指寸一部也。丸丸，动貌。紧细实长，因寒实于其内而见也。男疝女瘕，即所谓苦少腹绕脐，下引阴中切痛也。

寸左右弹，阳跷可决。或痫或疯，病苦在阳。尺左右弹，阴跷可别。或痫或瘛，病苦在阴。关左右弹，带脉之讯。病主带下，腹胀腰冷。

左右弹，紧脉之象也。阳跷主阳络，故应于寸而见浮紧而细。阴跷主阴络，故应于尺而见沉紧。带脉状如束带，在人腰间，故应于关而见浮紧。紧主寒，故三脉皆见寒证。如阳跷则或见为厥仆倒地身软作声而痫，或筋缓而伸为，盖痫动而属阳，阳脉主之。阴跷则或见为语言颠倒、举止错动而癫，或筋急而缩为瘛，盖癫静而属阴，阴脉主之。带则病发腰腹，而有腹胀、腰冷、带下之症矣。

尺外斜上，至寸阴维。其病在里，故苦心痛。尺内斜上，至寸阳维。其病在表，故苦寒热。

从右尺手少阳三焦，斜至寸上手厥阴心包

络之位，是阴维脉也。从左尺足少阴肾经，斜至寸上手太阳小肠之位，是阳维脉也。二脉皆载九道图中。斜上不由正位而上，斜向大指，名为尺外；斜向小指，名为尺内。二脉一表一里，在阴维主里，则见心痛；阳维主表，则见寒热是也。

脉有反关，动在臂后。别由列缺，不干证候。

反关本于有生之初，非病脉也，故曰不干证候。其脉不行寸口，由列缺络入臂后手阳明大肠之经。以其不顺行于关，故曰反关。凡见关上无脉，须令病患覆手以取方见。

经脉病脉，业已昭详。将绝之形，更当度量。心绝之脉，如操带钩。转豆躁疾，一日可忧。

经曰：脉来前曲后居，如操带钩，曰心死。前曲者，谓轻取则坚强而不柔。后居者，谓重取则牢实而不动，如持革带之钩，全失冲和之气。但钩无胃，故曰心死。转豆者，即经所谓如循薏苡子累累然，状其短实坚强，真脏脉也。又曰：心绝，一日死。

肝绝之脉，循刀责责。新张弓弦，死在八日。

经曰：真肝脉至，中外急如循刀刃。又曰：脉来急益劲，如新张弓弦，曰肝死。又曰：肝绝，八日死。

脾绝雀啄，又同屋漏。一似流水，还如杯覆。

旧诀曰：雀啄连来四五啄，屋漏少刻一点落。若流水，若杯覆，皆脾绝也。经曰：脾绝，四日死。

肺绝维何，如风吹毛。毛羽中肤，三日而号。

经曰：如风吹毛，曰肺死。又曰：真肺脉至，如以毛羽中人肤。皆状其但毛而无胃气也。又曰：肺绝，三日死。

肾绝如何，发如夺索。辟辟弹石，四日而作。

经曰：脉来如夺索，辟辟如弹石，曰肾死。又曰：肾绝，四日死。旧诀云：弹石硬来寻即散，搭指散乱如解索。正谓此也。

命脉将绝，鱼翔虾游。至如涌泉，莫可挽留。

旧诀云：鱼翔似有又似无，虾游静中忽一跃。经云：浑浑革至如泉涌，绵绵其去如弦绝。皆死脉也。

卷 三

汪昂订十二经脉歌

绣按： 十二经络，皆为人身通气活血之具。其脉周流岐别，不可不为辨论，以究病情之起端，邪气之胜复，气血之盈亏，则临证索病，自有其枢，而不为其所惑矣，此经络歌义之不容忽也。玩书有言，直行为经，旁行为络。一似经络之义，业已尽是。讵知人身经络，其理推究靡穷，有可分论而见其端者，有可合论而得其意者。其分论而见，盖以经起中焦，常随营气下行而上。络起下焦，恒附营气上行而下。经起中焦，则经气之上升，实有过于其络。络起下焦，则络气之下降，实有越于其经。故经多以气主，而络多以血主也。经主于气，故凡外邪之入，多于经受，而络常处于后；络主于血，故凡经邪之满，转溢于络，而络始得以受。是以经常处实，络常处虚。络得由经而实，而络亦不得以虚名也。经因受邪最早，故症多以寒见，而脉亦寸浮而紧；络因受邪稍缓，故症多因热成，而脉常见尺数而涩。经则随行上下，邪本易受，而开发最易；络则邪伏隐僻，邪即难入，而升散维艰。即经有言络处经外，邪入先自络始。然既由络入经，而经流连不散，则邪又溢于络，而见缠绵不已，故经与络又各自病。是其各别之势，有不相混如此。以经络通同而论，则经与络，虽各本于脏气之受，然究不越人身大气以为鼓运，故能流行不悖。设非大气磅礴磺，则彼盛此衰，生气有阻，其何以为长养元气之自乎！此其会通之妙，又有不容或忽如此。是以初病多责于经，久病多责于络，久病而再流连不解，则又多责于经之奇。以故仲景著为《伤寒论》法，多以经传立解；孙思邈著为《千金》等书，多以络病久病立说。即今姑苏叶天士，祖孙思邈，作为《临证指南集》，亦以久病活络为要，皆与经络不悖。第其经穴众多，其中错综分行，自非纂诵，难以记忆。因阅汪昂《本草备要》所订古本歌诀，颇有便世，用是附载以为采择，非惟初学得此，可以诵习，即老医得此，亦可以为临证之一助也。

手太阴肺经　手太阴肺（脉）中焦起，下络大肠（肺与大肠相表里）胃口行（胃之上脘，即贲门）。上膈属肺从肺系（即喉管），横从腋下臑内萦（臑下对腋处名，音"柔"）。前于心与心包脉（行少阴心主之前），下肘循臂骨上廉（尽处为肘，肘以下为臂），遂入寸口上鱼际（关前动脉为寸口，大指后肉隆起处名为鱼，鱼际，其间穴名），大指内侧爪甲根（少商穴止），支络还从腕后出（臂骨尽处为腕），接次指交阳明经（大肠）。此经多气而少血，是动则为喘满咳（肺主气）。膨膨肺胀缺盆痛（肩下横骨陷中名缺盆，阳明胃经穴），两手交瞀（音"茂"）为臂厥。肺所生病咳上气，喘渴（金不生水）烦心（心脉上肺）胸满结（脉布胸中）。臑臂之内前廉痛，为厥或为掌中热（脉行少阴心主之前，掌心劳宫穴，属心包）。肩背痛是气（盛）有余（络脉交于手，上肩背），小便数（而）欠（便频而短）或汗出（肺主皮毛）。气虚亦痛（肩背寒痛）溺色变（母病及子），少气不足以报息（肺虚）。

手阳明大肠经　手阳明经大肠脉，次指内侧起商阳（本经穴名）。循指上廉出合谷（俗名虎口穴），两骨（两指岐骨间）两筋中间行（手背外侧，两筋陷中，阳溪穴）。循臂入肘（外廉）行臑外（廉），肩髃（音"隅"，肩端两骨）前廉柱骨傍（上出膀胱经之天柱骨，会于督脉之大椎）。会此（六阳经皆会于大椎。故经文云上出于柱骨之会上）下入缺盆内（肩下横骨陷中），络肺下膈属大肠（相为表里）。支从缺盆上入颈，斜贯两颊下齿当。挟口人中（鼻下沟溜）交左右，上挟鼻孔尽迎香（本经穴终，交足阳明）。此经血盛气亦盛，是动齿痛颈亦肿。是主津液病所生（大肠主津），目黄（大肠内热）口干（无津）鼽衄动（鼽，音"求"，鼻水。衄，鼻血），喉痹（金燥）痛在肩前臑，大指次指痛不用（不随人用，皆经脉所过）。

足阳明胃经　足阳明胃（脉）鼻頞（山根）起，下循鼻外入上齿。环唇挟口交承浆（下唇陷中），颐后大迎颊车里（腮下为颌，颌下为颐，耳下为颊车。大迎，颌下穴名）。耳前发际至额颅，支循喉咙缺盆入。下膈属胃络脾宫（相为表里），直者下乳挟脐中。支（者）起胃口循腹里，下行直合气街逢（即气冲）。遂由髀关（抵伏兔）下膝膑（挟膝两筋为膑，一曰膝盖），循胫（外廉下）足跗（足面）中指通。支从中指入大指，厉兑之穴经尽矣（交足太阴）。此经多气复多血，振寒呻欠（呻吟呵欠）而颜黑。病至恶见火与人（血气盛而热甚），忌闻木声心惕惕（阳明土，恶木也）。闭户塞牖欲独处，甚则登高（而歌）弃衣（而）走。贲（奔）响腹胀（脉循腹里，水火相激而作声）为骭厥（足胫为骭），狂疟温淫及汗出（阳明法多汗）。鼽衄口㖞并唇胗（音"轸"，唇疡。脉挟口环唇），颈肿喉痹（循颐循喉）腹水肿（土不制水）。膺乳（膺窗、乳中、乳根，皆本经乳间穴）膝膑股伏兔（膝上六寸肉起处），骭外足跗上皆痛。气盛热在身以前（阳明行身之前），有余消谷（善饥）溺黄甚。不足身以前皆寒，胃中寒而腹胀壅。

足太阴脾经　太阴脾（脉）起足大指，循指内侧白肉际。过核骨后（孤拐骨。张景岳曰：非也，即大指后圆骨）内踝前（胫旁曰踝），上腨（音"善"，足肚也。一作"踹"，音"短"，足跟也。然经中二字通用）循胫膝股里。股内兼廉入腹中，属脾络胃（相为表里）上膈通。挟咽连舌（本，舌根也）散舌下，支者从胃（上膈）注心宫。此经血少而气旺，是动即病舌本强（上声）。食则呕出胃脘痛，心中善噫（即嗳）而腹胀。得后与气（大便嗳气）快然衰（病衰），脾病身重（脾主肌肉）不能（动）摇。瘕泄（瘕积泄泻）水闭及黄疸（脾湿），烦心心痛（即胃脘痛）食难消（食不下）。强立股膝内多肿（脾主四肢），不能卧因胃不和。

手少阴心经 手少阴心（脉）起心经，下膈直络小肠承（相为表里）。支者挟咽系目系，直者（从）心系上肺腾。下腋循臑后廉出，太阴（脉）心主（心包）之后行（行二脉之后）。下肘循臂（内后廉）抵掌后，锐骨之端（掌后尖骨）小指停（少冲穴，交手太阳）。此经少血而多气，是动咽干（少阴火，脉挟咽）心痛应。目黄胁痛（系目出胁）渴欲饮，臂臑内（后廉）痛掌热蒸。

手太阳小肠经 手太阳经小肠脉，小指之端起少泽（本经穴）。循手（外侧）上腕（臂骨尽处为腕）出踝中（掌侧腕下锐骨为踝），上臂骨（下廉）出肘内侧。两筋之间臑（外）后廉，出肩解（脊旁为膂，脊上两角为肩解）而绕肩胛（肩下成片骨）。交肩之上入缺盆（肩下横骨陷中），直络心中循嗌咽。下膈抵胃属小肠（小肠与心为表里），支从缺盆上颈颊。至目锐眦入耳中（至本经听宫穴），支者别颊复上顿（音"拙"，目下）。抵鼻至于目内眦（内角），络颧交足太阳接。嗌痛颔肿（循咽循颈）头难回（不可以顾），肩似拔兮臑似折（出肩循臑）。耳聋目黄肿颊间（入耳至眦上颊），是所生病为主液（小肠主液）。颈颔肩臑肘臂（外廉）痛，此经少气而多血。

足太阳膀胱经 足太阳经膀胱脉，目内眦上额交巅。支者从巅入耳（上）角，直者从巅络脑间。还出下项循肩膊（肩后之下为膊），挟脊（去脊各一寸五分，行十二俞等穴）抵腰循膂旋（脊旁为膂）。络肾正属膀胱腑（相为表里），一支贯臀入腘传（从腰中下挟脊，行上中次下等穴，入委中穴，膝后曲处为腘）。一支从膊别贯胛（脊肉为胛），挟脊（去脊各三寸，行附分、魄户、膏肓等穴）循髀（髀枢，股外为髀）合腘行（与前入腘者合）。贯腨（足肚）出踝（胫旁曰踝）循京骨（本经穴，足外侧赤白肉际），小指外侧至阴（穴）全（交足少阴）。此经少气而多血，头痛脊痛腰如折。目似脱兮项似拔，腘如结兮腨如裂。痔（脉入肛）疟（太阳疟）狂癫疾并生（癫狂篇亦有刺太阳经者），衄蚵（太阳经气不能循经下行，上冲于脑而为衄蚵）目黄而泪出。囟项背腰尻腘腨（尻，苦高切），病若动时皆痛彻（以上病皆经脉所过）。

足少阴肾经 足肾经脉属少阴，斜从小指趋足心（涌泉穴）。出于然骨（一作"谷"，足内踝骨陷中）循内踝，入跟（足后跟）上腨腘内（廉）寻。上股（内）后廉直贯脊（会于督脉长强穴），属肾下络膀胱深（相为表里）。直者从肾贯肝膈，入肺挟舌（本）循喉咙。支者从肺络心上，注于胸（膻中）交手厥阴（心包经）。此经多气而少血，是动病饥不欲食（腹内饥而不嗜食）。咳唾有血（脉入肺故咳。肾主唾，肾损故见血）喝喝喘（肾气上奔），目䀮（瞳子属肾）心悬（脉络心，水不制火）坐起辄（坐而欲起，阴虚不宁）。善恐（心惕惕）如人将捕之（肾志恐），咽肿舌干兼口热（少阴火）。上气（肾水溢而为肿）心痛或心烦（脉络心），黄疸（肾水乘脾，或为女劳疸）肠澼（肾移热于脾胃大肠，或痢或便血）及痿（骨痿）厥（下不足则上厥）。脊股后廉之内痛，嗜卧（少阴病，但欲寐）足下热痛切。

手厥阴心包经　手厥阴经心主标，心包下膈络三焦（心包与三焦为表里）。起自胸中（膻中）支（者）出胁，下腋三寸循臑（内）迢。太阴（肺）少阴（心）中间走，入肘下臂两筋超（掌后两筋横纹陷中）。行掌心（劳宫穴）从中指出（中冲穴），支从小指次指交（小指内之次指，交三焦经）。是经少气原多血，是动则病手心热（肘臂挛急，腋下肿，甚则支满在胸胁，心中时大动，面赤目黄笑不歇）。是主脉所生病者（心主脉），掌热心烦心痛掣（皆经脉所过）。

手少阳三焦经　手少阳经三焦脉，起手小指次指间（无名指关冲穴）。循腕（表手背）出臂（外）之两骨（天井穴），贯肘循臑外上肩。交出足少阳（胆）之后，入缺盆布膻中传（两乳中间）。散络心包而下膈，循属三焦表里联（三焦与心包为表里）。支从膻中缺盆出，上项出耳上角巅。以屈下颊而至頔，支从耳后入耳（中）缘。出走耳前（过胆经客主人穴）交两颊，至目锐眦（外角）胆经连（交足少阳）。是经少血还多气，耳聋嗌肿及喉痹（少阳相火）。气所生病（气分三焦心包皆主相火）汗出多（火蒸为汗），颊肿痛及目锐眦。耳后肩臑肘臂外，皆痛废及小次指（小指、次指不用）。

足少阳胆经　足少阳脉胆之经，起

于两目锐眦边。上抵头角下耳后，循颈行手少阳前（三焦）。至肩却出少阳后，入缺盆中支者分。耳后入耳（中）耳前走，支别锐眦下大迎（胃经穴，在颔前一寸三分动脉陷中）。合手少阳抵于頔（目下），下加颊车下颈连。复合缺盆下胸（贯）膈，络肝属胆表里萦（相为表里）。循胁里向气街出（挟脐四寸动脉），绕毛际入髀厌横（横入髀厌，髀厌即髀枢）。直者从缺盆下腋，循胸季胁过章门（胁骨下为季胁，即肝经章门穴）。下合髀厌（即髀枢）髀阳外（循髀外行太阳阳明之间），出膝外廉外辅（骨，即膝下两旁高骨）缘。下抵绝骨出外踝（外踝以上为绝骨，少阳行身侧，故每言外），循跗（足面）入小次指间。支者别跗入大指，循指岐骨出其端（足大指本节后为岐骨，交肝经）。此经多气而少血，是动口苦（胆汁上溢）善太息（木气不舒）。心胁疼痛转侧难，足热（足外反热）面尘体无泽（木郁不能生荣）。头痛颔痛锐眦痛，缺盆肿痛亦肿胁。马刀侠瘿颈腋生（少阳疮疡，坚而不溃），汗出（少阳相火）振寒多疟疾（少阳居半表半里，故疟发寒热，多属少阳）。胸胁髀膝（外）胫绝骨，外踝皆痛及诸节（皆经脉所过）。

足厥阴肝经　足厥阴肝脉所终，大指之端毛际丛（起大敦穴）。循足跗上（廉）上内踝（中封穴），出太阴后（脾脉之后）入腘中（内廉）。循股（阴）入毛（中）绕阴器，上抵小腹挟胃通。属肝络胆（相为表里）上贯膈，布于胁肋循喉咙（之后）。上入颃颡（咽颡，本篇后又云络舌本）连目系，出额会督顶巅逢（与督脉会于巅百会穴）。支者复从目系出，下行颊里交环唇。支者从肝别贯膈，上注于肺乃交宫（交于肺经）。是经血多而气少，腰痛俯仰难为工（不可俯仰）。妇少腹痛男㿉疝（脉抵小腹环阴器），嗌干（脉络喉咙）脱色面尘蒙（木郁）。胸满呕逆及飧泄（木克土），狐疝遗尿（肝虚）或闭癃（肝火）。

汪昂奇经脉歌

绣按：奇经八脉，前人论之详矣。考诸时珍有言，八脉阳维起于诸阳之会，由外踝而上行于卫分；阴维起于诸阴之交，由内踝而上行于营分；所以为一身之纲维也。阳跷起于跟中，由外踝上行于身之左右；阴跷起于跟中，循内踝上行于身之左右；所以使机关之捷也。督脉起于会阴，循背而行于身之后，为阳脉之总督，故曰阳脉之海；任脉起于会阴，循腹而行于身之前，为阴脉之承任，故曰阴脉之海。冲脉起于会阴，夹脐而行，直冲于上，为诸脉之冲要，故曰十二经之海。带脉则横围于腰，状如束带，所以总约诸脉者也。是故阳维主一身之表，阴维主一身之里，以乾坤言也；阳跷主一身左右之阳，阴跷主一身左右之阴，以东西言也；督主身后之阳，任冲主身前之阴，以南北言也；带脉横束诸脉，以六合言也。又考张洁古有云：跷者，捷疾也。二脉起于足，使人跷捷也。阳跷在肌肉之上，阳脉所行，通贯六腑，主持诸表，故名为阳跷之络；阴跷在肌肉之下，阴脉所行，贯通五脏，主持诸里，故名为阴跷之络。观诸所论八脉，虽在十二经络之外，因别其名为奇，然亦可为正经正络之辅。盖正经犹于地道之沟渠，奇经犹于沟渠外之湖泽。正经之沟渠不涸，则奇经之湖泽不致甚竭；正经之沟水既满，则奇经之湖泽必溉。所以昔人有云：脏气安和，经脉调畅，八脉之形无从而见，即经络受邪不致满溢，与奇经无预。若经络之邪热既满，势必溢于奇经。如天雨降下，沟渠满溢，滂霈妄行，流于湖泽之意，正自相符。且诸经皆为脏腑所配，此则自为起止，不与正经之例相同，故奇经又为十二经之约束。是以伤寒之邪，有从阳维而始传次三阳，有从阴维而始传次三阴。并脏气内结，邪气外溢，竟从奇经先受。然此由邪入内，而不于奇是留，非若十二经热满之必见有溢奇之日也。时珍云：医而知乎八脉，则十二经十五络之大旨得；仙而知乎八脉，则龙虎升降玄牝幽微之窍妙得。又曰：医不知此，罔探病机；仙不知此，难安炉鼎。旨哉斯言，录此以为医之一助。

任脉起于中极底（脐下四寸，穴名中极。任脉起于其下二阴之交会阴之穴。任由会阴而行腹，督由会阴而行背），以上毛际循腹里（行中极穴）。上于关元（脐下三寸穴名）至咽喉，上颐循面入目是（络于承泣）。冲（脉）起气街并少阴（肾脉），挟脐上行胸中至（任脉当脐中而上，冲脉挟脐旁而上。以上并出《素问·骨空论》）。冲为五脏六腑海（冲为血海），五脏六腑所禀气。上渗诸阳（经）灌诸精（上出颃颡），从下冲上取兹义（故名冲）。亦有并肾下行者，注少阴络气街出。阴股内廉入腘中（膝后曲处），伏行骭骨内踝际。下渗三阴（肝脾肾）灌诸络，以温肌肉至跗指（循足面下涌泉入足大指。此段出《灵枢·逆顺肥瘦》篇）。督（脉）起少腹骨中央，入系廷孔（女人阴廷溺孔之端，即窈漏穴）络阴器。合篡（二阴之交名篡）至后别绕臀，与臣阳络（太阳中络）少阴比（与膀胱、肾二脉相合）。上股（内后廉）贯脊属肾行，上同太阳起（目）内眦。上额交巅络脑间，下项循肩（膊内）仍挟脊。抵腰络肾（此督脉并太阳而行者）循男茎（男子阴茎），下篡亦与女子类。又从少腹贯脐中（央），贯心入喉颐及唇（环唇）。上系目下中央际，此为并任（此督脉并任脉而行者）亦同冲（脉）。大抵三脉同一本（冲任督三脉皆起于会阴之下，一原而三歧，异名而同体），《灵》《素》言之每错综（《灵枢·五音五味》

篇：冲脉、任脉，皆起于胸中，上循背里。是又言冲任行背。故经亦有谓冲脉为督脉者。古图经有以任脉循背者谓之督。自少腹直上者谓之任，亦谓之督。今人大率以行身背者为督，行身前者为任，从中起者为冲。然考任督二经所行穴道，一在身前，一在身后；而冲脉居中，则无穴道。似当以此说为正）。督病少腹（上）冲心痛，不得前后（二便不通）冲疝攻（此督脉为病同于冲脉者）。其在女子为不孕（冲为血海，任主胞络），嗌干（脉循咽喉）遗尿及痔癃（络阴器，合篡间。此督脉为病同于冲任者）。任病男疝（内结七疝）女瘕带（带下瘕聚即妇人之疝），冲病里急气逆冲（血不足故急，气有余故逆。此段出《素问·骨空论》。督者，督领诸经之脉也。冲者，其气上冲也。任者，女子得之以任养也）。跷（阴跷脉）乃少阴（肾）之别脉，起然骨后（足内踝大骨之下，照海穴）至内踝。直上阴股入阴间，上循胸入缺盆过。出人迎前（胃经，颈旁动脉）入頄（颧）眦（目内眦，睛明穴），合于太阳阳跷和（阳跷脉始于膀胱经之申脉穴，足外踝下陷中。此段出《灵枢·脉度》篇）。此皆《灵》《素》说奇经，带及二维未说破。

新增脉要简易便知

浮 如水漂木。主表实，亦主里。实虚。

沉 重按乃得。在筋骨间。主里实，亦主里虚。

数 一息六至。主实热，亦主虚寒。

迟 一息三至。主虚寒，亦主实热。

长 指下迢迢。上至鱼际，下至尺泽。主气治，亦主阳盛阴虚。

短 两头缩缩。寸不通鱼际，尺不通尺泽。主气损，亦主中窒。

大 应指满溢。长而无力。主邪盛，亦主正虚。

小 三部皆小。指下显然。主气虚，亦主内实。

洪 来盛去悠。既大且数。主热极，亦主内虚。

微 按之模糊。若有若无，浮中沉皆是。主阴阳气绝，亦主邪实。

实 举指逼逼。举按皆强。主热实，亦主寒实。

虚 豁然浮大。浮见。主气血空虚。

紧 劲急弹手。弹如转索。主寒闭，亦主表虚。

缓 来去和缓。主无病，亦主实热虚寒。

濡 如絮浮水。浮见。主气衰，亦主外湿。

弱 小弱分明。沉见。主气虚，亦分阴阳胃气。

芤 按之减小。浮沉皆有，中取减小。主血虚。

弦 端直而长。浮沉皆见。主木盛土衰，亦看兼脉。

滑 往来流利。数见。主痰饮，亦主气虚不统。

涩 往来艰涩。迟见。主血虚，亦主寒湿热闭。

动 雨关滑数如珠。主阴阳相搏。

伏 着骨始得。较沉更甚。主邪闭，亦分痰火寒气。

促 数时一止。主阳邪内陷。

结 迟时一止。主气血渐衰，亦主邪结。

革 浮取强直，按之中空。主精血虚损。

牢 沉取强直搏指。沉伏之间。主寒实。

疾 一息七八至。主阳亢，亦主阳浮。

细 细如蛛丝。主气虚，亦主热结里虚。

代 止歇有时。主气绝，亦主经隧有阻。

散 来去不明。主气散。

督 轻取弦长而浮。六脉皆见。主风伤身后总摄之阳，故脊强不能俯仰。

冲 按之弦长坚实。六脉皆见。主寒伤身前冲要之阴，故气逆里急。

任 紧细而长。六脉形如豆粒。主寒伤身前承任之阴，故少腹切痛。

阳维 右尺内斜至寸而浮。主邪伤一身之表，故寒热不能自持。

阴维 左尺外斜至寸而沉。主邪伤一身之里，故心痛失志。

阳跷 两寸左右弹浮紧细。主邪伤左右之阳，故腰背苦痛。

阴跷 两尺左右弹沉紧细。主邪伤左右之阴，故少腹切痛。

带脉 两关左右弹滑而紧。主邪伤中腰带束之处，故腰腹痛。

有力 久按根底不绝。非坚劲搏指。主病无害，亦防气逆。

有神 光泽润滑。稳厚肉里，不离中部。主病治，亦防痰蓄。

胃气 脉缓和匀。意思悠悠。主病愈，亦忌谷食减少，寸口脉平。

太史医案初编

清·黄宫绣 著

序

　　黄翁名宫绣，字锦芳，凤岗八十叟也。其先人邃于理学，著有《理解体要》。游寓羊城，时得览其书，谓足以接先儒之踵，启后学之蒙，诚儒望也。翁少承家学，攻举子业。先人病多，遂弃制艺，专岐黄，且谓：人生天地，不可汶汶，上不能黼黻皇猷、建功立业，下亦当调燮斯人、扶危救困。惟医之一道，其庶几焉！然而其术虽仁，其害亦大。非数十年研精覃思，揣摩印证，未易道也。翁自《内经》以下，凡专门名家之书不啻汗牛充栋而无不博考，以会其变通采摭，以收其粹美。乾隆四十年，已著《医学求真》若干卷，进呈御览，刊以寿世。迄今廿余年，历症愈多，人所束手无措者，莫不转危为安。因思庸医少学之辈误人不胜痛指，凡诊法、辨法、断法之疑似，阳脏、阴脏、平脏之分详，细为论列，俾后学可奉为津梁。且将平日所治，叙其脉与症之异同、药与病之投合，或因辨论而申明，或因触类而阐发，无不条条款款，令人了然而后止，颜曰《锦芳医案》。此翁之婆心如此，即至造次颠沛，而翁之心仍不释也。昔文正公遇一善相士，问曰：吾能做宰相否？相者久未答。复即问：既不能宰相，还可为名医否？相者笑曰：适欲为相，志何大也！转即问医，何遽小若是？请言其故。文正公曰：宰相可仁及天下，否则惟医为仁术，亦可济时。士君子不此则彼，总宜有所建白于世，安可汶汶以终身也？相者惊服而退。吾于翁亦云。因问序，爰引以为赠。

岁嘉庆四年季夏月新城何致培退思氏书于羊城旅次

余读《中庸》之书有曰：君子之道费而隐。此"道"字是贯天地人物而言，非一技之微、一物之细所可得而拟也。至医之一途，为人诊疾病、起沉疴，其道小矣。然道虽小，而理未尝不与天地之道相通。浅之病止皮毛，庸夫俗子亦得以伸其技；大之伤及脏腑，即名医诸公，亦有智所不能、力所不及，而叹医道之难，亦不啻费而隐者矣。夫医司人命，其中义理不可不细讲求，其讲求之法，要在先通文艺，次博医书，明其人身阴阳，通其脏腑经络，熟其经隧脉道，识其药性气味，别其风土异宜，分其气味厚薄，去其书之肤廓，求其书之真奥，然后详病以究病根、审食之多寡以定治法。其有脉与症殊、症与脉异，非真异也，实由考症、考脉不实而自异耳。凡此胸无只字，涉猎数方，妄为轻试，固属罔济。即使文艺精深，自少至壮至老，非不历尽寒暑，广搜医书，加意揣摩，去成见，辟谬妄，融会贯通，由博返约，归于一理。又或历练不多，临症稀少，与夫人情有乖，世味鲜熟，偏执不化，亦未有治克臻效，而致一无所失者矣。至于痨伤蛊膈，此最困医，其在诸书，已言莫治，但其病根未深，谷食未绝，口腹维慎，尚可挽回，否则难救。正如君子之道，大则圣人天地尚有未尽，而为人憾，岂有庸夫俗子鲜有知识而尚可言治乎？余生也晚，未得与诸先哲议论讲贯一堂，聆其指训，仅窃其书而私淑之，或谓可以入室。目今年已衰迈，起视诸医，舛错实甚，并以沙参之寒，改作扎参，以补肺气之虚，尤属大谬。爰取余昔治验方案，除一切真热真火，时医熟识，不得尽赴余治外，至于假热假火，及或胃气不舒，谷食减少，治之甚多。所详治法，皆是先明脏气，以分是阴是阳、是偏是平，次究胃腑虚实，以分危险顺逆，而尤审其脉与症符、症与药合，不得各为一说以致自相矛盾。第篇幅甚繁，又难刻布，因择经验之案、与时医不相侔者，共计一百六十首，分为五卷，既以表余一生研究之苦，又以示余儿辈，因应之用。际今圣天子御世，光协重华，德洽海宇，复奉颁发《御制医宗金鉴》，万民悦服，中外钦承。余著《医学求真》已于乾隆四十年十一月十七日，经先任巡抚部院海进呈御览，感激靡尽。兹集治略，凡属名公巨卿，医道素娴，谅可共质。至于篇内语多嫉俗，或訾余论之偏、余言之谬，特彼之先自锢蔽，又非鄙论所能使其顿释者。是为序。

时嘉庆四年夏五中浣七日之申酉抚黄宫绣寿正八旬书府公舍

前 记

　　吾父名宫绣，号锦芳，所集自己治验医案，约共六百余种，久已藏贮私箧，以示吾辈。中因吾父先父先母两棺未葬，暂置医书而师青囊，无奈是书义理较医更深，功废八载而志未遂，偶于羊城留寓治病，每见诸医与父所治，觉有不同，因谓医以诸书所论为本，而《内经》之书，尤为诸书之最。按《经》所载"肾恶燥"句，时医知用地、茱滋润，天冬、麦冬以滋化源，俾得转燥为润，洵属合法。而《内经》所载"脾恶湿"句，其人委是命门火衰、寒湿深重、饮食不思、嗳饱呕恶，则地、茱、二冬自应暂置。胡为脾之恶湿，竟不思及，仍将地、茱、天冬、麦冬倍用，以致饱恶泄泻诸证俱备而毙。此实深可痛恨，惜无一人共为力救。并云诸医治病，脏体不分，真伪不辨，兼症不考，尤属不合。爰命儿辈将己新旧治验方案，内选四分之一，作为初集，以救近地时医固执之偏。余则分为二集、三集再刻，但此止可传诸异地，与父素未睹面、忌心悉泯，并有文理精深，或谓此书于世有补。至于近地偏浅，识见未广，沟腔忌克，及或文理不深，目此大有所拂，则父又未之何。

不肖男省吾识

凡例

——治病先须分明阴脏、阳脏，以觇病之大概。其分阴阳脏之法，盖以脏阴，则病无有不阴。如命门火衰，其水自无不盛，水盛则脾必湿而食自不快矣，食既不快，则水饮入胃自必逆而上壅而肺寒矣，肺寒则外寒湿之邪自必乘内寒湿而至，而燥火之邪，自不得入。正如《易》之所云"水就湿"者是也。其脉非是浮滑而软，即属沉迟而细。治宜辛以散邪，温以除湿，热以补火，不得任意猜估，谓阳须阴附，而用润药夹杂。果尔火衰水亏，则症与脉自见，其病应入平脏施治。又脏阳，则病无有不阳。如两肾水亏，其火自无不盛，火盛则肝必燥，而血自必见沸，而咳作矣，血咳则心无血养，其身自必火烙而烦自生，心烦则外风火燥邪必乘内燥而淫，而寒湿之邪不得内入。正如《易》之所云"火就燥"者是也。其脉非属浮数而洪，即属沉数而实。治宜辛凉以散邪，甘寒以制肝，苦寒以清肾，不得任意猜估，谓阴须阳生，而用温药夹杂。果尔水衰火微，则症与脉自见，其病应入平脏治例。至于半阴半阳而为平脏，其病自必半阴半阳，药亦半阴半阳。凡一切过辛、过热、过清、过凉之药，概不可施，惟取轻平浅淡之味以为调燮。此余历历体会而出，是发隐而未发之旨，故于所治案内逐一按症明辨。

——平脏并非尽属□□□□而无多寡之分也。昔喻嘉言谓，此内分一九二八三七四六甚难。余谓分此甚易，但须察其脏阴，则火必衰，火衰则脾必湿，脾湿则食自不消化，不消则心坎之下一寸微觉有碍正是胃有阴滞，有碍则气不得舒，而有嗳饱嘈杂之作时医多作悬饥泻火，水不得泄，而有呕恶内壅时医多作臭毒而用藿香正气、过颡汗出之虑时医多作自汗而用参、芪，甚至饮食一粒不入，阳不得升，阴不得降，而有寒热交争时医多作疟疾而用柴、芩，胃气作痛，而为莫大之祸时医不知《内经》，而认小板书讹传诸痛属火而用苦寒。故脉右关在初止见有一小珠溢指时医不能轻取领会知是痰滞，次则其脉右关有如一粒而软时医又认是火而用钗斛，甚则阴气内鼓而见□□□□□□击指时医又认火在上膈而用芩、连，正是一错百错，此阴脏之有分其脉症轻重如斯。若是阳脏，则火已寄于肝，而肝必□而燥，有如勃勃火发之势阳证阳脉人人皆知，但须防有阴极似阳者，火凌于心，则必冤烦不寐，而有百般错折不安之情。及至病势益增，肝火激血内溢，则必五窍不润、潮热骨蒸、咯血失血、悬饥善食之虞，故脉左三部，在初止见枯涩不调，次则渐洪而数，及数则必坚劲有力，此阳脏之有分其脉症轻重如斯。是以阳脏见阴，在初止是心下有碍，饮食不多，脉则微有小珠应指，药必兼用壳、朴之味者，非是阳中具有阴微之象乎？既即饱嗳俱见，而脉更有形如豆粒，药必进用广、半之味者，非是阳中更有阴气之受乎？又症呕恶备形，脾则浮滑而数，药必进用辛温兼热之味者，非是阴与阳齐、阳与阴杂而见轻重相若乎？阴脏见阳，在初止是心下勃勃欲动，其左手三部，始则枯涩不润，药必进用龙骨之味者，非是阴中具有阳微之象乎？症见既躁^①而烦，脉渐洪而且数，药必进用阿胶、龟板之味者，非是阴中具有阳旺之势乎？又症见有肝血内动，潮热骨蒸，而却饮食不入，其脉在左洪数有力，在右浮滑而软，非是阳与阴配而见多寡如一乎？学者苟能如是分剖，则一即是邪之微，而九即是邪之甚也，又何必凿言是一是二，而至是八是九哉。但阳脏移右，而至悬饥能食，则是左右皆阳；阴脏移左，而至水凌于心作悸，则是左右皆阴_{此数语是分脏体偏平要诀}。若作平治，而用阴阳夹杂之药，则是鼠目寸光，而于病之大源全未通晓。此余历历体会而出，并不敢剿他人剩语，以致欺诳误人。

——脏体既分，则病是阴是阳，及或阴阳夹杂，历历如绘。凡阳病不得参用燥^②药，阴病不得参用凉药，平病不得参偏阴偏阳之药。三病既分，则药总不越乎三病之外酌施。正如《中庸·诚意章》之分：善之当好，而好必如好好色，而不可杂有恶心；恶之当恶，而恶必如恶恶臭，而不可杂有好念；惟有善恶混处，则好恶自当分别异施。但有脏体

---

① 躁：原作"燥"，据文义改。

② 燥：原作"躁"据文义改。

属阴，而药既宜温投，其中又有宜甘宜辛、宜升宜降、宜中宜表宜里之分；脏体属阳，而药既宜凉施，其中亦有宜清宜滋、宜上宜下、宜中宜表宜里之异。盖脏体明，则如土之省会分，温散殊、清润别，则如一省之中，又有分其县府之异，总不得越省牵制。凡治病而致朝以凉投、暮以热进，并或转辗无措，更换而无一定见者，此属昏庸之辈，不得视为小心停当，留此以为参酌。缘人病症既危，一有错误，生死在于呼吸，岂容若辈在此指画？故余每值是辈，见其语言舛错，即以正言指摘，否则即为告退，毋与么么无知，同声附和，以致戕人性命于不测中也。

——医家著书立说及临证施治，先须明其古今上下盛衰，人身少壮强弱，及或地土高下燥湿风气强弱，种类异形，风俗不一，以为参考。不可坐井观天，固执一书，云今确无是症，而不为之变活于其中也。即以李、刘、张、朱四家之书为论，其书各竖一帜，言寒、言热、言火、言虚，彼此各异。即后所出诸书，亦有依此訾彼，依彼訾此，持说纷纷，局于一偏者不一而足。自余论之，凡人病症百出，虽不离乎阴阳二气为之变幻，而要人病如面，有谁一一相同，而可硬用套方数十，不增一味、不减一味之能相合者乎？即以天地元会论：大约一元而为一十二万九千六百岁，一会而为一万八百岁。其一元而至人生之始，其人自多火旺水衰，故上可以为巢而不惧乎风侮，下亦可以为窟而不惧乎湿淫，是时人敦古处，亦无过于经营；及至中古，人文大盛，其于名利，则多纷逐，而体气稍疏，风寒略惧；更至人物繁极，气化尽泄，而棉^①衣厚覆，其风与寒，尚有不可以御。此一元盛衰之有分其初中与末而不相同如此。至于一十二会，其自人生于寅之后，而一会之始，何常不是坚强形峻？迨至会中会终，生生不已，遁降而薄，较之会初，其气与血大不相同。此一会始终强弱之有见其不同又属如斯。更以岁论，在春则为生物之始，而草木向荣；至夏则为长养之时，而菁英毕集；秋则

---

① 棉：原作"绵"，据文义改。

肃杀气至，枝枯叶黄，而万物将槁；冬则阳气尽收，归根复命，而万物收藏。此一岁之有分其始终荣枯如是。以月而论，则月在于三五之前则盈，精光日满；在于三五之后则昃，精光渐消。此月之有分其盈昃如是。以日而论，则日之始者，其光照耀异常，四处迎人，人亦觉舒；日之终者，其光渐黯而晦，四处寂寥，人多无依。此日又有分其显晦如斯。以国兴废而论：在初人物萎弱，业已经变尽除，所存俱是坚强之辈，而风雨霜雪不惧；至中生息既蕃，人多斫丧，体气自弱，并或生生不息，正气既败，元阳亦微。是国中国末之人，自与国初不同，而病自尔各别，药亦始终互异。且更自人一生而论：在初胎养甫离，所病多是火热与毒，治当进用苦寒；至于筋骨既长，气血已足，其病亦是火热；迨至年已渐衰，劳苦作动，气血渐消，而药多用甘温；若至终年晚景，则火衰寒胜，其凉固不敢投，而甘温、甘润，亦不敢进，故有经年累月日服附子、肉桂，而阴之精不致受劫，日服麻杏细辛，而阳之气不致被散者。此非生人自首至终，病有不同，而药亦有因时而变之为异乎？夫汉末仲景，其治与法，实为千古俎豆，何以是书传至东垣气衰之时，则云仲景之书不可妄用？东垣之书传至今日水衰火衰之时，则云又不可用矣？至于河间之用知柏八味与丹溪之用归地二茱，亦是时势应尔，合之今日火衰脾湿，则多于脾有伤，于胃有损。且有地处高原，则多犯风犯燥；地处卑下，则多犯寒犯湿；地处西北，则风寒习见；地处东南，则湿热时有。然高原而下，则有深谷，深谷而出，则有支陇，支陇而外，则有平坂，至于平坂，则又见有外洋，见有水泽，其中病痛，自多变易。更有海外种类不同，形体各异，习俗既殊，趋向不一。是以著书立说，多有不能统古今而同途，合九州内外而一辙。每有见病言病，而不知语涉一偏，无怪今之习医，志图简捷，反遇古有未著之症、未著之方，徒为哗然大笑，而叹今时猝有者之为异耳。殊不知书有云：胸有万卷书，而心目中无一尘气者，方可以著书。故余集中所立治案，多有尘气悉屏，惟据病症病脉，先分脏体阴阳，次察本症真伪，而本症不真，又察众症众脉以为斧断。务使理归于一，不得朝令夕改。故余集中所断之症，谓与古症相符可也，谓与古症不符，亦无不可也。此惟明者知之，昧者其奚识焉？

——治病问病，其症不止一见。如病家病人止报不食一症，须于一症之外，再寻嗳饱、痰壅、恶寒之症，方是脾有寒湿。止报咳嗽一症，须于一症之外，再寻口干舌苦、心烦发热等症，方是肝有风火。正如老吏断狱两造言词不合，须于众症之中，择其真实合于情理之宜者而折衷之，不得止据一面之词以为剖释，以致讼涉有冤。医理亦是说理精细，故余临证施治，多肯细为详问，并以治案之内，将此逐一疏明。

——病症烦杂，自有一定主脑。主脑既明，则诸症俱明。如症有上有下，自当以下为主；有内有外，自当以内为主；上下内外俱见，则又当以中心为主"中心"二字宜审。若病先由外而渐及于内，则当以外为主；先由内而渐及于外，则当以内为主；先由上而渐及于下，则当以上为主；先由下而渐及于上，则当于下为主；内外上下先见，而渐归于心中，则当以内外上下为主"内外上下"四字宜审；中心先见，而渐及于内外上下，则又当以中心为主。至于病之标本，标重则当以标为主，本重则当以本为主。症则通身皆见，而脉独以一部而见，则通身之症，俱在一部独见之脉而推"独见"二字宜审；若病或在于上，而脉反见于下，则病之根，自在于下；病在于下，而脉反见于上，则病之根，自在于上；推之病表而脉偏见于里，病里而脉偏见于表，与夫上下表里俱见，而脉反在于中，何独不然？此皆自余历历体会而出，故余治无不效。切不可谓脉不对症，而致假阴假阳得以蒙蔽。但有病家病人好凉好暖，成见已执，及有素信先医，并或遇症深重，口腹不慎，希求一药即愈，稍不如愿即为鄙弃此求全之毁，此又余未如何也矣。余于集中亦必遇症指明。

——病人谷食不减则胃气尚强，谷食日削则生气已阻。经云：得谷则昌，失谷则亡。非谓是乎？第人惟知不食属脾虚，其脾虚不食自所应有故。白术、怀山可以补脾。但怀山是补脾阴之虚，凡脾燥而不食者宜之，若脾湿而用怀山，是非除湿而助湿也。白术是补脾阳之虚，若脾挟有重寒、重湿、重痰内壅，是火衰之极，正宜大辛大温以除寒，大燥大热以逐湿，稍涉术滞，更生胀满而食益减，食既减矣，生气已阻，将何所恃而用生气生血之药乎？故虽日服归、芪而气血益阻。今集所治诸般之症，多由脾胃立说，但不肯将脾寒、脾湿至极之症，而作脾虚观也，精于斯道者，其知之。

　　——治病用药，自当凭症凭脉。如当表则表，而表又虑有虚，早用补药以固，此是凭空猜度，正如李子建所谓早用补药关门杀贼者是也；当表又虑有热，早用凉药以清，亦是凭空猜度，正如张景岳所谓早用凉药引贼入门者是也。当补用补，即当寻其应补之处，专一施治，不得顾此顾彼，将诸补药尽力搜集，是尚得为补偏救弊之意乎！但今医士揣症不明，审脉不的，徒以古方一二，以应今时新病，如伤寒寒热止用柴、芩，妇人百病止用四物、逍遥，咳嗽止用枳桔、二陈、甘露，溺闭止用五苓、八正，消渴止用白虎，便秘止用承气，水肿止用五皮、五子、金匮肾气，痰喘止用瓜、贝，咳血止用犀角、地黄，感冒止用九味羌活、参苏、败毒，血结止用三棱、莪仁、桃仁，诸虚通用十全大补及补中益气套方，而阴阳先天，脾胃后天，绝不计较，绝不分别，混同妄施，何以却病？讵知古人立方，原为下学无知者而设，若果医道精深，则方可自我立，何须借古为用？况麻黄、桂枝、保元、平胃、四物、四君、二陈、七气、三黄、五苓、白虎、栀豉、理中、承气、续命、香星、升葛、柴胡、八味、泻心、四逆等方，何一不善化裁？每方加减出入，竟有数十余方之名。入于庸医目中，竟谓古所未有，且竟私为窃笑，而不知己已属孤陋。兹于所治案内不敢概用套方，以致有误。

　　——治病用药，先宜审其病家医士有无专权，次审病人左右伏侍有无主执，终审病人有无忌口，及病迁延需时。数者有一不合，则医自不克终，而药自当善用。及至此无不合，然后审其是阴是阳、是偏是平、是内是外、是上是下、是真是伪、是久是暂，而酌治之。至于用药，尤宜眼意周到。如用地、茱以滋阴，必先问其是否食与不食，若不食，则休服矣。参、芪以补肺气，须审在表有无感冒，在里有无壅滞，若俱有，则药又当选矣。升麻、柴胡、桔梗以治表，须审肾气有无奔逆，若有则当改矣。沉、故、丁、蔻以固里，须审肺气有无微弱，若有则当慎矣。伤寒，麻、桂、升、柴、细辛以发表，须审腠理有无稀疏、内火有无内伏，若俱有，则药又当变矣。栀、连、芩、柏以清内火内热，须审胃阳有无坚固，外邪有无内陷，若内阳已微、外邪未陷，则宜禁矣。附、桂以补真火，须审其人有无烦躁，及或风生，若俱有，则药更宜审矣。病用轻清以松肌，须审虚阳有无上越，外邪有无犯于至阴，若俱有，则须避矣。病用金石沉重以透里，须审在表有无邪净，若未净，则宜反矣。凡此皆于案内一一疏明，宜细审玩。

——余所用之药，除非脾胃空虚、火热上冲、毒气内盛之必进用甘草外，其有药应用温、用燥、用辛、用凉、用寒、用热、用滋、用补与症非脾胃，何须进用甘草以缓药势？此惟苏州叶桂与余所用甘草默相符合，故集所录经验方案，其用甘草者少矣。至于诊脉，余多用一食指独诊。若诊关而用三指并按，则关反被两指牵滞，而脉失真不实。此余本自李氏《纲目》所述卢子繇脉理，言甚可法，非敢妄为创设，以致受后指摘。

——经验治案，自处历今不下千计。其有真热真寒、真虚真实，与诸医士意见相同，治之克效者，无庸集入。兹惟取余治验与众绝不相同者，以见论症不同，治法各异。此非故为眩奇，实因治应尔尔，不得不如是者。至于案有细字，原是余训余孙，非为大方家设，见者谅之。

——集中所录验案，如一症之中，所因不一，所治仅止一因，则仅立其所治一因之案，外此治有未周，则于案内载有"总论"二字，以便统同会观，庶于治症不遗。

——病人名字，有知其名而记之者，则直书其名，有不知其名而并不可考者，则仅以某字书之。至有病深信任不专，服药不果，即便更医者，篇内不著治效，止于篇首注一"断案"二字。但此断案甚少，不过六七户已耳。

——是集所列病名，共计一百六十种，分作五卷，编立珠、藏、川、白、媚。而每卷篇繁，又分作上下二册，其上下二字，俱于各卷缝中载明，以便查对。至于刊式，应依坊板所刻一卷之书，照式接写不空，以惜纸废。转思所治病名甚多，若不逐纸分标，恐难披阅，不如遵依所刻制艺，将各题头分纸另列，庶于仓卒之际捡查不误。

——治案内效见之人、集成之日，大半俱未物故，论亦彼此各见，并非事后装点。其治案内病愈之人，非属同居同族，即是同县同府，出入皆晓，即有外省外府外县，登时立案知明，尤不敢多添一字，以被见者指摘。

目　录

卷一上

卷一下

卷二上

卷二下

卷三上

卷三下

卷四上

卷四下

卷五上

卷五下

后跋…………………………………………………………………………………… 495

卷一上

阴脏图说

客有问余：火衰则水必盛，水盛则脾必湿，脾湿则肺必寒，而外寒湿之邪易感。且水盛则肝必润，而木则泛，木泛则水必凌心，运用不灵，而风火燥热之邪不召，此理久已闻之熟悉。何以先生手一下指施诊，而即知其属阴而非阳乎？

余谓：此不难知，一诀即明。盖肾属水恶燥而喜润，若肾不燥而脉不洪、不数、不实，则肾已见无火，而心肝两脉自属平稳，其火自何而来？焉有木不见焚而脾土肺金尚尔见焚之理？此决无是。再进而问食之思与不思，而病人已答不食，又进而问症有饱嗳，则脾湿已见，其余诸湿症候牵类而至。否则即是虚阳上越，纵诊脾肺与命三部之脉击手，皆是寒湿与痰挟气而动，不得谓此属火。譬之房屋是木架造，木不见焚，而谓砖石土块见焚，决无是事。所以一诊肝、肾脉软及见脾脉墩阜

滑大，即知是属阴寒，何必辗转再诊，琐碎繁杂，以徒生其疑议也？

或又问：病火衰水胜，凡燥热霸劫之药不得概施劫阴，必得归、地参入，则阳不孤而越。

余谓：此说亦属有理，若细审究，则更大非。且尔既云水胜，则水尚治不暇，何以又虑药燥而劫其水？是徒一味猜估而不就症立说。盖脾湿而不食，是水已盛，而水又复泛木凌心，一片阴湿，是犹冬时严寒，四处阴翳，阳气已微。至春天气下降，地气上升，雨露朦胧，三光俱暗。迨至膏泽大沛，洪水泛逆，滔滔不绝，泺水傲予，不疏河以决其壅，天清地肃以收其阴，而犹虑其昆岗燥烈、草木俱焚，是其阴阳不明，胜负不知，治法不晓，徒为想象猜估，以作门外痴汉，可慨也夫！

附辟恶寒是属血虚之谬

病见不时恶寒，定是脏阴火衰气弱，而脏阳止有火盛于下，逼阴上浮而见寒作。故在《内经》已言：阳微则恶寒，阴微则发热，阴气上入于阳则恶寒，阳气下陷于阴则发热。又仲景之著《伤寒论》云：病有发热恶寒者，发于阳也；无热恶寒者，发于阴也。并张景岳之辨朱丹溪气有余便是火，而景岳即续其词曰：气不足便是寒。更观李东垣之立补血汤，其用黄芪胜于所用当归五倍之多，可知恶寒由于火衰气弱无疑。何今医士不明，上不能读《黄帝内经》，中不能读仲景、东垣，下不能读张景岳、赵养葵等书，徒以耳有妄听、目有妄见而心毫无所疑。夫独不思：血虚而见恶寒，则气虚应见发热。火衰气虚并非恶寒，则水衰血涸自不见有发热之症。是明与经及各诸书大相悬绝，而竟牢牢至今不破。凡此不惟不读儒书者之属如是，即深于儒书，于医不深究竟者，亦无不如是。但此不言恶寒是属血虚，而言恶寒是属血寒，恰与《内经》诸书之意相同，何此竟无一人道及？是殆不解之极，当并记之。

阴脏图

寒暑湿邪，逢阴则喜 风火燥邪，逢阴则忌						
【脉】 浮细、浮小、浮软、浮紧而小、浮数而小、浮大而紧、沉细	【症】 恍惚、健忘、痴呆、寒战、盗汗、心悸	【心】 火恶炎，但水逼盛则栗	六淫，外之百病乘内偏胜而入	【肺】 金喜清凉，得水益寒	【症】 冷痰、喘哮、畏寒、短气、鼻塞、清涕、吐痰、自汗、懒怯、昏倦	【脉】 浮小而弱、浮大而紧、浮滑而软、浮小而紧、浮数而虚、浮小而数
【脉】 平滑、弦紧、平缓、浮濡	【症】 阳痿、面青、囊缩、昏青、筋缩、唇青	【肝】 木恶风，但过盛则泛	肾水火，内之百病由此水火偏盛而入	【脾】 土恶湿，水盛则淫	【症】 面黄、饱胀、不食、泄泻、呕恶、胃痛、痰饮、口淡、手软、嗳气、饭醉	【脉】 平濡、敦阜、动滑而软、浮濡、沉伏、沉迟、浮软
【脉】 沉伏、沉小、沉弱、浮紧、浮数、浮空、浮软	水肿、喉冷痛、瘕疝、厥逆、遗尿、滑精	【肾水】 寄左		【命火】 寄右	【症】 四逆、足冷、自利、蜷卧、冷结、小便不缩	【脉】 沉伏、沉迟、沉小、沉弱、浮数、浮紧、浮吹、浮空
火衰则水必胜 水衰则火必盛						

阴脏阴证阴脉，观此止特举其大要，若至阴盛于内逼阳外浮，阴盛于下逼阳上戴，其证与脉又自有别，但细考之，而仍不失其实。【晁雯】

脏体属阴，余见诸医历无道及，总言诸病皆是火热，即在病家男妇大小，无不以火为词，揆厥其由，实因生齿日繁，习医人众，急以糊口为务，不如随声附和，言火言热者之易悦人耳目耳，卒之阴药害人更甚，观此稍有知觉，自当通身汗下，愧悔交集。【门人张廷献】

阳脏图说

客又问余：阳脏水衰火胜，则肝必见燥涸而血咳，肝燥则心无血养而冤烦，而外风火燥热之邪易侵，且火胜则土必燥而善饥，肺亦焦渴而津竭，而外寒湿之邪自避。在阴脏者，既可一诊而知是阴，而阳脏者独不可一诊而知是阳乎？

余曰：此又有说。盖肝恶风，而脉应燥不燥而软，是谓无火而水胜，脾恶湿而脉应濡不濡而数，实是谓无水而火胜。故一诊脾脉而见洪数异常，与肺命二脉俱同，是其火脉已见。再进而追求脾之饮食奚似，而曰善饥。又进而追求饮之好恶奚属，而曰喜冷。更进而追求心之冤烦不烦，有怒不怒，而病又曰俱有。是其火证

又明。即诊左之三部而见迟涩不堪，与诸右脉各症大相悬绝，止是火热闭极而血不通活之谓。凡脉是阴是阳，极则必变，令人难想，今既诸症皆火，而脉仅于一手而异，不犹等于阴脏之脾而脉反见高突之象乎？譬之架造房屋，砖石土块俱已毁裂，而又称其木料未焚，决无是理。但火证火脉，在非火者，尚尔称其有火，岂此脉症皆火，而人尚不谓之火乎？故余一诊脾脉而即叩其善饥饮冷，不必再为踌躇，再为顾虑，而即谓非火也。爰列其图于左，以见阴脏阳脏脉症大不相同如此。

今之医士，无火尚称有火，岂有火证火脉而不知耶？此说甚是。【晁雯】

阳脏图

寒暑湿阴邪忌此 风火燥阳邪就此						
【脉】	【症】	【心】		【肺】	【症】	【脉】
浮洪数、 浮滑数、 浮大数	狂叫不寐、 冤烦发热、 舌苔、目赤、 谵语、口苦、 舌燥、惊悸	心火恶热		金喜凉，但 火盛则金受 克	鼻燥、胸高、 胸热、干咳、 气雄、声壮、 咳血、鼻煤	浮大实、 浮滑实、 浮数实

【脉】 弦数、涩数、滑数、洪数、迟涩	【症】 筋强、触怒、咳血、膈热、瘕疝、勇视、目胀、遗精	【肝】 木恶风	六淫，由于内脏之气偏胜而入	【脾】 土恶湿，但火盛则燥	【症】 消渴、面赤、善食、饥热、咽干、潮热、五心热、唇焦、吐血	【脉】 弦实、平实、洪数、沉涩
【脉】 洪数、沉实、沉数、沉涩	【症】 尿血、骨蒸、脚烧、燥渴、便血、硬痛、盗汗、癃闭、白浊、遗精	【肾水寄左】 水衰火盛	肾水火，内之百病由此水火偏盛	【命火寄右】 火盛水衰	【症】 腹胀、便秘热结、齿枯	【脉】 沉小实、沉实、数实
火衰水胜 水衰火盛						

阳脏脉证，观此理不越是，然亦有阳极似阴，变为假阳脉证者，此又不得不细审视，以观其变。【晁雯】

附辟口渴尽指是热火之谬

口渴有阴有阳。凡渴而见面赤、鼻干、唇裂，右脉洪大有力，恣饮冷水无度，愈饮愈快愈消者，此是内热内火无疑。若见面白、鼻涕、唇淡，右脉浮大而软，其渴口喜饮汤而不喜饮冷，及或喜冷而不欲咽者，此非真渴，实是阴盛逼阳而为假渴之象耳。若因外邪内陷，渴欲饮冷而不欲汤，此是内热已极，阴不胜阳，当用凉折。渴欲饮汤而不欲冷，此是寒热互争，当用半寒半热止渴之剂以解。若无外感症见，或是口干舌燥六脉微觉洪数，此是水亏肺燥，则又当用滋润养阴为正。

阴阳二脏用药图说

脏有偏阴偏阳，则病亦有偏阴偏阳。其偏于阳者，人多喜用凉药，其药本与病对而无可议。但用之至极，既于肾阴有损，复于肾阳有伤。凡知母、黄柏、防己、商陆、葶苈、牵牛、大戟、芫花、芦荟、甘遂、地肤子、轻粉险健等药，在初元气未离尚可施用。若至屡清屡下，元气已微而妄用之，纵云脏阳，亦不宜投。且人所恃者，全在肾中一点真元之气，以为生养一身之地。其次又在胃腑饮食通调，得谷连动，则能生气生血。若谷食不进，虽日用参、芪而气不壮，日服芎、归而血不生，徒滋壅滞。且肾过服克伐，则是生气已微，兹又用参提而上之，则下虚者益虚，肾水既虚，肾火亦衰。而脾或寒、或痰、或湿、或食，无不坐踞中州膈而不运，兹又兼用归、地实而滞之，则滞者愈滞，而食拒而不纳，其气与血永无再生之日。于是其脏之阳因其药坏，而又转为阴矣。间有无知之辈，不急专一补火温胃疏脾，而犹混杂归、地以投，岂知其火不补则阳不生，胃气不疏则食不进，食不进则生气生血之基已绝？故凡脏阳而用凉药，须审其病自内至，当先用滋用甘以治其源，如怀山、熟地、首乌、阿胶、龟板、麦冬、当归、枸杞之属，俾水盛而火自配，血补而气自平。病自外成，其体素属火燥，凡一切升、葛、麻、桂、细辛至辛至热之药切勿轻进，止宜进用辛平、辛凉、气味淡薄之药以为疏发，以辛性能劫阴，辛能散气是也。若果气厚，因其骤寒而受，则麻、桂辛热止可暂投，病中而药即止，免其拨动内火，而又忌其凉药早用，以致引其外邪内入流连不解。此偏于阳者用药之当慎重如斯也。若在脏阴之病，其治犹宜慎焉，盖脏阴则火已微，火微则水必胜，水胜则脾必湿。其湿之微者，尚可用术以投。若湿之至极，痰饮内聚，火衰而下阴气上乘于中，尽属寒见，而水谷入胃滞而不消，以致上壅为汗此证

医家误作气虚自汗，不通极矣，而小便自尔闭塞不通，久留而赤。不知者，又谓汗出而散，急宜进用人参、福圆温补，而致中益壅滞，水不下行，小便赤涩。谓此是属火结，急用凉药以清，以致中益壅极，嗳饱呕吐，牵类而至，及至五心发热。更谓此属火发，汗益不止，并称此属热逼一错百错，一派清凉，而食日见减少，谷绝而死。治此即宜洞见火衰脾湿，急用附、桂以补火，俾寒不致上冲于脾，再用苓、半、香、砂以调中，不可早用甘草、白术以闭气，而药尤宜简净如一，不得又杂归、芍以投，并宜多服久服为上，此治脏阴内证如斯。至其感受重寒而用表药，原与阳脏之用表药不同，缘此火气既微，脾又湿见，其肺寒极，则寻常发表，似非苏、薄可以即透，而麻、桂、升、葛、姜、附自可随其所见以为选用，此何又虑肺虚而悉去而不用也？若果外寒去矣，审其内寒又除，脾湿渐稀，则术又可渐进。术既进矣，而气又觉未充，则参与芪又可渐投。盖病原属肾火衰微，故治先由下而渐及上，由阳及阴，由气及血，倘审症不真，一错百错，而病焉有见治之日乎？但今门外痴汉，多是遇病猜估，揆厥其由，总是识症不明，察脉不真，药性不晓，同流合污，随声附和，虽死无悔，而不自知其术甚疏，有如是者矣！至于脏平病平之药，亦当顾其胃腑，不宜谷食有阻以绝生机，其阴阳二脏之药，止属如是，因备其图于下。

阴脏寒证药图

脏不甚阴犯虚寒 脏阴至极犯实寒						
【虚寒】 羊肉、枣仁、远志、福圆、当归、益智	【实寒】 小茴香、桂心、桂枝、菖蒲、延胡、川芎、胡荽	【左】 心膻		【右】 胸肺	【实寒】 白石英、丁香、白蔻、葱白、生姜、紫苏、麻黄、桔梗	【虚寒】 人参、黄芪、冬蜜、饴糖
【虚寒】 杜仲、鸡肉、韭菜、荔枝、虾子、鳝鱼	【实寒】 艾叶、吴萸、香附、柴胡、川芎、肉桂	【左】 肝胆		【右】 脾胃	【实寒】 良姜、蓼、升麻、使君子、砂仁、草果、炮姜、半夏、丁香、干葛、荜茇、大蒜、益智	【虚寒】 牛肉、大枣、饴糖、白术、炙草、福圆、荔枝
【虚寒】 阿胶、菟丝、巴戟、熟地、金毛狗脊	【实寒】 小茴香、独活、细辛、肉桂、麻黄、紫石英	【左】 肾水小肠膀胱		【右】 命火大肠三焦	【实寒】 杜衡、巴霜、附子、细辛、独活、川椒、艾叶	【虚寒】 肉桂、蛤蚧、阳起石、沉香、鹿茸、没石子、故纸、远志、雄蚕蛾、附子、雀卵、硫黄、益智、胡桃肉、仙茅、芡实、沙蒺藜、葫芦巴、肉蔻、阿芙蓉

阳脏热证药图

脏不阳极犯虚热
脏阳至极犯实热

【虚热】	【实热】	【左】		【右】	【实热】	【虚热】
当归、龟板、麦冬、柏子仁、百合、合欢皮、食盐	钩藤、犀角、知母、黄连、豆豉、射干、灯芯、西瓜、栀子、熊胆、连翘、玳瑁、竹叶、天竺黄	心膻		胸肺	白薇、粟壳、全地、沙参、知母、竹茹、天冬、桑叶、连翘、芦根、黄芩、百合、羚羊角、桑皮、雪梨	酥酪、燕窝、黄精、鸭肉、五倍子、麦冬、阿胶、百草霜、乌梅、玉竹、五味、百合
【虚热】	【实热】	【左】		【右】	【实热】	【虚热】
枣皮、枣仁、鹿茸、首乌、阿胶、龙骨、鳖甲、巴戟、桑寄生、菟丝子、狗脊	秦皮、生地、铁粉、蜘蛛、熊胆、羚羊角、射干、铜青、猪胆汁、空青、蒙花、石决明、胆草、鳖甲、金银箔、赤芍、青黛、青蒿草、白芍、大青、夏枯草	肝胆		脾胃	犀角、射干、白薇、茶、延胡索、竹茹、大黄、竹叶、石膏、芦根、石斛、人中黄、蜣螂	金樱子、白蜡、粳米、羊肉、黄精、鸡子黄、猪肉、合欢皮、扁豆、陈仓米、怀山、牛肉、枸杞、犬肉、糯米、人乳、鸭肉、紫河车
【虚热】	【实热】	【左】		【右】	【实热】	【虚热】
黑铅、楮实子、地黄、燕窝、龟板、海狗肾、寒水石、莲须、鸭肉、獭肝、菟丝、阿胶、枸杞、覆盆子、紫河车、巴戟、冬青子、桑寄生	秦皮、秋石、全地、知母、生地、胡连、牡蛎、诃子、黄柏、粟壳、童便、礞石、食盐、猪胆汁、青蒿草、人中白	肾水小肠膀胱		命火大肠三焦	玄参、元胡粉、清盐、丹皮、大黄、朴硝、茶、元精石、硝石	胡麻、榆白皮、大麻、酥酪、苁蓉、锁阳、人中黄、禹余粮、赤石脂、乌梅

阴阳二脏风药图

阴脏犯寒风 阳脏犯热风						
【热风】 薄荷、荆芥、 鸡冠花	【寒风】 桂枝、胡荽、 川芎	【左】 心膻		【右】 胸肺	【寒风】 甘菊、辛夷、 皂角、杏仁	【热风】 牛子、白前、 车前子
【热风】 山甲、决明子、 木贼、羊胆、 浮萍、青葙子、 薤仁、猪乳、 石南叶、钩藤、 炉甘石、羊肝、 薄荷、荆芥、 车前	【寒风】 蛇蜕、蝉蜕、 虎骨、白蒺藜、 山甲、桂枝、 皂角、风藤、 海桐皮、牙皂、 麝香、川芎、 天麻、川乌、 全蝎、茵芋	【左】 肝胆		【右】 脾胃	【寒风】 荷叶、麝香、 防风、白附、 蓼、肥皂荚刺	【热风】 白芷、山甲
【热风】 白茄根、鸡冠花子	【寒风】 白蒺藜、防风、 独活、藁本、 冰片、虎骨、 茵芋、穞豆、 羌活、细辛	【左】 肾水小 肠膀胱		【右】 命火大 肠三焦	【寒风】 淫羊藿、皂角、 乌附、肥皂荚、 蛇床子	【热风】 白茄根、鸡冠花子

阴阳二脏水湿药图

<table>
<tr>
<td colspan="6" style="text-align:center">
阴脏犯寒水湿
阳脏犯热水湿
</td>
</tr>
<tr>
<td>
【热水湿】
瞿麦、萱草、
苦楝子、香薷、
黄连、木通、
连翘、珍珠、
栀子、儿茶
</td>
<td>
【寒水湿】
茯神、半夏、
菖蒲、川乌
</td>
<td>
【左】
心膻
</td>
<td>
【右】
胸肺
</td>
<td>
【寒水湿】
牵牛、川椒、
蚕沙、姜皮、
茯苓皮、红豆蔻、
糯稻杆、茯苓
</td>
<td>
【热水湿】
续随子、石韦、
车前、葶苈、
通草、米仁、
白前
</td>
</tr>
<tr>
<td>
【热水湿】
秦艽、胆草、
珍珠、皂矾、
白蔹、土茯苓、
草薢、琥珀、
白茄根
</td>
<td>
【寒水湿】
艾叶、海桐皮、
僵蚕、豨莶草
</td>
<td>
【左】
肝胆
</td>
<td>
【右】
脾胃
</td>
<td>
【寒水湿】
广皮、白术、
炮姜、草蔻、
川椒、白蔻、
苍术、白蔹、
米仁、肥皂荚、
丁香、大蒜、
伏龙肝、半夏、
山奈、红豆蔻、
艾叶、神曲、
鲤鱼
</td>
<td>
【热水湿】
针砂、茵陈、
石龙刍、泽泻、
白鲜皮、大豆黄卷、
草薢、香薷、
萹蓄、木瓜、
梓白皮、刺猬皮、
商陆、珍珠、
秦艽、燕荑
</td>
</tr>
<tr>
<td>
【热水湿】
秦艽、白茄根、
寒水石、海金沙、
赤小豆、生地、
海藻、琥珀、
苦参、珍珠、
防己、黄柏、
猪苓、川楝子、
滑石、木通、
赤苓、泽泻、
大戟、地肤子
</td>
<td>
【寒水湿】
蔓荆子、五加皮、
蛇床子、薇衔
</td>
<td>
【左】
肾水小
肠膀胱
</td>
<td>
【右】
命火大
肠三焦
</td>
<td>
【寒水湿】
肥皂荚、附子、
蛇床子、石钟乳、
红豆蔻、艾叶
</td>
<td>
【热水湿】
滑石、苦参、
黄连、防己、
茵陈、秦艽、
梓白皮、文蛤、
玄明粉
</td>
</tr>
</table>

阴阳二脏气药图

阴脏犯寒气 阳脏犯热气						
【热气】枳壳、栀子、郁金、代赭石	【寒气】益智、延胡、菖蒲、胡荽、薰香、安息香、苏合香	【左】心膻		【右】胸肺	【寒气】故纸、苏子、丁香、白蔻、麻黄、生姜、杏仁、烟草、樟脑、苏合香	【热气】莼心、荞麦、大戟、马勃、牵牛、兜铃、蒌仁、旋覆花、竹茹、青木香、枳壳、枇杷叶、米仁
【热气】代赭石、蜘蛛、金银箔、三棱、礞石、枳实	【寒气】山甲、麝香、广皮、酒、延胡、艾叶、乌药、柴胡、香附、槟榔、荷叶、木香、川芎、吴萸	【左】肝胆		【右】脾胃	【寒气】白附、大蒜、烟草、藿香、广皮、木香、丁香、厚朴、檀香、胡荽、荷叶	【热气】荞麦、枳实、郁李仁、柿蒂、竹茹
【热气】金铃子	【寒气】荔枝核、灵砂、小茴、冰片、橘红、乌药	【左】肾水小肠膀胱		【右】命火大肠三焦	【寒气】巴霜、川椒、丁香、益智、沉香、故纸	【热气】荞麦

阴阳二脏痰药图

			阴脏犯寒痰 阳脏犯热痰			
【热痰】 贝母、牛黄、射干、海石	**【寒痰】** 半夏、菖蒲	**【左】** 心膻		**【右】** 胸肺	**【寒痰】** 佛耳草、生姜、广皮、白芥子、莱菔子	**【热痰】** 贝母、花粉、诃子、瓜蒌、生白果、旋覆花、胡桐泪、射干、硼砂、海石
【热痰】 硼砂、全胡、胆星、磁石、胆矾、牛黄、射干、常山、礞石、藜芦、皂矾、甜瓜蒂、儿茶	**【寒痰】** 南星、天麻、皂角、白芥子、牙皂、相思子、僵蚕	**【左】** 肝胆		**【右】** 脾胃	**【寒痰】** 白附、草蔻、川椒、半夏、广皮、胡椒、干姜	**【热痰】** 白矾、密陀僧、射干
【热痰】 海石、寒水石	**【寒痰】** 附子、姜炭	**【左】** 肾水小肠膀胱		**【右】** 命火大肠三焦	**【寒痰】** 干姜、附子、川椒、胡椒	**【热痰】** 海石

阴阳二脏血药图

阴脏犯血寒 阳脏犯血热						
【血热】 益母草、犀角、射干、丹参、茜草、辰砂、代赭石、生地、紫草、莲藕、没药	【血寒】 白前、芦苇管、红花、桂心、郁金、桃仁、元胡、麝香、乳香	【左】 心膻		【右】 胸肺	【血寒】 芦苇管	【血热】 紫菀、白及
【血热】 琥珀、山甲、生地、赤芍、胭脂、槐角、三七、茜草、三棱、没药、皂矾、灵脂、射干、血竭、凌霄花、蒲公英、芭蕉根、夜明砂、代赭石、紫草	【血寒】 杜仲、续断、香附、川芎、酒、红花、刘寄奴、艾叶、延胡、砂糖、鼠妇、泽兰、韭菜、桃仁、海螵蛸、苍耳子、茺蔚子、谷精草、王不留、紫石英、山甲	【左】 肝胆		【右】 脾胃	【血寒】 伏龙肝、百草霜、韭菜、姜黄、王不留、泽兰、石灰	【血热】 郁李仁、三七、茅根、莲藕、蒲公英、犀角、射干
【血热】 清盐、牛膝、生地、童便、旱莲草、自然铜、银柴胡	【血寒】 海螵蛸、紫石英	【左】 肾水小肠膀胱		【右】 命火大肠三焦	【血寒】 阳起石、肉桂、骨碎补、赤石脂、韭菜	【血热】 鸡冠花、槐角、槐花、地榆、地骨皮、鸡苏

阴阳二脏毒药图

阴脏犯寒毒 阳脏犯热毒						

【热毒】	【寒毒】	【左】	【右】	【寒毒】	【热毒】
玳瑁、黄连、山豆根、射干	雄黄	心膻	胸肺	牙硝、蟾酥、生姜	牛子、芙蓉花、山慈菇、金银花
蜗牛、紫花地丁、蒲公英	枫香、山甲、蜈蚣、蛇蜕、醋、蓖麻子	肝胆	脾胃	石砒、蓖麻子、醋、生姜	土茯苓、象牙、黄豆、白矾、漏芦、射干、蜗牛、茅蒁、波菱菜、铅粉、蒲公英、绿豆、莨菪子、山慈菇、人中黄、甜瓜子、败酱草、露蜂房
黑铅、铅粉、冬瓜子、水银、稍瓜、金铃子	枫香、人牙、凤仙子	肾水小肠膀胱	命火大肠三焦	巴霜、硫黄、附子、川椒	稍瓜、黑大豆、人中黄、败酱草、冬瓜子、白头菊、蚯蚓、金银花、牛子、木耳

附辟诸痛属火之谬

诸痒属虚，诸痛属火，质之时医，无不称是。故医一至病所，即问有痛无痛，若云有痛，其痛亦不计自何来，医早有一火字牢记于胸而不可易，故药即用寒折而不顾其胃阳有损。余尝考之《内经》所辨：寒痛，一十三条已有十一；热痛，一十三条仅有其二。又观仲景之治伤寒，其初邪犯太阳，恶见头痛项强身痛，而师即用麻黄、桂枝大辛大热之药以进。并观李士材、张景岳之论痛证，云痛无有定所而走者属气，痛有定所而不易者属血，痛喜手按者属虚，痛拒手按者属实，痛喜热手重按者属寒，痛拒热手重按者属热。观此则痛不仅属热属火已明，且又考其治痛之药，痛果有火无寒，何以治痛之右则有丁香、木香之辛与苦，治痛之左则有青皮、乌药、香附之燥与热。若必概称是火，则《内经》诸书可以一笔勾除，而诸辛热治痛之药亦可不必设矣。呜呼！医道之下，其不可慨如此。

平脏图说

或问：火衰而水盛者，其水偏从脾之恶湿而先就；水衰而火盛者，其火偏从肝之干燥而先见。一燥一湿，彼此各别。然水既盛而平脏之水何以不累于肝之木、于心之火，火既盛而平脏之火何以不累于脾之土、于肺之金，此又何说处此？

余谓：偏者，水火偏见之谓也。平者，水火平见之谓也。水火安祥而内无所感、外无所动，则无病矣。水火既平，而此有所感则彼拒而不纳，彼有所感则此拒而不容，虽有倚角之心而无倚角得胜之势，故惟各就其性之近者而先侮焉。湿盛则必先侮于脾，燥盛则必先侮于肝，又湿进则必侮肺，燥胜则必侮心。正如两兵对垒，城垣各固，一左一右，一阴一阳，其不相混如此，故药一味霸劫必致伤阴，一味清润必致伤阳，虚则阴阳上下均补，实则阴阳上下皆攻。至若阴有六七，阳有二三，症见夹杂，尤宜细心。盖此胜负已分，倘不细心调停，则胜者愈胜而负有难顿足，负者愈负而负终不得平。此在心灵活变善为调停，否则必有所损而致变为痨、膈。若问平脏平症平脉，大约脾湿自必软滑，肝燥自必弦数，彼此并见，与病阴脏、阳脏脉症大不相同。今备其图于下，并观而知之。

平脏症无伤损，治之甚易，但不可用偏药以投，若有损伤，其治甚难，自当细心调治，不可躁急图效。【晁雯】

平脏证脉图

			寒暑湿阴邪入于右阴 风火燥阳邪入于左阳			
【脉】 浮数	【症】 不寐、冤烦、 舌燥、恍惚、 微热	【心火】	六经外部各 乘阴阳偏胜 而入， 七情内病生 于水火争衡	【肺金】	【症】 懒怯、胸紧、 恶心、咳嗽	【脉】 浮软
【脉】 弦数	【症】 目赤、触怒、 遗精	【肝木】		【脾土】	【症】 五心热、呕恶、 不食、嗳气、 饱胀	【脉】 浮大、洪大
【脉】 沉数	【症】 白浊、溺赤、 骨蒸	【肾水】		【命火】	【症】 便溏、腹痛、 脚心冷	【脉】 沉弱

平脏清润轻平药图

平脏病患虚热用						
【微润】 百合、鳖甲、龟甲、柏子仁、合欢皮、阿胶、莲须	【微清】 焦栀、灯草、钩藤、木通、夏枯草、藕、益母草、没药、竹叶、连翘、麦冬、丹参	【左】 心膻		【右】 胸肺	【微清】 青木香、麦冬、伏花、枇杷叶、桑白皮、焦栀、枣仁、百合、车前子、紫菀、桑叶	【微润】 黄精、燕窝、人乳、羊肉、鸭肉、鸽肉、玉竹、生甘草、合欢皮、五味、乌梅、木瓜、粟壳
【微润】 桑寄生、阿胶、枣仁、首乌、龙骨、鳖甲	【微清】 钩藤、蒙花、豨莶草、卑大①、薄荷、赤芍、川牛膝、蝉蜕、夜明砂、秦艽、全胡、蕤仁、车前子	【左】 肝胆		【右】 脾胃	【微清】 粳米、茅根、米仁、卑大、柿蒂、银花、竹叶、桑叶、莲藕、秦艽、山楂、绿豆、黄大豆、豇豆、陈仓米、金石斛、白芍	【微润】 合欢皮、木瓜、山药、黄精、扁豆
【微润】 龟板、桑寄生、桑螵蛸、阿胶、鸽肉、莲须、火麻、胡麻、人乳、牡蛎	【微清】 川牛膝、泽泻、木通、猪苓、赤小豆、赤苓、丹皮、琥珀	【左】 肾水小肠膀胱		【右】 命火大肠三焦	【微清】 丹参、秦艽、玄参、猪脏、木耳	【微润】 乌梅、粟壳、胡麻、火麻

① 卑大：即中药草薢。后同。

平脏辛温轻平药图

平脏病患虚寒用						
【温平】 茯神、龙眼、茯苓	【辛平】 乳香、郁金、延胡	【左】 心膻		【右】 胸肺	【辛平】 广皮、冬花、佛耳草、紫苏、生姜、葱白、菊花	【温平】 炙甘草、蜂蜜、芡实、龙眼肉、人参、茯苓、饴糖
【温平】 菟丝、五加皮、巴戟、艾叶、狗脊	【辛平】 杜仲、大腹皮、石南叶、续断、延胡、菊花、苍耳子、谷精草、海螵蛸、荆芥、僵蚕、伏龙肝、艾叶、白蒺藜	【左】 肝胆		【右】 脾胃	【辛平】 广皮、大腹皮、伏龙肝、麦芽、苍术、艾叶、藿香、苍耳子、神曲、茯苓、川朴	【温平】 莲子、使君子、蜂蜜、荔枝、鲫鱼、焦术、饴糖、芡实、大枣
【温平】 茯苓、狗脊、羊肾、巴戟、菟丝、鸭肉、稽豆	【辛平】 艾叶、海螵蛸、五加皮、防风、续断、白蒺藜	【左】 肾水小肠膀胱		【右】 命火大肠三焦	【辛平】 川朴、炭姜	【温平】 黑大豆、沙蒺藜、五味子、鹿茸、赤石脂、肉豆蔻、蛇床子、芡实

药虽轻平，而识症识脉不差则效可以即奏，惟有久病伤及胃阳，则当潜心以待。

【晁雯】

感冒须先相体疏表不得早用苦寒解热布置

病既由于外感，则外感之邪自当早为疏发，俾邪不得内入，郁而为热。若有外寒外风内入而不及时疏发，则本身内有之火为风为寒所郁，一步一步而不得泄，自必变生多端而为无穷之祸矣。但疏表之药仍须相其体气及分经络以为权衡，并非九味羌活汤、元戎参苏饮、活人败毒散硬板注脚可以通用，并可限以二剂所能竟其终始也。况体有偏阴偏阳之不同，而气亦有或厚或薄之各异，其寒深重而气实者，固当进用大辛大热以除其寒，而非三方轻剂可治。即其体素有火，寒气本轻，不敢进用过辛过热之味者，亦当选其辛平、辛凉之味以为疏发，更非三方轮流抽卜可以即愈。乃今之为医者异矣，一遇外感或风或寒，总以三方轮流抽卜，而轮流抽卜又止限以二剂，迨至一剂未愈，早有火热二字牢固于中而不能释，一见热势蒸蒸，不云邪已外出，反谓内热势极病家所失在此，医家难以叫冤，即于三方之中，抽其一方加用芩连、石膏、知母，自道至平至稳，谓其表有风寒则有荆防、薄荷，里有热炽则有芩连、知母、石膏，并谓热除则寒与之俱除。夫独不思感冒而见有热者，是由寒闭内火而不得泄，非是火闭外寒而不得伸。若欲除热，须先散寒，寒散而热自不能成。盖寒得辛则散，得凉则助，寒留一日不散，则热亦留一日益盛。未有先不除寒而可早用寒药解热，以致寒益滋甚，而

热益陷而不可解者矣。至于外寒既入，寒已化热，热势已成，有难外解，则又不得不用将差就错之法以为清利。但清利之法亦须用之得宜。若脾气坚强，一清可以即愈。脾气孱弱，一清即至困败，以致饮食减少，气倦神疲，五心潮热，痰水内涌。则又云是阴虚火起，其药非是地黄、怀山，即是黄柏、知母。迨至阴盛阳飞，口干舌燥，又议金衰水涸，化源已绝，复用天麦二冬、瓜蒌、贝母，以养肺金，以滋化源，称为理备法周，以致潮热骨蒸，谷食益绝。有谁知属外感，早用凉药留住寒邪，变为诸般热候，而能提撕警觉，即为悔悟挽救于其中也乎？业斯术者，其亦知所从事否？

凡用表药，审无内症发动，而身发热蒸蒸，正是外邪已出。斯时病家反言身热药坏，停药更医，则冤无处可伸矣。【晁雯】

表药多辛，辛则散气。凡气虚过表，自必见有汗出之症。表药多燥，燥则劫阴。凡水衰过表，自必见有烦躁之症。惟有命门火衰中外寒痼，则虽进用极辛、极热而汗不见出、烦不见生。以此察识，则表自不定限二剂而止。【男省吾识】

三方轮流抽卜，定限二剂，亦是时师不能识症，知药是否已透于表之苦。凡遇此辈，止可怜其无知，无足深怪。【门人张廷献】

症脉无不相同说

客有问于余者曰：凡病而症见有无热恶寒、不食厥逆，自有沉迟牢紧结之脉可考。见有烦渴燥热秘结，自有浮大洪数滑动急促实脉可察。见有懒怯不食、身冷泄泻，自有小弱短涩濡芤虚空之脉可识。见有下寒上热，其热倏忽无定，自有或疾或革可据。见有元气将绝之会，自有细微代散之脉可凭。此皆脉与症符、症与脉对，而无不合之理。何书又言舍症从脉、舍脉从症？明是症与脉离、脉与症异，而子偏言脉与症合，不更与书大相谬乎？

余谓：脉症自无不同，而至有不同者，一则由医于人病源不知，一则因医于人脉窍不明，且并不晓脉流流派甚多。临证察脉，自有变化无穷之妙，而非一言能尽。盖人病症之生，非是阴盛阳微，即是阴微阳盛。凡阴盛阳微，其阳本属无多，加于七情六淫，凡有类于阴者，无不中外交攻，而令一线之阳或越于外而为阳浮，或飞于上而为头戴。医者苟能知其病源而谓其阳是假、其阴是真，则症自与脉合，又何至在症而言曰舍，在脉而言曰从哉？又阴微阳盛，其阴本属有限，加于七情六淫，凡有类于阳者，无不内外交集，而令一滴之阴或沸于外而为阴寒，或游于上而为脑冷。医者苟能知其病源，而认其阴是假、其阳是真，则脉自与症符，又何至在脉而言曰从，在症而言曰舍哉？并有阴凝于中而见内外上下燥热如火，阳伏于中而

见内外上下肌冷如冰，医又不知中冷中热，其症之真在是，而反被其上下假寒假热以欺，又乌能使症与脉相合乎？

再有病属外感，见其身潮热，其症之真自在于外，而医反指在内。又有病属内伤，而症亦见有潮，其症之真自在于内，而医混称在外。凡此皆由于医病源不知，而致脉又不合者如此。

至若论脉之窍，更有难识。以脉形象而论，凡脉浮洪动数与实，皆属阳类，谓其坚劲有力，故以火热为名，殊不知脉见紧牢，亦是坚劲有力此二脉人多误作火看，而书不言是属火热，且并指是寒实宜记，医将何以分别？惟察火热之实，其实举指逼逼，举按皆强，并非如紧一线牵直，动则弹手觉有刺刺愣手之象与举指逼逼不同，亦非如牢中取强直，搏指在于浮沉之间宜记，是其一阴一阳，医实莫分。更有弦脉，亦属坚劲，书载阳中有阴，而脉亦与紧牢寒脉相似，医曷别其是同是异？弦脉亦似牢紧惟察阳脉之弦，端直而长，浮沉皆见，若牢则于中取即得，而不在于浮沉，紧则如索之弹，坚能击指，而无浮沉与中，是其一阴一阳，医又莫明。更以脉之兼见论之，其脉统计二十有余。而论其脉之兼，则阴中兼阳，阳中兼阴，参伍错综，变化莫测。正如大《易》卦止有八，若以一卦之上各加八卦，则卦已见六十四，再以一卦分为六爻，则爻不更有三百八十四数之

多乎？若脉止断一病甚易，统各所兼以断一病甚难，惟在心灵手敏。既知一脉之阴阳，又知众脉之阴阳分散于一脉之中，择其脉之最重与脉兼见之多，乘其机而早决之则得矣。此脉各有所兼而不可以一脉断者如此。

再以脉在六部之位考之，如六部惟肝属木而恶风，惟脾属土而恶湿，诊肝而见浮缓无力，则肝已属无火，而脾土肺金安见其有火乎？犹之诊脾而见动滑坚强，则脾已见枯燥，而肝木心火乌在其不燥乎？故凡诊肝而得无火之象，从脾与肺之脉而见搏指异常，知是寒痰冷气所击，其脉即是牢紧寒闭而非浮洪实数之脉矣俗医所谓脉不对症者，其错在此，不得妄以火断，以致灭理之极也。诊脾而既得其有火之实，纵肝与心之脉而得沉迟不起，亦是火实内闭，血脉不疏。犹之张仲景所治阳明便秘，脉反见迟之谓，此种窍秘，医不自知并非脉不对症。况于六部之中，又须识其三部九候之法以明上下表里症见之异。如病症在下、脉反上见，病症在上、脉反下见，病症在左、脉反右见，病症在右、脉反左见，与夫病症在中、病症在于上下表里，更有错乱互见之异。矧脉位虽有六，而尺实为水火之源，故断病脉之根，多自尺起，但于六淫外感则非。断其内外水火寒热发病之标，则脉多自关求，如燥在肾自必累及于肝于心，湿在脾自必累及于肺，但于感冒初见则非。此部位各有所

主，而不可易者如此。

至于病源既知，脉窍已明，而临证辨脉，尤须活变。如阳气下陷，症见遗淋，勿以遗淋是属上病，若错求之于尺，则脉其不对矣，须知阳气既陷，则寸自弱，故当以寸为断。阴气上乘，症见头痛，勿以头痛是属上病，若错求之于寸，则病亦不对矣，须知阴气上腾，其尺必虚，故当以尺为断。若至中心内结，无论是寒是热、是痰是气，皆有隔绝中外上下而不相通之弊，以致病见多端，医不究其病已在中，脉应关求，混以上下尺寸求之，无怪歧路亡羊，茫若观火，而有彼此殊途之叹。惟有症上而脉亦上，症下而脉亦下，症中而脉亦中，症表而脉亦表，症里而脉亦里，症寒而脉亦寒，症热而脉亦热，是症已于脉符，人所共知，又何有舍有从之理？盖病本自脏腑经络所形，即脉亦是脏腑经络隧道所出，共一脏腑，共一经络，而谓脉与症殊、症与脉异，其说大谬！但书所言舍症，是即舍其假症之谓，而非真症之谓也；所言舍脉，是即舍其假脉之谓，而非真脉之谓也。既有所舍，自有所从，其从即是真症真脉之谓耳。第此是真是假，剖析非易，不止以舍从二字括之，何以惕醒愚人之梦？余著《医学求真》，已将是理凯切晓明。兹因所问，故再讨而及之。

脉不对症，症不对脉，在初余亦心疑，及观兄作是说，而疑始尔尽释。【晃雯】

脉象类览 ①

浮： 如水漂木。主表实，亦主里实虚。

沉： 重按至筋骨始得。主里实，亦主里虚。

数： 一息六至。主实热，亦主虚寒。

迟： 一息三至。主虚寒，亦主实热。

长： 指下迢迢，上至鱼际，下至尺泽。主气治，亦主阳盛阴虚。

短： 两头缩缩，寸不通鱼际，尺不通尺泽。主气损，亦主中窒。

大： 应指满溢，长而无力。主邪盛，亦主正虚。

小： 三部皆小，指下显然。主气虚，亦主内实。

洪： 来盛去悠，既大且数。主热实，亦主内虚。

微： 按之模糊，若有若无，浮中沉皆是。主阴阳气绝，亦主邪闭。

实： 举指逼逼，举按皆强。主热实，亦主寒实。

虚： 豁然浮大浮见。主气血空虚。

紧： 动力弹手，弹如绳索。主寒闭，亦主表虚。

缓： 来去和缓。主无病，亦主实热寒。

濡： 如絮浮水浮见。主气衰，亦主外湿。

弱： 小弱分明沉见。主气虚，亦分阴阳胃气。

芤： 按之减小，浮沉皆见有，中取减小。主血虚。

弦： 端直而长，浮沉皆见。主木盛土衰，亦看兼脉。

滑： 往来流利数见。主痰饮，亦主气虚不统。

涩： 往来艰涩迟见。主血虚，亦主寒湿热闭。

动： 两关滑数如珠。主阴阳相搏，亦主食滞。

伏： 着骨始得，较沉更甚。主邪秘，亦分寒火痰气。

促： 数时一止。主阳邪陷内。

结： 迟时一止。主气血渐衰，亦主邪结。

革： 浮取强直，按之中空。主精虚血损。

牢： 中取强直搏指，浮沉之间。主寒实。

疾： 一息七八至。主阳亢，亦主阳浮。

细： 细如蛛丝。主虚气，亦主热结或里虚。

代： 止歇有时。主气绝，亦主经隧有阻。

---

① 经核查，"脉象类览"以下至"胃气：脉缓和……寸口脉平。"即是《脉理求真》卷三"新增脉要简易便知"的内容，为保持古籍原貌，予以保留。

散：来去不明。主气散。

督：轻取弦长而浮，六脉皆见。主风伤身后总揖之阳，脊强不能俯仰。

冲：按之强长坚实，六脉皆见。主寒伤[①]身前冲要之阴，故气逆里急。

任：紧细而长六脉形如豆粒。主寒伤身前承任之所，故少腹而痛。

阳维：左尺内斜至寸而浮。主邪伤一身之表，故寒热不能所持。

阴维：右尺外斜至寸而沉。主邪伤一身之里，故心痛失志。

阳跷：两寸左右弹浮紧细。主邪伤左右之阳，故腰背苦痛。

阴跷：两尺左右弹沉紧细。主邪伤左右之阴，故少腹切痛。

带：两关左右弹滑而紧。主寒伤中腰带束之处，故腰腹俱痛。

有力：久按根底不绝，非是坚劲搏指。主病无害，亦防气逆。

有神：光润滑泽，稳厚肉里不离中部。主病治，亦防痰蓄。

胃气：脉缓和平，意思悠悠。主病愈，亦忌谷食减少，寸口脉平。

卢子由曰：诊法多端，全凭指法活取。盖人之中指上两节长，无名食指上两节短，参差不齐。若按举排指疏，则移越一寸九分之定位，排指密，又不及寸关尺之界分。齐截三指，斯中指翘出，而节节相对，节无不转，转无不活。此别左右、分表里、推内外、悉五脏、候浮中沉，此三指定位法也。及其位定，专指举按，固得其真，不若独指之无牵滞，别有低昂也。第惟食指肉薄而灵，中指则厚，无名指更厚且木。是必指端棱起如线者名曰指目，以按目中之脊，无论洪大弦革，即小细丝微，咸有脊焉，真如目之视物，妍丑毕具，故古人称诊脉曰看脉，可想见其取用矣。每见惜指甲之修长，用指厚肉分或指节之下以凭诊视者，真不啻目生颈腋胸胁间矣。

经穴大意

前头面颈穴

头中行，督脉主。
头两旁二行，足太阳膀胱主。
头两旁三行，足少阳胆主。

面中行至龈交，督脉主。承浆，任主脉。

面两旁二行至睛明，足太阳膀胱主。迎香、禾髎，手阳明大肠主。巨髎，足阳明胃主。

面两旁三行阳白，足少阳胆主。承泣、四白、地仓、人迎，足阳明胃主。

面两旁四行，本神、瞳子髎，足少阳胆主。丝竹空，手少阳三焦主。颧髎，手

---

② 寒伤：原为"伤寒"，据《脉理求真》"新增脉要简易便知"订正。

太阳小肠主。

颈中行，任脉主。

后头颈穴

头中行，督脉主。

头两旁二行，足太阳膀胱主。

头两旁三行，足少阳胆主。

头两旁四行，上完骨，足少阳胆主。
下天牖，手少阳三焦主。

胸腹部穴

胸腹中行，任脉主。

胸腹两旁二行，足少阴肾主。

胸腹两旁三行，足阳明胃主。急脉，
足厥阴肝主。

胸腹两旁四行，云门、中府，手太阴
肺主。周荣、胸乡、天溪、石窦，足太阴
脾主。

腹两旁四行，期门，足[①]厥阴肝主。
日月，足少阳胆主。腹哀至冲门，足太阴
脾主。

背部穴

背中行，督脉主。

背两旁二行三行，俱足太阳膀胱主。

侧头面项肩穴

侧头，足阳明胃、足少阳胆、手少阳

三焦主。

侧面，足少阳胆、手少阳三焦、手太
阳小肠主，足阳明胃主。

侧项，足阳明胃、手阳明大肠、手太
阳三焦主。

肩髆穴

肩髆穴，手阳明大肠、足少阳胆、手
少阳三焦主。

侧腋胁肋穴

侧腋胁肋，足阳明胃主，手阳明大肠
主，手厥阴[②]心胞络主，足太阳膀胱主，
足厥阴肝主。

手内臂穴

内手大指行臂内之上，手太阴肺主。

内手中指行臂内之中，手厥阴心胞
络主。

内小指行臂内之下，手少阴心主。

手外臂穴

外手食指行臂之上，手阳明大肠主。

外手无名指行臂外之中，手少阳三
焦主。

外手小指外侧行臂外之下，手太阳小
肠主。

---

① 足：原阙，据文义补。

② 阴：原阙，据文义补。

足内股穴

内足大指行股内之前，足厥阴肝主。

内足大指内侧端行股内之中，足太阴脾主。

内足心行股内之后，足少阴肾主。

足外股穴

外足三指端行股外之前，足阳明

胃主。

外足四指端行股外之中，足少阳胆主。

外足小指外侧行股外之后，足太阳膀胱主。

以上经穴不过附录以知大意如斯，若欲究微，仍应参看穴图【自记】。

卷一下

治族弟字继万气短不接案

病有虚在一时暴见者，若药投之恰当，即无不愈。病有虚在多时渐见者，纵使药与病对，亦恐难有立效之奏。即如余族弟继万，病素气虚。凡有感冒，无不根于气虚而致。故彼每遇病，见其用芪、术以补，轻则五六十剂，重则八九十剂，以至百剂而止。盖以病属如斯，而药有不得不如斯者，否则其效难奏。但彼一逢病愈，药不再服，以致病端复萌。而病随其年岁深浅以为发露，治亦当随年岁深浅以为酌施。故其病或有一年一发，或有隔年数年一发者，此皆久远之病，而非一药可以即愈。

岁嘉庆丁巳仲冬，渠在临川上邮渡，身患呕吐，招余往治。余知其病甚深，有非一日可以即愈，乃唤彼于余处治疗。余诊其脉软滑而短，来去不长。拟用温中清平之剂。其病如故，但见头倾脉症相符，无假之象而下气短不续，问则不答，再问则轻轻答应，痰嗽不出。随用玉屏风以投，而病如故。再服则加黄芪一两，其病仍是。复于原单酌加附子一钱、半夏一钱。

旁有见余开其药单，谓余用药过迅。余思声微不接，一息奄奄，此不大补，治将安施？若用人参，价实昂贵，每参一两，价值二百三十余换，且此并非些微之参可愈。然医动司人命，其病药服如故。当即扎通伊弟字秀万领归。仍照原单逐日再服。归日觉伊精神渐振，脉亦渐起，似有转机，但药原非一二十剂可愈，必至五六十剂而安。切不可云效未即见，诿之于数，而即置而不治也。其后继万果服五六十剂而愈。

此气短之极而兼寒病也。非重服黄芪不愈，非加附、半不愈。【晃雯】

余见薛氏所治虚羸等症，每有服至数百余剂，不增一味，不减一味，服之而始愈者。此非医家具有识力而知此病药应如是投服，病家信任之笃而知此病确应如是投服，方愈。纵有附近亲戚或于未愈之先，借此荐医，及或左右同业见其病久未愈，借此争能，彼则决然不信，其病始可以医。如其病久厌烦，期效甚速，与夫房劳不节，饮食不慎，兼有旁人妄嚼，私为加减，保无服药中止变生不测之候乎？凡值此辈，知非效可即奏，自当极力推辞，以免求全之毁。【自记】

追思先父讳为鹗上京往返途次父患昏倦治案

先父脏素纯阴，自五十岁时，在于同县崇五都霍源张俊翁家栖凤书房课读，病疟而归。误服在地医士姓郭之药，病无宁日，以至六十岁后，病加甚焉。先父五呈不遇，至乾隆甲子乡试，思欲同余赴北上捐入闱。自五月初六在家启程，先父由陆直至常山无恙，再由常山水程至苏亦安，忽至镇江瓜州，时值暑热炎蒸，先父昏倦之极，奄奄一息，幸抵扬州安歇。大服姜、附、芪、术，人事稍苏。更由水程进抵山东济宁，父在船中如故。经过胜地名迹，多为联韵题句。迨至在地雇车与同省乐平同宗名廷傅先生，由陆直进北城，似觉爽快。时在正阳门外东夹道芦草园西竹庵祠祭寺落下，而昏倦之症仍作。其时已是七月十五，探问同乡京官捐例已止，而望未遂。余视先父饮食无恙，二便如常，六脉软弱，若遇同歇诸友谈论经史文墨，彻宵不睡；独则自早至晚，叩请不醒。但父自言有事则醒，无事则昏。今闻国子监课诸生题是"古之学者为云"一句。父谓余于此题拈笔拟作，看其是否精神克振。余见父一拈笔而精神倍加，岂非"动则阳生，静则阴生"之一验欤？此理确乎不易，于是在京倍服芪、附而病略痊，及至寒露节届，恐父极寒难抵，力挽回归。故由张家湾水路起程，历山东而至江宁岸泊无病，又由江宁换雇湖广黄船而抵九江。讵期船至安庆，见父欲便不便，日夜窘迫无度。余诊六脉沉迟，开窗又畏风见，畏风并非

火盛阴浮，亦非血虚不固，实是阴盛阳微，知是济宁起旱，一路食过瓜菜、面食、雪梨，沉积既久，即见是恙。第思买药烹煎，在船不便，因揣火食箱内带有胡椒，每早用水吞服二钱，晚亦如之。服至二日，大便大泄，病始克减。嗣后日服一钱，而大便自此顺利如常矣。第父自此抵家身仍昏倦，居常日服附、桂，递年无数，至七十六岁而终。余思彼时同父上北，于今又已五十四年矣，迄今止如一日。余今年迈，日与余孙声佩订集余治验案付梓，故将先父病症附录，以为追思余父之一念云。

吾父幼读儒书，攻举子业，年廿三，因先祖先祖母多病，向有内亲姓吴名子恭，医道甚善，每值祖病请诊，讵渠恳求日多，余父向渠问及医书，有何众美兼收。渠曰："医书甚多，若欲通晓，有非数十年潜心专致及加经历不能通微知趣。"故父将渠单开之书而悉购焉。自后吾父朝斯夕斯，手不释卷，见其书之最谨最要，更加手录。目今年已八十，而自晨至昏，其书仍不释手，蝇头细字，搁管不休。故能遇症即知，遇脉即晓。但父揣摩既久，阅历已深，所论所治，觉与世殊。父亦落落寡偶，自道知音绝少，故将所录验症验案，商即付梓，以不没一世功苦云。【男省吾识】

治服弟邑庠庠彩云劳倦症案

凡劳役之人，则多用力而思少；读书之人，则既用力而更思。盖思则借神运，而神之所以能摄思者，则又在于精足而血生。血生则神得养，而使心无所苦。神养

则肺得以敷布，而使气无所竭。故而自朝永夕，历昼与夜，而能运用不息也。惟是所禀既亏，则火之衰者而气自尔不振；水之衰者，而血自尔不营。所以一有作为而气倦，一有思索而神昏。以致耳鸣、眩晕、悬饥等症，无不色色俱备。

岁嘉庆丁巳，服弟彩云，在于余县城南阳姓家塾，功课深严，精神亦废。居常谓己气倦神昏，得食则助，今则耳鸣更增，召□□诊。余见两寸独弱，而右更甚，余脉俱平，知是气薄神亏。问其饮食如故，二便如常，惟昏倦不振。初诊止用黄芪八钱、附子四钱、白术二钱、当归二钱、福圆十个、枣仁一钱、首乌一钱。再诊、三诊，则加黄芪二钱、附子一钱、龟板一钱、远志八分，以助心神。一切香燥之药，盖恐散气劫阴，不用。惟恨药肆巧绝，所卖黄芪竟有盐炒代蜜以至药服如故。随经察识，改换蜜炒而药始灵。余查本草炮制，并无盐炒黄芪之说，唯有疫病篇内，载用盐炒人参之义。此是热毒内郁，用参恐其助疫，不用则力不振，加以盐炒，则补润得宜，今竟仿炒黄芪，岂今气薄之人，尽属疫传之谓乎？可恨极矣！但今弟症，总是禀体素亏，功难即奏，必徐徐温补，加以调燮，则运用有力。若日补日削，服之罔济，所幸胃气尚存，谷食未减，则生气生血，尚属有资所幸胃在于此。试看古制"精氣"二字，俱有"米"字在内。目今观弟所服之药，无不克应。但服则精力不倦，不服则精力稍疲，而知用药填补，有非一日所能间者矣。

余素禀体极亏，数十年来常服此药，不知者谓余好服药耳，岂知药之为功于人

也大矣哉！【晃雯】

此水火并衰平脏症也。若衰之至极，而见一阴一阳，彼此角胜不无有伤而损，是损较虚而病进矣。损之至极而见谷食日减，及或呕吐泄泻，气血日枯，痨势已成，是痨较损而又进矣。此症水火俱衰，药难偏入。而吾师施治，不肯恣用地黄以戕脾，亦不遽用辛热以燥肝，所服俱是甘温甘润之品，深得持平调补之法，故能使病克治。【门人张廷献】

治房弟字继万次子细老脾虚腹胀案

腹胀多作实看，非是属火、属热、属风，即是属痰、属滞、属虫，未有疑是脾虚空胀，而竟敢用白术至极而即消者。

岁乾隆乙卯，余有房弟黄继万，因伊次子日夜焦吵，年仅三岁，唤余诊治。余诊六脉微浮，而右关浮而无力。问其饮食无恙，问其发热亦无，别无症兼。因母忽谓：是儿，渠常以手按儿右腹，忽有一块胀起，日渐觉大，而按却不见痛。余知胀属虚致，因用四君子汤除参改用龙眼肉，竟服十余剂，其块渐消而安。但此或泥火起而用云连，泥热而用黄芩，泥滞而用壳、朴，泥痰而用广、半，泥风而用羌、防，泥湿而用苍术、米仁，泥虫而用椒、榧、苦楝根皮，皆于脾气不治，必致脾败不食而毙。此病余见甚多，凡有右脉浮大无力，而命即见其立毙者，未必不因误用疏利消导以虚作实之故，不可不慎。

腹胀药多用攻，此独用补，非是识症与脉明确，乌能有是？【晃雯】

治同族田西字四钦之子字能捷单腹鼓症案

嘉庆戊午仲秋，时有同族字能捷者，云是单腹鼓症，召余诊治。云伊是因痢后而起，余按其腹甚坚有如鼓象。问其饮食如故，形色黯晦，头面及胸不肿。切其脉，则右寸独微，脾、命二脉略平，左手三部觉甚浮洪，重按有力。余知肺脉有损，故右寸独微，而下久伤阴，故左寸独洪。余用黄芪四钱、熟地二钱、漂术一钱、附子八分、牛膝一钱、车前[①]一钱，嘱其服至十剂再诊。但此非服至数十余剂不能全愈。果尔，服至十剂，其腹略软，复召余诊，余见左手略平，而右寸未起，因于原单除去地黄改用白芍，并添黄芪二钱，共成六钱，外加砂仁、半夏各五分，又服二十余剂而鼓乃消。

时有一医谓余用药大非：盖鼓原是挟血、挟水、挟热、挟气所致，症皆有余，消之惟恐不及，何敢妄用黄芪之补、白术之滞、地黄之润、附子之燥，得非与病相左乎？余曰：非也。凡人肾气不壮，肺气不升，则气得以下聚而鼓成。故必进用黄芪入肺以升清，牛膝、车前、附子以降浊，漂术微用以固中，清升浊降，而鼓乌有不顿消者乎？况此由于痢后过用伤肾伤气之药，气虚而右寸见微，肾伤而左三部见强，倘再进用攻伐，则鼓更不啻有铁石之坚。言迄，其人默默而退。但不知其人果服余言否。

---

① 前：原作"全"据文义改。

鼓症不用金匮肾气汤引气下行，反用黄芪上补，具见识力超群。【晃雯】

治房侄生员名燮字师袁肝脾虚损案

师袁先患火衰痰盛，过服硫黄、姜、半以致肝燥阴虚，复因坐馆过劳，以致心脾亦存。岁乾隆乙卯，师袁在县城南阳姓家塾，功课深严，精气颇损。用功之时，觉身中顿断，气多不接，夜寐则神烦气躁，坐卧不宁。问其饮食，则虽不多，而亦不少，总是神衰气弱之象，日与余处商治。诊其肝脉甚弦，心脉空虚，肺脉亦弱，脾脉洪大^{其病即在肝脾}。余用白术二钱以至五钱为君，怀山药一钱以至二钱为臣，龙骨、茯神、柏子仁霜为佐，参神龟板为使。每日或服一剂，以至二三四剂，约共服至五六十剂乃止。但此症逢于他手，则多进用归、地，必至动火滞脾；或用补中益气，则多提气上升，而中脾气益空；兼有柴胡，尤动肝火；或兼远志，尤燥心火；或用六味下补，则中上益虚，实难与病相对。故药虽仅数味，其功则在白术一味，以补中腹空虚若断之症，故独以术为此药之君云。

按定肝脾俱虚治疗，而药不参归、地同投，俱见施治与俗迥别。【晃雯】

治县北同宗太学字德佐令嫒痨症将成案

或问：人禀天地之气以生，而病或有成痨，或不成痨，与病有见或偏或平者，何故？

　　盖缘禀有厚薄、气有偏全病应寻源。禀厚，而水火均，气血足无病里子，本属无病，不必服药；稍虚而气平者，水火微亏，气血微损病轻里子；病即或见，药亦可祛。若禀赋不厚，火独不足，病多见水偏病里子，治宜温燥，凡一切苦寒滞腻之药，不得妄用要服温燥偏药；水独不足，病多见火偏病里子，治宜清润，凡一切辛温疏导之药，概不得施要服清润偏药。此种偏病，若不久治霸治，病不得愈"久、霸"二字确乎不易，以其病偏而药不得不偏也治应如此。禀赋不厚，水火俱亏，病则水火皆见平虚里子，治宜辛温杂投，补泻互施，凡一切偏补偏泻霸劫之药，不得妄进，病俱可治此宜平药。惟有禀赋甚亏，水仅一勺，火仅一线可危可惧，所赋更有偏平痨病里子，病见多端，方欲补火固脾而水又亏，则肝燥不润，其何以滋阴生血而血周流一身乎？方欲补水固肝而火又亏，则脾湿不固，其何以蒸腐水谷生气而气贯通上下乎肝脾成痨难治？经曰：肝恶风，脾恶湿。治欲肝脾两顾，而不斟酌损益，可保病痨无虞，戛戛乎难之矣！此仅为肝脾成痨者言之此是一难，若在肾肺俱损，尤有虑焉。肾水亏极，则肺不能受润而肺燥；肾火衰极，则火上浮而肺益燥又是一痨症里子。方欲补水润肺，而火不胜水，而肾不温而寒；方欲补火生水，而肺阴先损，水亦见累肺肾成痨难治。经曰：肾喜温暖，肺喜清凉。此又何以说法而施其治乎此又是一难？要在收火下归而肾不寒，微用清润以清浮燥而肺克宁"收"字"微"字须玩。

　　至于脾肺受伤，其虑更甚，盖脾处肺下，肺为华盖，与心同覆诸脏又是一痨症里子，脾既苦湿喜燥，恶食必兼香、砂以燥，则于肺燥不宜；肺既苦燥喜润，咳血必用归、地、阿胶，又于脾湿不宜此痨尤属难治。惟燥热而甚能食而不泻者，润肺当急，而补脾之药，亦不可缺也。倘虚极不食、泻多，虽咳嗽不宁，但以补脾为急，而清润之品宜戒矣此却难以入世。脾有生肺之能，肺无补脾之力，故补脾之药尤要于补肺也。

　　更有脾肾受伤，尤属难言又是一痨症里子。盖补脾理肾，法当兼行。然方欲以甘寒补肾，而食少不化，又恐不利于脾；方欲以辛温快脾，又恐愈耗其水此病更属难治。两者并衡而较重，而卒以脾为急者，以脾上交于心、下交于肾水也。若肾水虚而势危笃者又不可拘，要知滋肾之中捧以砂仁、沉香，壮脾之中参以牛膝、菟丝、五味、龟板，随时活法可耳。倘于脾湿不理，则五谷不充，五谷不充则五脏失职，而生机始绝。故诸病惟于痨症为甚，而诸医专以清火伤胃不救脾胃令其生变，所用俱是芩、连、炒柏、栀子此是下等医士，又以滋润滞脾，所用俱是贝母、天冬、沙参、归、地、阿胶，以致呕恶饱胀，痰涎气筑此是庸医误人，食不得入，而犹归、地重投死而无悔，食益见绝，其尚得有见生之日乎？经曰：得谷者昌，失谷者亡。其此之谓乎？葛可久曰：万症为痨难治。又曰：痨症施治宜早。若至脾败不食，则万无一生，故治痨须于平时力救脾胃为佳。外有阴阳俱虚，参差不一此又是一种或痨症里子，病方成痨，亦须善治。

　　岁乾隆乙卯秋，余因德翁召诊令媛病

痨，其女年已长大，归于南门邓宅。伊病多时，转至母家集福，或可全生。诸医皆辞不治，余诊其脉，虽微有数，而不见甚痨，虽将成而尚可医，但其饮食不思，饱胀时闻，头欲紧按而更加缚，痰涎甚多，遂索前医单视。治虽理脾为主，第病多水壅。医独进用白术、怀地，意谓白术可以补脾，地黄可以清火，兼用广、半、附子可以除痰固虚，意甚周密。无奈内有白术，水得土而陷益成，更有地黄之湿添入深泥陷中，犹觉水上增水。余见药不相投，却将先医所用白术、地黄之味减除，进用香、砂、苓、半，而食差进。服至二剂、三剂，微见阴虚火起，随用龟板、阿胶潜伏之味，而火渐熄，食亦渐加，痰亦渐祛。自后嘱其随病增减，总以先疏脾滞为要实是要着，病亦俱除。此属阳伤六七，阴伤二三，痨在将成未成之界，故尔可治病伤一经为虚，两经为损，伤及脾胃共有三经为痨，再用白术、地黄，必至不救。余念痨症根由，治法不晓，故于此案叙明，以为世之习医当疏脾胃者晓。

通彻有病无病大源，疏发虚损与痨治法。病虽先天水火肇端，而生死断在后天脾胃，凡属同业视此，当必恍然一悟【男省吾识】

治族叔太学字锦章长男寅亮痨症难治断案

岁乾隆丙申，余自广信回归。适有族叔字锦章长男病患招诊。余于诊后，病者问病是否可治。

余曰："其症甚剧。"

渠曰："病竟危殆而不可治乎？"

余曰："非不可治，实因其脉疾数而细，饮食不思，治实费手，不如养之勿药为是。"

渠竟不悦而去。逾时请一建昌医士，开口论脉，总以春木夏火秋金冬水为词，满口荒谬，治之不愈而去。再请同县仙十二都神岗同宗字某某者，性好地黄，不顾脾湿绝食，转辗施治，更换不一，其医单开六味地黄参用附子略平。其父锦翁大悦，云："今小儿服附子病减。"余曰："未可信也。"其父曰："附实可投，余欲进桂何如？"余曰："其切忌焉。且今已无老树交桂，服恐增病。"旁有一位同来接应，伊有真桂。余默思其同来之人，即是卖桂之人。余曰："唯唯。"其父劝余开单以进，只得勉强依从："于今暂服五分可耳。"其父又曰："既用，便服一钱为是。"余曰："果好，再服不迟。"来者见余不悦，默默而出。次早卖桂之人，忽向余言："前服过肉桂，今竟通身大热，左胁痛极，烦躁不堪。"余曰："此桂燥动肝火症也。是病余久断其不治，今恐危矣。"倏又有人赶至云："今病者要烦诊视。"请之至再。余方履门，其父含泪而言："此非药误，实命短数定。"余知恐余言及伊强服桂之故。顷刻告变，嗟莫能及。惜哉！

脉既细数，真气已绝，饮食不思，胃气又危，不死何待？【侄绥之】

治崇四都罗三甲曹某某之子真中风案

岁乾隆丙午，余在余县崇四都罗三甲地罗象翁疟病延请，忽有在地姓曹召余诊视伊儿。时方二更，余已就寝，起而视之，其儿年已十岁有余。余诊视儿，脉秘不见，牙关紧闭，口不能语，手足俱厥，唇红而燥，数日不解，手足牵引不伸，并有痛楚不可着手之象．余知内素有热，外被暴风与寒束其筋骨，不急里外双解，无有救其卒暴之厄。当用吹药以开其关，另用麻黄一钱、防风一钱、细辛二分、牙皂一钱、桂枝二钱急以外解，又用杏仁十粒、乌药一钱、枳实八分、川朴二钱、黄连五分、大黄三钱，急以解内。此是风寒束其内热。是夜连服二剂。

次日早起，病家复召。渠曰："是病功效已见，现在手足颇活，大便未解，口有臭秽，舌有燥胎，可再诊之。"余见手足略活，脉亦微有而身觉有潮。余嘱仍照原单外加干葛、黄芩再投，服之厥退，手足皆热，声出叫痛。是日大便顿解，病渐见平。

但风中之症，形象不一，有分风自外来、风自内生。其外中之甚者分出轻重二种，则有分经分腑分脏之不同：与经又分皮毛、肌肉、血脉、筋、骨共计五种；腑有分大、小二肠、心包络、胃、胆、膀胱共计六种；脏又有分心、肺、肝、脾与肾共计五种之别。

即以风中于经而论，在皮则见毛耸、发直、汗出、恶风用桂枝、白芍，在肉则见口眼㖞斜、肌肉不仁、四肢不用、痛痒无知俱用升、葛、羌、独、桂枝、防风、白芷、葱白，在血脉则见血道凝涩、遏郁不通用芎、归、桂、薄、荆芥、酒，在筋则见筋力疲困、拘急掉瘛、屈不可伸、左瘫右痪风用桂枝、川芎、全虫、钩藤、秦艽、防风、牛膝、杜仲，痰用半夏、茯苓、南星、广皮、姜汁，在骨则见骨重不举、坐力痿弱用细辛、独活、牙皂、虎骨、附子、故纸，此风有中于经者如此中经形状。

若在六腑，中于膀胱而见口渴饮水、水即吐出、反折眼戴用桂枝、茯苓、猪苓、泽泻、白术，中胃而见能食克消用升、葛、羌、麻、白芷、藁本、黄柏、草蔻、石膏，中胆而见烦渴惊恐用柴胡、龙骨、牡蛎、防风、羚羊角、胆星，中心包络而见痰涎闭塞用牛黄、胆星、朱砂、麝香、犀角、菖蒲、生姜、枳实、茯苓、竹茹、广皮，中大小肠而见二便不通用枳实、大黄、川朴、羌活、杏仁、麻仁、滑石、泽泻、防风、桔梗，此风有中六腑者如此中腑形状。

若在五脏，中于肺而见咳嗽气大喘急、鼻塞用桂枝、麻黄、附子、杏仁、枳壳、桔梗、桑皮、五味子，中心而见谵语惊呼、昏冒不醒舌强用犀角、牛黄、麝香、菖蒲、蝎尾、郁金、辰砂、姜汁，中脾而见腹胀少食、痰壅唇缓用麻黄、人参、白术、附子、广皮、半夏、防风、炙草，中肝而见胸胁气逆、惊恐目闭用龙骨、龙齿、羚羊角、乌药、麝香、柴胡、羌活、独活、防风、桂枝、胆星、竹沥、全蝎、秦艽、川芎、天麻、枣仁，中肾而见小腹疼痛、暗厥便闭耳聋用细辛、独活、寒水石、附子、茯苓、泽泻、牛膝、草薢、白蒺藜、乌药，此风有中五脏者如此中脏形状。但

中经病浅，中腑病深，中脏则深而难治矣
若屡中不止，用大黄、干姜、龙骨、牡蛎、滑
石、石膏、赤石脂、紫石英、白石英、寒水石、
桂枝。

　　至风而兼有寒，则有头痛、恶寒、身
痛、拘急、无汗之症，兼暑则有面垢、昏
闭、冷汗自出之症，兼湿则有头重、体
痛、四肢倦怠、腿膝肿之症，兼痰则有痰
塞喉间壅盛之症，兼气兼热则有颠顶痛、
心神昏冒、筋骨不伸之状，此中风之有兼
症如此兼症形状。然中有真有伪。真则有
面赤唇焦、牙关紧闭、昏仆不知南星、皂
角、细辛、麝香、冰片、丁香，脉则阳浮而
数、阴濡而弱，及或浮滑、沉细、微虚、
缓数之类真中症脉，治须先开其关，并涤
其痰真中治法。伪则面青或白与黑、痰喘
昏乱、眩晕多汗，甚则手足厥逆、脱症备
具，脉则两尺沉滑、微虚、软、欲绝此伪
中症脉。其脱在心而见口开，在脾而见手
撒，在肝而见眼合，在肾而见便遗、昏倦
无知、语言不识，在肺而见气喘、面黑、
声鼾，在营卫而见汗出，在命门而见遗
尿，在肝脾而见四肢瘫痪，皆是败绝之征
伪中脱绝形状。且中风属实，则诸窍多闭，
故有牙关紧、二便不通；虚则唇缓口开、
二便自遗。故辨虚实真伪，但以窍之开与
不开则得之矣以窍开与不开分真假，此皆指其
中之甚者而言。其病之浅者，则或暴热偶
尔脱露，霎时风变，邪由大杼、风门、肺
俞诸穴而入。即在肩背后两旁第二行，其
穴达肺最近，按其酸处，即其径也。故病
止见鼻塞、声重、自汗、咳嗽、鼻流清
涕、痰从喉中嗽出而已，而无卒倒僵仆之
患此三时病浅而无卒倒形状。若在冬时风寒

栗烈而见病人脉浮，是为冬寒中风之脉，
冬时而见恶风重于恶寒，是为冬寒中风之
症，此症详于《伤寒论》中，有言风在三
阳之表、风在三阳之里、风在于腑、风在
于脏，其里或在里之上、里之中、里之
下。风或乘于气虚而来、血虚而得，或乘
气血虚损而至，然此并非大风卒倒之谓此
冬时病法而无卒倒形状，故其所见之症亦自
不同。究之大风卒倒，亦是乘人体气衰弱
而中。几见体气坚厚而有是乎真中亦乘虚
损而致？惟是症之深重，真伪可识。症之
轻浅，真伪难明，故诸书则有类中风论之
条。张景岳则有非风之辨，其所用药，则
视所中轻重浅深以为酌施。若邪只中于
经，则药只用轻剂以解，而不竟用凉药内
入，致邪内变为热。及至于腑之胃而见能
食，则始认为有热而药兼用黄柏；于腑之
大小二肠，则又认为热成而用枳实、大
黄、滑石、泽泻，凡犀角、羚羊角、朱
砂、牛黄、胆矾之药，尚未轻与；再至中
于心肝，则始分而用之，而犹兼用桂枝、
防风，并未将诸凉药一齐攒集，如唐人引
风汤之类，必俟屡发不止而始用焉。正如
仲景之治真正伤寒，邪初在于太阳，则黄
芩不用；邪传阳明而至身热不退，则始用
之；邪至少阳而见寒热往来，又合柴胡而
共用之，然犹有寒热多少轻重之分；若至
太阴，则始参用大黄，而又不离柴胡；及
至少、厥二阴，则始进用黄连重剂，而犹
错杂不一。岂若今之医士，遇见身热，即
以柴、芩混进，恍若仲景一书，千言万
语，尽属土羹，不如今时医士，止以柴、
芩二字道破，岂理也哉？业斯道者当于此
处先透一关。

中风病症繁杂，其中虚实浅深真伪又各不同，此独融会贯通，逢源委委，故能罄其珍藏，而无一笔不活。【晁雯】

治族派苑十五叔口眼㖞斜类中案

岁乾隆辛亥，余族叔派苑十五口眼微斜。医者有言应作风治。余诊其脉浮而不坚，知非真风而为类中似风之症矣。盖真中有口眼㖞斜，此亦有口眼㖞斜；真中有左瘫右痪，此亦有左瘫右痪；真中有手足瘈疭，此亦有手足瘈疭；真中有肌肉不仁，此亦有肌肉不仁；真中有二便闭塞，此亦有二便闭塞；真中有声暗不语，此亦有声暗不语；真中有痰气上壅，此亦有痰气上壅；真中有烦惕惊恐，此亦有烦惕惊恐。惟在医人早于未临证治之时，将此虚实微茫，细为分辨，细为贯通，则于临证之时，自不致有扼腕之患到此地径甚难。若于平昔不细考究，则临证而见痰盛，又乌知有火衰脾湿气虚之痰，而用参、芪、术、附之药乎？症见口眼㖞斜，又乌知有气血俱虚而用补气补血，阴阳亏极而用附子、熟地、山药、当归、白芍之药乎？症见左瘫右痪，又乌知有气血受损而用《局方》加味八珍汤，与脾胃虚寒、谷食不入，而用香、砂、姜、附之药乎？症见猝倒不语，又乌知有气虚不振脾湿火衰、痰壅而用参、芪、苓、半、附、术之药，精衰火亏而用崔氏八味丸之药乎？症见便闭不通，又乌知有肾寒不温而用《金匮》附子大黄汤之药乎？症见肌肉不仁，又乌知有脾胃弱极而用参、苓、姜、桂、芍、归之药乎？症见口张眼合、手撒、便遗、声

鼾，又乌知是绝脱而用严氏参附及仲景理中汤之药乎？症见手足瘈疭惊烦不宁，又乌知是肝血虚损、内气动作而用柔肝制木之药乎？至于虚中兼实，实中兼虚，则病又当细审，药亦攻补兼投尤宜小心不可泛视。

今审是叔之病，若不亟治，或遇大风猝至，即是真正中风而有猝倒之患矣，不可不防分明。当用黄芪三钱、白术二钱、当归二钱、川芎八分、防风一钱、半夏一钱、附子一钱，凡一切升麻、葛根、白芷、天麻以治真中㖞斜等药概不用入。嘱其日服一剂，使其气血俱补。越日而口与眼俱正，盖血亏则筋热必纵而弛，气虚则筋寒必拘而急，一纵一拘，其口与眼自必牵引不正，而有偏枯之患。此非风已内中，实是开有中风之门，以为招引之地耳疏出中风，描画殆尽。须知气血是人一身之营卫，乘其大贼未至，而早修我房屋，固我墙垣，自无所虑。其后是叔告病痊愈，历今数载而风未发。余故乐叙病由，与风有虚实浅深之辨，不可不为之审也。

类中本与真中相似，然苟仔细审视，则又天渊各别，读此自知其概。【门人张廷献】

治进贤县麻山胥迪来瘫痪症案

岁乾隆甲午，进贤县胥迪来，闻余在于伊处治病皆效，即于岁暮赶归家中，待余新正来渠刊书，得以请治。及余至渠，邀余诊视，渠云："余患手瘫，遍请诸医，皆云余属血枯诸医皆犯此弊，致有是病。"余以形色细审，再以苦欲根究，并以脉象

追求，余笑诸医如斯，不知枉死多人矣。

盖血赖乎气行，而气端赖谷进，谷进又赖命门火化，层层追入，其病自可以知。经曰：肠胃不通，则四肢不遂。今渠手瘫不举，而形果见色赤，饮食果见消化，脉象果见枯涩，谓之血枯而用当归以生血则可，谓之血枯招风内袭，而用四物及加威灵、海桐皮诸药以进，亦无不可。乃细搜其旁症，其色则黄而兼白，其食则仅入乎半盏而不再思，其气则止上冲而不下降，其脉则纯滑大而不细涩，何谓是血枯槁？又何谓是血枯槁而招风邪内袭？无怪服过四物，内有归、地以助脾湿，则肠愈见不通，而手益见瘫痪而不举矣；服过威灵、海桐驱风等药，则气愈见上升，而食愈不下降矣。况人身精气，原从米谷中来，故"精"字则有"米"字在旁，米谷既绝，精何以生？血何以营？此理甚明，人何不见？但此治之非易，必先温补肾火、兼暖中州，以输谷气。谷气既输，则血自不求生而血自无不营。方用附、桂以补真火，苓、半以除寒湿，香、砂以疏脾滞，沉香、补骨脂以引肾气下行。至于芪、术虽为理脾气要剂，然合上下计较，则上寒闭不通，实由下部火衰不蒸，火不早为迅补，纵补黄庭后土，其何济乎？譬如太阳不至，土已成水成泥，即用死土填补，火何克起？仅见粗工医士，有言火须向土温补，竟置先天不事，是何理耶？

渠因余言颇是，遂信不移，乃照余单投服，始服余药九剂，而功全无，至服十剂而功略见，自后日服一日，而手日见上举而不瘫矣。余计是病药服八九十剂。其

人刊字营生，今则手举刊字，往外营谋，对人皆称得余，余亦乐登医案以冀世之医士，当从病之根底进求，不仅以血枯风袭皮毛剿习已耳。

根底即先天之火、后天之脾与胃，故治须于此处着力。【男省吾识】

有食则气自生，有气则血自长，今不求气求食，而从补血驱风，无怪吾师饬其非是。【门人廷献】

恶寒血虚，今人多方纽合，似属有理，但血属阴而气属阳。若称恶寒即是血虚，则古《内经》所言阳微恶寒，其说大谬，况据此案所述症见恶寒，而又杂有不食饱嗳症见，并据病者所云服过许多四物及加驱风之药不愈，至此必用姜、半、附子、香、砂之药始灵，岂非《内经》所言恶寒，是即阳微恶寒之说乎？但余窃谓医理一途，若无《内经》大家著述可以肩任至今，止如时医任意妄谈，以讹传讹，其医晦塞为何如耶？明者知之。【侄绥之】

治同县崇四都廪生邓起芹长文郎似慢惊症案

慢惊多由大病之后，失于调治，以致不时风起，而却不急，故名曰慢。

岁乾隆己酉夏五，崇四都廪生邓起芹请治伊长文郎病患。其儿先患泄泻，请县仙三都姓陈号履翁先生进用理中汤而愈，后见不时风起，病疑难疗辞归。复往接余。余适途遇履翁，述其致病之由。渠云："泄泻虽愈，却转慢惊不治。"以示余知。余至其家，见儿浑身壮热，两手脉浮无力，脏本属阴，药应用温无疑。第

云有似风杂未见，但儿泄泻既久，阴恐有伤。遂用六君子汤内除白术、甘草，外加附子、木香、龙骨数味大剂投服，随即热退身凉而愈。归遇履翁问服姜半、木香惊异。余思履翁回归，志忌风生，意谓用补不兼驱风则风内炽，专一驱风不兼用补则恐虚虚，凡木香、半夏之药恐其过燥风侮，并示余细调治。及云服有半夏而痊，安得不异？殊不知风有外入，亦有内成。外生者须用风药驱之，内生者止用柔肝之药以制。渠先进用理中以治霍乱之泄，已是脾气得补，故尔泄住。因内未进柔肝之药，故尔风生。余至见儿仍挟有痰，故改理中而用前药以治。若使错认风自外来，而用僵虫、虫蜕、钩藤，则风愈助愈起，未有不克毙者矣。

此症有似慢惊之象，而却不用慢惊之药，似觉吾师高人一等。【门人张廷献】

治京都正阳门外芦草园西竺庵祠祭寺身痒症案

瘙痒一症，虽曰病自外感，然亦须看内气清肃，则外气始治。若内气不清，纵用羌活、防风、薄荷、荆芥、虫蜕、蛇蜕之药，其风终不克除，而其痒终不克止。

岁乾隆甲子，余寓京都芦草园西竺庵落下，时有在寺僧人名某某者，身痒异常，屡服驱风败毒之药不愈。余诊其脉，左寸关尺俱各平静，唯右脾脉冲突异常庸医见此脉候必进钗斛，因问渠之饮食是否减少。渠曰食已无味。又问现在胸腹是否饱胀、有嗳无嗳所问与人不同。渠曰有嗳。余曰："此属内气不清，故尔外气不静。"余

用茯苓三钱、半夏二钱、木香八分、广皮五分、川朴一钱。唤渠日服二剂而痒自平。盖此内气不清，则内浊气自尔外溢于经于络。此不急从内疏，则内愈涌愈出，而瘙痒曷已？此以"内治为本，外治为标"之当清内以达外也。

内气不清、外痒自见，于此知脾胀满、饮食不思，关系甚大。【血俿绍音识】

治房叔祖印七七次男学山痛风案

痛风一症，余幼未暇深求，岁乾隆某年，因族弟恩授品级黄希文之男名玉俚者，身患痛风之症，时有医士某，进用地黄清凉之药，以致风益凝于筋骨，竟成虎咬风症而死。诸医不信余言，余窃伤之。越数月而房叔祖印七七次男，亦竟犯焉。余谓痛风又见，余嘱病者切忌滞药。忽一日只见其病卧床叫痛，召余就诊。余问此病数日前尚未若是之甚，今竟见之，想是错服药故。渠曰："因地姓某药铺唤服六味地黄致是。"余诊六脉洪大而紧，口呼叫痛。余问痛在何处。渠曰痛在腰背。遂用麻黄、细辛、干葛、桂枝、防风、牙皂、灵仙、姜黄、乌药之类以投，每日渠服二剂。服之一日，其痛如故，再服二日、三日、四日，其病如故，服至五日而痛仍在。余问"大便若何？"答曰："已经六日未解。"余曰："痛已入腹，急宜通之。"余思若服大黄，性虽通利，气甚寒凉，仍阻血脉。乃问族弟世老："制有备急丸否？"答曰："现有两许。"余曰："可为我留。"因取五分吞服，登时立解，其痛方平，仍服原单水药，痛未见作。其药

日服不辍，又越数日大便渐秘，痛又渐作，秘极又服备急丸五分，大便又解，而痛即平。其水药日服二剂不辍，又越数日而便又秘，痛又顿起，于是病者自索其丸再服，服至解尽痛止。如是水药无辍，丸药因其便秘而不停矣。自是病者知药如斯，每逢便秘痛急，即服是药，会计世老包存丸药两余，自伊病越数月，竟尔服尽，水药亦服百有余剂而痊。但病虽痊，而风入于脊骨竟成驼背之子。自道病虽兄治，但非己信之笃，其病不几死于药铺姓某之手乎？此症余地始于族侄玉俚，既而逐年见有。经余手治亦多，不能立案尽述，聊记数案，以为世之妄用阴药以治痛者审。

六淫之邪入于筋骨血脉，无不闭其隧道，而使气不得疏、血不得行。气滞血阻，其邪不能外反，势必入腑入脏，而为里外交闭苦痛之症。况风为百病之长，其性刚而不柔、坚而不屈，一入筋骨，无不舂撞备形，窍穴皆攻，其痛尤不可言，以致长洲张璐玉谓此非服五六十剂流行气血之药不能即愈。乃今医士，竟背《内经》谓痛大半属寒之旨，唯遵世之俗医暨丹溪"诸痛属火"之说，流行至今，牢不可破。每见痛风即指是火，又谓"火之有余，由水不足"，竟将六味地黄阴润之药，作为家常茶饭，以致气阻血凝，而痛等于虎咬之甚。间有知是风邪，或止进用当归拈痛而不知加减，与或进用上中下痛风之方，其药又止川芎、元胡数味，其何以去强暴之风，而止极苦之痛乎？呜呼！医道之下，浅陋之识，无怪治多不合如此。

【自记】

治同族太学字介玉内室蓬氏手足痛风案

今人治病，一遇痛风，仅记世之俗医所谓"诸痛属火"之说，牢固于胸而不解。讵知是病多有由于风邪入筋入骨，留而不去，发为风痛之症。盖风寒不犯，则血气流行，而痛无有，一遇风袭，则郁而不去，而痛斯作。医者须知大风内入，不用坚劲通关破节之药，则风安除？

岁乾隆乙卯仲春，族叔介玉，知余所治同族可圣内室痛风甚效，乃召余治。余问："痛处在于何所？"答曰："手足俱有。"又问："手足痛处在于何穴？"答曰："在于手足骨交穴中。"余曰："此风袭于筋骨之节作痛也，不大治之不能见效。盖此风袭骨节，留而不去，则即入脏而毙。"余用桂枝六钱、牙皂一钱、细辛二分、海桐皮一钱、山甲八分、威灵仙八分、乌药一钱、姜黄一钱、附片三钱、木香一钱、乳香一钱、没药一钱，嘱渠日服四剂。渠曰："日服四剂，则桂枝不已服过二两四钱乎？"余曰："非此不能除风。"渠曰："服至剂数多少则止？"余曰："暂服五六十剂再问。"渠曰："据如此说，此药不几要服百余剂乎？"余曰："然，盖此大风内袭，不用百余剂不净，但有功效可考。"渠曰："有何功效？"余曰："服至二十剂则手足痛处自上渐移于下，移至手稍足稍之处而痛始除，是其验耳。"渠曰："满盘皆是辛散之品，服之不忌汗出？"余曰："不忌。若有无故汗出如流则痛去矣。至于痛时见汗，非真汗也。特痛汗耳眼见周匝，果是熟手。"是药服至三四十剂，渠见痛果移下，渠之公郎光老与一医士同开药铺密商剂中桂枝减用三钱，是日痛即增甚。病者于此痛时思想，自道向时服药痛减，此日如何痛甚？且今药味不同，恐其增减。及问光老，始知与夥商减桂枝三钱之由。越日照原分量日服四剂，而功差见，但已自云药气苦劣，莫若日服三剂为妙。殊知一日减服一剂而痛又增，因知药不可减。第药服至百剂，中有食滞，而痛再作，乃于原药中又加丁、蔻，及添木香而愈。缘此中气不疏，则外邪不泄，中气既疏，则内外通达，而痛自尔见除。愈后渠家备述减服桂枝之由，及日服三剂病痛之说，始见余之前言不虚，而病确见不易，有如斯之神者耳。

药本峻利，服至二三十剂，病家见其效已克奏，与夥商同六钱桂枝减服一半，又谓药性苦裂，日服四剂，酌减一剂，似属常情。奈何六钱桂枝竟不可减，而日服四剂竟不可缺一剂者乎？据案载是病家自述，非属传闻，自非识力兼到，乌能使药如斯响应？【晁雯】

治苏州府阊门外二马头姓马字某某痧痹案

余昔乾隆庚寅经商苏州，寓于阊门外二马头姓马老妇楼栈，邻有一位亦是姓马，见余在于楼栈集书。一日伊发寒痧，手足牵引而痹，腹中绞痛，其痛喜手擦按，大便不通，小便亦涩，上则呕吐痰水不止。是地俱云是痧，屡用梳刮不愈，乃更进用痧药，而痹与痛仍在，只得唤余诊视。余见六脉沉迟，且思诸呕症见肚腹绞痛，并喜手按，大便不通，手足厥逆，此是内外寒痹，似非痧药及刮可愈。当取余身带有备急丸，连痧药交进，则痧立时外解，而大便亦通。否则外痹虽除而内气不清，其曷克耶？

痧用痧药而效不见，自当旁察兼症以治方是，但大便不通，又有属热属寒之分，此独不用承气而用巴霜，可谓识力俱备。【晁雯】

卷二上

治族弟生员字舜亭内室熊氏伤寒两感腰脊痛案

余族生员字舜亭，内室熊氏，素属火衰，胃多寒湿，饮食不节，常有呕恶、胃痛之症。余于伊治已久，所治皆是丁、砂、广、半、姜、附燥肾燥胃之药，治无不效。岁乾隆丁酉仲春，舜亭老向余云，伊内心腹作痛，余诊六脉沉迟，症亦见有噯饱，问其饮食多寡，答曰："不食。"余用温中补火消导行滞之药以治。渠曰："其痛仍在。"越数日，仍照原单重用附子，痛亦未止。讵期伊室报症不明，不曰腰背脊痛，则曰心腹作痛。再四问明，其痛在腰背与脊。余用仲景麻黄附子细辛五味子汤。渠问："此属仲景伤寒之药，今非冬寒，曷有是症？"余曰："伤寒症类甚多，但人止知见寒治寒，并不究寒发于何时、何经、何腑、何脏、有何传变、有何直中，其腑与脏有何上见、中见、下见，其施治也，或应轻投或应重取、或应先表而后里、或应先里而后表，并看其症或并、或合、或两感、或即时发、或至春温及夏而发，与夫医有失治妄治，而致结胸结脏，并或见有夹杂，暨或遗热未除，而有劳复、食复、色复、阴阳易之症，蕃变无穷，推究靡尽，而后伤寒一途，可称周到无遗。"余今悉为诸公告，如寒在于春夏秋三时所感，是为非时寒疫，其治不可竟用仲景伤寒专剂，止宜轻疏发表，不可参用凉剂，致邪入内此宜紧记。并宜分其经之所见以分药之次第，不可通用三阳经药，以致牵入他经此尤宜记。如果病如冬时之重，则仲景专剂，又不必拘。此治三时之寒疫也寒疫症。

若在真正冬时伤寒，则邪或在足太阳膀胱经，脉见尺寸俱浮，症见身热恶寒、头痛项强、腰脊卒强而痛，或有汗或无汗，则麻黄、桂枝二汤，自不得不为选用此寒邪在足太阳膀胱之经脉，贯于背脊而上。邪在足太阳膀胱腑，或症见烦渴引饮、吐水溺闭及或见如狂下血，则五苓、桃仁承气不得不用此邪在足太阳膀胱腑。邪在足阳明胃之经，脉见尺寸俱长，症见纯热无寒，目痛鼻干不眠、汗则浆浆而出，则升麻、葛根、黄芩不得不用，而麻、桂又看能食不能食酌添邪在足阳明胃经。邪在足阳明胃腑，症见口渴、心烦、便硬、晡热、手足自汗，则仲景豉栀、白虎、三承气，不得不为细选邪在足阳明胃腑。邪在足少

375

阳①胆经，脉见尺寸俱弦，症见口苦、咽干、头痛、胁痛、寒热往来，则仲景小柴胡汤不得不用邪在足少阳胆经，至此方用柴、芩。邪在足少阳胆腑，症见惊烦、胸胁作痛，则仲景柴胡龙骨牡蛎汤不得不施邪在足少阳胆腑亦用柴、芩。若邪或不由腑由经，传足太阴脾经，在热传者，症见嗌干、腹满大便实痛，或时痛发热、饮食如故是热传，故用桂枝大黄汤，或桂枝加芍药汤是热传；若外食冷物，内伤脾经，症见自利不渴四肢厥逆，宜用仲景四逆汤是直中，俱邪在足太阴脾经。邪在足少阴肾经，由热传入足少阴肾经之阳，症见口干舌燥，咽痛不恶寒，反恶热、心烦而咳，宜用仲景半夏散、苦酒汤、甘草汤、桔梗汤、甘桔汤，分别以治；热传足少阴肾经之阴，症见腹痛、自利、便血，宜用仲景猪肤汤、桃花汤、黄连阿胶汤以治俱是热传；由阴邪直中足少阴肾经之阳，症见恶寒、呕吐、烦躁欲死、骨节皆痛，宜用仲景附子汤、干姜甘草汤分别以治；直中足少阴肾经之阴，症见腹痛、下利清谷、亡血、脉微欲绝、蜷卧，宜用仲景四逆加人参汤、白通加猪胆汁汤分别以治俱是直中，邪在足少阴肾经。邪在足厥阴肝经，由热传足厥阴肝经，其症通见烦满囊缩、寒热交错，但热传足厥阴之阳，症见吐蛔、饥渴、气上冲心，宜用仲景乌梅丸；热传足厥阴之阴，症见热痢下重、四逆不温，宜用仲景白头翁汤、四逆散选治是热传；阴邪直中厥阴肝经之阳，症见呕吐涎沫、头痛，宜用仲景吴茱萸汤；直中足厥阴肝经之阴，症见手足厥逆、脉微欲绝，宜用仲景当归四逆汤或加吴茱萸分别以治是直中。但热传至于厥阴，或返还于太阳，而见一身疼痛，宜用仲景桂枝汤；返还胃腑而见下利清水谵语，宜用仲景小承气汤；返还足少阳，而见呕而发热，宜用仲景小柴胡汤是邪在足厥阴肝经。

若直中止在足之一经，则止用治直中一经之药，中在二经则止用治直中二经之药，中在三经则通用治直中三阴之药。但足少阴肾经，则为太、厥二阴枢纽，故太、厥二阴经药，总不越乎足少阴肾经直中之药以为枢纽也邪中三阴经。

若病在一阳未罢，又加一阳症见，如太阳并阳明、阳明并少阳，是为并病并病，与二阳三阳之症其见，是为合病合病。病②一日，足太阳与足少阴肾经俱见，足阳明经与足太阴脾经俱见，足少阳与足厥阴经俱见，是为两感两感。其药总不出乎各经所主。而并、合病仍须辨其是寒、是热、是风，以为区别，切勿执一而不通也。

至于阳毒郁在三阳之经为阳，病见面赤壮热、头痛项痛、燥闷不安，或狂言詈骂，或妄闻，或口唾脓血、面生锦文，或舌卷焦黑、鼻如烟煤，或咽喉肿痛、下利黄赤、六脉洪数有力，治不越乎升麻、鳖甲、当归、蜀椒、甘草、雄黄、石膏、知母、人参、黄连、犀角、射干、元参、黄芩、黄柏、栀子之类阳毒。阴毒或有疫结三阴之经为阴，症见面青身疼、痛如被杖、咽喉痛，宜用《活人》阴毒甘草汤，

---

① 少阳：原作"阳明"，据上下文改。

② 病：原作"并"，据文义改。

内有升麻、蜀椒、雄黄、甘草、当归、鳖甲、桂枝。阴寒中虚，亦结于阴为毒，症见手足指甲皆青，腹痛喜按，饮冷脉微，宜用仲景四逆汤、附子理中汤以治阴毒。其有夹阴、夹食、夹气、夹血、夹水、夹痰，总不越本经之药。加其治夹之药以为变换诸夹症治。独至结胸，在虚者则必进用仲景理中丸；水饮结者则必进用大陷胸丸，取有大黄、芒硝、苦葶苈、杏仁、甘遂；食结者则用《金匮》枳术汤；外寒挟饮内结者，则用《金匮》生姜半夏汤；内寒挟饮内结者，则用《金匮》干姜半夏散；寒水结者，则用仲景三物白散；水气结者，则用仲景十枣汤；热饮结者，则用仲景小陷胸丸，取其内有半夏、黄连、瓜蒌仁；寒热结于胸胁而见满呕者，宜用小柴胡汤加芒硝；寒热结而不呕者，宜用仲景柴胡桂枝干姜汤加黄芩、牡蛎、瓜蒌之类结胸。更有脏结属热，则用黄连、甘草、干姜、人参、半夏，属寒则用附子、干姜、炙草、吴茱萸、肉桂脏结。

他如瘥后因劳而复则有劳复之症可察，因食而复则有食复之症可审，遗热则有遗热之症可考，发颐则有发颐之症可详，要皆随其所因以治，而总不离本症之药以投瘥后诸复等症。惟有女劳复、阴阳易之用烧裈散，盖因病本属热，症见头痛、目花、少腹顿闷，男子病，应取妇人中裈近隐处烧灰，女人病，取男人裈烧灰以为煎服女劳复阴阳易。瘥后浮肿，在热者则用泽泻、牡蛎及栝楼根、蜀漆、葶苈、商陆、海藻，在胃虚气薄中寒者，不越五苓加牡蛎，及或二陈加人参、半夏、木香、藿香、泽泻，与夫补中益气汤之类瘥后浮

肿。若在春温夏热，皆是冬寒不发，至于春夏而见有热无寒，即俗所谓伏热之症，此属积久内热症见。纵有新感，止宜进用葱豉发散，及或略兼疏表犹可，如无表症恶寒外见恶寒宜记，只是内症悉备，如邪热在上，则用花粉、连翘、竹叶、黄芩、黄连、麦冬、薄荷、防风、栀子、前胡；在中，则用石膏、知母、粳米、大青、滑石、川朴、枳实、枳壳；在下则用大黄、芒硝、桃仁、红花、猪苓、泽泻。但夏热较于春温更甚，以其积热尤久，故热最重，皆不得用伤寒辛热发表重剂宜记。至此或有夹痰、夹斑、夹痧、夹疫，尤当细为审视春温夏热。

以上诸症，皆统伤寒之中，而究大要，总是火衰脏阴者多犯直中，水衰脏阳者多犯传经，水火并衰、半阴半阳者，则或传或中，随其脏之略胜者而偏见之讲到脏之阴阳，此数句尤不可忽。但张元素等，所立九味羌活等汤，统治六经在表风寒，若有一经未冒，用之不无妄举，犹之千金小续命汤统治六经表中风邪，若有一经未中，用亦生弊。今人妄治伤寒，不究寒在何经，混以九味羌活汤、《元戎》参苏饮、《活人》人[1]参败毒散，通套混施，将仲景一书等若土羹，其失远矣。

余今所治尊内背脊痛症，是即前论中足太阳、足少阴两感之谓。盖以足太阳之脉，行身之背，而足少阴两肾又寄于背，故只遵用麻黄以治足太阳在表之邪，细辛、附子以治足少阴经在里之邪。此邪在经而不在腑，故除广、半、香、砂在腑之

---

① 人：原文无，据文义补。

药不用，必得麻、细、附子内外夹治，则腰背脊痛之病，自可立除，余今遵用是方效见，始知汉仲景立方简切无多，殆有若是之神妙者矣。

足太阳膀胱经行身之背头痛、项强、腰背脊痛、恶寒、发热。

足阳明胃经行身之前发热无寒、目痛、鼻干、不眠。

足少阳胆经行身之侧寒热往来、耳聋、胁痛、头痛在两侧角。

足太阴脾经脉布胃中络嗌嗌干腹满。

足少阴肾经其脉贯肾络肺口干舌苦燥、咽痛、下利。

足厥阴肝经脉循阴器络肝烦满、囊缩、寒热、交错而厥。

伤寒之书，非是吾师平昔融会贯通，安能一一道出不穷？【门人谢洪山】

治同县仙五都阳坊阳明里邪犯太阳之本

尝谓《灵枢》《素问》之注十二经穴，仲景之著《伤寒》治法，实是天生神圣，悯其疾苦，使之指其穴道，启我后人以为万世无疆之福，并非等于后世剿习糟粕、妄凿空谈，所可得而知也。即以余县姓阳，乳名明俚白浊一症论之。

明俚本住阳坊，因无生业，在于余室书斋，贫居营谋。忽一日告余，背有一块作痛。余曰："痛有定所，恐防毒发。"渠曰："痛已有定，余见痛处微有块起而硬。"余曰："此大毒也。"余问其身是否作寒，答曰："寒甚。"又问肚腹是否有病，答曰："大便拘急，日夜要解十有余

回。"而小便淋滴，羞而不言。审其病之痛处，即在《内经》所云太阳膀胱经穴，是邪有犯太阳之经，兼及食滞，故有是病。余用麻、桂开发经邪，及兼乳、没活血，枳、朴顺气之药以进。不期药服一剂，即寻外科用药敷贴。但外科果作寒治，其敷贴之药必热而毒不至内陷，若作热治，其敷贴之药必冷，而毒必陷而溃。余以冷言探试，问其是毒敷贴如何。渠曰："毒先痛尚在外，今则痛已在内。"又问大便现在所服水药如何。渠曰："大便已宽，但余未病之先，早有白浊一症，未及告知。今敷是药，白浊益甚。"余曰："奇哉，古人著书立说，诚不我欺如此。"余即申而明之。

盖人一十二经，其《灵枢》《素问》已载背属太阳膀胱经主，其穴已属不虚。而仲景又申太阳之病，凡口渴而小便不利者，五苓散主之。以背是属太阳之经，而膀胱是属太阳经症之本。后人未及究竟，止见小便不利则用五苓散，又乌知背即是太阳膀胱之经，其见症即是背痛项强，膀胱即是太阳经症之本，其见症即是小便不利！故五苓散内则有桂枝一味，仍不离乎太阳经症中之药也。今阳明俚既患背毒，是属太阳经症所主，而又合有白浊症见，是即邪注太阳膀胱之腑。夫经与腑原属同气，腑邪盛则必转溢于经而毒作，经邪盛则必转溢于经之腑而浊成。余见经腑交闭，来势甚急，现止在于膀胱气分，否则即传膀胱血分而为蓄血之症。急将现贴敷药除去，随用麻黄一钱、桂枝二钱、茯苓二钱、泽泻八分，星速进服，不然表里急迫，药将安施？至毒敷贴，余非外科末药

未具，应寻外科专理。其水药依余进服一剂，顷刻小便顿开，身亦稍快。

于此见古立论，实是天悯无知，故生神圣，指明穴道，开发愚蒙，丝毫不爽。但此不将经腑之症合论，不足以见神圣作书灵应之妙有如此者。

察症之明，用药之精，始知师于《伤寒》之书，无不透彻，故能遇症拈出。【门人张廷献】

治族侄字肇禧伤寒并病案

伤寒惟汉张仲景分门别类，辨之甚详。因其书出已久，几经焚毁，字多豕亥，章句紊乱而不可考，并其文词深奥，历经先贤注解，尚有彼同此异，聚讼纷纭，况属庸医涉猎糊口，乌能探赜索隐，寓目通晓，临证施治而竟无一不效哉？此医之所以难为，而病有非一日可以识者耳。

岁乾隆壬午仲冬，族侄肇禧，偶患感冒。问其所苦，则头项背痛，而项几几不舒，诊其脉大而头痛发热俱见。余曰："此太阳阳明并病也。"余问是否有汗，答曰："无汗。"余以麻黄、升麻、葛根，嘱其煎汤以治。奈此竟为俗医所笑，病者狐疑不决，复寻一医，云："此头痛属火，应服栀子、连翘、黄芩、荆芥、薄荷、防风之药。"又问一医："头项俯而不伸，此非属火，实是阳气下陷。"渠见两医执持不一，又向余问。余曰："尔既不信，何须再问。"遂竟依单服之，越日云："昨服之果应，今项稍伸。"余曰："尔既信服，可再照单服。"至四剂而安。以此知医非

易，而仲景之书不可不细考也。

伤寒太阳阳明并病，如何一医言火、一医言虚，总是未读仲景《伤寒》之书，故但任意猜估者耳。【男省吾识】

治建昌府泸溪县林国柱风温症案

风温一证，既有《内经》分为三例，与仲景之著《伤寒》默为暗合，复有喻嘉言统而论之，谓：春为四序之首，春之气温，故病即以温名；若至春夏之交属湿，而症又兼有湿，则即谓之温湿；正夏之时属热，而症又兼有热，则即谓之温热；正秋之时属燥，而症又兼有温，则即谓之温燥；正冬之时属寒，而症又兼有温，则即谓之温寒，即今谓之冬温。至于温疫温毒，则在夏时温湿、温热之内。温疟即是风温之症，内有伏邪未出，藏踞于肾，至于大暑大热，蒸动而出，其症形状似疟，但先热后寒宜记，始有是名，似不必头上加头、冠上加冠，而曰春温复感风寒，与毒而致变为某某之症也叔和所误在此。《内经》所言"冬伤于寒，春必病温"，缘病于冬时受寒，邪郁于肌肤而不得发，至春阳气发动，则邪不得再留，即仲景所谓"口渴而不恶寒"，与上古经文所谓太阳病荣颧骨、得汗已者是也上古经文言："太阳之脉，色荣颧骨，荣未交。曰：今且得汗，待时而已，与厥阴脉争见者，死期不过三日。其热病内连肾。少阳之脉，色荣颊前，热病也，荣未交。曰：今且得汗，待时而已，与少阴脉争见者死。"此共一十五句，七十字。又按：热病太阳荣颧骨，少阳荣颊前，厥阴荣颊后，少阴荣两颐。此时邪未深入，脉则弦紧而弱或浮而数或沉

而实，治法或温或下或和或补或疏，须看脉症施治。但温止宜桂枝解肌，而不取乎麻黄发汗，此是一例《内经》第一例。又观《内经》所云"冬不藏精，春必温病"，其症即如仲景所云"汗已身灼热者，名曰风温"句、"风温为病，脉阴阳俱浮，自汗出，身重多眠睡，鼻息必鼾，语言难出"此仲景之文。但初时邪未深入，故身虽热而扪之反不烙手，其或皮间未热而耳轮上下先已见热，亦不似全不恶寒，以邪在太阳寒水之经，故微见其恶寒，及至火热灼肌而渴，亦不见甚，以其热邪初动，而阴精犹得自持，急宜用药入肾救其真阴；但或脉见沉微，症见阳损，治当用温；若脉而见细数，症见身重、嗜卧、鼻鼾诸候，或妄用药以下，而致直视失溲，被火而致色黄瘈疭，火熏而致难保此是仲景原文。此是上下交见，不亦如上古经文所云交争必死之会乎？但初用药入肾以救，仍以能食为贵所重又在能食，若不能食，则内阴精其何以生？乌能以受风木之吸？此又一例《内经》第二例。又《内经》所云冬不藏精，至春时并发，此与仲景所云伤寒症有两感、治有先后，发表攻里，本自不同。但伤寒两感，不专在于太阳少阴共见，此之温病两感，止在太阳少阴之内，究其治法不一，而要仍在临时计较。果其阴盛阳微，即当以温为主；阳盛阴微，即当以下为主；阴阳错杂，温下两有所碍，则当参伍以调其偏，而不可以一偏治也《内经》第三例。至于温疟、瘟疫，即是夏月温湿之症，而温并非春时重有所感。温疟即是冬时感有寒湿，在于骨髓，至春阳气大发，不能即出，必待大暑大热动其内气

而症始见，仍是风温证内之症，并非妄指复感于寒而成。凡此风证，昔惟喻嘉言辨之甚明，无奈涉猎医士，于此全不考究，徒以叔和所论，依样葫芦，以致治多不合。

岁嘉庆戊午，泸溪林国柱风温一症，招余诊视。余见一身汗出，懒怯自早至晚睡卧不休，鼻鼾语难。问其一身是否恶寒，答曰寒亦略有。按其肌肤，身虽有热，而不蒸蒸，六脉俱浮，身重嗜卧，语难汗出，多是气虚冒暑。渠欲清暑益气汤以投，余谓："气虚伤暑，只是昏倦自汗，若至醒时，语尚清晰而不艰出。即有暑气内扰，语或不伦，亦不于病初时见有声难遽出之象，况有鼻鼾症兼，尤是热邪在肾作扰无疑。"不逾时，症即见有一身灼热，口渴饮冷而不可御。所幸胃气尚存，谷食未绝，则滋阴之药尚可以投。盖此本是《内经》所论"冬不藏精，春必病温"第二条例。若使错用清暑益气，则热得其参、芪益助，火得升、柴益拔，将仲景所谓直视、失溲、瘈疭等症，不待下时，色色俱见，先于所用清暑益气之药而即见矣。因用熟地三钱、怀山二钱、丹皮一钱、龟板一钱、阿胶一钱、防风一钱、桂枝二钱，嘱其日服二剂。当服一剂二剂而神即清，又服三剂四剂而诸症其悉除矣。但风温之症，医多不究，若于未治之先不细将书体会，及临证之时细审，则未有不误。

春温治略，平昔既未考求，及至临证，但见形象有似气虚伤暑，乌得不以习用清暑益气之症猜估？【男省吾识】

治血侄孙母舅职员涂倚园长女清姑夏热案

夏热者，非是外感之热，实因冬时感受寒邪，至春而发则为温，至夏而发则为热矣。共一感受，而发则有先后，因其感受不同，气有厚薄，则其发为差异耳，此夏月之热所以独迟于春温也。况时至长夏，阳气尽泄，火炎土燥，而时之邪，安肯伏乎？即其秉体甚厚，亦难内留，故其发源则自少阴，由出之途，则自阳明，不似春温自少阳而出，要皆根乎时令之气以行。但时日既久，热亦甚炽。此非三阳表药可用，故仲景专用白虎大剂以投，但或胃有寒饮所隔，则又当用生姜同入。

岁乾隆甲午仲夏，值涂倚园舅令嫒清姑，病患夏热。余初诊视，面则似青而赤，两眼微觉有泪，嗽则喉有微痰而不甚利，身上微觉有热，六脉数而且紧，舌上微有白苔，唇紫而燥。已知内有热伏，外有寒闭之象矣。当用羌、防、连翘、薄荷、枳壳、紫苏清平之药以疏肺气，而解外邪。凡升麻、柴、葛、桔梗升拔内气之药，置而不用，并嘱止服半剂，以观内热外溢。及至半剂稍尽，而热与渴与燥随起，一逢水饮入口，坚不肯置，身则壮热不解，凡诸口烧、溺赤、舌苔、烦躁等症，无不悉备。余见内热尽出，不用仲景白虎大剂不解。是夜连进二剂，症虽少平，而面色与唇似觉枯燥不润，两眼闭而不开，觉非痊愈之兆。其母抱女大哭，一时妇女绕集，愈觉慌忙。旁有一妪谓女久未服乳，如是忙取乳汁一杯灌入，其乳即从口吐，出而不纳矣。因嘱其母速用生姜捣汁，入原药中，再服一剂，是夜热退身安，渴止眼开，而药不复再用矣。所以然者，缘女内热仍挟有寒，所服白虎，未及姜投，以致胃不克受，药亦难行，参以姜入，则胃气有权，药自得力。倘非经余细审，及或旁有一位内亲为之龃龉，改用温剂，则药仍有未合，而病不无缠绵不解。

胃为后天之本，凡遇极热之症而用苦寒之药，古人必佐生姜以投。正所以重胃气，使其有权，而得以行其药耳。斯症先不进用仲景白虎不能以救其热，后不进用姜汁参于白虎汤中，不克以止其呕而行其药。今人止知热因寒用，而不知凉药入胃，亦在胃气以行，否则药不克行耳。【自记】

世人好用凉药而不顾瞻胃阳，盍于此案观之。【门人张廷献】

吾父尝谓治病之当首顾胃阳，或谓病应用温药应如是，岂知病应用凉，而脾胃一经偶有寒阻，药未顾瞻，病即见有呕恶、目闭之变乎？但药一参姜汁同入，不惟呕症既除，更见诸热尽退。于此见人脾胃，实为后天之本，而不可易者如此。【男省吾识】

治族叔太学讳廷谔阴毒发斑断案

族叔太学，讳廷谔字英士，久在先父门下受业，与先父甚契。岁乾隆某年，病迫，先父往渠探病，余亦随之。是时余已习医，见渠面目俱青，身痛有如被杖^{其病尚在躯壳，故不敢下}，此是阳[1]热亢极而成，

---

① 阳：原作"阴"，据文义改。

并非阴寒亢极之症。医者纷纭置喙，有言此属病疫宜用承气大下，有言此属阴寒宜用附桂热投，确无一定。时有姻世台姓张同往诊视，力言此属阴毒，应用《金匮》升麻鳖甲，去蜀椒、明雄加桂枝。彼见桂枝、升麻，畏而不用。殊不知阳毒发斑，固其平素有火，被寒郁于三阳之经，症见面赤发斑病在躯壳，咽喉痛，唾脓血，鼻煤，狂叫，燥闷，头项苦痛仍有寒在，妄有见闻。彼是阳毒发斑，尚用《金匮》升麻鳖甲汤以治，取有升麻以提邪，当归以和阴，甘草以固中，蜀椒以散寒，明雄以制狂，鳖甲以养阴。如见毒盛不化，六脉洪数，方用人参白虎；咽喉极痛，方用黑参、升麻、甘草；若热毒势盛，时狂时昏，口噤咬牙，药不得下，则不得不用绢裹，手指蘸水以清牙关，而用三黄石膏以除。此属阴毒，如何不用桂枝、升麻领邪外出？反以二味为疑，以致阻而不用。余断此症治不得法，毒归内脏，必在七日之内。其后果至七日而逝。至于余族咸称病疫，俱非。

伤寒邪郁三阳之经，而见斑出，是谓阳毒发斑。伤寒邪郁三阴之经而见斑出，是谓阴毒发斑。二者均非阴寒亢极之症，然总不离桂枝、升麻领邪外出。切勿效此置而不用，以致毒归于脏而死。

【晁雯】

治广信府铅山县湖坊镇胡敬元之子赤游丹毒案

岁乾隆己酉，余因公在于铅山县城。时有湖坊镇胡敬元之子，身犯赤游丹毒，

抱于余视。渠云是斑。余曰："是赤游丹毒也。"盖丹赤如丹砂，游于上下，痛不可言。非若伤寒之斑皮红成片，初如蚊咬之迹，后则锦文灿烂，但其发有微甚，势有重轻：轻者细如蚊迹，或先红而后黄，重者成粒成片，或先红而后赤；轻者只在四肢，重者乃见胸腹；轻者色淡而隐，重者色紫而显。若见黑斑，或自利，或短气，或二便秘结则死此言非斑之比。又非若痧初起不见，必在肩背头项臂膝弯处，刮之见有红点者。但其未见之先，必有猝倒腹痛之症此言非痧之比。更非若疹则有风疹、麻疹、疮疹之别。在风疹者，发多瘙痒，且有疙瘩之肿，见有厚块，但颗粒分明，不如丹之一片不分。麻疹则发热即出，其出则在皮肤之中，摸之而不碍手，并出或即见没，其顶尖而不长，其形小而匀净，出则有形无汗。疮疹则夹于疮中，碎如粟米，在于皮肤之外，按之碍手。三疹俱宜升托解毒，不可竟用补剂此言非疹之比。若在水痘，出之明净似水易出易靥此非水痘之比。并非等于露丹，初如水痘在面，其痘脚微红，次至头项，有类丹砂而非丹砂此非露丹之比。若云等于丹火缠腰，亦只在腰而发，则不及于周身此非丹火之比。等于天花泡，只是形如汤烫作泡，一破即是浆出成疮，此是风邪毒气客于皮肤，传于血气而成此非天花泡比。故丹之红，是属一片，块若云头，夥粒不分。丹防毒气入腹入肾，故丹发在于腹，出于四肢者易治，发于四肢而入腹者难治。治法看有兼表之症，须用辛平发表之药，看有兼里之症，须用清凉清里之药。均须磁针砭出恶血，看红者轻、紫者

重、黑者死矣，至血出不红不黑，须用牛羊肉片，遍贴红晕处微干再易，若肉片不干，换如意金黄散，用蓝靛清汁调敷。服药看症更换。发于一二日间者，身热腹软，热退身凉，砭处肉活，哺乳如常者生，反是则死。此正是丹形象。今观是儿形亦是丹，但丹出未久，只在一二日内，尚可以医。姑用防风一钱、荆芥一钱、薄荷一钱、连翘一钱、赤芍一钱、银花一钱、生地一钱、升麻三分、干葛八分、山甲六分、蛇蜕五寸、虫蜕五个、乳香五分、没药五分、灵仙八分、油菜一钱，使其速速投服，外于患处速用磁针砭出恶血，按方进用牛肉片敷贴，干则再易方是。越二日，其父依余所言，其药进服三剂。观其丹毒已散，四肢似有散势而贴处砭处皆活。于此知古所论不虚，但当随症活泼，看毒在表在里，善察兼症之为治耳。

分别斑、痧与疹之症，总与赤游丹症有别，不可草率妄治。【佺绍音】

治抚临五都严家汉胡振远之孙胡发寿结胸案

伤寒固当发表为先，麻症亦当疏表为急。若伤寒不早为之表散，则寒势必内留而致变为热候。麻症不早为之表托，则毒归于内腑而致变现多端。此是医家论治大要，而不可一日不留于心者也。乃今之为医者异矣。一言伤寒，早于表散药内加入凉剂以为后来清热之基，不惟邪闭不散，且更引邪内入而有变生不测之虞。一言麻症，并不计其麻应表托，惟惧麻毒横炽，

所用多是大清大下，以致麻闭不出，日后不得不用将差就错之法，竟用苦寒大解。此非本病面目应见之症，实是医家不善医治，妄为造孽之症耳。

岁嘉庆戊午春，余治抚临五都严家汉胡振远之孙结胸一症。余望是儿颜色，青黯不堪，并审胸膈痞结实甚。诊其两关脉甚急数，察其胸气，上逆喘急。问其所服之药，云单已被原医袭去，药俱大苦大寒，当因服过是药，大汗如雨，后请一医，又谓气虚寒脱，进服茯神、枣仁、远志、洋参、白术、五味、甘草以补，以致胸益甚结。余笑先医恐儿发麻，早用凉药引其外邪内陷，是谓开门揖贼，继因苦寒伤脾，阻其中道，在于表里之界、上下之间，欲留不能，欲去不得，于是水谷入胃，逆而不泄，故有水气上冲，逆而过颡为汗，已是一错。医者不达病情，又谓此属大虚汗出，大补以致邪益内结，是谓关门杀贼，又是一错。余见如此情形，趁此大为解表，则病犹得转手，因用麻黄五分、杏仁十个、干葛一钱、茯苓三钱、桔梗一分、柴胡五分、桂枝一钱、半夏三钱、木香五分、川朴二钱、防风一钱。是药服止一剂，而气爽神清，胸膈顿宽，再服一剂，内加附子、大黄、生姜，而诸症悉除。卒之病属外感，并非麻发，而医如此颠倒，真是一错百错。有谁洞悉病源，一望即用表发，效见神速有如斯者乎？

伤寒之书，本属深奥，即有读书之辈，文理优通，心不克专，只图涉猎以救一时之急者，总谓伤寒之热，急宜清理，乌有胸无只字，但见伤寒邪闭，而不早用凉剂以投者乎？讵知热不自成，因寒内郁

而成，使早进用辛温、辛凉、辛平、辛热以为发散，其热即无。余兄素以是理语余，余未及思。今阅是案，果尔所言不虚，始知医之治病一错百错，其殆如斯。【晃雯】

伤寒本属外邪，自不应早用凉，令其内入为患。麻症本是内毒，亦不应早用凉，令其不出为殃。余见诸医在外糊口，每遇此症，急以凉投，其如之何。【男省菩识】

主脑不明，治法不晓，自尔一错百错。【侄绥之】

治族叔字斯度次男生员讳大鸣柔痉案

痉病形症不一，有自外感得者，有自内伤成者。其自外感而得，亦必究其病发穴道，不可概用风药驱除。

岁乾隆癸巳孟冬，余在绿圃书室纂辑《杂科求真》，方近三鼓安寝，适有族叔字斯度，着人召余往看次男。其男时甫二周，名方廷，族叔怀抱示余，余见身汗如雨，背则反张，兼诊其脉，浮而且缓。索其前单服药，皆是钩藤、柴胡、僵蚕驱风化痰之剂。余思病属风侮，确乎不易，但惜穴道不明，治徒罔济。因谓："前单所服之药，未免错走少阳。"盖痉一病，书载太阳中风复感于寒，症见发热恶寒无汗宜看，小便反少，气上冲胸，口噤宜看不语，其脉浮紧有力，目闭宜看，即仲景所谓"太阳病，发热无汗反恶寒者，名曰刚痉"是也中风复感于寒曰刚痉，宜用葛根汤治之，以开肌肉而发膜理，以出其汗，不

然不足以制其刚动之性矣。若或脉见虚浮及尺或迟，则又当虑阳虚而不可用葛根以治但脉虚不可发汗；又或太阳重感于湿，其太阳症备，身虽发热，而不恶寒，身强几几，脉反沉迟，有汗，目开此四字须审，即仲景所谓"太阳病，发热不恶寒，汗出者汗出须察，名曰柔痉"是也中风复伤于湿曰柔痉，宜用桂枝汤加栝楼根二两，节庵通用如圣饮加减上治；若于二痉之中而见胸满口噤，卧不著席，脚挛急，必龂齿，及不大便者，此属阳明腑证，可与大承气汤痉兼阳明腑痉。若往来寒热，或左右一目牵斜，或左右一手搐搦，脉弦数者，此属少阳经症，宜用小柴胡汤加防风痉兼少阳经痉。若目头低视，手足牵引，肘膝相构，海藏指为阳明寒入三阴之痉痉属三阴症见，阴邪固宜攻下，然欲行大承气汤，亦须察其便果坚硬，脉实有力者，方可下之。此外感之痉也下之宜慎。

其自内伤之痉，盖或身受湿气，汗之伤营，而致阴损生风；又或中风头痛，当自汗出而呕，汗之经虚而致搐挛僵仆；又或新产血虚，筋无血养，而致筋脉拘挛；又或疮家发汗，或随汗出，而致一身枯涸；又或小儿风热伤阴，汗多亡阳，而致一身抽掣。凡此皆能作痉种种俱是发汗血虚而成。其症颈项强急，头热面赤，目赤足冷胫寒，头摇，背反张，口噤，咬牙，手足挛搐，虽与外感相似，要皆精血虚损点出病根。今世通用小续命汤为主盲瞽心法，谓其无汗刚痉，则当去附子，有汗为柔痉，则当去麻黄，方内所用黄芩、杏仁、防风、防己，皆是驱风除热而非补正要剂，切勿宜用。盖此症之所急者，在元

气紧要，元气复则血脉行至理，元气衰则里邪自不能留，何足虑哉？奈何今人但知此症而悉从风治，不知外感之风，客邪也，内生之风，血燥症也，止宜滋补。短此数者，总由内伤，本无外感。既以精伤血败，枯燥而成，加以再治风痰，难乎免矣。此内伤之症也。

总之，痉自内伤，固当审其血气而峻补之。痉自外感，亦当审其禀赋厚薄外感痉病亦当审体厚薄，如营血虚损，则辛散之内不妨加用滋润，卫气薄弱，则辛散之内不妨投以温补。盖风药皆燥，燥则伤阴，风药皆散，散则招风。痉之大概如斯。

"今令郎之痉，虽非内伤，而用药妄入少阳，自不克应。若依愚见，还须直入太阳施治，以太阳行身之背，背见角弓反张，正其候也。若无汗出，脉浮而紧，则为寒伤，应用麻黄。今有汗出，脉浮而缓，定属风犯无疑。并问口中微有渴象，风将转入胃腑。急用仲景桂枝汤重加栝楼根同投，则得之矣。"是夜药服一剂而愈，次早更诊脉象，知渠素挟有热与积，遂用清热消积之剂而安。

痉病多端，要能分其表里经络虚实，以为施治，则其效始得。【血侄绍音识】

有汗刚痉，无汗柔痉，此止太阳外感痉见，要在外感痉中，又能分出三阳三阴穴道以为施治，则于治痉之理已明。并又知其发汗过多，损其气血，症见痉成，此属内伤，更当峻补气血，微加辛散以为活动，则于治痉之法始全。切不可通用小续命汤为主，外加防己、黄芩清热，以致损其元气，而病不可以起。【侄绥之】

治南昌府南昌县府学前姓李厥逆症案

厥逆之症，其因甚多，不下一种，有食厥，有气厥，有惊厥，有寒厥，有色厥，有蛔厥，有尸厥，有痰厥，有风厥，有湿厥，有暑厥，有痛厥，有虚厥，有燥厥，有热厥，其厥有实有虚之不同，而症亦有兼见、独见之各异，不得概以厥属寒成，而厥即以寒为断也。

岁乾隆壬辰，余在江西省会，适有南昌府学前姓李，因患四肢厥逆之症，其人凛凛恶寒，肌冷如冰，召余就诊。余至病所，问其病起何时，是否有无症见，及今有无苦欲，并诊其脉以思。

谓此或是食厥，其症自必因食而起，今问病久未食，且无腹满症兼，而脾脉更不独见。气厥则必因事不平，问病今时于人绝无争竞，而肝脉亦无气胜，胸胁更无气筑。惊厥则必眼慌气失，面色改观，心脉散乱，而此则无。寒厥则必厥过肘膝，手足挛拘，面色必见黯晦，六脉必见沉迟，而此无有。色厥则必因于御女，今病久已隔床，肾脉又不独见，其厥更不见有遗精囊缩。蛔厥则必口有沫流，及或欲吐，腹则见有块磊，脉则更有乍大乍小，而此更无；尸厥则必因于登冢吊尸，及入古寺古庙，面色则必青黑有垢，且病久已在家，而面色更不相似。痰厥则必见有痰涌，喉多声响，脾脉应见动滑频数，而此未尽。风厥则必发时猝倒，牙关紧闭，手足牵引，而此不合；湿厥则必手足微肿，面色微黄，脉则或浮而濡，或沉而软，身腰多重，而此亦无。暑厥则必由于酷热途中感受热气，及或大树浓阴高堂大厦感受暑阴，此则久病在床，睡多烦躁。痛厥则必由于痛起，此并未痛。虚厥则必眼合唇缓，口张声鼾鼻煽，手撒足伸，二便自遗。

余见其人面虽惨淡，而内实觉烦满，六脉虽各沉伏，而肝尤觉有力，且厥未过肘膝，明是热厥燥厥无疑。而满座诸医，惟见身冷如冰，言表言温，臆见各逞。余再向病家属细问，谓病本于伤寒初起，秘结不解，后渐转疟，向时寒止一时即退，今竟冷厥之极，四肢俱逆，久而不温，想是疟后久虚，故尔有是。余曰：非也，此邪已入厥阴之里，久而不返。正是经文厥深热深之义。若不即用寒折，必致顿危。众医皆怒余言而退。而余极力承任，当用黄芩一钱、黄连五分、柴胡八分、枳壳六分、川朴一钱、大黄二钱、乌梅一个、青皮五分、槟榔八分、细辛二分，嘱其即时放胆投服。服则即时厥回，通身大热，后渐改用平药而愈。众笑："此症若非余治，必致进用姜、附不救。但非先生将各厥症证疏明见，其言言是道，分辨明晰，其药未敢轻服，必致遭于诸医之手。今病既愈，恳请立案，以示后之不忘。"

一厥症耳，而能层层分别，以至于极，洵不愧于明医之手。【晁雯】

脾固涩之药，而热益甚。余见口气如焚，身热不退，大便时泄，口内作渴，目则微露一线，睛则翻上，此是热极厥生。余用云连、黄芩、枳壳、川朴、柴胡、连翘、泽泻，服之而神觉安，又服而气觉平，泄亦稀有。次早病家云药有效，但身热仍有，渴未见止。复于原单内加花粉进服二剂而愈。时有医问："厥本寒成，何热亦有厥见？"余曰："六经惟厥阴一经主木，木喜条达而忌邪郁。凡人脏气纯阴，寒则乘阴而入厥阴，以致逆过肘膝，是为直中寒厥；脏体纯阳，寒由传变，而厥不过手足者，是为传经热厥。其直中之厥，因其真阳不充，内火不胜外寒，是犹树木遇寒不舒，加以雪压，安得不厥？传经之厥，是由内热亢极，有阳无阴，血脉不通，四肢路远，故厥先见于肢，但阴厥之至极，则热亦极，故热传厥阴而见厥多热少则病进，热多厥少则病退。直中之厥，其厥面惨而晦，食则不思，口则厥冷，或先吐泻而后厥，脉则沉迟。传经之厥，其厥面青不惨，口则气温，舌则有苔，口内作渴，或吐蛔，或先发热而后厥，脉则沉迟而数，其厥不过肘膝。治须将此症先明，然后临证不误，不得因其厥见而即作寒以治也。"

阴阳二厥，其脉与症，天渊各别，玩此自知其概。【晁雯】

治同族田心字子英长孙乳名某某热厥案

岁嘉庆戊午夏五，有族字子英之孙，年甫三岁，身热便泄，四肢厥冷，误服补

治服侄德夫长男乳名柿仔痞满便秘案

痞满非是结于心下正中，实是结于心下偏旁阴处。玩书因热传于三阴，尚未入

胃，医用下药，而致虚邪结于心下之偏，故尔按之不痛而满，恍若内有所塞，而不得通，及满闷与硬，但此非独伤寒病见，即或因暑因湿因血因气因食，无不因其内郁而成。

岁乾隆庚子仲夏，暑气方起，内食生冷，外寒复冒，随尔病作。余在府城购买书籍，忽一日服俤德夫备轿恳余归治，时在府城收拾未暇，因其信恳，复归。余素知其有火，一遇冷郁，则气不宣而下便闭。余诊六脉弦细而实，已知内有热郁，故尔至是。问其心微有痛否，答曰无有，并见身热异常。问其大便是否坚硬，答曰数日未解，始知内结实甚。此非温药可愈，爰用大黄、黄连、生姜、半夏、枳壳、川朴等药。内取连以清热，姜、半以除寒，大黄解热以通滞，枳壳、川朴以宽上下热结之气。此药人多喜用，但姜、半二味，人则畏服，谓姜性燥，燥则助火，半则劫阴，阴虚则火亦动。讵知热由寒郁，不郁则热不成分明。有热则即有饮，不用半夏以涤则热挟饮而伏，且姜既除寒气以散热，又能温中以行苦寒之药，不得踞于脾胃而生变。兼有枳壳、川朴通达上下，使久秘之便顿开。独不观仲景所立生姜泻心、半夏泻心、甘草泻心、大黄黄连泻心、附子泻心等汤，共计有五，而用姜、半者有三，附子有一，但不竟用三阳表药，而用黄连、黄芩以清上中之热者十有八九，用甘草以固胃中之虚而不令其下泄者，更已无方不备，惟十枣汤、大黄黄连泻心汤、赤石脂禹余粮汤未用。若胃虚噫气不除，则用旋覆花代赭石。口渴溺闭烦闷，则用五苓散。便秘不解则用庄黄。

表邪已除，则易生姜而用干姜，上热下寒则除黄芩而加附子。水饮逼迫上冲痛呕，则用芫花、大戟、十枣。下利不止，因中不固则用桂枝、人参、白术、干姜。脏虚不固则用赤石脂、禹余粮。此已得其伤寒传变治痞之意义。其余或非寒成，如系挟湿，其在后人，则又立有苍术、苓、半可施。挟气则有青、陈、川朴、木香、丁香、沉香可入。挟血则有乳、没、郁金、香附、红花、丹皮、韭汁、肉桂可进。挟食则有木香、白蔻、砂仁、山楂、六曲可用。此皆得其治病之意，而要不忌姜、半之有动其阴火也。

外感之邪，传入于内而成多般内结之症，总无偏用热药寒药之理，但有边阴边阳，寒热多寡之辨耳。若概专一用凉用热，则非是。【晁雯】

治县东姓刘字尚卿右胁痰痛案

岁嘉庆丁巳夏五，县东刘尚卿病，召余诊。渠云："右胁作疼，咳嗽头痛。"余诊肝脉微起，右脉沉滑，而脾有一小珠。嗽必努力，痰则清稀，上有白沫，挑起有如藕丝不断。余用附子二钱、茯苓三钱、半夏二钱、故纸三分、木香五分、牛膝一钱，并嘱戒食腻滞等物，俾水行痰消气平而痛自可以止。渠云："其痰自何而来？"余曰："痰病甚多，有标有本。不究其标，无以知痰之散著；不究其本，无以知痰之归宿。姑以痰标为论，如痰分于五脏：其在脾经者名湿痰，其候脉缓"缓"字宜审，面黄，肢体沉重，嗜卧不厌，腹胀食滞，其痰滑而易出"滑"字、"易"字宜审，宜用二陈汤、六君子以治；痰在肺经者，名气痰，又名燥痰，其候脉涩"涩"字宜审，面白，气上，喘促，洒淅恶寒，悲愁不乐，其痰涩而难出"涩"字宜审，宜用利膈清肺饮加减以治；痰在肝经者名风痰，脉弦"弦"字宜审，面青，肢胁满闷，便溺闭涩，时有燥怒，其痰清而多泡"泡"字宜审，宜用十味导痰汤、千缗汤加减以治；痰在心经者名热痰，脉洪"洪"字宜审，面赤、烦热、心痛、口干、唇燥、时多喜笑，其痰坚而成块"坚"字、"块"字宜审，宜用凉膈散加芩、半以治仍不离芩、半；痰在肾经者，名寒痰，脉沉"沉"字宜审，面黑，小便急痛痛休作热，足寒而逆，心多恐怖，其痰有黑点而多稀"黑"字、"稀"字宜审，宜用桂苓丸、八味地黄丸加减以治中寒不宜服八味。此皆五脏分见之症耳此亦宜知。

至论其本，则有如张景岳所论痰之化在脾，而痰之本在肾。如火不生土者，即火不制水；阳不胜阴者，必水反浸脾。是皆阴中火衰也精细。火盛金燥，则精不守舍，津液枯槁，则金水相残，是皆阴中水衰也精细。寒痰湿痰，本脾家病，而寒湿之生，果无干于肾火之衰乎？木郁风生本肝家病，而木强莫制，果无干于肾水之亏乎？火盛克金，其痰在肺，而肺金受克，果无干于肾火之发乎？故凡治痰而不知所源者，惟猜摸已耳尽归肾水肾火讲究。且有一种非痰非饮，时吐涎沫，不甚稠黏，此属脾虚不能约束津液，故涎沫得以自出（此非六君子加益智不效）。又有如喻嘉言所论窠囊之痰如蜂子之次于房中、莲实之嵌于蓬内，生长则易，剥落则难，其外窄

中宽，任行驱导涤涌之药，徒伤他脏，此实闭拒而不纳耳。夫人之气，经盛则注于络，络盛则注于经。窠囊之痰，始于痰聚胃口，呕时数动胃气，胃气动则半从上而出于喉，半从内而入于络。胃之络，贯膈者也痰之过窍在此。其气奔入之急，则冲透膈膜，而痰得以居之。痰入既久，则阻碍气道，而气之奔入者，复结一囊也。然痰结聚于膈膜而成窠囊，清气入之，浑然不觉，每随浊气而动，乃至寒之一发，热之一发，伤酒伤食一发，动怒动欲一发，总由动其浊气，浊气随火而升，转使清气通处而不安也。故治窠囊之痰甚难，必先凝神息气以静自调，薄滋味以去胃中之痰，使胃经之气不急奔于络，转虚其胃，以听络中之气返还于胃，遂渐以药开导其囊而涤去痰，则自愈矣窠囊痰像描画殆甚。然究其要，总不越乎虚实二字为之条贯。

盖实则形体坚强，脉洪有力，饮食不滞，精神不失，二便如常，即或有痰，其来必暴，其去亦速，其治则易；虚则语言懒怯，饮食不思，或嗳饱时闻，或吐泻频作，脉则虚弱而软，其病必渐，其去亦迟，其治甚难。诸痰书已备载，今兄痰虽在胁在胃在脾，而实归于肾火之衰，故用附子迅补真火以强土，茯苓、半夏以除脾湿，木香以疏中州湿滞之气，牛膝以引左气下行归肾，故纸以引右气下行归肾。气归痰清，药虽数味，恰与病对，针芥不差，服自有应。"越日告病已愈，渠甚欢悦，但不知后果戒荤①腻否，当并记之不戒口腹，恐气逼痰入于窠囊。

---

① 荤：原作"晕"，据文义改。

外感内伤，皆有痰症外见，若能逐一细审调治，自不致误。今人不论寒热，总以贝母、牛黄以为治痰套剂，但不知其意涉一偏，及或药性寒热未明者之一失欤！否则何为而概用也？【晁雯】

书言痰症千形万状，而医总以牛黄、竹沥、贝母治尽，是何视病之易，而治亦如斯之捷耶？【血侄绍音】

不究痰之根底，混以火字痰字牢固不化，宜其治多不合。【侄绥之】

治房侄生员字师袁先妻吴氏痰闭案

房侄师袁先室吴氏素患痰气内闭，常有死而复生、生而复死之症。吴氏自归渠门，其症屡见，余治已有年矣。岁乾隆庚子，其翁彩云忽云渠媳声哑，有似死状。余曰："此属常见。"细诊其脉已无，幸身温暖如故，可即重用附、半，取生姜捣汁而速灌之。是时服则不应，再服再灌仍是。渠曰："将若何？"余曰："是否见有别症？"渠曰："未有。"若似死人，是药至夜照前仍灌以至次早如是。其翁被惊云："媳有一堂叔字惊远，伊已习医，现在吾族可翁家，可即请渠同诊，稍有或变免议。"着男师袁急请，渠一赴诊，意见与余相同，仍将原药再灌，觉病更增。其脉往来无定，惊翁赴诊则无，余诊则有，惊翁再诊则有，余旋复诊则无。一家惊惶，惊翁向余私语："此病勿治，可同去之。"余曰："唯唯。"惊翁默默而去，惟媳之翁静坐不语，仍照原单再进，唤余再候片刻。忽听病者咳嗽一声，余随惊问是

谁，言未了又听房中发笑。余曰："笑者是谁？"房中应是病人。余进房视，忽见病人起坐房中，问及病人："尔笑奚似？"病者曰："我昨所吃姜汁，今始觉烧，现在痰出心明，是以笑耳。"众亦哗然大笑。当即信报惊翁，惊翁亦各鼓掌而笑。但病若非其妇之翁信余之笃，亦不至是。余今究其病之根由，详其治之本末，犹觉其有可笑云。

玩此痰闭如是之久，藉非信任之笃，绝不克起。【侄绍音】

治抚城新阶太学陈淳沧令郎字步元痰痹声喑不语案

今之为医者，一见有痰，并不细心考究，总以风火及热为词，并不计及有寒有湿。其曰有湿则即谓之热湿，有嗽则即谓之热嗽，有积则即谓之热积，有潮则即谓之热潮，有泻则即谓之热泻，有吐则即谓之热吐，有虫则即谓之热虫，有痛则即谓之热痛，诸医俱属如是。即在病家小儿妇女亦无不交称是火是热。审是，则天地贞元与会尽属火热气行，毫无寒湿气至；一岁之中尽属风火世界，而无秋金冬寒；一月之中尽属有余而盈，而无亏欠而朒；一日自昼至夜尽属温暖，而无沉晦；一生自幼至壮、自壮至老尽皆康健矍铄，而无羸弱神疲。无怪诸医所用之药，非属芩、连、栀、柏，即是朴硝、庄黄，非是地、苓、龟胶，即是瓜蒌、贝、冬。其在元气壮实，阴虚火盛者，尚堪如此蹂躏，若火衰气弱，乌克受此残削耶？

岁嘉庆戊午仲春，余治抚城陈淳老

公郎字步元痰痹声哑、五心潮热、风起一症。观其面色，则㿠白无神，察其声音则痰已塞而闭，一身手足及胸与腹，俱已灼热蒸蒸，并或角弓反张，手如数物，眼则或反而戴，鼻则或动而煽，诊其右脉则滑而软，左脉则浮而数，审其舌则微有苔而滑，而渴微有，亦不过甚，究其所嗽之痰，上则一层色白如霜，下则水莹澄清，剔起则如藕之有丝不断。实是寒饮内积，阻其中道，气不宣泄，故每至夜烦躁不宁。并索前医单示，所服皆是瓜蒌、贝母、天麦二冬及胆星、桑皮、枇杷、化红、知母，清热润肺化痰等药。病家见此病剧，游移不决，而余确认是寒是湿，定以乌蝎六君子汤，去其术、草，唤其即服，至晚忽见病家张惶，云儿服过是药，面微作浮，向时呼则身转眼开，今则任人拨动，眼合不开，恐命难保，但药或要增减，故特来问。余曰："药不必增。但云服过药后面滞，痴迷不醒，或是脾滞之故。可于原单酌加木香。"未几又见伊亲邓约翁前来，云："儿服药，病已减去六七。适才所云儿病甚重，是错报耳。因儿向时每至夜静烦躁不卧，今之呼唤不醒，非是神气失散，实是药已效见，而熟睡耳。现在是儿目醒，手能弄物，神气甚活，潮亦见退，痰亦见利。口虽莫言，而病已顿失，故特来报，免生惶[①]惑。明日仍烦来诊。"次早余至伊厅，满室欢喜，谓儿实赖余救，目今各症全无，惟鼻微煽、声暗。余唤仍照原单重加附子多服，自愈。时有一位在

旁，云："今小儿竟有能服附子而愈，历闻小儿病患，未有可服附子，今闻先生在地用附救好多人，实奇事也。"余谓："凡药不论寒热，皆能生人、杀人，岂仅附子一味？要在审症既明，然后议药不错。"

是症有寒有热，是药有寒有热。能识症脉，用之则生，不识症脉，妄用则死。此不独附子一味则然，即天冬、麦冬、人参、白术、地黄亦何独不然乎？观兄之用附子，恰与是儿寒湿症合，故能如此奏效。【晁雯】

治江西广信府铅山县车盘张敬亭水沸为痰案

岁乾隆己酉秋，余在铅山县车盘，有一姓张字敬亭者，病患痰气上涌，喘如雷鸣。痰则雪白如银，涌如泉出^{其痰来势不同}。诊其六脉，洪数有力，而左独甚^{脉见不错}。问其饮食，亦不甚思，口亦不渴，惟舌多苔而滑，肚腹自脐至胸，其热异常，反复颠倒，夜不克卧。医者每执痰白属寒，应进广半、川朴化痰。余曰："非也。一服则命不可保矣。

凡审病症，须兼众症与脉同审，不可专指痰白一症为论。若痰白而见气缓不促，脉数无力及脉软滑，其白应作寒看。今则六脉皆数，非火如何？又痰白见胸腹不热而和，其痰之白，亦作寒看，今竟自脐至胸，有如火烙，非火如何？又痰气喘不急，痰出甚缓，其痰之白亦作寒看，今竟喘如雷鸣，细玩急迫之极，非火又如何？正如釜下火急，釜中之水，被火逼迫

① 惶：原作"簧"，据文义改。

上浮，沸为白沫，斯时若不扬汤止沸，何以止其火势上浮之暴？故宜急用六味地黄以滋肾水而收火浮。当服一剂而痰仍沸，又服一剂而沸略消，更服一剂以至多剂，而痰之沸始除。但白痰之症，属寒居多，属火甚少。苟能如此分辨，则是寒是火，自不致有鱼目之混。噫！医之道微矣。"

白痰属寒，人所皆知，但不兼察众症，何以知痰之白即是火迫水沸？吾父每审难症，多从兼症讨出消息，学者当自思之。【男省吾识】

卷二下

治胞弟字东注感受阴暑案

书曰：方夏中暑，盛夏中热。又曰：动而得之谓中暑，静而得之为中热将此数语细审。不独受暑受热，可以乩人禀受大概，即其辨暑辨热由于何时而得、何地而成、其暑是何形象、其热是何光景？其中人也，有何相同，有何迥异？其施治也，有何宜凉宜热之为别耳，此惟深于医者一望可究其源而达其流，不知者惟有见暑为热，见热为暑，并不知有暑阴暑阳之名耳。盖天地之气遇冬则为寒极，而寒尚有温名，遇夏则为热极，而热尚有阴名，故于方热之时而在大屋深室、凉亭台阁、大树浓荫之处，其中见有凉风习习，使人睡卧而至经日不醒者，是即方夏阳中阴气未除，名为阴暑之象也。此惟膏粱之户，秉体既虚，元气不振，邪则乘其腠理不密而因袭之，以致恶寒发热，并或辗转失治，烦躁作渴，肚腹不调，二便闭塞，是其本气不治，故而中在于经，治宜升阳补气。又值盛热之会，在于平原旷野，天燥无风，热气蒸蒸，有如火灼，是即盛夏阳中阳气，名为暑阳之象也。此惟田野劳作之人在于途中，无隙可避，邪则乘其口鼻开张而直中之，以致登时昏仆，烦躁不宁，口渴谵语，二便闭结，是其形体坚劲，故而中在脏腑，治宜清热泻火。凡值此者，惟察形气厚薄以分体之阴阳，暑热各异以分时之阴阳，大树亭阁、岗头燥裂以分地之阴阳，而又临证细考以分症之阴阳、脉之阴阳，审其是偏是平、是虚是实、是真是假，而酌治之。

岁乾隆乙酉孟秋，暑热虽盛而秋凉又至。余之胞弟字东注，因食犬肉、烧酒，浑身壮热，大渴卧地不睡，汗出如雨。其在闲杂左右，孰不谓此天燥见病已属热时，口食烧酒犬肉又是热物，身热口渴又是热症？余诊其脉，但见左右洪大而软。问其口渴喜热而不喜冷，大汗如雨止在上半一身，知其外冒阴暑，内食滞物不消，阴气内凝之征。随唤余子扶至余室治疗，以免闲杂指火指热之语。当用茯苓三钱、半夏二钱、杏仁五个、附子三钱、生姜三钱、砂仁一钱，而黄芩、柴胡悉屏不用。并饬余子挈其茶桶，不令半水入喉，遇渴则用药进，使其腹中先疏，然后治表清暑，是药当服一剂二剂如故，及服至五六剂后，其渴渐止，热渐退，后见气倦不振。随用清暑益气汤去黄柏，服之数剂而安。

能从人之脏体及以暑时暑地暑象暑症暑脉分出阴阳，则治丝毫不差。若不从此审究，正如吾兄所谓时医一任猜估，则非是。【晃雯】

治族派诚三八之长子臭俚感冒阴暑激阳离根案

岁乾隆己巳秋，族有诚三八之子名臭俚者，身患阴暑一症，一家惊恐。脉则浮而不沉，数而无力，症则昏肓无知，四肢厥逆，微潮声喑，而汗无有。渠家索余开单。余曰："此是感冒阴暑，激其真阳内离之象。时余带有大蒜一颗，内分一瓣，塞于左鼻孔中，顷刻而气自舒，人亦渐醒，不必惊也。"果尔蒜一入鼻，而鼻即嚏而苏矣。盖大蒜一味，在昔孔明之征孟获，其兵误食哑泉声哑，孔明访诸土人，号蒜为芸香草，取而服之，而声即开。故书载性最温，能消阴暑，凡误服冷水入胃而致胃脘作痛、欲吐不吐，只取大蒜一枚自愈。以蒜最能通阳归阴，而不致有鼓激之祸耳。

阴阳因暑既离，格绝不通，非用蒜以通暑窍，则阳何以克复？此虽古方，要在能识是症，始可用耳。【晃雯】

治族子万令媳张氏热毒结于心肝狂叫发燥案

病燥一症，固不独先有风寒暑湿与热之感，及或口腹不慎，伤其生冷不敢过清，并或水火俱衰，气血并弱，至秋有感，发为疟痢狂躁、中烦不寐、饮食不思

不敢过润，皆不得概用甘润苦寒之品。及或真阴素槁[①]此是病燥里子，肝木焦枯，心火炎燥，肺处高源，外受燥逼，金受火刑，阴气概衰，火益煎熬水衰火必见盛，土亦见燥，肺益受亏，在上而见诸气喘呕瘘厥、口吐白血、口干舌苦、嗌干咽痛、悲伤哭泣，在中而见左胁痛楚、心烦气胀、呵欠顿闷、口渴饮冷、幽门不通，在下而见腰痛㿉疝、大便坚闭，在外而见皮毛燥裂、爪甲皆枯、肌肤瘙痒、筋挛不舒，在内而见骨蒸狂躁。凡此诸症，亦当审其是燥、是火、是气、是血、是内、是外、是上、是下、是中而兼理之"兼"字应看。不得过用清润之品，而无通气行痰活血活气为之运行于其间也亦不可过润。至其用药，大约润肺不越阿胶、麦冬、糯米、人乳、牛乳、冬花、猪脂、蜂蜜，而润皮肤亦如之；清肺不越马兜铃、桑叶、黄芩、羚羊角、石膏、知母、天冬、沙参；肺兼有瘀塞闭而燥，不越郁金、紫菀；肠燥不越火麻、胡麻、郁李、蜂蜜、油麻、苁蓉肉、松子仁、牛膝、生地、熟地、皂角子灰、大黄、芒硝、猪胆汁、油当归；肺兼有痰而燥，不越贝母、花粉、瓜蒌、牛子；三阳燥闭不解，不越朱砂、芦荟；肺阴空虚而燥，不越百合、甘草、生地；咽痛而燥，不越元参、甘草；气不收敛作燥，不越乌梅、五味子；肝火内动作燥，不越小麦、木瓜、枣仁、首乌、阿胶。而筋燥则止见有木瓜，胆燥不越猪胆，肾燥不越熟地、生地、龟板、知母，骨燥不越芒硝、朴硝、石膏、寒水石、地骨皮，脾燥不越

———————————

① 槁：原作"稿"，据文义改。

山药、枸杞、滑石，胃燥不越甘草、扁豆、花粉、犀角、石膏，热燥不越大黄、芒硝，心血虚损而燥不越当归、阿胶、麦冬、枣仁、猪脂、猪乳、人乳，心火内动而燥不越黄连、莲心、山栀、麦冬、犀角，心血内滞而燥不越桃仁、红花、生地、丹皮，此皆就燥论燥，不得不用清润之药以胜之此是宜清宜润之症。

若使肺燥而挟有气，其可不用杏仁、米仁、苏子、桑皮、桑叶、牛子、竹茹、枇杷叶、橘红、枳壳、枳实以泻之乎？清气不升而燥，其可不用升麻、葛根、柴胡、桔梗之味乎？肺因寒闭而燥，其可不用生姜、桂枝及酒以温之乎？肺气虚弱不通而燥，其可不用人参、黄芪以补之乎？肺因风起而燥，其可不用秦艽、防风、羌活、薄荷、柴胡、桂枝、皂角子灰、菊花以治之乎？肝肾因服寒药而燥，其可不用吴茱萸、生姜、干姜、附子、硫黄以治之乎？脾湿因服润药而燥，其可不用苍术、米仁、木瓜以治之乎？脾湿而致成痰作燥，其可不用姜、半、橘红以治之乎？脾肾水泛而燥，其可不角附子、干姜、茯苓、赤小豆以治之乎？知此用药有如许活泼之妙。

余昔医道未精，经历未遍，因遇一病而见狂叫走易，即用清润，然清之至极，而心愈清愈蒙，竟至昏倦莫语，若稍改凉用温，则燥登时立见。于是留心细考，竟有《局方》紫雪，内中所用多是金石重坠之药以透心肝，外加丁香、麝香、升麻等味以为升拔，使其里外通达。因知是病邪已深入，有非草木质轻之药所能入于心肝至深之处，故必假用金石之药以透其

穴。穴既透矣，而无香窜升托开关之法，则药虽入而毒将安出乎？于是知古立方之妙。

岁乾隆丁酉，余在家中捡方，忽有族侄绍辉备述邻妇症奇，恰与余述之症相同。问余："此病如何服凉则呆，稍服温剂则燥而狂？"余曰："此是热毒结于心肝之症耳，治之非易，应用《局方》紫雪丹方是。"绍老止言病者是伊邻妇，亦不指是何人。越日忽有向余称有妇病请诊。但见妇卧在床，其妇两脚顶被直上床顶，俄而其妇复跃下床小解。问其老妪，彼云："小解四射桶旁，中有尿泡上浮。"并诊心肝之脉沉细。余曰："委是心肝毒闭无疑。应用紫雪丹按法投治，无金亦可，其药即是寒水石、石膏、滑石、磁石、犀角、羚羊角、朴硝、硝石、辰砂、麝香、沉香、木香、丁香、升麻、黑参、炙草，内分用质、用气以制，凡小儿惊痫亦可服此。当嘱每服三钱。"服至两许，大便顿解。余见手硬眼突若狂，改用龙胆泻肝汤，服之数剂而愈。于此知燥有非易治，不可固执清润而不知所变活云。

外邪内闭心肝，既非草木轻剂可入，又非专一苦寒可清，必得金石质留内透、香窜外拨，则邪自不内重而外发矣。观此古人制方之妙，而亦在人识症用药之真，否则有方莫用何益？【男省吾识】

治族叔祖介翁内室涂氏身热卧地案

岁乾隆壬辰夏五，族叔祖介翁往陕西白河经商，家无壮丁。时值火炎土燥，介

翁内室忽患身热，诸侄儿辈均未在家。余诊其脉，浮洪而大，口渴异常，其热日夜不退，并无恶寒身痛，问其饮食，半粒不入，且性最恶服药。余见其症外却似热而内多虚，此非寻常通用柴、芩活套所可得而治者，遂用大剂姜、附引火归宅。讵病仍见如故，且更滋甚，并欲卧地就冷始快故好冷卧在地，若再进用附、桂，难免众咻，时有伊婿吴懋修在侧，余嘱外勿扬知，以免纷嚼。余复再四就诊，其热烙手殆甚，又兼烦躁。余问伊婿其渴喜冷喜热，渠曰："稍冷不合，即热亦不合，必要热之至极而不可以入口者方快。"口渴喜饮极热分别甚明。余复细诊，脉虽浮洪，而却无力，决意再用姜、附，外加五味、故纸、肉桂温投，是夜热差减半，次早再服而安。

懋婿问余："时值火燥，而病发热至极，何以敢用姜、附？""余痛今人治病，一见身热，即作热治，并不究竟热是何形、热是何生、由何发端、由何造极，亦不审其热自外成、热自内致。自外成者未有不由风寒暑湿内郁身阳之故，《内经》云：阳被外郁，则阳一步反归一步而不得泄热生在此。在初阳郁未甚，尚有凛凛恶寒，而不蒸蒸发热。及至郁之至极，则阳积而力胜，故有蒸蒸发热而为纯热无寒之症矣。所以仲景治邪初在太阳之表，故止用麻黄、桂枝而不用黄芩，以其尚有寒在，不敢早用以引邪入于内也此是不敢用凉一证。及至邪入阳明，而见纯热无寒，则始用葛根、黄芩。再至邪入少阳而见寒热往来，则始改用柴胡、黄芩，而大黄尤不敢用。及至传入太阴而症见有里热内结，

则始参用大黄此又是不敢用凉之症。此在仲景为医伤寒之祖，其治热邪用凉，尚有如斯之慎。岂若今之医士，懵无知识，早将苦寒重剂，杂于疏散轻剂之中，自鸣稳重，以为凉药立基之地，又乌知其热本于邪内郁而成，不郁则不热矣。亦又乌知邪初受郁，是医早用凉药之故，而热即是医士之所致哉！此又是医士添出热来。故治外感之热，法当识其发热之由，随其郁之浅深而早除之，不得早用凉剂而致流连不解也可恨之极。经曰：热郁则发。正此之谓。

若在内成，则热又有在脏在腑之分在内又分脏腑。在腑者或因口腹未慎，外邪内传，里邪外溢，阻其气血，以致郁而成热。亦须相其所因，或寒或热，或上或下在腑又分寒热上下，分其疏导以为施治，亦不可妄用伤脏之药以致热益滋甚。至于在里而见脏有热蒸，尤当分其是阴是阳，是上是下在脏又分阴阳上下，并或外邪内中，而不概用凉施"概"字须审。仍以形症及脉、饮食消息追求脉与饮食追求是大工夫。如见脉数有力，口干舌燥，大渴饮冷，便闭不解，热则蒸蒸烙手、心烦气壮，是为内实，宜以清投，或以润滋，须用内解，不用外达；若见脉软而迟，面白唇淡，口气不温，肚腹作胀，呕吐泄泻，气倦神疲，或口渴而不饮冷，或狂躁禁之则止，或潮热而不烙手，是为内虚仍要归到虚实二字施治，或以温投，或以热收，治须内解，不用外提此是偏脏治法。如其虚实并兼，表里混见，寒热错杂，则又不可早用凉药以致混无区别此是平脏治法。

总之，病由外致者，不可据用内药以

清，应先用表以夺其势，势夺则热除矣。若表证既除，里症悉具，则外一切表药不敢妄用。盖表药多辛，辛则劫阴，而热益起；表药多散，散则耗气而热益甚。若不知其非热，但见有热欲除，在始止用柴、芩以施，施之未愈即用栝、贝、知母、花粉以清，清之未愈，即用硝、黄以下，下之未愈即用归、地以滋，滋之未愈即用参、芪、附、桂以补，辗转未愈，只得推诿他人以期必死而后快至此技穷术尽。余于若辈痛恨已久。今诊令岳母之病，身虽发热卧地，口渴烦躁，与脉浮大，似属热极，但渴必思热之至极而不可口者，彼独得之始快，且并脉洪无力，明是内寒逼其阳气外浮，而不得归。不急用附、桂以救未尽之元阳，不用干姜以扫内积之群阴，不用五味、故纸以为招导，则阳退而不返。合此数味共服，则效自见。但人见用附、桂多畏，故嘱懋婿切勿通知，以致众口之咻。兹因效见，故不厌冗而序列之。"

发热卧地，孰不谓热至极？若不于口欲极热之汤探出消息，乌乎克知？【自记】

治族叔祖印七七第三子泒名鹤龄寒热病愈

族有叔祖派名印七七，第三子派名鹤龄者，于乾隆壬辰仲秋，时值风高燥裂，感而受伤，请余诊视。余见其脉洪而且数，身微有寒而热独甚，口亦微渴，反复颠倒。余用柴胡、炒芩、栀子、连翘、薄荷、防风等药以进，是夜热退神清。次早知余往省，急迫唤余再诊。余见病者已

起在外闲坐，稍停将脉赴诊，忽见脉细如发，七至八至，胃气全无。余私为之拟曰："昨晚在病，脉尚洪数，今病已愈，脉竟如是，此异事也。"再坐再诊，其脉亦然。考之于古，亦未见有如此之奇。余始与病者谓："病今已见愈，何须服药？但余行色匆匆，脉审未的，药且暂停。"俟余归时再诊。余即辞归。见有是脉，终觉心歉，每遇便人至省，余即辗转顾问，后余抵家，见渠体气益坚，始知脉之见细，或是邪气方除，正气未复之意乎！当即记之，以俟后之再考。

脉细如发，若有若无，明是内外邪去之征，若非在外闲坐，或已在床不起，实是可惊，未有不断病不可起。【自记】

治同族太学派文三长男字会京寒热内伏病愈脉失案

凡病历久在床，经于几番挫折之后，其症虽愈，多有脉不即复，与正被邪郁，而邪既去之后，其症虽起，而脉亦不即复，且更见有若无若有而微，及细如蛛丝，与夫七至八至，胃气尽失，令人默为深恐，或有猝时之变，则病未有可定论者耳。然非治疗既多，则所见自少。

岁乾隆某年，族有太学派文三长子，名会京者，其病本是外感失治热成，故见身热口干舌燥有苔，及兼咳嗽便秘等症，脉则浮洪而数。余曰："此实内热证也。须得热去为善。"余用花粉、知母、炒芩、连翘、赤芍、丹皮之药，以清上焦之热，俾其大便结实，然后参用川朴、枳壳、大黄之药以投，且药初服一剂未解，再服以

至三服而始解矣。但此在初并未有寒，止是身热无汗，及至解后，则身有汗，而诸热悉退，症见有寒。审其舌苔俱无，余用参、芪以固表，附子以固里，半夏以温胃，其病渐渐见愈。

余记此病起于十一月之中，延至十二月二十八九，而病全愈。病家订于新正初三请诊，届期赴诊定单善后，不期脉一入手，竟有七至八至，且有如丝如棉之细。余则私为之计，其人身已无恙，神色亦活，诸症既除，且能赴席陪饮。余思渠初危急，尚不见有此脉，今竟见矣，其故奚自？岂今愈之尚有不测之变耶？余忆多年曾治余房名印七七之子名鹤龄之病而愈，见有是脉，是时已立有案可查，后虽无恙，然总心怯，且此未便竟对病家惊恐。只辞于初六再诊定单而退。至初六早，余即赴渠再诊，病人愈觉精健，而脉竟改四至如常。余始欣然庆曰："此病已无恙矣。"于是将前不肯定单之由备述，以见病愈脉未即复，其不可见脉论脉，以疑病有反复者如此。

亦是病痉脉见微细之象，即曰正气未复，脉应如是，然终反侧不安，当并录之以广目未概见。【自记】

病愈脉失，明是外邪已去，正气未即见复，故脉久久自随症愈。若脉久久不转，则症亦有罅隙可见，绝无病症全愈而脉仍有若失之象也。设师不为踌躇，不为顾虑，而竟率尔妄报，则病家惊疑，辗转更医，更不免有妄治之失，自应静镇，以待元气渐复可耳。【门人张廷献】

余问余父诊病万千内中，病愈而见脉失者止有其二，此实不过万中之一，而

非病愈通同尝见之脉也。于此益征医道无穷，神妙莫测，有非寻常思议所能测者矣。【男省吾识】

治同县太学罗禹亮副室王氏五心发热案

县太学罗禹亮，因己素患喘哮，闻余在于伊叔继万家诊脉，与叔商其同席陪饮，叙以伊素患喘之疾试余。余切其脉与症，知其火被气逆，进用附、桂、沉、故等药而气始平。越日又与伊子汗出等症试余另有治案，余因伊子挟有湿热，进用利湿除热之药而汗即收。越数日，又以副室王氏之脉召诊，诊时亦不告其病症奚似，但以伊室身常不安为辞，余诊诸脉无恙，惟右关浮滑而数病根即在脾胃，有如豆粒，问渠："食后是否胀满？"答曰："无有。"又问："食后是否有噫？"答曰："亦无。"但云："心口、手心、脚心至晚热甚。其手心之热更极，必待手心各发一泡而愈。脚心热极，必用冷石点其两足而安，逾时再发。"并云："服过白术，则病更剧。"余揣诸症虽热，但与内脉甚不相符，即云其脉见数，数即热候，其口自应见渴，何以诸脉皆平、口不见渴？因变其词以问："云既不胀不噫，其于食后当必见有昏迷眼合欲睡之象矣。"彼始应之曰："有。"且云："多服瓜菜则泄，不泄则五心皆热。"并云："谷食可有可无。"始信脉与症合。乃用大剂茯苓、陈、半、香、砂、附子温中散滞等剂以投。彼见单开附子，心甚诧异，云："手与足之心皆热，安有可用附子热药之理？"余答："余意更欲

进姜，因见足下心多疑义，故宁不用，姑候服微有效酌投。"是时彼益惊恐，但因所信在先，未敢迫视，止问余："于何日旋归？"答曰："余尚有日。"遂信投服，并即加姜以进。厥后服已见效，乃有索其发热必用附子之故。余谓："热不远热，《经》已有言，但须分其阴阳虚实以为从违，使果热由实致，何以他脉皆平而脾独见浮滑与数乎？且热果结在胃，又何口不作渴，食则欲睡，及服瓜菜而更见有滑利泄泻之症乎？明是脾因湿至，湿自寒生。故脾得食则滞，滞则胸膈不消，气不宣泄，而有中心灼热之候，手足脾胃所司，脾不宣泄谷食，故手足亦见阻逆而有中心灼热之候。使或认为实热而用苦寒以折，则气愈不宣泄，而热愈甚而不可解矣。所以必用姜、附以温中宫之阳，俾阳得以内反而归，必用苓、半以导中宫之湿，使湿得以下流而不内阻，佐于香、砂以疏胃中之滞，使气得以通活而不窒。至云服白术而病益增，此亦由于寒湿内停，气不宣泄，而术有能闭气之意凡气闭者忌服。释其所以，可以明其脉与症合，及热不远热之意，但未可以粗心人道。"

　　若不于食后眼欲昏睡之处讨出消息，则彼五心热极，手心发泡，两足俱用冷石印贴，当必误作热言，而师总以脾湿寒反复顾问，以辨真伪，具见独出手眼。【门人张廷献】

治县东太学吴履中令堂邹氏潮热口渴案

　　岁乾隆乙卯春，县东太学吴履翁令堂在于余族弟字西翰家居住。族弟西翰是即吴履翁令堂之女婿也，上年甲寅冬月接住，年已七十有余，体肥痰盛。至冬接归，出门里许，即见痰晕，未敢送归，去而复返。至乙卯新正，倏尔身热口渴，信报履翁请医来里调治，医因路远不来，仍札①示余医理。余先诊其病脉浮洪而大，知其水气上涌，阳气隔绝不通，潮热口渴，症所应有。无奈渠家因妇年已老耄，稍有不测，心实不安，辗转思维，惟有向余问参可服。余曰："服则水愈上涌，勿服可耳。"渠又惊慌之甚。酌渠进用附、桂，渠亦心恐，姑用生姜捣汁，诱其可以散寒为题，渠方允从，随即捣汁投服，遂吐冷涎二口，其气渐平，渠方信任，夜又嘱渠再进小瓯，其气又平。次早始以昨进姜汁效见之处反复申明，谓："不进用辛热之药不能以起其病。若果是热非寒，何以进用姜汁而气其稍平乎？"于是商添附子、半夏各用三钱以投，服之而烧渐退，又再添加白蔻以降阴寒之气，而气全减。于是订期送妇回归，闻在轿中头竟不晕，设不先用姜汁取效，引渠进服极热之药，渠竟不服而退。

　　此亦中寒症耳。不如此唤用姜汁以诱其信，则附、半断不肯服。【自记】

治福建漳州府平和县游画山消渴症案

　　消渴一症，本有上中与下之分，而实由中之胃，贪其醇酒厚味，久而不消，以

---

① 札：原作"扎"，据文义改。

致热成津枯，故尔求水自救。热成则必上输于肺，而子母受累，以致金受火刑而肺又处高深，上无津液下输于肾，加之胃之积热更或下移，则肾益见泽竭，使外所饮之水，随即建瓴而下，至此则必饮一溲二。且肾既无肺阴下济，而又上承君火，中挟胃热，所饮之水自必破关而下，以致内阴不守，强阳横肆，并或恣用石药妄投，以致溲浊如膏。斯时纵用水投，徒伤太阳膀胱，而胃与肾燥火，其坚如石，正如以水投石，水去而石仍在，何能入耶？不致消尽真阴，削其肌肉而后已。昔人谓：此下消之火，水中之火也，下之则愈燔；中消之火，竭泽之火也，下之则愈伤；上消之火，燎原之火也，水从天降可灭，但不宜攻肠胃，恐致过寒而生肿胀。宜得地气上而为云、天气下而为雨，若地气不升，乌能雨乎？故宜亟升地气以慰二农，升肾气以溉三焦，如加味地黄丸、金匮肾气丸，凡内用附、桂，使之蒸动肾水差得。然仍看其脉症施治，如上消则宜《宣明》麦冬饮子，中消则宜人参白虎汤，下消则宜六味地黄丸、金匮肾气丸、《金匮》文蛤散之类，然亦不可拘泥。

岁嘉庆戊午季冬，时有福建漳州平和游画山，因患消渴症见，请余施诊。余见六脉微缓而沉，肺脉尤甚，肝脉差起，小便甚多，肌肉消削，口渴不止，饮一溲二。余谓此脉沉缓而迟，而肺脉尤甚，肝脉略起，在初病见消渴，必是过服石膏、知母、花粉、蒌仁、贝母、犀角苦寒之药，伤其胃肺及肾，以致地气不升，天气不降之谓。依法正宜滋阴补气，使漏卮不至下泄。当用当归一钱、人参一钱、蜜炒

黄芪四钱、升麻三分、玉竹三钱、福圆十个、桑螵蛸一钱、龙骨一钱、菟丝二钱、龟板一钱、木瓜四分、炙草三分，使其二气交合，霖雨四布。嘱其日服一剂，禁服苦茶，则病可以即愈。但余在伊药单内开服人参一钱，看其情意悭啬，不肯竟用，余意终觉心歉。后闻改用洋参替代，服甚有效，渴即见止，想是得芪升提之故，加之内有收肾固涩之药，则气不下泄，而渴自尔其见止云。

见渴治渴，人谁不知？然下无肾气上升，上无肺气下降，津从何来？自当追其病由，寻其根本以为施治则得。若止恣用苦寒，伤其肠胃而为水肿、腹胀、不食之症，则其命立危。【晃雯】

消渴不见脉洪而见脉缓而迟，已是正气不足之候，复任水饮建瓴而下，不为收摄，正是愈消愈渴，愈渴愈消之谓。案中所论治此甚明，不可忽视。【侄绍音】

治新城县太学江纯翁长文郎字晓星水停心下作悸案

今人治病不曰是热，即曰是火，此不独医士类多如此，即在病家妇女大小亦无不交称是热是火，无怪医至于今，则惟高蹈自晦。

岁嘉庆丁巳夏五，有新城县江晓星者，召诊伊脉，伊云心下有似惊悸，想是心神虚损，故有是病。余诊肝脉浮洪滑大，右脉稍逊。余曰："现今饮食何如？"渠曰："饮食亦可。"余曰："食后曾作饱否？"渠曰："略有。"余曰："食后必有嗳见。"渠曰："有嗳。"余看晓老

形体肥厚，内不甚坚，因问："现在所服何药？"渠曰："药亦未服，只有医开十全大补。"余谓："此属补药通剂，而究人病症有何缺陷、有何应补、有何不应补为是。此单休服。此病原是脏阴无火，水停心下作悸。盖心者火也，处于南离，一逢北坎水壅，则火忌水克而悸作焉。"时有问余："坎有二阴，中有一火，与水为伍，而火独不见惧乎？"余谓："一阳二阴同居于北，生时已定，岂此心居上拱，水离其位，凌心而致作悸乎？且不独于心作悸，而更见有坚筑短气，恶水不饮，冒眩之象。"渠曰："亦是。但病属火属热，人所共知，兹独曰水，实所未晓。"余曰："天地不能有阳而无阴，而人身不能有火而无水，水盛则火必衰，火衰则水必盛，一胜一负，理所应有。今人治虚，总曰滋水，治实总曰泻火，一水一火，情何偏好而不得平？独不观书有云，水停于心而见坚筑短气，恶水而不欲饮，甚则悸而眩冒，岂火之谓乎？水在于肺而见口吐涎沫，岂火之谓乎？水在于肝而见胁下支满嚏病，岂火之谓乎？水在于肾，而见腰腹重坠心悸，岂火之谓乎？水在于脾，而见少气身重与肿，岂火之谓乎？推而水溢大肠而见洞泄不休，水闭膀胱而见阴囊及茎皆肿，水聚于腹而见腹胀如鼓，水溢于经而见身肿如泥，水渍于上而见喘汗唾涕备至，水停于膈而见痞满坚筑时闻，又岂火之谓乎？且表寒而见身冷、厥逆、色惨，里寒而见冷咽、肠鸣、呕吐，上寒而见吞酸、嗳腐、胀哕，下寒而见足冷、溏泄、遗尿、阳痿，又岂因火因热而始然乎？但火人望而畏，而水人玩而亵，若果有火

无水，则天所生利水、导水、泻水之药，皆属虚设，而《金匮》载用麻黄、防己、芩、术以治风水，细辛、肉桂、芩、半以治寒水，泽泻、牡蛎、商陆、海藻、葶苈以治热水，术、泽、姜、半以治水饮，白术、茯苓以治水滞，大戟、芫花、甘遂、牵牛、槟榔、木香以治水气，元胡、灵芝、琥珀、桃仁、红花、葶苈、白鱼、乱发以治水血，其方皆属空谈。总不若今时医千手雷同，皆称属火为愈。足下原属火衰水泛之病，何得通用十全大补滋水之药以补？"言讫，余开茯苓三钱、半夏三钱、肉桂一钱、牛膝一钱、车前八分，嘱渠服有十余剂而安，越数日渠报药效。余因执笔书次以为儿辈劝。

今时医士，遇症俱言是火是热，总不知有水症及有治水之方，观此可以自愧。

【男省吾识】

治同县南邑庠邹瑞翁水涌汗出治略

岁嘉庆丁巳仲冬九日，余治县南邑庠邹瑞翁水闭汗出如雨之症，已将治法反复申明。其中忿世嫉俗，不无过多，兹则浑而约之。盖人病见多端，须于众病之中，择其病之最真者以为之本，余皆属标属伪，以免救头救脚之讥。余治瑞翁之病，症见甚多，有痰嗽、有口渴、有舌燥、有恶寒、有发热、有汗出、有便闭、有溺涩、有热退而手心之热不退，其症可谓繁矣，问其脉，多数而不缓。医者进用石膏、知母、黄连、黄芩、天冬、麦冬、贝母等药，似不得谓非是，无奈日服

日剧，而饮食不思，脉见短数，始召余诊。余见脉数而软，一遇水逆上涌，则脉渐洪而健，及至涌极，则竟击指。俄而汗出热退，则脉消索张惶，其消索张惶果属热乎？饮食惟热则消，惟火则思，今既服凉不食，其不食果属热乎？口渴喜热而不喜冷，其不喜冷果属热乎？舌燥时起时止，但实热之燥，其燥无已，今竟燥而复止，止而复燥，其燥果属热乎？嗽有痰出，色黄则热，今嗽痰出不黄，更见雪白，其色白果属热乎？疟则一日一发及间日一发，方为正疟，今倏忽无定，其不定果属热乎？疟则寒热交战，其势甚急，今竟寒不凛凛，热不蒸蒸，其不凛凛蒸蒸果属热乎？汗出透床过席而汗上身则多、下身则少，且于发汗之先，更不见有烦躁，其不见烦躁汗出，果属热乎？余因握定脾有白痰如雪，及饮食不思一节，是为通身病见之本，合之右关，见有小珠溢指，定是脾寒脾湿，水涌为汗似疟无疑，他症只是此症流出。余计是病，余已用药七剂，其七剂在初止用轻平辛温小剂，内有半夏、防风，而病者即以半夏劫阴、防风过表为疑，余曲导之而服无恙。再服而痰嗽略稀。三服而溏粪微下，其手足之热无有。四服大加姜、附而汗少热微。五服进用川椒而寒去，其小便略疏。六服而诸症俱除，寝亦甚安，但舌燥仍在。七服而舌燥觉增，病家不知此病因于寒湿既除，残阳未收，火未归宅，仍在上焦浮游，稍用甘平，舌可即润，胡为求愈心急，以致议论横生？独不思余未治之先，症见甚多，服无不愈，若果属热属火，岂有手心之热可以即除，汗可以即收，渴可即

减，痰可即无，嗽可即稀，并或时寒时热可以即愈乎？乃竟背余进用大苦大寒之味，不惟舌燥仍在，且更使痰复壅，挟气上冲，迫至临危告急，生气既无，火气渐灭，而病反复无定，药亦更变不一。数耶？命耶？抑亦人事尚有未尽耶？吁！误矣！

以十愈八九之病，因一舌燥未除，任听在内有权医士为之颠覆，岂非寿数已定，有难挽回于其中欤！其中是非，玩之自见。【自记】

治房叔祖印七七孙经十八身腹水肿案

身腹水肿，手按不起，腹色不变，其症繁杂不一，而究其端，不外风水、风湿、风痰、风热、风毒与夫水湿、水气、湿热及或寒湿、食积、诸虚夹杂而成。究其经腑与脏，在表则有在于表之上下，及经及肤、骨节之殊，其症俱属风水。在腑则有气不得营而见一身尽肿，寒湿挟饮挟食而见胃气不消，风痰内涌而见中满气壅，湿热郁于膀胱而见小便癃闭、大便俱塞，与夫水热气交闭于腑之异。在脏则有寒气，在表犯肺而见气喘水湿乘虚，犯脾而见肤肿恶血不散，而有肿肝之别，与夫诸脏俱虚则有脾肾虚寒，而见水溢脾肾，阴衰而见水逆脾肾，土衰而见水泛脾湿，火衰而见水渍，气虚而见血化为水之分。水肿见症，大抵如斯，而总不越以水为害。

至其辨症：大约阳脏多热，热则多实，阴脏多寒，寒则多虚；先滞于内而后

及于外者多实，先肿于表而后及于里者多虚，或外虽肿而内不肿者多虚；小便红赤、大便闭结者多实，小便清利，而大便稀溏者多虚；脉滑而不软者多实，脉浮而微细者多虚；形色红黄，声音如常者多实，形色憔悴，声音短促者多虚；少壮气道壅滞者多实，中衰劳倦气怯者多虚。

其治法：大约因风，则宜桂枝、防风、秦艽、羌活、柴胡、蝉蜕、全蝎、荆芥之类；因水，则宜茯苓、泽泻、车前、猪苓、赤苓、木通、瞿麦、萹蓄、滑石、栀仁、灯草、赤小豆、椒目、葶苈、续随子、大戟、芫花、商陆、干笋、甘遂之类；因湿，则宜苍术、防风；因寒，则宜附子、麻黄、川椒、生姜；因热，则宜芒硝、黄连、黄柏；因血，则宜三棱、红花、苏木、血竭、阿魏、肉桂、灵脂、元胡、川芎、牛膝、香附；因食，则宜砂仁、神曲；因寒因痰，则宜半夏、生姜；因气，则宜广皮、木香、乌药、紫苏、川朴、茴香、桑白皮、杏仁；肿在于皮，则宜地骨、茯苓、大腹、生姜、桑白、五加等皮；肿属于虚，则宜白术、地黄、怀山、枣皮、黄芪、硫黄、附子、肉桂、肉豆蔻、人参[①]、甘草，但此肿而不胀，则肿在水而气不坚，凡一切枳、槟、枳壳、丁香、白蔻、故纸、沉香，下气迅利之药，切勿轻投，犹之鼓胀在气，则一切升提呆补之药，亦勿轻用宜记。

岁乙卯春，余族印七七祖之孙，因患水肿之症，召余往诊。余见六脉浮濡满

指，而右寸尤甚，按其肿处浮而不起，知其水溢于肺。索其前单以示，皆是破血破气之药，宜其药不克应。余以连翘、栀子、茯苓、泽泻、牛膝、滑石、葶苈、木通、防风、苍术轻平等药，服之而肿即消。于此见其用药宜慎，不可见肿即疑是气，而用大苦大下之药，以致真气愈消，而不可以药救也。

鼓胀忌用升补，水肿忌用苦降，此实理应尔尔，但或病有变迁，治有逆施，则自有症有脉可察，切勿轻手妄用。【自记】

治余县仙四都大禾坵表弟张宗伯黄疸案

疸病，书载有阴有阳，则症与脉自有阴阳之分，而脏亦有阴阳之殊。所以书载疸阳其脏亦阳，其黄明润，其形坚强，其气雄壮，其症烦躁，身热口渴，多食善饥，小水热痛，或大便秘结，脉洪滑有力，此是阳疸；又载疸阴其脏亦阴，其黄暗晦，其色憔悴，其气短小，其声低微，其性畏明喜暗，或怔忡眩晕，畏寒少食，四肢无力，大便下泄，小水如膏，是为阴疸，与病阳疸之症大相径庭。但此人所易辨，惟有阴阳错杂，寒热互见，虚实混淆，症实难明。谓之是阳，而阳有阴杂，或其胃气不壮，正气不振；谓之是阴，而阴有阳见，或是五心发热，二便俱涩。温补恐其热助，苦寒恐其寒胜。非不辨其邪正，审其脉息，分其轻重，别其先后，使药归于至平，何以克效？

岁乾隆乙亥，余因张宗伯病疸求治。余谓："治疸之法，举世通用茵陈、栀子、

---

① 人参："人参"二字后原衍"黄芪"，据文义删。

大黄、苍术、炒柏、连翘、泽泻、枳壳以治阳，茵陈、苍术、桂枝、附子、干姜、川朴、半夏以治阴。然治阴治阳，其药甚多，斯不逐一分辨，则尤有碍。

如邪初在表，不论是阴是阳，症见恶寒、头痛、发热，即当急为表散切不可早用凉药内陷，如桂枝、麻黄、升麻、干葛、柴胡、羌活、独活、防风、荆芥、薄荷、川芎、桔梗、香薷在人选用；有湿则宜泽泻、茵陈、栀子、苍术、茯苓、木通、车前、滑石、赤小豆以为开导；有热则宜大黄、黄柏、连翘、黄芩、黄连、硝石、石膏、知母、苦参、常山、桃仁、菊花、灯草以为清解；有寒则宜附子、生姜、川椒、巴霜、吴茱萸、白蔻、砂仁、使君子以为湿燥；有痰则宜南星、半夏、天麻、矾石、广皮以为开豁；有气则宜枳壳、枳实、川朴、槟榔、青皮、杏仁以为苦降；其有坚积在肝，而见黄肿，则宜青矾烧变为皂而治痰湿血块；至于坚积在脾，则用锅煤以磨，并用针砂醋煅化为黄衣，以下而消其肿；酒积挟热内触而见黄肿，宜用瓜蒂一味以吐；气血俱虚而见脉沉，则宜当归、白术、人参、黄芪、炙草、猪膏、乱发、鳖甲、白芍、苦酒以为温补，尤宜相其病症以施；若是女疸而见额黑，则宜硝石、矾石、大麦粥汁和水以服；瘀结疸燥，则用猪膏、乱发；女痨湿热内乘，则用东垣肾疸，药皆升发利湿，如升麻、防风、羌活、独活、柴胡，皆用其根。如是融会贯通始得。

今兄形瘦神枯，饮食不进，似非甚实，而六脉惟肝与脾弦涩，则又似有久湿久积固结于脾于肝，但不先扶其胃，则诸

药不行。当用茯苓、砂仁、广皮、半夏以温其胃，胃胜则谷食日进。随用丹溪小温中丸，取其内有针砂及加锅煤以除脾积。并用蓬头祖师伐木丸，取其内有皂矾伐木以除肝积，则其疸始化。若徒执其阴阳二疸而不分其先后急缓，反加磨积之药，必致流连不解。"

阴疸阳疸，迥然各别，即阴阳错杂疸，是亦所易辨。惟有女疸额黑、瘀结疸燥，暨房痨肾疸，并湿热坚积肝脾之当留心细察。【男省吾识】

经治同乡疫病盛断案

疫病最易传染，余素不理，但值亲族邀诊，明知情有难却，不得不顺其意以为之投，况有疫属不知，因其召诊情切，又乌能却其情而不诊哉？

岁乾隆乙巳春，余族疫病盛行，每至病所，问其病之父兄，病起何时。渠曰病起未久。问其病之苦欲，病者懵不能对，并看病之两目或黄或赤。问其病者有无作痛，或曰在头在胁。伸其两手以诊，但见热如火灼。诊其两寸与尺，又见或无或有，出没不定。问其病之左右，有无作寒。或曰初起凛凛，以后但热无寒。唤其伸舌以看，但见彼病未久，舌有粉溃，若病已久，舌即见有黄黑之苔。且问病者左右，病人夜有谵语否。渠曰自病起以迄于今语多不伦。余见病情病脉，是属疫传，历历不爽。余不明言是疫，惟嘱善为调停，多为问卜，仍看其疫在表在里，拟开一单以为疏导，而三阳发表之药，总不妄进。时有相知问余："尔何知

病属疫，而以疫断？"余谓："疫病在昔吴又可已言，疫病之症与伤寒之症大不相同。伤寒初发则有恶风、恶寒、头痛、身痛等症，及其发热而仍恶寒不解；此则初觉凛凛，以后但热而不恶寒。伤寒投剂，一汗即解；此则发散，虽汗不解。伤寒不能染人，此则能以染人。伤寒之邪，自毫毛而入；此则自口鼻而入。伤寒感而即病；此则感而后发。伤寒汗解在前；此则汗解在后。伤寒可使立汗；此则俟其自溃，而有自汗、盗汗、战汗之症。伤寒不能发斑；此则能以发斑。伤寒感邪在经，以经传经；此则感邪在内，邪溢于经，经不自传。伤寒感发甚暴；此则或多传滞，或渐加重，或至五六日忽然加重。伤寒初起，以表发为先；此则初起，以疏利为急。其所同者，皆能传于胃腑，而用承气导邪而出。伤寒自外传内；此则邪透膜原，根深蒂固，发则与营卫交并，交并则营卫受伤，而邪始能以出，而病可愈，所以一发不用别剂，而用达原饮之由来也。但止只是治疫表盛之邪。若痞满腹闷，则当用瓜蒂散以吐。小便不利，则当用茵陈汤以解。便秘舌苔由白而黄，由黄而黑，鼻如煤炭，则当用承气以下。大渴不止，则当用仲景白虎汤以播，气虚略加人参以助。仍看表多于里，则当用达原饮治表为急。里多于表，则当用承气通里为先。总不可用伤寒正治之法以行。

此时行疫病治法，不过如斯，至有一室共染，合境共酿，而至尸虫出户，委巷投崖，此是天地之大疫。喻嘉言论之甚明，谓初见此而有恶寒发热头痛，宜用败毒散；燥热无汗，宜用通解散；头痛如破，宜用十神汤；若兼瘴疠，脚膝疼软，宜用独活散。此是治表之法。若一病便见壮热无寒、多汗神昏、呕恶痞满等症，则又当从凉膈、双解、三黄石膏、黄连解毒等汤，两解表里之法选用；如见头面肿甚，喘燥舌干，憎寒壮热，多汗气蒸，此是湿热伤头，病名大头瘟，宜用普济消毒饮，不治即死，其肿仍宜分其部位以推，如在前额属阳明则加石膏，内实加大黄，发于耳边左右额角属少阳加柴胡，便实亦加大黄，发于头脑项下并耳后赤肿属太阳，则又当用荆防败毒散加芩连，或用砭针以刺；又喉失音、颈大腹胀，此是湿热伤于头颈，病名捻头瘟，当用荆防败毒散，及加金汁一杯尤妙。又胸高胁起，呕血如汁，此是湿热伤于中焦，病名瓜瓤瘟，宜用生犀饮煎服，虚加盐水炒人参，便结加大黄，口渴加栝楼根，表热去苍术与[1]黄土加桂枝、川连，便脓血去苍术倍黄土加黄柏，便滑以人中黄代金汁。又遍身见有紫块，忽然发出霉疮，此热毒伤于血肤，病名杨梅瘟，宜用清热解毒汤送下人中黄丸，并刺块出血，以消其毒，气虚则用四君子送，血虚则用四物汤送，痰盛则用二陈汤送，热盛则用童便送。又遍身发块如瘤，流走不定，朝发夕死，此是热毒伤于血肤，病名疙瘩瘟，宜用三棱针刺入委中三分出血，及服人中黄散。又肠鸣干呕，水泄不通，此是湿热注于上下，病名绞肠瘟，宜服双解散探吐。又便清泄白，足肿难移，此是

---

[1] 与：原作"之"，据文义改。

湿热伤于下部，病名软脚瘟，宜用苍术白虎汤。凡此七症，大约伤气则见头项肿痛，伤血则见肢体疙瘩，伤胃则见呕汁如血，伤肠则见水泄不通，及至入脏则懵不知人，不待药救则毙此宜深知，免其招谤。总宜以症为凭，无尽以脉为诊耳。但察疫病便结，毋拘粪硬不硬，此属湿热，便多见泻。更有外冷如冰，口气微冷，似属阴寒，若不察其小便赤涩，但据外症投剂，未有不误。且疫壮热，不时作汗，此时邪踞膜原，有汗热不得解，必俟伏邪已溃，表气行内，精气达表，表里相通，振振大汗，邪方外出，此名战汗，其汗通身如雨，勿作脱看，并有几回战汗方愈，不可不知。但余止据书呈，故病亦从书断，未敢妄置一喙于其中也。深于医者知之。"

疫病本有时行、大疫两种，但时行毒浅可治，而大疫毒气更深，则难治耳。若至病所辨其是否病疫，大约不越案内所载，可即查之自明。【门人张廷献】

疫病本与伤寒之症不同，故用药亦与所治伤寒之药大异，但达原一饮，止治疫初邪盛于表，若至内气既盛，则或胸满胃燥，溺涩便闭，其治不尽在于达原，而又在于或上、或中、或下，即见热成之处以为分消。若使大疫，则或伤气、伤血、伤胃、伤肠、伤脏，亦不越乎清热解毒之意以行其中，仍看气虚、血虚以为兼理。若使症见汗出，气弱无力，此是内邪已溃，得汗则解，切勿认作虚看，脉见或有或无，亦是疫邪内闭，切勿谓脉虚弱，而用温热以投。此理吾兄论之甚明，可即按其所见以为施治。【晁雯】

治族侄东川长文郎字文玙疫病案

疫病由于毒气传染，入于口鼻，留于膜原，一染而即发热不断，舌则见有黑白黄苔，既不可用三阳升提之药以助热，又不可用滋阴归、地之药以滞邪，惟看毒气浅深，酌其疏利、攻逐轻重以为调治。

岁乾隆戊申，余族瘟疫盛行，东川文郎，先于旧腊传染。余见胸腹胀满，有热无寒，大便不解，头痛耳聋，已知是疫。其病有一，岳父与余商用六味地黄及加天冬、麦冬，余亟止之。既而用之不效，且见复传，始悔于药不符，仍札委余调理。余因渠家信任，情实难辞，勉强支应，但不先期言其病之去路，必致信而复止。余用黄芩、知母、槟榔、川朴、枳实、大黄，嘱其多服则解，解则身必战汗外出而退。逾时药停大便复闭，闭则复潮，潮则又服此药，或一剂以至数剂，大便复解，解则汗出潮退，转辗便仍作秘，而潮复作，治仍不离原药，但后之潮，较前之潮稍轻，仍应再用前药而愈。无奈委之至再，始虽见从，至久急欲见愈，必致中而复疑。适有亲房一医从中惑乱："乌有久病之症，可用如许下药之多？再下必致见毙？于此急用参救，尚可挽回。"渠家半信半疑。余嘱切勿用参，奈医贴近病处，余实莫咀。果尔用参气粗，仍信余用下药而愈。

疫病之邪，何以虑其久下则虚，坚必进用人参。此是妄为想象，妄为猜估，并非从病根蒂追求。【男省吾识】

卷三上

治族字廷彦之子字逊玉
气喘身热案

枳壳、桔梗、杏仁止治风寒伤肺及或外邪内结于胸，症见咳喘而设，若使喘由内虚，其气自脐而奔，不由胸发，则治当自内平，不可外解。

余于乾隆乙未孟春，治余族侄字逊玉气喘一症。初邀余治，审其气急，确不由胸而发，自昼至夜，睡皆用被衬背，靠被而坐，而不可以平仰。气则自脐下奔，身则壮热不退，胸则随气上筑，声如拽锯，脉则洪大而滑，两寸与关尤胜。索其所服之药，皆是枳壳、羌、防及杏仁破气之品，则药与病左而症滋甚。且细审其饮食，则半粒不入，口则喜饮热汤而冷不喜，舌则苔白而滑。知其虚重在火而次在水，况肾化源亦亏，肺则燥裂不润。因用自制六大暖胃饮，内除半夏加白芍、牛膝、车前、补骨脂、五味、麦冬煎服，服之，病随药减，而睡自可平，仰无事矣。

愈后渠问："此气自何而生？"余曰："天地止此一气以为磅礴，人身止此一气以为运用。若天地无气，则三光不明，五岳失坠。人身无气，则形气寂灭，有死而

已。昔轩岐谓人诸病皆因于气，又曰百病皆生于气，遂有九气之名。如有所怒致气逆而不下，其症必见呕血、飧泄、煎厥、薄厥、阳厥、胸满胁痛、喘喝、心烦、消瘅、肥气、目暴盲、耳暴闭、其筋缓，发于外为痈疽<small>怒伤肝</small>。喜则气和志达而营卫通，其症必见为笑不休、其毛革焦，为内气、为阳气不收，甚则为狂<small>喜伤心</small>。悲则心系急，肺布叶举而上焦不通、营卫不散，其症必见阴缩，气并于肺而肝木受邪，金太过则肺亦自病，热气在中而气消<small>悲伤心肺</small>。恐则精神却，却则上焦闭，闭则气还而下焦胀，其症必见伤肾，肾属水，恐则气并于肾而心火受邪，水太过而肾亦自病<small>恐伤肾</small>。寒则腠理闭而气不行而气收，其症必见伤形，形属阴，寒胜热则阳受病，寒太过而阴亦自病<small>寒伤形</small>。热则腠理开，营卫通，汗大泄而气泄，其症必见伤气，气属阳，热胜寒则阴自病，热太过则阳亦自病<small>热伤气</small>。惊则心无所依、神无所归、虑无所定而气乱，其症必见伤胆，胆怯则内有怵惕，如人将捕、眼慌不能以振、手握神昏、气不克呼、声不克作<small>惊伤胆</small>。思则心有所存，神有所归，气留不行而结，其症必见伤脾，脾属土，思则气并于脾而肾水受邪，土太过则脾亦自病

思伤脾。劳则喘息汗出而外皆越而气耗，其症必见喘渴自汗、身热心烦、头痛恶寒恶食、脉大而虚劳伤气。凡此九气，所见不同，而究气之源发于肾，出于肺，统于脾，护于表，行于里。又曰人身有宗气、营气、卫气、中气、元气、胃气、冲和之气、上升之气，而宗气尤为之主。其曰宗气、元气即气之发于肾也；曰中气、胃气、冲和之气，即气之统于脾也；曰上升之气即气之出于肺也归结仍是肺脾肾；曰卫气即气之护于表也；曰营气即气之行于里也。

盖气周流一身，出入升降，昼夜有常，曷尝有病？是以圣人啬气，持为至宝。庸人役物，反伤太和，加以六淫外感，气失其常，而病斯作。是以景岳立论以治七情之法，则以悲哀苦楚之言以治怒，欢喜谑浪之言以治悲，死亡恐怖之言以治喜，污① 辱欺诳之言以治思，更相互制。其治六淫，则以苦寒以治风、火、暑、燥，辛热以治寒、湿。其辨七情六淫虚实，则统于形强气壮、胸高气喘、痞满壅热、口燥舌干、声喑剧痛不休、痛不走移拒按、两胁胀满、面色青黄、暴怒气厥、不省人事、脉见实数滑大、气逆汗闭不出、闭结发渴喜冷、胀而能食、气兼头痛发热、恶寒身热，皆作实看；如其形痿气怯、心下悬空、神气解散、畏寒口冷、舌润声低、痛无定处喜按、久病懒语、神昏不敛、脉来虚迟涩小、气短汗出不止、泄泻燥渴喜温、胀而不食、腹痛自利、无热无寒、手足厥逆，皆作虚看归结

---

① 污：疑为"侮"之误。

仍是"虚实"二字贯串。兹贤侄病见之气，即是肾气上奔之气也。今定是单无错！越日告病服药有应，因述气病之论以晓同气。

疏出正气、病气根源，犹在临证之时，将此"虚实"二字逐一分剖，方无错误。至于逊玉所沾是病，原是肾气上奔，并非风寒外感，吾父临证即知，故尔治之即效。【男省吾识】

拟上欧阳枭宪气脱胸腹似实案
乾隆甲午腊月初一申

按《经》言气分三焦，上焦如雾，中焦如沤，下焦如渎。盖缘肾为气之根，肺为气之盖，脾为气之统。故气自肾上升于肺，肺则随呼随吸，而气不令其上脱；自肺而归于肾，则肾随收而随升，而气不令其下夺；脾则居中坐镇，随其上升下降接引，故能迭运无穷，周流无息，布于中外，运于一身，而变化云为，无不泰然自得。一有伤损，则气上升不收，下降不返，有呼无吸，或二便自遗，脱肛不缩，或气如雾出，汗如雨下。

宪台政司风宪刑名总会，清心寡欲，遇事劳苦，不假他手，自昼至夜，日昃不遑，以致神昏气耗。于是气从上升而如雾而肺不盖，故见呼多吸少；气从下行而不缩而肾失守，故见下夺而肛脱；中则失升降不统，而症于是而备见焉。并诊其脉洪大异常、重按无力，有似真脏脉见。斯时病已告急，补之不暇，收之宜亟，凡一切耗气散气之药概不敢用。且今胸腹气胀，皆是虚气冲突，勿作实看。余本山僻，自

揣学浅，闻见有限，既承下顾，自当实告：若不急用附子、肉桂、地黄不能以顾下焦之肾而收肛脱，不用人参、五味不能以收上焦气散如雾，不用白术、甘草不能以固中焦之脾而使上下接引。此方增一不能，缺一不得，宜亟用之，稍迟则脱。生见如斯，未知当否，合共商之。

症见上下交脱，而犹转辗迟回，思作实治，不无有误。【晁雯】

治临川县西姓王字朝栋气胀不消案

气胀认属气虚，治法迥殊。盖气虚脉多沉细，气胀脉多洪大。气虚气短，得食则安，气胀气短，得食则剧。气虚食后则快，气胀食后则饱。气虚二便通活，气胀二便多闭。气虚得补则精神倍添，气胀得补则精神昏倦。气虚身体日见消瘦，气胀身体日见浮大。气虚人虽消瘦，不见黄肿，气胀人身肥壮，益见浮胖。气虚痰少，气胀痰壅。此气虚气胀症有不同者如此。医者不细读书，或得俗医口授，或仅涉猎剿袭，妄以气实作虚、气虚作实，欺骗乡愚，以应枵腹，可恨殊甚！

岁嘉庆丁巳季夏，临川县西有一姓王，字朝栋，秉体素阴，食多胀满，语言不接。医者进用参、芪，其胀益甚，以致眼目昏花，脚软无力，精神不振，大便硬结，寒热交作，水停心悸，炎炎作震，犹似胆怯之状，一身上下手足诸症悉备。召余往诊。余曰："近日是何医治？是何药品？"渠对："已有单在。"余见单开眼目昏花竟用白菊、蔓荆，精神不振竟用黄芪、茯神，脚软无力竟用杜仲、续断，寒热往来竟用柴胡、黄芩，二便不解竟用大黄、川朴，小便不通竟用茯苓、泽泻，头苦作痛竟用羌活、防风，手足麻痹竟用当归、川芎。凡其头尾上下、手足里外所见，无不冗统杂投，设有千百症见，即用千百之药。余曰："此庸医也。盖人一身上下周围症起，而其病根自有其一。书言，治其一则百病消，治其余，愈增别病。此非失一治百之谓乎？无怪病缠至今而不愈。自余论之，病止在于中州胃寒，命门火衰，食不消运之故。盖中州强，则痰不上壅而目清，凡白菊、蒙花，可不必用；中州强，则谷食下行，气不上升而头不痛，凡川芎、白芷、羌活可不必用；中州强，则谷食上输于肺，而气自生、血自活，凡川芎、芪、术之药可不必用；中州运，则谷食下荫而两脚有力，凡杜仲、续断可不必用；中州运则气血营运而寒热不作，凡柴胡、黄芩可不必用；中州强，则上下气运而二便即通，凡庄黄、川朴、茯苓、泽泻可不必用；中州强，则水道行，而水自不上逆而过颡，凡收涩固汗之药可不必用。今医所用之药俱是攻围广设以求一遇，岂真寻源救本之治哉？"余用附子、半夏、仙茅、胡巴、丁香、白蔻、沉香、故纸、木香、砂仁、姜汁、茯苓，嘱其日服一剂，久如中焦爽、饮食消、精神治而诸症自尔渐除矣。目今服已多剂，饮食渐加，身竟轻快，非是中州以温为补之谓乎？笔记于此，以为诸医以作为虚戒。

病症纷杂，不能一索贯通，自难下手，此案病源总是中有寒湿阻其中道，故而上下手足头尾，无不皆有病见。若止治上之头，而下之尾又失，治下之尾，而上之头又失。自应寻其病之结穴实在于中之，当从中以治。但今头痛治头，脚痛治脚，比比皆是，谁知治有如此贯之之悉归于一者乎？玩此可以触类反三。【晃雯】

治族叔祖字君胜第二文郎号允才气喘身热案

余于乾隆壬辰之秋，值族叔祖君胜第二文郎号允才身患喘热之症。允才年止十三，其热久伏未出，因新有感触，其伏邪从内而发。始则头痛如破，有热无寒，继则气喘神昏，脉滑而大，苔黄，自利。盖此虽新有感，在初止宜进用葱白、香豉，俾表即从葱散，随即应用石膏、知母、黄芩，不致其热滋甚。乃有一医与渠至亲，谓渠热久不退，恐有肌邪未解，遂用大剂升麻、柴胡、葛根以投。服之气益见粗，热益见甚。时余在旁细审，知其热从胸结。诊脉轻取浮而且滑，重按则涩而实，知其大便已闭，遂用大剂芩、连、石膏、知母、瓜蒌、大黄、枳实等药连进数剂，凡一切表药俱除。越一日喘止热退，然后进用滋阴之药，以救已竭之阴，俾火得随阴附，营气通达而外邪亦不敢复扰故道矣。惟是辨症不真，则用药不果。倘以内症作外，及或知症属内而犹兼用外药，混杂以治，以致药不克专，未有不失。

热气上冲，不用大苦大寒下降，无以救其焦燥之势，此惟见症明确，故能效立见臻。【晃雯】

治新城县州同姓杨号权也肾气上奔将脱危案

病有由于上起而症反见于下者，最不可用治下之药以降；治有由于下起而症反见于上者，又不可用治上之药以提。此理甚明，人何不晓？

岁嘉庆丙辰冬腊，余在府城所治中外之病，人所共知。时有权翁因食烧酒过度，痰气上逆，昏迷不省。复有城中医士心粗气浮，见其气奔痰涌，两肩高耸便是肾气上奔，进用附、桂、姜、半，未常不是。独惜参用桔梗、白附、天麻、僵蚕、贝母等药混同妄进，而桔梗用至一钱五分之多，吾不知其意义奚似。其颠倒错乱，殆有若是之甚者耳！以致气喘大汗，胸膈痰响如雷，人事不知，手则寻摸不定，脉则细如丝发。余谓技艺不精，何苦如斯？独不观《经》有云：诸上者不宜再上，再上则飞越矣；诸下者不宜再下，再下则寂灭矣。今气既见上奔，复以桔梗升提之药再进，其不飞越而死者鲜矣。余见是症是脉，危迫之极，姑用姜、附、苓、半之药以投，外加沉、故、五味使引痰气归肾，以救桔梗上升之失。渠家问余："此病尚可治否？"余曰："此病已剧，急治或可以愈。"诸各亲友见余言词甚危，强留余饭未允，病家亦见病急，一面着人出于城东，商议信通于家，一面着人急于药铺买药。幸药一服而病减，再服三剂而胸痰不响，心亦渐明，脉亦渐平，而气得其所归而不复起矣。次日请余复诊。渠见余用一指独施，渠谓："诊脉原是三部，应用三指并诊，如何专用一指？"余曰："余用一指，今已有书，非敢妄用。独惜今人闻见有封，而不晓耳。"渠曰："昨病昏迷，不知先生曾为余诊。兹幸先生施治心明而始知焉。"余见六脉已如平人。但渠坐之既久，语话尚有未甚清晰之处。复于原单重加附、半以投。越一日渠因女归期迫思归，复召余商在途所服之药。余问："归途尚需几日可以赴家？"渠曰："不过三日即至。"余恐在途或有冒感而症复发，遂于原单酌加姜、葱，每日进服一剂。奈有先治之医，犹望是病不愈，或得前愆自盖，讵知病已在途，逐日渐减，以致是非益明，而有万莫辨者矣。

肾气上奔，妄用桔梗升提奔越，不惟病症不明，亦且药性不晓，吾父换用沉、故、五味下降，效立见奏，始知伊被先医之误。【男省吾识】

药不用枳壳，单用桔梗，务必认症与脉明确，方不偾事。不信但看吾师之治伊之元孙大小便闭，而用一分桔梗，其效若是之捷，真有不可思议者矣。【门人张廷献】

乾隆壬辰夏，余因有事往外，贱内痛仍如旧，当捡旧服茯苓、半夏、香、砂、姜、附等药以投，不应。余归，知其病痛不除，遂问："心口左右是否有胀？"答曰："胀甚，欲手重击。"又问："胸膈上下是否见有嗳气？"答曰："无有。"并云："他日服过原单则病渐除，此则服仍如故，亦不滋甚。"更见其脉寸关浮急，余因有悟，乃用广皮、青皮、艾叶、大腹皮、良姜、薄荷、苏叶、厚朴一派轻疏小剂之药以进。是日服止一剂而痛即减，再服一剂而胀亦除。次男会图母侧奉事，见服是药即愈，遂进余处细问。余曰："此胀在于皮肤间也，故见皮肤欲用手锤，而无肠胃嗳气之症。若胀在于肠胃，则症必兼嗳气，而身欲手锤之症自少。香、砂、吴茱萸之药止可以行肠胃之气，于与治此病何涉？故治自不克应。今用广皮、青皮、厚朴、大腹皮之药。借其草木之皮，以达病间皮里之病耳。宜其药与病应而效见矣。"言讫，余男会图遂以笔记余言。

病有经腑之分，故药亦有经腑之别。若止见病猜估，大谬。【晁雯】

治余贱内罗氏心腹胀痛案

治胀须明经腑中外，不可冗统混理。如余贱内，素禀火衰，兼因胎产，气血有损，经腑中外皆属阴气内凝，每服附子补火，姜、半、香、砂、吴萸温中理痰除湿，黄芪补气等药，等若食饭，晨夕必需，病已顽矣。间或停药，遇有食滞，心必痛甚，必照原单日服数剂而减，可谓病与药应。

治崇仁县三十三都曾进义之子热气腹胀案

满者，满而不空之谓；胀者，胀悬出之形。盖言满即是胀之渐，言胀即是满之成也。但满与胀，多在胸膈胁腹，随其邪气深浅而亦不定。盖胸属肺属心，其位至高；膈与胁属肝，其位在于胸下；腹则是脾所主，又较胸膈而更下；至于少腹又是厥阴肝主，故其位又最下矣。是以位有上下，症有表里。如症在于躯壳之胸者，是为表中之表；在于躯壳膈胁者，是为表中之中；在于躯壳大腹者，是为表中之里；在于躯壳少腹者，则为表中之至阴。若胀满更连心腹脾胃，则合表里上下脏腑具备。

凡病而言在表，多属风寒暑湿燥火六气所侵，其满其胀只宜升散，不宜清润，在中只宜温和，不宜苦降。斯得治满治胀之旨。若一见其胀满即用苦寒，未有不引邪入至阴而为无穷之害 要着。惟于邪初在胸，或见有热则当察其兼症，审其是风是寒，早用麻、桂、升、葛分其部位以为开发 最要，则胸之胀满自不至蹂于膈于胁。继而入于膈胁，其满其胀必见有热，犹可进用辛苦而令表里俱解。惟有邪已入腹，而见由满而胀，由胀而鼓，外邪既已内陷，内之痰食水血与气，又乘邪气胜负而交凑之 势所所致，则满者愈满，胀者益胀，于是正气已阻，谷食不进，生气益削 分明。所谓病至腹胀莫治。盖此内外邪踞，将何所施？

历观书载治方，有用麻、桂、柴、葛、苏、荷、防风、苍术，非是以散在表之邪乎？有用苓、桂、姜、半，非是以消胸膈及肠湿乎？有用桔、壳、沉、吴萸、川朴、青、陈，非是以疏胸膈及肠上下之气乎？有用香、砂、楂、曲，非是以开胸膈谷食不消之滞乎？有用归尾、蒲黄、元胡、乳、没、香附、桂心、川芎，非是以导胸膈血分之郁乎？有用苓、连杂于姜、半同投，非是以泄胸膈之热乎？有用甘、术加于苓、桂之中，非是以壮胸膈气短不接之胀乎？有用大黄、巴霜、朴硝、桃仁、䗪虫，非是以除大腹硬满之结乎？有用栀子、胆草、泽泻、木通，非是以泻肝气之结乎？有用使君、南星、槟榔，非是以杀虫结之胀乎？有用加味肾气、黑锡丹，非是以补肾气不足之意乎？有用严氏实脾及补中益气，非是以补脾肺不足之意乎？但其升散、消补、攻下皆有兼症兼脉可考 于此最要，及相邪气深浅部位以求 此尤要，总不宜见胀满即用苦寒。

岁嘉庆孟秋，余治崇仁曾进义子腹大如箕，年甫四岁，六脉弦数，肝脉尤甚，腹烧异常，大便久秘，按如铁石。先医用丸益甚。其父止此一子，哭救。幸腹有热，生气尚存。姑以槟榔、枳壳、川朴、元胡、大黄重进。是夜连服二剂而解。次早胀减，遂以轻松平药以施，而症与脉俱平，设使久病久胀，脉微身厥，则又在人随症随脉活泼，而非一语可尽。如此。

举出诸般胀满，能使病无遁情，惟曾进义之子鼓胀，正是热聚于腹，故一开导即愈。【晃雯】

治同县仙五都小河祝连章长子某气喘咳嗽案

气喘咳嗽，非尽外感可用枳、桔、二陈开提肺气以除寒结，亦有由于肾气虚损，气不归肾，以致逆而上升喘咳不宁。但人止知肾有其一，谓肾即指肾水，而不知肾有火。盖肾水衰而不归位，则水浮泛于上而寒作；火衰而不归位，则火浮泛于上而热生。水火既浮，则气自不下归，并挟脾胃湿饮而致喘嗽无已，寒热靡定。此证本非由于外感，而实等于外感无益。医将何以辨其是真是伪而竟敢用引气归肾之味乎？设因外感误服，必致引邪入肾，而病竟无愈期。

岁乾隆辛未，余因家务孔迫，医久思废，适值同乡仙五都小河祝连翁家长男某病喘咳，日夜不宁，寒热交作，两边头痛，二便不通，绝似外感。渠属村居，医药不便，偶逢余自连翁之兄君翁家来，招余就诊。余见其气奔迫，两肩抬耸，已知非属外感之象矣。又察其脉，两尺甚弱而寸甚洪，又知气是上升而不下降之候。并察饮食无恙，寒热随气盛衰无定，而二便不通，两边头痛，委是气升不降之谓。若以开提肺气施治而用枳、桔，则惟有损无益，而气奔迫不宁。若以寒热交作、两边头痛施治，而用柴胡、川芎，则左阴被升，而气益促。若以二便不通，而用苦寒下降施治，则二便有若铁石而水泄不通。惟据现见之脉，以合现见之症，则病上实下虚，洵属无疑。书曰：不治其虚，安问其余。但脉尺弱寸盛在右，症独见热，则恐劫其元阳，引其右气下降；尺弱寸盛在左，症独见寒，则恐伤其元阴，引其左气下行。今据左右皆见，寒热并有而无一定，岂非肾水肾火俱虚，而为上盛喘嗽之症乎？

余用五味子三十粒、故纸六分、沉香三分、志肉五分以安右部之肾，龙骨一钱、川膝一钱、车前四分、龟板一钱以安左部之肾。使其左右二肾之气，皆归原宅而不上奔。故服一剂而喘咳俱除，头痛寒热俱去，一夜安静而卧，次早服一剂而二便俱通。此气上下升降，一有偏倚胜负，则病立见；一有安靖抚缓，上下克协，则治无不安详而顺矣。此惟大家医士始知，近世涉猎糊口，其曷知焉？

一水一火，二气自下上奔，症见寒热俱有，稍不通晓病机，混作外感症，见寒热开提，其错实甚。【男省吾识】

气要二气协和，又要上下均匀，一有偏胜，则病立见。此案肾之阴阳俱亏，不能收摄归位，故而两肩抬耸，又诊见两尺微弱、两寸洪极，自当引其下行为正方是。【血侄绍音】

治浮梁县州同石蕙文先生内室某氏气逆案

凡病半阴半阳，最费司命之神，治当细为审视，不可一毫稍忽。即以浮梁县姓石号蕙文先生内室一症论之。

蕙翁内室素禀水衰，亦兼火微 提出病源，斟酌不苟，故血本不甚旺，而气亦不甚强，且水衰则火时游于上而见咽时作痛、气时作逆。火衰，则食亦不甚化而滞，常与虚火内结。稍用地黄以滋，则食益见壅滞；稍用当归补血，则火随归辛性上窜而热以起；稍用沙参、元参清咽，则气自觉顿下，而眼常昏不见；稍用人参、白术以补，则眼虽觉光明，而气又觉急迫胸满而痛；稍用疏气抑肝之品，则腰更见重坠，而腹又觉欲痛而解；至于或遇外感，稍用表药以进，则热蒸蒸内起，而气随火而逆。蕙翁因此病症备极小心，兼挟有孕，晨夕惊惶。闻余在地治病，功效颇见，特邀余诊。

余见六脉俱弦而兼微数，两关犹觉高突，胸满、气喘、喉痛、脚肿、眼昏俱备，得食满犹觉甚，其孕九月将足。余思药稍偏投，其害随见，乃用自制和气安胎饮，内用茯苓、广皮、炒芍、丹皮、伏毛、炒麦冬、人参、木香、苏叶浓煎温服，余则随症加减，症亦随药渐愈。蕙翁深服余治，并嘱余立产后治方，始悔从前用药，总因偏误，以致以药治药而不已也。

偏药最忌有心故偏，要看脉症应偏则偏；平药亦忌有心故平，要看脉症应平则平。此症固不敢偏，而平何等顾盼，洵属非凡。【张廷献】

治族弟生员字舜亭令嫒龙珠姑咳血案

岁乾隆丙申，余治舜亭令嫒某姑，因患疟疾，医用常山堵截未愈，以致病转咳血。余细审其血出红而不暗是新病，且自病疟而来，现在疟尚未愈，间日疟仍一发，但不甚显，只是微寒微热而已。不细从症及脉审究，则其惑滋甚，当用柴胡、茯苓、半夏、桂枝、芍药、草果、川椒、乌梅，外加姜、枣同煎。每于疟未发时服一大剂而疟即减，血亦稍止。舜老见其病减，置药不服，及其病发，只于原单再服数剂，诸症渐觉稍平，但血尚未尽净，今更从脉与症细审，知非大用附、桂不能以疗，因用茯苓二钱、半夏一钱、附子二钱、肉桂一钱、芍药一钱，每日煎服一剂，及至服过数剂，而血始除。舜老因此病愈，又欲究其血之始末。余不禁索其纸笔以书。

盖谓血从气生，而气之生，又借脾胃行气以为输溉。若元阳不布，谷食不充，则血何以资助？独不观长州张璐有云：血之与气，异名同类，总由水谷精液所化甚明。其始也混然一处，未分清浊，得脾气之鼓动如雾今之医士知之否，上蒸于肺而为气土生金，气不耗，始归于肾而为精金生水，精不泄始归于肝而生清血水生木，血不泄，始归精于心得离火之化而为真血木生火，以养脾胃而司运动以奉生身归结又在脾胃。观此可知脾胃实为生血之源生血形状描画殆尽。又不观经有云：脾统血，心生血，肝藏血，而肺为血之宣布。若脾失戕而湿，则血不统，心失戕而热，则血不生，肝失戕而燥，则血不藏，肺失戕而燥与热，则血不宣布。加于六淫外乘，如血被风则急而奔放，得寒则凝而不流，得暑则动而外溢，得湿与痰则多蓄聚而黏稠，得燥则多竭泽而枯槁，得火则多冲击而上越，热与火燥俱合则血溢而上沸。六淫至极皆有气见，得气则多喘咳而不息，水由湿聚，得水则分败而离散六淫外感。复有七情内伤，如怒伤肝而气上，喜伤心而气散，悲伤肺而气消，恐伤肾而气下，思伤脾而气结，惊伤胆而气乱，劳伤肺而气失七情内伤。凡此六淫七情，每乘其所胜，溢入于胃而致其害焉。

经曰：阳络伤指上之络则血上溢；阴络伤指下之络则血下渗。以致病见多端。如血自毛孔窍而出者，曰肌衄，又名血箭肌衄；从鼻孔而出者曰鼻衄鼻衄；从耳中渗出有血，及或有脓者，曰耳衄耳衄；从舌之小孔大孔如泉涌出者，舌衄舌衄；从牙缝牙龈之处而出者，曰牙衄牙衄；从眼胞内而出者，曰眼衄眼衄；从口与鼻同出者，曰大衄大衄；合口鼻耳左右二便同出者，曰九窍出血九窍出血；有见于周身形如紫疥者，曰血疳血疳；见于周身无定如痣色红，渐大触破而血不止者，曰血痣血痣；见于身发疙瘩，下有血色上观者，曰血风疮血风疮；见于头面胸胁，生有瘿瘤，皮含血丝者，曰红丝瘤红丝瘤。

凡衄血皆属经，而亦有脏有腑，如耳衄属肾，牙衄属于肾、胃，眼衄属于肝，鼻衄属肺，肌衄属脾，舌衄属心之类。若血自口而吐，一吐血如泉涌，是名吐血，其血在胃吐血；有血不与吐同，必由胸胁气从上升，恶浊而呕，其血始出，是名呕血，其血在肺呕血；有血必因气击干咳，及或喘数，见有红丝一二者，是名咳血，其血在肺；若咳而见淡红如肉如肺者，谓咳白血，其血在于肺、胃，必死咳血；有血不由咳作，微咯而即见有血块者，是名咯血，其血在肾咯血；有血不用声作，忽尔津液见血出者，是名嗽血，其血在脾嗽血；有血不是暴见，由于平昔津液常有血丝带出者，是名唾血，其血在肾，若连脓至，是名唾脓血唾血、唾脓血；有血在内，似便不便、似溢不溢，其血内蓄，但见在上善忘，面黑而衄，在中手不可按，不食，或食即吐，在下如狂，小腹满痛，便小便利，是名蓄血蓄血；有血出于粪前多实，粪后多虚，是名便血，其血在于大肠便血；有血出于大肠，绷急四射，不由直坠，是名肠红下血肠红下血；有血绷急四射，或崩或漏，因于痔头而见者，是名痔头血红痔头血红；有血出自小便溺孔，多实而痛，出自精孔，多虚不痛者，是名溺

血，其血有分膀胱与肾溺血；若在妇人，经前月后，参差不齐，经断在后而肿，是名血分，及成劳怯而见血干，与夫先漏后崩而为崩始，先崩后漏而为崩极，血瘕血癥有分气凝气结，交接血出有分外感内伤，此皆属经妇人平等血症；并或妇人妊娠而见恶阻胎漏妊娠血症；产前而见血破产前血症；产后而见瘀血上冲，恶露不下，血痛血晕，血皆属胞产后血症。种种变现不一，而要总不越乎寒热虚实及兼他症脏体以为察识总要。果其形强气实，唇焦舌燥，口渴饮冷，大便坚闭，腹胀硬痛，血见鲜红而活，及或紫红而润，六脉洪实有力，纯热无寒，是为内实内热，其脏纯阳无阴实而无阴有热。形衰气弱，饮食不思，口渴喜汤，大便不坚，小便自利，纯寒无热，六脉或浮而大，或数无力，血见淡红，及或黑而晦，并或守脏血见正赤即凝，剔起成片，此属内寒内虚内败，其脏纯阴无阳虚而无阳有寒。

至其用药大约：血因于风，不越羌活、防风、荆芥、薄荷、秦艽、僵蚕、钩藤、全蝎、蝉蜕；湿不越茯苓、泽泻、苍术、贝母、海石；气不越杏仁、桑皮、桑叶、蒌仁、枇杷叶、苏子、前胡、川朴、青皮、竹茹、橘皮；心火不越栀子、连翘、犀角；肝火不越大青、生地、小麦、羚羊角；肺火不越黄芩、柏叶、沙参及或羚羊角；胃火不越犀角、石膏、滑石、茅根；肾火不越生地、知母、黄柏；若寒则有麻黄、桂枝、肉桂、川芎、续断、延胡、香附、乳香、韭菜汁可采；热有生地、黄芩、藕汁、赤芍、茜草、乌贼骨、丹皮、童便、血竭、紫草茸、红花、川

膝、大黄可施；燥有天冬、麦冬、百合、炙草、阿胶可选；气散则有人参、五味、龙眼肉、芪、术、五倍子可固；血脱气脱则有乌梅、五味、诃子、枯矾、苦酒、白面、赤石脂、禹余粮、人参、龙眼肉、黄芪可收；血结则有桃仁、山甲、虻虫、水蛭、䗪虫、灵芝、郁金、没药、归尾、童便、蓬术、三棱、川膝可逐；血虚则有当归、川芎、阿胶、甘草、炒芍、熟地、茯神、枣仁、远志、龟板、龙骨、龙齿、牡蛎、菟丝、首乌、牛乳、人乳可投治药。究其至极，须先视其能食不能食为要此是最要真诀。能食则其脾气尚强，凡属清凉滋润之药，服之而食不损而血可生。若其脾衰湿胜、寒凝食减，温补尚恐不及，乌敢进用清润以戕其生、以绝其食，而云归、地可以生血乎？此是第一要诀，不可不知宜记。

目今令嫒病愈，本无他奇，只是惟不据血一症执断，故而克治宜记。缘此病因药坏，其症血虽色红，不敢作虚却是断虚，但其面黄而晦，精神懒怯，饮食不思宜记，手足常见厥逆，心下微有叫痛喜按，并时吐虫，大便初硬后溏，口亦不渴而润，脉则右关独滑，左关虽大不数有此兼症，虚实的确，明是服过常山，寒其中州，脾失所统，逆其清道而出虚寒见血由此。故以苓、半以除在中寒湿，附、桂以补在内元阳，而桂又善入营温血，使血归而不泣，以致见愈。其在他医，但见儿咳有血，即谓属实，而即进投栀、连、芩、柏，又安能如许察识，而敢竟作中寒以为治也？

血证要审血色光润，方是真火真热。若血色暗黑，是属虚寒虚湿，而尤在于饮食多寡，及于兼症兼脉，讨出消息，方不致误。至治舜亭之女，既是疟疾，又兼咳血，吾兄敢用附、桂、苓、半，又必多服始愈，具见识力超群。【晁雯】

脾既坏矣，复以常山苦寒败胃之药以投，以致脾失所统而血即见，岂今失血之人，尽属火热内逼而有是耶？医关生死，自当如是通达方是。【绥之】

治同县城西太学姓刘字旭华咯血咳血案

今人一见咳血咯血，并不计其脾胃有无受损饱暖、肺经有无受寒胸结，其药概用生地、熟地、怀山、贝母、天冬、麦冬、百合、桑皮、石斛、枇杷叶、茅根诸般清润之品以投，食则概用猪肉、猪腰、猪脂、鲍鱼、墨鱼、柿干、柑橘、雪梨、藕节、白糖、冬蜜诸般甘寒润肺等物以进，此惟脾气坚强、饮食倍加、胸无饱胀者服之得宜。一逢肾水既亏、肾火亦损，则药虽当清滋，而清不可过寒伤肺、滋亦不可过润伤脾。经曰：心生血，脾统血，肝藏血。又曰：血则喜温而恶寒，寒则泣而不流，温则消而去之。故张仲景则有麻黄汤以治伤寒鼻衄之症。可知血得温而消去，故血自不泣而妄行。肝虽被热所逼而血不藏，而脾独不被湿所淫而血得统乎！且血赖气以行，而气赖血以附，气胜则血随气而上逆，血胜则血随气而下坠。气属寒成，则气当以热治；气属热致，则气当以寒施。矧有病症夹杂，是寒是热，尤当周围四顾，不可粗心浮气，止泥是热是火，以为施治。

岁嘉庆戊午孟春，余治同县刘旭翁咳血咯血等症。余问："咯血起自何时？"渠曰："业已有年，但时咳时止。"审其色，虽曰色红不黑，而半杂有白饮；望其颜色，虽曰红而不淡，而却倏忽不定；审其气息，虽曰奔迫上急，但一坐镇不动，而气觉平，一动则急；听其声音，则多暴迫不徐；问其饮食，则凡阴润之物，不敢过投。索其先服单药，类多清润，每服一剂效见，再服不合。并或胸膈作紧，饱嗳时闻，偶服柿饼些微，觉有冷气沁心。诊其左右二关，俱觉弦数击指，而却无力。余见病症夹杂，寒热俱有，似非偏阴偏阳之症之可进用偏剂，应用平脏平药，上病下疗之法以施，当用薏苡仁三钱、麦冬五分下气为君，龙骨一钱、首乌一钱、阿胶一钱养肝为臣，牛膝钱半引气及血归左，附子五分、五味子五个引火及气归右，更用川朴、广皮以除脾胃痰湿。药止十味，恰与是病相合，针芥不差，嘱其暂服二剂以便再诊。果尔服药二剂而气已减大半，并诊左关之脉，其数亦减，但脾肺两脏之脉，仍觉击指未平，余见肝脉稍缓，是火已熄，而右脉如故。知是肺挟有寒，脾挟有湿。因除五味子之敛、麦冬之寒，进用广皮、川朴以疏脾，枳壳、桔梗以开肺，则夜咳嗽即止。但日劳动则咳仍在。渠问："是病今虽小愈，其或日后再发，治将若何？"余谓："是病经经见损，先宜息气凝神，节劳节欲，以立其基；次宜节饮节食以调其脾；终宜适其寒温以保其肺。然后审其病症孰寒孰热孰虚孰实，用其药饵以为调摄。大约症见肝燥咳红，脉见左关独数，非用首乌、阿胶不

能以润；肝气上逆，非用龙骨不能以镇；肺气挟湿上涌，非用薏苡仁不能以泻；肝气燥而不收，非用牛膝、车前不能使气归阴下行于左；火衰气浮，非用附子、五味不能使阳归阴下行于右；至或脾湿痰涌，饮食不思，则当重用广、朴以疏，或加半夏以投；肺有感冒而见胸紧，则当微用枳壳、桔梗以开，重则恐其肾气上浮；若更见有哮喘，则又当用麻黄、杏仁，使血得以归经而不上溢。但总不宜过润过清，以致寒益内留，变为内热，及或碍脾碍胃，变为呕吐泄泻，碍肝碍气，血从气涌，而致不可救也。愚见如斯，未知有当时医之目否。

今人一见咯血咳血，总云是火，谁复知脾有寒有湿，亦属如是。吾师每治人病，必索饮食以讨消息。兹番近日饮食减少，又兼饱胀时闻，便是脾寒脾湿不移，而又诊肝微有火象，故尔肝脾并治，但不可与粗心人道。【门人张廷献】

凡用凉药，须脾胃不寒，方可下手，若此不先细究，纵有内热当清，而药到胃不行，何能上输于肺而通脏腑？反更增有呕吐恶之弊，不可不慎。【血佤绍音】

凡血得火则动，得水则败而散，此证本属脾虚寒湿过胜，故血得寒则泣，得湿则离，自有随水同流，分而必出之理。若竟概作火看，则又非是。【佤绥之】

治县北内侄罗飞腾吐血症案

凡血生于心，藏于肝，统于脾，流于经络，无论内因是虚是实、是痰是气、是水是火，外淫是风是寒、是暑是湿、是燥

是火，皆能使血不行，致其妄溢，此固一定之理。岂尽阴虚火动二字贯其一身，血溢尽皆属火，而竟无有区别于其中哉？呜呼！医之一道，何其若斯之易？医道之败，何其若斯之剧？流传至今，牢不可破，可恨极矣。

岁嘉庆丁巳孟春中旬，余因内侄飞腾吐血，一夜不息，几至上涌而毙。余接来信奔视。自道旧岁腊晚未暇服药，至正月初，请医，进用归、地滋补，彼云可以即效，再请，仍用原药，一时血如泉涌，精神莫振。余急将渠左手脉诊，见其肝脉颇平，并无火动，知其不死，再将右脾细诊，但见脉动而急，滑大倍常，知是脾气不舒，痰气内涌，阻其血道，妄逆而上，并察咽喉，觉有喘哮，胸膈不舒，有难上嗽之象。余始问："身是否作寒？"答曰："背寒独甚。"当用枳桔二陈合仲景麻黄汤，疏其肺气，开其胸膈而血归经而愈。若作火盛血动，而置风寒不理，必致不救。缘此本属命门火衰，胃有寒湿，故特暂疏其表以通血脉。目今病虽见愈，而不峻补命门，温暖脾胃，并戒荤腻，则病终不克生。笔记以存后验。

咯血吐血，外视用辛用热，大拂人意，而药一入是口，俱见血止，且见神爽气清。此非平昔治病善索兼症，曷有如此神技？【男省吾识】

治族叔岁贡讳章程令嫒
佑瑞姑疟疾案

疟疾虽属少阳主张，邪在半表半里，所治不外小柴胡及或清脾饮之药以进。然亦须察兼症酌治。

余族叔岁贡讳章程令嫒，已归张宅，来家省母。遂于母处患疟，顷刻先寒后热，热竟不退，并诊其脉洪数，舌有黄苔及刺，口说诡话，大便数日不解，肚腹硬痛，当用调胃承气汤加柴胡、黄连以治。是夜服即便解，疟亦即截不作。

越日族叔问："疟之作，不过风寒暑湿，何为依时而作，竟不爽信？"余谓："余考《内经》有言：夏伤于暑，汗出腠理，当风沐水，凄凉之寒，伏于皮肤，及遇秋风新凉，外来邪闭莫解，而疟以成。此疟之所以来由也疟由在此。其疟有寒有热，盖因阴阳薄于表里：疟之始发，邪并于阴，当是时，阳气少而阴气盛，阳虚则外寒，阴实则内寒，此寒之所由来也寒由在此；阴气逆极，则阴又并于阳，是时阳并邪而实，阴出邪而虚，阳实则外热，阴虚则内热，此热之所由作也热由在此。疟有先寒后热、先热后寒与但热不寒及寒多热少，其故何居？《内经》又言：先伤于寒，后伤于风，风属阳，寒属阴，病以时作，故先寒而后热也，是名寒疟寒疟由先伤寒故；先伤于风，后伤于寒，风属阳而热，寒属阴而寒，病以时见，故先热而后寒也，是名温疟温疟由先伤风故热在先。并有冬时感受风寒，藏于骨髓，至春阳气大发，邪气不能自主，因遇大暑脑髓烁、肌肉消、腠理发泄，或有用力，邪力与肝并出，如是者阴虚而阳盛，阳盛则热矣，衰气复返入于阴则阳虚，阳虚则寒矣，故先热而后寒，亦名温疟亦名温疟而见先热。若阴气先绝、阳气独发，则少气烦冤、手足烦而欲呕，其疟但热不寒，是名瘅疟，缘此肺素有热，气盛于身，厥气上冲，中气实而不泄，因有用力而腠理疏，风寒舍于皮毛之内、分肉之间而发，发则阳气盛而不衰，其气不及于阴，故但热不寒也瘅疟由肺有热而见独热不寒。若使脉如平人，其津不伤，只缘素有瘅气，营卫不通，故疟止发于阳，而见骨节烦疼而呕，而不入于阴，即入而阴不受，其疟亦入而不寒，但有似于瘅疟而不得以瘅名，此仲景又立其名而为温疟之症也亦是温疟而见有热无寒。心为阳中之阳，阳邪入于心而心虚，心收其热，兼收其寒，包结心下，其疟寒多热少，更有感冒风寒，解未得清，结于心下，传变为疟，其症亦寒多热少，皆谓牡疟牡疟寒多热少。又疟一日一发并数日一发者何居？缘邪舍于皮毛之内，与卫气并居，卫气者，昼行背脊之阳，夜行胸腹之阴，是气得阳而外出，得阴而内迫，故症一日一作也疟一日一作由邪在卫。气不与卫气并，而至内迫五脏，横连膜原，其道远，其气深，其发迟，不能外与卫气即行，故邪必间日而始出，是以间日一作也疟间元①一作由邪迫脏。邪气既深入于内，而与卫气失，其疟或休，故邪不肯泛即与外会，是以数日一作也疟数日一作由邪深入而失卫气。

疟发不以期会而有日晏一日者，其故奚似？盖邪初客风府，自项脊循膂下行，日下一节，风府者在于项上，项骨有三椎，下至骶尾，共计二十四节，凡卫一日夜行五十度已毕，次日则复出于足太阳之睛明穴，上至项，转行后项，大会

① 元：疑为"日"之误。

于风府，疟之始发也，邪在风府，卫至风府，邪从卫出而病作，其后也，邪自风府日下一节，与风府相违，不得与卫气同作，卫气行至邪舍，邪始得随卫气而发焉，是以日晏一日也日晏一日由于邪早下脊之待卫气而发。至二十五日，邪已下骶而行毕，则入脊内，注于伏膂之脉，从肾上行缺盆之中，其气日高，能随卫气而出，较之于前而日早耳日早一日由于邪早上胸能随卫气而出。此日晏日早之所由别也。若每日依期而至而勿错乱廱定，或早或晏不一者，此是正气稍复，邪无容地而疟稍愈日发依期，正气稍复。或一日二三四发，寒热不甚，与夫寒热往来、似疟非疟，此是正气大虚之候，皆不得以疟名也似疟非疟是虚。夏伤于暑，秋必成疟，至秋而发。《内经》谓其病与时应，其疟甚寒秋疟为正。乃有疟与时反，而致不尽应者，其症端自有别，而不可以秋疟之症例耳。如冬日为疟，冬气严冽，则阳气内伏，不与阳争，故寒必不甚也。春日为疟，春气温和，阳气外泄，腠理开张，故病不恶风也。夏日病疟，暑热熏蒸津液外泄，故病必多汗也。非若秋时之疟，清气已凉，阳气下降，热藏肌肤，热极必寒，而寒则甚也秋疟不与三时疟同，邪在三阳而见邪并于阳为热，邪在三阴而见邪并于阴为寒。此特道其略耳，而三阴三阳，又自有辨。

如腰痛头重、寒从背起、先寒后热、熇熇暍暍然热止汗出，是足太阳之疟也足太阳疟。身体解㑊，寒不甚，恶见人，见人心惕惕，热多汗出，是足少阳之疟也足少阳疟。先寒洒淅，洒淅寒甚，久乃热去汗出，喜见日月火光，气乃快，是足阳明

之疟也足阳明疟。不乐，好太息，不嗜食，多寒热，汗出，病至则善呕，呕已乃衰，是足太阴之疟也足太阴疟。呕吐甚，多寒热，热多寒少，欲闭户牖而处，其病难已，是足少阴之疟也足少阴疟。腰痛，少腹痛，小便不利如癃状非癃也，数便，意恐惧，气不足，腹中悒悒，是足厥阴之疟也足厥阴疟。按书邪在太阳谓之寒疟，治多汗之太阳疟宜汗；邪在阳明谓之热疟，治多下之阳明疟宜下；邪在少阳，谓之风疟，治宜和之少阳疟宜和；邪在三阴，治不必分，总谓之温，当从太阴治之三阴疟当作温治。诸书所论疟疾形症如此。余谓其症虽有寒风暑湿不同，而要风为阳中之阳，暑为热中之寒，究皆谓之为寒，而不得以热名，然卒入于其内为热，非其本于热也，因其本身元阳为寒所郁一步，反归一步，而热始从内生耳热生为寒所郁。夫人之营卫，昼行阳脊与背也，夜行阴胸与腹也，行至病所而不通，乃作寒战疟发之由，描尽之极。中外而冷，此寒气发于内也，寒已而内外皆热，此邪火盛于外也。是以阳虚则恶寒，阴虚则发热，阴阳并虚者，则寒热错杂而皆见耳此宜玩之。至俗有呼其名而为脾寒者，谓其寒邪客内，即脾所主也，疟发而即先见于手足厥冷，以脾主于四肢，故一发而即病见四肢也，谓之脾寒，即是此意释疟名脾寒意。惟是邪气之郁，总以深入为忌。故书皆言：一日一发，其病可治，间日一发，其病不可治也。发在夏至后秋分之前，病乃阳分，其症浅；发在秋分后冬至前，病乃阴分，其病深。发在子之后、午之前是阳分受病易愈，发在午之后、子之前是阴分受病难

愈。疟发自阴而渐阳，自迟而渐早，由重而轻，其病易治；自阳而渐阴，自早而渐迟，由轻而重，其病难治也邪惧深入难治。其治虽有阴阳脏腑经络之别，而要总不离乎少阳表里之界。喻嘉言曰：其寒热所主之往来，适在少阳所主之地，偏阴则多寒，偏阳则多热，即其纯热无寒而为瘅疟、温疟，纯寒无热而为牡疟，要皆自少阳而造其极，补偏救弊，亦必返还少阳之界，阴阳两协于和而后愈也。施汗吐下之法以治实热，施和温之法以治虚寒，无非欲致其和平耳。疟邪如傀儡，少阳则提傀儡之线索，操纵进退，一惟少阳主张，宁不恢恢乎游刃空虚耶？疟不离乎少阳所主由是言之，则知治疟，无越和解一门，而要不越小柴胡汤加减一法治不越乎小柴胡。如热甚则于方重黄芩热重不限黄芩二钱；寒极则于方重柴胡寒重不限柴胡二钱；若使邪伏血分，而见多寒少热，惨惨振慄，则于方加肉桂、姜、半、牡蛎生津邪伏血分多寒加法；为少阳木火所伤，则于是方除半夏加栝楼以救其焚木火所伤加法；即先伤于寒后伤于风，症见先寒后热，谓之寒疟寒疟用小柴胡汤，与先伤于风后伤于寒，症见先热后寒，谓之温疟，当用柴胡桂枝汤温疟用柴胡桂枝汤；并瘅疟肺素有热，因有秋凉感冒始发，亦何莫不以小柴胡以除少阳之邪？瘅疟亦用小柴胡若瘅疟发于暑热，但热不寒，则用人参白虎若此瘅疟发于热时，不用小柴胡；温疟有如瘅疟，但热不寒，用《金匮》白虎加桂枝此之温疟不用小柴胡；与冬不藏精，寒入至春发为温疟，亦用人参加白虎，若使妄用柴胡生发，则热愈升愈炽此之温疟又不用小柴胡；且有牡疟热邪结

胞，寒多热少，当用蜀漆散壮水，与感冒风寒传变为疟，亦见寒多热少为牝疟，当用《外台秘要》牡蛎汤，取其内有麻黄散表通阳此二牝疟不用小柴胡；久疟不已为疟母，当用《金匮》鳖甲煎丸；痰疟当用二陈；食疟当用清脾饮；瘴疟当用凉膈散；疫疟当用达原饮；鬼疟当用平胃散加雄黄、桃仁；血疟当用四物加知母、红花、升麻以升以上久疟、痰疟、食疟、瘴疟、疫疟、鬼疟、血疟俱不用小柴胡。若必泥小柴胡汤以治，则药有不合，此又不可妄用柴胡以治诸疟如此。目今令嫒之疟，即是足阳明症见之疟，本与小柴胡症见之疟何涉？故不用和而用下，下即是和，故尔治即效见。"言毕，叔嘱笔书以示不忘。

源源委委，曲曲折折，能将疟疾根由及疟症、疟名、治疗大法，一一洗发殆尽，可谓专精于此。至治佑瑞姑疟，离却柴、芩，专从阳明胃腑涤除，尤见不同凡调。【晁雯】

治同族太学介翁长孙文学毓川疟症案

疟疾一症，按书有云应用小柴胡汤，然其中所用柴、芩，亦有多少轻重之分：如寒多热少，柴自应重用；热多寒少，则芩自应重用；若使脾有寒痰湿饮临证先须将此查问，则芩自当暂除，应将半夏重用以温在中之阳，然后看其热之轻重，分其芩之多寡而施之也。缘人脾胃为人生命之本，若使恣用黄芩伤其脾胃，则热虽除，而脾胃受伤实甚，以致谷食不消，呕恶频

仍，而疟竟无见愈之日。且邪得表则散，得寒则陷，凡患疟疾之症，或微见便不解及微口渴喜饮，即用竹茹、花粉、知母、生地、黄连、黄柏、大黄，杂于小柴胡汤中，而小柴胡之半夏，又若视为鸩毒，并敢妄议前人之立半夏，大属悖谬！又乌知其经腑之热，是即风寒水湿内郁而成，若使早用辛温，则邪在于表中之表即为驱除，邪在表中之里亦为疏泄，又安能入足阳明而见大渴、手阳明而见绕脐硬痛便秘之症乎？盖尝思之，凡人病邪在表，是犹贼在门首，驱之甚易，贼在门首之内，驱之甚难，贼在堂奥内室，驱之犹难。故仲景白虎汤之有甘草，无非欲其甘草味缓，使其邪气不得入于阴之义。又如仲景所立三百九十七法、一百一十三方，其论正病而立正方以治者甚少，妄治而立变方以治之者甚多。夫妄治者，是即妄汗、妄吐、妄下之谓也。妄汗、妄吐治之不慎，恐伤其气，有伤而妄下，是即引邪内陷之谓矣。在昔李子建谓人治病，早用补药如芪、术、地、菜之类，便是补住寒邪，其言甚是。而张景岳又谓早用凉药便是留住寒邪，其言亦是。盖一是关门杀贼，一是开门接贼。关贼固不可为，接贼又应可为乎？余见今之医士类多如是，并又笑余用药无术。余即究其无术之由：伊始称其外感药发表，则病即散，而功不见，酬亦不厚，外感用药不发表，而即用药内陷，则病势益迫，病愈亦获厚酬。余笑病属外感，不用发表而用凉药增病，其术虽巧，但术得正则仁，不正则忍。此其立心不良，天理灭尽，又何异于操刀劫财者之所为耳！余则直诋其非，而彼不言而去。

至嘉庆戊午，余遇族叔祖字介尔长孙名毓川病疟一症。余在府城河东遇病治之不空，屡轿促余来诊。余究病起之由，实是外感风寒、内伤饮食之滞。在初病见单潮不退，止宜进用干葛、黄芩，外加导滞之品，俾邪不得即入少阳。而医偏用柴胡，除其半夏，重加黄芩，并即进用花粉，以致邪入少阳，更有转入阳明之势。及至服之未愈，又请一医而用知母、石膏、云连、竹茹，大苦大寒之品，以致伤其脾胃，症见水涌气筑，脉见滑润而软，神气昏倦。此时邪已内陷，而热未成。余侄绍音，因其病气不振，故先进用温脾燥湿消阴之剂，以除其寒，然后看其热成以除其热，乃寒气方除，而热邪即炽。适逢原医来里，乃讳已先故用寒药陷邪之由，谤其余侄用药之燥。是时热势已成，仲景已有伤寒妄治立其将差就错之法，而用大苦大寒以下。此亦不得不就其错而用苦寒以下，以盖其愆耳。余笑止一疟疾，而医早用苦寒以进，以致始虽见寒，终即见热，病虽仍得渠解，而病多少缠绵，几番挫折。一家大小，仓皇无措，罪实奚辞？若属有心，更同盗劫。余见病虽小愈，然亦有热未净，因用花粉一钱、黄芩钱半、连翘一钱、麦冬五分、焦栀一钱，亦就彼之所差而酌治之，嘱其日服一剂，不日可以痊愈。后见逐日脉静身凉，始进参、麦、甘草、麻仁以复其阴，再进香、砂、附子以温其阳，以疏其滞而安。于此知医早用凉药邪陷之害，而病家不知医术之巧，殆有若是其可恶者矣！

时医不知脏阴之人脾胃多寒，每逢疟疾，竟将小柴胡汤减却半夏，重用黄芩，以致邪引入内，变为大热，斯不将差就错，何以解？迫至热除，而脾胃之阴复见，仍用热药以治方愈，斯果谁之罪耶？阅此自知其非。【晁雯】

治病要依俗见承顺，方能入世。若有一见与俗不同，便指为非，以致知医无由下手。所幸先圣诸书尚存，后人难没，可为医道肩荷。若如乡曲诸医盲瞽，处处讹传，不加体究，则医无处可言。【自记】

治同族例贡字质夫疟疾案

疟疾之病，先当分其寒多热多之殊，又当分其表多于里、里多于表之异。而里多于表，又当分其是虚是实、孰多孰寡之分，并宜将脉与症互参，然后用药施治，方不失一。

岁嘉庆丁巳，余因同族质夫请治伊儿呕恶发晕，转已旧患疟疾告，云："旧九月病见，先经一医姓彭，又经一医姓某云疟寒多本气薄，要服补中益气，服之而寒不除，改用常山以截，截之不愈，又云此属难治，混延至今，现在身仍作寒而热独少。"余思既属气薄，自尔短气不接。既属气薄，何以又用常山？辗转舛错，药品不合，自难应手。目今身仍恶寒，饭食亦减，计将安出？余诊肺脉差平，余笑止一小病，何其治之非易？盖疟寒多热少，浑是命门火衰，火衰则气不上升而寒作，当以柴胡倍加，更添桂枝以为佐使。又诊得脾脉有一微珠，知是寒食内闭，宜进姜、半、香、砂以温脾胃，而黄芩暂置不用，再加附子、苍术、川椒同投，俾命真阳得随中宫清阳而上，而寒自尔少见，然后参用黄芩未晚。盖阳有表虚之阳，有中虚之阳，有里虚之阳。里虚中虚之阳既壮，则在表之阳自盛，何以专用补中益气以治表虚而中州寒湿不理，致寒其益盛耶？医于此处既不觉悟，而犹妄用常山以截疟路，讵知常山最败脾胃，原为火盛热盛而疟不止者而设。今既无热，脾湿可知，无怪于此技穷而终莫能解矣。余以是药嘱渠频投而寒少有，疟亦见免，未必不由是药效见。而叹妄治之竟无知而不为之觉也。

质老[①]老之疟，亦是脾胃伏阴，医者不知治疟方内暂除黄芩，及以气滞不通认是短气不接，复进归、芪、白术呆滞之药，以致疟益流连。吾兄专用姜、半、香、砂以温脾胃而疟不截而自止。具见识力高人一等。【晁雯】

恶寒之症，《内经》指是阳微，包举甚广。在下而言命门火衰，即是阴中之阳；在上而言心肺气损，即是阳中之阳；在中而言肝脾气弱，即是中州阴阳界缝之阳。且既言阳，则非肾阴、血阴可知，何今医士不言血寒作寒，反背经言血虚寒生，且有专言火衰寒见、气薄不固，而中州脾胃之阳被其寒湿中阻，置而不论？夫独不思经言阳盛则阴微、阴盛则阳衰。此理昭昭不易，故病而见恶寒，则病自不得以阴血虚为断，且更不思命门火衰则中曷有阳气以温？中气既阻，则肺纵温何益？乌有上下阳微，而中州之阳有不与之俱微者乎？故病恶寒而症兼有短气自汗，则谓肺气不振亦可，兼有四肢厥逆，则谓命门

---

① 老：疑为"夫"之误。

火衰亦可，若兼饱嗳气胀、饮食不思，则病自不在肺在命，而更先在于脾于胃，此处一塞，则上下皆塞。此案吾师治此不专升提，而专大燥中宫，使积阴顿消而疟可以立除。是师善体《内经》所言"阳微"二字，不专指是肺气虚云。【门人张廷献】

治堂叔母从五七罗氏阴虚血疟案

余之叔母从五七罗氏，于乾隆乙丑陡患阴虚血损疟症，召余往诊。余见是疟每于夜静则发，热多寒少。问其饮食亦属如故，口渴不呕，热退无寒，发则喃喃错语，脉则枯涩之极。知是邪入血分无疑，此症若不从阴提出，必致阴受热损而阴益竭。当用当归二钱、川芎五分、熟地二钱、知母一钱、酒炒红花五分、升麻三分，嘱于未发之时，按单投服。服则其疟稍平，再服三服以至四服五服，而疟即绝。于此知疟形变多端，而法亦不一律，故药自不仅止小柴胡汤而遂已也。

此即阴虚血疟之症，医者但见热多寒少，重用黄芩以投，或作大热症医。有谁知是血症而用四物外加知母、酒炒红花、升麻以治乎？于此知疟症变多端，殆有不可思议者矣。【血侄绍音】

拟上同府辛丑科翰林院庶吉士
欧阳健先生令孙婿文学
游载阳久疟不愈案

临邑城东七都带湖，有一文学姓游字载阳，即是同府翰林院欧阳健先生之孙婿也。载阳于嘉庆戊午六月，过食凉粉西

瓜，并冒风寒郁而为疟，一日一发，久而不止，至八月十八，在府饶秉翁家召余诊视。余见形色未减，热多寒少，问其是否作渴，答曰微渴不甚，舌亦无苔，饮食略减，热退有汗大出，如是者已八十余日矣。渠谓疟久不退，其何以堪？索其先服之药，彼云："凉则黄芩、黄连、知母、贝母，补则黄芪、白术、人参，滋则生地、熟地、首乌、当归，至于常山、柴胡兜截之药，及外传示截疟诸方，无不备尝，而疟久治不愈，且更见有疟发或厥或痹或阴器上缩等症，其故奚自？"余诊左之三部虽弦而觉无力，惟右之关，独见墩阜，于是知病之表里皆虚，而阴火上浮，故尔形模不改，热多寒少。余即进用小柴胡汤，除其黄芩，内添苍术、桂枝、草果，重用半夏，大服二剂，即见纯热无寒，并痹、厥二症俱除，但阴器疟时微觉上缩。于是知表之寒已除，更于原单止加黄芩五分止用五分，妙极，次日其疟即止。于是改用附子、生姜、半夏、木香、砂仁等药以疏右关脉见墩阜之滞。服后疟竟无有，惟见面色憔悴改观，黄而且瘦，胃脘略胀。尔时其痛渐下，喜手以锥，登时下粪半桶，下后精神如初，其疟更不复作矣。疟止仍即戒其休服滞物。其母谓病疟后多虚，日以香菌为补而疟仍觉欲发。余即照原药单，加入疏脾爽滞之药而愈。可知治无确见，止以小柴胡①汤除半夏加知母、贝母妄用，并或口腹不慎，无怪病多缠变，而竟无有愈期。

---

① 胡：原阙，据文义补。

热病用凉清解，亦借胃阳温暖，始能入于诸经表里之界以除其热。若胃阳不充，纵云疟有热见，当用黄芩，孰知黄芩一投，则胃之阳先已受累，而热愈闭。所以疟延八十余日，而竟留连而不解也。观此始知是病由于先医用药夹杂，以致逼阳上浮，而形色不失。及服小柴胡汤除去黄芩，重加半夏以温脾胃，而寒悉除，热证独发，始用黄芩些微，而疟即绝。随即大温脾胃，而使内积阴物，顷刻大下，则病根即绝。于此见人脾胃实为后天主宰，凡用苦寒，必须先相脾胃是否坚实。故吾师治病，未有不问脾胃有无寒湿，而后议药以进。【门人张廷献】

治病要将所见之症孰应先治、孰应后理，若先后不分，任意将药妄投，必致偾事。此案扼定胃阳，已有寒湿内阻，若泥少阳有热而用黄芩即投则胃阳更伤，应当先温胃阳而后用芩以施，则效无有不见。【伍绥之】

治余三次疟疾变通小柴胡汤治案

原夫古人立方以治一病，不过就其病之大势以为后人模仿，而其体有阴阳顺逆，则又在医随症增损，圆机活泼。若欲逐条分析，则方立不胜立，自不免有烦苦之弊。即以疟疾一症为论，玩古立方甚多，本不止一小柴胡汤而足。而今之治疟疾，竟不知有别方，惟治小柴胡汤以为诸疟治法，而方所用柴胡、黄芩，亦不知其何因，惟知小柴胡汤之有半夏，是为治疟之毒，而不知其柴、芩不分脏体，概为用之，则其毒又更大矣。何则？凡疟之见生于阴者，则其脾胃必寒，胃寒而以芩进，则胃其更寒矣，加之方中又将半夏除去，则疟自乘阴气之偏而更甚；疟之生于阳者，则其肝胆必燥，肝胆燥而以柴进，则胆其益热矣，加之半夏与柴同用，则疟必乘阳气之偏而更剧。所以小柴胡一汤，其中柴、芩缓急，与半夏应除、不除之理，自当早为洞悉，及于临证之会，又当细察有无胃寒、有无胆燥之为别耳。若果脏气不偏，则古所立小柴胡之有柴、芩，自当并用，何得故为摘去，使病更生？

昔余在于崇四都治病，忽于仲秋节后身见作寒，知其成疟。余思余素脏阴，凡食苦寒之药，类多腹痛泄泻，濡滞之药，类多饱胀，且今见症寒多热少，当以小柴胡汤暂除黄芩，重加半夏，及添桂枝。服后则寒既少，而热渐增。再服一剂，则寒竟除，而热更盛。余置原单不服，但病既见热胜，自应用药安顿。因思画家之绘人物，全身具备，当用点睛之法以行，当用连翘一钱、麦冬五分、黄芩五分、白芍五分服之，而热即除，其疟自此而止。继于乾隆庚戌孟春，病疟一次，亦与前疟异，仍照先疟，暂除黄芩，重加半夏、柴胡，外添桂枝，亦见寒热均匀。再服一剂，而寒去热甚。随用连翘、麦冬、黄芩、白芍轻微以进，第见热除疟截。更于乾隆癸丑仲秋，余在府城病疟一回，亦与先症无异，而余察症与脉既明，复照前法暂除黄芩，亦见热重寒除，后用黄芩轻剂以进，而疟即愈。余之三次患疟，症亦如是，治亦如是。故余或遇热多寒少，其有合于小柴胡汤者，则将柴胡减少，黄芩重

用，并将半夏除去。而疟寒热均匀，再将偏处调理，而疟即止。未有所治疟疾恰逢脏体适均，而治寒热适均之药之无增减于其中也。余常叹，余病疟逢于他医，有谁知余体寒？但见余有寒热交并，即云是疟，而疟之寒多热少亦不追求，总以小柴胡之半夏性本辛温，妄作辛燥，即为除去，其柴胡、黄芩必用二钱之多。若见热已外发，不曰热出而曰热盛通弊如此，以致疟病延滞及伤脾胃，而致阴受夭折者不可不慎，且云速宜清利。若见口渴便秘，即云当下，又乌知其邪虽在经，而经与腑本属相连，不必邪已到腑？若逢经热正盛，则腑足阳明与手阳明自有隐隐相通，而微见有内热之势，或每有病在经而微见有口渴便秘者有之，使于此时仍将经邪疏发而不先用苦寒以为透入，亦何至大渴大秘而用大苦大寒大下之药？是以医如仲景，邪以至腑之用白虎，而必兼用甘草，无非使其药不遽下而致症成大下，其小心郑重，已属如斯，再观仲景之书有曰"此不可下，下之则成结胸"，又曰"先硬后溏，亦不可下，下之则逆"，是其小心慎重又属如是此段小心，治法最宜细审，不可忽过。乃今医不计此，但见口有微渴，即以花粉妄投此时邪尚在经，何苦如是，不愈即以知母、石膏倍进此是邪即依药而入，便微见秘，即以大黄微投缓此一着何妨，不通即以大黄、硝朴倍下再缓一着又何妨，将经所谓"汗不厌早"其说固属妄谈，而"下不厌迟"之句犹属诳语，竟可改"迟"作"早"之谓。推其意，盖谓热不早除，其害实甚，而疟疾之减半夏以治，亦是此意，横塞于胸而不可解耳。其于仲景之书将安在哉？余痛

医道至此败极，不得不借所治余病而力政之。

吾父脏体纯阴，疟犯三次，在初疟见，俱是重用半夏，而除黄芩，及至热盛之极，微用黄芩一点，而疟即退。于此见父用方之变而不为俗所拘。若不如斯变活，则症缠绵不已，凡同业者自当佩服斯言。【男省吾识】

若用半夏而除黄芩，以致表热蒸蒸，此惟己病己医则可，若是他人，纵属治效，自不免有求全之毁。【血侄绍音】

卷三下

治族叔太学字维杰汗出如雨案

汗出名字甚多，如劳汗、食汗、吐汗、泻汗、痛汗、热汗、风汗、暑汗、惊汗、战汗，此皆有因而至，并非自汗者比，其中亦有应治不应治之别。更有寐时汗出，醒则无汗，此又因于阴虚气弱而见，名曰盗汗，亦非自汗者比。凡此人所皆知，惟有命门火衰及两肾水亏，小便或冷或燥，大便或寒或热，皆能见秘，饮食阻隔，水积中宫，下之不得，逆而上行，溢于经络，发于皮毛，而见头汗如泉，及身上半如雨，是为壅汗，此有寒热互见及寒热偏见之分。医者辄见汗出奔迫，竟投参、芪及或酸枣仁、五味子以敛，殊不知愈补愈壅，愈敛愈泄，而汗竟无止息之期，甚则四肢厥逆，目眩，手舞足蹈，气短神昏。医者又认汗出风生，种种悖谬，不可枚举。

岁嘉庆丙辰孟夏，余因公在余县城。适值族叔太学字维杰，食过鸭肉鸭汤呕恶，顷刻汗出如雨。时因伊侄有事在于近地棠阴接信，即于是地请一姓某字某某者调治。请时是地医士偶集，闻知汗出如雨，彼此附和，交称此属上脱，竟谓惟有用参可救，劝渠多购参服。医者见其汗出暴迫，亦不细审，粗心浮气，信口称虚，意谓非参不愈，已而用参未效，复接余诊。

余即究其起病之由，佥称因食鸭汤而呕，呕则汗出奔迫有如雨下。余思鸭汤有补无散，何以食则即呕，呕即汗出？此必内有水壅故尔如斯，并非阳虚上脱之谓，且汗独见于头，至于心胸，及或剂颈而还，正如搏激过颡，逆行在山之谓。治宜温中导水，以疏脾胃湿邪。更诊脾脉细急，肝脉滑大而软，一属寒气上冲，一属水泛木浮，自非虚脱，宜用川膝、车前、附、桂引水归肾。药到汗即收止，但汗虽止，而神尚尔不振，自早至晚，嗜卧不起，呼之则应，不呼不醒。余知因汗伤气，唤渠止服烧酒半瓯，顷刻神爽气清，次日早起，竟尔扫地焚香，迎宾送客。于此可见汗出症类多端，而壅汗亦有分寒热，非尽属脱，而竟治有各异如此。

水气内壅，逆而为汗，今之症候甚多。何医竟无察识，妄用参、芪，以致其汗溢出不止，观此可以恍然一悟。【门人张廷献】

自汗多虚，治须补气为要，而见症多属不足，故药应用参、芪，其治甚难。壅汗多实，治应导水利水为急，而见症皆属有余，故药应用苦降，其治最易。但此一实一虚，若不将症与脉细究，惟见汗出，即以脱疑，不无妄指，其咎是谁？此案据渠所述，因于由食鸭汤而起，起则症见奔迫而呕，呕则汗如雨下，而且脾脉绷急、肝脉滑大，自非气虚上脱，故治效即见奏。是亦恍惚《内经》所谓通因通用之意。【男省吾识】

治进贤县邑庠姓赵讳拔元头痛汗出案

古人云：凡治一病，须求一病正面底板，不可潦草折断。若一病正面底板既得，又需从旁四面兼看。其从旁四面，又须究出底板方是，然后合于脉象以为融会。更不可将症与脉分作二处购求，以致茫无一定。此是吃紧至要处所。

如进贤县邑庠姓赵讳拔元头痛汗出一案，其病起于乾隆乙未六月初二，因县取为案首，在省应院考试，遍求省城医士调治不效，延至初十上午，病益增甚。头则两边痛如针刺，静坐则可抬举，不惟痛不可忍，且更面色改观而不可着目矣。况次早学宪考较骑射，诸童悉至，是时即要上马，会计时仅有九，正在危急，有一伊县邑庠姓梅，转央伊县邑庠胥讳大椿来寓召余往诊。殊余到时，渠先请一伊县廪保姓马在堂诊视，开有一单在案，内有人参、黄芪、黄柏等药，知其病作气虚受暑，及细问其是否有汗，答曰汗出不休，知其廪保用参用芪之故，但未知其廪保果将气虚汗出底板审视耳，否则即属潦草妄用矣。

盖气虚汗出底板，其汗通身皆有，其胸自必空而不塞，其气自必短而不接，其头痛引两角，自必可以着手，其小便自必清利而长，其饮食自必可进。今揭气虚汗出底板审视：其汗止齐胃口而还，下身无汗，自非气虚可比。再揭四围旁症底板审视：其胸口满而不空，得食滋甚，并时欲呕，其气逆而不舒，其头痛不可以着手，其小便数而不利，而且睾丸肿硬，腰间痛楚，其痛竟喜手按，更诊他脉皆平，惟右关右尺独高而起，并以舌苔审视，中有一团黄黑，然究滑而不燥。此皆浊气上升，故尔冲头而致两角作痛，蒸舌而致苔有黄黑，冲胸而致满不能食，冲于皮毛而致见有一概汗出不休耳。向使下焦温和，中焦通达，安有诸般症候乎？倘再妄用参、芪，则滞愈增滞，而水愈不下行，汗益上出不已，头益苦痛不休；进用黄柏以利小便则寒愈增寒，而小便益见滴点不流，睾丸腰间亦必疼痛不息。斯时功名固属不能，性命亦恐难保。幸而大数未尽，弃其先医姓马，决志从余治疗。本欲即进附、桂以理膀胱气化，俾小便顿开，诸症悉减，因有一位执以前药单示余，云前服过附桂一单，不惟不效，且更生变。余虽默识生变之由，端不在桂，而在未服桂时之柴胡、贝母，错以桂疑，亦不向渠深辨，姑以平胃小剂内加小茴、吴茱萸、补骨脂、茯苓等药以进，俟其有效再投桂附亦可。果尔服过一剂而痛微减，至晚更召余诊。旁有一位云："渠昨晚一夜烦躁不安，且今考期逼迫奈何？"余曰："若欲安神，并求应考，非用附桂不可。"其人与余辩曰："前已进过附桂，病甚，安可再进？"余始应之曰："错不在于附桂，而先在于柴胡、贝母。柴胡拔气上行，故两角愈痛，贝母寒伤中州，故中州胀益滋甚。"渠见所论颇甚，且医有效，遂依原单再加附子、肉桂同投，是夜服止一剂，次早更召余诊，云："昨服过附、桂，一夜熟睡而安，烦躁悉除。"余见症脉皆平，病已去其六七，乃更重加附桂连进二剂，并嘱上马，休服猪肉以阻中气，至午诸疾悉去而射，当经学宪取录拔取第五。至今思之，虽是伊数未尽，泮水有光，实亦余于临证肯求底板之一验也。

气虚汗出自有气虚底板可审，何医全不察识，昧昧以至于今？【晃雯】

病症果属实热实火，其脉高阜，自应见于左关左尺，何以独见于右？知其无火无热明矣。再进而求诸各症，皆是寒湿内闭不通。惟舌苔见黄黑似属热征，然究滑而不涩，知是阴气内凝，故尔有是。此症若非师审明确，并于各药之性平昔辨别已明。惟据旁人口报，称是误服肉桂，而不知其药错实是妄服柴胡、贝母，倘因此说在胸不化，则药欲进不果，自有止而必败之势。惟师见理明确，故能如此坚治，而治自不致有所失云。【门人张廷献】

见理周到，辨症明确，知其技养有素，故能如此效臻。【侄绥之】

治同县仙七都棠阴太学罗某某痿厥症案

痿厥一症，诸书皆言肺处高源，高源润则肺系不焦，而肾得借金润而水生，高源涸则肺系焦，而肾已见枯涸而足痿。此理一定而不可易，是以未痿之先，凡属地黄、枸杞最宜重投，以滋肾水，天冬、麦冬、玉竹最宜重用以保肺金。肺金润则四末皆受其荣，肺金衰则四末皆不得养，正如树木枝叶皆枯，止有一干尚存不死。斯时痿症已见，仍宜甘温甘润以保其肺，而滋其水，即书所谓泻南补北之意。然犹必借命火无亏，脾气尚存，则地黄、枸杞、天冬、麦冬始可倍进以固其命，若使肾水已衰，肾火已败，则食入胃不化，斯时纵重用地、茱，徒增其壅，将并其干而俱败之，尚云地、茱可以养生哉？

岁乾隆某岁，有棠阴姓罗某某，是族圣老之婿，因患痿厥，招余诊得左脉虽觉洪数，实是金亏水衰，而右关与尺，又觉浮滑无力，想是过用地、茱及清肺金之弊。余谓痿厥已定，断难复起，但问今时饮食是否加餐，及食入口有味无味，食后是否有嗳无嗳。渠曰："食已无味，且时有嗳。"余曰："此因痿厥过服地、茱，累及太阴脾土也土不累及，不即至死。宜用四君以救脾土，盖脾胃原为后天养生之本，此处再空，则肺气更不受输而命有难保。"因立其方以听自为去取。后闻被各诸医所沮，仍用归、地，日服不休而终。

痿症泻南补北，古有是说，但脾虚不食，亦当审顾，高明以为何如？【晃雯】

治福建兴化府莆田县平海姓李名某某脚气案

脚气不尽风寒与湿袭于筋骨，亦有内火发动，外挟风邪所郁，见为脚气之症。

岁乾隆己酉，余因公务，游于广信车

盘，路通福建莆田往来。时有莆田平海姓李字某某者，身患脚气苦痛等症。余初亦谓此多由于风寒及湿内袭，乃进而问其痛是否喜按惧按？答曰痛不可以着手，又进而问痛处是否烧热，答曰烧热之极，并云阴囊燥裂，痒不可当。于是就脉细察，但见左手三部弦数之极，右亦如是，稍逊。问其饮食如故，但腹不时悬饥，夜则烦躁不宁，二便不甚疏通。余曰："此种脚气，非尽外成，实由内生，切不可用辛燥追风逐湿之药。应先大泻肝胆，而脚之痛自定。当用泻青汤，取其内有胆草等药以泻厥阴之火，防风以除外受之风，庄黄等味以除肠胃内闭之热。"是药仅服一剂而痛减，再服一剂，便通而病除。随用六味地黄滋补其阴，使其火不复生为患。此与雷作楫脚气大不相同。故其所治之药，亦与所治雷作楫脚气之药大不相类也。

燥热脚气，若不泻火清热、滋阴润燥，何以救焚？此正有病病当之谓。【晁雯】

治福建汀州府宁化县雷作楫脚气案

雷作楫，即福建汀州府宁化县雷峰之子也。雷作楫在于余地长画不休。渠常患有脚疾，每唤余诊。余知其人脏体纯阴，兼又嗜酒，以致少阴真火借酒上游，而下脚底鲜有火护，故脚一遇寒袭，而即不能点地。岁乾隆甲申仲春，渠因脚筋掣痛，有云宜服老鹳草即愈。渠服而脚痛不能动，招余就诊。其脚冷而不温，却又内痛异常，要用热手紧按方定，饮食半粒不入，而且

时吐冷涎。余唤取用姜汁、半夏，重加附、桂、仙茅、乳香、没药、杜仲、续断等药，连日大剂煎服而活。或有谓余："用药治脚，胡不进用桂枝、加皮、寄生、独活、细辛之药？"余曰："此脚原是命门火衰之极，并非大风内袭，留而不去，以致入于筋骨关节之必进用至辛至热、以为追赶而风始除。兹惟取其补火温土之味，使其饮食渐进，以为生气生血之本，则脚自可以愈。"更有谓余："此是内疾，胡不进用怀地、茸、归以温血？"余曰："此属火衰。何以进用地黄以滋水，使火愈衰而脾愈湿？况今市肆止有麋茸，而麋茸又是补阴，并非补火。当归又多滑肠滞脾，皆非此病正药。惟取附子专一补火，姜、半专一温中，火足中温，脚自安养，而无苦痛之患。若使专作风治，不救。"

寒湿脚气，不急补火疏土，则饮食曷进？而精气曷克下输于肾？观此始知脾胃实为人生养命之本，不可不知。【晁雯】

治县城东邑庠邓蒉杰脚烧断案

凡见病治病，不可专就见处追求，须于未见之处，搜求所见以为会计。如看地相山，移一步则有一步之形，转一湾则有一湾之势。又如作文，"学而时习"搭至"其为人也孝悌"，则学应从"孝悌"贴切；搭至"君子务本"，则学应从"本"字讲求；搭至"鲜矣仁"，则学应从"仁"字贯注，方不死于句下。

岁嘉庆丁巳孟夏，余在县城东关治病，蒉老先以脚烧见试。余曰："此火脚症也。火起九泉，故尔脚下发烧。"药有

宜于龟板、炒柏，但龟板、炒柏恐泻胃火，因以饮食多寡细问。彼云伊饮食曾有饱滞。余曰："既有饱滞，非火明矣。其烧便是中有隔塞，下气不得上升之候。"及至诊其左尺，虽较诸部略起，亦不洪数，右关微有一珠。余曰："此是脾胃滞已明。"再至右寸浮取微而不见，沉取仅有一线之微，明是肺气下陷，火不上升，应有短气不接之症可证。问其举止行动曾否气短不接，答曰："气促之极。"余曰："此真气陷不举。适才所云属火属滞俱虚，今细察审，随步活泼，其病真处自得第脾微觉有滞须疏，当用参、芪补气为君，附子补右相火为臣，龟板安肾相火为佐，俾上下俱安，而脚自无火烧之弊矣。若置此药不服，决不能愈。"

脾胃不温，何能使气克生？又何能使血克养？并又何能使气克升而不令其下陷？吾兄随步换形，逐症逐脉细察，可谓深于此道。【晃雯】

治族兄太学步丹长文郎字纬呈脚气案

步丹文郎，在昔幼时，素属火体，病因秋时字希远者于无病进服肥儿丸，内有白术固脾收涩之药，是已与儿脏体之病大不相符，故于秋燥之时即患火热之症。余初望儿颜色，见其一种火象，勃勃外显，势莫能扑。再诊左手肝脉强数短小，而且眼目照耀，迥异寻常。余用泻青汤投服数剂而愈。越月又见脚不可移。医者望门妄断，云脚应服茸、桂方是。余思火体患脚，乌可进用茸、桂以致热益增剧？更诊

两尺之脉，浮而且濡，又不敢用苦寒，以致有伤脾胃，惟用杜仲、续断、加皮、米仁、牛膝、车前、防风、萆薢、独活、寄生等药，嘱其日服二剂，以为调治。时有医士药铺，交称此病应用好桂，余曰："此是卖桂牟利之辈，可勿用之。"会计是药用有百余剂而愈。须知以药治脚，仍看脏体以为分别，不可云脚应补而竟漫无区别于其中也。

平脏感受风湿脚气，无甚紧要，不必进用偏剂，以致滋病。【血侄绍音】

治同县城东太学姓刘字永怀脚痿风痰癫案

癫症自实而论，不外风火痰血与热与虫；自虚而论，不外心虚而见精神恍惚，肾虚而见火浮一起。而究实之所因，又不外邪在于内于下，传之于外于上而癫作；或怫于内于下，久而不泄而癫成；并或有虫内积攻心，而致多疑而癫起。病虚之故，或因心肾素虚，加之嗜欲过度，劳力有损，及或用药过当，而致心有所塞，痰有所闭，合此数者，以究病情，似于癫之一途，丝毫余义。

岁嘉庆丁巳孟夏，有县太学姓刘，字永怀者病狂，经医多时多人，而致两脚强直莫移，心则或癫或狂，手虽较脚稍软，而却挥霍不定。奈初视其形症，面色带紫，诊其肝脉浮洪独见，并问病时医教服鸡，几至逾墙越屋，而狂愈发，旋服芦荟、逼痰等丸，其火差熄，但仍或狂而躁，或癫而唱，二便不知，日夜服事甚艰。余思此症形色如是，似属有火，仍照

旧医原单增改，酌用熟地三钱、龟板一钱、胆星一钱、胆草五分、龙骨一钱、首乌一钱以润其燥，以制其狂，嘱其日服一剂。次早再诊，病仍如故，六脉惟肝独浮独洪，遂嘱照单再服二剂，是夜人益昏迷，至早再诊，视其面色仍然如初，觉喉微有痰声，复诊其脉，肝虽冲突，而觉有些滑大，余欲顿改前单，大进姜、附、苓、桂以泄其水，因见病家有疑药燥火生，姑以苓、半、生姜先试，而附与桂未投，是时服之无恙。至晚召余复诊，余见肝脉稍平，知是水泛木浮之征，而喉仍有痰声，反复细审，并见面多紫赤，上虽有余，止属火浮，而下两足强直，实是火衰脾不甚健，且挟有风有寒，一切呆药，似不应投，故即进用极辛极燥极热之药，如苓、桂、姜、附、广、半、砂仁、木香、仙茅、淫羊藿、乌药、乳香之类，病家见余开单，心大诧异。余谓此症治法，毫不可易。因问余于今晚是否在此坐守，余曰："甚可，但速将此药投。"是夜服之无事，次日诊视肝脉稍平，于是信余颇笃。其脚总是屈伸不能，仍将原单日服二剂不歇，如是者已十有余日矣。余因有事在府甚迫，旋即告辞，所服余药，自首至尾已越三十余剂之多，诸症十减三四，嘱其日后仍照原单加减投服。又服二十余剂，忽然双脚能移，此是药功。而癫狂仍在，初托伊亲到余商改是单，余因有狂恐服前药过燥，改用润药略平，而服未应。兹又托亲坚请，余思是病在初脏非甚阴，故有癫狂兼起之变，因医用凉过当，少火日见损削，壮火日见滋甚，以致下虚上实，及余极力温补下元，逐其虚冷之风，脚虽稍

健，而旧飞越之痰、之火、之气、之血牢结于心而未逐，以致痰痹则癫作，痰开则狂起，但病虽狂，而禁则止，仍是假狂之谓。余谓治癫治狂之药甚多：其在心热心火发狂，治不越乎黄芩、黄连、知、柏、石膏、辰砂；虚火虚热发癫治不越乎灵砂、硫、附、五味、沉香、故纸及或人参、麦冬；发狂而用透心透肝之品，药不越乎犀角、羚羊角、朱砂、磁石；发癫而用透心透肝之品，药不越乎菖蒲、远志、薄荷、麝香；实火实痰上冲作狂，治不越乎磁石、礞石、胆星、贝母；虚火虚痰上冲作癫，治不越乎广、半、生姜、附子、天麻、白附；若是癫因死血，则有乳香、没药、郁金、香附可施；癫因虫起，则有乌梅、川椒、雷丸、木香、丁香、雄黄、巴霜可投。是以真狂，则凡一切附、桂燥药须忌，而清润宜投；假狂则凡一切生地、熟地须忌，而甘温宜进。今审怀老之病，实是上有余而下不足，水有余而火不足，急须除内阴邪以绝其根，外敛浮阳以防癫作，兼通心痰气血，则癫可除而狂亦随癫止。于是拟用附子四钱以补少阴之火，茯苓三钱、半夏三钱以泄在中痰水，菖蒲一钱、远志八分以通心中之气，白矾五分、郁金一钱、乳香八分、没药五分以逐在心死血，沉香五分、故纸八分、五味十粒以引少火归肾，木香、乌梅、川椒以除久积之虫，如是服至月余而效自见。但此病根已深，真元已亏，浑身皆是浮火与痰与血凝结，若不确实审究，竟作实火实热以治，必致不救。

此症过用凉剂，以致两足俱痿，硬直不移。吾师大温中宫，兼治风寒，服药

百剂，而足顿起，行动略舒。惜其口腹不慎，药有断歇，病愈载余而症复发莫起，可奈之何？【门人张廷献】

治湖北汉阳县吴汉文内室
李氏病痫案

岁乾隆庚辰冬腊，余同族侄步老往汉，偶于邹氏纸行谈论病症。时有汉阳县城北姓吴字汉文，因室李氏，时患痫症，每日一发二发，邀余往诊。其脉浮洪而滑，知是痰气内伏，一触即发，遂问平昔及今，饭食日减，又云头时眩晕，两耳常鸣，四肢重软。因用茯苓、木香、香附、广皮、川朴、半夏、生姜，嘱其日服一剂。服至三日四日而痫一发，服至五日六日，而痫竟不发矣。

余侄步老知药效奏，日与余论："痫病书多用凉，何以尔竟用暖？且痫与癫与痉与中，均有猝倒跌厥之患，其中形状何分？"余谓："痫发身软不强，仆则口即作声，高下不知，醒时口吐涎沫，时作时止，甚则瘛疭抽掣，其目上视，或口眼㖞斜，或作六畜之声，此多由于五脏阴损，伏有寒热之邪，一逢外有惊触，其内久积之阴，即乘其触而至是痫。非若痉则一身强直，角弓反张，口噤咬牙，手足挛搐，此由太阳中风复感于寒，及伤于湿，与精虚血损所致痉病。癫则或狂或笑，或歌或唱，或愚或痴，或悲或泣，如醉如狂，语言有头无尾，秽洁不知，此由阴邪传及于外于上之阳而成是癫。中则昏仆无声，醒时无涎无沫，后不复发，间有复发，亦不如癫之形，此由外邪闭其经络与腑之为异耳是中风、中温、中暑、中寒等症。所以痫有风火热毒痰气之实，结于五脏之阴甚多，遇有感触即发，而虚寒间见。不似癫属纯阴，邪伏于阴，俟其溢满传阳，并或忧郁闭极，而癫始成，而实热实火差见癫痫二症迥然不同。但癫属阴似阳，固忌升发，而痫火热甚多，亦忌升发。故凡治痫而见是火，则于栀子、胆草、黄连、青黛、芦荟泻火等药以为选择；是痰，则于胆星、牛黄、竹沥、僵蚕、礞石除痰等药以为选择；是风，则于桂枝、羌活、独活、防风、全蝎、虫蜕、钩藤驱逐等药以为选择；遇热，则于大黄、羚羊角、朴硝泄热等药以为选择；遇湿，则于木通、金铃子、泽泻、车前、赤小豆、牡蛎导湿等药以为选择；遇气，则于枳实、枳壳、蒌霜下气之药以为选择；遇虫，则于雷丸、鹤虱、乌梅治虫等药以为选择；久热成毒，法当深入，则又当于龙骨、牡蛎、滑石、石膏、赤石脂、紫石英、寒水石、硝石、磁石、黑铅、水银、辰砂重坠等药以为选择；若是风热内涌，则当用藜芦、柿蒂以吐；其或脉沉、脉迟、脉枯而见诸寒诸虚等症，在虚无寒则当于人参、当归、黄芪、白术、怀山、熟地、炙草、鹿茸、萸肉、枣仁、柏子仁、肉蔻温补等药以为选取，寒而不虚则当于干姜、附子、肉桂、茴香、巴霜燥热等药以为选取。痫既用温用燥，则凡用药深透，自不敢用硝石、磁石，当用硫黄、沉香、故纸、丁香、阳起石之类；痰则不用胆星、牛黄，当用姜汁、半夏、广皮、南星、白附、天麻之类；湿则不用木通、泽泻，当用茯苓、肉桂、小茴、钟乳石之类；通气不用枳壳、枳实，当用麝香、菖蒲、远志、益智、木香之类；活血不用生地、丹皮、桃仁，当用乳香、没药、川芎之类；至于升麻、干葛、柴胡、桔梗，考之紫雪丹内治痫，有用升麻杂入，补中益气治痫有用柴胡夹杂，亦止数分而止，未尝专力独用，而致痫发无有止期也。若久痫不愈，每发定是早见不移，多属阴虚，并非气薄，当用鹿胶、六味；痫是昼见不易，多属阳虚，则当补中益气，而非阴弱；若止夜不得卧，则又当用《局方》养正，取其内有水银、黑铅、辰砂、硫黄之类，气逆胸痛则又当用《局方》七气加木香，久久不痊则又当用十全大补，其余随症酌施，而挈其要，又须先分寒热虚实，次辨药类以进，纵有虚实兼见、错综不明之处，亦须从脉通融，从脉活变，但总不可妄作六畜之声以为拘治。今治是妇之症，而痫竟如若失，止是痰气内壅，若是实热、实火、实痰、实气则又不可妄用是药，而以余治是痫用温以为口实也。当笔记之，毋忽。"

痫症实不外乎风火热毒痰气，虚不外乎阴虚气弱，随其所见症脉以为施治，但总不宜过为升发，以致发无止期，兹能一一叙明，而理明辞畅，一气呵成，尤觉游[①]刃有余。【晁雯】

治广东廉州府钦州新兴卫姓冯字旭先病患阴阳二跷虚损痫案

虚痫之症，古人责之昼发是阳跷虚损，宜用十补汤加益智；夜发是阴跷虚

① 游：原作"优"，据文义改。

损，宜用六味地黄丸加鹿角胶，或用紫河车、当归、人参三味，与病癫症亦是阴跷虚损之用六味地黄丸等药以治无异癫痫二病亦有俱属阴痫。缘此阳跷之脉，同于阳维护背之阳，其脉起于足之跟中，上合三阳，从足太阳膀胱经足外踝下五寸陷中，由脉穴循肩入颈鸠属目内眦，而合太阳主持肌肉以上之表，通胃六腑而使左右机关敏速不滞之谓也。曰阳跷者，谓其所起、所循、所入、所止，皆是在阳之经也。阳跷何以见捷？如目不待作为而能随其当开当合之处，以为起闭，亦不待思索而能随其当动当静之处以为起立，是所谓阳跷脉所使，故病多见跌仆倒地身软作声而痫，及或脉缓而伸为瘛，卫气不行于阴不寐，凡诸阳病皆于足主脉，故两寸浮细而紧，正《内经》所谓阳跷之脉，寸口左右弹，浮细绵绵，病苦阴缓而阳急是也。治当补其左右之阳此是阳跷成痫脉症。阴跷之脉，同于阴维，护腹之阴，其脉亦起于跟中，由足少阴肾别脉然骨之穴，上行内踝，循股入胸腹，上至咽喉睛明穴，合于太阳阳跷与阴跷并荣于目，主持肌肉以下之踝，通贯五脏，而使左右机关敏速不滞，其脉亦发于阴而捷，其所起、所行、所循、所入、所至，皆属于阴，而谓之阴跷也。阴跷何以见捷？如足不待作为而能行止自得，岂非跷捷之谓乎？若病则或语言颠倒、举止错动，及或筋急而缩为瘛，以病皆属于阴，故以阴脉主之，脉则左右沉细而紧，正《内经》所谓阴跷尺内左右沉而细绵绵，病苦阳缓而阴急是也，治当补其左右之阴此是阴跷成癫而亦成痫。若使另有邪入，则又宜相其脉以治，此是阴阳

二跷见病之大概。

岁乾隆庚辰，余在江西省会，遇有广东廉州府钦州新兴卫冯旭先病痫一症，其痫昼夜俱见，外感全无。余诊其脉而见左右尺寸皆弹，但阳跷在于寸口浮细而紧，阴跷在尺沉细而紧，今尺寸俱见，应作二跷俱损，当用黄芪二钱、人参一钱、当归二钱、地黄二钱、紫河车四钱、鹿角胶四钱、益智子一钱、白术一钱、怀山一钱，嘱其信心投服，而痫自止。若阳跷而兼阳维虚损，则于补中益气汤加桂枝、益智子，阴跷而兼阴维虚损，则于六味地黄加鹿角胶、鹿茸、人参、故纸、茯苓、当归、紫河车、紫石英，但痛并非两跷虚损，或因内挟有火、有痰、有寒、有气，则又不可妄服，自当随症、随脉活泼治病要诀仍要从此。不可总执二方以行。厥后余在省复遇是人，云药服之有效，但今人参价贵，从俗改用他药以服。

虚损见于二跷，自当随症随脉审其是上是下而温煦之，但此二跷，亦或另有症见，不可一理以论。【晁雯】

治族弟太学生名西翰内室
吴氏头痛案

头痛须分部位，及看兼症，若部位不明，兼症不察，不无混施，但究部位兼症，要在病源通晓。故一病症临前，或望或闻或问或切，无不深知，不必反复深求，而始知为某经之病也。

岁乾隆甲寅，余在余县治病，适有族弟西老内室，因患头痛，召余就诊，余谓头痛身热，有风有寒，有湿有热，而风尤多。即以寒伤三阳为论：而痛在于脑后，症兼恶寒发热，身背俱痛，病在太阳，宜用麻黄、桂枝；痛在面额，兼有热无寒，目痛鼻干不眠，病在阳明，宜用升麻、葛根、黄芩；痛在头之两侧，症兼寒热往来，耳聋胁痛，病在少阳，宜用柴胡、黄芩。若使不在阳而在于阴，颠顶收引头角，症兼手足厥逆，是为厥阴之经头痛，宜用当归四逆；若见干呕，口吐涎沫，是在厥阴之里头痛，宜用吴茱萸汤；痛连脑齿，症兼烦躁，爪甲俱青，病在少阴，是为真正头痛，虽有严氏所立参附汤治法，终属罔济；惟太阴头痛则无。其余头痛属风，各有所兼，如风兼寒、兼湿、兼痰、兼食、兼火、兼热、兼毒、兼暑、兼气，无在不以风为主，以风属阳，头亦属阳，故风多不离于头也。其风兼寒而见咳嗽、鼻涕，兼食而见呕恶，兼气而见胀闷，兼湿而见身重，兼痰而见眼黑头旋、身重如山、胸中兀兀有声，兼火而见眉棱作痛，兼热而见发热实甚、痛有偏正，及或年久不愈，并或口渴、鼻渊、咽干，兼毒而见项强、睛疼、浑身拘急、疠风不仁，兼暑而见昏闷不食。与夫痛非风见，止是暑气伤腹，而见霍乱吐泻、皮肤蒸热，暑毒而见昏迷欲死，并或湿热、疫毒、梅疮、痰郁、湿郁、水饮、食积、肝火、胃火、脚气冲心、气虚精亏、火衰等症，无不皆有头痛症见，不必尽以痛治，但治瘟疫、火热、暑、诸虚致痛之由，而头痛之症，无不与痛而俱除也。至于痛深而久，见为头风，是合风火湿热与虚俱备，治亦不越所治头痛之法以推。其药之寒热不一，而药又非轻剂可投，如热必用知母、黄柏、黄芩、黄连、石膏、胆星，寒则必用肉桂、川乌、川附，散则必用麻黄、细辛、川芎、白芷、升麻、干葛，与夫天麻、南星、蝎尾之类，其余杏仁、米仁、芽茶亦所必施，然总不越兼症兼脉以为辨别耳。

余诊兄嫂之脉，微觉有弦，而痛又在两边侧角，症见寒热往来，是明寒传少阳，勿作寻常风看。于此而不竟用柴胡，其痛将何止耶？当即开具小柴胡汤以投，但柴胡一味，余最恶医见热妄用，此则确是小柴胡症，又何为而不用耶？第此热不甚深，其小柴胡汤黄芩则当减半以投，更不得谓柴胡竟为无用之物，而致固执而不用耳。

头痛症类甚多，要在审其部位，及察寒热虚实上下表里所见兼症兼脉，若不细为审察，但以寻常羌活治头之药塞责，则又非是。【男省吾识】

治同乡同业姓某字某某左连后脑与中头痛案

头为清阳之所，固不容外寒邪内乘，亦不容内阴邪上干。

岁嘉庆戊午季春，余有同乡同业姓某字某某者患有左脑头痛之症，因已服药不慎及医服药未效而请诊之。余察其人面色黩黑，其痛既非悠悠戚戚、痛无了期，又非倏忽无定，在此在彼，但于所痛之处，若有一针内刺，刺过而痛且止，转身又若一刺，刺即见止，止则又若一刺，如是者已数日矣。问其身有寒热，答曰无有。问其饮食是否减少，答曰如故。问其大小二便如常，答曰："但前已服藁本、川芎、防风、柴胡之药，内加黄柏、知母，服则便泄数回。今仍如故，惟于刺痛之处，则更加甚。"今早又问在地同业云应进用六味地黄加知、柏服之，仍觉不妥。

余诊右手三部，其脉微弦而滑，左脉三部竟平而静，并问左腹是否雷鸣，渠答："时有一声。"因思右脾之脉之症皆有湿阻，而地黄不敢妄投，且应进用苓、半方是。至于痛时一刺，若是外感，何以竟无恶寒发热之症？若是内火冲击，何以竟无口干舌苦之症，明是肾水居左，水气上逆头之清道，故有痛如针刺之弊。况于腹中觉有水响如雷，是即水与气搏之征。此本小病，利其水道即愈，何以竟用六味纯阴大剂以助水、知柏以削火，火衰则水益胜，在上则于清阳而痛益甚，在中则脾不固而泻作，在下则气不化而溺闭，迨至辗转益剧，或火浮上戴而有汗出过额之虞，或阴湿中阻而有五心潮热之苦，于是议其汗出则云气薄宜以参投，议其潮起则云热蒸宜以连进，讵知此本阴胜，逆而上冲，凡一切假阴假阳皆在此处见端，故治亦宜此处先施。当用茯苓三钱、半夏三钱以泄脾湿之水，牛膝一钱、车前一钱以引阴气下行而不上干清阳，水盛则火必衰，故附子在所必用，阴无阴物静摄，则阳必上凑，故龟板、龙骨在所必投，而又虑其气滞，故厚朴、大腹皮在所必施。是药嘱其日服一剂而病自除。越日余遇病者在途，云药已服一剂即愈，此果效见。余谓若仍进用六味、知、柏，必致辗转生变，而医更无定评，可不慎欤！

头痛不尽属风属火，亦有无火而见

下部之阴上攻于头之症，无奈今之治病总是火字不绝于口。若果如斯看来，治病甚易。【男省吾识】

治同县城南邹胜恒内室某氏头痛案

头痛属风，谁曰非是？若兼胸膈作紧，饮食不消，则又不得仅以风疑。

岁嘉庆戊午孟夏，时有邹胜老内室头痛，招余甚急。渠云，先请渠族进用芩、连，其痛如劈，潮热异常，口渴思饮，脚冷筋挛，又用川芎茶调散兼用柴、芩而痛如故，现在六脉慌乱，继即进用附子，亦觉不合。余见六脉果乱，痛如刀劈，欲按不能，不按不得，痛实在于左侧连及顶心脑后足太阳膀胱之界，亦非两边足少阳正穴。余置是病不问，且思六脉张惶，重按无力，更见胃脘微微作痛，必喜手按。医者总疑脑痛之症属风属热，殊不知渠病果属热，其舌自有重苔而涩，而舌止见微苔而滑，此非实热可知。又见心痛喜按，其痛缓而不急，明是挟有寒积，何以总属热疑？无怪胃阳不冲，得其芩、连而寒益逆上升以犯清阳，加之芎、柴拔其阴火，故尔头痛如劈，岂若风火内炽、六脉浮洪、重按有力？当用姜、半、白蔻以开胸膈痰滞，又用附、沉、五味使火归于右肾，炒芍、吴萸、小茴、牛膝使阴下行于左，从其小肠膀胱而出，嘱其日服而潮即退，不退即除生姜用炭姜，或加乌梅而潮自止，所以头痛不专指风，膈痛不专指热，之当切脉分其有力无力以为治也。

一头痛症耳，而医专言属风属热，并

不言其是痰是寒是滞，看来俱是千手雷同。【男省吾识】

治房弟字秀万长女牵弟姑血热面热案

岁乾隆癸丑，余适在县回归，忽有房弟字秀万，云伊长女身面俱热。余问是否口渴，答曰微渴。问其是否作寒，答曰无寒。问其是否身痛，答曰无有。问其是否能食，答曰如常。诊其六脉弦涩而数，年方十三，其月经可不必问，明是热在血分无疑，遂用黄芩以退身热，赤芍、连翘、生地、红花、丹皮以凉血热，外用犀角以除阳明血热，以面属于阳明故也。是单止服二剂，而身热顿除，面色亦减，再服一剂而面热俱退。若使见其身热而用柴胡，则火愈起而命莫保。

血热在于阳明，故尔尽形于面，非不服此轻清凉血之剂，不能以退其热。【门人张廷献】

治族弟少学襄虞鼻渊案

鼻渊一症，多有胆热移脑，及或阳明伏火发动上攻于鼻，故尔有是，然亦未可尽拘。

岁乾隆甲午秋，余自金邑回归，族弟襄虞告以彼患鼻渊一症，召余诊视。余见鼻中所出之物清淡异常，气不甚秽，色不甚黄，而且灰白相兼，有如水中死物。且诊其脉，则右关上独迟而浮，他脉皆平。问其所服之药，多属六味及或外加当归、辛夷。问其饮食是否如常，答曰得食则胀。问其口欲饮冷饮热，答曰得热则快而不喜冷。余按鼻渊书中皆载属热，何以察其症脉竟有阳明经腑皆寒之理？其亦千古不常见之奇症也。余止据理酌治，而不泥书止载鼻渊一症为的，乃以香砂六君子除其白术，重加姜、附、升麻、辛夷，大除阳明中外经腑寒滞，俾中气温而经脉活，则浊自不挟鼻而上溢矣。但世每治一症，并不从病兼症细为详察，仅从书中所载一症，拘泥不化，其能起人沉疴也鲜矣！笔此以补书所未及。

凡症既有热成，自有寒致，岂独鼻渊一症而已哉？苟能从其兼症考，并不被书仅执一症为治便活。【男省吾识】

治山西蒲州府临晋县角林村吴仕元背脊痛症案

岁乾隆甲子，余同余父上京，途遇山西临晋县角林村姓吴字仕元者，云伊背脊痛楚俯仰维艰，寒热时作，屡屡服药不效，其治奈何？余诊其脉有似奇督病见。盖督左右寸尺上下挺直，惟尺寸之中浮起，是即督脉见病之征，问其所见之症，只是背脊苦痛，寒热时作，别无症见。缘此由于风邪入督，症兼阳维之象。其督脉起于会阴，循背行于身之后，为阳脉之总督。冲脉起于会阴，夹脐而行，直冲而上，为诸脉之冲要。任脉起于会阴，循肢而行身之前，为阴器之承任是也。叶天士云："冲为冲要，任为担任，带为约束，跷、维为拥辅，督脉为统摄。"又曰："督脉从背而上，凡气攻痛，从背而上者，治在少阴。冲、任从腹至心，凡气攻痛从腹

而上者，治在厥阴，及或填补阳明。此治病之宗旨。"故督脉之病多见脊强不能俯仰，脉则中央同尺弦长而浮，病多属风，即《内经》所云，督则直上直下而中央浮，病苦脊强不能俯仰是也。但《灵》《素》言督言冲，亦多错综其说，谓督脉见病亦同冲、任，由少腹上冲心痛，其在男子则为瘕疝，二便不通，女子则为不孕，内有嗌干、遗尿、痔癃之症。此虽督脉有同冲、任以行，而背脉经穴则又在背与足太阳膀胱之穴同见，则督之见病自当以背为主，而同冲同任见病之处，则止兼而及之也断制明白。至其治督见病之方，总不越乎同肾、同冲、同任之药为之借用亦是错综。而其专补督脉之阳，则止鹿角、鹿胶、鹿茸为之变换专补督脉，止此数味。按叶天士云，冲脉为病，当用紫石英以为镇逆；任脉为病，当用龟板以为静摄；督脉为病，当用鹿角以为温煦；带脉为病，当用当归以为宣托；二跷为病，当用山甲、虎骨以为通达；而鹿茸既补督阳，又有交通阳维之功；鹿胶虽较茸性稍缓，更有缘合冲任之妙；若西瓜藤烧灰，有贯穿经络之美；莲藕空灵，有缠绵诸络散血清热之能；蜈蚣性毒而阳，能入经络之阳以驱风；蚯蚓性沉而阴，能入经络之阴以除热；麝则通经达络，开关利节，无所不到，错用则害；壁虎性亦达络，有穴则入，但不等于麝香之散；至于肝气横胸，而麝得香附入冲则开胸；有气逆于胸不开，得槟榔入冲则降；惟紫石英既入冲镇逆，又固火气之散越；胸有热气不除，得鳖甲入冲则清；胸腹有血内瘀而结，得王不留行入冲入任则泄；惟有芦荟既能入

冲清热，又降肝气之上逆；若在沙苑，气质松灵，固可入肝络以凉血；桑叶气味轻清，可以泻少阳气血郁热；丹皮辛凉兼备，肝胆血热，得此则清；苇茎质亦空虚，心肺二络死瘀得此则活；鹿茸、麋茸补督阳气虽若相似，而亦微有阴阳之分；鹿角、鹿霜补督经脉气虽相同，而亦又有温暖、滋润之异；至于肉桂，性直达下，能通阴跷与督。龙角，督脉所发，尤见入督之奇。此真针芥相投，服之奏效。故背屈伸不能俯仰，自当责之于督，而病多见属风之谓也。当即索纸开单，方用桂枝三钱、赤芍一钱、鹿茸三钱、当归二钱、龙角一钱、狗脊一钱、生姜二钱、防风一钱、独活一钱、乳香一钱、没药一钱、炙甘草五分、大枣三枚，每日照单投服。越一月后，在张家湾相会，谓："药实服有功，自后俯仰则能，术斯善矣。"并即录其案中要语，以为暇时备查。

能将奇经诸药逐一引述，逢到奇经脉症，则药自不扼肘。业斯道者，自应如此博采。【血侄绍音】

奇经之病，总是正经邪溢，方入于奇，而致见有诸般之候，但不可一笔忽过，不为体会，以致治多扼肘。吾师每遇是症，明知由于正经少阴邪盛转溢于督，故气从背上攻，痛不可忍，非不进用桂枝、防风、独活以攘外，鹿茸、狗脊等药以入督，乳、没以活血，何以使病克除？究之药只平平，而功效却奏，未可忽视。【门人张廷献】

通透奇经大源，疏发奇经治法，但不知今时医其果于此通达否？【绥之】

奇经脉症及药，虽属多歧，然亦不可不究，观此所治吴仕元背痛之症，未必不为无补。【晁雯】

卷四上

治服弟邑庠字晁[①]雯之母张氏火浮舌苔生有灵芝案

今之治病者，不必见舌重苔，但见舌有微红，则即指为实热，若至舌上有苔，苔上生有形如灵芝，则未有不以苔为热疑，而苔上生花，更为热之至极。斯时纵有明医洞见脏腑而称苔是虚热，吾知决无人信。

岁乾隆丙午之秋，时届大比，余之服弟晁雯，因母病极，召余就诊，先看舌有黄黑之苔，而苔枯涩刺手，刺上又生灵芝，坚不可移，余亦被苔所惑，谓此非是热极，何以舌苔如斯？并察其面亦红，身亦作烧，大便硬闭，诊其脉亦觉浮数而不坚劲有力。治此须当从舌生芝菌着力，当用连翘、黄连、焦栀、赤芍、钗斛、麦冬，使其舌苔微退，殊药止服一剂，而菌即除，苔亦不见，大便顿解。余已知其有故，幸药止服一剂，连二分尚未过甚，遂用姜、附、广、半以救。是时乡试期迫，晁雯一心两挂，先须救母。自七月初一以至十五，连服三十余剂姜、附、广、半，而神始安，人亦略明，及至二十，见母病

---

① 晁：原作"兆"，据上下文改，下同。

愈，方雇小船至省。余谓此症舌上生菌，果属实热，自不致有一药即除之速，明是苔属虚火上乘，而致苔有生菌，所以一逢云连苦折其火，即便下行。不惟其苔即无，且更生有诸虚诸寒之症，而竟难以抵敌。苟非改用辛温辛热，亦安能以抵二分之连，以挽逆流之舟哉？此用药不可不慎，而察症不可不周也。

此症因其舌苔生菌，微用寒折，若不大用附、桂以救，几致偾事。【自记】

治吉水县增生姓刘讳方旦令尊赓翁老先生口酸案

凡人脏气不温，饮食不输，未有不易感冒而犯寒湿，岂必贪风乘凉、掀衣露体、坐卧湿地而始见其有是乎？即以吉水县增生姓刘讳方旦老尊赓翁口酸一症论之，赓翁举止端重，诗书礼乐，世其家风，寄居省会，一心垂训，外事不涉，寒亦难犯，第其火素衰微，胃不甚强，故饮食亦不甚化，正景岳所谓"物不经火则冷积而为酸"之意。在初止是口酸，终则必有吞酸吐酸之症矣。故酸当以寒断为定。内寒既生，外寒乘势内入，犹物先不见腐而蛊不蚀。凡门隙微风并衣被空松处

所，皆与我身筋骨肌肉隐隐相动。背为一身外藩，肺为脏腑华盖，故寒先自背始，而即见有筋骨酸疼之症。寒自皮毛犯于肺，故寒即见嗽时一作，痰则如胶如糊，窒而不化，脉则左手微强而右手脾肺与命之脉皆伏不出，以致反关列由列缺之脉独呈，岂非脾肺与命俱受寒秘之象乎？余初诊其右手脉秘而见列由列缺脉出，疑是右脉反关。其列由列缺之脉，亦又在于关处独耸，知其病先在胃而有口酸之症，次察口酸之外又兼咳嗽及背酸痛，知是中外皆寒，决意以寒为治。而先生意甚不欲，谓已朝夕闭坐书斋，寒从何来？又阅余开药单，内有紫苏、防风，其药止是数分，亦非甚是治寒之剂，并内所开附子、砂仁、茯苓、白芍之药，向时亦曾服过而未有效，惟木香、吴茱萸药未经服，或于是病有符，亦未可必。但既云当服，姑以余单为试。及服一剂，而先生右手三部脉出，嗽竟无有，惟右膝右腰疼痛之极。再于原单除其白芍，内加桂枝、杜仲、牛膝、独活、补骨脂、续断进服一剂，而症竟尔渐减，并宜禁服生冷黏滑，慎其起居，及兼药进，则病全减而无有矣。先生因药有效，始以初不欲余言有感冒之意，尽情乐述，并称治寒之药虽甚轻平，效极响应，有非寻常意议所可测者。此虽先生过誉，实亦治应尔尔，而不可以草率从事云。

火衰寒胜，此在《内经》已言阳微则恶寒、阴虚则发热，则知恶寒是属阳微可知。奈今时医偏反《内经》，妄言恶寒是属血衰，然则发热是属气衰乎？余读《内经》已久，并未阅有此语，实不知其自何而来。岂《内经》之外，另有秘旨可作

《内经》观乎？此案赓翁之病，余已谨遵《内经》阳微恶寒之说，内用附子而寒即除，并非内用当归而寒即去。附记以俟后之高明参正。【自记】

治族侄太学字元寿内室欧阳氏大笑症案

族侄字元寿内室，素有心火及痰，因先一妻病癫常有邪祟之见，继娶是室，亦因先娶常有见邪之说，横塞于胸，故于火发而亦见有邪祟之谓也。究之邪非真有，特火挟痰起而有耳。岁乾隆丙午，渠因法治是笑而笑不止，召余往诊。余曰："此非邪笑，乃火挟痰起而笑耳，有非药治不效。"余诊六脉皆洪，于心尤甚，其药既忌疏表，尤忌阴滞。须以芩、连、生地、丹皮、赤芍、山栀频投，投则其笑自止，若稍用温，则火得温益盛，用滋则火挟痰益起。时有一位在旁，谓此不应作火，意谓惟怒是火，笑与怒反，安可以作火乎？余谓："人之喜笑，原属有事当笑而笑，自不得以火论，今无故而笑不止，明是心火郁甚，郁则心火上浮而笑。试看虎笑风生，风火一气，非火奚似？又看火焰之发，时起时止，倏忽靡定，其象似笑。若谓笑非属火，则笑竟是属寒？决无是理。"力以火为断，嘱其日服一剂。服至十有余剂，并服紫雪丹而愈。盖此实因下火上冲，冲则妄有所见而笑以起。借非火发，何以至是？所以初宜寒折，及或进用龙骨、龟板收涩之药以为治耳。

此症较下火笑之症更甚，故其用药，亦有轻重之分。【血侄绍音】

治族太学字亮才令媳吴氏大笑症案

大笑症见，虽曰属火，而火亦有轻重之分，又有火中挟痰、挟滞之殊。岁乾隆丙午亮才与侄元寿共厅而居，房分东西，实住一所。是时元寿内室病见大笑，彼媳吴氏亦见大笑，实奇事也。但此六脉诊得虽洪，而此右关微有动滑，问症亦有食而不消之象。余于连翘、丹皮、赤芍、焦栀清火药中，参用川朴、广皮、枳壳消导化痰之品而笑始除。余叹共一笑症，而伊媳之火，较于元寿内室之火稍逊，故药不用大寒而用轻清微凉之品以为治疗。盖痰除则心明，火除则心定，心定而笑自止。于此知笑而症不同，治亦各别如此。

此痰食与火交炽发笑症也，治当清火化痰消食为主，但痰非是大火大热之当进用牛黄、胆星，止用寻常化痰除湿之药，使其脾胃不致受累。【门人张廷献】

治族叔字隆吉喉痛案

凡人临证施治不可草率定方，余悔余于乾隆壬辰冬，有族叔字隆吉身患喉痛一症，彼止述今午刻因收晚稻上仓，喉咙忽痛，急求一药以为治疗。余因有事牵滞，亦未究问其详，且未商其就诊，止以元参、甘、桔单开速服为词。越日渠父介尔叔祖云："儿昨服是药，其痛如故，再服，其痛转剧。"余思元参、甘、桔乃属喉痛开手通剂，今则服之痛甚，多因脏气有偏，恐其中有桔梗载气上浮，与内脏气不

相合耳。旋于原方除其甘、桔外加桑皮、赤小豆、枳壳等药同投，尤恐药有不合，并与介尔叔同往就诊。果尔脉数无度，气喘急迫不堪，身则烧热异常，知其桔梗一味拔动内火，洵于是病不相投矣。又于药单酌加前胡、花粉二味同入，是夜止服一剂而痛悉除，气亦舒缓，潮则悉止。可知桔梗合于元参以除喉疾，因是内有肾火、外有邪伏，故用桔梗以除外邪。此则外邪全无，阴火上攻，纵有元参之降，不足以御桔梗之升，使非通活不拘，及就脉象细诊，何以一服而使其病悉去乎？次日介尔叔祖道其病愈，并细进求其故，余亦乐为详述，以警日后草率定方之非。

仓促问医索治，而不将脉细诊，亦难药与病符，兹将所治所见病症细审，再合所诊之脉细断，自尔药无不合。【男省吾识】

治族太学生名巽园内室邓氏喉痛案

喉痛之症，出于热者居多，出于寒者亦有，惟视平日脏体分辨，并就今日所见之症通融观察以为施治已耳。若于脏体既不深求，临证又不细审，何以遇症化裁，破奇出格，有能如许之妙哉？

岁乾隆丙午，巽老内室忽患喉痛，伊于肇熙弟药铺毗邻，因渠制有吹喉之药，取之甚易，此是自少审顾。讵知所置喉药多是寒热混杂、攻散齐施，有何区别具用？不期药吹未久，顷刻寒见，其痛益甚，昼夜忙迫锥门，召余就诊。余见症脉混是寒成，仍以平昔所服附、桂、故、姜、半等药大剂以投，而痛斯除。若不破格出治，

事涉两可，游移无据，必致不救。

是病寒热皆有，何止喉痛一节有火无寒？苟能临证细审，则病真处悉见，自不为世俗医所误耳。【晃雯】

病热用凉，要看脉症果是热成方用，若使脉症不细审明，止因一症举世作热而即用凉，则妄甚。【男省吾识】

拟上余县邑侯姜父台牙痛案

牙痛之症，其病则有因风、因寒、因火、因热、因虚、因损、因虫之别，切不可去痛止属风、属火，概用清凉之药以为治也。

究其辨证之法，大约因风因寒者，其症多属暴见，因虚因损因湿因虫者，其症多属久见。因火因热者，其症则在缓急之间；在寒则有诸般寒症相兼，其痛多有定处不移，故一逢寒则甚，痛处必喜热手重按，或得热汤漱口则缓，脉则见有绳索之紧；在风则有诸般风症相兼，其痛则多走易，每逢风处则甚，痛则拒手重按，及得冷饮暂快，转则更甚，脉则浮而且数；因火则有诸般火症相兼，其火则必蒸蒸烙手，并且走易，或逢火逢热则甚，其痛亦惧手按，或得冷水以漱则宽，脉则或洪而数；因热则有诸般热症相兼，其痛热而不走，并惧热汤漱口、热手重按，脉则或浮或洪或弦或数；因湿则有诸般湿症相兼，其痛必多痰涎，痛处或兼肿胀，其肿日见渐大，若饮水过多则甚，其痛亦喜手按，脉则或濡而弱，或浮而滑；至于因虚、因损，其痛渐次日甚，在阳虚火衰者，则喜热手重按，阴虚水衰者，则拒热手重按，

亦有诸般虚损症兼，痛则悠悠戚戚，无有止期，或食硬则痛愈剧，或服伤气败血之药则痛愈迫，脉则或弦而数，或虚而弱；若是虫痛，其痛得食则止，无食则甚，其痛或微兼痒。

凡此牙痛，类多如是，然此止就痛之各因一端而言，若使各因互有相兼，则症有难定指，惟就各症所见之因而会观之，则其痛斯明。

今诊老父台八脉皆浮，而右关之浮尤甚，谕其所痛止是悠悠戚戚，而痛不迫，并谕痛亦不走，按亦不喜不拒，知是脾肾俱虚，兼有寒湿及滞而已，但寒在经则滞、在腑则有内寒夹杂。拟用防风一钱、独活一钱、生姜五分、白蒺藜一钱、清盐五分、细辛二分、广皮三分、僵蚕五分、虫蜕五个、故纸三分，每早进服一剂。外用胡桃壳一个，另用食盐、食椒各半捣烂筑入壳内，湿纸包裹，火煅成灰，搽入患处，则痛自除。此生屡用屡验，谅无有误，未知其有当否。乾隆四十六年八月申。

是病根由，统言止是寒热虚实，而究有非一言可以尽贯。吾师每论一病，必将是病之根，逐一分门别类，使其真伪不混，方肯释手。此案止是牙痛而师必将牙痛之因逐一辨之至极，不令稍有遗漏，知师于医实有所得。【门人张廷献】

治余平昔常患咳嗽症案

溯余自生以迄嘉庆丁巳，年已七十有八，历无他病，惟于每岁之中或秋或夏，雨阳不齐，贪凉脱露，霎时风变，多有即见咳嗽之症。

余按古法以稽，有言咳属有声无物，嗽属有物无声，咳嗽则声物俱有。且其论咳：则谓属气属火、属热属燥。凡人阴虚火盛分出脏体属阳，其肺必燥，即肝与心与脾，自尔同为一气。如本经肺实而咳，则必顿而抱首，面赤能食肺实之咳；肺热之咳，则必痰腥而稠，身热喘满，鼻干而红，手捏眉目鼻面肺热之咳；阳火蒸蒸内实而咳，则必胸骨高起，其状如龟，咳久火壅，则必胸前疼痛，口吐脓血腥臭，而成肺痈肺火内实之咳；气逆内燥而咳，则必连咳数十声，痰不易出，而见气逆血逆，由于口鼻而出肺燥气逆之咳；肺冒风寒内实而咳，则必气壅喘促，咳声重浊，无汗鼻塞，及或气逆而喘，面白有痰肺冒风寒内实之咳；心火刑肺而咳，则必介介有声，而见面赤、心烦、咽痛、声哑、身热心火刑肺之咳；肝盛侮肺而咳，则必咳声不转，而有面赤多怒，痰涎壅盛，发搐瞪目直视肝盛侮肺之咳；肾亏火盛而咳，则必久咳而吐痰水，面色惨黑肾亏火盛之咳。

又书论嗽，则谓是寒是湿是痰。凡人火衰水盛分出脏体属阴，其脾必寒必湿必虚，而肺亦多虚寒不振。是以肺虚而嗽，则必气逆虚鸣，颜白飧泄，嗽久不止气虚之嗽；肺实而嗽，则必嗽多痰薄，面白肠鸣肺寒之嗽；肺有感冒而嗽，则必毛慄气喘，恶风多涕肺有感冒之嗽；脾滞而嗽，则必面黄体倦，痰涎壅盛，或吐乳食，嗽皆浊痰脾滞之嗽；脾虚而嗽，则必唇口惨白，气逆神疲，小便清短，大便溏泄，色白如痰，嗽即痰出脾虚之嗽。

凡此咳属有声，嗽属无声，一咳一嗽，分为两途。若使阴阳俱虚，寒热兼有，则咳与嗽并见。自余论之，凡咳必连数十声而至胸骨高起，抱首抱胸，谓是火蒸燥起，固属不易。第余脏属纯阴，火仅一线，每逢咳作，必连数十声而痰始出。余记余初一次作咳，诸药不效，惟取生姜一块，捣汁半瓯，服尽而咳即止，痰亦随嗽而出，此非咳有寒见，而不可以火热拘乎？余又记余二次病咳无嗽，以至抱胸抱首而痰不出，余用芪附福圆浓煎投服，而咳即止，岂非咳即气虚下陷，而咳不可以肺之实拘乎？

总之，咳有属实亦有属虚，咳有属热亦有属寒，安见咳尽属实属热而不属虚属寒乎？余谓治咳无他，惟察兼症兼脉俱属热候要诀在此，谓之为咳属热可也，俱属寒候，谓之为咳属寒亦无不可也。若不将咳与同见之症并察，则治无有不误。

虚寒证亦见咳，但察所见兼症甚明，不必专言属火属热，况此不独治咳如是，即凡所治杂症，亦无不可以如是。【晁雯】

治山东兖州府汶上县马庄集姓刘字继周伤寒喘嗽案

伤寒寒塞于肺，与伤寒寒结于膈，皆有痰见，而痰却与胃之痰湿不同。如寒塞于肺者，则有喘哮之症可察，治宜仲景麻黄汤；结于膈者则有嗽而不出之象，治宜枳桔二陈汤；若痰湿在腑，则痰一咳即出，治宜仲景小半夏汤。医者须细如此分辨，若分见分治，合见合治。

岁乾隆甲子，余同余父上北，夜宿山东兖州汶上，有附近马庄集姓刘，名继周者同歇，继周病患咳嗽，唤余为彼诊视，余诊六脉浮大而数，气甚喘哮，嗽则胸膈若有所阻，必尽一嗽而痰始出，间或胃有湿痰，一咽可以即至。余知其人脏阴，诸痰症见，治法莫遗，因索先医药单。乃有一医进用仲景小半夏汤而遗喘哮胸结，又有一医进用枳桔二陈汤而喘哮仍遗，更有一医悖谬进用甘露饮。统而论之，凡医止有数方以为轮用，而仲景麻黄汤竟不敢投。余于是病通同酌施，即用仲景麻黄合小半夏、枳桔二陈汤而增减之，方用麻黄五分、杏仁十个、半夏三钱、生姜三钱、枳壳三分、桔梗三分、川朴二钱、木香一钱、砂仁八分、附子三钱以进。以此通活变化，而邪自不容留，并无治一遗百之患。是夜即服一剂而寝安，次早添用茯苓通其小便而愈。

不识病症，妄将汤方轻试，误甚！学者苟能如此分辨，则于医之一途，可云思过半。【晃雯】

治族弟生员字舜亭次男健修病咳嗽案

岁乾隆丙申，有族弟生员舜亭次乃郎咳嗽，其咳身微发热，每咳必致数十余声有痰。先请在地医士调治未愈，复请余治。余见咳嗽果有数十余声之多，并细将痰及诸症再审，知非气盛于痰之比。应先除痰为急，始用二陈汤，不效，再用导痰汤不效，又用二陈汤除乌梅加炮姜亦不效。余笑是病何以竟致如此之甚。当速进用附子以救其逆。奈渠先有一医与渠甚厚。医值有事未来，其妇复寻一医求诊。其医见儿身有火热，遂用羌、防、连翘、

前胡、楂、曲等药，外以红蓝二丸令其煎汤化下。及医去后，复请余治。余见桌上立有前胡药单，即是儿服之药，余急止其休服。当速照余前单外加姜、附以投。舜老貌虽允诺，其妇早将红蓝二丸令儿服尽，服后将余姜附药进，不期泄泻大作，神色愈晦，仍请余治。

余见命止一线，又云服过姜附如是，反复思审，知是病重药轻，不克以胜。斯时余不坚治是儿，稍或告变，反以余进姜附有失，余罪百喙奚辞？乃向舜老诸昆弟言曰："此病果依余治，当大进姜及桂为急，并宜多服，方可以救。余愿在旁守候。"舜老见余言切，始听余言，照单连服二剂，越一时辰，乃吐胶痰数碗，其痰用手用箸筋坚夏不下，一时神气顿爽。余始向舜老问其昨病告变，果属余前错用姜附之失乎？抑亦因病深重药不胜病之故乎？其妇见儿神爽，始认误服丸药故尔致是。

盖此本属痰盛之证，若儿咳至数十余声之多而痰所出有限，则谓气盛于痰。今咳虽多，所出更多，明是命门火衰，脾湿至极，胶结于中，不能通活之故。况儿面黄而晦，六脉惟有右关独滑而大，脉更与症相合。何敢因其连声致咳，及身因寒因痰阻塞气血不通之潮，而竟可用红蓝二丸伤气败胃之味乎？

余因书成，每思治病之难，其变甚多，苟非确有所见，令其病家倾心投服，势必令儿置之死地，同为负罪引慝之人也。

凡病识之不真，自不敢坚，既坚而病家不信，亦无奈何。此非危迫之极，吾兄坚任守坐，决不依从。【晃雯】

哑科丸药，最是欺骗乡曲妇女恶派，

稍有错误，即可因其妇女喜好而支餙之，此非真正实学，愿各通达世情之家而摒绝之。【男省吾识】

胶痰数碗，壅而上吐，坚戛不下，此是红蓝二丸寒其中州所致，若不坚服姜附及桂，则痰欲上不能，欲下不得，更不免有阻逆，变出许多假热之候。凡医不开药单而用丸药者，自当以是为儆。【侄绥之】

治直隶河间府北魏村姓吴字某某寒嗽案

直隶居于北坎，最属寒地，凡人生于是处，或有感冒，即当大为发表，不当早用凉药，引邪入内为殃。况肺最属娇脏，邪一内入，则咳嗽无已。非若南方体气稀疏，邪气易于出入，而不致经年屡月有莫解之患也。

岁乾隆甲子，余同余父上北，有一河间姓吴与余早晚同寓，日夜咳嗽不宁。余见其人连咳不止，且有痰饮，色白如雪。余问："嗽已多时？"渠曰："已经月余。"又问："是否服药？"答曰："余药未服，只是雪梨每日服数枚而已。"余曰："此属寒嗽，切勿服之。"渠曰："雪梨清火润肺，如何不服？"余曰："雪梨味甘性寒，凡有火无水而作干咳者最宜服此。"余见嗽出痰下之水，牵有如胶如饴，系联不断，更即问其背心，定属恶寒。渠曰："实恶寒耳。"余曰："既已恶寒，如何日食雪梨不厌？岂不使寒益寒乎？"当即进用麻黄二钱、桂枝二钱、杏仁二十粒、生姜三钱，嘱其日服一剂。其人因余言服雪梨咳嗽无已，只得依服二剂，汗出而愈。

若再泥作火嗽，日服雪梨，必致滋甚。

嗽属中寒，又食雪梨甘寒不厌，岂不雪上加雪乎？玩此可以例余。【晁雯】

治建昌府广昌 ① 县邹人杰肺痈症案

肺痈之症，本与肺胀、肺痿不同，又与胃痈、肠痈各别。盖肺胀由于肺受风寒，闭其气道，其气欲上不能，欲下不得，惟在肺门冲击往来，使肺虚浮而致坐不得眠。治当开发风寒，清肺瘀气，毋令咳嗽之极，致成肺痈 肺胀大概。肺痿者，咳声不扬，痰虽上出，吐沫少，血便沫，步武喘鸣，其气痿而不振，是为肺痿。由胃中津液枯槁，不输于肺，肺失所养，转枯转燥，然后成之。治宜生津润肺，下气开痰止渴，补真气以通肺之小管，散火热以复肺之清高 肺痿大概。皆与肺痈不同。胃痈者，因是热聚胃脘，又挟胃腑之湿相蒸而成，症多内肿不见，但于胸膈左畔隐隐作痛，手不可拊，呕有痈脓，自败而出也。其痈有上有下之分，上痈者脓自呕出，下痈者脓自便出之别 胃痈大概。肠痈者，多有热气所积，其症小腹重按则痛，小便如淋，时时汗出恶寒，身皮甲错，小腹急肿，肿大转侧，则有水声，脓成绕脐生疮，或脓从脐出，或从大便而下者是也。此症有分气血初结、已结及毒已成将解之别，但不可作伤寒，绝其饮食，以致旬日而毙。若久而失治，多有毒攻内脏，

---

① 昌：原作"丰"，据文义改。订正依据为广丰县属于广信府而广昌县属于建昌府，案中也有明文为广昌县，显然是字误。

腹痛声喑，肠胃受伤，或致阴器紫黑，腐烂色败无脓，每流污水，衾帏多臭，烦躁不止，身热嗌干，俱属逆候。但肠痈有分大小二肠，如小肠痈则在脐下三寸之关元穴隐痛微肿，大肠痈则在脐间旁开二寸之天枢穴隐痛微肿，其大肠痈多见大便坠肿，小肠痈多见小水涩滞。二痈初起，脉多迟紧肠痈大概。若是肺痈，亦是风寒闭肺，壅而不通，并因五脏蕴蓄之火、胃中停积之热，肺叶以致血凝痰裹，而痈以成。治当审其脉症属表、属里以为开提、攻下，开提宜用《千金》桂枝去芍加皂刺汤桂枝、生姜、甘草、大枣、皂刺，攻下宜用《金匮》葶苈大枣泻肺汤葶苈、大枣，万不可概用凉药，以致痈伏不起。

究其与痿辨别，大约痈为阳实，而痿则为阴虚。痈则邪伤于营，故唾有血而无沫，而便多不脓垢；痿则邪伤于卫，故唾有沫而无血，而便多下浊沫。痈则口中辟辟作燥而渴，痿则心中不燥而步武喘鸣，冲击连声，而痰始应。痈则胸中隐隐作痛，痿则胸中不痛而气馁不振。痈则脉数而实，痿则脉数而虚。痈则宜表宜下须记，痿则宜滋宜润须记之各不同如此。但痈必得身温脉细，脓血胶黏，痰色鲜明，饮食甘美，脓血渐止便润者为喜。若手掌皮粗，清后六脉洪数，气急颧红，污脓白血，懒食，大便燥结，皆属不宜肺痈大概。至其用药，大约提邪外出则不离乎桔梗、小麦，散寒则不离乎麻黄、桂枝、细辛，通气则不离乎苇管，下气则不离乎桑皮、薏苡、杏仁、蒌仁、枳壳，攻坚则不离乎皂刺，破血则不离乎泽漆、紫菀、桃仁、瓜瓣，润肺则不离乎麦冬、百合、冬花，清热则不离乎知母、石膏、射干，降痰则不离乎半夏、贝母，泻肺则不离乎薏苡、葶苈，解毒和中则不离乎银花、甘草，收阴则不离乎芍药、五味，补气则不离乎黄芪、人参、大枣。无奈书虽历历俱载，而医一见咳血，其脉不必细审，其症不必细究，总以阴虚火动，肺燥横结于中而不可解。即有明如仲景在旁为之指示，此是外感肺痈而非阴虚火动，彼且目为齐东，而必大用芩连以清，生地、熟地、麦冬、阿胶以滋，自称理周法备，又孰知是肺痈必先用表以提其邪，及邪已陷，痈成之当速用薏苡、葶苈、瓜瓣以泻其肺哉？

岁乾隆丙午仲春，余因建昌广昌有一姓邹，字人杰者，身患咳血，历治数月不愈。余诊其脉而见洪数至极，口中不时咳红，间有污血内出。问其饮食稀少，胸喘气急，大便坚闭，并视胸中皆有甲错，手掌皆见皮粗，间有痰水交至，而痰落水则浮。索其先医之药，尽属生地、熟地、贝母、天冬、麦冬、阿胶、龟板、怀山、首乌一派清润之药，而发表提肺通气开结之药，一味莫投，以致症见如斯。余曰："此非阴虚火动，实是外感气闭痈成。今肺叶已烂，不复再救。"问其死期，总不越乎半月之内。果尔病越十日而卒。

肺痈本自外邪内郁，其脏多半属阴，肺痿本自水亏内燥，其脏无阴纯阳，故其见症不同，而其用药亦有一补一散、一通一塞各异。胃痈、肠痈，俱是内积热成，而胃痈则有是上是下之分，肠痈则有大小二肠之别，皆有已结、未结、已成、未成、已解、将解之候。案中一一疏出，能使昧者心明。【晁雯】

治临川太学饶秉翁内室游氏误服白矾拌半夏胸痹案

饶秉翁因渠内室病多不复怀孕，自嘉庆丙辰旧腊以迄丁巳孟秋，皆服余用姜半温胃之药，使其食进而病除，可谓信之诚而用之笃矣。奈有药肆不轨，其用姜煮半夏，至后煮熟每斛必加白矾数两拌干以涩其手，以便剂片。讵知半夏其性辛温，能除肠胃寒湿之痰，白矾其性酸寒，能除在中热积之痰，一冰一炭，气味绝不相同。秉翁内室，其脏纯阴无阳，其胃素有冷饮内蓄，其或上溢于颈而见肿大如囊，或冲于顶而见头痛如破，或逆于肺而见喘哮时作，种种痰逆变现多端，不一而足。余于是病见其服药无数，诸脉悉平，知其药与病对。惟脾胃一脉按之时有一珠软滑异常，且听病者每谓服药之后觉喉微有酸冷而又劫口，余竟不知病自何起。所服之药，无一不是极辛极热除寒逐冷之品，何以脾胃软滑一脉之竟流连而不可解也？

辗转思维，或者渠于服药后偶有感冒未慎所致。但余秋七月初三，病者已对余言昨服之药甚是妥协，并云应服硫半，现已做成，候其明日即服。至初五日早，秉翁着人赶余甚急，及至是处，秉翁言："今伊病作寒实甚，目今已覆三被不温，心中温温欲吐，而下又欲大便不遂。并于被覆之后，旋即发烧，魄汗淋漓，心则烦闷不安，未久又言作寒，如是者已屡屡矣。"余问："昨日服过汤药否？"渠曰："已经服过一剂。"又问："服过硫半丸否？"渠曰："已煎水药吞服四钱。"余曰："可将硫半丸

付余口尝。"余尝半夏而觉其味酸而且甜，竟不知硫半之味。余曰："多是药铺未用姜制而用甘草水制之故。其病本属寒脏，久忌甘味，壅滞作呕，今竟见之，其即妄用甘草之谓乎？"问其药铺，亦认此是甘草水制。及诊其脉，而见右关敦阜甚急，左脉三部浮软之极，知是甘浊壅脾无疑。随用生姜捣汁，及加香、砂、白蔻、附子倍进，服之虽或稍宽，未移一时，仍然如故。渠家忙迫至极，平昔虽甚信余，独此转辗索问："此非平昔过服附桂以致火起之谓乎？"余曰："既是火起，如何三覆其被而不克烧，火热二字可不必疑。"既而见病身热，渠又问余言："目今已烧矣，非热非火如何？"余又慰其心曰："其烧并不烙手，何谓是热？可勿疑之。"辞之未久，秉翁又向余言："适才所煎之药，今已服尽无余，如何病仍未除？"余曰："果属火热，其药服之病应加甚，如何病已减少？"渠曰："病虽略减，尚未见除，恐病难愈。"余曰："可再进一剂即愈。"渠又捣姜取汁，仍照原单复进一剂，而渠又云："其病心中甚紧。"辗转述与余知，欲余改用凉剂方快。余思此理难与渠明，当照景岳书载所用神香散内中，止是丁、蔻二味各用三钱为末，余止改用三服之二，每服必用生姜汁调，嘱其缓缓以投。至夜时有余孙声珮赶余归寓。余思余孙已开药铺，其制半夏之法，谅必深知，唤孙将药口尝。余孙尝之乃云："此非甘草水制，实是过用白矾拌其半夏，使得就手剂片之故。故尔味酸而甜，且觉喉又带冷，并非甘草之味。"余因大声疾呼："此非余用硫半过燥之误，实是误服半夏内拌白矾之误也。盖白矾味酸性

寒，是除脾胃湿热之痰，此非湿热，其误实甚。"余退嘱其速速将此尽服。服后病人口流冷涎无数分明，大便大泄，而心中始温，热亦顿除而愈。至早余在途中，问渠家属，云病已于夜半痊愈。余至渠家，诊其六脉俱平，余问病者："昨日身上发热，可自知之否？"渠曰："仅知有寒，而不知身有热耳"明甚。余谓："余于渠病发躁之时，余不坚守镇定，稍或更医，误作热治，祸在指掌，危甚殆甚。"

　　此病若非病家信任之笃，吾父几有不白之冤矣。因其信任不疑，故吾父竭力进用极辛极苦极热之药以救，幸其功效即见，众咻自不得施。【男省吾识】

　　病家惟不识证虚实，故尔请医投治，并不识医用药是否与病相符，惟求功效即见为是。据案所述，病情用药始终未改，而卒效见，知是宾主相投，故尔如斯。并非等于半明半昧之家，人面兽心，妄自尊大者比。【血侄绍音】

治临川县下都黄家街黄锦祥噎膈案

　　岁嘉庆戊午季冬，临川县黄家街黄锦祥，素好烧酒，朝夕不绝，常有食入即吐不纳之症，但未若是之甚。及至噎益见剧，滴水不入，如是者已七日矣。父子因医所治不效，始召余诊。余谓噎膈之症，所因甚多，当随所见病症及脉，细审方知，当问身有别恙否。渠曰："无有。"但云："谷食到喉，半粒不入，并心之下觉有冷气筑筑欲吐。"又问："精神现在是否如故？"渠曰："略减。"并察其脉左手微弦而软，

右手弦而有力。余曰："此属寒气上逆噎膈症也。当用旋覆花一钱、代赭石一钱、木香五分、川朴二钱、半夏二钱、砂仁一钱、茯苓一钱、生姜二钱、川椒一钱。"嘱即服此二剂再诊。越一日，其子告："服一剂而食即纳。再服一剂而噎痊愈而安。"但此饮食不节，或值冬寒而好烧酒，或值暑热而好卧地，及食西瓜，则其症即复。果尔病愈半载，因服西瓜而病复作，仍服前药数剂而安，今竟无事。

　　噎膈之病，在初症已见有，何至竟无可医？惟嫌口腹不慎，性图急效，朝夕更医，不就脉症，究其的实因由，将方妄试者之为害耳。若竟谓此难医，余之妻舅姓罗字元勋已患是症数年，时起时止，何至见有噎七不噎八之说？【自记】

治南丰县赵盛万膈食证案

　　凡医治病用药，先须逐一将症融会，迨至临证施技，又将脉症细审，相其病症以为活变，不可谨记一二成方苟且塞责以求一遇。

　　岁嘉庆丁巳仲春，有南丰县姓赵字盛万身患膈食，招余就诊。渠谓："食一下咽，稍停一会，即膈不纳而出，目今服药已多，毫不见效。现今膈食不入者，已七八日矣。"余见食已不入而气上冲，且诊其脉，惟肝独胜，按亦有力，肺亦相似，但较肝脉差平，且脉毫无润气，浑是肝肺气不下降之象。余问："病起何时？"渠曰："已有月余。"又问："胸果筑筑？"渠曰："正是。"因用仲景旋覆花代赭石汤外加枳实，服止一剂而食即纳。后余有事

旋归，偶冒风寒复发，又寻一医，谓其六脉无火，寒气上逆，重用丁、沉、砂、蔻、茯苓、姜、附、沉、故之药以进，而病滋甚。渠不得已，再捡余方复试，效即随见。余亦见渠云服有效，于今数月病竟未发，喜其病与药对，故尔笔记于此。

膈食亦难治之症耳，内因恐其水衰胃枯、火衰气痿，外因恐其邪陷结胃。此止气逆不顺，犹属可医，但不宜急图效见，以致众医借此将方妄试。【门人张廷献】

治四川麻柳场姓曹字建中悬饥案

岁乾隆庚辰，余在湖北汉阳，遇一四川卖红花客姓曹字建中，闻余知医，召余诊视。自云伊病无他，只是心下作饥，得食则安则已。余曰："每日食饭多少？"渠曰："早要食大炉碗之面三碗，又要食大炉碗大米干饭三碗，至午要食大炉碗大米干饭六碗，夜亦如之，其食不饱不嗳如是者已一年矣。医者云是脾肾火起，每服地黄、钗斛之药，不计其数。服之亦不见甚，但总如是而已。"余见肝脉浮洪而脾脉尤觉洪大而空，非止地黄专入于肾之药可愈。因用怀山五钱、首乌三钱、熟地三钱、炙草一钱、扁豆二钱，浓煎温服，日服一剂。服至五剂，其饥渐减，而食不致过甚。渠向余问其故。余曰："此脾阴亏症也，故尔引食自救。但先服之药，虽有地黄，止可以滋先天之水而不能即润后天之脾，故药服则不应。滋取怀山一味重用，喜其直入于脾补阴，肝与脾邻，故取首乌以补肝血之阴，甘草实中补土，地黄滋水生木，扁豆香润滋胃。其心之下一寸

即是胃腑贮谷之所，脾阴得养，则胃自不悬饥，而食不致失常而过度矣。所以药服五剂，而病自可愈也。"言毕，其人深服而退。当笔记之。

悬饥本是六阴皆亏而脾与胃尤甚。故怀山实为此病要药，所以一治可以效奏。【血侄绍音】

治余县城北堂妻舅罗方明长男字寅初除中案

除中一症，考书谓其中虚胃阳发露，故尔能食。治之者，须知中气将除，清之不得，药须温润甘缓以投，则中得补而受。若作火治，而竟恣用苦寒，则气愈清愈除，而病有不克治。

岁乾隆丙午，余治县城妻舅罗方明之子名寅初。召余诊视，谓伊今之小儿，年仅五岁，向食大米干饭不过二碗三碗，今竟食之四碗五碗，尚有不足之状。余谓彼于未食之先，必有症见。渠曰："无有。但彼大便一日解至五六回而已。"余曰："此即病起之由也。凡物食之有度，则病不作，若使病过于解，而食竟至如许之多，必是胃阳空虚，思食自救，而为除中之症耳。此症他医见其能食，必谓是火，或用大苦大寒以下入于三消火症治中。殊不知此因胃阴空虚，仲景谓其胃虚本不能食，凡能食者为除中。此即中气将除之谓。若复进用苦寒，则胃已虚而成莫治之症矣。故凡病痢之后多有是症。"今余拟用怀山三钱、扁豆二钱、炙草一钱、饴糖一盏，嘱其日服二剂而愈。并嘱一切辛热之物不得妄投，庶胃阴得保，胃阳亦收，

而食自尔有度。此惟读仲景书者知之。

除中症与悬饥恍惚相似，但悬饥有火有热，除中多由痢疾大下所致，以致中气将除，故有除中之名。若不认作虚看，复用苦寒以下，则中气愈除。观此可知仲景实为医中至圣而不可议。【晃雯】

治族侄太学字光廷乃郎
名士霖癖积案

治病不从外证细考，无以知其病见之标，不从内脉深究，无以识其病见之本。

岁乾隆丙申，余自省会抵舍，适遇族侄字光廷乃郎士霖，身患癖积。其候肚腹胀大，面色微青而浮，唇亦色赤，大便不快，其儿年已四岁，犹在母怀，足步莫行，脊骨七节之处有一骨见高突，背则屈而不伸。先请余族在地医士调治，皆言儿属积热。其药每逢腹胀不消，不离壳、朴、楂肉、云连；每遇身热不退，不离羌、防、柴、芩；每遇体倦神昏，不离防、党、桔梗、当归；每遇脚步莫移，不离加皮、牛膝、木瓜；每遇食积虫发，不离使君、槟榔，服之无一克效，且更滋甚。

余细从证考究，其儿左胁之下有一硬块不移，知其病之积结在此，而非区区食物留滞肠胃间也。且再从脉细究，其儿六脉，惟左关一脉洪大至极，知病即在左关之处，恰与横结在左之症相合，则其用药施治，自当从肝起见，而非寻常楂、曲、壳、朴之药所可愈矣。况儿肝气既胜，则儿真阴必亏。儿之真阴既亏，则儿命门之火自必随肝上越，而迫于胁。斯时即用地、茱以救真阴，以抑肝强，犹虞不暇，

安敢用防、党、桔梗、柴胡、当归升拔之剂，而不顾其肝气上浮，其癖愈结而不可解乎？惟以余制抑肝截癖饮，内有山药、地黄以救真阴之槁，栀仁、赤芍、连翘、丹皮、鳖甲以抑肝气之强，青皮、没药以疏肝气肝血之滞，麦芽、神曲以消脾胃谷食之积，牛膝、车前、泽泻以引肾中之火使之下归于阴，而脚有力，狗脊以除在腰风湿，而又兼补肝肾，使脊以平。盖癖寒热皆有，不独寒积寒食而始见也。是药渠服数剂稍效，再服以至数十余剂，其儿癖结之处渐软，足亦能行，脊虽血气已定，不能尽愈，然亦较其高突差可，始信癖有属寒属热之辨，在人随症观变，而不以古书尽拘如此。

识得脉症皆从左见，自当滋阴抑肝为是，何得妄用升拔之药以致肝益燥烈莫解。观兄所论治此，不独今已效见，更究其理，实是莫易。【晃雯】

此症止用通行治积之药，固属不能，即用恶毒破劣之药，更属不得。惟取轻平滋阴抑肝疏血活气之药，则癖始可渐除，况癖本内寒热乘其内虚渐积而成，故病亦非一日所致，即治亦非一朝可愈。倘或因服一二剂未效，而即转辗更医，则又前功尽弃，而医亦莫之何。但医每逢是症，当以辞治为高，切勿轻尝自试。【男省吾识】

治同族太学字廷桂之孙乳名
吉俚伤寒内积药坏^①案

嘉庆戊午季秋，有族太学字廷桂者，

---

① 坏：原作"怀"，据文义改。

因孙乳名吉俚在于仙七都棠阴食积便泄，兼有感冒。其泄并非脾虚不固之可进用补脾之药也，乃有无知医士，不思积未下尽，兼有感冒，混以白术、当归、白芍、黄连、木瓜、甘草以进，以致肚腹益胀，唇青面暗，气粗脉紧。廷老抱示余诊。余索原医药单接视，余笑此属何医？妄用一片甘温、甘润、酸收、苦寒，而致治有如此不通之极也。当诊是儿脉紧，知儿外有感冒，被医妄用酸寒之药以收，肚腹胀大，是医妄用濡滞之药以阻。因用防风一钱、薄荷五分、广皮六分、川朴一钱、六曲一钱、大腹皮四分、连翘一钱、生姜一钱，嘱其浓煎投服。时服一剂而大便复泻，觉腹略消，又服一剂而唇青竟除，面色略白，并审症兼偏坠，除其连翘，外加小茴、橘核，而其病悉除矣。若使表不疏发，则邪必内陷而成大热之证，势必更用凉解，内不疏泄，则腹更见胀满，而有绕脐硬痛症出，以致小病变大，寒症变热，其有不可救者如此。

风寒早用凉药以清，积滞早用甘温以补，倒置极矣。若不如此分疏，必致成其大热。【男省吾识】

拟上翰林院侍讲秦讳大士号鉴泉先生腰痛症书

《易》曰：水流湿，火就燥。不惟物理如是，即人病情亦无不如是，何则？人之根于有生也，惟此两肾真水与命门真火为之绵亘不息。盖水足则筋骨得养，腰膝坚强，外风不得乘虚内犯；火充则蒸腐有力，食即消化，服不膜胀，外湿不得乘虚内淫。使其真水既亏，则精之丽骨、血之营筋，既已枯槁不润，而风已内生，又安有风从外来而不为之燔灼于中者乎？是以精虚血耗，加以引风内犯则或见为腰痛，或为足痿，或风挟痰湿而为偏枯不语，或风木乘胃而致面急不舒，或风袭腰间而致变疹百病皆由人身水火偏胜，故治病自当从此察其盛衰以讥外邪乘胜招引，并有并非外邪、有类外邪者而见。夫风，阳也，何以精虚血耗者类多犯是？盖以精虚则阳盛，阳则以阳招阳，而致症见如斯，非即《易》之所云"火就燥"者同为一意乎？不知者仅以羌、防、芎、桂治标，而不进用归、地固本，其何以除病根而却病源？然有精虚血耗当用地黄，竟有服之而病滋甚，则又根于真阳之不充，而致火受水制。夫真火不充，则凡所饮水谷，皆得内入作祟，而致上停于肺为痰，中聚于脾为饮，下积于腹于腰为胀为痛，岂必外假于湿而始道其有湿哉？因其内湿不除，外湿内入，而腰必致作疼，是即《易》之所谓"水就湿"者同为一义也。是以湿濡之症，责之无火，用以疏利则宜，用以重浊则滞。地黄，纯阴之品，用以水亏火燥则宜，用以火衰而水微亏，又当先制其湿，后滋其水，俾补土制水，而于真水不碍，滋水养木，而于真火胃土更不受制。

今诊老大人六脉皆濡，其因湿而成腰痛之症者十居七八，因风而成腰痛、面急、疹子之症者，十仅二三。故于补肾之中不敢进用地黄助滞，仅进巴戟天救肾，兼用续断、独活除风，川芎、白芍调营，杜仲行血，又于补土补火之内，不敢独用附、桂劫阴，惟用白术、茯苓除湿，橘皮爽滞，其余看症损益，大率脉濡而见腰痛、痰盛、腹胀等症，当作湿理。脉浮与弦而见腰痛及发疹子、面急等症，当作风治。风盛服过地黄而不见有濡滞之症，则于真火无亏，而脾尚见坚盛能化；风微服过地黄而即形有窒碍之状，则于真火有损，脾受湿制而致遇滞益塞。

愚尝思之，人身一小天地耳，天地不外阴阳以为运用，人身不外水火以为健行。《经》曰：阴胜则阳微，阳盛则阴弱。又曰：无阳则阴无以生，无阴则阳无以化。人身水火曷异，是以病非真水有亏而致风燥易犯，即真火不足而致阴湿内停。故宜先补脾胃以除痰湿，次调真阴以治风邪。或标重于本，则当治标固本，凡治风治湿之味，不得不为急投；本重于标，则当救本除标，凡补脾补肾之药，不得不为内进，酌量于可否之间。因应于化裁之内，则在临时观变，姑陈其略。或不负老宪台过为奖誉，乖问刍荛也，谨禀。

疏发先天水火根源，详究治肝治脾要略，而文气流转，尤属余事。【晁雯】

治族叔祖太学讳廷福右边腰脚酸案

余之族叔祖太学黄廷福，于乾隆壬午岁，病患右边腰脚酸痛，先请伊房字某某者调治。谓腰总属水衰，痛则是属火成。至于诊脉，本是依稀恍惚，不过虚应故事以掩病人耳目，有孰精明详慎为之体究于其中哉？及医治之既久，不惟病势不减，而且病益见增，始邀余治。余问：其

痛在于何处？答以右边腰膝。已知病在右之下部而为火衰寒痛之症，况痛又挟有酸，其痛又喜揉按。并问饮食少思，大便溏泻，更无头痛、恶寒、发热等症，明是火衰胃弱无疑。索其前医药单总是地黄、当归、杜仲、续断等剂，而病日见增甚。诊其六脉又见浮洪而滑，毫无弦数短涩等象。余用附子三钱、故纸五分、仙茅二钱、仙灵脾一钱、半夏二钱、木香五分、砂仁一钱、炮姜一钱、茯苓二钱，嘱其日服二剂，并节水饮，间服此药，外加黄芪而腰尤觉坚强，精神日振。溯其病发，是在乾隆壬午，历今嘉庆戊午，业已三十七年。现在年已八六，而药仍照是服，觉寿弥长，岂非火衰之极，可服偏剂之一证也乎？

读书不明，而不知腰本有左右之分；审证不的，而不知痛又有喜按不喜按之别；察症不周，而不知有饮食不思、大便溏泄之杂；诊脉不清，而不知有浮滑而无弦数之候，徒知痛属水衰而不知是火微，无怪吾兄饬其不是。【晁雯】

治同族大九一子名细毛铳伤食补伤脾案

岁乾隆庚戌夏五，族有大九一之子名细毛者，偶被铳伤。医者谓彼铳伤是火，殊不知受伤原在躯壳空处，并非致命穴所，其铳子当即用药罨出，火已熄矣。而受伤之人借此称病莫治，医又不察病属真否，教以日食猪肉润养。讵知火病已无，而病由于食肉而起，以致面浮气粗，手足微浮，寸步难移，六脉软滑，而

脾尤甚。此非铳火为病，而医铳火者之教食肉而生病耳。盖猪属亥，亥属水，水胜则火衰，火衰则土湿。不亟补火生土，则食日减而火渐灭。旁有一位笑之曰："病因火起，反用火补，岂不如火益热乎？"余则按病为渠分剖："盖自受伤以来，以至于今，业已四月有余。在此无日不食猪肉。以一日之火而遭百有余日之水，水耶火耶？今观其人神衰气丧，坐卧不宁，岂火之谓乎？两目惨淡，岂火之谓乎？饮食不思，岂火之谓乎？嗳饱时闻，岂火之谓乎？手足厥逆，岂火之谓乎？六脉软滑而脾敦阜，岂火之谓乎？身浮气胀，岂火之谓乎？治此速用姜、附、苓、半以折胸中之水，以治阴翳之火，并宜照单日服二剂，以至四五十剂而安，否则不救。"时依其言，果服五六十剂，其效渐见而愈。

不审现在实见何症何脉，而徒远追身受铳火之伤，正是舍近求远，舍易求难。吾父不拘已往铳火，专求现在脉症审治，似觉亲切无比。【男省吾识】

治崇四都木马一妇某某痰火内炽案

岁乾隆庚子，余在崇四都罗三甲罗圣翁家治病。时有近地木马一妇姓某之妻某氏召诊，云妇一身发热，头痛之极，咳嗽痰涌，余诊六脉弦而且数，因作风痰火热，进用柴、芩、贝母、枳、桔、麦冬之药以治，其病略差。时有近地姓阳字某某者，饬余用药甚非，陡以姜附大剂猛进，谓此病属虚火上浮，不期药已下咽，顷刻火起，其症滋甚，并增见有喉痛咳血等症。渠家仍着原寻余治之人，转请余治。余见六脉洪数，且并有力，知是药误。乃于余原单内除去柴、桔，添用生地、贝母以进。时因病家之邻有事请余赴饮，原医亦同赴席，渠亦不知伊所治是妇之药有误，乃竟混将仲景寒中少阴经之书向余妄背，谓彼所治妇人之病用药甚工。余见其人性气燥暴，不将服彼药单病增之情向渠告知，只是唯唯应诺以避。但有旁坐之人知彼所医有误，掩口而笑。是夜其妇又服一剂而咳即止。次日再服一剂而病坐除。岂知仲景之书以药教人，原求病与书合，则药自无不应。若遭时医目盲，妄将所治他症之书，到此混背，不惟错认今时之病，且更有负先圣制书之意，其所失为何如哉？

读书辨证，要在症与书对，若使治不对症，书不对病，则书自书而症自症，究属何益？观此知医妄向病家背书而不细察脉症之非。【晁雯】

卷四下

治族弟太学字上谕胃痛案

凡病偏之至极而不可以小剂投者，则药不得不大。病已发之多时，根深蒂固而不可以一时医者，则药不得不久。自非医理素明，认症既真，则临症施治，未有不馁而中阻，而叹其病莫医，不如姑以轻平浅常之味小试二弊诸医皆是。病家道为平稳无碍，反叹任大投艰之多孟浪，视人性命为儿戏也。即以余族上谕胃痛一症论之。

上谕素禀火衰，其饮食本不欲思，故淡泊可以自甘，其劳役有所不计，故精日见伤损。在初病根已萌，病机未发，尚叹膏粱病多由于好服药品所致，以故已有微恙，毫不服药。及至病症已形，又窃听乎时师之语，每以香、砂为害人之具，于是所服皆属白术呆滞之品。讵知病因下不火衰，其症必不见乎冷气上冲，痛必不喜热手揉按，食必不见恶心呕闷，斯即进用白术呆滞以补后天，未尝不可。乃细审乎症候，其痛必欲得乎热手重按始快，其口或干必欲得乎热汤始安，未食痛楚不形，食后痛楚随起，每发多在早食后。岂比中虚喜按而不计乎热手，中虚得食之能止乎痛处，与中虚得食之能助乎气力之为异哉？

且细审其脉候，或大而迟，或浮而滑，六部惟关独见脉以独见为真。审其所服之药，初则芪、术可投因虚故，继则呕吐随起虚中见实故治宜先攻后补，岂非中不宜补之验乎？后服姜、半、香、砂则痛稍减，少服则痛仍在，必多服久服而痛始除。岂非有如本草所载荆府都昌王日煎附子以服，不可概以常理论乎？是病治近一周，服药九百余剂方愈，计共用附子三十余斛，炮姜三十余斛，茯苓、半夏各二十余斛，木香半斛，砂仁三斛，吴萸半斛，小茴、补骨脂各四两，肉桂二两。附近医士，无不闻此窃笑，而族弟某某尤甚，且谓余匡此病，当用参投。是时余恐学浅，姑从参进，以息众议。讵参用至钱许，其药姜、附减半，香、砂竟除不用，始服一剂，其病如故，再服一剂二剂，其身上半大热，下半微寒，大渴饮冷，扬手掷足等于余族叔次周火衰用参变出之症，脉则转迟为数。必仍进用附子、干姜、肉桂，参用五味、补骨脂引火归肾，而火始不上行而燔灼矣。但余此治不专，或致有失，其罪百喙莫辞。今余书将成之时，病愈一载，且无他变，似与药病相当。敢陈其概以见药有宜偏宜久，而不可以常理论也。

治病用偏用平，要在审症与脉明确。

若脉症果应偏投，则药虽偏而不偏矣。脉症果应平治，则药虽平而不平矣。若脉症不审，而徒妄言偏平，则是望门猜估，岂真应偏应平之谓乎？此案因病亲属恶偏好平，唤用参进，此属平剂，乃服未久而即脱衣露卧，仍服偏剂而安。自非识症与脉明确，安敢如此偏治？【晃雯】

治族叔太学字翼清次媳
吴氏胃痛案

药有当于偏投，亦有当于平施。当偏不偏，古人指为庸工，不无游移无执之失。当平不平，古人指为粗工，不无鲁莽灭裂之害。试以余族太学字翼清令次媳吴氏胃痛一症论之。

胃痛症类甚多，考书治法不一，如太学次媳，其体本属水亏，而兼火微，水亏已有六七，火亏只有二三。水亏而血恒见燥涸，火衰而脾多见湿滞。补水多宜地、茱以滋，然于脾湿不宜；血亏多宜芎、归以进，然于水衰而致血亏者，又多不合；脾湿虽应半夏、砂仁，然于血枯血燥而见有滞者又不相侔。用药本费踌躇，稍属燥率，即为偾事。况渠外挟风寒，内兼食郁、气郁，加之身怀有孕，正宜轻清小剂以为解散，则病自可即愈。

奈延附近一医，执古所论妇人不离四物之说，遂用四物内加香附、乌药、艾叶等药以为播导。讵知水亏于下，则火腾起而上，四物内有芎、归，性极辛窜，非其所宜；脾受湿滞不疏，食则时见痛楚，四物内有地黄，性极滞濡，更非所宜；身挟有喜，则孕借血借气受载，而乌药性极动

气，香附、艾叶性极行血，皆非所宜。及至日服一日，痛既不除，而胎随药而下，变为四肢厥逆，又不揣其妇体水亏实甚，乃用大剂附、桂日煎数剂，劫其真阴，以致通身发热，并至大便热极不解，又用大剂庄黄、朴硝灭其真火，伤其胃气，数昼夜病即变转无定，而药亦即颠倒无定矣。后见形色憔悴，神气枯槁，人事昏仆，改用大剂附桂八味以投。卒之八味内有地黄，亦于脾湿有碍，更至神志颠乱，手足风起，又言肺气虚损，意欲进用人参以平八味。

嗟嗟，病人真气已微，经经受累，安敢辄用偏剂，鲁莽灭裂，东冲西突耶？是医来于十月十七，治至十月廿[1]五止一胃痛小病，医至胎损神丧，命存一线。及余诊视六脉皆浮，而两寸浮更独见，关浮则次，而尺浮则又次矣。知其阴火不收，更视其面黄而兼浮，胸中不时掣痛，知其中挟有滞，乃用自制和阴理脾液，内用麦冬一钱、炒芍钱半、腹毛五分、首乌一钱、牛膝四分、广皮五分、茯苓二钱，浓煎热服，药虽平淡，视若无奇，然辛不致燥，凉不致寒，滋不致滞，最为是病对症要药。而医见余置参不用，觉有所拂，亦不究余用药意义何居，且并不知彼之药与病左实在何处，默默与余相揖而退。是时晚服一剂，病愈一半，再服一剂，而病痊愈。次早向余报知，余始述其致病之由，详其用药之故，以见平脏当用平治，不可鲁莽灭裂以致害人性命于莫测也。

时医总因四物、香附等药，不能临症变化，以致一错百错。独不思病治用四

---

① 廿：原作"念"，据文义改。

物，要在脾无寒湿者则宜。治用香附、乌药，要在肝无燥热者则宜。此案脾有寒湿、肝有燥热，用皆有犯，故病自与药左，岂若吾师所述治此，其药辛不致燥、凉不致寒、滋不致滞，服二剂而病立见其悉愈者乎？【张廷献】

治余长媳字加年内室欧阳氏胃痛药坏案

胃痛一症，在初阴寒内结，自不得不用极辛极热之药以为调治，若使治之过当，则药自应停蓄缓治，及用平淡之药以投，不得一往直前，用药锐进，东冲西突，以致变生多端而莫测也。

岁乾隆壬子仲秋，余自抚城回归，闻余长媳胃寒作痛，所服俱是平昔信心效著丁、蔻、姜、附之药。余看其病一息奄奄，六脉沉迟而细，余知是服丁、蔻、姜、附之药过当，当用洋参一钱、附子一钱，日服一剂，以为调治。其胃不时作痛，精神益觉不振，只得小心用药缓投，及或将药暂停。并诊其脉而见元气未离，胃气尚存，所食参、附之药，或日服一剂，或间服一剂，至于生冷黏滑，概禁勿服，以阻生气。正如大兵之后，墙屋已毁，倘不善为抚恤，其曷安居？于是徐徐缓治，越一月而病渐愈。

服药过当，见有奄奄症俱，自当小心缓理，不得图急偾事。【血侄绍音】

治余次媳会图周氏产后胃痛案

凡人治病用药，既须明其性之寒热，尤须辨其力之横直以为沾变。历观诸书无有论及，余亦不晓，惟因历久治多而始有悟。试以余之次媳会图周氏产后胃痛一症论之。

次媳素禀火衰，水亦兼涸，但火衰七八而水亏一二。乾隆庚寅冬腊，产下一女，至乾隆辛卯正月初三，产仅五日，忽云胸口胃脘作痛。初治犹用当归、川芎内加木香、延胡索等药以进，服则痛渐益勤，次即除去芎、归，竟用砂仁、苓、半而痛愈勤。越日又照原单内加姜、附，其痛仍在，但未较前更甚耳。是时余恐药性过烈，更细将脉诊视，而脉浮而且迟，知前用药未迅，又照原单重加姜、附，而痛仍在。复恐内热微挟，致药不效，乃从口中照看，舌则莹然无疵，渴亦不见，且有冷气内出，唇亦微淡不红，遂用火酒酌投，其痛仍在，当即大用姜、附以进，而痛仍旧不止。并审其痛常欲喜手重按，越外更无兼症可考，随加川椒内服，而痛仍旧，亦无停歇止候。是时已下三鼓，会计一日之内，自寅至戌，药已服过八九余剂，姜、附各用过数两，其痛全然不减，细审明属是寒，何以药全不效？转辗思维，无有活计，因悟药中姜、附、砂仁，气味俱横，性不下往，木香力虽稍直而不甚迅，惟查景岳所用神香散内有丁香三钱、白蔻三钱，性力直下，毫无阻滞，用水冲煎调服。彼时药方下咽，气即直达广肠，而胸顿开而不痛矣。次日再服一剂，而痛悉除。倘再进用姜、附、砂仁，则病虽不见增，而痛终无已时。但人每遇是症，见用姜、附数两不效，势必兼用和药，及或温燥药中杂用黄连，又乌能于其燥热药中，选其气力直下之品，而令胃之左右全无牵滞之候乎？第服此药效见，日后当用小剂和药缓缓理中，不可用此多服，以致气益下坠而不可救，此又不可不知。

此案胃痛一症，凡属温中散寒辛热之味，无不极力备用，而痛坚不能除，几至无药可进。据案所述进用丁香、白蔻方愈，其效神速若是，岂非寒气在下，逆而上冲之急乎？审此知是内寒厥气逆胃作痛之意。【晃雯】

阴阳二脏既明，则阳脏之当用清用滋，阴脏之当用辛用热，其药一定不移，即服效未克见，亦不以阳中夹阴、阴中夹阳，别其现在脉症不究，而作门外痴想，攻围广设，以求猎者之一遇耳。此是胸无实学，不可云其平稳无事。玩案所云自寅至戌服过姜、附数两，而痛全然不减，其在他人势必云挟有热而兼黄连，又云阴或有损而夹归、芍。惟吾父看其脉症，更用大苦大热，岂非胜于时医见理之明，故能如斯其克效者乎！【男省吾识】

治抚州府城北姓罗之妻吴氏阴维虚损心痛案

岁嘉庆戊午仲春，余在抚州城北治一姓罗之妻吴氏身患心痛，诸医皆作风寒外感，内挟寒湿，气闭而成。及请余治，诊其右尺之脉，外斜向其大指至寸而沉，而左尺不见，明是左阳右阴，病在心阴，阳浮阴沉，病在心阴之里，正是阴维阳损，不能自持诸阴。非若阳维脉见左尺内斜小指至寸而浮，不能自持诸阳，病苦寒热，

治应遵用仲景桂枝汤加当归。此则病已在内，其痛症见阴损，且于痛处又喜手按，应作虚治，当用人参、当归、鹿茸、故纸、茯苓、紫石英。盖有人参以补阴中之气，当归以补阴中之血，鹿茸以补阴中之阳，茯苓以渗阴中之湿，紫石英醋煅以降胸腹久聚之气，下入至阴而从二便内出，故纸能补命门相火，及降心腹之气下行于右。但附子亦补命门相火，而此置而不用，以其性气刚烈，不必参、归、茸、故性尚温煦，而不致阴受燥劫之意也。此药补而不滞，温而不燥，降而有升，深得中正温和之道，故能统摄诸阴之脉，使之不致换散无主。是药渠服一剂而病仍在，再服一剂而痛减，又服一剂以至六七八剂，则其痛悉除。但此病非常见，而医亦不甚晓，当立其案以为余之后代箴。

阴维之症，病者固少，治者亦少，即知而治，治而克效者，其亦少矣。吾师逢此八奇病见，知无不治，治无不效，凡属同业，自当细心牢记。【廷献】

治族侄生员字寿先内室邹氏便秘似泄案

凡妇挟有胎孕，未有不忌朴、硝、庄黄，频泻不止，未有不用补涩收脱，矧此两症俱有，乌可进用朴、硝、庄黄之剂乎？

岁乾隆庚子，余自省会回归，在于族叔介尔家诊病，族有太学字璧廷，与族介叔祖邻居，知余往渠就诊，向余云伊媳妇已泄一十余日未止，且挟有孕，泄久恐其动胎，约以明早请诊。次早诊妇六脉皆

实，却尔细小而坚，问其所述之症，答曰："已泄一十余日。"余思病果真泄，岂有一十余日身不困倦、胎不见堕之理？必其所泄不多，逼迫牵引日有数次，仍与便秘无异，因用大黄二钱、枳壳八分、川朴二钱、芒硝一钱，每月或服一二剂，则便与胎俱顺而安。嗣后有胎便秘，伊即照此投服，俱顺无恙，此与书载"有病病当之"意相同。但此脉不细审，症不细问，竟认以闭为泄而用白术，泄不见止，即用诃子、粟壳，则必母子俱困，保无妄治之失乎！此辨证不可不明，而用药不可不审也。

挟热已久，内不能发。纵属有胎，而热未有不挟胎气并于大肠而见，欲解不解。不知者谓其病久见泄，今挟有胎则忌，殊不知其热甚则胎不安，除则胎自保，故硝、朴、大黄，人但知其伤胎，而不知其除热即所以保胎也。凡妇有胎热极而见大肠逼迫，非服是药数剂而胎不克以保。但非见症明确，不敢如此施治。【谢玉堂】

拟先父讳为鹗在盘谷斋病患泄泻案

治病用药，稍有不慎，过当之处立见；稍有知觉，凑合之处即明。惟在临症之时，须早为之细审。

岁乾隆辛未，余父在于余地盘谷斋课徒，余同肄业。时值暑月，火炎土燥，阳气外泄，阴气内凝，早食冷菜伤脾，至午泄泻不止，大汗如雨。余思余父年已七十，禀体素阴，因服冷菜，至午而见泄泻无度。时诊其脉，三部皆虚，而肝脉不急，药可偏进。即用参、芪、术、附等药收汗止泄固气，但泄虽止而口不能言，汗亦收而面若涂朱。复诊其脉，洪大不数不短，亦无身热口渴。是时举家大小慌忙，余率徒辈同弟搬移归宅，其病如故。余弟不知病由，见病不语，云病莫疗。余时在侧反复诊视，因思此病何以下泄服药即止，而病又见不语、面红，及脉反见洪大乎？此其故当自有在。当用附子三钱、故纸五分、木香五分、茯苓一钱、五味子十个，服一时辰，而声即开，父问余之三弟未见，余曰："适才外去。"父即至街通寻，时地多人惊异，适闻病甚危迫，口不能语，今一时辰而声即开，且竟出街外游，是何病见之速，而愈其亦速耶？

时有向余问其病由。余谓："人身自喉至脐，气分三焦，在初脾胃虚寒，肾气不固，奔迫下泄，泄之至极，下已虚矣。因药虽有附子，而附少芪多，故尔气从上筑，面若涂朱，痰随气壅，声不能语。今知其故，而即引气下行，登时气引归宅，自尔病愈。但不知有如是之速耳。"众皆知其病愈之由而笑。因知人病服药，稍有丝毫不合即见，亦稍有丝毫凑合其立见矣。然此止属暴病如斯，若久病痼疾，及久医坏之病，则效未有若是其神速者矣。识者知之。

下因泄极而虚，自当用芪用术，升提以防下脱，若至下泄已止，芪、术过用，则内必挟肾气及胃疫湿上升而为面红不语之症。治之者自当重用附子、五味、故纸引气下行，则声即开而行动自如。但人见其面若涂朱，多作火看，不语多作风看，则药势必颠覆，而病缠绵不已，乌有症见面红不语而病可以登时立愈者乎？是可见其用药之神。【晃雯】

今人见汗外出，便道气虚防脱，再加下泄，竟云上下俱脱。殊不知此汗出即是书言泻汗之意，非是自汗上脱之谓也。余因父年已高，见上汗出而下大泄，亦有与世随俗波靡，防上汗出或脱之虞，故尔参用黄芪，以致病虽泄止而症即见面赤声喑。此意余于症见即悟，但未搬移归宅即为调理，及归更审明确，自不因其面赤随俗妄认是火，而致一误再误之莫治也。当笔记之以为见汗休作脱看。【自记】

治族太学生字步周之子名从学霍乱泄泻症案

余族侄太学字步周，因子身患霍乱泄泻，召余诊视，云伊生有三子，长死于痨，次死于霍乱泄泻，今生此子，其病又见霍乱，可若之何？余诊六脉皆沉，而脾尤甚。余问："是儿一日吐泻几回？"答曰："无数。先泻白水而后吐，吐亦不多。"又问："是否作渴？"答曰："渴极。目今神气不振。"余曰："此脾虚霍乱吐泻症也。盖霍乱吐泻，症不一类。有因肾阴素虚，肝气燥裂而成者，如吾族国华之子，病此纯用收润之药是也；有因土湿木胜，挟热激其上吐下泻而成者，如吾服弟字景绍之子病此，杂用清凉疏平之味也；有因寒积于中，湿气奔迫，上下不和而成者，如吾房弟秀山之子病此，而用辛温之药也；有因肝脾虚损，阴阳不和而成者，

如崇四都谢氏之子病此，而用甘温、甘润之剂也；有因脾胃湿滑，神气不敛而成者，如吾族科四九之侄病此，而用固涩敛神之药也；有因肝肾阴虚，心肺挟火而成者，如余表侄之子六俚病此，而用清润之药也。外有藿香正气散，可治霍乱，是由外有感冒阴暑臭毒所至；有用四神丸，重用五味子可治霍乱，是由肾气冲奔，上升作吐，下空作泄所至；有用参苓白术散可治霍乱，是由清气不升、浊气不降所至；有用五苓散可治霍乱，是由脾虚湿胜，水道不清所至；其有霍乱，病发势甚急迫，登时立毙，是脾久已败坏，肝木燥极，故尔朝发夕死。此实莫医至于此病，是由中州虚极，脾不统摄，故尔上行而吐作，下行而泻见，于此而不用术以补，用参以助，用甘以缓，用姜以温，则气不归中，其何以止其呕而固其泄乎？故书有载理中汤以治霍乱，即是此意。种种霍乱，症不一端，而究其要，总不越乎土湿木燥_{此四字宜玩者}之所为耳。盖土不湿不亏，则儿自无吐泻之患，肝不燥不胜，则儿自无挥霍撩乱之症。第今医士甚众，一见是症身热，即用柴胡，讵知柴胡原为伤寒传入少阳发表之药？盖热有内有外，出自外者可升可散，出自内者忌升忌拔。盖升则火愈浮而热愈盛，其不手足挥霍、角弓反张、精神撩乱、吐泻频仍而死者鲜矣。"步老见余论症甚明，信心投服，不越日而病即愈。

病在上下，治当在中，即是此意。篇中将各霍乱病情，及各治法逐一疏出，能使愚者梦醒。【晃雯】

霍乱一病，所因甚多，治亦不一，但

土亏亦有宜温、宜润之殊，木燥亦有宜清、宜润之别，并看木燥于土、土燥于木者为之区别于中，则病自无不愈。【男省吾识】

治族弟太学字国华长文郎文学敷尹霍乱案

岁乾隆丙申，余治族国华乃郎敷尹，禀体纯阴，营血不足提出致病由。时值小暑土燥，脾阴失守，肝气强盛，一曰身患呕吐，先请伊叔调治，进用防党即伪党参是也、藿香等药未效，并疑指纹透关不治，始请余治。余以小儿霍乱，治甚非易，苟非于病左右，时察病情，不无有误，当止在于伊叔单内除去防党，任其转请他医以了己责。渠见势急，又请余视。余止原单休服，随用余制六小收燥汤，内有人参、麦冬、知母、白芍、乌梅、木瓜，令其煎服，越一时辰鼻色如煤，及鼻微煽，大便频泄，口中大叫。余诊诸脉惟左关高突搏指，身热如火，知是肝木乘脾，故尔泄无底止。余又嘱渠照单再服，是夜泄仍未住，惟见面青唇索，口叫不休，并诊其脉仍是左关独见，声不可遏，脐则有如火烁，知其病仍在肝，随用余制十大收燥汤，外加牡蛎、木瓜、乌梅，自是药病相当，嘱其一日连进三剂，又令乳母日服六味地黄，使儿服乳以助药力。奈儿诸阴皆亏，其药服过二日，声虽较前稍缓，而泄仍未见止，幸儿乳食如故其病不死在此，知是脾阴素亏，脾气未绝，故乳未减，仍照前单日服而泄乃止。但此非渠专信余悉力救，未有不毙。

一片燥裂，非不极力滋润，无以制

其肝气之胜。世人每逢是症，止知进用苦寒，殊不知愈苦则阴愈竭，而燥旋起，玩其所立之方，绝与俗见不同，知非一时可造其技。【门人张廷献】

治崇四都罗三甲谢姓之子霍乱案

治病先要临症分别偏平脏体，若脏体不分，主脑已失，药性不明，仅记数方选取，则用药不对，未有不错。

岁乾隆庚子，余在伊地廪生邓起芹家治病，适值是地谢姓字某之子霍乱。余见是儿体脏是平，偶尔上吐下泻，一身灼热，烦躁不宁，口渴思饮。余诊肝脉躁而弦数，脾脉洪大，知是阴阳两虚，肝脾不和之象。余用白术一钱、山药一钱、扁豆钱半、阿胶一钱、龙骨一钱、莲肉十个、龟板一钱、生姜三片，日服二剂至三剂、四剂而愈。此非偏脏之症，凡霍乱吐泻，上呕药用下行，则泻愈甚，下泻药用上提，则吐愈甚，中州过疏则吐泻更剧，惟从中州缓理，则吐泻俱平。但脏阴吐泻，古人则用理中汤治法。脏阳吐泻，今人又有静摄柔肝治法。若肝气不起，则挥霍撩乱曷见？凡病是阴是阳，总宜理中以制肝气之动，其肝气之动亦有浅深轻重之不同耳。今人一见发热风生，不审此病内起，反用柴胡升发提拔之药妄投，以致内火益升，内风益起，死而无悔。惜哉！

挥霍撩乱已是肝气内动，克其脾胃，再加柴胡升拔，不死何待？但霍乱内热闭极，而见四肢厥甚，则柴胡又不必拘。试看热厥之用四逆散自明。【男省吾识】

治族弟字瀹昭文郎慰姑霍乱案

霍乱之症，急如星火，若使平昔脏体不明，临症识认不真，妄以通同随合之药，成一乱弹腔子，遇症辄投，终不克济。

岁乾隆辛亥，余自省回归，时值暑月，瀹老文郎适患霍乱，先请某处一医姓某，在渠施治，因药不投，复请余同渠治。余诊肝脉浮洪，脾脉亦是，看其神气脏体，阴止二三，阳有六七，身热烦躁，口渴欲饮，上吐下泻，但不频见。余问："先生现开何方？"渠以单示，内有柴、芩等药。余曰："此休服也。"余酌进用茯苓一钱、麦冬五分、连翘八分、怀山一钱、白术五分、扁豆一钱、龙骨一钱、白芍一钱，并即嘱其进服，云有效见。越日即将前医辞归，问渠所服伊药不效，酌服余药而安。

随其脏体阴阳胜负以定补土制肝妙要，今人混用柴胡升提以治挥霍撩乱，与于火上添油者何殊？目今比比皆是，斯理难与人道。【晃雯】

治房弟秀山子品及身患霍乱吐泻案

岁乾隆丙申，房弟秀山之子，身患霍乱吐泻。先医是余族某某诊治，投服防党、茯苓、藿香、连翘、木香等药未愈，并以指纹透关不治为辞，始请余诊。余亦知渠求医不切，姑于先医单内略为更换以了己责。后渠因儿吐有白虫，复商余治。

余曰："此属脾胃寒滞霍乱症也。不用温药，决不能救。盖此体禀纯阴提出病源，外视面虽不白而赤，唇虽不淡而红，并儿两手及足皆现深红之色。时值暑月大吐大泻，孰不皆作热视？然余细审口气不温，舌虽有苔而白，口虽作渴，而禁则止，兼神昏倦不振，脉则浮而且迟，肝脉亦不独见。况虫非积不生，虫色非寒不白。今虫已见色白一切假症俱在此中看出，定是内属寒滞，外显假象无疑。据愚，先宜清其肠胃，节其水饮，次须依余用药，方可以救。"渠虽闻是言允诺，尤恐貌许心否，姑置附子不投，且先进用芩、半、川椒、乌梅、香、砂、姜汁以观其效。是夜余在病所监服一剂，见其神安气息。次早又进一剂，神气略清，粪已成条。其母因儿谷食未投，水浆未进，乃私与之。是夜吐泻复作，仍邀余视，余细审其病复之由，知母私进饭食之故，乃于原单又加熟附，连进十有余剂而安，并视手足与面之红皆收。始知医之视病，当细从其内症以考内真外假，不可徒以面目形色视也。

此系阴脏挥霍吐泻，若不相症明确，谁敢进用燥裂之剂？【晃雯】

治族太学字弓电长孙乳名孝姑干霍乱症案

霍乱本是有吐有泻，何以又有干霍乱之名？以其吐不即吐，泻不即泻之为异耳。盖此总是阴阳不和，彼此搏击，故有此象。然亦有寒食内结，而见欲吐而不能，欲泄而不得；及热实内结，而见欲吐不吐，欲泻不泻；与寒热食物交错内结，而见症属如是。之当临症细察本症本脉，及察兼症兼脉以为变活。

岁乾隆庚戌仲春，余因同族太学字弓电长孙乳名孝姑，身犯干霍乱一症，请治于余。余察其儿左关平静无恙，惟右关一脉，浮急搏指，视其欲吐而却无有物出，欲泄而未见有泄下。此寒食结胃，不可竟作吐泻治，应用苦降参用辛温升提，俾升者自升，降者自降。若一概用苦用热以降，则食可以下者即下，而食不克下，必借上出，又何以克下能令于中而无碍乎？当用桔梗一钱、白蔻八分、升麻三分、木香五分、生姜三钱、半夏二钱，嘱即投服，若呕止即除桔梗、升麻，泻止即除白蔻、木香。渠信余，服一剂而呕顺，再除桔梗、升麻，进服一剂而泄顺矣。于是中州疏活，而上吐下泻即平，霍乱不生。是亦体会至微，而药有不可易者如此。

干霍乱之症，本与空霍乱之症大不相同，一是寒食内结，治宜疏发，一是中虚不固，治当实填。案中一一疏明，能使醉人觉醒，自不坠涅盘之污。【门人张廷献】

治进贤县生员姓章名法痢疾案

乾隆丙申，余在省会检书，时有进贤县文学姓章名法，身患热痢，召余诊视。渠述其症血皆纯红，白亦间有，日夜奔走五六七次。余问："是否身热？"答曰："无有。"并诊其脉，左关弦而且急，右关缓迟，余俱平平，饮食如故。余知此痢寒热伤阴，因用黄连三分、阿胶二钱、姜炭一钱，服至一剂二剂，痢已减半，再于原单内除云连，外加赤芍、当归，服至三剂

而愈。盖此脏气本平，药亦平施，又见病久伤阴，故用阿胶补阴补血以为治耳。病愈，渠问凡痢总是寒热不调，余曰："亦不尽是。究其痢疾之名，在《内经》则谓肠澼，在诸书则谓滞下，其症湿热居多，寒亦间有，总以能食为贵，不能食为重，故书谓之噤口，其噤口非是热冲胃口即是寒伤脾胃。其辨痢色，不拘见白为寒、见血为热，惟以稠黏光润者属热、清稀暗淡者属寒。且痢果属实见，必有实症实脉可查，果属虚见，必有虚症虚脉可考。其气厚者，得其阳气最多^{阳脏}，其形必是坚强，脉亦滑实有力^{因湿则滑，因热有力}，身则畏热喜冷，不欲衣被，渴则恣好冷水，愈凉愈快，随饮随消，小便赤涩，痛则不堪，下利纯红，痛则坚硬有拒按，其痛亦必自下攻击而上，至圊则痛奔迫下坠，不及自顾，此其症之实者也^{实症}。其气薄者，得其阴气最多^{阴脏}，故病多见寒症，而痢亦自寒成，其形体必自薄弱，颜色青白，脉虽紧数而无力无神^{因寒而紧而数，因虚则无神力}，脉即见弦而中虚似实，血则微红及或杂有紫红、紫白屋漏水形，所下之物，或浅黄色淡，不甚臭秽，痛则不实不坚，或喜探按，或喜暖熨，其痛必自上奔注而下，或胸腹如饥而不欲食，或胃脘作呕而多吞酸，或数至圊而欲出无所出、无所出而似有出，或口虽渴而不欲冷，或饮冷而不欲咽，此症之虚者也^{虚证}。凡此人所易知，惟有寒热互杂，阴阳并见，治须细审^{平脏见症}。并有热邪伤阴、精衰血败，而见烦则似热非热，燥则似狂非狂，懊憹不宁，莫可名状，此当滋阴补血^{阴伤宜看}。又如水火相隔，阳为阴逐，而见在上则口

渴嗜疮、面红身热，在下则孔热孔痛，或便黄便血，但外有热而内衣被不舍内寒宜看，上下皆热而中畏食呕恶中寒宜看，于此察之，自无遁情。究其所治：实则多属湿热，而药不外黄芩、黄连；实热挟气，后重绞痛，药不外乎枳壳、川朴、槟榔、大黄；实热溺闭，药不外乎车前、滑石；实热口噤，药不外乎黄连、石莲但石莲多假无真；实热肛痛见红，药不外乎槐花、生地实热治法。虚则多属寒湿，而药不外干姜、附子；虚寒挟气奔迫后重，药不外乎木香、吴萸；虚寒噤口，药不外乎砂仁、半夏；虚寒溺闭，药不外乎茯苓、桂枝；虚寒肛痛，药不外乎三物备急虚寒治法。若实热伤阴，药不外乎阿胶、首乌、当归、熟地、怀山真阴受伤治法。虚阳外浮而用附、桂，药不外乎故纸、五味引阳归阴治法。虚阳上下皆见，而中则寒，药不外乎姜、半、香、砂，及或三白散以吐温中化气治湿。但痢而见初起，其症形虽实而表微见有寒，急宜疏表，切勿使邪内陷，故古则有《局方》人参败毒散可用，及或程国彭止痢散可投疏表宜先。若红未见，则不可遽用血药使邪引入于络下白不可遽①用血分之药。惟久痢而致痢下膏脂，属热者则有赤石脂可投，气虚属湿者则有苍术、白术、防风、茯苓可施，属热伤阴则有阿胶、黄连、当归、芍药可采，属热属毒伤于肠脂，则有人参、樗根白皮可用，属于气虚而见膏脂不固，则有补中益气汤可入，属于脾胃虚损不食，而见膏脂不绝，则有人参、白术、茯苓、炙草、

---

① 遽：原作"据"，据上下文改。

木香、藿香、乌梅、干葛可进久痢伤于膏脂治法。至痢如见腹大如箕，是有蛊蓄而为烧蛊痢症，宜用乌梅丸及黄连犀角散以治蛊痢治法。如或先疫后痢，治不外乎达原、槟、芍、壳、朴、知母、黄芩以疏。先疟后痢，治不外乎补中益气汤以提。先泻后痢，亦不外乎升提等药以进，仍看寒热深重及邪深浅。痢疟同发，或用小柴胡及或黄芪建中汤以施疟痢可用逆舟挽回。若使疟症既除，痢已伤阴，脉虽见弦，其弦恐是阴火上冲，则又不可强用逆舟挽回以致阴益受伤有不可用逆舟挽回。其余似痢非痢，痢后伤风、痢后呃逆，与夫麻痘等痢，其治总不外乎寒热虚实，细为审究，举一反三，以例其余者也。"言毕，渠嘱执笔以书，以示不忘。

痢不外乎寒湿、热湿乘人脏虚阴阳而成。但初或有外感，不可早用凉药引邪内陷，及其既陷伤阴，又不可强用升拔以致其阴益伤，至其症或见红见白，更不可指白是寒见、红是热见。惟以红白色见光润者属热，暗黑者属寒。且以能食不能食为断，不得谓其不食概指热冲胃口，尤宜兼察他症、他脉以分症之寒热虚实。吾兄费尽心力，乃于是案将痢一一分剖，自当按其所载，审实以治。【晁雯】

此即平脏患痢，寒热伤阴证也。若不清润兼施，寒热互用，则痢自不克除，而阴受伤之极。吾师所论治法甚明。【门人张廷献】

痢疾之病既是因人脏体偏平而成，则治自不越乎阴阳两种。其病大约脏阳者，则多协乎湿热，脏阴者则多协乎寒湿。脏平者则多协乎寒湿热湿，热湿则痢或红或

白，其色光亮而明，寒湿则痢或红或白，其色暗晦而黑。并据案中所述，寒则应用附、桂、干姜而甘温缓投，热则应用苦寒而滋润后施，并于初起之时，看其有无表证，不可早用甘温、甘润、甘寒，令邪内闭，此是第一手眼。【男省吾识】

一痢疾耳，能将痢之阴阳分为两端，痢之本症本脉分为两种，并将痢之治法用药一一分别无讹，可谓医理洞彻。【绥之】

龙肝、粳米、山药，外加地黄同投。盖此六阴皆虚，非不竟用纯阴，不能以救其逆。当服一剂而症稍平，再服而症全减。可知药与病对，所争仅在毫厘，而不可有一粗忽于其间也。

白术、当归，孰不谓此可以理脾、可以生血？讵知此属先天肾水枯竭之病，并非后天辛温之药所能理，稍不体究，再服必致偾事。【晃雯】

治族弟字见夫长文郎觉凡痢疾案

当归虽属补血之剂，然有血亏进用当归而血益损。白术虽属补脾之味，然有脾亏进用白术而脾益害。此理甚明，而人多不晓。

余于乾隆癸巳秋，治族见老文郎觉凡痢后，日夜烦躁，口渴唇红，舌微有苔，脉细而数。先请余地一医调治，痢虽见止，但不食不寐，症甚剧迫。渠医知其阴已受伤，遂于己先所用芩、连治痢之药概置不用，乃进白芍、麦冬、粳米、伏龙肝渐次投服，可谓斟酌损益。第其药力轻平，难以胜病，服则其症滋甚。渠医更疑血衰，进用当归杂入同投。时余在旁同诊，窃谓当归虽能补血，然水衰火炽而血枯槁，服益助火，果尔服未片刻，而唇益见燥裂，脉则益见细数而不可解矣。渠医不晓当归辛窜，服则动火，又疑久病真元将脱、脾气将绝，复用白术四分，参入同投，则燥愈觉益剧，且更见有眼翻手握之候。余笑脾虽当补而补不在白术，血虽当养而养不在当归。因用余制收阴养胃液，内有人参、乌梅、麦冬、白芍、首乌、伏

治同族太学字西翰内室吴氏痢案

痢疾既久，阴必受伤，故书载有下多亡阴之说。奈今医士只见有潮，即用柴胡，又剿喻嘉言治痢云有逆舟挽回之法，使邪仍归少阳而出，讵知下久伤阴，伤则阴中之火必致上升而潮愈起，非是外邪仍在，内陷于阴而令可从外出也。况外邪陷未过甚，则舟可挽，若已甚矣，亦不能以即出。犹之贼在门首可除，若至登室，必从内夺，岂能驱之外出？世有好奇眩异，谓彼已读喻嘉言书，论之可邀人听，究之内外不分，虚实罔别之为误耳。况柴胡最动肝火，凡阴虚火动于上者则忌，肝主疏泄，凡阴虚泄泻不止者亦忌。

岁嘉庆丙辰，余之族弟字西翰内室吴氏患痢，先请县城一医妄作疟痢，重用柴胡，致一昼夜至圊五六十次，已不奏效而归。复请近地一医，犹执逆舟挽回之法，内中纯用柴胡、黄芩，服之而热益甚，而痢益迫。余见是病痢久阴伤，因劝减其柴胡，添用龟板、阿胶等剂以救真阴。此虽未即见效，却未见甚。越日伊因外家送有牛肚百叶可以治痢，服之可以即

止，初服三片似合，而医喜之不胜，云有山中久积牛粪，名为百草霜尤妙，嘱渠服以钱许，乃服未①久而病竟尔昏仆，人事不醒，肺脉将绝。医方知觉，而用人参挽救。余曰："牛粪如何妄用？此医自少主见于其中也，速以参进方是。"既而医自告退，余以茯苓、半夏、人参、龟板、首乌、阿胶、牛膝、车前轻松等药，调治数月而愈。一切柴胡升拔之品，概不敢入。于此可见书中所载，须于所见之症，针芥不差，则可收为己用，如于脉症不符，强为扭合则误。

痢久错用柴胡以挽已陷之邪，阴已受伤，又复错用久积牛粪，以致虚阳上浮似实之热，无怪昏仆不醒，肺脉止有一线之微，非不进参以救肺气之绝，牛膝、龟板、阿胶、首乌以救将绝之阴，则病难保。但此非是余父小心翼翼，断难挽救。【男省吾识】

阳既浮矣，自不应假逆舟挽回之名，今其再升，阴既因痢而竭矣。自不应再妄用伤阴伤阳之药以进。惟有平静安抚善治为是。【血倅绍音】

柴胡是升拔外邪之药耳，凡外邪陷之至极而不能出者，用之徒伤肝气。阴虚火动者不可用，用之徒伤真阴而拔内火。惟有邪在半表半里，始入于内者为可用耳，然亦须审其病寒多热少则用无碍，寒少热多则用又宜斟酌，不得柴重于芩。况痢最忌肝气疏动，动则痢下最勤，所以吾师见其过动，改用潜阴之味以制，是深得治痢久伤阴之大法矣。【门人张廷献】

---

① 未：原作"朱"，据文义改。

治同县周文英姻母熊氏痢疾案

豆腐、梨子皆是凉心泻胃之药，而梨甘凉尤甚，其在体气素强，服则有益无损，喜其能以清热泻火，若稍火衰中寒，最为阻食生疟生痢之端。

如余县城周文英姻母，因暑口腹未谨，致生噤口下痢之症，初请在城医士进用治药有效。及因食梨病复，邀余诊视，余见食已半粒不入，肚腹叫痛，一昼夜每欲至圊十有余回，脉则浮迟而结，两关独见，肚腹痛时喜用热手重按，日夜擦摩不停。余见脉症皆寒，遂用余制六大暖胃液，内有苓、半、姜、附、香、砂，每日早晚频服，约共一十余日，连进二十余剂，业已脉复床起欲食，早晚亦可各服一碗。至于豆腐、梨子，自当以此切戒。讵期饮食方思，自道饭时必得滑物以下，乃竟一饭食腐半碗、生梨一个，此是午后误服，至晚二鼓，胸口苦痛，手足厥逆，脉则沉迟不起，次早余知问其病复之由，始认昨午错服水腐，其梨子闭而不言，然犹谓其厥或可回、药犹可施。及至姜、附峻用，香、砂重进，而厥始终不返，命旋即毙。

嗟嗟，脾胃为人生命之要，无病尚恐阴寒阻遏败坏，有病曷敢受其冷物一犯再犯？其食梨子一事，余因姻母死后方知，始忆病因梨起，旋因梨终，不可不慎。

痢因误食甘寒之物而起，其脏自属阴寒。乃于病痢方愈之际，又不节其口腹，更服生冷黏滑之物，无怪厥极而阳不回以终。【晃雯】

治族弟字功成寓苏伏阴
渴燥似痢案

余族弟字功成，在于江苏经商，寓于北寺前装驾桥吴家缎行内。时值暑月，夏阴内伏，阳气外发，腠理稀疏，贪凉暴卧，暑阴偶冒，复在苏馆饮宴，口腹未慎，回寓畏寒发热，作渴烦躁，腹痛便血，诸假热候，无不备至。时因江苏医士，凡属有名，须于先日具钱七百八十文，作银一两之数，连轿钱在内，送至医宅请医。是日医士，已诊先日请看之病，今日请看，例在次日登门。今日不及赴诊，只得于众客帮中请一粗知医者，姑为酌治。是时余未到苏，止据客医用药服尚未愈。越日余到，召诊。余见其症甚剧，主家唤功成请一姓张号为苏中名士，务于明日早赴诊。次早未见，捱至午后方到，所开之药，俱是怀山、扁豆、炒芍、川朴、茯苓、泽泻、大腹皮、防风、杜仲阴平之剂。服止一剂，至夜烦躁愈甚。次早复召余诊，余见众客毕集，皆称是热是火，令余不敢启口。余无如何，只得于今所见之症，逐一反诘，云："今热见口渴，而渴竟喜热饮，此是一奇；心虽燥而燥得动则安、得静则起，此又一奇；便虽见血，而血不鲜而黯，此又一奇；此今天热，内既有火，而嗳饱时闻，饮食不思，此又一奇；身虽发热，而身却又恶寒，此尤一奇；脉虽浮洪，而脉重按无力，此又一奇。现在药且休服故说是句，以合众情，余思总属暑热又凑一句，贴宴服众，惟有在地烧酒可服一瓯以清暑热，然后再诊酌

议。"众心皆称是暑，烧酒可以投服。余掩口而笑。服毕，将腹一切阴邪痰水，顷刻吐出。止恐酒性拔气上升，余用茯苓、牛膝、故纸、车前以收上逆肾气，是夜热退身凉而安。次早众口称得服烧酒，余因畅所欲言，盖谓："并非暑热，实是阴寒。果是暑热，口渴何以不喜冷饮而喜热饮乎？果属暑热，何以便红而反黑暗乎？果属暑热，何以不食而更饱嗳乎？果系暑热，何以静则燥而动则不燥乎？果系暑热，何以六脉俱洪而重按无力乎？余本欲进姜、附，因众交称是热而不敢拂，故以烧酒之热暂进一瓯以试热之有无。目今服已有效，为问是热否耶？"在众谓此烧酒止是食物，而非热药，习而不察。余今与众告明，其酒热之至极，一人其腹，如火内烧，热耶？水耶？于是众皆大笑。次日听余进用姜、附、广、半之药，服至三十余剂而愈。此医所以难明，而一口之孤，不能以敌众口之咻。惜哉！

治病最属难事，苟非吾师善为区处，安能以御众人之口而全危急之命？【门人张廷献】

治抚州府城东关外太学同宗
字谦士兄痢案

治病若不与今医士同流合污，遇有风寒即用人参败毒、九味羌活，遇有咳嗽即用枳桔二陈及或甘露饮子，遇有痢疾即用香薷、云连，遇有寒热即用柴胡、黄芩，遇有口渴即用石膏、知母，遇有呕吐即用藿香正气，遇有便秘即用大小承气，遇有虚弱即用十全大补外加鹿茸、龙眼肉，遇

有妇人等疾即用四物外加二味，呜呼，医之用药，如何轻易？稍不与医相符，未有不受若辈诋毁。

岁嘉庆丁巳仲秋，余因抚城东关外有同宗字谦翁者，翁于未病之时，唤余就诊。余见六脉虽洪，内多滑动，而脾脉更觉敦阜，已知渠有痰晕内滞之苦，并据渠述大便尝秘，余曰："此痰壅于上而晕，寒滞于下而结也。"渠曰："人唤我服福圆、鹿茸以补气血。"余曰："内有寒滞，似不必用。"力为御之，因用姜、半、附子、木香以投，是夜大便所下，皆是白痰，而粪仍闭不出。复召余诊，余见六脉胃长，病甚无碍，但脾脉敦阜，总是下有积结，故而不时拘急。知是所下皆是冷滞，而小便滴点不流，其急更甚，改用《金匮》附子大黄汤，以治寒结下部不解，外加木香、白蔻以通在中久积之滞，茯苓、泽泻、车前、肉桂以导小肠、膀胱之湿，川朴、槟榔以疏大小二腹浮胀之气。盖此病本火衰，兼因服过西瓜而起，故药标本并治。不期是单既出，竟有无知药铺群议蜂起，谓单既用附子何以又用大黄？

既用大黄何以又用附子？一铺既传，诸铺交和，而同业医士相为诋毁。余因闻之而笑。窃谓附子、大黄，非余用之不通，实是汉时张仲景所著《金匮》之方用之不通，书传以至于今也。余姑不论今之药铺原在药铺为徒，所授之方尽在压纸戒尺之上，以便按方出药，其方不过一二十而已，乌有《金匮》附子大黄汤之方载入？即今医士见闻有限，安得不与药铺同声附和，相为诋毁哉？

余恶医道久晦，尝以"四物先生"呼今医士，"戒尺先生"呼今药铺之医。所幸此药在外，毁之甚众，病家服之甚安，目今病愈八九。始叹人不同流，实难以悦众人之目，而免非毁之谤也。呜呼！医道之坏，何日挽之？

痢症而用姜、附，凡属寡闻浅见，谁不共指其非？卒之非此不治。当知医理微茫，有非俗人可以轻道。【男省吾识】

此案既有街市纷嘈，又有得鱼忘筌之辈。听一有权医士，日夕窥伺，多方谮害。但药与病投，不能如彼所愿。是亦此翁德厚之报。【自记】

卷五上

治县前姓涂字飞远肝气内胜小便涩案

岁嘉庆丙辰冬腊，余县有一姓涂自吴回归，知余在府治病有效，遂以己犯疝病告余，并闻余族维翁患疝得余治效，兹特来归求诊。余诊左关洪大而浮，似属有火，却见不数而滑，又似有水，再诊右关亦属如是。余问："小便必短？"渠曰："正是。"又问："症有何见？"答曰："左边不敢侧卧。"余曰："胸必气胀？"答曰："亦是。"遂索纸笔开方，治用附子三钱、龙骨一钱、茯苓三钱、川膝一钱、车前一钱、半夏二钱、生姜二钱、故纸四分。嘱渠照单即服，但水宜少不宜多。次早余诊左关脉平大半，右关亦是。遂问："是夜小便清利否？"答曰："数月小便艰涩，昨夜竟得两大便壶而安。"余始问渠："在吴曾服何药？"答曰："所服俱是芪、术、附、桂。"余曰："疝病在下，何以用药上下皆补？此奇事也，渠即索余改单再服。余曰："单不必改，但照原单再服一剂。此病据余所见，病已痊愈，嗣后药不必服。并有一事切记，是病酒须戒饮，凡一切鸡肉、海虾、鲜鱼、大蒜、燥动肝火

之物者最忌。"

是时傍有一位，密言："此翁最喜酒饮，恐酒难戒。论鸡，今冬已在吴城食过三十余只。"余曰："此症在药错服芪、术，在食错服鸡肉，以致病见日甚。切记自后病愈，药勿妄服。"及至次年正月，途遇是翁，云酒已戒，药不再服而愈。因笔记之。

鸡、酒皆动肝火，芪、术又碍真阴，知其病根在是，治亦在是。【晃雯】

治同族太学字方策在抚城栈内大小便秘案

凡人平脏有病，不独用药不宜偏寒偏热，即其药之达表达里，行上行下，亦必细为审较。而后知药宜表，又恐于里有碍；知药宜里，又恐于表有碍；知药宜上，又恐于下有亏；知药宜下，又恐于上有损；至于药宜寒用，则恐于阳有伤；药宜热用，则恐于阴有劫。审是，则药竟无可投之味，而病竟无见愈之日。惟于临症之时，先须究其病之发处，有何应平而不敢过寒，有何应平而不敢过热，有何应上而不敢过升，有何应下而不敢过降，有何于里而不致表有遗，有何于表而不致里有

损。补之恐邪有助，消之恐正有亏。又须在于平昔究其微寒微热之药、平补平散之方，并又知其何味服有何碍，而后因病较量始得。此治平脏平病之有难治者如此。

岁嘉庆丁巳夏五，余治余族字方策始在府栈冒有寒暑。其体火本甚微，水亦甚亏，体瘦神怯，遇病药不敢霸。偶因客至，误食西耳炆肉，又兼食过糯米大糍，脾已滞矣，以致胸膈不快，大小腹胀，二便不通。每睡必要双脚竖上，头要垂下。使于此时微用疏表宽气、轻平不热不寒之剂，亦可渐愈。乃竟捡旧服过白术、首乌补药以投，以致胸膈有阻，气不宣通，二便见秘。继即用辛用温以疏，则于真阴有碍；用苦用寒以降，则于脾胃有损。复用下药以投，虽于大便稍通，而小便仍然逼迫。诚恐药缓不救，顷刻告变，一时路远难归，将何所恃？

余思小便不开，再下不宜，惟有弃其清利重剂，改用茯苓、泽泻，取其淡渗不寒不热，又用龙骨以镇肝，龟板以和阴，但膀胱、小肠，既先用药过甚，恐左右清气下行不升，应用柴胡、桔梗一二分以升左右清阳而行小便，再用伏毛、川朴二三分许从中活动，令其阴不致凝，滑石、阿胶、火麻以润大小二窍，使其水道开而不闭，更用生姜三片以去其寒，怀山、白芍、钗斛以养脾阴，乳香、没药、郁金以活气血。一片温和，服之阴不见违，阳不见旺，升之不致过提，下之不致过降，诚为此病对症药方。

是时服止一剂而气略平，尿通而短。再服二剂、三剂，而气更平，尿亦随气而

更通矣。病愈。

余因溯其发病之由，详其用术之误、用下之法、活变之方。其中自首至尾，无一稍偏，病即见起，药归于平，效即见奏，其殆针芥不差，药之响应如此。并且问渠病时，因何脚欲上竖，头欲下垂。渠曰："头欲下垂，喜其口内之水得从下垂而出，若头不下垂，则下小便闭而莫措。"余闻其言，始知头欲下垂，实是水欲上出之义，然犹未知血痹亦属如斯。至嘉庆戊午新正，余徒姓张字廷宪，问余伊曾经治伊族牙衄一症，竟有脚欲上竖，头欲下倾之奇。其病彼未敢治，后服芩、连而致眼目昏朦，谵语见鬼，面青而终。余曰："此症必是好酒所致。"渠曰："果是。"余谓："病见牙衄，已是内血溢而上冲，故尔壅心而鬼见、壅眼而目盲、壅头而头昏，是以脚欲上竖，头欲下垂，而血其少活矣。医者不知上病下疗之法，乃竟恣用芩连，而不引血下行，其曷以止上逆之势？犹之方老小便不通，水已上壅，若不急为开导，亦必症见凌心、涌头、涌目，以至于死而后已。"于此知头下垂，不独尿闭、血痹上壅如是，即凡水痹而见汗出如雨、妇人经逆而见口鼻血出等症，亦无不如是者矣，若从上治皆不得法。故并记之。

平脏病甚难识，药亦难识，不细审视明确，斟酌损益必致偾事。观此知医用药，所差仅在毫厘。【晃雯】

病实急迫，而用药觉甚平易。正是平易之中，具有许多周围四顾之意，故能如此最效。【侄绥之】

此症本是水仅一火止一线，若药稍

涉一偏，便有彼此争衡胜负立见之势。所以平脏之人，无伤则病易治，有伤则治甚难。故用药之当潜心四顾，而不可归一偏以为治也。【门人张廷献】

脏体以平为贵，若平中寓偏，便有彼此争斗，不容独立之势，此平脏药治，较之偏脏用药之更难也。故凡劳伤蛊膈之症，多有见于此种脏体之辈。若治之不慎，必致偾事，可不慎欤？【谢玉堂】

治余元孙乳名建儿大小便秘案

治病用药，不可一往直前，最宜审症明确。若审其症已明，药已有效，其药即是病对。及至服之既久，病应见愈，而卒不见甚效，且更生有别症者，不可竟将前药顿改，应将就其所变之处再为审视。果尔，药性寒热，委于病无不合。惟于药之宜上宜下、宜表宜里，或有稍碍，并或药肆等药稍有变易混冒，及或病大药小、口腹不慎，亦当重为计较。

岁乾隆癸丑，余在余县仙七都棠阴诊病，忽接家信云："今元孙建儿，现服姜、半、丁、蔻之药，二便俱闭，势甚危急，务即回归。"其在常情，孰不云是药燥故尔二便俱闭？余思建儿脏素偏阴，自初生以迄今日已两载矣，无日不服附子，无日不服丁、蔻，病时服无不安，不服则不安也，是药本非今始。且昨出门之时，余见是儿仍是原病，岂一昼夜而即病变药变有如是乎？揆之情理，应不有是。但会二便已秘，是非虚语。再四思维，情实不解，若陡将原服药变易，不无妄凿。或是丁、蔻过服，气有所陷而然欤？此症余于是儿

素未有见。余即信回："可照原单，止加桔梗一分，服则二便顿开。若竟不开，今夜可即着人赶余即归，有效可不必来。"是夜信未见至，次早亦无信回。诸友在席为余庆曰："孙未有恙，故尔无信。"自此余在病家又已十日，归即叩问孙病如何。其父答以："服过桔梗，不惟大小便顿开，并旧一切诸病俱除。"余曰："一分桔梗，灵效如斯，何其捷也？"嗣是凡服过降气之药通畅致有阳气下陷而不上升者，服无不应，但不敢加枳壳同投。余思此病属于他人，属于他医，决不再用原单即加桔梗，桔梗亦不止用一分而止。旁有一人叩问其故。余即反覆申明：盖人上中与下，分为三焦。三焦无一可闭，若一焦气有不均，则诸焦与之俱闭。譬之水注于壶，旁有窍穴，可无闭矣。若上紧闭其盖，自有气不宣通之弊。应于上盖之口，微掣其弦，使其气通，而下开之口，其气与之俱通，而水可以出矣。至用桔梗一分，不过因服降气之药过峻，并非本气下陷之谓若本气下陷，即用参、芪，未必遽升。此理甚明，人何不晓？但人惟见二便秘塞，开口便说是火宜凉，又见药用姜、附，开口便说药燥。信口猜疑，随声附和，粗心浮气，以致病多夭折，生民涂炭，岂理也哉？

一分桔梗，而即使效立见，实是医中神手。【门人张廷献】

案中所论三焦之气，必得上下均匀为是。若一焦不均，则病不协。岂尽可以火热为疑，而必进用大小承气之克治乎？说理虽属无奇，但非医理融会既久，不能有是。【佺绥之】

治族叔太学字肇修淋症案

治淋进用黄柏、知母，及或七正、八正、四苓等药，人谁不知？然亦须相人身脏气及今所见病症以为追求。

如余族叔太学肇修肺气本弱，凡见太阳，溺必淋滴作痛。避于风日，不见处所，身上又觉作冷。脾胃亦不甚健，每逢肥腻，觉有所畏，即饭多食，又觉胀闷不快。进用辛燥疏导之药，淋更滋甚。进用轻平清凉之味，虽淋暂觉稍宽，转则照前更剧。且彼素看坊板医书，内有黄柏滋肾之句，竟信是药确于肾经有补。每逢淋发，即为投服。讵知淋固不除，而发痛则难忍，且更见有精遗昏坠之象矣。余向因便过渠诊视，遂用补脾、清热、滋阴之药错杂投服，功亦颇见，病亦半除。且越半载，病渐告愈，但未净尽。中有一医教用归、芍收效。其在初服，效亦颇有。及至再服屡服，不惟淋既不除，而食竟不克入矣可危可惧。是时彼知药误，始着伊亲来城赶余商治。余诊右寸独微，右尺独旺，因以二脉独见为主，恰合症见恶寒、遗精相应，遂用黄芪八钱大补肺气为君，肺气既虚，脾自不健，故有食则不消之虞，更用白术四钱微补脾气为臣，脾气既薄，肾水肾火亦微，故精自不克固，又用附子补火、菟丝补水为佐，内加龙骨以镇肝魂，白芍以敛肝逆，则肺肾交固，而无遗脱之象矣。时有议此："治虽当补，但芪、术与附不无过重。况气、血、膏、劳与石五淋，在书已言皆属肾虚而膀胱生热，水火不交，心肾气郁，遂使阴阳乖舛，清浊相干，病在下焦。故膀胱里急，膏血砂石，从水道出焉。于是有淋滴不断之象，甚者闭塞其间，令人闷绝。凡小肠有气则小肠胀，小肠有血则小便淫，小肠有热则小便痛。故仲景制剂，则有赤苓、赤芍、栀子、当归、甘草、灯草，名为五淋之饮。并未见有芪、附如许之重。"余谓："五淋之名，止言大概。其论热则忌燥，湿则忌补，其不可易如此，然亦须审病症病脉明确方是。若淋茎痛果不可忍，手按热如火烙，血出鲜红不黯，淋出如砂如石，脐下妨闷，烦躁热蒸，六脉沉数有力，洵属实热。故书有用犀角、琥珀、赤芍、生地、丹皮、紫菀、郁金、紫草、蒲黄、白茅根、藕节、牛膝、桃仁以治血热，滑石、冬葵、阿胶以除热涩，甘草、石膏以除热痛，竹叶、栀子、连翘、麦冬以涤心烦，黄柏、黄芩、黄连以除实火，大黄、朴硝、知母以除实热，灯草、木通、车前、川楝子、瞿麦、石韦、猪苓、泽泻、萹蓄、萆薢、牡蛎、鲍鱼以导其湿，槟榔、枳壳以顺其气。如其茎中不痛，痛喜手按，或于溺后腰痛，稍久则止，或登厕小便涩痛，大便牵痛，面色痿黄，饮食少思，语言懒怯，六脉虚浮无力，是属虚寒凡此皆属偏脏。岂可堪用清凉之剂，而不进用杜仲、肉桂、川芎、香附、续断之味乎？又岂可用冬葵、滑石之剂，而不可用菟丝、萸肉、沙苑、五味、芡实、莲蓬、覆盆、螵蛸、鳔胶、山药、莲子、鹿茸、炙草之味乎？又岂堪用泻热之品，而不进用附子、干姜、细辛、葱白、薤白、木香、麝香、乌药、茴香、石菖蒲、沉香、砂仁之味乎？又岂可用攻剂，而不可用人参、白术、黄芪、鹿茸、熟地、补骨脂、巴戟、五味子、怀山、当归、枸杞、枣仁、远志、首乌以补之乎？如其茎中痛极，六脉洪数而若不甚有力，饮食少思，而神不见昏倦，溺即滴点不断，而出则无砂石膏血，脉即虚软无力，而血反见鲜润，腹即胀硬不消，而气短续不接，是为虚实兼到凡此皆属平脏。且实而见身热不渴，及或血在溺先，苦痛难忍，是热在于下焦血分近道之处；身热而渴，血或在后而滴，其痛不甚，是热在于上焦气分远道之处实中夹杂。虚见小便不痛而涩，及或闭胀牵引谷道，溺血硬痛，是虚在于肾阴；虚见语言懒怯，饮食少思，溺道涩痛，是虚在于心肺与脾虚中夹杂。以此分辨，自无所误。今肇翁之淋，本是虚在于上，而下命门之火亦虚，故不得不随所见进用芪、术、附子以补其虚。虚补而气血均匀，自不致有痛涩之弊，而何必拘用四苓、八正，及地、茱补水配火之味乎？"

淋症重用芪、术、附子，实是治所罕闻，究之仍不失乎正理。【男省吾识】

脉症既认明确，则芪、术、附子又何所忌，正书所谓有病病当之意。【侄绥之】

治山西沁州花毯客姓何某某溺血案

病有见于气分者，应从气分追求；见于血分者，应从血分医理。若病在气而用血分之药，则药自不克应；病在于血而用气分之药，则药自不克灵。

岁乾隆壬辰，有一花毯之客与余同船

上汉，自道伊有一病甚苦，每月小便，溺血作痛，屡服清凉行气泻火利水之药不应，招余为彼诊视。余见右寸肺脉浮洪，左尺弦涩，知是肺热移于小肠血分。问渠向服何药，渠曰："总是五苓、四苓、八正。"问其饮食是否减少，答曰："如故。"遂用黄芩三钱、生地三钱、阿胶一钱、甘草梢一钱，嘱其日服一剂。此药服至二剂而痛减，又服二剂而血止，再服数剂而小便如常。余唤渠禁服煎熬炙煿，而药可不必服而愈。向使药不直入血分，何以使治奏效有如是之神速者矣？因为记之。

肺热移于小肠，症见溺血，病不甚奇。所妙治此不杂气分之药同入，便得立法之善。【晁雯】

治湖南沣州石门县水南渡姓杜字某某便秘案

余于乾隆壬辰仲冬，同族侄太学字步周者游汉，在于九江雇船。因过石门县，姓杜字某某在船便秘，云伊一十二天未解，先已服过庄黄、朴硝不解，又云服过桃仁、红花亦不解，并服火麻、杏仁、苁蓉、锁阳、当归之药更不解，惟见一身作痹，肚腹膨胀，大便苦急，欲解不能，不解不得。唤余诊视。余见两尺绷急坚劲，显系风寒交蔽。知其药与病左，遂取备急丸数枚，唤渠即用秦艽、皂角、防风、独活并服，则便登时立解。

闭结有寒有热，兹不定指是热，而作风寒内闭，便得治法手眼。【男省吾】

治族兄字式和酒积腹痛断案【病人弃药不治】

式翁在族开张药铺，人极和气，等于儿童无异。昔日余父患病，药往渠铺购买，生意颇顺。伊尝自道："病症鲜有，但今患有酒积腹痛。每至一年一发，发即见愈。近时发勤，痛又加增，或一年两发，皆未服药，今竟一年二三四发，病将若何？"余曰："病应宜节口腹为先，药稍次之。"渠曰："不然。"及至痛极，唤余用药。余问其痛是否喜按，答曰："按之则愈。"余用温补疏滞之药服之即效。余曰："药不可恃，所恃当以遵节酒肉为要。"渠则半笑半谓曰："人生总有一死，若戒酒肉，等死何异？"余曰："既不戒口，药应服之。"渠曰："我一见药则畏。"余曰："既不吃药，饮食宜少。"渠曰："唯唯。"及至痛益见勤，余又为之规曰："药既不服，酒肉腻滞，总宜减少。"渠俛不答。于是或遇痛发，不令余知。岁乾隆丁亥，渠家请余做会。饮毕，余同族弟蔚兰在于闲处，蔚问："此人神气颇可，病或无妨？"余曰："未也，恐再饮食不节，病发不治。"渠曰："尔何所见？"余曰："病已勤矣，有进无退，不死何待？"言未毕，而渠私为畅饮，适余撞遇，面若赧愧。余记伊背余饮之期，是乾隆戊子正月十八。至廿二日夜果尔腹痛复发，招余往诊。余曰："于今脉已败坏，服药罔济。"渠最好笑，遂执余手而言曰："余病被尔断死。"余谓好笑之人，至死犹作笑语，可谓奇矣。言未毕而卒。

既不节其口腹，而病逐年增甚，有进无退，不死何待？【晃雯】

治临川三都港西桥廖谟照长男某某腹中虫痛案

治虫当审虫由寒生，则当于热药中选其毒虫之药以进；虫因热至，则当于寒药中选其毒虫之药以行；若使寒热交错，则当于半寒半热药中及寒热药中各选一二毒虫之药以投。但不可有虫症，即云是虫，而不分其寒热。见有毒虫之药，即云虫可以毒，而不究其药之寒热，孰为治虫之寒、孰为治虫之热有如是者。

岁嘉庆戊午初春，余因三都港西桥廖谟照之孙腹痛，招余诊视。余见肝脉弦数，脾脉软滑，本是木盛乘虚侮脾之象。而症每于昼时小腹苦口叫痛，又见一团燥气逼逼，并问饮食不思。余已知其是痛属虫，但有阴阳夹杂之敝。且更问，其数日知其便闭不解。余索前医单示，见有进用桂枝辛热以疏风，吴萸辛热以燥肝。其药虽是毒虫，但恐药与病左，无怪服后潮热蒸蒸，苦叫异常。余即改用广、半以除脾湿，枳壳、川朴以除脾滞，大黄以除久闭之热，云连、赤芍、丹皮以清心、肝二经之火。是药一投而大便立见即解，腹亦平静不痛。次早再服一剂，而诸症尽消，热气亦平。若使认症不明，用药不审，徒以毒虫之药攒集混投，保无脾胃受伤，痛无了期之为害也乎？

一热证耳，而医妄用燥药治虫，宜其潮热蒸蒸，得兄指到病除，可谓于医无憾。【晃雯】

治族叔太学字维杰寒疝案

岁乾隆癸已孟春，有族叔太学维翁病疝。每痛作时，面青而晦，反覆不卧，招余就诊。余思维翁平昔无火，脾胃甚湿，食多不消，每痛发时，睾丸收引而上，气胀不散而痛即作，若消则睾丸下坠，而痛止矣。是明肝有寒积。肝主筋，故尔收引而上，是名寒疝。即《内经》所谓厥疝是也。其疝每遇风寒不谨则发，饮食不节亦发，使内过度亦发。维翁问余："何日得愈？"余曰："此本命门火衰，三因有一不慎，愈而复发。若论治疗，总以补火消阴为上。但此三因最宜随时警惕，否则其疝即起。"所服俱是余单附、桂、茴香、乌药、橘核除疝之剂。或因胃有食滞，则加香、砂、姜、半，甚加白蔻。服则即止，其药稍停即发。如者，已三年矣。维翁常与余坐，谓："疝如何可以使不再发？"余已对翁有言，三因不除，总不克免。维翁又云："疝非别故？"余曰："属寒无疑。且诊其脉，或浮而大，或沉而滑，毫无数候，明是寒致。

况余于疝考究有年，其在《内经》有曰冲疝、溃疝、颓癃疝、狐疝、癃疝、瘕疝、厥疝；在张子和则讳《内经》瘕疝之名为筋疝，讳冲疝之名为气疝，讳颓疝之名为血疝，讳厥疝之名为寒疝，而又别有水疝之名；在巢氏则将《内经》疝名尽变，而言疝有癥、寒、气、盘、附、狼、厥，共计有七，止有厥疝之名合于《内经》；至于他氏，则又祖子和而曰水疝、

木疝，又有祖《内经》脉滑之说而曰风疝，是名色之杂，已属不同。且有言其七疝皆属于任，谓总于诸阴之会，故诸疝症多从任治；又云厥阴主筋，筋聚阴器，疝病在于阴器，当从肝治；又云诸疝主筋，则疝更合诸筋而皆有；又云诸寒收引，皆属于肾，则疝之挛急而上冲心，正属肾病。然总不越阴气久积，复遇寒气而发；及或阴气久积成热，更冒寒湿与热内发；暨或因于酒色劳损郁劳，牵动所感寒痰阴血，流结冲任，下归于阴而成。

至就七疝分形以论，如《内经》所云，冲疝其病主督，其症属气，其因则由寒湿之邪固结于内，积久为热，更合外邪复触而不得伸；《内经》所谓溃疝溃癃，其病主肝，其症属血，其因责之更感春夏火燠，努力使内，气血流溢，渗入胕囊，结成痈肿；《内经》所谓狐疝，病亦在肝，其症属血属气，其因则由寒湿与热俱积，复遇客邪感触而成；《内经》所谓颓疝，其病主于阳明，其症属湿，其因得于地气卑湿所生；《内经》所谓瘕疝，其病在脾与骨，其因属热，得于房劳邪术所致，并内郁湿热而成；《内经》所谓厥疝，其病在肝与脾，其因属寒，得于坐卧湿地涉水冒雨，或于冷风之处使内，或患饮食生冷所致。至于七疝之外，又有风疝，亦是七疝内见兼风之症；又有肾疝，而见脐下撮急，周身皆痛，小便数而清，亦是七疝中病主于肾之症；又有木肾硬痹硬结，即是颓疝中结硬不痛之甚；水疝囊如水晶，即是颓疝肿胀至硬之状；小肠气疝痛引睾丸腰脊；膀胱气沛囊大如斗偏坠、偏肿一边。三症虽根

七疝所出，而症独不兼有，不得不另立其名。

而究辨证大要，受热则纵缓不收，受寒则牵引作痛，受湿则肿胀累重。在血分者不移，在气分者多动。屡发而屡更其处者，多是风木为患。肿极而不甚痛者，当是太阴湿土为患。痛处而不欲人按者，湿热也；痛处寒而喜人按者，寒积也。睾丸患在左者，痛多肿少；患在右者，痛少肿多。究其用药，大约属热者，则宜栀子、川楝子、木通、泽泻、黄连、黄柏、大黄之类；属寒者，则宜川乌、川椒、干姜、附子、肉桂、生姜、麻黄、细辛、桂枝、橘核、茴香之类；属湿者，则宜茯苓、泽泻、木通、米仁、萆薢、苍术之类；属血者，则宜香附、杜仲、桂心、元胡、桃仁、川芎、当归之类；属风者，则宜羌活、独活、防风、萆薢、角针、薄荷、栀子、木通、白蒺藜之类；痛属水衰血虚者，则宜当归、川芎、生姜、羊肉、地黄、山药、萸肉、枸杞之类；痛属脾湿食滞者，则宜木香、砂仁、神曲、山楂、麦芽、姜、半之类；痛属督任虚损，则宜鹿茸、鹿胶、龟板、紫河车之类。

今翁病疝属寒，已认明确，但云三因宜慎，不独余言如是，即《内经》所论痛由，亦不出此三因，苟能如是遵守，则疝渐稀，而寿可保无虞。愚见如斯，未知有当高明否。"

疝病病名、病由、治法，无不本于《内经》所发殆尽，知兄实于斯道有得。至论族叔维翁病疝，治不专在于药，而在慎其三因以绝其源，尤得治症要旨。

【晃雯】

治河南怀庆府怀地容姓孙字九皋疝痛案

疝症，人皆知用小茴、橘核、蒺藜、附、桂等药，此惟命门火衰，寒气内入者，用之得宜。若使肾水枯槁，肝火内炽，加之外挟风邪入于厥阴，郁而不去，则必见有疝为苦痛之候。非不从症细考，从脉细辨，但云疝多属寒，宜用辛温辛热，则疝自必辗转增剧。

岁乾隆壬辰，余同怀庆孙客止汉。渠述彼患疝苦，或一月一发，或一月数发，发时口苦、舌干、鼻燥。问及医士，皆云寒入厥阴，应用小茴、橘核等味，无奈服之不应，且更滋甚，并有云应进服焦栀、乌药、茴香等药，服之亦不见灵。唤余为彼诊视，第见左脉洪大，坚劲有力，左关弦数，知病是属水衰火蔽。问其饮食是否减少，渠曰能食。问其背心是否作寒，答曰不寒。因用怀地三钱、丹皮一钱、枣皮八分、茯苓一钱、怀山一钱、泽泻八分、黄柏一钱、知母一钱、胆草八分。嘱其日服二剂。及至汉口登岸，渠云已服五剂，自道："其疝始平。前因用药夹杂，寒热并进，以致如斯。今幸药投，始知余疝尽属火动，正如俗医所谓诸痛属火者是也痛症属火合于此症方是，不得概以火断，设不专一用凉，何以克解？"余笑："尔病脾气尚强，谷食未减。若果谷食有亏，则药不敢过凉。此又当为慎重，分别区处于其间也。"

病疝阴阳皆有，寒热俱见。何独有阴无阳，有寒无热？深于医者，自能遇

病知变，用药迥殊，不致为俗汤方所拘。【晁雯】

治余身患痃癖病案

岁乾隆庚辰，余同族侄步周同往湖北。在船已有痃癖之恙，及履其地稍安。至辛巳新正旋归，忽见原症复发。余恨外科之书尚未遇目，每谓余脏素阴，忽沾是病。质之外科诸医，皆谓是热是毒。及考《外科正宗》，亦言是热居多。并有族叔某某，指称伊有草药，只用猪肉半斤、番木鳖一个煮服，可以痊愈。又有云此药宜重用黄芪升发，不宜攻下。虽有《薛氏医案》指称痃癖端不尽热，亦有属寒。余思余于饭食日见减少，逢肉欲吐，岂有脾胃虚寒、内有热毒而成痃癖之理？惟以治疗杂病之法以推，因用附、桂、姜、半、香、砂、丁、沉之药重投。服至四十余剂而食渐加，其痃癖之病渐平。又服二十余剂而食倍进，并食猪肉有味。更服二十余剂而痃癖之病尽除。适逢广饶九南道泰老大人命召治病，余思余病痊除，力尚堪赴。始叹外科之治，本与内科之理互相通贯，甚无泥于时见，及阅坊板小书，而致固执而不通也。

外科本与内科相通，时人理道不明，故治自多舛错。此案症之真处，仍在饮食减少、逢肉欲吐讨出消息，故尔治无不合。【血侄绍音】

治同县城北周人和阳缩案

余县周人和，身犯阳缩一症。彼云伊

病平昔是属火体，所服皆是地黄滋阴泻火之品，服之毫无滞气，而且饮食如常。足如火烧，头昏气怯。及审其脉，而见浮大而实，坚劲搏指。并闻余欲用温，多有惧怯。余知其意欲投凉剂，姑以生地、熟地、知、连、芩、柏泻火之药以进。服之彼云无恙。再服一剂如故。又进一剂，忽云昨夜大不如意，头则沉而下坠，食则欲吐不吐，阳物缩而上升。彼云："此病实何以治？"余曰："治亦不难。但尔前云地黄可投，故辛温未敢遽用，且脉又见坚劲，是以姑如其意以与。今因服之过寒，而脉沉而不浮，迟而不数，合之于症相符。当知前日所指坚劲之脉，非是内火发动，实是紧如绳索内寒凝结之脉也，此非用辛用温用补不能。当用参一钱、黄芪二钱以补肺气之下陷，炭木一钱以补脾阳之不振，苍术一钱、桂枝一钱以除风湿之外袭，生姜一钱、半夏一钱以除寒湿之在胃，桔梗二分以引清气之上升，砂仁一钱以治寒积之在脾，胡巴一钱、小茴一钱以除寒积之在肾。"是药止服一剂而诸症悉平。再服一剂，精神倍振而病即全愈矣。

气陷寒蔽，胃阳不舒，故尔收引上缩，得此肺气清肃，脾阳敷布，肾气温暖，故能舒畅自如。【男省吾识】

治族弟字舜亭强中案

治病，最宜从病一身见症周围打算，不可止从一症酌治。余于乾隆甲午，有族弟舜亭，因患强中一症，告余索治。余思病至强中，有何非火之谓，且再审乎别症。及诊脉候，则治自尔有济。因以饮食细问，而知食则时有嗳气上闻。脉则右关独浮而滑，左关独弦而数，是其左右不同如是。余始沉思半响，斟酌损益。进用龙骨钱半、牡蛎一钱、炒芍一钱、麦冬一钱、附子五分、木香五分、砂仁八分，药止七味，功效不爽。渠见单有附子，心甚惊恐，遂执单质他医。有一粗医，性素好凉，止以余单休服，遂开知、柏等药，以除命门相火，则筋始不坚强。又有一医素性好滋，云此知、柏休服，应用熟地、山药、龙骨等药以补真水。病者执持不一，更执两单向余决疑。余谓："病止强中而不恶食，则用地黄亦可，即用知、柏亦可。今则食既不思，且更见有嗳气上行。脾胃本不甚强，命门相火安有内实？只因饮食过度，色欲不节，真水与真火俱亏，故火衰而食不消化，致有饱嗳时闻，水衰而火挟其肝气上腾，肝主筋，故一见有女色，即尔中强而火起矣。治此不用附子以收真火内返，则火奔腾无息，而中益强而不柔；不用龙骨、牡蛎监其附子同投，则附性强焊，火性亦不按纳丹田而上冲；不用香、砂而用地黄，则谷食何能消化？真阴亦借谷食灌荫，谷食既阻，真阴安能填补乎？余前立方用附与牡蛎兼投，俾令脾不致湿，肾不致燥，诚为通盘打算，斟酌损益。俗医止从一症施治，而不四面旁求，有损无益。"渠见余言颇是，乃置两单不服，而用余单服至十有余剂而愈。可知治病用药，须从病人通身有病打算，揭其主脑，不可止从病之一处酌治也。

胸无万卷，何能知其病分左右，斟酌损益？今药止用七味，而周围打算，处处不失，效即见奏，洵非妙手不能。【门人张廷献】

强中一症，虽曰属火，又乌知有脾湿不食症兼，则治又当变易。若止治火滋阴，则脾愈湿而食不纳，若止温脾燥湿，则肝益见燥烈而筋益强。但今医士全不体会，惟知肝有火燥，而不知脾之有湿淫，岂火可以尽去，而脾之湿更可任其清润而不顾耶？质之《内经》所言"脾恶湿"之句，及"失谷则亡"之句，其何以解？【男省吾识】

火衰水衰，各有证见，治须四围审究，方不倚于一偏。此案症见强中，明是水亏之极；症见不食饱嗽，明是火衰之极。水衰而用地萸，必致脾愈见湿，而饱胀滋甚；火衰而用辛燥，必致阴器益强。此案用滋，不必竟用六味，并不参用知柏，微于阴药之中略加附子、香、砂，实得持平不偏之义。【男会图识】

拟上原任广饶九南道随升陕西巡抚秦遗精不耐烦劳书

劳倦虽属气虚，然必脉不浮弦，及症不兼痰塞、目红乃是。若使症见痰多、目红、精脱，与脉浮取若弦，是为精虚火浮，痰则随火上壅而劳不耐，精则随火内动不固而泄矣。况《经》有云：心藏神，肝藏魂，肾藏志。凡人神志不遂，多是精虚之谓。又曰：肝主疏泄，肾主闭藏。凡精不由肾闭，而竟任肝疏泄，亦是阴虚火动之谓。所以遇事多有烦劳不耐，貌视似属气虚，而究实在阴虚火动者故耳。使其果属气虚，则在脉应于右寸独见，何以六脉浮取皆有微弦之象乎？治当进用地黄以补真阴以镇阳光，俾水足火宁，精固神敛。凡劳倦不堪、两目发红、精脱等症，自尔因是克除。今诊六脉轻取皆见微弦，重按却非有力，则知其精虽虚，而脾亦不甚实。盖人脾气坚强，则食即见消化。凡水谷入胃，自不上逆于肺为痰，中聚于脾为饮。今病已见痰多，又是精虚复兼脾湿之症，若以地黄重浊之味重投，而不审其是否挟痰以为区别，则于肾而有补者，自于脾而有乖，于火而有制者，自于痰而有碍，似非合脉与症皆治融为一理之意矣。惟以滋补之中，择以微爽，如菟丝、首乌、覆盆之类，则滋不虑其过滞；理痰进用辛平辛淡，如茯神、半夏、橘皮之属，则气不虑其或泄；或以芡实、石斛以除其湿，以解其热；莲须、龙骨以涩其精，以固其脱；菊花、赤芍以清其肺，以凉其肝，以明其目，则补肾而不致与痰有碍，醒脾而不致与肾有损。但此非属外感一药可以即效，此则根于内虚，一药未必即愈，更宜慎其起居，加以保护，斯得之矣。生本浅陋，于医仅得其概，因承赐顾，敢不悉竭愚衷，尽罄所藏以为宪台告焉。谨禀。

滋肾而不致脾有损，疏脾而不致肾有碍。立方药虽无多，而周围四顾，却无遗漏。至其说理疏畅，一气能贯数行，浩浩不竭，尤属师之余事。【门人张廷献】

凡治平脏之病，药最恶其舂撞。如偏于阳，则于肝燥不宜；偏于阴，则于脾湿有累。过于在下收摄，则于上气有损；过于升提振拔，则恐肾气有亏。此须四围打算，用滋则宜甘平以投，而苦咸最忌；用涩则宜轻剂以进，而重剂则除；疏脾则宜辛平以施，而燥烈勿用；清火则宜清凉以入，而苦寒莫杂。此与所治舜臣强中之病犹觉更平，而不致有造次罔用之失也。【血侄绍音】

治同县岱乡五都东源张 求上遗精案

余于有室后，家事孔迫，置医不事。至乾隆乙酉即三十年，岱乡五都张求上，病患遗精之症。与余胞弟东注本有瓜葛之亲，兼素交友相识，知余于医颇晓，告余彼常遗精。余问："遗精之外，尚有何症相兼？"兼症须问。答曰："亦无别症。但胸腹不时悬饥，得食则安。夜间不敢合目，合则即有梦至，而精多滑泄。早晚畏闻人声，闻则烦躁即至，却又喜人相侍，而惧人言。精神似觉昏倦，喜至枕上安静，稍停片刻，又欲走出外荡，小便溺时作痛。"余诊其脉，六部皆见浮洪，惟左关独胜。视其神色，面上有似火烁，两睛瞧人，光彩异常，眼珠皆有红膜遮盖，身上亦无热候。且彼告以年已衰迈，生子命短不逢，恐命难保，惟有立继图醮，以保两老骸骨而已。是时一面请余调治，一面请族为彼立继，诸邻与族皆谓彼无再生之日矣。余思其症与脉，虽甚危急，但肯专一服药，有何不可？因用余制润燥涩精液，内开地黄五钱、炒白芍一钱、菟丝饼二钱、龙骨一钱、山药四钱、麦冬三钱、玉竹二钱、龟胶一钱。每日早晚及午，各进一剂。服至四五十剂而畏人声始除，但日夜悬饥、遗精等症仍在。又于原单重加山药以救脾阴，亦服至四五十剂而饥始减。再于原单重加龟胶以遏阴火，亦服至四五十剂而遗精又始减矣。自后每日照旧服药三剂，则病不生。若稍停药不服，则病即于停药而起。会计自初迄终，其服药之时，约共八九载，服药之数，约共数千余剂，内中所用地黄大约服过数百余斤，龟胶服过百有余斤是胶非板。间有发时，亦必峻服此药始安。盖此诸药纯阴而滞，服多饱胀不食，此则饮食如故，而胀不生。后于七十一岁病愈，生有一子，名曰廷献。又于七十二岁，生有一子，名曰廷瑞。两子皆已森立。今则年已七五，继子请族辞归而不愿立。其在他人，纵信余治如神，未有若是之专，使稍一服不效，即便更医，再服数剂而效不全见，即置原药不服，又安能使病全愈，而克生其二子以继其后者乎？目今精神倍振，饭食愈加。居常与人私语，谓彼有后皆沐余恩。余于乾隆乙未书成，乐叙其概，以冀后之有病，服药当如求翁信任之笃，心无他歧之有得耳。

此是脏腑俱燥，五阴皆亏，故药俱用甘润，而卒不见饱胀，且竟生育续嗣。寿延八五，又生一女。至八十九岁，又见孙生而终。虽是此翁福厚所致，抑亦吾兄医道之明。【晁雯】

此是六经皆燥之症，并无一经可用辛投，并不虑其地黄有碍脾胃，俱见真阴枯槁之极。【仝绥之】

治都昌县三十七都余殷玉滑精案

滑精一症，按之诸书未有不用抑肝收涩之品。从未有闻渗利导气之剂，而可以治滑精之症，此亦千古未见之奇事。然究其致病之由，详其治疗之法，则又不得竟谓千古之奇，而亦理之所必有者耳。

昔乾隆丁亥，余治南康府都昌县三十七都余殷玉滑精一症。余初闻伊精滑，非是火衰不固，即是水衰火盛，而致肝气内动不为收摄。余意亦有须为清肝收涩之意。无奈问其症，而饮食胀满不消，饱嗳时见，并或痰涌头昏，身则畏冷怯寒，脉则两关独见，各有一珠涩指，气则上升不能，下降不得，脚则萎弱无力。余思症既如是，显属中寒。若用清热镇肝，则脾愈清愈寒，而食不消；若用收涩固精，则气愈滞愈呆，实有难以兼理之势。转思人身一如小天地耳，盖天地清宁，则三光明而五岳顺，天地闭塞，则上下不交，而万物昏坠，人物寂灭。今渠谷食不思，食则嗳饱时闻，胀满频见，已是天地闭塞之象矣。其清浊混处，升降失序，以致心肺不得上收，肾气不得下固。譬之谷食入胃，积而不下，则必返而上逆，脾气既虚，则肾被食壅，自不上交于心，焉有中气不和，精无气统，而不奔迫下注为之滑脱于其中者乎？治之者，须知精脱有由火盛热甚而见者，有由肾虚而不得固者，有由寒秘塞其精道，而致外溢而泄者，有由中道否塞、清不得升、浊不得降而泄者。今渠精不下固，而症兼有嗳气饱胀，明是中道否塞，心肾不交，精不收藏之谓。余即进用茯苓、川朴、青皮、陈皮、木香等药以疏其中，中通则气升降自如，而精不致失所而安，并加芍药以固其阴，及收诸药之散，则精愈得安藏。故药止服数剂，而效见耳。但此气闭而脱，书即未载，而人与天地，理实相贯。顺则周流而安祥，逆则阻滞而妄溢。此虽千古未见之病、未见之方，而通因通用，亦是至平至易之理之可触类而引申也。

经曰：一息不运则机缄穷。脾在三焦之中，凡上下气息往来，皆赖脾为运转。若此处闭塞，则诸脏皆塞，而精自不能固，今人但知精遗须用固涩收脱，而抑知其遗精，尚有通因通用之法乎？此虽遗精门中硬板注脚，无有如是治法，然医一通百通，故一临症问其苦欲，审其脉道，而即融通活变，知其非不治。【男省吾识】

立方虽属无奇，而论理定治实属不易。玩此所论人身脏腑经窍穴道，源源委委，无不疏发殆尽。知其久已融会贯通，故治即见有效。【晁雯】

治福建邵武府建宁县三十六都溪峰鄢以震长媳谢氏经闭滴点似漏案

妇人而服滋阴凉血止血之药者，必须火盛水衰，症见能食，逼血下行不止，则药方合。若一临于火衰不食，寒闭经水不下，而特滴点以来，妄作经漏不止，则治大谬。

岁嘉庆丁巳，余治建宁三十六都鄢姓一妇，其经滴点而来。病者本于医道不晓，但云身上经水不净，医者并不细为审问，亦不察妇右关有一小珠，是属脾滞，并不问其是否能食，率用槐花、地榆、生地以凉血，怀山、熟地以滋阴，麦冬、天冬以清肺，以致其妇胃益胀满，嗳气时有，而

食不思。复请一医，千手雷同，亦不细心体会，所服俱是滋阴清肺、止血凉血之品，以致血终不止，而食益减。质之于余，问其饭食现服多少。渠答："食则即胀。"又问身上是否作寒，答曰寒甚作寒并非血虚，正是《内经》阳微之谓。并问经血是否黯黑，渠曰："黯黑不鲜。"更诊其脉，但见右关有如豆大领手满溢，脉数而紧。余曰："此实寒闭经水不通症也。惟其寒闭，是以欲下不能，不下不得，故尔滴点而下。诸医认其滴点是漏，故以凉血止血之药，妄用其药皆是槐花、地榆、防风、生地、丹皮、怀山、炒柏、炒黑蒲黄之药，攒集而来。余用川朴、广皮、半夏、香附以疏久已药坏之脾胃，杜仲、续断、牛膝、车前、元胡、艾叶以疏久已药坏之血脉。若血温食进，不必进用当归而血自生，不必进用槐地而血自止而通。盖医用药以凉血，而余用药以温血。但凉血则血愈见滴点不止，而温血则血竟行有度而不滴点妄行矣。"是药始服一剂而未见愈，再服三剂而食思，五剂、六剂而滴点之血收，七服十剂血温而即下矣。可知血得食投则血生，血得温暖则血下，总不可任意妄投，而致病日滋甚而不可解也。

不能审脉问症，而但据妇口报，则医固属不明，而妇又属无知，正似聋与聋对，哑与哑对，安得不以滴点血来之血，而作经漏不止之血乎？吾父手一诊此，即将妇人形症逐一指明，使妇唯唯点头，无怪药到而病即见立除之妙。【男省吾识】

血见黯黑不红，便知血属寒滞，故尔滴点而来，食则入胃即胀，便知脾有湿淫，故尔食即无味，两症本属一气，有何

内热混杂，有何实火可疑，故师一诊即知其药不用多剂，而痛立即见愈。【门人张廷献】

一身气血，本赖脾胃谷食为之运化，故书有言：七日不食则死，岂身有病而可累日而不食耶？此是医学大源，为人生死要路，奈何医于此处全不体会。吾师每言一室必设灶臼，远行必带伙食，此意比之甚明，人何胡不自揣？观兄所治此案，尤觉言更不虚。【晃雯】

治进贤县三都胥汝川内室傅氏倒经案

凡病见于上者，须从下处跟求；病见于左者，须从右处搜剔。余治进贤三都汝川内室傅氏呕血一症，始，请伊祖讳千秋先生调治，其血仍呕未止，先生知余于医颇晓，乃邀余同诊视。余见其妇面色青，而且黯。两手赴余就诊，其手钩曲不伸。身上纯寒不热，饮食半粒不入。血则黑黯不鲜，经则久闭不通，脉则迟大而紧。知是经因寒闭下逆上出之候。遂索前单以示，其药皆是通气化痰，但未直入血分巢穴以通。因用大剂附、桂，重加姜、半以投。或曰："吐血，进用附桂，已属变治。少用则可，多则仍属不宜。"余曰："此经寒也。现今寒气内结，手屈不伸，饮食不入，六脉皆紧，小剂奚济？否则百症遍出，而命不可保矣。"先生亦道余是。乃依余单夜服一剂，而血顿止。再服四剂、五剂而手亦伸，食亦进，经亦通。若使泥其胃火，而不从下审其经闭而知上行属逆，又不审其脾右不食，而知血从于口而

出是寒，徒以古方栀、连、芩、柏以为遏阻，则命其即见毙，又安能一服即效而克见其悉愈者乎？

上病下疗，寒病热理，洵属莫易，故治自尔见合。【伾绥之】

治进贤县二都李学周内室章氏倒经案

岁乾隆甲午冬，余在进贤三都治胥汝川内室倒经之病，所用皆属附、桂燥热之品以除经寒而病即愈。越日，又有在地李学周内室章氏，亦犯倒经之症。召余诊视，意谓用药不甚相远。余细察其病症，貌同而实有异。盖汝川内室傅氏，其谷绝粒不入，此则饮食尚进，而微有滞；汝川内室身大作寒，此则纯热无寒；汝川内室脉迟大而紧，此则脉弦而数；汝川内室呕血先吐痰涎，而后有血，此则竟无痰涎而有血出；汝川内室血出微带黯黑，此则血出如朱；汝川内室面色青黯，此则面色时黄时红。若竟进用辛热，而不兼用清桐以为和柔，不更使火益烁乎？盖此真水既微，真火亦衰，水亏则血不内营而身多燥烈，火衰则脾不健运而血与食皆滞，但较汝川内室谷绝不入稍有不同。计惟进用轻平疏爽之味，内用焦栀、麦冬以清上火，广皮、木香以疏脾滞，香附、艾叶以温经寒，牛膝、蒲黄、车前以引经血下行而不上逆。药止九味，不燥不寒，工稳妥当，恰与病对，当服一剂而血即止不呕，再服一剂、二剂而血下达而经行矣。其一倒经，而症有不同，施治各别，其不可忽如此。

能将傅氏倒经，节节于此比较，而不令有丝毫之差，其中寒热不同，治疗各异，效无不应，洵不愧为医中活手。【侄绍音】

治抚城北姓刘字某某内室吴氏娠妊遗尿案

娠妊遗尿，其症虚实不一。虚则其症必见气怯神昏，两寸脉见软细无力，此肺气不固，而尿不能以统摄，当升提之。若寸盛尺虚，足冷面赤，气逆上冲，此肾气不固，而尿亦遗，当固涩之。若胎肥月足，胎已压胞，两关独弱，心下悬饥，得食则安，此是中虚不固，宜甘补之。至于遗尿而见口干鼻燥，则肺已无液矣，故在肺脉亦见细而且涩，肺既无液，则尿高源已绝，而燥气下逼，自尔致尿而遗，宜清利之。

岁乾隆丁巳，余治一妇遗尿。医者无不谓是虚损，药宜用固。讵知病有独见，亦有兼见。独见者，可以脉上追求，其追求务必得真；兼见者，则又当集诸症而统会之，而统会务必得实。今渠症兼口干鼻燥，已非虚证可比。而尿之遗，觉有热气下注苦涩作痛，并非虚寒不禁之谓。其右寸之脉，又觉细涩不堪，问其饮食如故。此非肺燥尿遗，何以致是？在昔《千金》常用白薇散以治肺燥遗尿，恰与此症遗尿相同。方用白薇三钱、白芍三钱，同捣为末，用酒调服，病即见愈。盖白薇味苦咸寒，性专清肺之热，下行膀胱，肺热清，则膀胱亦清。凡娠妊果有是候，服无不效。若使体究不实，一见尿遗，即用是方

以救，必致转甚。

握定口燥鼻干，肺脉细而且涩，症见遗漏，便是肺热下逼，方可施用，用即有效。若使脉症不符，而妄将此混投，自不免有虚虚之祸。【晃雯】

治同族奇四三次男玉卿之妻吴氏胎动断案

杜仲、续断，杨起立此二味以为安胎。盖谓续断味苦而涩，苦则专入血分活血消肿，故乳痈、癥结、肠风、痔、瘘、金创、跌仆一切血瘀之症，其必用此有血瘀之症方可用之，虽其涩性稍有其无多，行不至泄，然一行于气陷、气弱之妇，则性顺流而下，奔迫莫御，而有排山倒海之势，岂此区区味涩之品所能止其万一者乎？又谓杜仲色紫而润，辛甘微温，性专入肝补气强筋，筋强而骨亦健，凡肾虚、肾寒脚软之病，得此则除，若逢气陷、气弱之辈，服此亦忌，以其性专引气下行，而不入上坚固之意耳。或曰："胎坠本忌血行，何以胎坠得此则安而血则止？"不知人身之血，本贵上下皆温而不令其有一之或寒，本贵上下皆活而不令其有一之或滞。胎坠所因虽多，而亦有由肾气之不温，以致子宫之或寒，经血之内寒，以致胞胎之不荫，故必得一苦涩之品以为通瘀坚胞填损之用，补肝之味以为温肾暖胎之资，故血皆于胎受胎助，而不致有漏出之虞。此杜仲续断[①]所以不绝于方书，以为安胎之剂也。然此止为下虚上实者而设分

---

① 断：原作"汗"，据文义改。

明，若使胎堕而尺强寸弱，岂宜用乎？胎堕而见动作少气，岂宜用乎？胎堕而见表虚恶风汗时自出，岂宜用乎？胎堕而见心下悬饥，得食则止，岂宜用乎？胎堕而见一身之气尽欲下坠，岂宜用乎？流传既久，牢不可破，竟谓此属安胎圣剂，揆厥其由，总缘医理不明，药性不晓，症候不知。而作俑之徒既不分辨明晰，尤而效之。或合安胎之方，纂而为一，如陈复正三合保胎丸之类，自称至神至灵，以致无知之辈，见方号为甚验凡著书先须教人识症，切莫如此矜谤以致无知之徒妄为祖述，不顾滑脱之妇，竟尔纂集通用。岂知杜仲、续断原或因于跌仆，及下寒挟有血瘀胎动起见，而用当为审顾区别。岁乾隆甲申，余因族兄奇四三次男玉卿之妻吴氏，身患胎动，请余就诊。余见血如泉涌，脉如丝发，四肢厥逆，知其治有所误，遂索前单示余。余已默知此单出于族人某某之手。渠谓此单已服二剂，胎尚未安。余曰："此单与症不符，并非安胎，乃催胎药也。"促余立单未允。余直告余不治。其妇旋即告殂。述此叹其漫不经心妄用杜仲、续断安胎者戒。

血已排山倒海，顺流而下，而医又将此行血之药妄施，岂非名为安胎，实为催胎之药乎？宜其四肢厥逆，脉细如发，而命即见告殂。【男省吾识】

胞胎已破，血已大行，复以行血之药加催，不通极矣，无怪吾兄直伤其非。【晃雯】

治病要识病之所因甚多，其因自何而来，又要识其一药之性，其性实在可治何病，然后用药无错。若不于病之因，于药之真计较，而徒将古自称至神至灵之方妄用，未有不误，观此便知其失。【绍音】

治余血侄艺能之妇邹氏胎动案

凡妇人下血动胎，症虽不一，而总不越脾肺虚损，肝气妄动所致。盖脾胃气虚，则胎重而难载，肝气内胜，则血动而不收。遍阅妇科诸书，无有出其范围。

岁乾隆乙卯，余侄身故无嗣，其妇已怀有孕，心切慰之，但时见有胎动不安之症耳。余思凡人胎动，而见脾肺气虚，固当迅用甘温之药以补。若肝气燥而不收，则又当用静摄至阴之品以进，俾胎自不见损。但至阴之药，服多则又恐脾过湿。盖湿盛，则胎必滑而堕。此人身之理，等于天地生物之理无异。如天燥盛，则必借雨以润，湿盛则必借日已暄。一不调和，则生气自绝。几见草木亢旱而不焦枯、淫雨四布而不萎黄乎？此造物之理，与人生生之理相通而无有或间者也。余于医之一道，业已有年，所治动胎之症，不下数计。故于侄妇胎动，见其气薄动胎，倍用参、芪以补，肝气胎动，倍用阿胶、龙骨、龟板以收，间或脾有痰湿，则除阿胶而参香砂。凡动气燥血之药，俱除不用。故尔保至十月而生男；斯为幸矣。但侄素性多乖，身受恶毒，每生之子受父毒气，生多不育。此子生于丙辰九月初二，至十月毒发而终。今捡经治效略，故并叙其本末如此。

气补肝抑，胎自克安，及生一子，禀受父毒而夭，可知其嗣不续，亦是其夫自作不靖之由。【侄绥之】

治族叔允才内室吴氏不产见鬼案

岁乾隆庚子，族允才内室吴氏腹痛胎产不下，已有日余。日晡邀余诊视。时值季春天暖，入室就诊，卧房门首，尽属壮丁，产榻皆有男丁拥护，榻下设一火盆，厅上请有师巫驱邪。余在卧榻就诊，房有花爆不时燃放。诊其脉甚坚强。余见一家志在逐邪，药属余事，且姑静待。及至四鼓，各师驱邪，业已数易。其妇急欲下床坐草，不时努力，因知水血不通，旁有坐守，交为作力。是时胎血上壅，妄言伊母有一邻妇，唤他前去，因见伊家三侍公至，即走，他心总要三侍公在旁坐守。三侍公知妇所言，愈信属实。俄有在旁法司，云："今我辈法已尽用，现有医士在旁，胡不请其开单服药？"至是，始促余诊。余见其妇两眼突出，两手坚劲异常，知是肝火挟血上冲，故尔云鬼。遂用桃仁、红花、枳实、庄黄、胆草、胆星、牛膝、童便大剂投服。是时药一下咽，妇称身倦要睡，不惟鬼事自此全无，且更不须努力。少顷复煎一剂再投，但见大便大下，水血齐至，产一死儿而安第。此药不敢停，停则腹痛即发，发则一服立止。会计共服二十余剂而愈。今人惟知产前进用芎、归、佛手，产后进用钱氏化生，又乌知其胎产病变多端，其药未可尽拘如此！

鬼是瘀血壅心，故尔无中生有，及服童便与药，而鬼即灭，人何信鬼而不信药耶？玩此其鬼有无可知。【侄绥之】

卷五下

治族侄作霖孙媳罗氏产后脱血案

作霖孙媳，气本虚损，却又脾湿。岁乾隆庚子，产下一子，其儿初生，医多进用惊风丸散，内有冰、麝等类。忽一日，其母产血顿下，召余往诊。余见六脉张皇，疾细而数，已有散而不收之象，又见汗如雨下，其血奔迫而至，上下俱脱，势难抵止。傍有一位捧茶送余。余方入口，麝气奔窜。余亦不敢近染。始知此妇血脱汗出，由于冰、麝丸散搐其妇人之鼻所致也。此症非参不救。遍想在地无有参换，实无所措，一面将炉煽红，先用龙眼煎汁尽饮。转思伊地邻居，换有人参，转求一钱。适出门首，途遇邻居字钟尹有参。渠曰："参有一枝在身，其参照价，不敢多取。"伊家即将参煎，同龙眼汁再饮。饮尽，复煎复饮。其汗渐少，血亦渐稀，脉亦渐平。至此参尽，再煎龙眼汁投。渠家因龙眼价值有限，煎服不休，至晚汗止血住。忽又呕吐症发，痰涌而上，又召余诊。余曰："此症无妨，因过服龙眼汁故也。此后切勿再进龙眼汁。盖龙眼气味甘润，补心补气最宜，中虚得此则补，故能止汗如神。今因服此过多，脾湿得甘则

壅，自尔作呕。书云：甘勿施于中满，正此之谓。今呕可进附子、半夏各一钱即愈。"嗣后但紧寒暑，节饮食，调治半月而痊。

症虽上下皆脱，治虽当用人参、龙眼以救，但服多症又见呕，仍用附、半收功，于此可见脾之恶湿，其殆如斯。【侄绥之】

余治长孙次璠大母舅姓阳字秀弼眼痛小便淋沥案

眼病多属水亏，治此最忌辛燥。淋沥多属湿热，治此亦忌辛燥。阅尽古今医书，本无两症齐发，可竟敢用辛热辛燥，以致极而不可解者。独不思书本有热不远热之语，岂若区区盲瞽涉猎浅识，望门枉断，而竟指热即热而不深求，指寒即寒而不细究，以视人命等若草芥哉？

岁乾隆丙戌，余孙母舅秉体素阴，病偏见阳，上则虚火挟痰上溢而眼掀赤浮肿而痛，下则阴凝冷结膀胱而致尿滴如血，中则饮食不思，时见呕恶，一片虚寒，上实下虚，但上本非真实，下虚又有寒痼，医者见此，并不按此审真，统曰属火。又何究竟实火如何、虚火如何、真热

如何、假热又如何乎？讵知真热真火皆见口渴，此则口不作渴，反恶茶水；真热真火，症见能食，此则饮食不思，而反味淡而吐；真热真火，五心皆热，此则手足皆逆厥过肘膝；真火真热，脉必有力，此则润滑无力。浑是中寒之极。上下二便，尽皆假热之象耳。当即进用姜、附、苓、半与服，则上虚火俱已反本归宅，而目愈，下之阴寒凝结，得附与桂冻解而尿长。一举两得，实为千古奇事，而却被医无知所笑。世有探本寻源，谅不以余言为河汉云。

治病最宜小心谨慎，不可望门遥断。此病眼已赤痛，小便又见淋滴，若不细心比较，寒热何分？读此实是治所未有。

【晁雯】

治同族县尉字觉夫第二令嫒麻案

痘宜用暖，麻宜用凉，人谁不知？而亦有不然者。余于乾隆乙卯仲春，余地田心麻症盛行。其中阴虚素挟有火者，每于麻发之时，轻剂发表，兼用清凉，及麻已发收靥，专用苦寒以解其毒，其药无有不效。至有麻发最迟，多由在经在府以为遏阻，切不可用苦寒以为闭塞。即如余治余族县尉字觉夫第二令嫒，年仅十三，麻当收靥，过于发泄，阴凝胸膈，而阳难返。俗医不审是寒是热，概用凉药以施。病且增剧，招余治疗。余见周身头面手足，麻皆鲜红稠密不空。余①曰："此毒甚也，当用凉解。"又看上下两唇俱有裂

---

① 余：原作"予"，据文义改。

缝，血出厚重。余曰："毒甚无疑。"又看两目皆赤，舌胎色如鹅黄，明亮可爱。余曰："此非毒甚，何以至斯？"及细问其心中苦欲，告以胸中畏闻油腻，且喜向其胸膈摩擦。于是余心颇疑。并于两关细诊，见其脉突有珠，浮而不细，知其胸有阴凝食滞，凡一切苦寒伤中之药，概不敢投，若不改用温剂不愈。但此病已告急，若以温中暖胃之药直告遽进，则不免有见疑嫁镑之虑。姑以仲景三白散，内有桔梗、贝母，人知用药无害，中有巴豆大辛大热，人多不晓。随索病家纸笔开单，先以犀角、羚羊、红花、紫草、知、柏、芩、连、蒌仁等药，以从其俗。但告此勿急用，当先进用三白散以开其胸，胸开然后用此酌投。病家不知巴豆大热，遂服三白散无疑。越一时辰，余在席中，始将病应从温投治直告，内中所用巴霜，较之附、桂、姜、半，其热更甚。渠闻余言色变，诧其用药有误。余曰："勿疑，此药下咽即吐，吐即靥收。现在服药未久，会计收靥功已将半。"其父果往病所照看，麻已靥其四五，喜而出告。余曰："稍待片刻必靥八九。"余对其父笑之："余先所开犀角苦寒之药，非是余之本愿，特因麻勿用暖，其说相沿已久，故假立此以熄物议。若明指其病根是寒非热，虽卢医扁鹊复生，不能以破其疑。今既效见，言多不虚。但云靥后麻仍有毒须解，余不得不大畅其所说以破众惑。盖人一点真阳，陷于二阴之中，阴盛则阳衰，阳衰则阴盛。阴极于内，则阳外浮而不能反；阳极于内，则阴外溢而不能回。阴阳胜负，理固如斯。矧麻有毒须从外发，然

毒发之至极，面见稠密不空，红活异常，且有两唇裂缝血出，及舌之胎有如鹅黄明亮，与两目通红，自是毒与火浮，火浮被阴盛极内阻，其火何以招引入宅，而令毒收而靥？使不究其不靥之弊，实在阴凝内结，而犹称其毒炽，妄用苦寒，以致层水不解，则阴益盛而阳益微，其不伤人性命者鲜矣！"言讫，其父俯而不答，遂信余言，复加姜附而愈。但人审症不明，诊候不细，而以麻应用温，遇症辄投，则又不可以余为口实，而致杀人惨于刀刃者矣。

满盘皆是毒热症见，孰敢认作虚寒而用辛热？吾父独于胸喜摩擦、畏闻油腻讨出真正消息，更复体贴旁情，洵是高人一等。【男省吾】

治同族县尉字觉夫长文即麻案

麻症迟而不发，发而不透，多是在经在腑阻其窍隧。余历麻症甚多，知其麻毒以发为解，不发则不解矣<small>在初忌用凉折留住麻毒</small>。今之治麻症者，每以人参败毒、参苏内参银花、牛蒡、连翘、丹皮、赤芍等药以为解毒。其在阴虚火盛<small>治麻要着在此</small>，麻发不透，用此则宜。若使真火既衰，脾湿肺寒，经络与腑，类多湿滞，纵使附近麻毒遍布，此独感而不发，发而不透，止有一二点见头面，及或数十点见于周身手足<small>此多火衰有寒而滞</small>。人每谓麻止是轻沾略过，而医见儿身热不退<small>凡身有热即是点不透发</small>，又用凉投，以致麻毒不发，千形万状，在于脏腑蹂躏，症见多端之为害耳。殊不知此非用大辛大热，有如麻、桂、干

葛，何以开其腠理而发毒邪？但人每谓麻用干葛，书言见点则忌。讵知用在见点未透，则毒方出而有益，点既见透，则毒已出而有损。无论书固未载，即有亦是胶固不通之论，而非真正确实之论耳。若果忌见，则麻竟以发而不透者为是，发而至透者之为非？

余于乾隆乙卯，因治族觉夫令嫒麻症有效，日于余处云："今止此一子，倘染麻疾若何？"余曰："有病则治，何忌之有？"越日告："儿身已有热，点已见出，但不甚多，盍往观之？"余见麻止二三十点，头面见点亦稀。余曰："此非麻出症候也，盍疏散之？"渠见余开麻、桂、干葛。渠曰："葛根见点则忌。"余曰："此非点透，何须惊疑？"又越一日，其点如故。渠曰："此麻止属如斯？"余曰："尚未透也，须再用之，其药即于早饭后煎服。至午烦躁不宁。妻怨夫不应服药，午即唤余改单。余曰："服药未久，而即改单，从错乱耳。"因商次早诊视。届早竟未见至。到午促诊，谓儿服药自昼至夜，烦躁不宁，妻已怨极。至早热退身凉，照看向之麻出在皮，今已尽收。兹又麻毒隐隐新发，磊落明亮，头面及身无空，他身平静可喜，幸昨未改原单。余见旧点已退，新点复出，光润无疵，口微有沫，腹有响声，知是麻已同内浮火尽发<small>火出于外，内无火附，自应有水</small>，速以温中收纳肾气归宅为尚。方中仍不离乎附、半及参，故纸、牛膝为助，但不敢用升发<small>到此方不升发</small>。越一日，毒亦随火靥收而愈。

渠因是病既愈，乃必究其用药根底意，谓："是麻皆可用热？"余曰："非

也。原人坎宅，不外一水一火。水衰者，其火必盛，麻则易发，而表切忌大辛大热，以致劫阴散气。若初表之得宜初表不离清利之药便是得宜，毒不内陷，不药可愈，故表止宜辛凉亦忌加清利于辛凉中致后便要凉解，不宜辛热。及至内陷毒炽要悔表时杂入清凉之药，非用大苦大寒之药不能以救正是将错就错，此麻有宜于凉而不宜热如此。至于火衰，则脾与肺皆寒，而气多闭，非用大辛大热，不能以开其窍。在初稍用辛凉银花初用亦忌，必致陷不透，体气既虚，毒陷温之不能，下之不得，故多不治。令郎命火既衰，幸前麻发之时，药未更改，倘因毒出烦躁而用凉折，命即立毙，但此宜凉宜热，须视人之脏气偏平以为分别，不可局于一偏说尽一药通治为误。"

麻症用温用热，一夜烦躁不安，实难以御旁人之口。及至天明，将先所出似麻非麻之症尽除，而真麻磊落见于肉里，脉静身凉，合室交庆。但腹微有响声，随用温中制水补火收其元阳归阴而愈，自此而旁人之论始息。【自记】

吾师治此一症，若非杂症之理既明，乌能引申触类，而敢轻用麻桂干葛之药以至于极？余阅麻症诸书，总是羌活、独活、防风，或加牛子、连翘、神曲、银花不痛不痒之药，以为混施，以致麻毒半出半陷，故于靥后必见口干舌燥、胎黄气喘、胸结便闭、潮热狂躁、烦闷等症。其在体气坚厚，重用硝、朴、大黄、石膏、栝楼、贝母以下，尚堪领受，一逢体气屡弱，其药不用，固属不能，过用更属不得，实有畏手畏足之苦而药不敢以用者

耳。所以治麻入首，便要得毒透出为佳，若麻发不透，害不胜言，非若痘症毒气深重，过表恐其一拥而出，后难起贯，不如乘势急迫，双解之为愈也。吾师治麻甚多，百不失一，总是于诸病症体会既久，阅历已深，故能触类旁通，识见周到，自不被其局于一见之书所误。【血侄绍音】

治同族科廿四三男京东之子细俚患麻案

麻有命门火衰，五脏皆阴，风寒食滞此四字要审，而致毒不透发者，其药不惟辛温、甘温不能透发，即或进用大辛大热而不极力开发攻逐，亦不能透其肌而发其表。余治麻症甚多，药用辛温破格出奇，不下数计，然总未有如同族科廿四之长孙字某某病患麻症见效，药之辛热至极而不可解者。

岁乾隆丙午秋，科廿四先产一孙，甫及三岁，因麻风寒未谨，点出复闭。余以麻桂重剂迅投，异其就近点复透发外解，服后效微有见。中被一医改用清凉内消，随即病发，复邀余医。余断是病即为告毙。及后生此一孙，年亦三岁，其麻附近皆无，惟有有[①]是儿之母，乃忽先见，审症用药，非用辛温辛热不能，但终不若是儿药用辛温辛热以致于极。是儿麻初见点，经久不透，且见喉有喘哮，是明肺窍未开，药有宜于麻、杏；嗳气时闻，饮食不思，是明胃气不温，药有宜于香、砂；呃时一发，发则连声不绝，是

---

① 有：疑衍。

明寒气上逆，药有宜于丁、蔻；小便微滴，大便不通，是明下窍阻逆，药有宜于大黄、附子；口有痰沫，胸有呕恶，是明胃有水溢，药有宜于生姜、半夏；面色痿黄，点出不红，是明真气不统，药有宜于芎、桂；心思错乱，反覆颠倒，是明心气壅塞，药有宜于茯神、远志。惟是诸药迅利，苟非伊先之孙，伊先之子犯麻误治，医经余手论断不差，决不于此病麻信余用药之笃。在余初用是药一剂，止云日服二剂则已。及至二剂而点不透，渠则日进四剂。日进四剂而麻如故，渠则复加一剂。其成五剂，而功始见，精神始安，麻亦渐次而透发矣。会计自麻见点以迄收靥，其药用至五六十剂而止，方中所用生姜取汁，约计一十余斤之多，附子、半夏，亦用数斤有余，惟桂、丁蔻、庄黄，用不敢多。是时诸医闻知，无不诧异。及后病症全愈，乃有叩问其故，谓："此麻本是毒，何以偏用毒攻？"讵知人身上下营卫经络，全赖命门真火以为敷布。火气既衰，内如脏腑，外如经络，皆属痰凝。非不用此迅利以为宣发，阴何克除，阳何克舒，毒何克发？庸医值此，但知麻毒不出，是火是毒，既不敢用表散从其外解，复尔妄用寒药使其内凝，倒行逆施，不死何待？盖毒以发为主，发则毒不内留，而苦寒下药可免。但命门火衰，而无寒滞，血脉空虚，及水衰火盛血枯，毒与火并，则又不可妄用辛燥，以致伤人性命者矣。

麻用热药疏发，世人道为至奇。看来总是兼有内寒症杂，故治不得不从热药以投，且并见有大效。此非故为好异，实因

治应如是，而又不得不如是者耳。【男省吾识】

治临川县东八都白水港支绳及之子梨仔麻症案

麻症先须分明阴阳脏体。若脏体纯阳，其阴必亏，而无痰湿内滞，其发最易，故药只宜荆、防、薄荷以发表，广皮以疏里，然亦不可竟用凉药早投。若火盛毒盛，来势甚急，则凉药不妨参用，然亦不可脱却表药。如其脏体纯阴，火气已微，痰湿最盛，毒多内滞，其发最难，故有似发不发之象，非不大用干葛以松肌，麻杏以开肺，丁蔻以下气，庄黄、附子以温脏，川芎、杜仲、桂枝通营和卫，何以使其毒气先发，而远于表乎？医者每遇阴虚血燥脏阳之体，多用轻清发表之药以投，类多中肯。若凉药过用，亦必生变。如遇脏阴之辈，表药轻微，见其似出不出，或称毒轻，或用凉解，其变异常。但世竟传麻不敢暖，即使因其凉药而败，皆诿于数，与医无怪。独不思其麻毒在腑，其自少至老，终不能免，原是毒气总欲外发，内不存留，自应顺其性而疏泄之。如麻十分，外发一二分则少一二分之毒，发三四分则少三四分之毒，若全发，则竟无毒内留。若于将发之时，医者不能拨运外出，早用凉药，内滞一二分不发则有一二分毒内留，内滞三四分不发则有三四分毒留，若全陷不发，则命顷刻告殂。为问医之治麻，其果应早用凉否耶？但其脏虽纯阴，而医邪陷在初，其药仍宜大

表，不可稍存清凉之见；若陷在中发之会，看其邪陷一分，即用清解一分之药，而九分表药不除；邪陷二三四分，即用二三四分清解之药，而六七八分表药仍用；邪陷六七分，即用六七分清解之药，而三四分表药仍不可除。至于发表之终，毒已势颇难出，而表药仍须酌用，但竟不用重剂内托，解毒看势轻重酌夺。若毒轻者，则从轻治，如牛子、银花、焦栀、丹皮、赤芍、生地、归尾、连翘、花粉，亦可解之。若毒势盛者，在腑而见便秘，当用枳实、大黄、芒硝以解，口渴当用石膏、知母、犀角以解，气粗当用牛子、栝楼、羚羊角以解，血热面赤当用红花、紫草、犀角以解，心热亦当用犀角、黄连以解，身热当用黄芩以解，肝热亦当用犀角、胆草以解，肾热当用知母、黄柏、生地以解。若毒势重极，虽石膏、庄黄用至半斤，亦不为怪。若下多伤阴，则地黄、麦冬必用；下多伤气，则参、芪、五味必施；下多亡阳，则附、桂必投。书正所谓有病病当。

岁嘉庆丁巳，余治临川白水港支姓之子，脏体半阴，届在初出之会，因医妄用苦寒，以致头面隐隐不清，胸腹略有，惟手足全无。并见气喘痰促口渴，正是毒陷二三分之象。余即进用广、半、附子、姜汁、葛根、杜仲、独活，内参黄连、瓜蒌、花粉同投，以除毒陷二三分之意。余视是儿病急逆，料不救，幸药与病投。屦收，应用黄连、知母、石膏、栝楼、生地、紫草、车前、大黄、川朴。至于平脏，亦当从症互参，总不可使毒内留为祸。

毒虽渐次内陷，而表药仍不可离，必待内毒势急方止极是。【晁雯】

治同族太学字维杰长文郎步英麻症医坏案

麻毒应从外发，不应表时杂用清药，以致浸淫不透，而成内陷之症。

岁乾隆乙卯，视余族维翁长文郎麻病。见麻隐隐不发，面则青晦不亮，余即索原药单以视。只见表药甚少，既不能以疏发，而里又插苦寒之药。余即告其病迫，若此不即疏发，仍用苦寒，恐有毒陷之症矣，日后要用凉解，不计其数，当用干葛、升麻等药以呈。渠见其单不悦，嗣是毒点不透不屦，隐隐如在。余说此今毒透一分，以免日后少解一分之毒，毒全透，则毒竟不用解。渠意若以余言为非，俄而又召余诊。余曰："麻已多时，不能再发。自今浸淫已久，毒气已盛，潮热便秘，口渴气粗，诸症悉备，毒已告陷，若不峻用苦寒，使毒下夺，不能以解。"因用大黄三钱、牛子二钱、红花一钱、紫草八分、犀角八分、黄芩二钱、生地二钱、石膏一钱、知母一钱、贝母一钱、麦冬一钱、川朴一钱、枳壳八分、生姜一钱。每日照单进服一剂。服至六日后而始安。使于麻发之时疏发不杂清凉，毒亦不致如是之陷。此非毒本自陷，实因不通医士之早开其毒陷之门，酿祸至今，而必用凉以解之也。

毒已被医所陷，是无有毒可发，至此曷敢再表？惟内毒势成，在在症见，到此有何顾忌，自应大苦大寒以清，正书所谓

麻不敢暖之意。但非麻毒初起治，即应用凉之谓，观此一案自明。【门人张廷献】

治同乡阴虚火盛患麻症案

凡麻症素患阴虚者，火必盛。火盛者，毒必炽。故治阴虚麻毒之症，在初亦必用表，而表不取辛温辛热以助火势，惟取辛凉以为疏畅，如荆、防、苏、薄，有嗽则用枳、桔，有气则用栀、陈，有食则用楂、曲，甚则身热火盛咽干则用连翘、焦栀、木通、车前，若见面色如朱，则用归尾、赤芍杂投，甚至或用银花、牛子略施，亦无不可。所以书中则有"因热远热"，及"麻不敢暖"之说。卒之其说既行，而麻、杏、姜、半之药，每遇火衰寒痰、食闭不发之症，畏如鸩毒，误矣。

岁乾隆庚子，余乡麻症盛行。其中体有厚薄，脏有阴阳。每遇脏阴，即用大辛大热，凡一切平淡甘寒苦寒之味，竟不杂入以阻毒势，使毒早为透发，以免留中毒炽，致后反用苦寒下药之弊。或遇脏阳，即用辛凉辛平，辛则能以发表，凉则能以疏毒，凡一切过辛过热之药，竟不敢投。至于毒或稍陷，亦必改用清凉使其缓解。缓解不应，看有气粗、便结、失血、衄血、吐血之症，必用庄黄、枳实、芩连、栝楼、石膏、知母、生地、犀角之药，庶毒得以下夺。下后身热不退，或应补血，或应滋阴，当相其症可耳。故费建中则有麻应用凉之剂，冯氏《锦囊》则有全真一炁滋阴退潮之方。至于半阴半阳，则药寒热杂投，温凉平施，但其初起用药，总以表发为先，不令毒稍留内以生百变。既

陷，实不能表，毒气充斥[①]，则惟苦寒内夺为急，仍看体气酌用疏利。余治乡中麻疹，百不失一，惟于麻症见发之时，相其脏体，酌其辛凉、辛温、辛热、辛平以为施治，发后酌其苦寒、苦温、苦热、苦平以为选用，外有气虚不振，血弱不营，则又因症酌施，总不可拘一方一症以为治也。

此是阴虚火盛麻发之症，故治不敢大辛大热以劫真阴，以助毒气，止宜平平施治，及以不药为高耳。吾父治此甚多，而要总是相其脏体阴阳，及今所见兼症以为审治。【男省吾识】

阴虚麻发，其类甚多，凡山野藜藿之户，比比皆是，故药不在多用，即用亦不敢过为燥热。所谓麻不敢凉者，大概多属此辈。若执此语于绳膏粱子弟，非属内虚，即属痰痹，毒欲透发而不能。医者既不能于脏之阴阳追求，又不能以本症本脉、兼证兼脉分别圆通活泼，以为施治，惟执古传一二套方以为混投。其在藜藿之子，可保无虞，一逢膏粱，毒不透发，变症日生，可奈之何？【侄绥之】

治县城北隅堂内侄罗桂丁痘案

痘初发动，即当升发，若不升发，则痘毒藏蓄，变现莫测。但痘毒势深重，恐痘一齐外拥，稠密无空，其症必见便秘，速即大下以夺其势，否则灌浆不周，恐成空壳搔痒而死。非若麻出不须浆灌，总以透出之为愈也。

---

① 斥：疑为"斤"之误。

岁乾隆己酉仲夏，因公在城，忽见余内堂侄桂丁之兄寅初，因患痘出稠密，尽成空壳而死。而桂丁亦已症见发烧，独留余治。余见堂舅心意信笃，按症升发，所用皆是升提活血行气之药，幸而见点不密，内无便秘，不必分途用药，痘亦结实高耸，血附气尊，灌浆饱满。余深幸之。忽一日夜被寒外浸，浆灌已满，痘即变黑。余思是儿痘色忽变，四肢厥逆，随以附、桂、芎、归大剂加酒同投，顷刻痘转红润。向使不急用温及加酒达营卫，不几等于桂丁之兄之痘同为告毙者乎？时有内侄健行，与余力辨，干葛在初不宜进用，用则毒气尽发，有如花爆声响纸碎之谓。审是，则干葛竟不宜投，投则肌开肉裂，独不思痘欲达肌，达则使毒无停。今竟升葛不用，将欲使痘留于经络骨髓而为痘后痈毒之患乎？但或谓痘已透，不宜再发近是，若竟以此为忌，不惟于理所无，且更于书未载。想是妄有所听，以致妄有所论如此。

葛根一味，痘不透发则用，透则不用，此是一定治法，何卑必为疑议？【男省吾识】

即应用凉之谓。观此一案自明。【门人张廷献】

治余小儿省吾痘疮灰陷泄泻不腷案

痘疮灰陷，虽是血虚而见色灰不赤，然亦有气衰脾湿而血不与气辅，致血与气交脱，则又当以补气为急，而当归补血之药，不敢杂入同投，以致脾有湿助，而成滑泄之势也。即以余五小儿痘疮灰陷一症论之。小儿素禀火衰，其气本阴而不阳，故血不虑其无有，而气恒恐其不振。敝处小儿患痘，多属请师布种。

乾隆庚辰，小儿年甫四岁，亦同在地请师种痘，以免行痘杂有异气。种痘先师，止知痘疮灰陷，必兼补血，故当归、首乌补血之药，无论是否下泄，必杂一二钱入于黄芪同投，其黄芪不敢多用，一心总以补血为主，而补气要药，止属点名具数，与痘气纯见脱之症究属何益？余见小儿顶陷色灰，顷刻变为水泡而溃，便则时泄不止，一身肌肉因是顿消。且尤见有门外私语之事，彼在床内闭目仰卧，无不神荡皆知，即隔数十步之事，亦晓。余谓此不大药补气，则气必脱而毙；不绝一味阴药润药以进，则脾更见滑泄。因以大剂保元外加肉蔻，连服十余剂而安。时有痘师与余强辨，谓芪总宜减少，当归、首乌应加些微。彼仅知授先人死法，又乌知当归、首乌性润而滞，得此则脾愈湿，其不滑脱而毙者几希！

气陷脾湿，症见泄泻，自不应用当归、首乌，以致泄泻更增。此理本甚显浅，而痘师竟尔深辨，可谓懵然无知。【男省吾识】

治余小孙次璠痘疮不起案

起胀固赖黄芪、人参升补肺气以为起发，而亦赖气在于痘疮以为通达，使徒拘守种痘起胀，必赖参、芪以为升补，而不看症施治变化，未有不失。试以余小孙次瑶痘胀不起一症论之。

余小孙素禀火衰，凡遇水谷入胃，全不消化，故食非见饱闷，即见嗳气，每服香、砂温胃之品，自觉稍快，一逢芪、术，则下睾丸而见痛疼，小便短数，上则眼胞合缝欲睡，精神疲倦不振，手足重着不起，此未种痘常见之症也。及至请师种痘，时值起胀，他症无有，痘师教以微用参、芪以为温补，外加芎归、鹿茸以通营血，未尝不是，惜乎脾气素阴，稍得呆药内入，即与脏气为邻。余方投以半剂，而气若倦。再投半剂，而食即便不思，痘即屡收而黯，且更见有呕恶之弊矣。余以是症告诸痘师，而彼尤不觉悟，反谓原药止宜外加附子以投，而香砂最为起胀切忌。余竟不信，乃以自制六大暖胃液投之，而痘顶起，饮食思，精神振，自不见有昏倦淹没之象矣。痘师见余药效，自道："医理渊微，余辈止守死法，而不知其达变。倘非先生之裔，得以自救，不无稍误。"自觉满面羞惭，且云谨记于怀，而不敢忽。

气以通活为贵，不通则痘即不起实，此理本无甚奇，何诸痘师全然不晓，此又大可异者矣？【晁雯】

治族弟继万下身疮发案

疮属湿热，举世皆知。问及医士，治总不越银花、牛子、羌、防、独活、苍术、川朴、米仁、归尾、赤芍、生地、丹皮、泽泻以为通用，甚则进用黄柏、地榆、槐花，并或更用疮药以为敷贴。治止如斯，有何考核维真，而令病无遁情、治无不效者乎？

岁乾隆甲寅，族弟继万来余，详述伊病自腰而下，患有疮毒掀红肿痛，而肛门尤甚，起坐甚艰，问及他医，有云清热利湿，及或搜风解毒，有云稻米薏苡炆粥，纷纷持论，愿求一诊以破其惑。余细诊其肺口右寸，脉独沉微。因向渠问："现在精神若何？"答曰："气倦无力。"显属下坠无疑，速以玉屏风参用升提之药，日服二剂，而气自尔上升，气升则血周流无滞，而疮自不下见。书云下病上疗，于此可证。是病日服二剂，至服五六十剂，而疮始除。因叹世俗庸医，见病治病，活泼甚少。举此以叹治病之变，有不可拘如此。

气尽下坠，凝结不升，蕴而为疮为毒，理所应有。且下既实，则上必虚，故尔气倦无力。明其理以治，而疮与倦俱除。【男省吾识】

治房叔字谦若脚患天花疱案

天花疱一症，初生即见形如汤烫作疱，破即浆水成疮。此多由于毒气客于皮肤，搏于气血而生。故其治总不越乎生地、升麻、山栀、蓝叶、大黄，外用猪油入药煎熬去渣，将油涂于患处。但疱发在下部，而疱不赤，并诊其脉，而脉或见不数，则药又当改易。

岁乾隆辛未，余有房叔字谦若者，因两脚偶犯天花疱一症。余止据渠之脉而见浮濡无力，其疮之晕亦不甚红，兼察所见兼症，则有身重懒怯之弊据脉据症是治病活法，因用独活一钱、防风一钱、连翘一钱、赤芍八分、茯苓二钱、泽泻八分、苍术一钱、米仁二钱、川朴一钱、虫蜕五个。当服一剂而疱其即除矣。此是疱发在下，治应如斯。若果通身皆见，疮赤作烧，并脉浮洪而数，则治自当遵古所用生地等药，煎油外揸，并可煎水内服。故病在人随症变化，分其轻重以为调治可耳。

疮晕既白，脉更见濡，其湿明矣。但此止是微湿微热，而不可作大湿大热以疗，故其用药，亦属斟酌不苟。【佺绥之】

治血佺绍音妻舅吴鸣凤梅毒案

梅毒得于外感者易治，得于自作不靖者难治，得于禀受父母胎毒者尤难治。

岁乾隆壬子，余因吴舅在舍，询及身患梅毒之病，其毒俱在紧要穴所。问其身中恶寒，答曰略有。问其饮食是否如故，答曰无恙。问其大小便是否通活，答曰旬日未解。问其疮处是否痛楚，答曰如故。诊其脉洪大而紧，知其表里邪胜，内兼外感风寒。余用麻黄、细辛以除外感之邪，乳、没以疏血分之滞，雄黄以扶正气而疏邪毒，栀子、云连、黄芩、牛子以解上焦之恶毒，胆草、赤芍、生地、甘草以解中焦恶毒，知母、黄柏、大黄、皂角、胡连以解下焦恶毒而开大小二便，桃仁、红花以疏血结恶毒使从大便而出，山甲、角针以除毒积不解之结，防风、荆芥、薄荷、虫蜕、蛇蜕以除风蓄在肤，杏仁、枳壳、川朴以行毒气在于肠胃，并嘱外加麝香以祛骨髓久伏风邪。凡此五脏六腑躯壳表里，皆是毒炽。嘱其日服一剂。至六七剂，而大便始通，痛亦渐减。再服十有余日，大便下血，疮始平服。此病是己不慎性，受恶毒所致，故治非易，而非由于胎毒禀受及冒不正之气而得也。

梅毒表里内外交炽，自当表里内外上下交治，故能如此功奏。【晁雯】

余于医之一道，考究有年。自乾隆壬戌，因父病多，始窃医书而审视之。第见症类繁杂，药性纷如，脉理渊汲，汤方甚众。而《伤寒》一书，字甚舛错，在初入门，尤难下手，注解既多，聚讼不少，愈解愈晦，真有百难归一之致。更值外务纷变，身无宁晷，欲求书之真处难获。每于夜静，取其《伤寒》书计，计共三十余家，姑先逐句深求，参互考订。经历五载，而始得其真处，会通而纂集焉。其书一名《伤寒分疏》，一名《伤寒合溯》，计共一十余卷。再细推求其脉，非徒得其形象，要在通其旨归。所见《濒湖脉学》，止言脉之形影，而脉之见症，又止凿指其一。《脉诀》规正，专重时令，而略病症，似属荒唐，真处不铨，仍非全璧之书。及观景岳脉法、《医通》《诊宗三昧》，悉与仲景脉法相符，始慰余心。而又叹其论脉深微，圆通活泼，有非心粗气浮所能希其万一者矣。爰取是书再四深求，如剥蕉心，始会其蕴而贯通之，名曰《脉理求真》，而脉之一途，始自信其已明而无有遗憾矣。既而搜查药性，其数甚多，辨性非易，即摘其要亦属不少，况书所论气味，类多牵强。考之《本经》，有言此属汉儒所造，而语又涉肤廓。更有药名古今更换不同，市肆别号各异。于是不惮寒暑，复将药性考核，既求其同，复辩其异。此书又历数载始成，亦颜其名曰《求真》，计共一十二卷。然犹谓病症伤寒而外，杂病甚多，此症不审，何以理繁？就其杂症之大而计之，虽数不满一百，就其杂症之细而分之，则已四百有余，而况一症之内，考其致病之由，又更不下四五十种之多，其病可谓繁矣。转思何以深求、何以会通，不得已又购杂科之书而统会焉。然功又非一日，于是考究益勤，寒暑不辍。自乾隆甲午，以迄乾隆甲辰，蹉跎一十余载而理始悟，既可散为万殊，复可归于一本。稿经四易，其书亦分四十二卷，厥后是书告竣。又见密斋妇科，通用四物止加二味以治妇人百病，大有不合。复正《幼幼集成》指定四脉以凿八病，亦少变活。眼科止是《审视瑶函》，书甚庸腐，并无半语痛发，亦非快观，故又取诸大家论断，遂细详审。自岁首以迄腊终，不暇一时之空，而各书逐年渐

后跋

495

次论定，皆以"求真"二字为额。其儿科分为八卷，妇科亦分八卷，眼科分为四卷。但麻、痘二书，间尝考究，治验亦多，前人亦有隐而未发，集尚未定。而尤有最难者，所见切庵方解，似多缺陷不全，余悉统而集之，除前人已有注释外，其有未及注释者，余悉补而备之，计共方解一千三百有余，上截注其病症病方，下截详其立方意义，分门别类，本末悉该，体用具备，合共一千四百余篇，分为二十八卷，每篇上下字数约有千余，名曰《方证求真》。惜无资斧鲜刻。今老矣，无能为也矣。爰取经验之略，与世诸医绝不相符，逐一摘而集之，勉强付梓，以示儿辈及孙。历今五十余载，自悔于医枉用，且更求其知音绝少，劳碌一生，呜乎苦矣，无复加矣！早以是心而悉求诸经史制艺，或足见知当事，而达帝阙，当不仅以小道建白，犹得报我国家数十年养育之恩，又何至终于岩穴不出？第念诸书既成，呕尽心血，自髫冠以迄老耄，刻无宁晷，顾瞻几案，秃笔盈庭，牙签满架，沧水磨竭，起视沉疴，多有获痊，觉于我生不负，举目皆春，不无稍快，或亦不幸中之幸也矣。是为跋。

吾师历尽攻苦，著作盈庭，治多效见，于医固属精深。更玩其文，凡论一病，而病自源及流，自流溯源，一气呵成，毫无停机，知又有得考亭长句独擅之遗。【门人张廷献】

余苦自幼至今，每谓医为司命之门关系非小，其辨症与脉，不得不为详慎，所争只在毫厘，而差则及千里。并习见夫世之为医，类多粗率，思欲补偏以救，而满腹牢骚，实不能忍。故于所辨之处，任其笔之所至，而字少捡点，从其气之所奔，而文少雅驯。每一展卷，多不自惬。本欲将余一生所作，尽力剪裁，以图快观，而篇幅既紧，精力有限，欲行不果，拙莫能掩。惟冀大方家，谅余止求医理无蔽，阐发欲尽，并非同于八股取士，风雅见长，敲金戛玉之作文墨观也。至有妄称余论得于考亭长句之遗，不无过誉，识者知之。【自记】

诚子八则

黄宫绣嘉庆四年四月初一作

目录

勤俭孝悌一

勤俭为人养生之本，孝悌为人保命复性之原。盖人有田不耕，有技不习，有书不读，则食从何来，钱自何至？几见先贫后富，钱谷丰盈，未有不由苦力劳瘁、俭啬自甘者之所得乎？又几见游惰之子，花费钱谷，之能终身温饱而不饿死道路者乎？此勤与俭为人所必需者如此。然徒知勤与俭，而不知己身体发肤，受之父母，吾爱吾身而不爱及父母，是为不孝，吾爱吾身而不推及兄弟，是为不悌。几见自古神圣，身为天子，而不迫崇父母，兼及兄弟，身为盗跖，而不连及父母，贻累同气者乎？但不孝不悌，人多自忽。其在父母，不独侍膳寝问，朝夕所需，毫不可缺，即其语言搪突、形色不和，是即不孝所由起也。纵使嘉肴备具，而志不与亲迎，实与养犬马何异，是尚得谓之孝乎？其于兄弟，而见无端衅起，萧墙变生，自当听族讲和，纵或不合，亦不可轻动纸笔妄告。迫至横逆频加，族有挑唆诡僻牟利，扶同扛帮，有非理道可以抵御者，则不得不借官法以止其变。然亦稍可即止，不得极力追求，此是万不得已之事。若止钱物细故，而即争竞不已，并挟妇女子侄扛帮，是尚得谓之悌乎？

余愧年已八十，光阴有限，第恐尔之孙子，先不振作自兴，或入游惰，以饿其体，以乏其身，以致身绝嗣灭；并或内有知世艰苦，稍有余积，或见世尚繁华，衣服器皿食物，皆以时计，老拙古朴，笑为无用，以致色色趋时，银钱渐耗，加之生齿日繁，坐食日消，纵使不赌不嫖，不奸不伪，而日积月累，囊箧空虚，自有转而必败之势，又乌能光前裕后而为一世完人哉？昔子朱子之释《论语》"色难"句，有曰：孝子之有深爱者，必有和气。有和气者，必有怡色。有怡色者，必有婉容。又后人之作"色难"文字，有曰：父母之前，既不可以理义之说绳，又不可以宾客之礼待。此是论孝之至。至论人之穷通，孟子则云：生全出于忧患，死亡由于安乐。旨哉斯言！愿尔日诵其说，以训尔之子侄而力行之。

读书守法二

书之为用甚溥。上则为圣、为贤、为卿、为相，无不出乎书中所载，以为布施，使之民无犯法；下则为士、为农、为工、为商、为贾，亦无不出乎书中所载，使之各尽其长，而不致身有所犯。此书之不可不读，而不仅借作为文字，弋取功名而遂已也。但人每谓读书一途，多有费尽钱文教子，而子一无所成，且更惰其四肢，功荒业废，至老饥饿而死，则反不如置书不读之得留其家产，并或以利营谋，日积月累，而致千仓万箱，举目丰隆，以为子孙之计，岂不甚善？夫独不思书如不读，则大义不知，视父母等若路陌，等于禽兽无异；书如不读，则气质不化，而所言所动，类多村鲁，坐作进退，大不如法，等于牛马何殊；书如不读，则举目皆封，文墨不晓，而离经畔道之语，得以流入，以为诗书大家所弃；书如不读，则凡律例所载，奸拐赌博、私宰、私铸、私贩，无不可以任意妄为，又乌知其于例有犯、于律有乖，而致辱身败行、家产尽绝之为害哉！且独不思孔子之论齐景，有马千驷，死日民无得称。伯夷、叔齐饿于首阳而死，至今称不绝口。颜子箪瓢陋巷，自人视之，其忧不堪，而孔子则云其乐不改，反赞其贤。至于命短不寿，在孔子则曰：朝闻夕死，于生无憾。在孟子则云：尽道而死，是为正命。并云：鸡鸣而起，孳孳为善，是为舜徒，孳孳为利，是为盗跖。可见读书即是守法，而守法由于读书。吾今细为尔嘱，凡词讼任由不平，不宜轻起，起则败名丧节；衙门不宜结交，交则忘亲就疏。斗殴故杀伤命，例禁綦严，非绞即斩；赌博捉获，律例有载，轻则枷责，重则遣戍；私铸、私货、私贩，固属违例，不宜妄行，即私盐一节，贪贱私食，亦看官府宽严以为遵守，否则有犯；坟墓被人侵占，若不经官审断，擅自开挖则绞；生人之妻擅娶，是名买休，隔手误娶，亦属犯法，例应断离，财礼入官充公，不得称有妇人浼字抵饰；奸拐致妇含羞自尽，律应绞抵；族有灭伦不法，正宜送官重究，若竟削其谱钉，于律大有所碍；国课宜早输纳，不得贪贱，私付书差，包完致陪；契约价银年月，不得空白后填，致乎察究；投税宜将银约全交，不得贪贱，轻信衙门延捱，及贪一半挂号受累。凡此皆属守法大概，余则详于《思患预防》中。以见书不可不读，而法不可不守者如此。

敬祖收族三

族者，何是？即我祖支裔所共聚。祖者，何是？即我祖我宗支裔所共尊。故敬祖即所以收族，而收族即所以敬祖也。奈何人各有祖，而祖宗之灵，原赖乎祠宇以栖；祖宗骨殖，原赖乎坟墓以固；祖宗祭祀，原赖乎祭田以供。知其祖之当敬，而即建祠以栖其神，买地以安其魄，买田以供其祀。以至晨昏朔望，香灯不绝，则敬祖之能事已尽。而又将祖祭田轮流管理，年清年款，簿账井明，有债则查本年之余而悉偿之，户欠则查本年之账而悉取之，总不假借存积以为卷吞，留债不还以为磊算，此是真正敬祖，无有可议。如其祖祠不修，祖坟不顾，祭祀不理，朋党勾结，彼此欺瞒，经年不算，有债不还，有欠不追，以致祭祀有亏，香灯有缺。在庙绅士，各自为党，此谓彼诈，彼谓我虞。并或藉有祭祖，争田夺耕，恃众持械，斗殴伤命，以大欺小，以强凌弱，成其重案。如广东等处族大，恃其祭田广置，丁繁人众，杀死多命，节奉官府查拿，谓其祭产不宜多蓄，多则滋事，各官洞见是情，即为出示节制。余已将此告示刊刻谱首，令各共晓。凡此皆是有祖不知，且并不知有族者之所为耳。夫既不知敬祖，则又乌知有族？其收族之法，大约族大则人众，人众则当将其宗谱以修，但不可召无本子姓，使其混入，以乱我宗。其次，则以每年祖祭之余，设其乡会科试之资，以惠士子，或设族学之俸以重师传，或设小考卷资以奖后进。更或祭有余剩，随其桥梁道路应助多寡而酌与之。此是至公至正之行，不可从中阻遏。至或族有结构，则当审其是否确据为劝解，但不可信一偏之词，以为固执，且并不可因其不听而更为之唆害。乃有一种生业不事，以衙门为生涯，或因至亲平昔悭吝，不为周给，则捏漏契不税，停棺不葬，同赌同嫖，造批讹诈，尤属昧其天良，忘其一本。迨至经官审断，轻则笞杖，重则枷责，是徒使人耻笑，目为匪类。凡我孙子当以余言为是。

远邪崇正四

邪者，邪于一偏之谓；正者，正而至正之谓也。邪则所为在利，正则所为在义。邪则当言不言，而意别有所注；正则当言即言，而志一定不移。邪则坐作偏倚，而眼多四顾；正则举动无亏，而言笑不苟。邪则背地殷勤，而行多诡僻；正则当场直截，而词语坚劲。邪则丝毫必争，饮食必计；正则克己待人，视有若无。邪则与邪为朋，而见正则避；正则与正为友，而见邪则憎。但邪心意莫测，多善诌媚，每欲附正为害，而正精力不衰，尚能拒绝，若使年已老耄，精力不胜，其邪最易眩惑。所争只在毫厘，而事判若天渊，将正从前所为硬直心肠，正直无私，品行名节，未必不因此而失。正如人逢毒中，药不可解。今欲得其治疗之法，须于夜静平旦，始能一旦觉悟，而不为其所惑矣。余今年老，亦被奸媚。但此止属小害，究无足计。惟有邪教惑众，名为消灾，实为聚众，谋为不法，尤所当绝。至于衙役亡命，皆非善类，不可听其坐谈，致坏名节。均宜笔记，以见奸邪万不可伍。以为余之孙子嘱。

茹苦甘贫五

贫有出于游惰而不事乎生业者，其贫本是自召，而非安分之贫，其贫之苦，虽茹而不甘。贫有出于老耄，而子又多而幼，不能继其口者，其贫本自天致，而非人力可挽，其贫之苦，不得不茹而甘。夫贫，衣不能御寒，食不能充口，可谓苦矣，其苦安甘？若欲无作妄为，反苦为甘，上有天理，下有王法，其苦更甚。且人生有是心，心既与人皆同，则甘与人皆好，苦即与人皆恶。奈何我欲其甘，而使彼反受苦，我恶其苦，而反使彼欲甘？正如割人之肉，以补己疮，其心大与人殊。且天生我面目，既不与人相同，正是天欲分其品汇，别其良枯，孰是为善，孰是为恶，孰是为善而应甘，孰是为恶而应苦，孰是行善而甘至，孰是行恶而苦来。若使反其天良，作其不靖，则心可变，而面与目难变。为问上有天理，本心既生，面目尚在，其尚可以对天否？下有王法，面目未改，其尚可以脱逃否？且人生有是心，心能安分茹苦，是已全其心也。本是心以全其面，心正，则面目自可见人，是又全其面也。故苦不可不茹，苦茹，则贫甘矣。贫甘习之如常，则茹自不苦矣。吾今细为尔嘱。尔或贫不能甘，则当苦以守之，而不失其本然之心、本然之面。尔不茹苦而妄作妄为，稍羁囚狱，其苦如何？不如出作入息，尽其事之当为，而或苦或甘，以听天为位置，则或夭或寿，或穷或通，不假强为，存本然之心以对天，守面目以见人，安在苦尽而甘有不见来，穷极通有不见至？吾决未之信也。故特笔此以为尔勖。

审时度势六

天下事总不外乎一理以为推究。然理有一无二，而理之在于人身，又当统其时势而兼察之，则理始行于世而无碍。盖时有古有今，凡物有在于古而云朴者，今则竟转而为华矣。古有价云贱者，今则竟尚而云贵矣。并有古所共尚之事，今则议为过侈。古所共尊之礼，今则议为琐碎。而且岁序有迁，寒暑有易，岂非时有不同，好尚各异而不可以一律定乎？若在乎势，既有强弱之分，又有贵贱之等，亲疏之别，并或地道有阻，关隘有滞，命运有牵，祸福有变，岂非势有难为而不能以即为者乎？但年少无知，类多性急，行无不败，若是老成，自多审顾。然余窃谓古今世远，地图辽阔，审度甚难。惟有读书出仕，久登帝阙，历览既多，上可通古，下可通今，中可察人，而知孰盛孰衰，孰强孰弱，孰众孰寡，孰优孰拙，孰同孰异，孰邪孰正，固能烛照数计。若止住居乡曲，渺见寡闻，则惟取乎一生自幼历今之事，以为计较，一乡一邑之事以为窥测。知其事与时宜而无陷害则行，知其事与势阻而有伤损则止。如其阅都过境，则又当就是都之时与势而细较之，勿以一都一邑，自谓所见无不相同，而即置而不审也。

思患预防七

此今生齿日繁，日用食物，数倍于前。名利场中，实无余地。凡属当官书役，遇其本官清廉，不敢舞法作弊，否则书役多有私串辣徒。及或亲属千般捏告，苟非洞悉世情，通晓利弊，不无有累。自当思患预防。如报命报窃，原属重情。报命则当实指伤痕，见殴实证，以便审究，并不可将尸移动，致干重谴。若已掩埋，及无真正凶首，任意妄告，官则先将苦主么勘，以防诬赖。报失止属衣服物件，自不关紧，听官自为饬捕踩缉，与失主毋甚盘诘。如其被失在银，平色俱足，赃已满贯，自应先将报失之人，或是已在外面赌嫖，将尔与人合伙之银捏报图侵，或是已有在局帮雇，及或子弟瞒其父兄行窃，应即饬差拘其家属，反覆考究，此属定例莫移。凡值此者，须于未报之时，先将已心自问，并唤一家大小工雇，及同在局来往之人，多方细鞫，有疑则当自止。如无他故，被窃是实，方敢呈报。报词宜简净，不得东扯西拽。银数平色锭件，及银来路，务须一一声明。若是黉夜被劫，贼已伤人，其命已殒，其责在官，官即通报。如其劫未伤命，官因情节重大，多唤事主细究，恐其以伪作真。若果情实无隐，即当向各文武上下衙门具报。若止些微小窃，既未获有确据，自不得任意妄指。其或在于失所拿获，止应喊同地保，将贼护送到官，不得私自刑拷，及或绳捆，并或勒写供字。盖供字原是官府据犯所供直写，民间不得私行饬贼。或肯改悔，写立议字，其字语句，亦宜公平，不得恶字恶句挟令彼写。捆贼到官，既与官府面情不合，又恐贼藉有绳，私自轻生，致受重累，不可固执谓伊是贼，尽可处死。衣服来历不明，不得贪贱私买，尤不得贪利私当。首子不法，本属分所应为，但既将子出首，自不得于首后更求子生，且不得更于首时牵控他人。社仓官、押领官虽属公事，但恐或有地棍借此生端，反受波累，禀辞自宜委婉。乡中或有小事聚众扰嚷，揣分不能节制，应先自避，不可同入观看，致惹重祸。买卖田产，最宜分明立契，契中要字，不得故遗外添，及另批载，使官多有断伪。中证人名，买卖亲友，均宜并写，不得此少彼多，以生偏袒。价值应候业空方清，收数虽于契尾之后载有"收足"二字，但何日付银，何日找足，应另索一来去收批补贴方是，不得使彼移时听唆，捏故控讨。过粮应于未卖之先，查其方亩字号，米银多寡来户，载入契内过割，不得留于买后致彼翻赖。田宅出赁于人耕种居住，仍须查伊现耕之田，现住之屋，有无与我田屋连界，连则不应出赁与彼，致令混指，后难退脱。其田屋之侧，更须查明，不令私垦私造，并时防渠贪钱，转赁于人，及被原卖田屋之人钻领、霸佃拖租，例应冬时起耕，若于春时夺作有犯。买卖合伙，既宜出本均匀，犹宜才力克称。凡一切货物路道不晓，人面不识，利弊不知，字迹不深，并或贪大好胜，听伙指挥，全不经营，未有不败。买货银钱，在店自应小心紧固，在外不得私放衣箱，须用缠袋盛贮，绑入身腰，或用布袋过肩以背，俱用衣护。若果银多，应将其银明打丁包方是。路途有失，自有过脚夫行夫票，船行船票可质。不得谓银不可指明，正是指明以防暗窃。放债止是长行加二，若利至三分，及以利作头再算，有禁。所控户婚田土虽属小事，然必年月日期证据分明，不宜撺拾闲词，及有恶凿字样。令官见饬，斗殴身受重伤，自应即时禀验，以便立案。若不经验，临审供称验，无钱文曷济？住居在于故里，左右皆属亲支，稍有来往恣害，弹压甚众，不致受欺；若在异地居住，异处讨亲，外戚甚近，弄窃甚易，并或瞰其本身已故，父母俱丧，惟有单妻及子年幼，多方作弄，家财尽归外戚。及至内族知风，远不能救。买地葬亲，在于近地则可，若至隔府隔县，欺侮甚多，控告则难，举动需费，路远山迢，守候非易，更宜思忖。凡此皆是防患大要，自当遵之以为尔之孙子勖。

持盈保泰八

凡物不可过盈，过盈则上无君王，下无父母，自有满而必倾之势。余思未盈之先，在上或因君有所宠，在下或因父有所爱，习于君父之侧，自谓我已能矣，他无可及。使稍于此自持，而叹今之临我宠我者，非君也耶，胡为而不畏？生我爱我者，非父也耶，胡为而不敬？盖仍本乎畏天之心以为则，敬亲之念以为准。则事事小心，而不敢涉苟且以欺君；事事诚敬，而不敢怀傲忽以自厉。岂君父无此察识之明，而竟任尔作弄，阴为玩亵者乎？然君与父见其所行不合，或微微色征，则当承其意而改悔之。俾君与父谓其偶尔不捡，情有可原，奈何因其才能见宠，宠则因是而狎，狎则因是而骄，骄则因是而玩，玩则分不可为而竟渐次而为，义不可失而竟渐次而失，礼不可踰而竟渐次而踰，事不可僭而竟渐次而僭，是尚得谓有君父哉？由是语言搪突，事事罔顾，在君与父怒气方形，而彼犹若罔知。正如水满则盈，盈则必倾。天下乌有既盈之水，而不见其即倾者乎？及至君父面饬，怒气已见，加之刑楚，自悔莫及，以视昔之盈，盈而自得者，今则英气尽消，其相去为何如哉？但此持盈保泰，不独子臣在于君父之前，分应如斯，即使处乡处族，待子待侄，亦不应以盈满之心，以为放肆之行。盖人各有其心，各有其志，如顺其情以施，则人无怨，逆其志以行，则人有拂。若使事事由

己，悻悻见面，而不谦以待众，和以待下，乌在不失？独不观《易》之《谦》有云：天道亏盈而益谦，地道变盈而流谦，鬼神害盈而福谦，人道恶盈而好谦。谦尊而光，卑不可踰，则谦实为持盈保泰之道，而盈实为灭身招祸之由。吾今细为尔嘱：凡事须先明分，分明即以保身，若分亡，则身与之俱亡。次即在于明理，理不越分，理明而分与之俱明。又次在于输情，情输则暴气不生，戾气不作，而尤怨悉泯。圣人云："恭则不侮，宽则得众。"又曰："君子泰而不骄，小人骄而不泰。"夫骄，盈也，泰即不骄之谓。可见持盈保泰，在上待下且然，况子臣弟友乎哉？以上诸条皆是人生大要，不可不细体会，其余琐碎家常，余已立有关书，另载示知凛遵，此不必赘。

黄宫绣及其著作的历代研究

　　黄宫绣位列江西古代十大名医，其广博精深的中医药学学术成就在国际上具有一定的学术地位和广泛的影响，尤其是对邻国日本、韩国、朝鲜以及越南影响很大，对黄宫绣这个突出代表人物及其专业著作的研究，后世代不乏人。

目录

黄宫绣及其著作的文史记载

◎ 黄宫绣，字锦芳，君山人。监生，嘉庆甲子恩赐举人，乙丑恩赐翰林院检讨。父为鹗，邑廪生，著《理解体要》。君通医理，著《医书》百四十余卷，内《本草求真》一种，与鹗所著俱存四库馆。（资料出处：同治十年《宜黄县志·选举》）

◎ 黄宫绣曾是清朝乾隆年间的御医，研究了宫廷里珍藏的各种医学专著以及秘方、验方，这也是他医学知识精深广博的重要原因。（资料出处：1993年版《宜黄县志·人物》）

◎ 黄宫绣（1730~1817年），字锦芳，清宜黄县棠阴君山人，乾隆时著名医学家，江西古代十大名医之一。黄宫绣出身书香世家，天资聪敏，自幼对医药之学情有独钟。他搜罗医书，潜心钻研，凡有"一义未明确，一意未达，无不搜剔靡尽，牵引混杂，概为删除……断不随声附和，主张诊病必先明脉理，治病必先识药性，尤应注重实践，探求真理"。他治学严谨，讲求实际，平生为众多病人治疗疑难病症，均卓有成效。他是乾隆年间的御医，对宫廷珍藏的各种医学专著以及秘方、验方，无不悉心研究。他既不泥古薄今，也不厚今废古，惟求理与病符，药与病对。虽精研脉学，仍主张四诊合参，反对单凭脉断病。临症之余，他根据古典医籍，参与历代名医学说，结合自己临床经验，写成《脉理求真》3卷，《本草求真》10卷，《本草求真主治》（又名《锦芳医案》）2卷，《医案求真初编》（又名《医学求真总录》）5卷，并刊行于世。

《脉理求真》较详细地介绍了脉诊部位和各种脉象的主病，并论证了各家的论说。他结合自己的经验，注释了《新增四言脉要》《十二经脉歌》和《奇经八脉歌》，并附有《脉要简便须知》，对脉法中的某些比较重要的问题作了扼要论述，是学习和研究中医脉法的参考资料。《本草求真》则是一部研究药物学的专著，全书共10卷，书中选载常用药物520种，按药物品性分成若干类，便于读者对药物性能进行分析比较，是研究中药的重要参考资料。新中国建立后多次再版发行。（资料出处：杨忠民，段绍镒主编.中共抚州市委党史工作办公室，抚州市地方志办公室.抚州人物［M］.2002）

◎ 黄宫绣，字锦芳，宜黄人。清代著名医学家，江西古代十大名医之一。黄宫绣出身于书香世家。父亲为鹗，邑廪生，著有《理解体要》。宫绣天资聪敏，幼承庭训，"向习举业"，"进太学"，熟读《四书》《五经》，誉为"绝人之资"。凭其才学，进取功名，并非难事。然宫绣不喜仕途，却好研医学，为的是不使"千万人之死生系一人之工拙"，以拯救民众之疾苦。宫绣立志要成为有真才实学的医药学家，为此而博览群书，刻苦攻读，远自"轩岐"，近至明清名家，无不究览。至中年则"于医研究有素，能阐真摘要，订伪辨讹"，威望日高，声誉遍及赣闽。宫绣对中国医药学最重要的贡献，是他的《医学求真录》（成书于清乾隆十五年，即1750年）、《脉理求真》（清乾隆三十四年，即1769年，钦批刊行，1959年人民卫生出版社再版）、《本草求真》（清乾隆三十四年钦批刊行，1959年上海科技出版社再版）三书。后两书于乾隆三十七年（1772年）储于四库馆。

至清嘉庆八年（1803年），宫绣声望誉及京都，深得嘉庆（颙琰）皇帝的赞许，赐其为举人，次年（1804年）钦赐"医学翰林"，并赐"翰林第"横匾一块，悬于黄氏故居厅堂门前。

《医学求真录》尝著为16卷，"别钞其书总论，勒为5卷，以标明其宗旨，讨论亦明白易解。然不无臆说，如论风土不齐而云西北人不可温补，则未免胶柱而鼓瑟矣"（见《四库全书总目提要·医家类存目》）。该书是依据《内经》《难经》《伤寒论》《金匮要略》《本草经》等古典医籍理论，参考历代名医学说，结合自己的见解而撰成。原书已佚，未见传世。

《脉理求真》共3卷。卷一为"新著脉法必要"，首先介绍脉诊部位及脏腑分配，次对浮、沉、数、迟、短、虚、缓、滑、伏等30种脉的脉象和主病作详细介绍；卷二为"新增四言脉要"；卷三为汪昂的"十二经脉歌""奇经八脉歌"；最后附有"脉要简易便知"。该书是一部切合实际的脉学专著。黄宫绣主张四诊合参，反对单独凭脉诊断，认为："夫望、闻、问、切，乃属医学要事，若仅以脉为诊，而致以寒为热，以热为寒，以表为里，以里为表，颠倒错乱，未有不伤人性命者矣。"宫绣言脉，特别重视脉之胃气，将胃脉置于诸脉之首。实践表明，脉之有无胃气，对判断疾病预后之良否，具有重要意义，这是中医诊断学的一大特色。对于中医脉诊中的难题，即"脉理精微，其体难辨，弦紧浮芤，展转相类，在心易了，指下难明"，书中亦有精辟的论述，主张通过比较，予以鉴别和判断脉象差异。

《本草求真》是一部药物学专著，历经3人之手，为宫绣所著，其弟宫黻校订，其侄学昌校字。全书11卷，其中：9卷议药，收录药物791种（主药523种、附药268种）；2卷论主治，分五脏六腑及六淫病症主药等25项。《本草求真》的一个突出特点是不以草木金石等类来编次，而是以气味相类、功效相同来划分归属。宫绣将药物分为7类，即：补剂、收涩、散剂、泻剂、血剂、杂剂、食物，每类又据药性分39项细目（如补剂分温中、平补、补火、滋水、温肾等），功效相同的药物又归属在一起（如温中药类：人参、黄芪、白术等；补火药类：附子、仙茅、胡巴等），这种分类方法简单明晰，一目了然。书中还分论脏腑病证主药和六淫病主药，最后附总义。

卷后载有药物自然分类法目录，以便检索。全书对每种药物的气味、形质、鉴别使用进行了阐述，并介绍了自己临证应用的经验。这对于从医者临证选药具有重要的指导意义。宫绣研究本草，非惟药议药，而是以理论药，说理以证药，并系统阐述使用各种药物的理论依据、使用方法和注意事项，特别注重药物在临床中的鉴别使用，依据病因、病位、病理变化来选药，这种理论联系实际的治学态度为后世树立了良好的榜样。（资料出处：李放主编 .《江西历代杰出科技人物传》[M] . 2000 ）

◎ 黄宫绣，字锦芳，宜黄君山人，生于清朝雍正八年（1730 年）。自幼天资颖悟，勤奋好学，但终生不求功名利禄，虽学识渊博，从未参加科场考试。他精通医学，在中医药理、病理方面有很深的造诣，所著《本草求真》尤为中外医界推崇。清嘉庆皇帝曾赐他医学翰林。

黄宫绣治学严谨，讲求实际，著作均名之为"求真"。他平日为众多病人治疗疑难病症，均能卓有成效。他不仅医术高明，而且勤于著述。生平著有《本草求真》《脉理求真》《医学求真总录》和《锦芳医案》等著述一百四十余卷，俱存四库馆，是清代著名的医学家。

《本草求真》选载常用药物五百二十种，按药物品性分类，每类又分若干子目。这样安排，便于读者对药物性能进行比较。全书共十卷，分为上下两篇。上篇一至七卷，分析各类各种药物的形态、气味、功能、禁忌、配伍和制法；下篇八、九两卷分别就药物脏腑病症之关系、六淫偏性之所宜，都作了扼要的介绍；卷十为"总义"，引述各家对药物的性味归经、气味升降浮沉以及相反相畏等问题的见解。所以此书对研究中药、发展中医，有极其重要价值。

《脉理求真》三卷，较详细地介绍了脉诊部位和各种脉象的主病，并论证了各家的论说。结合自己的经验，注解了《新增四言脉要》《十二经脉歌》和《奇经八脉歌》。最后在《新增脉要简易便知》一篇中，对于脉法中某些比较重要的问题作了扼要的叙述。此书切合实用，也是学习和研究中医脉法的好的参考文献资料。

以上二书，新中国成立后曾多次再版。《本草求真》已在世界许多国家翻印出版，在国际上受到好评，享有盛誉，不愧为祖国医学宝库中的瑰丽之花。

黄宫绣卒于清嘉庆二十二年（1817 年），终年八十七岁。

（资料出处：政协宜黄县委员会文史资料研究委员会 .《宜黄文史资料》第 2 辑 [M] . 1989 ）

◎《脉理求真》清·黄宫绣著。本书撰于公元1769年（清乾隆三十四年），三卷。卷一为新著脉法心要，介绍切脉部位、各种脉象主病。卷二为《新增四言脉要》的注释，阐述了黄氏的脉学见解。卷三为十二经脉歌、奇经脉歌等。书末附脉要简易便知，讨论了脉学中的几个重要课题。本书是结合临床经验而论述脉学，所以是一本较为实用的脉学书。（资料出处：贾维诚. 三百种医籍录［M］. 1982）

◎《锦芳太史医案求真初编》（别名：《锦芳医案》《太史医案初编》《锦芳医案求真》），医案医话类，五卷。清·黄宫绣（字锦芳）撰。刊于清嘉庆四年（1799）。书列医论十七篇，验案一百六十种，分作五卷，编序为珠、藏、川、自、媚。每卷篇繁，又分作上、下册。卷一为医论部分，卷二至卷五为验案部分。后附《戒子八则》。［资料出处：陈荣，熊墨年，何晓晖. 中国中医药学术语集成中医文献（下册）. 北京：中医古籍出版社，2007.］

◎《医学求真录总论》五卷，是书成于乾隆庚午，据其凡例称尝著《医学求真录》十六卷，别抄其篇首总论勒为五卷。以标明其宗旨，议论亦明白易解。然不无臆说，如论风土不齐而云西北人不可温补，则未免胶柱而鼓瑟矣。（资料出处：民国三十六年《江西通志稿·艺文略》引《四库全书总目提要·医家类存目》）

◎ 黄宫绣，清代医家，字锦芳，宜黄（属江西）人。于1750年撰有《医学求真录》16卷，未见流传。另有《脉理求真》《本草求真》《锦芳医案》（又名《锦芳太史医案求真初编》），均刊于1769年。黄氏的《本草求真》一书，主要是对《本草纲目》的删节性编纂，以药性主治叙述本草，不失为一本切合实用的本草学著述。（资料出处：赵法新等主编. 中医文献学辞典［M］. 2000）

历代对黄宫绣的研究

一、黄宫绣故居君山名称起源

君山，系棠阴镇君山村委会驻地。位于棠阴东部 10 公里山沟盆地上。1775 年（清乾隆四十年）黄彬仪主修《君陵黄氏七修族谱》记载：北宋大观年间（公元 1107~1110 年），黄姓由崇五都茅岭析居之。始名君陵，意为开居者自称"君子"居此丘陵地带，后俗称君山。

二、江西抚州宜黄棠阴镇君山村君陵黄氏溯源

关于君陵黄氏的黄氏宗亲网资料显示：一世祖诚，一作桂堂，字信甫，又名长春老子，行十九，表大成，唐时避乱隐居江西南丰宝石。六世孙兴，赘居邑之茅岭，兴曾孙友，字叔祥，行三，宋时再徒居之君陵。

北宋中叶，黄琼自矛岭析居君陵，其长子黄湟，字淑祥，号黄三公继居，为君陵黄氏肇基者，至明代生繁日繁。至清代，黄氏宗祠随日增多，总计有 8 栋公祠：仲云公祠、良一公祠、黄奎轩祠、元公祠、彦谦公祠、行人公祠。其中元公祠是为明代广州府司理黄元所建，公祠雕梁画栋，最为宏大精美，但近年因山体滑坡，公祠大部分已被泥土淹没。

君陵黄氏名人黄宫绣，字锦芳，号绿圃。生于清雍正九年（1731 年），卒于清嘉庆二十三年（1818 年），享年 88 岁。黄宫绣嘉庆九年（1804 年）甲子科乡试，钦赐举人。嘉庆十年（1805 年）乙丑科会试，赐进士出身，钦授"翰林院检讨"。黄宫绣不仅仕途腾达，而且精通医理，勤于著述，是清代著名医学家，乾隆时代宫廷御医。与陈自明、崔嘉彦、严用和、危亦林、龚廷贤、李梴、龚居中、喻昌、谢星焕并列为江西历史上十大名医。

三、民间流传《乾隆皇帝御笔赐诗黄宫绣》

睿智之士，不为良相，即为良医。古来医道称仙道，半积阴功半养身。可以坐高堂入绣房，陪宰相伴君王。饮食无还礼，得钱不记账；出入无拘禁，行藏自主张；朕今称赞后，声名四海扬。

资料来源：宜黄县神岗乡 80 岁名老中医廖益生提供，传自其父亲廖兰馨（名老中医）。

四、黄宫绣年谱（大事记）

康熙五十九年（公元 1720 年），庚子年五月十七申时黄宫绣出生于君山，现江西省抚州市宜黄县棠阴镇君山村，其父讳为鄂，贡生，塾师，崇尚儒家，邃于理学，著作《理解体要》与黄宫绣的《本草求真》均被收入《四库全书》。

乾隆七年，壬戌年，公元 1742 年。黄宫绣幼读儒书，攻举子业，父母多病，有内亲吴子恭，医道甚善，每值来诊，黄宫绣恳求医书，吴答："医书甚多，若欲通晓，有非数十年潜心专致及加经历不能通微知趣。"黄宫绣将吴医开具的书单之书悉数购来，自此朝斯夕斯，手不释卷，见其书之最谨最要，更加手录。

乾隆九年，甲子年，公元 1744 年。甲子乡试，随父入京，五月初六启程，七月十五到京。可惜"上捐入闱、捐例已止，而望未遂！"

乾隆九年，甲子年，公元 1744 年。随父入京欲参加甲子乡试，乡试未遂而小试牛刀，寓京都芦草园西竺庵，为寺庙僧人治愈身痒顽症。

乾隆十五年，庚午年，公元 1750 年。撰《医学求真录》16 卷（未见流传）。

乾隆庚辰冬腊，公元 1760 年，与同族侄（步老）一起去湖北省汉阳县，至辛巳年（公元 1761 年）正月回到家。

乾隆辛巳年，公元 1761 年正月，为原任广饶九南道随升陕西巡抚秦承恩诊治遗精不耐烦劳。

乾隆三十四年，己丑年，公元 1769 年，黄宫绣著作《本草纲目摘要求真》成书。

乾隆三十四年，己丑年，公元 1769 年，黄宫绣著作《本草纲目摘要求真》钦批刊行。

乾隆三十四年，己丑年，公元 1769 年，黄宫绣著作《脉理求真》钦批刊行。

乾隆三十五年，庚寅年，公元 1770 年，《本草求真》黄宫绣著、弟黄宫黻校订、侄黄学昌校字，共 11 卷成书。

乾隆三十五年，庚寅年，公元 1770 年，经商苏州，寓于阊门外马头姓马老妇楼栈，在楼栈集书，为楼栈邻居急治痧痹。

乾隆壬辰仲冬，公元 1772 年，与同族侄（太学字步周者）一起在九江雇船去湖北省汉阳县。

乾隆三十七年，壬辰年，公元 1772 年，《本草求真》入编《四库全书》。

乾隆四十年，乙未年，公元 1775 年，十一月十七日，黄宫绣著作《医学求真》经先任巡抚部院海进呈御览。

乾隆三十四年，丙申年，公元 1776 年，出差广信（今江西省上饶市）。

乾隆四十九年，甲辰年，公元 1784 年，《杂科求真》稿经四易，四十二卷定稿。

嘉庆四年，己未年，公元 1799 年，四月初一，作《诚子八则》，附入《太史医案初编》。

嘉庆四年，己未年，公元 1799 年，夏五中浣七日（农历五月十七）下午在广州公舍（官方接待住所）为《太史医案初编》作序（自序）。

嘉庆四年，己未年，公元 1799 年，黄宫绣年已八十，而自晨至昏，手不释卷，蝇头细字，捣管不休。故遇症即知，遇脉即晓。但揣摩即久，阅历已深，所论所治，觉与世殊，落落寡偶，自道知音绝少，故将所录验症验案，商即付梓，以不没一世功苦。家刻《太史医案初编》（又名《锦芳医案》）5 卷。

乾隆庚子年，公元 1780 年，君山麻症（麻疹）盛行。

乾隆乙巳春，公元 1785 年，君山时行疫病盛行。

乾隆戊申，公元 1788 年，君山瘟疫盛行。

乾隆己酉年，公元 1789 年，公务广信（今江西省上饶市）铅山县城，治疗湖坊镇小儿赤游丹毒。

乾隆己酉年，公元 1789 年，公务广信（今江西省上饶市）铅山县车盘（今铅山县武夷山镇车盘），治疗福建莆田李某脚气痛症。

乾隆己酉年，公元 1789 年，公务广信（今江西省上饶市）铅山县车盘（今铅山县武夷山镇车盘），救治哮喘重症。

乾隆己酉仲夏，公元 1789 年，公务在宜黄城。

嘉庆九年，甲子年，公元 1804 年，黄宫绣声望誉满京都，嘉庆帝赐黄宫绣"举人"。

嘉庆十年，乙丑年，公元 1805 年，嘉庆帝赐黄宫绣为"翰林院检讨"，钦赐"医学翰林"牌匾一块，悬挂于黄宫绣"翰林第"厅堂。

嘉庆十年，乙丑年，公元 1805 年六月十四午时，黄宫绣去世，寿年八十六岁。

五、黄宫绣生平的纪年对照表

清（公元 1616–1911 年），黄宫绣（公元 1720~1805 年）

皇帝	年号	公元日期	干支日期
清圣祖玄烨	康熙五十九年	公元1720年	庚子年
清圣祖玄烨	康熙六十年	公元1721年	辛丑年
清圣祖玄烨	康熙六十一年	公元1722年	壬寅年
清世宗胤禛	雍正元年	公元1723年	癸卯年
清世宗胤禛	雍正二年	公元1724年	甲辰年
清世宗胤禛	雍正三年	公元1725年	乙巳年
清世宗胤禛	雍正四年	公元1726年	丙午年
清世宗胤禛	雍正五年	公元1727年	丁未年
清世宗胤禛	雍正六年	公元1728年	戊申年
清世宗胤禛	雍正七年	公元1729年	己酉年
清世宗胤禛	雍正八年	公元1730年	庚戌年
清世宗胤禛	雍正九年	公元1731年	辛亥年
清世宗胤禛	雍正十年	公元1732年	壬子年
清世宗胤禛	雍正十一年	公元1733年	癸丑年
清世宗胤禛	雍正十二年	公元1734年	甲寅年
清世宗胤禛	雍正十三年	公元1735年	乙卯年
清高宗弘历	乾隆元年	公元1736年	丙辰年
清高宗弘历	乾隆二年	公元1737年	丁巳年
清高宗弘历	乾隆三年	公元1738年	戊午年
清高宗弘历	乾隆四年	公元1739年	己未年
清高宗弘历	乾隆五年	公元1740年	庚申年
清高宗弘历	乾隆六年	公元1741年	辛酉年
清高宗弘历	乾隆七年	公元1742年	壬戌年
清高宗弘历	乾隆八年	公元1743年	癸亥年
清高宗弘历	乾隆九年	公元1744年	甲子年
清高宗弘历	乾隆十年	公元1745年	乙丑年
清高宗弘历	乾隆十一年	公元1746年	丙寅年
清高宗弘历	乾隆十二年	公元1747年	丁卯年

皇帝	年号	公元日期	干支日期
清高宗弘历	乾隆十三年	公元 1748 年	戊辰年
清高宗弘历	乾隆十四年	公元 1749 年	己巳年
清高宗弘历	乾隆十五年	公元 1750 年	庚午年
清高宗弘历	乾隆十六年	公元 1751 年	辛未年
清高宗弘历	乾隆十七年	公元 1752 年	壬申年
清高宗弘历	乾隆十八年	公元 1753 年	癸酉年
清高宗弘历	乾隆十九年	公元 1754 年	甲戌年
清高宗弘历	乾隆二十年	公元 1755 年	乙亥年
清高宗弘历	乾隆二十一年	公元 1756 年	丙子年
清高宗弘历	乾隆二十二年	公元 1757 年	丁丑年
清高宗弘历	乾隆二十三年	公元 1758 年	戊寅年
清高宗弘历	乾隆二十四年	公元 1759 年	己卯年
清高宗弘历	乾隆二十五年	公元 1760 年	庚辰年
清高宗弘历	乾隆二十六年	公元 1761 年	辛巳年
清高宗弘历	乾隆二十七年	公元 1762 年	壬午年
清高宗弘历	乾隆二十八年	公元 1763 年	癸未年
清高宗弘历	乾隆二十九年	公元 1764 年	甲申年
清高宗弘历	乾隆三十年	公元 1765 年	乙酉年
清高宗弘历	乾隆三十一年	公元 1766 年	丙戌年
清高宗弘历	乾隆三十二年	公元 1767 年	丁亥年
清高宗弘历	乾隆三十三年	公元 1768 年	戊子年
清高宗弘历	乾隆三十四年	公元 1769 年	己丑年
清高宗弘历	乾隆三十五年	公元 1770 年	庚寅年
清高宗弘历	乾隆三十六年	公元 1771 年	辛卯年
清高宗弘历	乾隆三十七年	公元 1772 年	壬辰年
清高宗弘历	乾隆三十八年	公元 1773 年	癸巳年
清高宗弘历	乾隆三十九年	公元 1774 年	甲午年
清高宗弘历	乾隆四十年	公元 1775 年	乙未年
清高宗弘历	乾隆四十一年	公元 1776 年	丙申年
清高宗弘历	乾隆四十二年	公元 1777 年	丁酉年
清高宗弘历	乾隆四十三年	公元 1778 年	戊戌年
清高宗弘历	乾隆四十四年	公元 1779 年	己亥年

皇帝	年号	公元日期	干支日期
清高宗弘历	乾隆四十五年	公元1780年	庚子年
清高宗弘历	乾隆四十六年	公元1781年	辛丑年
清高宗弘历	乾隆四十七年	公元1782年	壬寅年
清高宗弘历	乾隆四十八年	公元1783年	癸卯年
清高宗弘历	乾隆四十九年	公元1784年	甲辰年
清高宗弘历	乾隆五十年	公元1785年	乙巳年
清高宗弘历	乾隆五十一年	公元1786年	丙午年
清高宗弘历	乾隆五十二年	公元1787年	丁未年
清高宗弘历	乾隆五十三年	公元1788年	戊申年
清高宗弘历	乾隆五十四年	公元1789年	己酉年
清高宗弘历	乾隆五十五年	公元1790年	庚戌年
清高宗弘历	乾隆五十六年	公元1791年	辛亥年
清高宗弘历	乾隆五十七年	公元1792年	壬子年
清高宗弘历	乾隆五十八年	公元1793年	癸丑年
清高宗弘历	乾隆五十九年	公元1794年	甲寅年
清高宗弘历	乾隆六十年	公元1795年	乙卯年
清仁宗顺琰	嘉庆元年	公元1796年	丙辰年
清仁宗顺琰	嘉庆二年	公元1797年	丁巳年
清仁宗顺琰	嘉庆三年	公元1798年	戊午年
清仁宗顺琰	嘉庆四年	公元1799年	己未年
清仁宗顺琰	嘉庆五年	公元1800年	庚申年
清仁宗顺琰	嘉庆六年	公元1801年	辛酉年
清仁宗顺琰	嘉庆七年	公元1802年	壬戌年
清仁宗顺琰	嘉庆八年	公元1803年	癸亥年
清仁宗顺琰	嘉庆九年	公元1804年	甲子年
清仁宗顺琰	嘉庆十年	公元1805年	乙丑年

六、《棠阴镇志》主编吴礽君访谈实录

访谈时间：2019年2月2日晚上

访谈地点：吴礽君女儿吴爱娥家里

采访人：宜黄黄宫绣中医研究会李小荣

受访人：《棠阴镇志》主编、棠阴中学退休教师吴礽君老先生

访谈正文

吴礽君：黄宫绣是属于清代的。

李小荣：对，乾隆时代的。

吴礽君：江西中医药大学李丛教授到现在还和我有联系。

李小荣：对，我知道，一位女教授，戴着眼镜，她是研究文史方面的。

吴礽君：对，她是研究中医文史的。有一次，她和我探讨，她说黄宫绣是考上去的，我说黄宫绣是几百年前的事情，我也不了解，但是你说黄宫绣是考上去的这一说法没有根据。因为我看这个谱上它是这么写的：皇宫有位皇娘娘病了，之后四处寻医，找了很多医生都没医好。这是我在谱上看到的，我都能背得出来。

李小荣：就是提到这回事？

吴礽君：对，就是说这些医生都没医好，然后皇上让在外张贴了榜，不过没具体写，我就不知道那张榜贴在了哪儿，然后君山有个好心人，这个好心人也没说是谁，这个好心人他可能是为皇上着想，也可能是为了把黄宫绣推出去，有这两种可能，他就在外面把榜揭了送给黄宫绣，黄宫绣当时还不想去，因为他这人不想做高官，也不求名不求利，他就是一位求真求实的人，他写的书都是《脉理求真》这样的书籍。

李小荣：对，《脉理求真》《本草求真》《医学求真》。

吴礽君：他不是要这些名和利的人，他拿了这个榜都还不想去，最后可能有什么人见谁揭了榜去告诉了县衙，后来县里衙门派了人去，说这榜你揭了去，即使不行你也要去，就这样强迫派了他去，并不是考上去的，所以李丛教授说黄宫绣是考上去的，我认为不是。

李小荣：然后去帮这个皇娘娘治病吗？

吴礽君：就是因为皇娘娘得了病，黄宫绣给医好了，就留在了那，后来皇上还封他为御医，这是皇上封的，并不是考的。

李小荣：皇上封了他什么医？

吴礽君：就是皇上的御医。

李小荣：那他被皇上封了御医后，就留在了京城？

吴礽君：对，一直留在京城，但是他离开北京之后的事就不知道了，那上面就查不到了。

李小荣：其实我是这么问您的问题，您看下有印象没有。我很客观地说，因为就目前为止只有您完整地看过君山黄家的关于黄宫绣的这些家谱，我走访的时候听说棠阴学校的吴礽君老师很多年前到这查过谱，所以我上次和爱娥（吴礽君女儿，卫健委退职干部）说过这个事，就是你看下还有印象没，就是说谱里面有没有正式地记载黄宫绣和皇

宫发生过来往或关系的事？

吴礽君：没有、没有。

李小荣：就是这谱里面没有这个记载？

吴礽君：就是写了这个传。

李小荣：有传？有黄宫绣传？

吴礽君：因为黄宫绣他是君山人，写这传的时候估计他已经到皇宫去了。

李小荣：但是没提黄宫绣到京城去了或者帮皇娘娘看病？

吴礽君：嗯，没提。

李小荣：如果不知道民间传说这个说法，那这就是个很平淡的记载，就没有说什么在皇宫看病的这些事情。

吴礽君：那怎么看病我就不知道了。

李小荣：不，怎么看病那些不需要，就是说这个黄宫绣传、这个谱里面有没有提到他，包括他有没有去京城或者说看病或者说进皇宫里面？

吴礽君：那里面就是只讲了他拿了榜上皇宫去了。

李小荣：就只说了揭榜这一段，后面的事情没有？

吴礽君：对，还写了他著了哪些书。

李小荣：就是说没有明确地提到他在皇宫看病的记载？

吴礽君：对，没有提到那些看病的记载。

李小荣：哦，那就很可惜了。

吴礽君：这是后来写的，又没有人跟他去皇宫。

李小荣：对，这就成谜了，我跟您说我目前为止查了哪些资料，我看到御医的资料是《宜黄县志》1993 年版，这上面有句话提到黄宫绣是御医，我估计是从您那来的。

吴礽君：对，您要看七修（第七次修订）的《宜黄县志》，介绍得更详细。

李小荣：七修的？哪年修的？

吴礽君：七修的是一九八几年，八三还是八四年。

李小荣：哦，反正就是这一本里有（1993 年版），后面就是黄晓波（县委书记）手上修了一期《县志》，那是二零零几年（2008 年）的，里面根本就没有提这回事，当然这些不重要，最主要的是我查过同治版的《宜黄县志》也没有提黄宫绣进皇宫这一回事，只提到他的著作，还有他的父亲黄为鹗写了一本书叫《理解体要》，这是同治版的。康熙版（《宜黄县志》）的等于不存在，因为它的时代在黄宫绣前面，黄宫绣是乾隆年间的，所以我就没有去查。后来我还查了《江西通志》《抚州府志》，包括 20 世纪 90 年代的《江西医药卫生志》，都没有提到黄宫绣是御医这件事情，所以也就是说到目前为止除了 1993 年版《宜黄县志》之外，没有这个文字的正面证据来支持证明黄宫绣是御医，然后您的镇志（《棠阴镇志》）里是怎么记载黄宫绣呢？您有印象没？

吴礽君：我记载得很简单。

李小荣：也没提他是御医的事？但是他的著作肯定提到了吧？

吴礽君：对，按照谱上说这个人非常勤奋好学、一心为民，所以君山那些人为什么为他写这个传呢，也是因为他在君山百姓中有口碑。

李小荣：对，就是镇志中也没提他是御医的事？

吴礽君：也没提。

李小荣：然后一九八几版的县志（指1993年版《宜黄县志》）里为什么会那么写呢？是根据民间传说来写的？

吴礽君：县志里也是写名医、名人，也没具体写这些事，都只是一带而过。当时有些人说想把黄爵滋（宜黄另一名人）写到我棠阴去，然后我说您要写就您去写，我不负责，因为什么？因为君山的谱上查不到他（黄爵滋）的相关记载。

李小荣：那就只有这本《宜黄县志》里提到了，这本是1993年10月第一版，这本书里是这么记载的，我都拍好了给您看，是这么写的：黄宫绣曾是清朝乾隆年间的御医，研究了宫廷里珍藏的各种医学专著以及秘方、验方，这也是他医学知识精深广博的重要原因。就写了这么一段，只有这本1993年的县志提到了，其他的县志都没有，没有提他是御医，都只是记载了他的出生年月和基本著作。

吴礽君：这其实都是那个谱的黄宫绣的传上说的。

李小荣：这个谱在哪里？

吴礽君：在君山某某某那里。

李小荣：我现在最要确定的就是您看到这个记载他进了皇宫。也就是说传里是确确实实提到黄宫绣当御医，是皇帝封他为御医这个记载？我就是要这句话，我只要把这句话拍得来，那今天算是有重大突破了！

吴礽君：那您就要去找到某某某，这个谱现在只有他家里有。

李小荣：良七公是吗？是哪房的？

吴礽君：叫作黄氏七修真谱。

李小荣：黄氏七修真谱？

吴礽君：对，七修真谱，而不是良七公。

李小荣：我的意思是说这个谱不是分很多房吗？一房二房三房什么的，是哪房下来的？

吴礽君：分了黄良一、黄良二、黄良三，一直到黄良五，他是黄三公名下的。

李小荣：是黄三下面的，我这问清楚了，到时候翻起来更快，是叫黄三公？

吴礽君：是叫良三公。

李小荣：是叫良三公，良三公的名下？那到时候我正月的时候去看下，话说李丛教授之前去考查翻到他的像了，貌似没有查到黄宫绣的传。

吴礽君：那个像和传不在同一本里面。

李小荣：哦，李丛教授那天打您的电话了吧？

吴礽君：打了，她说我看到了那张像。

李小荣：像在这，我给您看，她那天拍给我了。您看这张像，黄宫绣还穿了官袍。

吴礽君：对，这就是已经封御医了。这些谱别人一般看不到，不会给别人看的，李丛教授之前来镇里查谱，镇里说让她来找吴老师，但她不知道吴老师是谁，就找曾书记帮忙，他也不给看，后来我打了个电话给某某，我说她是帮我查。

李小荣：哦，所以他就给她看了？

吴礽君：我说我上次到您那查谱，还有一个问题没看清楚，再去看下。那日李丛教授可能时间太紧了，又下雨。

李小荣：到了宜黄她才和我说的，她回宜黄后把那张图发给我，她说小荣您什么时候有空再去查下，我没查到，就把那两张图片发给我了。李丛是江西中医药大学的副教授，是《江西中医药》杂志的主编，她的老师是谢强，是谢强教授带她做文史研究的。

吴礽君：像君山的黄宫绣，我要不是看到这个谱，我都还在怀疑黄宫绣是不是君山人，后来确实在君山黄氏七修真谱上看到了像，还看到了传我才相信的。我能写出的材料都是根据什么时候的谱、几修的谱，我都要标注好。

李小荣：君山历史悠久，姓黄的这个谱可能君山只剩下他一家有，像迁到其他地方住的姓黄的呢？

吴礽君：这我就不清楚了，下坪的木子坑上面有一座（谱）。

李小荣：南源下坪？

吴礽君：嗯，不过现在破破烂烂了，只有某某某的保存得好，当时散的时候黄氏的谱散了一百多座出去，有些可能你年轻不知道，有些谱在"文化大革命"的时候毁了，只有君山某某某这人，他读了点书，有些头脑，就把这些谱藏在了屋后地窖里去了，从而保存下来的。

李小荣：那他（黄宫绣）的坟墓知道在哪儿吗？记载里也没有吧？

吴礽君：那就不清楚了。

李小荣：那他后代呢？后代子孙呢？

吴礽君：这个也不清楚。

李小荣：当时说君山还有他母亲的坟墓？是有这个事么？

吴礽君：这个我说与你听，我当时也没接触到，他的子女后代肯定有记载。

李小荣：《本草求真》这本书就是黄宫绣的儿子牵头整理的。

吴礽君：黄宫绣后代的记载要花很多时间去查，他的分布是这样的，黄宫绣这一代列在这一册上，然后黄宫绣的儿子又是换了个牌，又在第二本里面。

李小荣：对，有可能还是后面的八修，八修可能也有。

吴初君：不是，都在这一修，只是册数不一样，它有二十多册，那些我就没去看。

李小荣：还有黄宫绣牌匾的事情您看到过多少？

吴初君：这我说给你听，有匾，而且现在黄宫绣自己的屋里都还有一块匾在那，写了"翰林第"的是皇上送的。

李小荣：对，是的。

吴初君：里面还有一个叫作"医第一家"，那块匾有这几个字，我那时还在君山读书的时候到那个屋里玩也见到过，进了大门后就看得到；里面还有栋墙，后来那栋墙被拆了。您看那个传，写这个传的人文化水平很高，看了会被感动，黄宫绣在君山做医师的时候很厉害，当时家里明明很穷，他本来可以赚钱，实际上他在君山行医的时候没赚到钱，他为什么赚不到钱呢？因为见到别人困难就不收钱。

李小荣：是的，这我知道，做中医的人都是这样，我能理解，所以现在我们有句行话叫作想发财就别做医师，做医师就别去想发财的事，反正做医师饿不死，能吃饱，但也别想发财。

吴初君：对，黄宫绣本来可以赚钱，但是见到别人困难就不收钱了。

李小荣：对，历代很多医师都是这样的。

吴初君：您看那个传写得很感动，我看得都很感动。

李小荣：里面没提到他的传人是吧？徒弟或者是教儿子什么的？

吴初君：这就没提到了。

李小荣：还有最后一个疑问看您知道不，就是说黄宫绣自己的序言提到他第一本书实际上叫《医学求真总录》，他的《脉理求真》《本草求真》，还有《太史医案》一直都有出版，包括国外都有发行，但是他提到《医学求真总录》这本书一直找不到。

吴初君：他的这些书只是在谱上看到的书名，真正的那几本书我一本都没见到过，但是据君山人讲，又被叫作《脉理求真》，《脉理求真》有两册，据说有一本流传到日本去了。

李小荣：对，那个是不保密的，很多书都到了日本去，我发给您看。

吴初君：还有本据说落在了君山哪户人的家里。

李小荣：嗯，那个书我们都有，从清代到现在都一直有出版，就是说《医学求真总录》没出现过，我翻给您看，像《脉理求真》最初是一九六几年的版本，我的意思是还有一本书我通过好几个大学的图书馆都找不到。您看他这原序，这是黄宫绣在嘉庆四年写的序：余著《医学求真》已经于乾隆四十年十一月十七日，经先任巡抚部院海进呈御览，感激靡尽。这本书其实现在还没找到，然后他说嘉庆四年，那时他已经很大年纪了，黄宫绣寿正八旬书府公舍，就是说他在这个府公，就是办公室里写的，所以这说明他是有官职的，说明他是在京城，嘉庆四年他的晚年时还在北京，就从这里可以推断。

吴初君：这个我说给您听，这上面写的这个序言就是后人写的。

李小荣：您觉得是后人写的？

吴礽君：嗯，您看这个文迹就是后人写的，看历史的人我只要看他文迹，这就不是清朝时代人的文迹。

李小荣：哦，您是说这文风不对是吗？

吴礽君：嗯，语句不对，所以现代这些文人弄这些东西我是完全持怀疑态度的，特别是黄宫绣，现在大家都在《脉理求真》中掺假，因为都打着黄宫绣的名号。

李小荣：对，您说的没错，因为很多书商就会炒作，书本印刷出版要卖就会掺假。

吴礽君：我们研究历史的人就要防备这点，我一看这文字我就知道这是有点假的，所以我就只相信君山那些谱。

李小荣：对，所以我也要查到这些才能相信，才能使人信服，否则就只是一直传，没用！

吴礽君：所以我唯一信的就信黄氏七修真谱，那上面每一个字我都相信，如果还有更高明的人拿得证据出来认为谱是错的，能推翻这个谱，那我就没话说。

李小荣：好的。谢谢吴老师！

黄宫绣著作的研究与考查

一、民间流传《黄宫绣家传病机用药法》

医寄生死，不宜固执，细察望闻问切，方晓表里虚实，药有君臣佐使，乃天地之精，相须无忤。

脉分老幼瘦肥，是气血之表，贵乎有神。病有外感内伤，症有阴阳寒热，外感异于内伤，寒症不同热症。

外泻内补，寒温热清，补泻得宜则病愈，寒温失度则倾颓。外感风寒宜分经而解散；内伤饮食可调胃以消溶。

胃乃六腑之本，脾为五脏之源。胃气弱，百病生，脾血足，万邪息。调胃和脾，医之大道，节饮少食，却病良方。

病发寒冷，冷则气郁，气郁则生热；七情过伤，过伤则动火，火动生痰。分多分少而治，究表究里而施。

痰以动火，治火为先；火因气生，理气为本。实火宜泻，虚火宜补。寒痰可温，实痰可泻。暴病是火，怪病是痰。病有标本，急则治标，缓则固本；法分攻补，虚则用补，实则用攻。

春有疾宜散风清热药，夏有疾宜清热解暑药，秋有疾宜清燥润肺药，冬有疾宜温经祛寒药。是不绝生化之源。《内经》云"必先岁气，无伐天和"乃为至治。

若内伤痰火，亢气虚弱，不可峻补。古云"亢则害，承乃制"，是谓壮水之主，以镇阳光，平火之法，以消阴翳。气滞于血，宜活血以行气；血瘀于气，应理气以疏溶。

男子阳多于阴，可滋阴以潜阳。参苓山药，男人之主宝；香附芎归，女人之佳珍。气病血病，二者宜分阳虚阴虚，两般勿紊。阳虚气病，昼重夜轻，阴虚血病，昼轻夜重。阳虚寒生湿，湿生热；阴虚火生燥，燥生风。阳盛阴虚则化火，能逼血而错经妄行，阴盛阳虚则生寒，可滞气而周身浮肿。阳虚则外寒，阴虚生内热。祛寒益气，用辛温之药；滋阴补血，以甘寒之剂。调气贵于辛凉，和血必须辛温。阳气是阴血之导引，阴血乃阳气之归经。血虚滋阴，气虚补阳。阴阳两虚惟补其阳，阳生则阴长；气血之病当宜调气，气行而血随，火降而水升。斯人无病，清心寡欲，却病延年。

少者纯阳而无阴，老人多气而少血。肥人多痰气弱，宜豁痰而补气；瘦者多火血燥，当泻火以滋荣。疗疟辛通消痰暑，治痢理气解毒施。治肿发汗利小便，化痰顺气要理风，五疸镇心消痰气，调血理气为上功。胎前多用平和药，产后生潮要带温，此是病机用药法，后之学者要精通。

怪病多由痰作祟，顽疾必兼痰和瘀。久病必虚，久病多瘀，久病入络，久必及肾。上下不一应从下，表里不一应从里。虚实兼顾，力求补而不滞，滋而不腻，温而不燥，祛邪而不伤正，理气而不耗阴，一旦药中肯綮，则需坚持服药，不宜轻易更方，药后病获好转，即予散剂吞服。便于坚持和方便服药并充分吸收，宜至彻底痊愈。

资料来源：神岗党口村崔绍浒廖兰馨，子廖益生记录于 2005 年 4 月 26 日。

二、黄宫绣传世著作考查

1.《本草求真》10 卷，成书于乾隆三十四年（公元 1769 年），又名《本草纲目摘要求真》。乾隆三十四年（公元 1769 年),《本草纲目摘要求真》钦批刊行。乾隆三十五年（公元 1770 年），由黄宫绣著、弟黄宫黻校订、侄黄学昌校字，刊行共 12 卷（含《本草求真主治》两卷）。乾隆三十七年（公元 1772 年),《本草求真》入编《四库全书》。黄宫绣编著《伤寒分疏》《伤寒合溯》及《脉理求真》后，自言："既而搜查药性，其数甚多，辨性非易，即摘其要亦属不少，况书所论气味，类多牵强。考之《本经》，有言此属汉儒所造，而语又涉肤廓。更有药名古今更换不同，市肆别号各异。于是不惮寒暑，复将药性考核，既求其同，复辩其异。此书又历数载始成，亦颜其名曰《求真》，计共一十二卷。"

2.《本草求真主治》，分卷上与卷下两部分，内容为"脏腑病证主药"与"六淫病症主药"，附入《本草求真》。

3.《脉理求真》3 卷，卷一为"新增脉法心要"，卷二为"新增四言脉要"，卷三由"汪昂订十二经脉歌""汪昂奇经脉歌""新增脉要简易便知"三部分组成。全书共 36641 个字。乾隆三十四年（公元 1769 年),《脉理求真》钦批刊行。黄宫绣精研《伤寒杂病论》，会通而纂集成《伤寒分疏》与《伤寒合溯》，共十余卷后，黄宫绣自言："细推求其脉，非徒得其形象，要在通其旨归。所见《濒湖脉学》，止言脉之形影，而脉之见症，又止凿指其一。《脉诀》规正，专重时令，而略病症，似属荒唐，真处不铨，仍非全璧之书。及观景岳脉法、《医通》《诊宗三昧》，悉与仲景脉法相符，始慰余心。而又叹其论脉深微，圆通活泼，有非心粗气浮所能希其万一者矣。爰取是书再四深求，如剥蕉心，始会其蕴而贯通之，名曰《脉理求真》，而脉之一途，始自信其已明而无有遗憾矣。"

4.《太史医案初编》，嘉庆己未年，即嘉庆四年（公元 1799 年），家刻《太史医案初编》5 卷，流传的就只有这一个版本，后世本书刊行有《锦芳太史医案求真初编》《医案求真初编》《锦芳医案》的不同名称。本书共 5 卷，每卷再分上下，卷一上为医论 11 篇，卷一下至卷五下为 161 个案例（其中有两案为未予治疗的建议性治疗议案），这 161 个案例是由预备课子授徒的六百多个收集案例中挑选出来的，黄宫绣自序言："因择经验之案、与时医不相侔者"。书的最后部分是附编的《诚子八则》。

5.《诚子八则》，嘉庆四年四月初一黄宫绣作，附入《太史医案初编》。内容有勤俭孝悌、读书守法、敬祖收族、远邪崇正、茹苦甘贫、审时度势、思患预防、持盈保泰。

附:《本草求真》版本及流传考查

版本名称	出版单位	成书/出版时间	版本源流	备注
《本草求真》		清·乾隆三十四年（公元 1769 年）		
初刊本		清·乾隆三十四年（公元 1769 年）	初刊本	现可见于甘肃省图书馆、北京中医药大学图书馆
绿圃斋刊本	文奎堂	清·乾隆三十九年（公元 1774 年）		
兴顺堂藏本	兴顺堂	清·乾隆四十三年（公元 1778 年）		
务本	荆郡务本堂	清·光绪四年（公元 1878 年）		
《图注本草纲目求真》	广益书局	清代末年（公元 1911 年）		石印版
江东本	江东书局	中华民国三年（公元 1914 年）		
锦章本	上海锦章书局	中华民国三十年（公元 1941 年）		石印版
上科本	上海科学技术出版社	公元 1959 年	嘉庆绿圃斋重刊（校勘排印）	
正文本	正文书局	公元 1974 年		增附脉理求真
人卫本	人民卫生出版社	公元 1987 年	以文奎堂绿圃斋本为底本，兴顺堂本、上科本为主校本，锦章本为参校本	
上海古籍本	上海古籍出版社	公元 1996 年	不详	
中国中医药本	中国中医药出版社	公元 1997 年	以文奎堂刻本为底本，光绪四年荆郡务本堂刻本为校本	王淑民校注
中国中医药本	中国中医药出版社	公元 2008 年	1997 年本再版	《中医经典文库》丛书

版本名称	出版单位	成书 / 出版时间	版本源流	备注
学苑出版社本	学苑出版社	公元 2011 年	以文奎堂绿圃斋刻本为底本，清·乾隆四十三年（公元 1778 年）遂宁务本堂刻本为主校本，上科本为旁校本	
山西科技出版社本	山西科技出版社	公元 2012 年	不详	赵贵铭点校
山西科技出版社本	山西科技出版社	公元 2015 年	不详	薛京花等点校

三、黄宫绣未流传著作考查

1.《伤寒分疏》《伤寒合溯》共十余卷，"余于医之一道，考究有年。自乾隆壬戌，因父病多，始窃医书而审视之。第见症类繁杂，药性纷如，脉理渊汲，汤方甚众。而《伤寒》一书，字甚舛错，在初入门，尤难下手，注解既多，聚讼不少，愈解愈晦，真有百难归一之致。更值外务纷变，身无宁晷，欲求书之真处难获。每于夜静，取其《伤寒》书计，计共三十余家，姑先逐句深求，参互考订。经历五载，而始得其真处，会通而纂集焉。其书一名《伤寒分疏》，一名《伤寒合溯》，计共一十余卷"。

2.《医学求真录》16 卷，成书于乾隆十五年（公元 1750 年）乾隆四十年（公元 1775 年）十一月十七日，黄宫绣著作《医学求真》经先任巡抚部院海进呈御览。惜未见流传。《中国医籍考》卷六十六方论（四十四）中载明：黄氏（宫绣）《医学求真录》十六卷未见；《医学求真录总论》五卷未见。

3.《医学求真录总论》5 卷（江西巡抚采进本），《四库全书总目提要·医家类存目》记载："医学求真总论五卷，国朝黄宫绣撰。宫绣，宜黄人。是书成于乾隆庚午（公元 1750 年）。据其凡例，称尝著《医学求真录》十六卷，别钞其篇首总论，勒为五卷，以标明其宗旨，议论亦明白易解，然不无臆说，如论风土不齐，而云西北人不可温补，则未免胶柱而鼓瑟矣。"

4.《杂科求真》四十二卷，自乾隆癸巳年（公元 1773 年）孟冬至乾隆甲辰（公元 1784 年），稿经四易而定稿。

5.《妇科求真》八卷、《儿科求真》八卷、《眼科求真》四卷。

6.《方证求真》二十八卷。

四、黄宫绣著作中表露的家庭人物

家庭人物：有父亲黄为鹗、弟弟黄宫黻、胞弟黄东注、内人罗氏、长子黄加年、长媳欧阳氏、次子黄会图、次媳周氏、子黄省吾、血侄绍音、侄黄学昌、侄绥之、孙次璠、孙声佩、元孙建儿。

五、黄宫绣著作中表露的医学传承人物

1. 指导入门：地方中医吴子恭，为黄宫绣学习中医开具书单，指导黄宫绣自学中医。
2. 学术传人：黄宫黻（弟弟）、黄省吾（儿子）、黄会图（次子）、黄学昌（侄子）。
3. 门人弟子：张廷献、晁雯（服弟）、绥之（侄）、绍音（血侄）、谢洪山、谢玉堂。

六、《太史医案》中家人案例

人物	与黄宫绣关系	案名	诊治时间	出处
黄为鹗	父亲	追思先父讳为鹗上京往返途次父患昏倦治案	乾隆甲子年（1744年）	卷一下第2案
黄为鹗	父亲	拟先父讳为鹗在盘谷斋病患泄泻案	乾隆辛未年（1751年）	卷四下第7案
黄宫绣	本人	治余平昔常患咳嗽症案	每岁之中或秋或夏	卷四上第8案
黄宫绣	本人	治余身患疢癖病案	乾隆辛巳年（1761年）正月	卷五上第11案
黄宫绣	本人	治余三次疟疾变通小柴胡汤治案	某年仲秋、乾隆庚戌孟春（1790年）、乾隆癸丑仲秋（1793年）。	卷三上第18案
罗氏	内人	治余贱内罗氏心腹胀痛案	乾隆壬辰夏（1772年）	卷三上第6案
黄省吾	子	治余小儿省吾痘疮灰陷泄泻不履案	乾隆庚辰（1760年）	卷五下第10案
欧阳氏	长媳	治余长媳加年内室欧阳氏胃痛药坏案	乾隆壬子仲秋（1792年）	卷四下第3案
周氏	次媳	治余次媳会图周氏产后胃痛案	乾隆辛卯正月初三（1771年）	卷四下第4案
黄次璠	孙	治余小孙次璠痘疮不起案	不详	卷五下第11案
黄建儿	元孙	治余元孙乳名建儿大小便秘案	乾隆癸丑（1793年）	卷五上第3案

黄宫绣医学研究论文题录（1950~2019 年）

1. 王健民. 黄宫绣与《本草求真》[J]. 江西中医药，1983，（3）：28-29.

2. 尚志钧.《本草求真》简介 [J]. 皖南医学院学报，1984，3（1）：44，43.

3. 朱肇和. 黄宫绣与《本草求真》[J]. 甘肃中医学院学报，1987，（4）：46-47.

4. 杨卓寅. 江西十大名医谱（续）[J]. 江西中医药，1987，（1）：14，11.

5. 张昱.《本草求真》评介 [J]. 江西中医药，1994，25（3）：6，9.

6. 濮正琪. 黄宫绣《脉理求真》初探 [J]. 江西中医药，1994，25（6）：6-7.

7. 濮正琪. 黄宫绣本草学说浅析 [J]. 江西中医药，1995，26（4）：2-3.

8. 高春华，李江秋，徐高柏.《本草求真》的求实之处 [J]. 中药材，1999，22（6）：312-313.

9. 何晓晖."旴江医学"形成因素的探讨 [C] // 江西省中医药学会. 全国危亦林学术思想及现代临床诊疗技术发展研讨会论文集. 中国九江：江西省中医药学会，2002：5.

10. 陈勇，孙晓波，张廷模. 论《本草求真》对中药功效理论的贡献 [J]. 四川中医，2005，23（6）：5-6.

11. 潘远根，旷惠桃. 精研药理 简捷明快——《本草求真》导读 [N]. 中国中医药报，2007-6-21（5）.

12. 赵黎.《本草求真》临床本草学术思想浅析 [J]. 山东中医药大学学报，2011，35（6）：523-524.

13. 陈建章，邹来勇. 浅谈旴江医家黄宫绣的学术思想及价值 [J]. 中国中医基础医学杂志，2011，17（4）：377-378.

14. 邹来勇，陈建章，喻国华. 旴江医家黄宫绣学术形成及其思想价值探讨 [J]. 时珍国医国药，2011，22（3）：689-690.

15. 徐春娟，王李俊，张丽萍等. 黄宫绣《本草求真》重视中药材产地考释 [J]. 农业考古，2012，（6）：243-245.

16. 徐春娟，裴丽，陈荣等. 清代医药学家黄宫绣学术思想的现代发掘 [J]. 时珍国医国药，2013，24（1）：211-213.

17. 徐春娟，陈荣，裴丽等. 盱江医家针灸学术思想初探［J］. 时珍国医国药，2013，24（6）：1435-1437.

18. 夏循礼. 黄宫绣《本草求真》食物基原本草药物研究［J］. 中医研究，2014，27（2）：64-68.

19. 夏循礼，任俊伟. 黄宫绣循证本草学术思想探讨［J］. 江西中医学院学报，2014，（4）：8-10，15.

20. 夏循礼，任俊伟. 黄宫绣循证本草学术思想探讨［J］. 江西中医学院学报，2014，（4）：8-10，15.

21. 李保儒.《本草求真》的学术贡献及养生蔬果［C］//2014 中国广州第二届国际养生大会论文集. 广州：2014.

22. 夏循礼. 黄宫绣《本草求真》医案研究［J］. 中华中医药杂志，2015，30（1）：23-25.

23. 李思宏，谢强. 盱江名医黄宫绣喉症辨治思想探讨［J］. 江西中医药大学学报，2015，（1）：5-7，11.

24. 徐春娟，葛来安. 盱江医家的脾胃思想撷菁［C］. 第二十七届全国中西医结合消化系统疾病学术会议，2015.

25. 徐春娟，葛来安，何晓晖. 试述盱江医家的脾胃观［J］. 江西中医药，2016，47（2）：8-11.

26. 史国续，史玉玲. 论医法阴阳的重要性［J］. 国医论坛，2016，31（6）：56-58.

27. 邹来勇，涂国卿，汤群珍等. 盱江医学中医伤科学术思想及特色传承研究［J］. 卫生职业教育，2019，37（2）：16-18.

后　记

　　关于黄宫绣生卒年份的考证说明，在《太史医案初编》黄宫绣自序的落款为"时嘉庆四年夏五中浣七日之申酉抚黄宫绣寿正八旬书府公舍"，即嘉庆四年（公元1799年），黄宫绣为80岁，经过查证《君陵黄氏七修族谱》，按照族谱记载，黄宫绣的出生时间为康熙五十九年（公元1720年）五月十七日申时，殁于嘉庆十年乙丑（公元1805年）六月十四午时，寿年八十六岁。

　　《黄宫绣医学文集》由编委会同仁各尽其责、精诚合作编撰而成，编委会以宜黄黄宫绣中医研究会为主体，在宜黄县委、县政府领导们的高度重视、热切关心下，在宜黄县卫健委领导的鼓励引导、大力支持下，在《黄宫绣医学文集》顾问指导委员会的密切指导下，在中国医药科技出版社热情、细致的帮助下，本书得以早日面世，真是生逢其时，感恩相遇！本文集是对"深入挖掘中医药宝库中蕴含的精华，努力实现其创造性转化、创新性发展，使之与现代健康理念相融相通，服务人类健康，促进人类健康"的一种践行。这次出版，只是黄宫绣医学研究的一个起步，黄宫绣中医宝藏还有待我们以及社会各界一起来挖掘和发扬，打造宜黄黄宫绣这一靓丽的人文名片，以待更好地造福人类！

宜黄黄宫绣中医研究会

李小荣

2019年3月31日